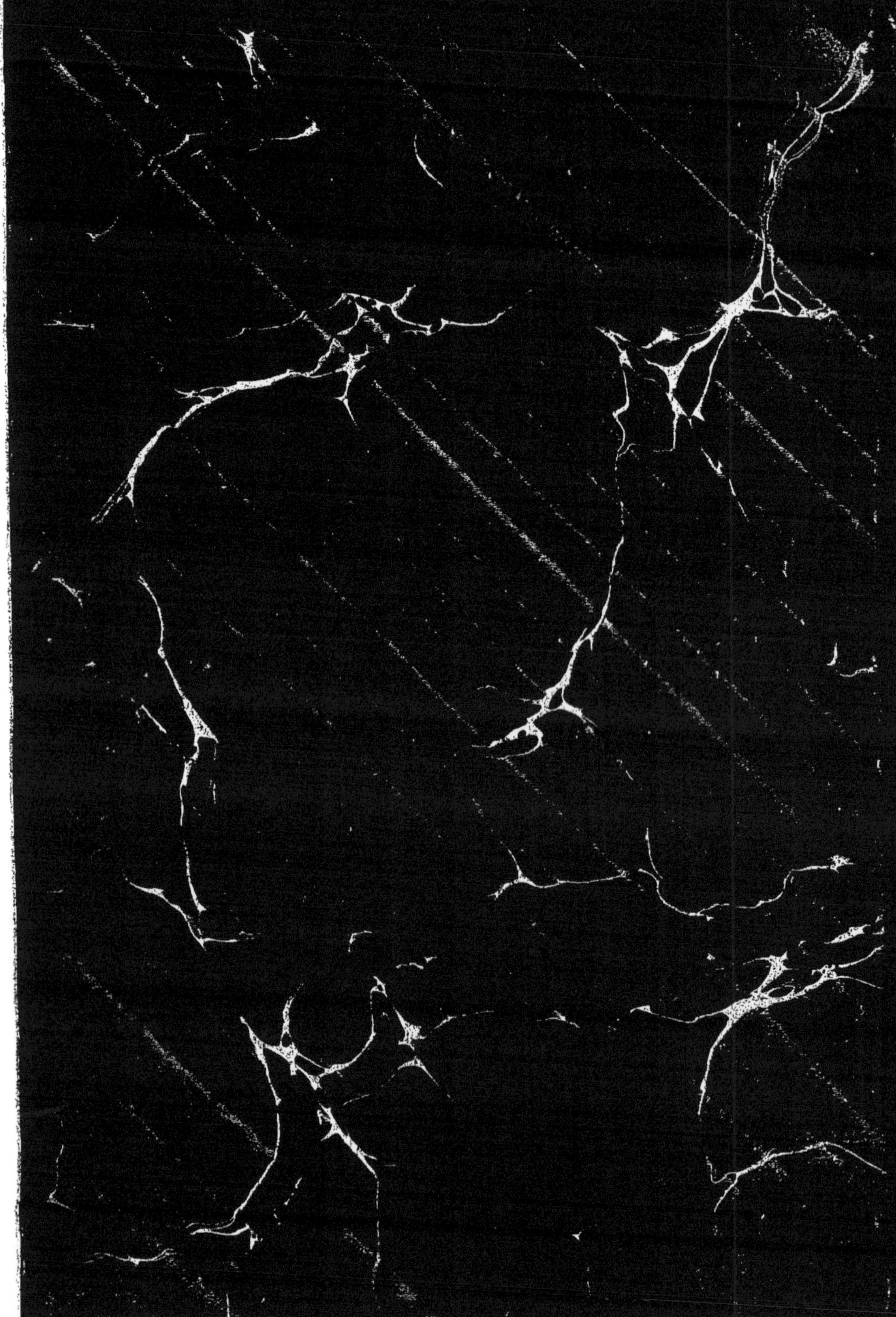

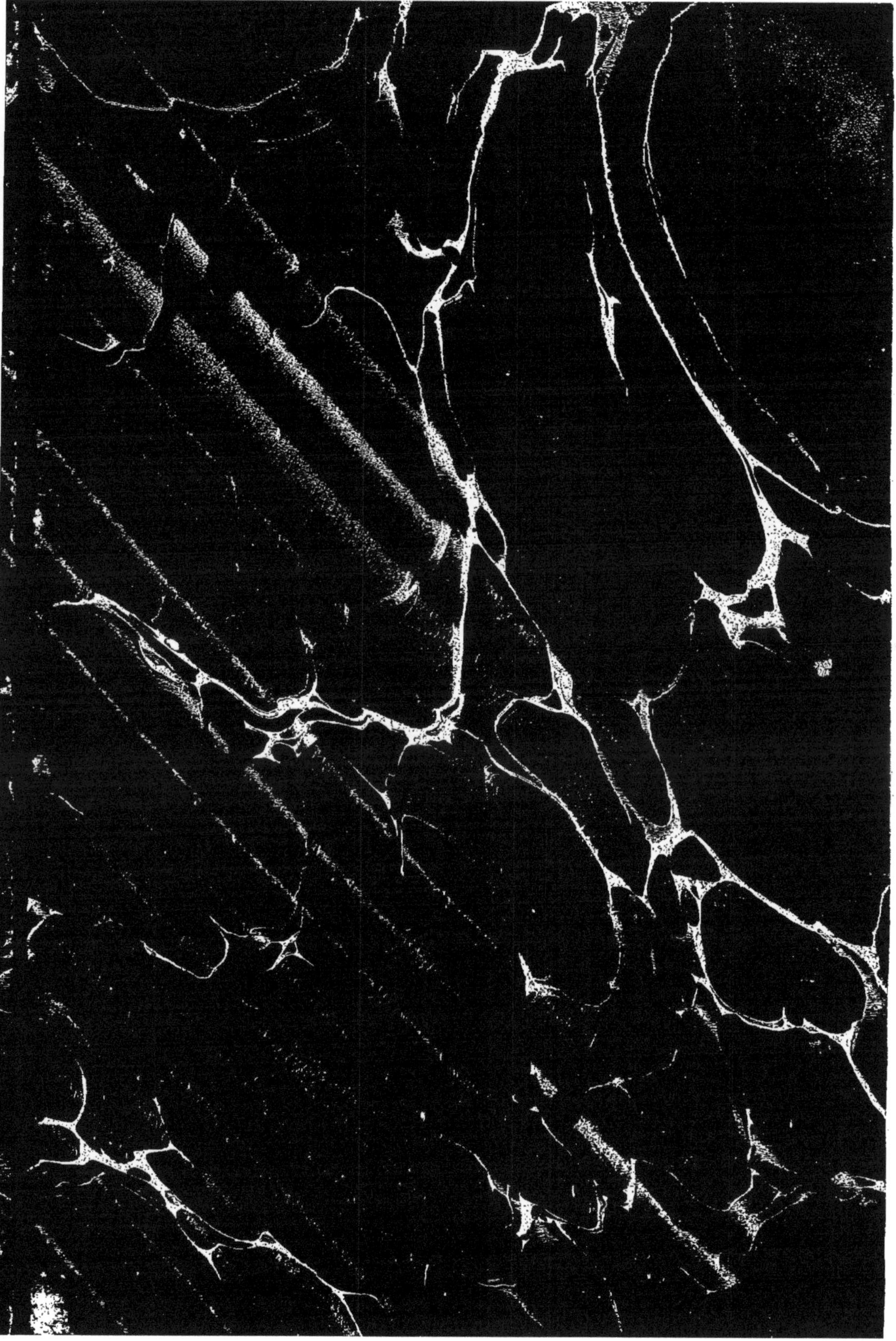

TRAITÉ

D'HYGIÈNE

PUBLIQUE ET PRIVÉE

I

PUBLICATIONS DU MÊME AUTEUR.

Histoire de la méningite cérébro-spinale observée au Val-de-Grâce. Paris, 1849 (*Gazette médicale de Paris*).

Mémoire sur la rougeole des adultes. Paris, 1847 (*Gazette médicale de Paris*).

Note sur un cas de tympanite péritonéale (*Gazette médicale de Paris*, 1850).

Note sur une nouvelle forme d'étranglement dite par nœud intestinal (*Gazette médicale de Paris*, 1846).

Sur l'albuminurie cholérique et sa valeur diagnostique et pronostique (*Bulletin de l'Académie de médecine*, 1849, t. XIV, p. 671).

Recherches d'anatomie et de physiologie pathologique sur le choléra observé au Val-de-Grâce en 1849 (avec M. le docteur Tholozan).

Instruction sur les mesures à prendre aux approches et pendant le règne du choléra épidémique, etc., adoptée par le Ministre de la guerre, M. Lévy *rapporteur* (*Recueil des Mémoires de médecine, de chirurgie et de pharmacie militaires*, 2e série, t. XII, Paris, 1853).

Rapport sur le traitement de la gale, adressé au Ministre de la guerre par le Conseil de santé des armées, M. Lévy *rapporteur*. Paris, 1852, in-8.

Rapport sur les épidémies de 1850, fait à l'Académie de médecine au nom de la Commission des épidémies (*Mémoires de l'Académie de médecine*, Paris, 1853, t. XVII, p. LXIII).

Instruction sur les camps sanitaires pour le retour de l'armée d'Orient, adoptée par le Conseil de santé, M. Lévy *rapporteur* (*Recueil des Mémoires de médecine, de chirurgie et de pharmacie militaires*, 2e série, t. XVII).

Note sur quelques phénomènes d'auscultation (*Union médicale*, 1849).

Sur les pneumonies catarrhales et typhoïdes (*Gazette des hôpitaux*, 1849).

Discours prononcé, au nom de l'Académie de médecine, à l'inauguration de la statue de Geoffroy Saint-Hilaire (*Mémoires de l'Académie de médecine*, 1858, t. XXII, p. LXII).

Sur le traitement des fièvres intermittentes par le sulfate de cinchonine (*Bulletin de l'Académie de médecine*, 1860, t. XXV, p. 565).

Recherches sur les effets de l'immersion prolongée dans l'eau de mer (*Annales d'hygiène publique et de médecine légale*, 2e série, 1861, t. V, p. 241).

De la salubrité des hôpitaux en temps de paix et en temps de guerre (*Bulletin de l'Académie de médecine*, avril 1862, t. XXVII, p. 593).

Rapport sur les progrès de l'hygiène militaire. Publication faite sous les auspices du Ministère de l'instruction publique. Paris, 1867.

Note sur les hôpitaux-baraques du Luxembourg et du Jardin des Plantes (*Annales d'hygiène publique et de médecine légale*, 1871).

La variole de 1865 à 1870, rapport fait au Comité consultatif d'hygiène publique (*Annales d'hygiène publique et de médecine légale*, 1871).

Gand. — Imp. I.-S. Van Doosselaere, rue de Bruges, 35.

TRAITÉ
D'HYGIÈNE
PUBLIQUE ET PRIVÉE

PAR

MICHEL LÉVY

Inspecteur du service de santé de l'armée,
Directeur de l'École d'application de médecine et de pharmacie militaires (Val-de-Grâce),
Ancien Directeur du service médical de l'armée d'Orient,
Grand Officier de la Légion d'honneur,
Membre et ancien Président de l'Académie de médecine,
Vice-Président du Comité d'hygiène et du service médical des hôpitaux civils, Membre du Comité
consultatif d'hygiène publique de France, du Conseil de salubrité de la Seine, etc.

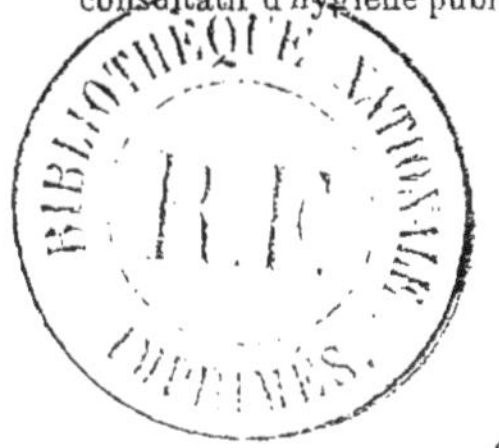

Οὗτος, εἴ τις δύναιτι ζητέων ἔξωθεν ἐπι-
τυγχάνειν, δύναιτ' ἂν πάντων ἐκλέγοσται αἰεὶ
τὸ βέλτιστον. Βέλτιστον δέ ἐστι τό προσω-
τάτω τοῦ ἀνεπιτηδείου ἀπέχον.

(Ἱπποκράτους, Περὶ ἀρχαίης ἰατρικῆς.)

SIXIÈME ÉDITION

Revue, corrigée et augmentée.

TOME PREMIER

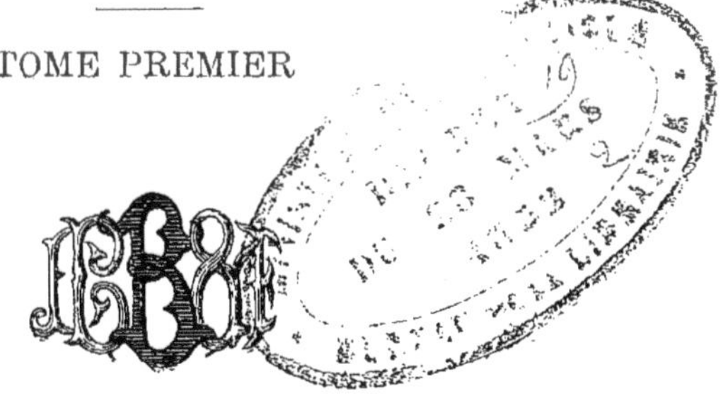

PARIS
LIBRAIRIE J.-B. BAILLIÈRE ET FILS,

Rue Hautefeuille, 19, près du boulevard Saint Germain.

LONDRES	MADRID
Baillière, Tindall and Cox.	Carlos Bailly-Baillière.

1879

A LA MÉMOIRE

DE

F.-J.-V. BROUSSAIS

IL A PRÉSIDÉ LE JURY

DONT LES SUFFRAGES M'ONT APPELÉS AU VAL-DE-GRACE.

INCONNU DE LUI, J'AI ÉPROUVÉ SA JUSTICE ET SON IMPARTIALITÉ.

L'ADMIRATION N'A POINT MANQUÉ A SON GÉNIE;

JE LUI DÉDIE CE LIVRE,

COMME UN HOMMAGE A SON CARACTÈRE.

NOTICE SUR M. MICHEL LÉVY.

Le médecin éminent auquel on doit ce *Traité d'hygiène publique et privée*,
livre classique en cette matière, qui a eu cinq éditions et où se trouve condensée la substance de toutes les connaissances et de toutes les règles relatives à la santé de l'homme individuel et des sociétés humaines, est mort le
13 mars 1872, dans sa soixante-troisième année.

Né à Strasbourg en 1809, il fit au collége de cette ville de brillantes et
solides études et se voua à la médecine avec la même vigueur d'esprit qui
l'avait déjà fait remarquer. Fort jeune, il embrassa résolument la médecine
militaire où l'avancement est le prix du travail, des fatigues, des épreuves
victorieusement subies. En 1831, il fit la campagne de Morée ; en 1832, il
prit part au siége d'Anvers comme aide-major des parcs d'artillerie et du génie ;
en 1833, 1834 et 1835, il fut envoyé comme médecin-adjoint à l'hôpital de
Calvi (Corse) ; en 1834, il soutint sa thèse de doctorat en médecine. En 1836,
il fut à l'unanimité des suffrages, nommé professeur d'hygiène à l'hôpital
militaire de perfectionnement du Val-de-Grâce. Michel Lévy avait 27 ans.
Broussais, juge de ce concours, ne s'était pas trompé sur la valeur réelle du
candidat et les espérances qu'il avait fondées sur lui se justifièrent largement. Michel Lévy, dans un sentiment de gratitude, dédia ce livre à sa
mémoire dans les termes qu'on peut lire plus haut. Sans avoir la pensée de
suivre Michel Lévy dans sa carrière militaire, nous rappellerons qu'en 1838,
il fut nommé médecin ordinaire, en 1841, médecin ordinaire de 1re classe ;
en 1845, premier professeur à l'hôpital d'instruction de Metz, où il enseigna
la clinique médicale, et la pathologie générale ; en 1847, médecin principal
de 2me classe et premier professeur à l'hôpital de perfectionnement du Val-
de-Grâce, où il continua l'enseignement de la clinique médicale jusqu'en 1849.

La même année il devint médecin principal de 1re classe. En 1850, il fut promu inspecteur du service de santé de l'armée, à l'âge de 42 ans. En juin 1854, il fut envoyé à l'armée d'Orient, comme inspecteur et directeur du service médical.

La France n'a pas oublié toute l'activité, tout le dévouement que Michel Lévy a déployés, tous les services qu'il a rendus dans la campagne de Crimée, en qualité de médecin en chef de l'armée. A Varna, pendant cette terrible phase de choléra qui correspond au mois d'août 1854, il provoque la création immédiate d'une série d'hôpitaux sous tentes pour conjurer les résultats redoutables de la condensation des malades cholériques dans les hôpitaux dits *monuments*. A Constantinople il procède à l'installation successive de douze hôpitaux pour recevoir les blessés et les typhiques évacués de Crimée ; il recherche les emplacements les mieux appropriés à toutes les catégories et variétés de malades, soit sur le Bosphore, soit dans les quartiers les plus salubres de Constantinople (1). Il va ensuite inspecter sur place les ambulances de Sébastopol. Pendant cette laborieuse mission, les inspirations et les conseils autorisés de l'éminent directeur élargissent et rectifient les ressources hospitalières de l'armée. Malgré d'incessantes difficultés administratives, sa sollicitude veille sur tous les intérêts qui lui sont confiés ; son action puissante sur le personnel de santé combat les tristes effets de l'invasion du typhus, du choléra et du scorbut, conséquences douloureuses de la prolongation d'un siége meurtrier et son activité s'étend à tout le théâtre de cette sanglante école de chirurgie et de médecine, où l'art et la science ont rivalisé d'abnégation pour le salut de l'armée.

Rentré en France en mai 1855, il se préoccupa de garantir le recrutement de la médecine et de la pharmacie militaires contre les inconvénients signalés par l'expérience, de le régulariser et propose la création de l'école préparatoire du service de santé militaire à Strasbourg et la réorganisation de l'école du Val-de-Grâce. Il eut l'honneur d'être désigné pour préparer le décret organique du 12 juin 1856, qui a réalisé le système de cette double institution ; Michel Lévy devient en même temps directeur de l'école du Val-de-Grâce où il ne cesse de tendre une main fraternelle aux hommes d'élite qui veulent s'élever près de lui.

Inspecteur permanent de l'école de Strasbourg, il contribue à l'orga-

(1) Voyez A. Fauvel, *Guerre d'Orient, rapports sur les maladies qui ont régné parmi les armées belligérantes en* 1854, 1855, 1856. (Recueil des travaux du comité consultatif d'hygiène publique de France, t. VI.)

niser, à en coordonner les programmes avec ceux du Val-de-Grâce, voit prospérer et grandir d'année en année cette école qui devenait une pépinière de médecins instruits et de bons praticiens, formés aux leçons de la faculté de médecine de Strasbourg; il en surveillait sans fatigue le fonctionnement, méditant sans cesse un progrès nouveau afin de doter l'armée française d'un corps médical à la hauteur de tous les besoins du service. Il a eu la douleur de voir s'écrouler de son vivant à Strasbourg, cette institution qu'il comptait laisser derrière lui comme un durable monument de sa féconde activité.

En même temps que comme professeur du Val-de-Grâce, il marquait son passage dans l'enseignement, il préludait à la rédaction du *Traité d'hygiène* par un grand nombre d'articles publiés dans la *Gazette médicale de Paris*, de 1837 à 1844 sur l'hygiène publique. Ce livre dont la première édition parut en 1844-1845 est une œuvre de savoir profond, de recherches consciencieuses où la solidité des doctrines est rehaussée par l'élégance d'un style tout personnel. Écrivain de premier ordre, son style est en effet un des charmes de ses œuvres.

Profondément imbu de l'esprit des grands maîtres de notre littérature, familiarisé par profession avec l'étude des sciences exactes, il frappait ses idées avec précision scientifique et les colorait en même temps d'images lumineuses. De là ce singulier attrait de tout ce qui sortait de sa plume, si aride et si abstrait que fût le sujet.

M. Emile Littré, membre de l'Institut (Académie française et Académie des inscriptions et belles lettres), rendant compte du traité d'hygiène de Michel Lévy s'exprimait ainsi en 1858 (1) : « Grande est la difficulté d'entretenir le public même éclairé, de ce qui fait l'objet de la science de la vie. Au premier abord, il semblerait facile d'en parler et d'être compris. De quoi en effet s'agit-il? De ce qui nous touche de plus près, de ce qui nous est le plus familier. Comment respirons-nous? Comment le sang circule-t-il dans les vaisseaux? Comment l'air laisse-t-il une partie de son oxygène pénétrer à travers la membrane du poumon pour ranimer la couleur et la puissance vivifiante du liquide nourricier? Comment le pain, les aliments, dont l'introduction est quotidiennement nécessaire, deviennent-ils du chyle, puis du sang, puis des muscles, des nerfs ou des os? Donc, quand on traite de tout cela, il est question de ce qui se passe en nous, de ce qui nous

____

(1) Littré, *Journal des Débats*, novembre 1858. Article réimprimé dans son livre : *Médecine et médecins*, 2e édition, 1872.

fait vivre, marcher, penser, et rien ici de plus applicable que le mot d'Horace : *De te fabula narratur.* . . . .

. . . .

Ce qui arrête c'est que peu connaissent les instruments de la vie, et, comme on dit en langage technique, les tissus, les appareils, les organes. Qu'est-ce qu'un nerf? non pas le nerf dans le sens vulgaire et ancien (c'était le langage d'Hippocrate) qui est pris pour tendon, mais le nerf qui conduit la volonté aux muscles, rapporte les sensations au cerveau et donne la tonicité aux vaisseaux.

Qu'est-ce que les racines d'un nerf dont l'une est exclusivement affectée à la sensibilité et l'autre exclusivement affectée au mouvement, si bien que, dans le nerf mixte qui en résulte, si une maladie vient affecter la première, la paralysie sera bornée, dans la partie, au sentiment, et, si c'est la seconde qui est lésée, au mouvement? Qu'est-ce que ces globules du sang qui, s'ils diminuent notablement, laissent surgir tout un ensemble de symptômes morbides? Qu'est-ce que ces valvules du cœur, dont le jeu régulier ou troublé vient se traduire, grâce à la découverte de Laennec, à l'oreille attentive ? Ces questions restent d'ordinaire sans réponse ; prenez donc, après cela, par la main celui que vous voulez conduire, et marchez avec lui, si vous pouvez, dans ces avenues qui ne sont pas éclairées. . . . .

. . . .

Pourtant, malgré la difficulté inhérente, j'essayerai de dire ici quelques mots du grand sujet de l'hygiène prenant pour guide l'ouvrage de M. Michel Lévy sur cette matière. On ne saurait avoir une meilleure direction. L'auteur s'est tenu au courant de tout ce qui se fait ; il a par devers lui une expérience étendue, qui sert non-seulement à fournir un appoint aux matériaux, mais encore à les apprécier, ce qui est essentiel, la critique étant dans ce genre, un précieux auxiliaire de la science ; il est mû par le désir de procurer aux bonnes méthodes toute leur efficacité privée et générale ; il est habitué à être consulté sur d'importantes questions d'hygiène ; son observation s'est exercée sous des climats et sur des théâtres différents. Ce seraient là, si l'œuvre ne faisait que de paraître, de solides garanties ; ce sont aujourd'hui que l'œuvre est à sa troisième édition et que le public y a donné sa ratification, ce sont les explications d'un bon et légitime succès. »

Depuis lors, le livre de Michel Lévy a eu deux éditions, toujours perfectionné par son éminent auteur, toujours bien accueilli par le public studieux.

Ses travaux de pathologie, de philosophie médicale, ses notices biographiques, ses rapports académiques et administratifs, jusqu'à ses lettres intimes offrent ce relief de la pensée et ce bonheur d'expressions qui constituent le grand écrivain.

Le succès du *Traité d'hygiène* et d'intéressantes communications à l'Académie de Médecine ouvrirent dès 1850 à Michel Lévy les portes de la savante compagnie qui l'appella à l'honneur de présider ses séances en 1857. Il devint successivement membre du comité consultatif d'hygiène publique de France en 1851, membre élu du conseil de salubrité et d'hygiène publique de la Seine en 1854, vice-président de la société centrale des médecins (Association générale des médecins de France).

A la fin de l'année 1868, Michel Lévy avait terminé la révision de la 5e édition du livre dont le succès devait lui survivre.

En 1870-1871 les malheurs de la France, la perte de l'Alsace, son pays natal, vinrent attrister Michel Lévy et aggraver la maladie dont il souffrait depuis longtemps. Il est mort le 13 mars 1872, entouré des soins les plus affectueux d'une famille tendrement dévouée, ayant la consolation de se voir revivre dans un fils qui porte dignement son nom.

En attendant qu'une parole autorisée vienne dire, soit à l'Académie de médecine, soit ailleurs les titres qui recommandent la mémoire de Michel Lévy, nous avons désiré donner ici un souvenir à l'homme illustre qui nous avait honoré de sa bienveillance et de son amitié.

E. B^e.

Octobre 1878.

PRÉFACE DE LA CINQUIÈME ÉDITION.

Le livre dont nous donnons aujourd'hui la cinquième édition a paru pour la première fois en 1844 (1); cette date a de l'importance, et nous croyons qu'il a été plus facile d'écrire sur l'hygiène classique après qu'avant la publication de ce Traité. Dès nos débuts au Val-de-Grâce (1837), nous avons ramené l'enseignement de l'hygiène aux considérations d'ensemble, tout en précisant le détail; nous avons substitué au morcellement anatomo-physiologique de cette science une coordination plus rationnelle des matières qu'elle embrasse.

Nous nous sommes appliqué à remplir le programme tracé par Gaubius : « *Hygieine, lato sensu, totum officium circa hominem sanum complexa, tradit..... Signa quorum ope vita et sanitas in genere, earumque varii status et gradus in homine singulari cognoscuntur : hæc Semeiotica physiologica. Auxilia et regulas, quibus vita et sanitas quàm diutissime incolumes servari possint : quæ Diœtetica* (2). » La séméiotique physiologique, dont parle Gaubius, correspond à l'étude des différences individuelles, base et mesure des prescriptions hygiéniques; et tout le détail de sa définition se résume dans la notre : l'hygiène est la clinique de l'homme sain.

La consistance de l'hygiène est sur le terrain de la médecine pratique, et c'est là que nous nous sommes efforcé de l'attirer et de la fixer, en nous appuyant sur les résultats d'une observation qui s'est exercée annuellement sur des masses considérables de malades.

La science qui détermine le mécanisme des santés individuelles et de la santé publique a plus d'un rapport avec l'économie politique et sociale; nous n'avons ni recherché ni évité ces contacts; mais nous nous sommes appliqué à éviter les digressions inutiles, et à n'introduire dans le domaine de l'hygiène que les résultats de l'observation la plus sûre et des statistiques de

(1) La deuxième édition a paru en 1850, la troisième en 1856, la quatrième en 1862, la cinquième en 1869.

(2) *Institut. pathologiæ medicinalis*, edit. tertia. Leidæ Batavorum, 1781, p. 5.

bon aloi. Sans négliger, dans l'examen des questions et des indications hygiéniques, les mobiles éléments de la réaction morale, nous avons cru devoir
nous abstenir de discussions psychologiques, au risque de n'être point classé
parmi les réformateurs de l'éducation publique et privée. Plus la science qui
fait l'objet de cet ouvrage est indécise dans ses limites, et pour ainsi dire
dans l'ampleur de son sujet, plus il importe de la ramener à la considération
exacte des phénomènes de l'organisation en conflit avec les influences du monde
extérieur, et de l'établir en sa juste place, qui nous semble marquée entre la
physiologie et la thérapeutique. Substituer le fait à l'hypothèse, l'induction
rationnelle à la routine, les études d'ensemble au morcellement, la concision
scientifique au vague littéraire, tel a été l'effort continu de notre pensée.

Notre plan, déduit de celui de Hallé, nous a permis de grouper séparément, dans un cadre identique, les données de l'hygiène privée et celles de
l'hygiène publique, les matériaux statistiques qui s'y rattachent, les résultats
sommaires des enquêtes des principaux Conseils de salubrité ; nous y avons
ajouté une sorte de galerie des professions, précédée de généralités qui en
résument les traits communs et les points de contact ; notre classification des
professions a été adoptée dans les ouvrages qui s'y rapportent.

Dans l'examen du sujet de l'hygiène, nous avons introduit l'étude des habitudes morbides, de l'imminence morbide; dans celui de la constitution, nous
avons fait valoir, le premier, les données combinées du poids et de la taille,
les résultats fournis par la spirométrie. Nous avons consacré, le premier, un
article spécial à l'air confiné, à l'inanition et à l'alimentation insuffisante.
Nous nous sommes appliqué à préciser tout ce qui pouvait être précisé dans
la question des vêtements, des bains, des exercices, etc.

La troisième et la quatrième édition ont été une œuvre de révision sévère
et de refonte partielle ; la cinquième est la continuation de ce labeur d'un
médecin que le succès engage de plus en plus envers ses lecteurs. Elle contient, outre les données scientifiques qu'on est en droit d'exiger dans un
traité, les résultats d'une observation personnelle qui s'est exercée sur des
théâtres divers et sous des climats différents ; nous y avons consigné les
résultats les plus importants de notre mission à l'armée d'Orient (1854-
1855). Quant aux additions et changements, nous serions en peine de les
indiquer ici à cause de leur multiplicité; les articles relatifs aux épidémies, au
régime sanitaire, à la salubrité des villes, etc., sont presque nouveaux. Nous
avons remanié et développé ce qui concerne les eaux, le sol, les habitations,
le chauffage, la ventilation, l'éclairage, les hôpitaux, les professions, sans
excepter celle des armes, que les statistiques de M. Ely éclairent d'un nouveau jour. Des professeurs et des agrégés du Val-de-Grâce, MM. Coulier,
Villemin, Vallin, Marty, Boisseau, nous ont secondé de leur docte concours.

Autant les sources d'information spéciale étaient rares lors de la publication de notre première édition, autant elles abondent aujourd'hui : nous avons
puisé dans les travaux de MM. Bergeron, Bertillon, Boudin, Boussingault,
Chevallier, A. Delpech, Dumas, Dutroulau, A. Fauvel, Fonssagrives, Griesinger; Guérard, A. Husson, Laveran, Lefèvre (de Brest), Legoyt, général
Morin, Le Roy de Méricourt, Parkes (de Londres), Payen, Jules Rochard,
Th. Roussel, Tardieu, Vernois, etc. Grâce à ces efforts, nous espérons que
ceux qui liront ce livre avec suite y trouveront la preuve d'un travail con-
sciencieux et d'une critique impartiale, seuls mérites dont ne soit dispensé
aucun écrivain, à quelque branche littéraire ou scientifique qu'il ait voué sa
plume.

MICHEL LÉVY.

29 octobre 1868.

TRAITÉ

D'HYGIÈNE PUBLIQUE

ET PRIVÉE

PROLÉGOMÈNES

HISTORIQUE

L'Histoire de l'Hygiène est à la fois un des sujets les plus vastes et les plus difficiles à traiter : difficile, parce qu'elle est devenue, sous la plume des écrivains, un lieu commun d'érudition ; vaste, parce qu'elle embrasse, dans son cadre obligé, non-seulement la série des productions inspirées par cette branche de la science, mais encore les institutions, les lois, les mœurs, les usages et jusqu'aux monuments des nations. L'instinct de la conservation est en effet le mobile des sociétés, comme il dirige les actes de la vie indivi-duelle.

Être ou n'être pas, telle est l'éternelle affaire de l'humanité, et tout ce qu'elle tente dans l'ordre matériel, tout ce qu'elle manifeste dans l'ordre mo-ral, n'est que l'expression de sa lutte contre la destruction, lutte où les géné-rations se remplacent, et dont le prix sans cesse disputé, sans cesse reconquis, est la vie sous toutes ses faces, la vie s'épurant par degrés et s'agrandissant avec les siècles.

Toute agglomération d'hommes qui se forme sur un point du globe, rudi-ment d'une nation, s'organise pour durer, pour résister : elle élève au gou-vernement celui qui comprend le mieux les grandes nécessités de l'existence collective. Législateur politique ou divin, simple code ou révélation, Forum ou Sinaï, le pouvoir qui s'établit a sa sanction dans le but qu'il affecte, car il tend à communiquer à des réunions d'hommes la plasticité sociale, afin qu'elles s'organisent et conspirent avec harmonie à la perpétuité de l'espèce, comme par l'effet d'une autre plasticité s'arrangent et s'entretiennent les instruments du microcosme humain.

L'hygiène sous forme d'ordonnance religieuse et de prescription civile a donc devancé l'Hygiène qui procède scientifiquement par voie de déduction. Dans l'ordre des temps, l'Hygiène a pour représentants le prophète, le législateur, le savant : le premier impose avec autorité ce qu'il a puisé dans des lumières supérieures ou dans la tradition des sanctuaires ; le second résume en lui l'État avec ses intérêts et ses besoins ; le troisième, individualité isolée, s'adresse aux raisons individuelles et n'exerce sur les masses d'autre action que celle des vérités dont il se fait l'interprète. Faut-il traduire par des noms historiques cette triple phase de l'évolution des sociétés, nous dirons Moïse, Lycurgue, Hippocrate : l'un invoquant Jéhovah, l'autre la Patrie, le dernier la Nature, pour propager parmi les hommes des préceptes de conservation et de développement régulier. Il est vrai que chacun d'eux accommode ces préceptes au but spécial qu'il poursuit : il s'agit pour Moïse de créer une nation, pour Lycurgue d'assurer la défense de l'État par l'hérédité de la force et de la vertu ; Hippocrate, quoiqu'il ait l'orgueil du citoyen libre et qu'il célèbre la Grèce républicaine aux dépens de l'Asie énervée par le despotisme et par son climat, n'écrit que pour fournir à chaque individu, dans une société avancée, les moyens d'user sainement de toutes les choses qui modifient le corps humain. Il n'ordonne pas comme le législateur de Lacédémone ; il ne fait point parler un Dieu comme le révélateur du Sinaï ; il ne place point une prohibition hygiénique sous la terreur du châtiment ou des imprécations ; il s'adresse tout simplement à la raison, il n'attribue rien en particulier à la divinité (1) : « Chaque maladie a une cause naturelle, dit-il, et sans cause naturelle aucune ne se produit. » De cette investigation des causes naturelles naît la science ; et celui que l'on a justement surnommé le père de la médecine ouvre aussi, dans le passé, l'ère scientifique de l'Hygiène : « Lorsqu'on recherche, dit Littré, l'histoire de la médecine et les commencements de la science, le premier corps de doctrine que l'on rencontre est la collection d'écrits connus sous le nom d'*Œuvres d'Hippocrate*. La science remonte directement à cette origine et s'y arrête. Ce n'est pas qu'elle n'ait été cultivée antérieurement et qu'elle n'ait donné lieu à des productions même nombreuses ; mais tout ce qui avait été fait avant la médecine de Cos a péri. »

En nous appuyant sur le témoignage d'une aussi solide autorité que Littré, nous énonçons la restriction suivante : Malgré les travaux antérieurs à l'école de Cos, et qui, perdus, échappent à notre appréciation, la science proprement dite ne saurait dater que d'Hippocrate. Quelles sont, en effet, les sources où peut avoir puisé la médecine qui a précédé immédiatement Hippocrate ? Littré répond qu'elles sont au nombre de trois : la première est dans le collége des

____

(1) Hippocrate, *Œuvres complètes*, nouvelles traduction avec le texte grec en regard, par E. Littré. Paris, 1840, t. II, p. 77 et 79.

prêtres médecins qui, sous le nom d'*Asclépiades*, desservaient les temples
d'Esculape ; la seconde, dans les philosophes qui, dans leurs conceptions systématiques, embrassèrent la nature entière, et par conséquent le corps avec
ses maladies ; la troisième est dans les gymnases, où l'on étudiait empiriquement
les combinaisons de l'alimentation et des exercices, en vue des résultats que
rappellent ceux des modernes écoles d'entraînement. Mais si l'on se souvient
qu'Hippocrate, tout en louant les remarques faites par les médecins des gymnases, revendique formellement la gloire d'avoir fixé le régime et fondé la prophylaxie sur la proportion respective des exercices et des aliments, on admettra difficilement que le champ d'observation hygiénique fourni par les gymnases
ait été fécondé scientifiquement par les prédécesseurs de ce grand homme. Les
spéculations cosmogoniques des philosophes ont sans doute réagi directement
sur la manière d'envisager les phénomènes fonctionnels du corps humain ;
mais les erreurs et les hypothèses qu'elles ont prêtées à la physiologie antique
ne sauraient marquer pour la science une époque antérieure à l'école de Cos.
Enfin, la médecine sacerdotale, que les Grecs ont reçue des Égyptiens, appartient à la période qui, chez les Juifs, est représentée par les prophètes, période
théurgique de la médecine, où les maladies sont considérées comme divines,
comme sacrées. On peut lire (1) la nomenclature des maux dont Dieu menace
les Hébreux par la bouche de Moïse. La thérapeutique répond à l'étiologie ;
Moïse ordonne l'érection d'un serpent d'airain dont la vue doit guérir les mor-
sures des serpents venimeux. La médecine théurgique des Grecs paraît avoir
usé de recettes analogues ; sur diverses médailles, Esculape est accompagné
d'un chien, d'un coq, d'une chouette ou d'un vautour. Les commentateurs se
sont exercés pour trouver un sens à toutes ces choses : « Misérables énigmes,
s'écrie Malgaigne (2), dont le mot véritable serait plutôt, à mon avis, ignorance
et superstition. » Les tables votives que l'on conservait dans le temple d'Esculape ont été souvent indiquées comme des histoires de maladies ; mais celles
que l'on a retrouvées en donnent une opinion bien différente, et confirment
le point de vue développé avec une verve si caustique par Malgaigne : elles ne
présentent, en effet, que la mention laconique des miracles opérés par le dieu,
et elles ont plus de rapport avec les *ex-voto* suspendus dans les églises par la
dévote reconnaissance des croyants d'aujourd'hui qu'avec des documents vraiment cliniques. Ces faits, et beaucoup d'autres que nous omettons, ne laissent aucun doute sur le caractère véritable de la médecine exercée dans les
temples ; et nous voilà dispensés, par cette courte analyse des trois sources
que Littré assigne à la médecine grecque avant Hippocrate, de chercher au
delà de l'école de Cos les vestiges d'une hygiène scientifique. C'est donc aux
enseignements de cette école célèbre que s'attachera d'abord notre enquête,
après un coup d'œil jeté sur les institutions anciennes qui nous offrent les

(1) *Deutéronome*, chap. xxviii.
(2) Malgaigne, *Lettres sur l'histoire de la chirurgie* (*Gaz. des hôpit.* du 23 juin 1842).

premières traces d'une police sanitaire. Les signaler en détail nous conduirait trop loin, et sans explorer avec l'assurance de quelques-uns de nos devanciers l'histoire hygiénique des Égyptiens, des Phéniciens, des Indiens, etc., essayons seulement d'apprécier la portée de ce qui a été fait par les Hébreux, les Grecs et les Romains dans l'intérêt de la salubrité.

Depuis que l'école pseudo-historique de Voltaire est prisée à sa valeur, et que les esprits, plus amoureux de vérité que de persiflage, se sont replacés dans la juste perspective du passé, l'institution mosaïque a grandi par toutes ses faces ; on en saisit mieux l'ensemble et l'harmonie, grâce aux commentateurs à haute vue qu'elle a trouvés en Allemagne, et auxquels la France peut ajouter dignement Salvador, Munck et Renan ; mais il reste à en faire ressortir la signification hygiénique. On s'est plus occupé, en effet, à disserter sur les maladies mentionnées par Moïse qu'à pénétrer dans leur généralité, les mesures de police sanitaire que ce grand homme a consacrées dans sa législation ; elles n'ont guère été envisagées qu'isolément et jugées sous l'optique des idées régnantes. C'est ainsi que l'examen qu'en fait Hallé trahit souvent le collaborateur de l'Encyclopédie. Cependant les préceptes sanitaires de la Bible procèdent d'un système de préservation collective, non de quelques conjectures incohérentes ; il est aisé de suivre, dans ses applications, le système de Moïse, et de mettre en évidence le rapport logique qui lie entre elles toutes ses prescriptions : seulement, il faut tenir compte de la nature des seuls moyens d'exécution qui fussent à sa disposition, et qui se résument dans l'intimidation religieuse. C'est pourquoi la prophylaxie biblique se présente enveloppée de rites et de cérémonies qui paraissent étrangers au but hygiénique ; mais, en la dégageant de cet appareil, on ne tarde point à reconnaître ce qu'elle a de rationnel et d'utile ; et ce luxe de formes religieuses, cet accompagnement d'obligations en apparence singulières, ne nous hâtons pas de les traiter avec mépris : l'orgueil d'une civilisation supérieure fausse le point de vue du passé. Dans le système sanitaire de Moïse, le cohen (prêtre) remplit le dernier office : c'est le cohen qui est appelé à constater les premiers signes d'une affection réputée contagieuse ; le cohen seul a compétence pour la distinguer de toute autre maladie, et la fatale ordonnance de séquestration ne doit sortir que de sa bouche. Le lépreux paraît-il guéri, c'est le cohen qui vérifie son état et prononce, s'il y a lieu, sa réintégration dans la tribu, c'est-à-dire son retour à la vie civile. Voilà donc un véritable ministère de salubrité publique commis aux hommes du sanctuaire, et c'est dans la religion seule que ces hommes pouvaient puiser l'autorité nécessaire à l'exercice de leurs fonctions. De là l'idée d'impureté attachée à certaines maladies dont le contact pouvait être redouté, ou qui, par leur masque hideux, devaient provoquer, avec l'idée de la contagion, une répugnance et un dégoût universels. L'idée de purification est corrélative à celle d'impureté ; et comme la maladie, envoyée de Dieu, emporte la signification d'un châtiment, guérir ne suffit point : il faut que le convalescent soit rédimé devant l'Éternel par le cohen.

Le sacrifice du péché complète et consacre le traitement ou les mesures hygiéniques. La nécessité de s'adresser au cohen pour la rédemption des impuretés corporelles assurait à celui-ci l'ascendant et la vénération dont il avait besoin pour l'accomplissement de son ministère ; en même temps, elle servait de garantie à la réalité des guérisons. La publicité et la solennité des rites n'avaient pas moins d'avantage pour ceux qui en étaient l'objet ; en les replaçant dans les conditions de leur vie antérieure, le cohen écartait par là de leur personne le reste d'appréhension et de répugnance qu'inspire encore le souvenir d'une maladie contagieuse. Le principe de la prophylaxie mosaïque, c'est l'isolement, la séquestration ; et en reléguant le malade hors du camp ou aux portes de la ville, le législateur du désert nous enseigne l'emplacement le plus convenable des ambulances et des hôpitaux. Éloigner les malades, ce n'est point les guérir ; mais, dans l'intérêt d'une population agglomérée, c'était la seule mesure rationnelle à prendre dans un temps où il n'y avait ni diagnostic ni thérapeutique. Il est dans l'esprit de toute législation sociale de sacrifier l'individu à la masse, imitant en cela la nature, qui veille au maintien de l'espèce ; encore les prescriptions particulières dans l'intérêt des individus malades ne manquent-elles point dans la Bible. Le précepte de l'isolement est largement appliqué par Moïse aux hommes et aux choses dans les cas de lèpre déclarée, d'écoulements gonorrhéiques, de flux menstruel : « Le lépreux en qui est la plaie, aura ses vêtements déchirés, sa chevelure sera en désordre, il sera couvert jusqu'aux lèvres et criera : Impur, impur (1) ! » Après cet acte de notification au public, il est placé hors du camp. Le septième jour de cette relégation, nouvel examen de la plaie par le cohen, et si la lèpre se confirme, on brûle le vêtement du malade (2) ; puis, après sept autres jours d'expectation, la plaie est l'objet d'un nouvel examen, et d'autres mesures sont ordonnées suivant l'état où elle se présente. Dans le cas de guérison, « le cohen sortira hors du camp ; le cohen regarde, et voici que la plaie de lèpre est guérie au lépreux » (*Lévit.*, xiv, 3). La période de purification commence ; réintégré dans le camp, l'ancien lépreux demeure encore sept jours hors de sa tente (*Ibid.*, vers. 8). Dans cet intervalle, il a baigné deux fois son corps dans l'eau, il a rasé son poil, sa tête et sa barbe, et nettoyé deux fois ses vêtements. Ces pratiques personnelles se terminent par le sacrifice de délit. Mais l'habitation du lépreux a été déclarée immonde comme sa personne ; elle est l'objet d'une série aggravante de prescriptions : la simple fermeture, l'enlèvement des pierres qui ont été souillées par le malade, le grattage des murs, enfin la démolition (chap. xiv, vers. 35 à 45). Dans les cas les plus légers, le cohen se contente de désinfecter la maison avec le sang d'un oiseau égorgé, avec de l'eau vive, avec l'oiseau vivant, le bois de cèdre, l'hyssope et

(1) *Lévit.*, xiii, 45 et sqq.

(2) En Italie et dans d'autres pays méridionaux, on brûle encore aujourd'hui les effets d'habillement et de couchage qui ont appartenu à des phthisiques décédés.

le fil rouge. Passons l'hyssope et le fil rouge à la superstition d'une peuplade des déserts de l'Asie, et reconnaissons que les autres mesures ordonnées par Moïse ne sont pas moins avantageuses, moins logiques que la plupart des pratiques usitées encore aujourd'hui dans les lazarets et les quarantaines de l'Europe civilisée. Quoi de plus sage que la séparation prescrite entre homme et femme pendant la période menstruelle et quand l'écoulement menstruel venait à se prolonger? Et ces ablutions répétées qui sont encore en usage aujourd'hui parmi les populations arabes, qui n'en reconnaît l'utilité à une époque où l'emploi du linge était ignoré, dans les sables du désert, sous les rayons d'un ciel ardent? La prohibition des alliances entre les consanguins et les proches ne dénonce-t-elle pas une observation profonde des causes qui déterminent la décadence des races et l'abâtardissement des familles? En choisissant lui-même sa femme hors de la maison d'Israël, n'a-t-il pas donné à la fois un exemple de tolérance, et le précepte salutaire du croisement des races? Dans quels détails minutieux n'entre-t-il pas pour assurer la salubrité des demeures privées et publiques, des maisons et des villes? Il ne dédaigne de mentionner aucune particularité, si infime qu'elle soit, lorsqu'elle peut influer sur la santé de tous. Chef d'un peuple nomade dont l'organisation définitive est ajournée jusqu'après la conquête de la terre promise, il sait régler un camp dans son assiette hygiénique; rien n'est omis : « Tu auras hors du camp un lieu réglé pour les besoins de la nature, et tu porteras avec toi une pique suspendue à ta ceinture, et quand tu te seras accroupi, tu creuseras avec cette pique la terre d'alentour et tu recouvriras les matières dont tu te seras soulagé. » Ce précepte, que le soleil de l'Arabie rendait si urgent, est oublié aujourd'hui dans ces mêmes lieux où il a été dicté, jusque dans les villes, au grand détriment des populations.

Ce n'est pas seulement dans les plaines de l'Arabie que la prescriptions de Moïse est tombée dans l'oubli : les récits des médecins militaires qui pratiquent en Afrique nous apprennent qu'avant les travaux exécutés pour leur assainissement, nos principales villes de l'Algérie présentaient le spectacle des déjections accumulées et des foyers putrides au milieu des ruines. Nousmême avons été témoin d'un semblable état de choses en Morée, dans la citadelle de Navarin, et en 1835, une sous-préfecture de France, Calvi (Corse), s'est offerte à nos yeux dans ces mêmes conditions de repoussante insalubrité. J'ajouterai que si ce précepte de Moïse avait été observé en 1854 dans nos camps de Varna et de Crimée, on y aurait compté une énorme cause d'infection de moins (1).

Le régime alimentaire ne pouvait échapper à la police du législateur hébreu ; il ne pouvait ignorer les effets de l'alimentation sur la constitution

____

(1) Voyez Fauvel, *Guerre d'Orient, rapports sur les maladies qui ont régné parmi les armées belligérantes*, en 1854, 1855 et 1856 (*Recueil des travaux du comité consultatif d'hygiène publique de France*, tome III).

des individus comme sur l'avenir physique d'une nation. Dans l'histoire qu'il a tracée des évolutions du genre humain jusqu'à son époque, il fait connaître les extensions successives que la substance alimentaire a reçues ; il nous montre l'homme passant de la nourriture la plus simple a la multiplicité des aliments, mais pris encore en grande partie parmi les végétaux, auxquels il ajoute le lait. Dans une période plus avancée, les exigences de l'organisme se sont augmentées : la chair des animaux, les liqueurs fermentées, les assaisonnements de différentes espèces, ont pris place sur sa table. Quelle est la portée hygiénique des séries nombreuses de prohibitions alimentaires qui sont consignées dans la Bible? Hallé déclare ne point la comprendre assez (1) ; il conçoit seulement l'utilité de la prohibition du porc, sujet, dit-il, à une altération du tissu graisseux très-analogue à la dégénérescence lépreuse (2). Il faut chercher plus haut, ce nous semble, la pensée du législateur hébreu : placé dans l'alternative d'énerver son peuple par une diététique exclusivement végétale, ou de tolérer, sous un climat qui punit tout excès, l'usage désordonné de toutes les matières alimentaires, il a pensé qu'une règle même arbitraire répondrait mieux à l'intérêt de la santé générale : les restrictions dont il a frappé la nourriture animale ont eu pour effet de tempérer, par un juste mélange des substances organiques des deux règnes, le régime des familles, de pourvoir dans une mesure constante à la vigueur des générations, et de faciliter en même temps l'œuvre d'une civilisation progressive dans le silence des appétits grossiers et des passions farouches que fomente l'usage prédominant des viandes. Il laissait aux Hébreux assez de latitude pour satisfaire à cette autre loi de l'alimentation, à savoir, la variété. La diététique mosaïque établit, non l'uniformité, mais la régularité du régime ; et loin de nous associer au reproche que lui fait Hallé, nous attribuons, à ce régime, fidèlement observé de génération en génération, l'immunité singulière dont les Juifs ont souvent joui au milieu des épidémies meurtrières, et qui au moyen âge attirait sur eux les accusations les plus absurbes, les persécutions les plus atroces. Il est une pratique instituée par Moïse, et dont la valeur hygiénique a été constatée avec plus de raison : c'est la circoncision, stigmate héréditaire des enfants d'Abraham, marque étrange, si nous l'envisageons avec nos habitudes et nos idées du xixe siècle, de l'alliance que Jéhovah a conclue avec eux. On sait ce que Voltaire a dépensé de maligne érudition pour enlever aux Juifs la priorité de la circoncision. A la vérité, Hérodote rapporte qu'elle était pratiquée par les Égyptiens. La première circoncision que la Bible mentionne, et qui fut faite par Abraham, remonte à 1900 ans avant l'ère commune ; Hérodote écrivait 1400 ans après Abraham : de cet intervalle de quatorze siècles, Malgaigne (3) conclut à la priorité de la circoncision en faveur des Hébreux. Quoi qu'il en

(1) Hallé, *Hygiène ou l'art de conserver la santé*. Paris, 1806.

(2) *Dict. des sciences médic.*, t. XXII, p. 513.

(3) Malgaigne, *loc. cit.*, n° 51.

soit, Philon dit que la circoncision préserve la partie d'une certaine maladie inflammatoire qu'il appelle le charbon; ce *charbon* désigne la gangrène du pénis, l'une des terminaisons du phimosis et du paraphimosis. Si nous rapprochons cette opinion des passages cités de la Bible (*Lévit.*, xv), où il est question des écoulements impurs, cause ordinaire des accidents qui nécessitent parfois encore une opération très-analogue à la circoncision, on ne répugnera pas à admettre un motif de prophylaxie dans cette ordonnance, tout en la considérant en même temps comme une institution politique, un signe de nationalité (1). Enfin, un autre intérêt de salubrité publique se trouvait garanti par l'usage des embaumements, que les Hébreux paraissent avoir emprunté des Égyptiens. On lit, chapitre L, versets 2 et 3 de la *Genèse* : « Joseph ordonna à ses esclaves les médecins d'embaumer son père; les médecins embaumèrent Israël. Quarante jours se passèrent ainsi, car autant de jours étaient employés par les embaumeurs.., » Hérodote (liv. II, chap. xxvi) fournit un bon commentaire de ce passage de la *Genèse*. Quoiqu'il ait écrit environ douze siècles après la mort de Jacob, l'immobile Égypte présentait encore de son temps les mêmes mœurs, les mêmes pratiques qu'à l'époque des patriarches. Cet historien nous apprend qu'il y avait en Égypte certaines personnes chargées par la loi de faire les embaumements et qui en faisaient profession. L'opération complète durait soixante et dix jours. Il donne des renseignements curieux sur la manière dont ils y procédaient, ainsi que sur les rites funèbres des Égyptiens, rite dont on trouve encore des traces dans les cérémonies actuelles des Israélites modernes. Tout le monde

(1) D'après les articles publiés dans l'*Encyclopédie méthodique* et dans le *Dictionnaire des sciences médicales,* Hallé refuse à la circoncision tout motif de salubrité, se fondant sur ce que les habitants de l'Arabie et de la Syrie ne sont sujets à aucune incommodité qui ait son siège dans les parties retranchées. Il argue encore de la pratique de cette opération dans l'île de Madagascar, parmi des nations qui ne paraissent avoir aucune notion du judaïsme ni du mahométisme. Mais reste une question que Hallé ne résout pas. Pourquoi ces nations pratiquent-elles donc la circoncision ? Infirmer par des assertions plus ou moins exactes les solutions données, ce n'est point en fournir une nouvelle.

Les médecins militaires qui ont exercé dans les corps de troupes, et qui y ont passé ce que l'on appelle des revues de propreté, comprennent mieux l'utilité de la circoncision; on ne saurait s'imaginer, en effet, dans quel degré de saleté la plupart des soldats laissent leurs parties génitales, et particulièrement le gland, lorsqu'il est entièrement recouvert par le prépuce; entre le prépuce et le gland s'amasse la matière sébacée, jusqu'à former des couches épaisses et blanchâtres qui tapissent entièrement l'extrémité du pénis : rien de plus rebutant que cette sorte de malpropreté. L'incurie des soldats, vainement gourmandée par les médecins, se retrouve dans les classes inférieures. A cette condition, joignez l'influence d'un climat brûlant, tenez compte du défaut absolu de linge, de l'absence de toute espèce de traitement médical pour les cas de maladie, et voyez si tous ces motifs réunis n'expliquent point l'établissement de la circoncision dans un but de prophylaxie.

sait que des cadavres embaumés d'après ce procédé se sont conservés jusqu'à nos jours, et en développant plusieurs de ces momies à Paris, on y a surpris les papyrus et les ingrédients aromatiques indiqués par Hérodote. Chez un peuple gardien aussi fidèle des traditions que le sont les Juifs, les pratiques actuelles sont une légitime base d'inductions rétrospectives; or il est difficile de rencontrer à un plus haut degré que chez eux la piété des sépulcres et la religion de la mort; leurs cimetières remplissent toutes les conditions d'une sévère hygiène et d'une sainte commémoration : nous en concluons volontiers à l'excellence de l'institution funéraire chez leurs ancêtres. L'Égypte moderne n'en est plus là, et, comme Pariset l'a si bien signalé, les tombeaux des pères, infiltrés par les eaux du Nil, se convertissent en autant de foyers pestilentiels pour les enfants (1).

Loin de nous la prétention d'avoir retracé en ce peu de lignes l'ensemble des dispositions hygiéniques qui sont consignées dans les livres mosaïques : ce serait la matière d'un ouvrage, non une page d'introduction; mais nous désirons avoir montré sous leur véritable jour des institutions et des mœurs qui, créées, il y a plus de trois mille ans dans le désert de l'Arabie, ne peuvent être appréciées sainement avec les idées modernes et les mœurs de notre société occidentale. Une raison sublime vivifie toutes les parties de l'édifice mosaïque; mais toute raison n'opère que sur le terrain où elle se trouve fixée et avec l'instrument que lui fournit son époque. Admirons la puissance avec laquelle le législateur hébreu embrasse tous les détails de l'économie sociale et l'unité d'action qu'il y établit; tout converge vers la divinité, tout émane d'elle : la maladie, la guérison, l'impureté, la rédemption par le sacrifice et par l'holocauste. Au moyen de cette fabulation, le cohen devient le gardien de la salubrité publique, l'hygiène a sa sanction dans la religion, et une multitude indocile, sans cesse frémissante sous le joug, un peuple d'esclaves émancipé d'hier, et qui parfois se prend à regretter l'oignon d'Égypte, subit sans murmure les rigueurs d'une discipline sanitaire qui s'étend jusque sur les détails secrets de la vie domestique.

Au lieu de réfléchir sur l'organisation complexe de la police médicale chez les Hébreux, on se contente d'en effleurer quelques parties, non sans offense critique et l'on s'arrête avec un enthousiasme de collége devant les institutions de la Grèce antique, notamment devant celles de Lycurgue, qui semblent une lutte perpétuelle contre la nature. Les anciens de la tribu prononçant sur le sort du nouveau-né, et le livrant à une mort immédiate s'il leur paraissait trop faible pour devenir un citoyen utile, les femmes assujetties aux

(1) Pariset, *Mémoire sur les causes de la peste.* Paris, 1837, in-18. Les cimetières de Constantinople, placés et pour la plupart resserrés entre les habitations, témoignent de l'incurie et de l'ignorance des Turcs en matière de police sanitaire : inhumations presque superficielles, ouvertures pratiquées vers la tête à chaque tombeau, terres mal tassées, entraînées, fouillées par les eaux pluviales, tombes crevassées ou à découvert, ossements épars, méphitisme à distance, etc.

exercices d'une éducation disproportionnée avec les forces de leur sexe, l'enfant enlevé à l'âge de sept ans à la tutelle de ses parents, la fameuse sauce noire pour base de l'alimentation publique, la proscription des arts, l'absorption de toutes les facultés physiques et morales dans un patriotisme fanatique et belliqueux, sont-ce là des créations de sagesse qui méritent d'être opposées à l'œuvre de Moïse? et quelle empreinte ont-elles laissée à l'humanité? Un trait surtout nous frappe dans la société de ces temps comparée à l'institution mosaïque, c'est l'usage reçu chez les premiers peuples de la Grèce, les Thébains exceptés, et plus tard chez les Romains, d'abandonner la vie des enfants nouveau-nés à l'arbitrage des parents ou des anciens de la tribu. Cet usage n'a point choqué les plus nobles intelligences de l'antiquité. Platon va jusqu'à reprocher à Hérodicus d'avoir enseigné par son exemple la longévité aux constitutions valétudinaires, sous prétexte que le soin d'une santé débile éloigne l'homme de la vertu et le rend à charge à la patrie! (*Républ.*, liv. III.) Il ignorait que des constitutions en apparence chétives recèlent une puissante vitalité, que des organisations qui naissent faibles se consolident par le bienfait de l'éducation : si l'arrêt prononcé par le disciple de Socrate eût reçu son exécution, que de génies étouffés au berceau, que d'existences devenues glorieuses écrasées dans leur virtualité! Opposez les coutumes d'une société qui avait atteint l'apogée de sa civilisation aux ordonnances bibliques : l'avantage reste aux tribus encore barbares du désert de Sinaï, et la circoncision semble une aménité à côté de ce monstrueux arbitrage institué autour du berceau.

Les gymnases et les bains sont assurément ce que l'hygiène publique des Grecs et des Romains nous présente de plus remarquable, et cette double institution brille d'autant plus dans leur histoire qu'elle manque d'avantage à la nôtre. Ils savaient apprécier les bienfaits d'une gymnastique rationnelle et la multiple béniguité des bains. Quand Homère fait dire à Ulysse : « Les bains n'ont plus de charmes pour moi » (*Odyssée*, chant XIX), il nous fait comprendre l'importance qu'ils avaient dans la vie des anciens; il nous montre encore Hector ne prenant sa nourriture qu'au sortir du bain, et la princesse Nausicaa se baignant dans les eaux d'un fleuve. Les principales villes de la Grèce possédaient de grands édifices destinés aux bains et ouverts à toutes les classes de la population. Les Spartiates, dans la crainte de s'amollir, en usaient avec plus de réserve, mais il s'en dédommageaient par la fréquentation de l'étuve sèche, d'où le nom de *Laconicum* donné par les Romains à la portion de l'édifice employée à cette sorte d'étuve. Chez ces derniers, les bains publics reçurent un somptueux développement : les ruines des bains de Néron, d'Agrippine, de Dioclétien, de Titus et de Trajan, témoignent de la magnificence avec laquelle ils étaient construits. Il n'en existait point pour le public avant le règne d'Auguste : Mécène en fit élever un dont l'accès était livré au peuple moyennant une obole (Perse, *Satyr.*, IX) et à des heures fixées par la loi. Antonius Musa ayant réussi à guérir Auguste par les bains froids, la vogue s'en établit; on fit vanité de s'immerger dans l'eau la plus froide, et l'on vit

un philosophe, Sénèque, se glorifier de ses exercices de nageur par la température des calendes de janvier, comme on vit les courtisans de Louis XIV se
procurer artificiellement des fistules à l'anus pour capter les sympathies du
maître. La natation était considérée comme un des éléments d'une éducation
libérale; on stigmatisait un ignorant par ce dicton : *Neque litteras didicit nec
natare.* Sous Justinien, il y avait, au témoignage de l'historien Procope,
815 bains particuliers et publics, 1352 grands bassins ou réservoirs, 15 nym-
phées, 6 naumachies, etc., alimentés par 14 aqueducs (1). Aux bains s'ajou-
taient, chez les Romains, d'autres pratiques qui se retrouvent encore aujour-
d'hui dans les bains des Orientaux, notamment en Turquie, en Algérie; elles
constituaient autant de spécialités exercées par des esclaves et qu'expliquent
assez leurs titres : *fricatores, tractatores, alipilarii, picatrices, olearii,
unctores.* Les onctions étaient déjà en usage chez les Grecs : « On fit couler,
dit Télémaque, des flots d'huile douce et luisante sur tous les membres de
mon corps. » Un vieux soldat, interrogé par Auguste sur les moyens qu'il
avait employés pour se conserver : « *Extus oleo, intus mulso,* fut sa réponse.
De nos jours les Turcs ont pour le bain d'étuve une prédilection qui nous a
paru contribuer à leur détérioration; les médecins qui pratiquent à Constantinople n'hésitent pas à la considérer comme une des causes de la chloro-anémie, si fréquente chez les femmes turques. Volney l'explique par un motif
plus humain qu'hygiénique : « La loi du Koran, qui ordonne aux hommes
une forte ablution après le devoir conjugal, est elle seule un motif très-puis-
sant; et la vanité qu'ils attachent à l'exécuter en devient un autre qui n'est
pas moins efficace (2). » Les Russes possèdent encore aujourd'hui des bains
publics; nous aurons occasion de signaler le mode suivant lequel ils les emploient. La France en a conservé jusque vers la fin du xie siècle. Desparts,
médecin de la Faculté de Paris, faillit devenir la victime du ressentiment
populaire, pour avoir recommandé aux magistrats de défendre les bains, à
cause d'une affection pestilentielle qui sévissait alors. Dans le xiiie siècle, on
faisait encore baigner les personnes qu'on invitait à dîner; on faisait prendre
un bain aux chevaliers avant la cérémonie de leur armes, et Louis XI se
rendait publiquement au bain, suivi de toute sa cour, au sortir de la représentation des mystères (3).

La gymnastique, dont l'origine remonte à l'institution des jeux olympiens, a
occupé une place importante dans l'existence publique et privée des anciens.
Médecins, législateurs, philosophes, y tournaient leur attention et la faisaient
concourir au maintien de la santé, au développement des vertus guerrières, à
la régularité de la vie physique et morale; elle était la base d'un système régulier d'éducation physique auquel étaient soumises les populations libres de la

<hr>

(1) *Mém. de l'Acad. roy. des inscript. et belles-lettres,* t. XVI, p. 122.

(2) Volney, *Voyage en Syrie et en Égypte,* t. I, p. 226.

(3) Girard, *Recherches sur les établissements de bains publics* (*Ann. d'hygiène,*
1re série, t. VII, p. 20 et suiv.).

Grèce. De celles-ci elle passa aux Romains, qui élevèrent des gymnases splendides. La vogue amena l'abus ; l'abus amena le discrédit : l'émulation des jeux publics se perdit ; les esclaves et les gladiateurs remplacèrent la jeunesse dans l'arène, et le sang coula pour l'amusement de Rome dégénérée.

Il existait chez les Romains d'autres institutions d'autres coutumes qui ont dû exercer une heureuse influence sur la santé publique. Nous ne parlerons pas de l'habitude qu'ils avaient, en arrivant dans un pays nouveau, d'apprécier, par l'inspection des viscères des animaux, la qualité des eaux et des productions du sol. Rien de plus exact que le rapport qui existe entre le bon état des organes digestifs chez les herbivores et la nature des pâturages : un entozoaire de la classe des trématodes (le distome hépatique) se développe dans le foie des moutons qu'on nourrit, pendant quelque temps, d'herbages aqueux ; l'humidité de l'habitation dispose le porc à la ladrerie ; les cysticerques se produisent en foule chez les lapins par l'effet de la même cause. L'apparente superstition de cette pratique couvrait donc un but vraiment utile. Sous le nom d'édiles, ils avaient une magistrature municipale qui veillait à la salubrité des habitations et des villes (1) : ce qui subsiste encore des

(1) Les fragments qui nous sont conservés de la *Tabula Heracliensis* nous donnent une idée des soins minutieux que le magistrat prescrivait pour l'entretien de la voie publique, pour la circulation des voitures, etc. Un passage de cette loi ou de ce règlement nous apprend que les vidanges s'effectuaient la nuit, et que des voitures servaient, comme aujourd'hui, à cet usage : « Quæ plaustra noctu in urbem inducta erunt, quò minus » plaustra inania, aut stercoris exportandi causa, etc. » (Voy. *Institutes de Justinien* traduites par Blondeau, t. II, p. 81 et suivantes.) On trouve encore des prescriptions touchant la sûreté de la voie publique, et des dispositions pénales contre les déjections dans l'*edicti prætoris sententiæ quæ supersunt* (*Ibid.*, p. 90). Le respect des tombeaux était aussi garanti par la loi. Auguste créa une administration particulière pour la construction et pour l'entretien des aqueducs, et en fit une magistrature honorable dont le chef avait le titre de *curator aquarum*. L'eau amenée par les aqueducs était l'objet d'un impôt et la source d'un revenu important pour l'État, sous la dénomination de *vectigal et aquæductibus*, ou bien *vectigal formæ* (*formæ*, tuyaux) (voyez le Mémoire de M. Dureau de la Malle sur la distribution des eaux dans l'ancienne Rome, *Comptes rendus de l'Académie des sciences*, t. XVI, p. 363). Sous les empereurs Nerva et Trajan, Rome recevait déjà un immense volume d'eau, et le distribuait dans ses divers quartiers, à des niveaux différents, au moyen de neuf dérivations, dont six prises dans la vallée de l'Anio. Les ingénieurs romains n'ignoraient point la théorie du siphon : trois anciens aqueducs de Lyon, notamment celui du mont Pila, construit par ordre de l'empereur Claude, né à Lyon, en présentent l'application. Six cents ans avant J. C., Tarquin l'Ancien fit construire la grande cloaque (*cloaca maxima*), canal souterrain du Forum jusqu'au Tibre. Plus tard, d'autres égouts, pour les usages privés, circulèrent sous les voies publiques, convergeant vers la grande cloaque où ils déchargeaient les immondices de la ville ; des ouvertures ou regards (*meatus*) y étaient ménagés de distance en distance. Au rapport de Pline, Agrippa y fit passer d'énormes masses d'eau pour en assurer le nettoyage. La police des égouts appartenait, avec celle des rives du Tibre, à des *curatores cloacarum*, sous les auspices de l'édilité.

aqueducs, des égouts qu'ils faisaient construire, nous donne une idées de l'excellence de leur administration. Des édiles particuliers, créés par César sous le titre de *cereales*, assuraient les approvisionnements publics. Les lieux d'inhumation étaient fixés hors des villes. Les inconvénients d'une exposition mauvaise des cités n'échappaient point aux anciens. Vitruve rapporte que la ville de Salapa, placée d'abord au nord-ouest d'un marais (*Salapina palus*), dont elle recevait les émanations délétères, fut transportée à quatre milles au delà, au sud-est du marais, auquel Hostilius fit procurer un écoulement vers la mer. Il n'a pas tenu à Jules César et à son successeur Auguste que les marais Pontins ne fussent à jamais desséchés. Enfin, le grand nombre de leurs expéditions lointaines, l'étendue de leurs conquêtes, la stabilité de leurs colonies, prouvent que les Romains s'entendaient à faire mouvoir des masses armées à travers les climats les plus différents, sans payer un tribut considérable aux maladies qui se déclarent dans les grandes réunions d'hommes. De nombreuses légions ont franchi les mers, parcouru le monde ancien, depuis les déserts arides de l'Afrique jusqu'aux forêts de l'âpre Germanie, et il ne paraît point que les épidémies meurtrières aient fréquemment arrêté leur marche. Cependant leurs soldats portaient, outre leurs armes pesantes, leur nourriture pour plus de quinze jours, tont ce qui était à leur usage, tout ce qu'il faut pour se fortifier ; et quant à leurs armes, ajoute Cicéron (1), ils n'en sont pas plus embarrassés que de leurs mains. Comment auraient-ils joui d'une pareille immunité, si une police de salubrité, secondée par une discipline sévère, ne les eût garantis contre les causes extérieures de destruction et contre leurs propres excès (2) ?

Entre les institutions de l'antiquité et celles des modernes, le christianisme établit une différence profonde. A part les idées de quelques philosophes et de quelques législateurs, la civilisation ancienne est matérialiste ; elle a pour objet le perfectionnement des facultés physiques, le triomphe de la force matérielle. Le christianisme, au contraire, déclare la guerre au corps, ennemi de l'âme ; il combat les instincts et les appétits de la matière organisée qui sert de prison passagère à l'être humain. Telle est, en effet, l'éternelle opposition des éléments de notre nature, qu'une juste pondération entre la vie morale et

(1) Cicéron, *Tuscul.*, liv. II.

(2) Pringle (*Malad. des armées*, préface) note le silence des historiens sur les maladies des armées romaines. En Germanie, le scorbut (Pline le naturaliste); en Sicile, une maladie pestilentielle (Tite-Live), et au siége de Syracuse, une autre affection analogue avec flux de sang (Diodore de Sicile) : tels sont à peu près, d'après Pringle, les seuls renseignements de ce genre qui nous aient été laissés. Montesquieu explique ce laconisme des historiens : " On ne remarque pas, dans les auteurs, que les armées romaines, qui faisaient la guerre en tant de climats, périssent beaucoup par les maladies ; au lieu qu'il arrive presque continuellement aujourd'hui que des armées, sans avoir combattu, se fondent pour ainsi dire dans une campagne. " (*Grandeur et décadence des Romains*. chap. II, p. 135, édit. Tracy, 1822.)

la vie corporelle semble un problème presque insoluble ; il faut que l'esprit triomphe aux dépens du corps, ou que le corps prospère au détriment de l'esprit. Mais en même temps que la loi du Christ fait prévaloir la spiritualité et suggère un régime en rapport avec ce but, elle fait respecter la vie individuelle en montrant, sous l'enveloppe du corps, quelle qu'elle soit, des âmes égales par leur origine, égales par leur destination, égales par les prérogatives de l'immortalité. Aussi l'Hygiène moderne ne s'adresse ni à une nation, ni à une classe d'individus ; elle applique dans l'ordre physique la parole du Christ : « Venez à moi, vous tous qui êtes chargés. » Les institutions qui distinguent la société moderne sont conçues dans l'intérêt de ceux qui souffrent de misère ou de maladie, non au profit de ceux qui possèdent assez de loisir et de santé pour passer la plus grande partie de leur journée dans les exercices du gymnase ou sous la main huileuse et caressante des *unctores*. Quant à la diététique spéciale de l'Église, elle n'a rien qui blesse les lois physiologiques. Le carême, correspondant à une saison transitoire, repose les organes digestifs suractivés par la nourriture principalement animale de l'hiver et les prépare à l'épreuve des chaleurs ; les asiles monastiques, dont le nombre est réduit de nos jours, n'ont pas toujours été des antres de corruption, n'en déplaise à leurs adversaires systématiques ; beaucoup de ces établissements ont été des écoles de tempérance et de travail. En voyant l'accroissement rapide de la population européenne, on pourrait croire qu'ils entraient dans un système de compensation rationnelle. Il est certain que les États protestants regorgent d'une population exubérante, cause aggravante de détresse, quand ils ne réussissent à s'en débarrasser par voie d'émigration coloniale. D'ailleurs les natures exaltées ou mélancoliques qu'attire la solitude des couvents ne sont pas, au point de vue physiologique, des éléments désirables de reproduction ; la race humaine gagne peut-être à leur élimination.

Dans notre France toutefois, l'influence de la civilisation romaine s'est prolongée. Pendant quatre siècles d'occupation, les institutions des conquérants furent celles de la race conquise ; les mesures de police sanitaire qu'ils avaient introduites furent maintenues par les premiers rois, comme le témoignent leurs capitulaires, et notamment ceux de Charlemagne ; mais les traces de civilisation antérieure s'effacent par degrés, et bientôt les seuls monuments d'hygiène publique que la France présente sont les léproseries destinées à recevoir les individus atteints de la lèpre, d'éléphantiasis des Arabes et d'autres maladies contagieuses qui se répandirent sur l'Europe à la suite des croisades. Au xiiie siècle. Matthieu Pâris ne compte pas moins de deux mille léproseries en France, et porte à dix-neuf mille le nombre de celles qui existaient à la même époque en Europe. Dans le siècle suivant (1350), Jean II, surnommé le Bon, créa une véritable police de santé, bien imparfaite à la vérité, et dont quelques dispositions prouvent dans quelles conditions d'insalubrité était tombée la cité ; l'édit royal de 1350 eut le mérite de provoquer des recherches et de nouvelles ordonnances relatives à l'hygiène publique. Le progrès fut médiocre jusque vers la dernière moitié du xviie siècle, où la Reynie, en régénérant la police générale de Paris, soumit aussi à cette révision la police de santé. A ce magistrat revient l'honneur d'avoir donné le premier exemple d'une convocation de médecins (24 mars 1668) pour délibérer sur une question d'hygiène publique relative à la fabrication du pain. La carrière ouverte par la Reynie ne resta point stérile ; la surveillance sanitaire s'étendit de plus en plus ; elle se porta successivement sur les professions nuisibles, sur les épizooties, sur les secours à administrer aux noyés, etc. La province imita l'exemple salutaire de Paris : l'intendant de police de la ville de Lyon publia deux ordonnances (1737 et 1739) ayant pour objet d'arrêter la propagation de la morve des chevaux ; Marseille prit, en 1730, des mesures énergiques pour se défendre contre l'invasion de la peste d'Orient. Ainsi s'étendit en France, par des efforts d'abord isolés, puis plus généraux et plus suivis, un ensemble de dispositions hygiéniques qui se complètent par le progrès du temps et de la science. L'année 1770 est signalée par une création qui immortalise le souvenir de l'échevin Pia : la capitale est dotée d'un service régulier de secours aux noyés et aux asphyxiés. Quelques années plus tard, l'érection de la Société royale de médecine apporte à l'autorité l'appui d'un conseil compétent ; les rapports qu'elle a fournis sur une foule de questions capitales de salubrité, telles que les épidémies et les endémies, les épizooties, les ateliers malsains, l'éducation physique des enfants, le méphitisme des fosses d'aisances, l'état des voieries, les qualités des boissons et des aliments, etc., attestent l'heureuse direction de ses travaux, non moins que la sollicitude du pouvoir qui les provoquait.

Depuis cette florissante époque de l'hygiène publique jusqu'en 1802, la seule institution importante qui s'élève est celle du Conseil de salubrité de Paris(1). Mais cette création a été décisive ; elle inaugure une période d'améliorations et de progrès multiples qui se continue.

C'est sur la proposition de C. L. Cadet-Gassicourt que le premier préfet de police, Dubois, réunit en corps, sous ce titre, les savants qu'il avait l'habitude de consulter dans les affaires relatives à l'hygiène publique. Composé primitivement de quatre membres avec des attributions qui comprenaient l'examen des boissons, des manufactures ou ateliers insalubres, des épizooties, et, plus tard, la visite des prisons et la direction des secours publics, il est formé aujourd'hui de dix-huit membres titulaires, sans compter les membres honoraires choisis parmi les fonctionnaires dont les attributions touchent de près ou de loin à l'hygiène publique, et il a pour mission toutes les enquêtes d'hygiène publique, l'examen sanitaire des halles et marchés, des cimetières, des tueries, des voieries, des chantiers d'équarrissage, des amphithéâtres de

(1) Voyez, sur cette institution, deux Rapports faits successivement par Parent-Duchâtelet et Marc (*Ann. d'hygiène*, 1re série, t. XI, p. 243 ; t. XVIII, p. 5 et suiv.; t. XLIII, p. 201).

dissection, des fosses d'aisances, des vidanges, du curage des égouts et des puits, des bains publics, des dépôts d'eaux minérales ; la visite des prisons, les secours à donner aux noyés et aux asphyxiés, les indications relatives aux épidémies, la statistique médicale, l'élaboration des tableaux de mortalité, l'assainissement des ateliers et des lieux publics, les moyens de prévenir ou de combattre les inondations, l'amélioration des procédés industriels nuisibles à la santé publique, la répression du charlatanisme, la détermination des meilleurs modes de chauffage, d'éclairage, de nettoiement et d'évacuation des boues ; l'analyse des remèdes saisis, des boissons falsifiées et l'examen des vases suspects. Les principales villes de nos départements imitèrent, mais lentement, l'exemple de Paris : Lyon en 1822, Marseille en 1825, Lille et Nantes en 1828, Rouen et Bordeaux en 1831. Le 30 novembre 1836, l'Académie de médecine fut invitée par le gouvernement à préparer un plan général d'établissement de conseils de salubrité départementaux, plan qui a suggéré quelques-unes des dispositions du décret du 18 décembre 1848, portant organisation des conseils d'hygiène publique et de salubrité. Nous renvoyons à ce décret et au rapport qui le précède, ainsi qu'à l'arrêté ministériel du 15 février 1849, à la circulaire du 3 avril 1849 aux préfets, à celle du 3 mai 1851, accompagnant l'envoi d'instructions sur les attributions et les travaux des conseils d'hygiène publique et de salubrité, de ces instructions même qui, préparées par Ambroise Tardieu et discutées par le comité consultatif de Paris, présentent un programme complet d'hygiène publique approprié aux vues pratiques du gouvernement et aux besoins d'une statistique vraiment utile (1). Ces documents, complétés par un décret du 1er février 1851, donnent une idée complète de l'état sanitaire de la France, telle qu'elle est instituée pour l'avenir des conseils d'hygiène publique et de salubrité dans tous les arrondissements, des commissions sanitaires aux chef-lieux de canton, les uns et les autres reliés à des conseils départementaux ; ceux-ci correspondant avec le comité consultatif supérieur qui remplace, auprès du ministère du commerce, l'ancien conseil supérieur de santé créé par l'ordonnance royale du 7 août 1822, avec des attributions trop restreintes. La loi fait entrer les médecins, les pharmaciens ou les chimistes et les vétérinaires pour une juste proportion dans la composition des nouveaux conseils, où elle appelle aussi les notables agriculteurs, les industriels, les ingénieurs de mines et des ponts et chaussées, les administrateurs, etc. Cet ensemble, qui constitue une sérieuse tutelle de la santé publique, ne fonctionne pas encore sur tous les points du pays. Les anciens conseils départementaux qui avaient déjà marché dans la voie de l'hygiène publique ont continué d'y marcher ; d'autres s'y sont engagés, et ce mouvement finira peut-être par se généraliser. S'il n'en advenait ainsi, il faudrait imputer ce demi-succès à deux causes principales : 1° l'insuffisance des communications

(1) Voyez *Recueil des travaux du comité consultatif d'hygiène publique de France*, tome I, page 91 et suivantes.

des conseils locaux avec leur centre légal à Paris ; 2° surtout le caractère purement consultatif des attributions conférées aux conseils de tous les degrés. Là est l'infirmité de l'institution sanitaire en France dans l'ordre civil comme pour l'armée ; elle dérive du rôle qui est fait à la médecine elle-même dans notre système d'administration publique. Tandis qu'en Angleterre, en Allemagne et dans d'autres pays, une initiative réelle est assurée aux médecins investis de charges sanitaires, leur intervention en France est subalternisée ou absorbée par l'élément administratif, qui décide et agit. Il est permis d'espérer pour la médecine un rôle plus efficace, fondé sur la réunion du savoir et de l'initiative, de la compétence et de l'autorité.

L'Angleterre possède deux institutions d'une haute importance, une administration spéciale qui, sous le nom de *Register's office*, rassemble les matériaux d'une vaste statistique médicale et en fait le dépouillement ; et le *General Board of Health*, établi en 1848 par un acte du parlement, conseil général de santé pourvu d'une initiative presque illimitée, notamment du droit de procéder, par l'envoi d'un inspecteur, à des enquêtes sanitaires dans toutes les villes où le chiffre des décès dépasse 23 sur 1000, et d'y prescrire en conséquence des mesures provisoires qui sont ultérieurement portées à la sanction du parlement. La Belgique en 1836, et la Sardaigne en 1847, ont adopté un système d'administration sanitaire qui ne diffère pas essentiellement du nôtre. La Turquie elle-même a subi l'impulsion de la France en admettant et en instituant elle-même, dans les stations insalubres du Levant, des médecins sanitaires chargés d'informer leurs gouvernements respectifs des vicissitudes de la santé publique, et souvent de provoquer les mesures de préservation ou les travaux d'assainissement. Un conseil de santé central fonctionne à Constantinople sous la présidence d'un haut dignitaire, avec la collaboration des délégués médicaux des diverses légations européennes. Le délégué de la France a été pendant vingt ans M. Fauvel, qu'il suffit de nommer pour rappeler d'éminents services, et nous avons pu apprécier en Orient l'influence réelle que cette institution y exerce, surtout à Constantinople (1). En Turquie comme en Algérie, c'est par la médecine et l'hygiène que la civilisation s'insinue et se propage.

A côté des institutions permanentes, rappelons la conférence sanitaire internationale qui, a préparé pour un avenir peut-être prochain l'unité de législation et de réglementation en matière de lazarets et de quarantaines ; le congrès d'hygiène publique qui s'est tenu à Bruxelles en 1851 et en 1852, et où toutes les grandes questions relatives à cette science ont été posées en termes précis, discutées sobrement et résolues avec sagesse dans la mesure des connaissances acquises ; le congrès de statistique qui, il y a quelques années, à Paris, a touché, par plusieurs discussions et rapports, aux intérêts sanitaires des populations. Il serait surtout injuste d'oublier une source de documents et de faits, les *Annales d'hygiène publique et de médecine*

(1) Voyez les rapports de M. Fauvel, dans le *Recueil des travaux du comité consultatif d'hygiène publique de France.*

légale, où nous avons largement puisé, et qui n'ont pas peu contribué à répandre les notions justes, à encourager les administrations sanitaires. L'ouvrage récent de notre savant ami, A. Tardieu, leur offre la facilité des recherches et les clartés d'une judicieuse exégèse (1). L'hygiène industrielle de notre laborieux ami, Maxime Vernois (2), les rapports du Conseil de Salubrité de Paris, ceux du Comité d'hygiène des hôpitaux civils de France, les publications de Payen, Chevallier, Guérard, Freycinet (3), etc., quelques ouvrages importants d'hygiène municipale et de topographie, tels que ceux de Tourdes et Stœber pour Strasbourg, de Polinière et Montfalcon, Marmy et Quesnoy pour Lyon, etc., voilà autant de sources d'informations qui n'existaient pas lors de la 1re édition de ce traité.

Quelle influence l'hygiène a-t-elle exercée sur nos mœurs, sur nos coutumes? Au premier abord, on serait tenté de la nier. Quoi de moins hygiénique que nos usages, et j'allais dire que nos institutions? Vêtements, nourriture, récréations, habitudes domestiques, obligations sociales, toute notre existence d'aujourd'hui, flottante et travaillée, ressemble à une gageure : on dirait que nous avons entrepris de nous conserver à l'encontre de toute règle de conservation. La mode nous étreint de ses caprices ; la fraude assiége nos tables et frustre nos organes des matériaux qu'ils réclament, si elle ne les convertit en poison; les institutions publiques de l'antiquité, telles que le forum, les thermes, les palestres, les théâtres nationaux en plein air, ces institutions qui exerçaient et reposaient tour à tour, dans un ordre harmonieux, les facultés physiques et morales d'un peuple, ont fait place à des systèmes qui annulent la vie publique ou la concentrent dans une sphère de stériles passions et d'irritantes puérilités (4). L'industrie, en dotant certaines classes d'un surcroit de jouissances et de bien-être, place une partie de nos populations sous l'atteinte permanente des causes morbifères d'un nouveau genre, multiplie dans l'atmosphère de nos cités les foyers d'insalubrité. L'éducation intellectuelle, forcée de s'élever et de se dilater avec les connaissances qui lui servent de fondement, monte le cerveau de notre jeunesse au ton d'une fiévreuse assimilation. Le génie, condamné à créer à la suite des littératures antérieures qui ont épuisé les sources de la pensée ou les nouveautés de la forme, se tourmente dans les jeux d'une maladive fantaisie, et répand sur les esprits qui lui demandent le pain quotidien de leur lecture l'ardeur de ses conceptions malsaines. Tel est le mouvement hygiénique de notre société, sans compter les mutations politiques et le déplacement violent des intérêts, deux conditions assez peu favorables au paisible balancement des santés.

(1) Tardieu, *Dictionnaire d'hygiène publique et de salubrité.* Paris, 1852-1854, 3 vol. — 2e édit., augmentée. Paris, 1862. 4 vol. in-8.

(2) Max. Vernois, *Traité d'hygiène industrielle et administrative.* Paris, 1860, 2 vol. in-8.

(3) Freycinet, *Traité d'assainissement industriel.* Paris, 1870. in-8.

(4) Écrit en 1844.

Nouveau contraste! Nous venons d'entasser en peu de lignes les principales causes qui éloignent notre époque de l'observance hygiénique. Or, en face de ce tableau se place un fait qui interdit le regret du passé, un fait qui projette à travers les oppositions de notre vie sociale une lueur providentielle, c'est à savoir, l'augmentation progressive de la moyenne de la vie humaine. On vit plus longtemps par ce temps de perturbation physique et morale qu'aux jours vantés de la civilisation antique, qu'au temps des athlètes et des gladiateurs, des cirques et des palestres : l'Hygiène n'est donc pas si loin de nos mœurs et de nos formes sociales qu'on serait tenté de le croire? L'Hygiène n'est donc pas morte avec les âges primitifs, avec les institutions de Sparte et d'Athènes? Chacun d'entre nous possède une meilleure chance de longévité que les sobres concitoyens de Lycurgue : et pourtant notre législation ne règle pas le nombre des plats de notre dîner; nous ne nous débarrassons point par les noyades de nos enfants contrefaits; tout au contraire, la médecine se fait ingénieuse pour les conserver. En un mot, bien que nous laissions subsister parmi nous les éléments de population qui peuvent faire incliner le plateau de la mort, la mesure des jours qui nous sont comptés a grandi. C'est que l'Hygiène s'est portée de l'individu à la masse. A part quelques institutions conçues dans un esprit de jalouse nationalité, plus encore que de conservation, qu'a fait l'antiquité pour la multitude? Nos règlements de voirie grande et petite, nos marchés, nos canaux, nos fontaines, nos lavoirs publics, nos hospices, nos crèches, nos asiles pour les orphelins, les enfants trouvés et les enfants des ouvriers, les mille et une inventions d'une charité qui s'attache à toutes les misères, amortit toutes les souffrances, apaise à demi tous les besoins; ce merveilleux budget de millions que chaque État moderne applique annuellement aux œuvres de Dieu, et qui, fondé par des legs, s'accroît incessamment des libéralités de la mort, voilà des causes qui influent sur la condition des populations plus efficacement que les lutteurs frottés d'huile ou les chars roulant dans une noble poussière.

Les institutions et les usages des nations, en ce qu'ils ont de vraiment hygiénique, sont le témoignage de l'instinct de conservation qui anime les masses comme l'individu, c'est ce que nous avons appelé l'Hygiène spontanée : l'étude et l'observation pouvaient seules conduire à l'Hygiène scientifique. Nous l'avons dit, c'est d'Hippocrate que date cette dernière; c'est dans l'encyclopédie de Cos qu'elle se présente pour la première fois avec les caractères de l'observation positive, avec la sanction de l'expérience; c'est là que l'action des modificateurs externes est appréciée avec une certaine précision, non-seulement dans l'ordre pathologique, mais encore dans l'état de santé; c'est là que le rapport entre les phases de l'organisme sain ou malade, et les influences que l'on a comprises depuis sous la dénomination impropre de matière de l'hygiène, est saisi dans sa généralité et suivant les nuances de l'organisation individuelle. Tandis que les Cnidiens s'enferment dans l'annotation successive des symptômes pour multiplier sérieusement les variétés de leur classification no-

sologique, les médecins de Cos s'attachent à la prognose, prise dans sa signification la plus large ; et pour mieux asseoir ce jugement médical de l'état passé,
présent et futur du malade, d'une part ils reportent sans cesse leur attention
vers les grands foyers d'étiologie que récèle le monde extérieur, d'autre part
ils ne se lassent point d'interroger par l'observation les conditions mobiles de
la santé, afin d'en déduire par comparaison la valeur des phénomènes pathologiques. Hippocrate a fixé le domaine de l'Hygiène, il en a proclamé l'utilité
quand il a écrit ces lignes dont nous avons fait l'épigraphe de notre livre :
« Celui qui, par ses recherches, pourrait connaître la nature des choses extérieures, pourrait aussi toujours choisir ce qui est le meilleur ; or le meilleur
est ce qui est le plus éloigné du nuisible (1). » Ces recherches, auxquelles il
convie les médecins, il en a pris l'initiative, et s'il n'a point rempli le cadre
qu'il a tracé, c'est que l'imperfection des connaissances physiques et anatomiques ne lui permettait pas de le tenter autrement que par la voie de l'hypothèse
et de l'imagination. Les deux termes de cette vaste étude lui manquaient : la
notion exacte de la nature des choses extérieures, celle de la structure des
organes et du jeu des fonctions ; mais placé au point de contact de ces deux
termes, c'est-à-dire observant les changements que l'usage des choses extérieures produit dans l'économie, il a su constater, parfois avec une sagacité
merveilleuse, les traits nuancés de la réaction organique, et malgré l'insuffisance des données premières, lier les effets à leurs causes par une véridique
filiation. » Ce qu'Hippocrate savait le mieux, dit avec raison Littré, c'étaient
les effets produits sur le corps par l'alimentation, le genre de vie et l'habitation ; ce qu'il savait le moins, c'était le mécanisme des fonctions. De là le
caractère de son étiologie, toute tournée vers le dehors. » (T. I, p. 445.) Aussi
son esprit se montre-t-il sans cesse préoccupé par les changements de l'atmosphère suivant les saisons et les climats : d'où l'idée des constitutions médicales, idée féconde que les travaux des Sydenham, Pringle, Stoll, Huxham,
Tissot, etc., n'ont point encore épuisée. Ces grandes influences se combinent
dans sa pathogénie avec la nature propre du sol ; la terre, suivant les grandes
divisions qu'elle présente, imprime un cachet spécifique à ses productions, et
présente à l'action des influences atmosphériqnes des éléments différents : Καὶ
τἄλλα τὰ ἐν τῇ γῇ φυόμενα πάντα ἀκόλουθα ἐόντα τῇ γῇ. » (T. II, p. 92.) En général, tout ce que la terre fait naître est conforme à la terre elle-même : telle
est la conclusion de son traité *Sur les airs, les eaux et les lieux*, et pour ainsi
dire la moitié de sa pathogénie. Après les causes majeures de perturbation qui
résident dans l'atmosphère et dans le sol, celles qu'il signale avec le plus d'insistance consistent dans l'administration irrégulière des aliments et des exercices ; il fait ressortir en maint passage les inconvénients d'une nourriture trop
abondante. « Mais on commettrait une grande faute, une faute non moins malfaisante à l'homme, si on lui donnait une nourriture insuffisante et au-dessous

(1) Hippocrate, *Œuvres complètes*, trad. de Littré. Paris, 1830, t. I, p. 637.

de ses besoins. Car l'abstinence peut beaucoup dans l'économie humaine pour rendre faible, pour rendre malade, pour tuer. Toutes sortes de maux sont engendrés par la vacuité, différents, il est vrai, de ceux qu'engendre la réplétion, mais non moins funestes (1). » Et plus loin : « Qu'une abstinence intempestive ne cause pas de moindres souffrances qu'une intempestive réplétion, c'est ce qu'enseignera clairement un rapprochement avec l'état de santé. » (*Ibid.*, p. 591.) On connait son aphorisme sur le danger d'acquérir dans les exercices gymnastiques un excès de vigueur. Joignez à ces causes de maladie l'influence des âges qu'Hippocrate rapproche des saisons, et celle de la chaleur innée au corps humain, l'une de ses erreurs physiologiques, vous aurez toute son Étiologie. Elle roule donc exclusivement sur l'observation des effets produits sur les organes par les modificateurs externes ; elle dérive immédiatement de l'Hygiène, et c'est aussi sur l'Hygiène que s'appuie la thérapeutique d'Hippocrate ; il est le premier qui ait déterminé le régime dans les affections aiguës, régime abandonné jusqu'alors à la routine ou aux velléités du malade. Dans le premier livre du traité Περὶ διαίτης, il dit, après avoir signalé l'insuffisance des travaux laissés sur ce sujet par ses devanciers : « Je ferai connaître ce que nul de ceux qui m'ont précédé n'a même entrepris de démontrer. » Dans le troisième livre, insistant sur l'efficacité du régime, c'est-à-dire d'un juste rapport entre l'alimentation et l'exercice pour combattre l'imminence morbide, il ajoute : « Il ne faut pas chercher à conserver la santé pár les remèdes ; à cet égard, c'est moi qui ai trouvé ce qui approche le plus du véritable but, mais personne ne l'a exactement atteint. » Il suffit de parcourir les traités Περὶ διαίτης ὀξέων et Περὶ ἀρχαίης ἰατρίκης, pour comprendre la part qu'il faisait au régime dans le traitement des maladies. Il a fait du régime son étude constante ; sans cesse il en proclame l'importance. C'est dans le régime des hommes, tandis qu'ils sont encore en santé, qu'il fixe le point de départ de ses observations ; c'est par là qu'il recommande expressément de s'instruire d'abord : Χρὴ δὲ καὶ μαθήματα ποιεῖσθαι ἐν τῇ διαίτῃ τῶν ἀνθρωπῶν ἔτι ὑγιαινόντων οἷα ξυμφέρει. Et après avoir vérifié comment agissent les aliments sur l'homme sain, il arrive à ce corollaire : « En santé, il faut savoir qu'user, avec une régularité toujours la même d'aliments et de boissons de qualité ordinaire, est en général plus sûr que d'opérer en son régime quelque brusque et grand changement. » (Trad. de Littré, t. II, p. 283.) Il analyse avec sagacité toutes les circonstances qui font varier les effets de l'alimentation : « Une veille prolongée rend plus difficile la digestion des aliments et des boissons ; d'un autre côté, trop de sommeil contre l'habitude relâche le corps, l'amollit et cause du mal de tête. » (*Ibid.*, p. 332-333.) Il indique les ménagements qu'exige une transition de régime : « Dans le passage d'une alimentation abondante à l'abstinence, il faut donner du repos au corps ; il faut aussi, quand on fait succéder subitement le repos et l'indolence à une grande activité corporelle, donner du repos au

(1) Hippocrate, *De l'ancienne médecine*, trad. de Littré, t. I, p. 539.

ventre, c'est-à-dire diminuer la quantité des aliments ; sinon il en résultera pour tout le corps de la souffrance et une pesanteur générale. » (P. 329.) Dans un autre passage, il résume en quelques mots les lois de la diététique à l'égard des affections aiguës ; la médecine physiologique, gardienne inexorable de ses lois, n'aurait pu les formuler plus strictement par la plume de Broussais : « Dans l'administration des aliments, on songera beaucoup moins à ajouter qu'à retrancher, puisque même un retranchement absolu est d'une grande utilité dans les cas où le malade pourra se soutenir jusqu'au moment où la maladie, arrivée à son summum, ait subi la coction. » (P. 305.) Et pense-t-on qu'Hippocrate ordonne de nourrir le malade toutes les fois qu'il est faible, sans tenir compte de la nature de sa faiblesse? L'école de Brown et de Broussais peut-elle revendiquer au moins l'importante distinction de la faiblesse réelle et de la faiblesse apparente, indirecte, ce voile souvent jeté sur une phlegmasie, sur une désorganisation profonde? Écoutez le médecin de Cos : « Je ne vois pas non plus que les médecins sachent comment il faut distinguer dans les maladies les différentes espèces de faiblesse entre elles, suivant qu'elles résultent ou de la vacuité des vaisseaux, ou de quelque irritation débilitante ou de quelque souffrance, ou de l'acuité du mal, ou des affections et des formes diverses qu'engendrent chez chacun de nous notre tempérament et notre constitution; et cependant l'ignorance ou la connaissance de ces choses produit la mort ou le salut du malade. » (T. II, p. 317.)

Ainsi, l'observation profonde des effets divers de l'alimentation sur les malades suppléait chez Hippocrate aux révélations du scalpel, et ce que les enseignements de l'anatomie pathologique ont seuls montré aux modernes, à savoir, l'existence des lésions inflammatoires là où pendant la vie la faiblesse et l'abattement avaient été les phénomènes en saillie, Hippocrate le déduisait de la réaction des organes sous l'impression des agents hygiéniques. Ainsi l'hygiène, dans laquelle il puisait en grande partie sa thérapeutique, et en totalité les éléments de son investigation étiologique, lui fournissait encore des aperçus d'une admirable justesse sur la nature des états morbides et sur la valeur de certains phénomènes prépondérants. L'influence que l'école de Cos attribuait au régime ressort aussi du nombre et de l'étendue des écrits dont il est l'objet dans la collection hippocratique. Outre ceux que nous avons cités, il faut mentionner le traité *Du régime des gens en santé* (Περὶ διαίτης ὑγιεινῆς), que Littré attribue à Polybe, ouvrage destiné particulièrement à servir de guide aux hommes qui vivent dans une condition privée et libre (ἰδιῶται), et contenant des conseils pour réduire ou procurer l'embonpoint; le livre *De l'usage des liquides* (Περὶ ὑγρῶν χρήσιος), qui figure dans la cinquième classe de Littré, c'est-à-dire parmi les livres qui ne se composent que d'extraits et de notes, sans rédaction définitive. Le livre *Des songes* (Περὶ ἐνυπνίων) est rangé, par le savant traducteur d'Hippocrate, parmi les écrits qui, dépourvus d'une autorité suffisante pour être attribués à ce dernier, portent néanmoins le cachet de son école; il expose les rapports qui peuvent exister entre les songes et les variations du régime ; on a pu le considérer avec raison comme une suite du troisième livre Περὶ διαίτης, qui traite des effets de la réplétion et des écarts alimentaires, cause fréquente des agitations nocturnes. Le traité *De l'aliment* (Περὶ τροφῆς) est rangé par Littré dans la huitième classe des écrits hippocratiques, composés vers les temps d'Aristote et de Praxagore ; il traite de la nature même de la substance alimentaire, de ses proportions avec les âges et les tempéraments, de ses variétés et de son mode d'administration. Mais l'œuvre hippocratique qui intéresse au plus haut degré l'hygiène, c'est, sans contredit, le traité *Des airs, des eaux et des lieux*, monument immortel du génie, et qui non-seulement offre aux méditations du praticien une substance inépuisable, mais développe avec grandeur tout un système d'anthropologie. L'excellence de ce petit livre, si fréquemment cité et si diversement jugé, nous engage à en donner brièvement une idée à nos lecteurs. Il est aisé d'y suivre l'auteur dans l'examen de quatre points essentiels : 1º Quel est le degré de salubrité et quelle est l'influence pathogénique des villes, en raison de leur exposition particulière au soleil et aux vents ? 2º Quelles sont les qualités des eaux de provenance diverse ? 3º Quelles sont les maladies qui prédominent suivant les saisons ? 4º Il termine par la comparaison de l'Europe et de l'Asie, rapportant aux conditions du sol et du climat les différences physiques et morales qui dénotent les populations de ces deux contrées. Ainsi que le fait remarquer Littré, Hippocrate se contente d'énoncer les résultats de ses observations, sans nous apprendre comment il les a obtenues, ni par quels moyens il serait possible de les contrôler. Mais si le laconisme des indications que fournit Hippocrate contraste avec la multiplicité des données que l'on exige aujourd'hui pour fondement d'une bonne topographie, on entrevoit bientôt, en les méditant, la grande portée des préceptes qu'il émet ; on sent que chacun de ses axiomes concentre la substance d'une observation aussi minutieuse que multipliée, et qu'il use du style aphoristique, non pour affirmer sans preuves, mais pour réduire par la généralisation l'immense détail de son expérience. La physionomie pathologique qu'il assigne aux villes ouvertes aux vents chauds et aux villes accessibles aux vents froids est pleine de vérité ; et telle est, suivant Hippocrate, l'énergie de cette influence topographique, que les villes exposées à l'orient l'emportent en salubrité sur celles qui sont exposées au nord ou au midi, ne fussent-elles séparées les unes des autres que par un intervalle d'un stade (94 toises et demie). (T. II, p. 23.) Ne voyons-nous pas, en effet, se déployer en quelque sorte la vérité de cet axiome sur les deux versants de ces montagnes du Piémont ou de la Suisse, dont l'un nous présente une population saine et belle, tandis que l'autre est habité par des goîtreux, bénéfice et détriment de deux expositions contraires ? Il est facile d'appliquer à la plupart des énonciations d'Hippocrate le contrôle de l'observation actuelle ; mais, pour en reconnaître la justesse, il faut souvent écarter des interprétations accessoires qui émanent des vues erronées ou incomplètes sur la structure et le mécanisme fonctionnel des organes. Certains passages de ce livre et des autres productions hippocratiques ont une vérité locale, et sollicitent, pour être appréciés, l'expérience même du climat où ils furent écrits. Nous qui avons séjourné en Grèce, nous admirons sans réserve la courte description qu'il donne des maladies engendrées par les marais. Après avoir peint l'état cachectique des individus qui vivent dans les contrées paludiques, il ajoute : « En outre, les hydropisies y sont très-fréquentes et très-dangereuses ; car, pendant l'été, les habitants sont affligés par des dysenteries, par des diarrhées, par des fièvres quartes de longue durée, maladies qui, prolongées, se terminent dans de pareilles constitutions par des hydropisies et causent la mort. » (T. II, p. 29.) Voilà bien les phases pathologiques que déroule, dans des pays chauds à marais, la saison pyrétique (1). C'est encore ainsi, sous l'horizon de la Grèce, que l'on peut apprécier la justesse de la corrélation qu'il établit entre les maladies et les saisons. Mais, sous toutes les latitudes, il est donné de reconnaître tout ce qu'il y a de philosophique dans la marche suivie par Hippocrate pour l'étude des constitutions médicales et des climats. Il commence par noter l'influence que chaque saison exerce sur la constitution physique et sur le caractère moral de l'homme dans le pays même où il pratique ; et, convaincu que les climats se caractérisent comme les saisons par la prédominance d'une température donnée, il en conclut que les peuples placés sous un climat quelconque doivent présenter le développement des facultés morales et physiques qui sont excitées spécialement par la saison dont la température correspond à ce climat : climats et saisons ne diffèrent donc, dans la conception hippocratique, que par le degré de permanence des effets. Qui nierait les modifications profondes que chaque saison imprime à l'homme et à toutes les productions de la nature ? Or les climats froids ou chauds représentent en quelque sorte des saisons continues ; par la stabilité de leurs conditions, ils doivent agir avec une invariable énergie, non-seulement sur les productions du sol, mais sur les

(1) En se plaçant au point de vue local, et pour ainsi dire dans l'horizon physique de la médecine hellénique, Littré a jeté une lumière nouvelle sur les épidémies d'Hippocrate, épidémies que répètent encore aujourd'hui les mêmes climats avec une saisissante identité de nature et de phénomènes. Nous regrettons seulement que Littré, au lieu d'éclairer ses rapprochements par la seule pratique des médecins d'Afrique, n'ait pas interrogé celle des médecins militaires qui, antérieurement et pendant plusieurs années (de 1827 à 1833), ont observé sur cette même terre où Hippocrate a observé et écrit. Dans le nombre de ces derniers, la justice veut que nous mentionnions Raymond Faure, qui, dès 1829, adressait au conseil de santé les lignes remarquables qu'il a reproduites depuis dans son *Traité des fièvres intermittentes et continues* (Paris, 1833), lignes où le caractère des pyrexies locales est bien apprécié, et l'emploi de sulfate de quinine largement indiqué. Feu mon maître, Gaspard Roux (*Relation médicale de l'expédition de Morée*), n'a pas rappelé moins explicitement les principes de la médication quinique dans le traitement des fièvres rémittentes et subcontinues. Ce petit livre d'un observateur éminent aurait dû servir de *vade-mecum* aux médecins de l'expédition d'Alger et de leurs successeurs sur cette terre classique des maladies palustres.

populations qui l'habitent. L'antropologie de Cos n'isole point l'homme de
ce qui l'entoure, elle ne le considère pas comme un être d'une nature distincte;
il est fils du sol qui l'a vu naître; il porte, comme tous les autres produits de
la nature, le cachet de son origine locale : « Ce que la terre engendre est
conforme à la terre elle-même, et l'homme ne déroge point à cette loi commune. » Toutefois l'omnipotence du climat ne va point jusqu'à neutraliser
l'action d'autres causes moins générales; en esquissant à grands traits le caractère physique et moral des habitants des montagnes et des plaines, Hippocrate
déclare qu'il faut tenir compte de la configuration du sol et de son exposition,
comme d'une influence majeure; il reconnaît avec une égale libéralité le pouvoir des institutions, modératrices des effets du climat; sa pensée sur ce point
respire tout entière en ces lignes : « La cause en est (de la pusillanimité et du
défaut de courage des Asiatiques) surtout dans les saisons qui n'éprouvent pas
de grandes vicissitudes, ni de chaud, ni de froid, mais dont les inégalités ne
sont que peu sensibles. Là, en effet, ni l'intelligence n'éprouve de secousses,
ni le corps ne subit de changements intenses, impressions qui rendent le
caractère plus farouche et qui y mêlent une plus grande part d'indocilité et de
fougue qu'une température toujours égale. Ce sont les changements du tout
qui, éveillant l'intelligence humaine, la tirent de l'immobilité. Telles sont les
causes d'où dépend, ce me semble, la pusillanimité des Asiatiques. Il faut
encore y ajouter les institutions : la plus grande partie de l'Asie est, en effet,
soumise à des rois; or là où les hommes ne sont pas maîtres de leurs personnes, ils s'inquiètent, non comment ils s'exerceront aux armes, mais comment
ils paraîtront impropres au service militaire, etc. » (T. II, p. 62 et 64.) La
doctrine de l'influence souveraine des climats, des localités et des institutions,
a manifestement inspiré un autre ouvrage non moins admirable que le traité
Des airs, des eaux et des lieux, nous voulons parler de l'*Esprit des lois* par
Montesquieu. Vainement l'auteur se tait sur la source où il a puisé le principe
de ses magnifiques développements; vainement Dalembert inscrit au frontis-
pice de ce monument littéraire et philosophique du xviiie siècle cette épigraphe empruntée d'Ovide : *Prolem sine matre creatum,* la filiation est évidente.
Et pourquoi le génie, se retournant contre les siècles accumulés, renierait-il sa
glorieuse généalogie? L'idée fondamentale de l'*Esprit des lois* est dans la nécessité d'accorder la législation des peuples avec la forme de leurs gouvernements,
et dans le rapport de cette forme avec la nature particulière du climat. Sans
doute le publiciste français, dans le développement de son idée, s'attache principalement à faire ressortir et à apprécier les causes essentiellement morales qui
travaillent les hommes réunis en société; mais il a préalablement marqué dans
le climat la cause déterminante des dispositions morales des peuples, et la
doctrine de Cos a si largement transpiré dans son ouvrage, que des critiques
lui ont reproché d'attribuer tout au froid et à la chaleur. Dans le XVIIe livre,
intitulé hippocratiquement : *Comment les lois de la servitude politique ont du
rapport avec la nature du climat,* il va jusqu'à étayer, comme Hippocrate, la

démonstration de ses prémisses sur le parallèle des peuples de l'Asie et de l'Europe. Admirable virtualité d'un écrit de quelques pages, rédigé il y a plus de deux mille ans, et qui dépose, en traversant les siècles, ici l'idée des constitutions médicales, boussole éternelle de toute pratique, là le germe d'une des productions les plus considérables de l'esprit humain ; opuscule que toute main vraiment médicale a feuilleté avec respect, ébauche d'une climatologie tentée sans le secours des notions exactes que fournissent'en foule aujourd'hui les sciences physiques et naturelles, et devant laquelle, lecture faite, on s'écrie involontairement : « Que savons-nous de plus ? »

L'histoire de l'Hygiène tire des ouvrages d'Hippocrate deux faits importants : 1º Il existait de son temps, et même avant lui, des médecins attachés aux gymnases, avec l'office spécial d'étudier les effets de l'alimentation sur les exercices, d'établir sans doute le régime le meilleur pour exceller dans les différentes branches de la gymnastique, et d'en diriger les applications au rétablissement de la santé. 2º Sous le rapport pratique, l'Hygiène se confondait avec la Médecine, et, soit dans le traitement des maladies, soit dans la recherche de leurs causes productives, soit même dans l'interprétation des phénomènes morbides quant à leur valeur et à leur gravité, les médecins de Cos ont accordé à l'Hygiène une importance première, médiocrement imités en cela par les modernes, qui se montrent plus enclins à la thérapeutique et à l'étiologie systématiques.

Les bornes qui nous sont imposées nous obligent à glisser rapidement sur les travaux dont l'Hygiène a été l'objet depuis l'école de Cos. Les premiers auteurs qui se présentent après elle sont Dioclès de Caryste, connu par son épître prophylactique adressée à Antigone, l'un des successeurs d'Alexandre, et Celse qui a condensé dans un cadre analytique les notions médicales de son époque (*A. Cornelii Celsi de re medica libri octo*). Celse qui florissait l'an 30 de notre ère, ne s'est point contenté, comme on l'a répété, de traduire Hippocrate : plus d'une page de son livre porte l'empreinte d'une observation personnelle, et, dans son ensemble, il est mieux ordonné que la plupart des écrits hippocratiques. Après avoir esquissé dans une préface les origines et les progrès de la médecine, il consacre le premier chapitre du premier livre (1) à l'indication des règles hygiéniques qui conviennent aux différentes constitutions. Osons-le dire, il est peu d'ouvrages modernes qui nous offrent en un si petit nombre de pages plus de réflexions judicieuses, plus de préceptes utiles. Que chacun étudie son tempérament, dit-il, car là est le principe des différences individuelles ; il n'est guère de corps qui n'ait sa partie faible, un organe plus susceptible que les autres (2). Ailleurs il exprime clairement la loi des sym-

(1) C'est par erreur que, dans le *Dictionnaire des sciences médicales*, on mentionne le premier livre de Celse comme étant consacré à l'hygiène ; le deuxième chapitre de ce livre appartient à la pathologie.

(2) « Ante omnia autem norit quisque naturam sui corporis, quoniam alii graciles, alii

pathies morbides et des idiosyncrasies : « *Quoties offensum corpus est, vitiosa pars maxime sentit.* » N'est-ce pas dans l'organe malade que retentit toute impression trop forte que perçoit l'économie? Il devient en quelque sorte le centre auquel aboutissent toutes les sensations, tous les ébranlements communiqués à la machine ; mais cet important corollaire de physiologie pathologique n'a pas été énoncé par les modernes avec plus de netteté que par Celse. La susceptibilité plus grande de l'estomac chez les citadins et les gens de lettres ne lui échappe point (1). Il ne ressemble pas à ces médecins qui mettent la santé aux prix d'une observation minutieuse de soi-même, et qui instituent sous le nom d'hygiène la plus misérable des servitudes. Pour l'homme sain et bien constitué, point de règle inflexible ; la variété du régime et des exercices, les alternatives inégales de travail et de repos, tel est à bon droit l'ordre de vie qu'il lui conseille : « *Sanus homo qui et bene valet, et suæ spontis est, nullis obligare se legibus debet, ac neque medico neque iatralipta egere. Hunc oportet varium habere vitæ genus; modò ruri esse, modò in urbe, sæpius in agro; navigare, venari, quiescere interdum, sed frequentius se exercere; siquidem ignavia corpus hebetat, labor firmat; illa maturam senectutem, hic longam adolescentiam reddit.* » Ce langage sera toujours vrai, fût-il d'une latinité moins élégante, car il est celui du bon sens. Les partisans de la tempérance absolue s'offusqueront de cet axiome de Celse, qui résume cependant les conseils qu'il adresse aux hommes sains et robustes : « *Modò plus justo, modò non amplius assumere* » (tantôt satisfaire simplement le besoin, tantôt en dépasser la stricte mesure), et ils répéteront avec Sanctorius : « *Celsi cententia non omnibus tuta est.* » Mais sans généraliser ce précepte de facile hygiène à tous les tempéraments, soutiendra-t-on que les mouvements de la vie doivent ressembler aux oscillations isochrones du pendule, et quelle volonté, toujours en éveil, répondra à l'organisme d'une mesure toujours égale d'activité, d'une dose invariable de stimulation? Il ne pouvait d'ailleurs prêcher les excès débilitants, le praticien profond qui a recommandé de ménager dans la santé les ressources de la maladie (2), censurant ainsi (dix-huit siècles à l'avance) les aberrations thérapeutiques de cette médecine qui, s'absorbant dans les localisations morbides, perd de vue le tout vivant, et, par l'aveugle énergie du traitement, enlève d'emblée au malade les ressources de réaction qu'il a thésaurisées dans la santé.

Quoique séparée justement de la médecine par Hippocrate, la philosophie n'a point divorcé avec elle, et, à certaines époques, elle intervient utilement pour la vulgarisation de ses préceptes. Plutarque leur a prêté les charmes de

» obesi sunt; alii calidi, alii frigidiores ; alii humidi, alii sicciores; alios adstricta, » alios resoluta alvus exercet. Rarò quisquam non aliquam partem corporis imbecil-» lem habet. » (Lib. I, cap. i. sect. xi.)

(1) « At imbecillis stomacho, quo in numero magna pars urbanorum omnesque » pene cupidi litterarum sunt..... » (*Ibid.*, sect. ii.)

(2) « Cavendum ne in secunda valetudine adversæ præsidia consumantur. »

son style dans un traité d'hygiène (ὑγιεινά παραγγέλματα) : il y recommande, entre tous les autres exercices, celui de la lecture à haute voix ; il s'élève contre l'abus des bains froids, contre le sirmaïsme ; quant à ses éloquentes déclamations contre la sarcophagie (nourriture animale), reproduites par Rousseau, il suffit, pour les juger, de rappeler que le philosophe ancien et le philosophe du xviiie siècle n'ont pas exclu la viande de leur régime. Un autre philosophe, Aulu-Gelle, établit dans ses *Nuits attiques* (liv. XII, cɪ) un dialogue entre Favorinus et une dame romaine sur les inconvénients des nourrices mercenaires, et fait valoir l'allaitement maternel par des arguments que ne désavouerait pas entièrement la physiologie moderne ; imitateur de Plutarque dans la proscription des viandes, Jean-Jacques s'est inspiré de ce passage d'Aulu-Gelle pour ramener les jeunes mères au devoir le plus doux que la nature leur ait confié (1).

La collection de Cos n'est pas plus riche en traités relatifs à l'Hygiène que la collection galénique ; il n'y a pas lieu d'en donner ici l'énumération. La fécondité de Galien, on pourrait dire sa prolixité, défie la patience de l'analyse ; ses productions originales sur l'Hygiène, jointes à ses nombreux commentaires sur Hippocrate, forment une encyclopédie de cette science, dans les proportions de l'époque, encyclopédie où l'Hygiène morale, que l'on a cru inventer de nos jours, a son rang, car il a fait, ou du moins on lui attribue un livre sur *la manière de connaître et de guérir les passions de l'âme*. Il partage la société en trois classes auxquelles il adapte ses prescriptions conservatrices. La première se compose des hommes naturellement vigoureux et sains, ayant d'ailleurs le loisir de la culture personnelle ; la deuxième comprend les organisations délicates ; dans la troisième, il range la plèbe des travailleurs dont la journée appartient aux occupations publiques ou privées. Les points qu'il a mieux approfondis, sous le rapport hygiénique, que ses prédécesseurs, sont l'enfance, la vieillesse, les tempéraments, les habitudes, les affections morales. Il prohibe les bains froids jusqu'après la période révolue de l'accroissement : « L'eau glaciale saisit trop ceux qui n'y sont pas faits et les refroidit profondément », plus sage en cette exagération que Rousseau dans l'exagération inverse. C'est Galien qui a mis en circulation l'expression de *choses non naturelles*, appliquée à la matière de l'Hygiène ; il en distinguait six : l'air, l'aliment et la boisson, l'inanition et la réplétion, le mouvement et le repos, le sommeil et la veille, les affections morales ; par opposition *aux choses naturelles*, qui sont les éléments, les complexions, les humeurs, etc., et *aux choses extra-naturelles*, qui sont la maladie, la cause et les concomitances. La doctrine du chaud et du froid, du sec et de l'humide, déjà combattue par Hippocrate dans le traité de *l'ancienne médecine*, se trouve dans Galien avec la division de chacun de ces éléments en quatre degrés, et c'est sur l'échelle fantastique

(1) En 1746, Déparcieux (*Essai sur les probabilités de la durée de la vie humaine*) signale aussi comme cause de mortalité chez les nouveau-nés la funeste coutume de les mettre en nourrice.

de ces divisions qu'il prétend classer les propriétés des substances alimentaires et médicamenteuses. Il aperçoit les difficultés de cette classification, mais il l'entreprend dans la pensée de fournir un guide sûr aux pas du médecin : « Ce sera l'œil à l'aide duquel il fixera et discernera la vérité. » (Lib. III, *De medicam. simpl.*) Singulière similitude ! Il semble que l'erreur tourne comme la vérité dans un cercle éternel ; l'homœopathie affirme que la puissance dynamique des médicaments se développe par les dilutions et croît en raison inverse de la quantité matérielle ; elle affirme, non *à priori*, mais avec preuves et expériences. Ainsi fait Galien ; il exécute sa rénovation de la matière médicale et hygiénique « non d'après des probabilités et des conjectures, mais d'après des expériences précises et exactes. » La doctrine des quatre degrés s'appuie donc aussi sur l'expérience, comme celle des doses infinitésimales ; mais le succès qu'elle obtint n'a pas encore été égalé par cette dernière. Continuée par Oribase, Aétius, Paul d'Égine, Alexandre de Tralles, elle passa des médecins appelés Grecs anciens aux trois écoles à peu près contemporaines des Arabes d'Orient, des Arabes d'Occident et de Salerne ; elle défraya la science des médecins européens du xiiie et du xive siècle qui ne connaissaient que les Arabes, et, par ces derniers seulement, Galien. Elle domina ainsi sans partage le monde médical ; mais ce que Descartes fut pour le despotisme philosophique d'Aristote, les savants du Bas-Empire le devinrent pour la médecine galénique ; en apportant à l'Europe les manuscrits de l'antiquité, ils en firent naître le goût, et les livres d'Hippocrate apparurent dans les écoles d'Italie, de France et d'Angleterre. Dans la longue périole qui aboutit à la Renaissance, un seul monument historique s'offre à l'hygiéniste : c'est le recueil versifié de Salerne. Dès le milieu du viie siècle, cette école s'était rendue célèbre par la culture des lettres ; mais ce n'est que vers la fin du xie siècle que Constantin de Carthage, dit l'Africain, y importa le premier la médecine grecque et arabe. Remarquez le siége de cette école, entre l'Europe et l'Afrique ; c'est là, dans une ville placée sur la limite de deux civilisations issues, l'une du Coran et l'autre de l'Évangile, que le génie arabe dépose, en se retirant, une vase féconde d'où naît, sous la faveur de Frédéric II, la première institution que la médecine ait possédée dans l'Europe chrétienne. L'importance de l'école de Salerne réside moins dans l'unique ouvrage qui nous en reste que dans les résultats historiques de sa fondation ; elle n'a guère d'autre mérite que celui de sa date, mais ce mérite est immense ; elle succède dans l'ordre des temps aux écoles des Grecs et des Arabes, dont elle est l'expression combinée ; elle servira de type aux institutions analogues qui s'élèveront plus tard dans les grandes villes d'Europe ; elle ressuscite l'enseignement médical, et provoque, par le seul fait de son existence, une législation qui contient les fondements de la police médicale : le roi Roger décerne à ses adeptes le privilége exclusif de l'exercice de l'art, et établit la pénalité de la confiscation des biens contre ceux qui osent pratiquer sans l'autorisation de l'école. Il appert de là que notre société, si infatuée de ses progrès, peut envier quelque chose à la Sicile du xi⁰ siècle. Quant au recueil connu sous le titre de *Maximes de l'école de Salerne*, il se compose d'une suite de stances en vers léonins, plus remarquables par la précision que par l'élégance de l'expression et la correction de la facture prosodique (1). La forme aphoristique, adoptée par l'auteur (Jean de Milan?), n'exigeait entre les préceptes qui se succèdent aucune liaison méthodique; on y découvre cependant un certain ordre; au début, quelques axiomes généraux sur l'entretien de la santé qui sont, avec les vers suivants, la plus saine portion de l'ouvrage :

> Si tibi deficiant medici, medici tibi fiant
> Hæc tria : mens hilaris, requies moderata, diæta.

Les conditions d'une atmosphère salubre, les avantages de la propreté, sont indiqués plutôt qu'exposés. Les règles relatives aux boissons, aux aliments, aux assaisonnements, les propriétés alimentaires, curatives ou prophylactiques d'une foule de plantes, fournissent ensuite un grand nombre de stances et absorbent presque la moitié du texte. C'est dans cette partie que sont agglomérées en vers sybillins les erreurs les plus grossières, logique émanation des doctrines de l'époque; c'est là que des faits pathologiques mal observés font naître d'absurdes interprétations, et provoquent les conseils de la plus étrange thérapeutique. Cicéron a dit des philosophes, qu'il n'est si énorme absurdité qu'ils n'aient soutenue. Les philosophes le cèdent aux médecins, et, par une aggravation inhérente à leur ministère, ceux-ci appliquent sur le corps humain les témérités que ceux-là se contentent d'agiter en leur cervelle. Après ce petit traité de diététique, le lecteur passe à l'hygiène particulière de quelques organes; quelques maux qui affectent la tête, les yeux, les oreilles, la poitrine, sont examinés étiologiquement et donnent lieu à des préceptes curatifs. Vient ensuite une dissertation sur les tempéraments, sur les quatre humeurs qui les constituent, sur le mélange ou l'excès de ces éléments, etc. Enfin, quelques vers sur les effets de la saignée, et les précautions qu'elle nécessite après coup, terminent le recueil.

Si l'on se place dans la perspective des progrès accomplis depuis cinq ou six siècles pour juger ce livre qui résume l'esprit d'une école célèbre, on n'y verra qu'un fatras indigeste de médecine et de diététique, un lambeau de galénisme cousu aux recettes de la polypharmacie arabe, les dictons de la sagesse antique, et les échos accrédités des superstitions populaires. Mais ne jugeons pas les travaux des siècles antérieurs avec les connaissances d'aujourd'hui; le testament médical de Salerne est un document historique, non une source à consulter pour le travail actuel de la science. Toutefois l'école hellénique semble se réfléchir sur quelques pages, et plus d'un axiome de salubre

(1) *L'École de Salerne*, traduction en vers français par Ch. Meaux Saint-Marc, avec le texte latin en regard, précédée d'une introduction par Ch. Daremberg. Paris, 1861, in-12.

hygiène vous y frappe comme une réminiscence hippocratique. Cette observation, fécondée par un simple rapprochement de dates, permet de fixer le moment du premier réveil des lettres grecques en Europe ; moment bien antérieur au voyage de Chrysoloras (1393), auquel Hallé (1) attribue l'initiative de la révolution qui répandit les lettres grecques en Europe. Nous reconnaissons avec Malgaigne (2) combien ce savant grec a contribué à cette restauration. Venu en Italie pour réclamer le secours des princes chrétiens. l'envoyé de l'empereur Emmanuel Paléologue condescendit à enseigner le grec aux disciples qui l'entourèrent avec une suppliante curiosité, et, par cet humble labeur de grammairien, il rétablit entre l'Orient et l'Occident la communion intellectuelle, scellée soixante ans plus tard par la prise de Constantinople (1453). Mais comment l'opuscule de Salerne, que l'opinion la plus générale rapporte vers l'an 1100, s'est-il déjà coloré en maint endroit d'une teinte hellénique, dénotant ainsi dans l'école qui l'a rédigé l'influence mixte des Arabes et des Grecs ? C'est que ce livre, dédié à un ancien croisé, cette école fondée sur une terre récemment arrachée par les chevaliers normands à la domination des Sarrasins, correspondent à l'époque des croisades : or, les migrations armées qui ont précipité vers l'Orient serfs et feudataires ne furent pas seulement les vains épisodes d'une chevalerie dévote, une odyssée d'aventures glorieusement inutiles ; dans la plèbe guerroyante se confondaient clercs, artisans, moines, médecins, et cet essaim bigarré devint, entre les ignorances de la vieille Europe et la tradition scientifique du Bas-Empire, un véhicule de communication. D'une part, l'influence arabe fixée sur plusieurs points de l'Europe, et de là rayonnant sur elle avec énergie ; d'autre part le souffle de l'Orient glissant sur les esprits et les inclinant vers l'antiquité, voilà la double raison du mouvement civilisateur qui, noté sous le nom de renaissance, a commencé dès le XIIe siècle, mais qui n'acquit toute sa force que pendant la durée du XVe siècle, marqué tout à la fois par l'exhumation successive des manuscrits grecs et latins, par la découverte de l'imprimerie et par celle de l'Amérique.

Depuis cette époque jusqu'à Sanctorius (1571), les publications assez nombreuses dont l'Hygiène est l'objet se font remarquer tout naturellement par une connaissance plus exacte des anciens, quoique la double superstition de l'astrologie et des panacées, introduite par les Arabes, se prolonge jusqu'au commencement du XVIe siècle. Quelques-unes ont un caractère propre ; tels sont : le traité *Des aliments* de la Bruyère de Champier, cité par Boerhaave ; les quatre discours de Louis Cornaro sur les avantages de la sobriété, dont il présenta lui-même un exemple mémorable, puisqu'en se contentant de douze onces d'aliments solides et de quatorze onces de liquide par jour, il vécut au delà de cent ans ; enfin, l'*Historia morbi et vitæ* du chancelier Bacon. Ce

(1) Hallé, *Dict. des sc. méd.*, t. XXII, p. 584.
(2) Ambr. Paré, édition Malgaigne. Paris, 1841, t. I. p. 108.

grand homme, en ramenant les esprits du culte exclusif des anciens à l'exploration directe de la nature, substitua l'autorité de l'expérience à celle de la tradition, et prépara les progrès ultérieurs des sciences physiques. Sanctorius entra largement dans cette voie nouvelle ; son nom seul est une époque dans l'histoire des trois séances congénères, la physique, l'hygiène et la physiologie ; il eut la première idée d'un instrument à point fixe pour l'évaluation de la température ; six ans plus tard, le thermomètre fut inventé en Hollande, et il sert aujourd'hui, entre les mains de la médecine exacte, au but que poursuivait Sanctorius, à la mesure de la chaleur fébrile. Ses expériences sur la transpiration insensible, contrôlées depuis par tant de nouveaux essais, pèchent sans doute par quelques-uns de leurs résultats ; mais conçues avec génie, continuées avec persévérance, elles jettent une vive lumière sur les connexions fonctionnelles des organes, et livrent à l'hygiène une ample veine de déductions pratiques. Scrupuleux à constater l'influence qu'exercent sur la transpiration cutanée tous les états par où passe l'économie, il grandit son sujet jusqu'aux limites d'un traité d'hygiène. Comment se comporte cette fonction éliminatoire aux différentes heures du jour, aux saisons diverses, à l'air, dans le bain, par l'alimentation et la diète, pendant le sommeil ou la veille, etc.? Les réponses faites à ces questions par Sanctorius demeurent encore vraies dans leur généralité ; les expériences faites depuis ont montré seulement que la température extérieure influe plus que la vigueur de la constitution sur la quantité de fluide exhalé par la peau.

En glorifiant la marche imprimée au travail scientifique par François Bacon, et si utilement suivie par Sanctorius, soyons justes envers un cordelier du XIIIe siècle, qui faillit expier au prix de sa liberté, et peut-être de sa vie, la tentative qu'il fit pour secouer le joug de l'autorité scolastique. Ce cordelier s'appelle Roger Bacon, professeur à Oxford, et qu'on surnomma le *docteur admirable*. Il avait reconnu la nécessité de fonder la science sur l'observation, d'interroger directement la nature. Il trouva même des élèves qui se cotisèrent pour faire les frais des expériences projetées ; il n'en fallut pas davantage pour le désigner aux persécutions de ses supérieurs religieux ; condamné à la prison perpétuelle, au pain et à l'eau, il n'en sortit qu'à la condition de renoncer à la physique. Sept ans avant Sanctorius, était né à Pise cet autre martyr de la vérité, Galilée (1564), qui osa démontrer par des expériences péremptoires la vérité du système de Copernic, déclaré hérétique en 1515 par l'inquisition. L'année même où Sanctorius vint au monde vit naître Keppler, ce révélateur des trois grandes lois qui régissent les mouvements des corps célestes. Le XVIe siècle, après avoir donné ces grands hommes, produit à son déclin le génie français, qui, à l'âge de vingt ans, imagine l'application de l'algèbre à la géométrie, jette les bases de la dioptrique, et prépare, si l'on peut ainsi dire, Huyghens (1629) et Newton (1642) : le lecteur a nommé Descartes. Galilée, par la découverte de la pesanteur, avec conduit Torricelli à celle de la pression atmosphérique ; Descartes suscita l'idée à Pascal de mesurer les hauteurs par le baromètre ; ce dernier résolut en même temps les principaux problèmes de l'équilibre des liquides. A ces découvertes, Newton en ajoute d'autres plus grandioses : la loi de la gravitation universelle, la décomposition de la lumière, prémices d'un génie de vingt-quatre ans. C'est encore Newton qui posa les premiers fondements de la chimie mécanique, en montrant que les combinaisons dépendent de l'action moléculaire. La physique générale reçut de ses travaux une grande impulsion ; en appliquant le calcul aux phénomènes naturels, Newton apprit à vérifier, par ce contrôle analytique, les résultats de l'expérience. Il institua l'étude des forces auxquelles on doit rapporter tous les phénomènes (1) ; il n'observait, il ne classait ceux-ci que pour arriver à celles-là ; enfin, en considérant l'attraction, non-seulement entre les masses à de grandes distances, mais encore entre les particules des corps, il créa la philosophie naturelle.

La liaison étroite qui existe entre les sciences physiques et l'hygiène nous obligeait à indiquer rapidement les progrès accomplis par celles-là dans les xvi⁰ et xvii⁰ siècles, progrès qui se sont continués jusqu'à nos jours, et qui ont élargi le domaine de la physique, au point de constituer en autant de sciences particulières ses principales branches, telles que l'électricité, la lumière, la chaleur, le magnétisme, l'acoustique, etc. Plus tardive, la chimie se dégage cependant des erreurs de l'alchimie, grâce aux efforts de Becker et de Stahl, de Boerhaave ; Geoffroi expose la théorie des affinités et procure à Scheele et à Bergmann de puissants moyens d'analyse. Venel, et ensuite Black, constatent le principe qui caractérise les eaux minérales acidules ; Beccari sépare de la farine de froment l'amidon et le gluten ; Cartheuser applique aux médicaments l'analyse par l'eau et par l'alcool. La découverte des gaz, entrevue par Van Helmont, au commencement du xvii⁰ siècle, immortalise les noms de Priestley et de Lavoisier, et ouvre à la chimie une carrière nouvelle qu'elle parcourt avec autant d'ardeur que de succès. L'atmosphère dans laquelle l'homme est plongé lui livre le secret de sa composition, et les rapports qui lient les êtres vivants avec l'air se manifestent sous un nouveau jour. L'identité des phénomènes de la respiration et de la combustion est proclamée, presque démontrée ; le calorique est mesuré par l'instrument de Laplace et calculé par Lavoisier ; l'art de propager, de retenir ou de distribuer la chaleur dans les habitations est développé par Thomson. Berthollet, Fourcroy, Vauquelin, font concourir l'analyse chimique à l'étude des maladies. Coulomb soumet l'électricité au calcul, établit les lois de sa répartition à la surface des corps ; entre ses mains la balance accuse les moindres degrés de cet impondérable ; Volta le condense. Enfin, Galvani dote le chimiste d'une puissance nouvelle, la science d'un ordre de faits inattendus.

---

(1) « La méthode la plus sûre qui puisse nous guider vers la recherche de la vérité consiste à s'élever par induction des phénomènes aux lois, et des lois aux forces. » (Laplace, *Essai philosophique sur les probabilités*, p. 258.)

Cependant les connaissances médicales, qui sont avec la physique et la chimie l'indispensable appui de l'hygiène, tendent aussi à une exactitude de plus en plus grande, là du moins où l'exactitude est possible. Les belles expériences de Harvey sur la circulation du sang (1619), la découverte des vaisseaux lactés par Asellius, les recherches de Rudbeck et de Bartholin sur les diverses portions du système lymphatique, recherches couronnées longtemps après par celles de Hewson, de Hunter, de Mascagni ; les notions anatomiques perfectionnées par Malpighi, Ferrein, Winslow, Cowper, Valsalva, Scarpa, etc.; l'anatomie pathologique instituée par Morgagni ; les résultats de la pratique féconde des grands observateurs, tels que Sydenham, Boerhaave, Van Swieten, Mead, Hoffmann, Torti, Baglivi, de Haen, Stoll, etc. ; la physiologie éclairée par les vivisections et par l'anatomie comparée : telles sont, avec tant d'autres travaux dont l'énumération serait longue, les acquisitions de la médecine jusque vers le déclin du xviiie siècle ; elles se réfléchissent sur l'hygiène, ainsi que les progrès des sciences physiques et chimiques. Dès le commencement du xviiie siècle, on s'efforce de trouver les causes de l'altération de l'air et les moyens d'y remédier (Boyle, Hales, Sutton). Locke écrit sur l'éducation physique ; Winslow démontre le danger des corps baleinés dans l'habillement des femmes ; Tissot vulgarise les préceptes de l'hygiène (1). Nous ne pouvons que mentionner les expériences de Duhamel et de Tillet, celles de Fordyce et de Blagden sur les variations de la température humaine ; les écrits de Vicq d'Azyr sur le méphitisme et de Thouret sur les inhumations ; les commentaires de Lorry sur la statique de Sanctorius, son traité célèbre des aliments, celui de Zuckert (2) ; le traité des maladies des artisans par Ramazzini (3), ouvrage dont la seule idée honore le xviie siècle. Le xviiie inscrit encore avec orgueil les noms de Pringle, de Lind, d'Hillary, de Poissonnier, de Coock, de Parmentier, de Jean-Pierre Frank (4), de Michaelis (5). Hallé établit par ses travaux un lien de continuité entre le xviiie et le xixe siècle ; en soumettant à une révision sévère un certain nombre de questions fondamentales, telles que les tempéraments, les climats, etc., il a fait pour l'hygiène générale ce que Parent-Duchâtelet a tenté pour l'hygiène publique, (6) à laquelle ce dernier a fait, de plus, avec succès une large application de la statistique.

Accumuler des noms d'auteurs et d'ouvrages, ce n'est point tracer l'histoire

(1) Tissot, *Avis au peuple.* — *De la santé des gens de lettres,* nouvelle édition. Paris, 1826, etc.

(2) Zuckert, *Allgemeine Abhandlung von den Nahrungsmitteln.* Berlin, 1775.

(3) *Traité des maladies des artisans,* d'après Ramazzini, par Ph. Patissier. Paris, 1824, in-8.

(4) J. P. Frank, *System einer vollständigen medezinischen Polizei.* Manheim, 1779-1817, 6 vol. in-8. — *De tuenda republica per medicorum consilia,* 1745.

(5) Michaelis. *De principum ratione in conservanda subditorum sanitate,* 1760.

(6) Parent-Duchâtelet, *Hygiène publique ou mémoires sur les questions les plus importantes de l'hygiène.* Paris, 1836.

d'une science, et pourtant, vu les limites de cette esquisse, comme à cause des matériaux immenses que ces dernières cinquante années ont apportés à l'hygiène, notre rôle se bornerait forcément à les énumérer. Hâtons-nous d'arriver à l'époque qui a précédé la publication de la 1re édition de ce traité ; elle se résume en trois ouvrages : ceux de Tourtelle, Rostan et Londe. Le premier où des chapitres sont consacrés aux forces vitales et au principe vital est à l'hygiène ce que la *Nosographie philosophique* de Pinel est à la médecine. Le livre de Rostan représente l'organicisme appliqué à l'hygiène ; composé pendant la période guerroyante de l'école physiologique, il se ressent naturellement de l'esprit de lutte et d'agression, sans exclure la foi ou magnétisme animal. Londe, le dernier venu en cette carrière, y apporte un jugement sobre et droit ; mais son livre n'accuse pas moins la tendance dogmatique de ses études. Gall et Spurzheim dominent dans le premier volume, sous l'enseigne d'hygiène de l'encéphale ; et la dichotomie de Broussais est le point de vue qui préside à l'appréciation des modificateurs externes.

Il n'est qu'un moyen de soustraire l'hygiène à toute influence systématique : c'est de la circonscrire dans la limite rigoureuse des faits et de laisser aux faits leurs liaisons naturelles. Établir les conditions qui font varier la puissance réactionnelle de l'organisme, déterminer la nature et les effets des modificateurs ; déduire ensuite, de cette double notion, les règles conservatrices de l'individu et des hommes réunis en société, tel est le plan que nous essayerons de remplir sous les seuls auspices de l'expérience et de l'observation.

DÉFINITION DE L'HYGIÈNE.

Le mot *hygiène* dérive de ὑγιεινή, ὑγιεία, *santé*, dont la racine est ὑγιής, *sain*. Dans son acception étymologique, ce mot désigne cette partie de la médecine qui fait connaître les conditions de la santé et les moyens de la conserver ; aussi l'hygiène est-elle généralement définie : l'art de conserver la santé. Pour que cette définition fût juste, il faudrait la modifier en disant : l'art de conserver à chacun sa santé ; car la santé n'est point une généralité ; elle exprime une manière d'être qui varie suivant les sujets, et dans le même sujet, suivant une foule de circonstances qui agissent sur lui, sans que les oscillations fonctionnelles qui en résultent déterminent un état de maladie. Pour l'hygiéniste, comme pour le clinicien, il n'y a que des individualités ; dans l'art de maintenir la santé, comme dans l'art qui a pour objet de la rétablir, le problème est individuel. Les types généraux auxquels s'élève la science sont le produit d'une opération de la raison, non le fait de la nature ; l'hygiène permet sans doute, comme la pathologie dans une autre sphère d'observation, de noter les similitudes, et de composer, par le rapprochement des phénomènes communs à plusieurs individus, des catégories de santé; mais, quoique la nature procède avec une grande simplicité d'éléments, tel est le mystère de ses arrangements et de ses combinaisons, qu'elle donne naissance aux produits les plus variés. La chimie nous montre qu'avec soixante-douze parties de carbone provenant de la réduction de l'acide carbonique, les plantes peuvent former, en s'assimilant diverses portions d'eau, de la cellulose, de l'amidon, de la dextrine, du sucre de canne, du sucre de lait, du sucre de raisin (1). La diversité infinie des tempéraments et des constitutions correspond chez l'homme à cette variété de produits organiques que les plantes élaborent avec un radical, le *carbone* et de l'eau. Un petit nombre de systèmes généraux, mêlés en proportion différente dans la trame de nos tissus, ou, si l'on aime mieux, les conditions primordiales de l'innervation et du sang engendrent les nuances de l'organisation humaine, nuances si multiples, parfois si tranchées, souvent si réfractaires à l'analyse du physiologiste; non-seulement les différences individuelles éclatent dans l'ensemble, mais elles se prononcent encore dans les principaux appareils de l'économie, influencés dans leur jeu par des conditions dynamiques ou matérielles qu'il est rationnel de supposer, quand le scalpel ne réussit point à les démontrer: le pouls ne présente-t-il pas dans la série des individus des caractères particuliers et en harmonie avec la santé de chacun? Les digestions diffèrent autant que les physionomies; quelque organe que l'on considère comparativement chez un grand nombre de personnes, on constate une foule de dissonances fonctionnelles. Les causes extérieures ne contribuent pas moins à diversifier le rhythme physiologique des hommes que les conditions originaires de leur structure. Aussi dans l'impossibilité de produire une formule absolue de la santé, nous aimons mieux dire de l'hygiène qu'elle détermine, pour l'homme physique, intellectuel et moral, la mesure et le genre d'activité nécessaires au maintien et au perfectionnement de sa santé ou seulement compatibles avec un état de santé relative. Comme science, l'hygiène a pour terme de ses recherches, d'une part l'organisme, de l'autre les modificateurs tant externes qu'internes, tant psychiques que matériels, et pour résultat la vérification du rapport de ces deux termes entre eux, c'est-à-dire les lois de la réaction organique. Comme art, elle tend à régulariser cette réaction. D'où il suit que l'hygiène, stable dans ses principes, varie dans les applications; telle est aussi la médecine pratique qui, en présence d'états morbides de filiation identique, doit approprier la médication à chaque cas en particulier. Nous sentons tellement la nécessité d'adapter à chaque individualité les prescriptions de l'hygiène, que nous l'appellerions volontiers, à ce point de vue, la clinique de l'homme sain. La clinique et l'hygiène sont tout entières dans l'observation; l'une et l'autre échappent, par la multiplicité de leurs éléments, au cadre d'une exposition didactique. Celui qui a traité un grand nombre de

____

(1) Dumas, *Essai de statique chimique.* Paris, 1842, p. 56.

malades et tenu compte, dans ses appréciations synthétiques, de tous les faits qu'ils ont déroulés à ses yeux, de toutes les nuances différentielles qu'ils ont manifestées, soit dans la succession des phénomènes morbides, soit dans les effets des médications, celui-là peut aborder le lit de la souffrance avec l'espoir de la soulager ou de la guérir. Celui qui a exploré avec sagacité les conditions dans lesquelles un grand nombre de personnes maintiennent et améliorent leur santé, noté la limite des ébranlements qu'elles peuvent subir sans dommage, étudié les antécédents qui pèsent sur l'avenir physiologique des familles, et la manière dont chacun de leurs membres se comporte sous l'atteinte des mêmes modificateurs, celui-là mérite de recevoir la mission de veiller à leur conservation. Il ne faut donc pas qu'un livre du genre de celui-ci promette aux lecteurs ce qu'ils ne doivent point chercher dans un livre, à savoir, le tact des individualités, aussi précieux pour l'hygiéniste que pour le praticien : l'exercice de l'art, l'examen des types infinis de l'organisation humaine, l'étude prolongée des mêmes individus, peuvent seuls le procurer. On le voit, l'hygiène privée offre plus d'une analogie, plus d'un rapport avec la médecine pratique, et si elle suppose la notion des qualités physiques et chimiques des modificateurs, elle exige bien plus encore une connaissance approfondie de l'organisme sain et malade. La maladie est l'épreuve des constitutions; elle fait ressortir des différences individuelles qui sont restées latentes jusqu'alors; elle exagère les idiosyncrasies; elle classe en quelque sorte les organes et les viscères dans un ordre hiérarchique de dépendance par l'énergie relative des irradiations sympathiques qu'elle provoque en eux. C'est dans la maladie que l'homme fournit la mesure de sa virtualité organique. Hippocrate avait compris combien les circonstances de la maladie peuvent éclairer en quelque sorte le mécanisme des santés individuelles, et réciproquement, combien les lumières fournies par l'observation de l'homme sain facilitent la solution du problème pathologique; les gradations d'un état à l'autre sont d'ailleurs si fugitives, qu'il est souvent impossible de déterminer où commence la médecine, où l'hygiène finit; celle-ci exige donc, dans l'enseignement dont elle est l'objet, un parallèle constant entre deux termes opposés, dont l'un est la santé avec ses conditions et ses garanties, l'autre la maladie avec ses causes, ses effets et ses remèdes. L'hygiéniste doit être praticien, placé sur un théâtre clinique; car l'histoire de la maladie éclaire celle de la santé; l'une et l'autre sont les deux revers de l'humaine médaille et l'expliquent. On conclura encore de ce qui précède qu'un livre d'hygiène privée ne peut fournir, comme un traité clinique, qu'une somme d'indications : énumérer les agents qui ont prise sur l'organisme, spécifier leur nature et leur composition. les étudier au contact de nos organes, caractériser la réaction que ceux-ci leur opposent, établir une mesure d'emploi pour chaque modificateur, voilà la série obligée de nos recherches. Avant de les entreprendre, nous devons insister sur un certain nombre de conditions individuelles subjectives, qui modifient l'influence des agents extérieurs. Mais, en dehors de ces conditions, combien de variétés individuelles se produiront à l'œil de nos lecteurs, dans le cours de leur pratique, dont ils ne trouveront pas le signalement en ces pages ! Telle est l'insuffisance prévue de notre ouvrage ; telle est aussi l'insuffisance souvent éprouvée des ouvrages de médecine pratique, d'où ne s'échappe que la clarté précaire d'une expérience personnelle. Nous avons ici, non à pressentir tous les cas hygiéniques qui peuvent s'offrir à l'observation des lecteurs, mais à leur mettre en main les moyens de les analyser et de les diriger.

L'hygiène publique, qui fait l'objet de la deuxième partie de ce livre, n'est que l'extension de l'hygiène individuelle ; elle n'en diffère que par l'échelle de ses applications : l'une parle à l'individu, l'autre s'adresse à la société. Mais cette dernière s'appuie sur la statistique médicale. Science née d'hier, comme la statistique médicale elle-même, elle a besoin de faits généraux, de chiffres authentiques, de données positives, qui, rapprochés, groupés, fécondés par l'intelligence, conduisent à la découverte des lois régulatrices de la société. L'hygiène privée s'enferme dans l'organisme, interroge chacune de ses parties placées sous l'atteinte des modificateurs ; l'hygiène sociale embrasse une classe d'hommes, une population, une nation, l'humanité entière. Elle ne s'accommode point des approximations, dont l'autre est souvent réduite à se contenter ; en étudiant toutes les influences matérielles, intellectuelles ou morales qui travaillent le corps social, elle se propose de les diriger, non-seulement dans l'intérêt de la conservation commune, mais encore à cette fin d'améliorer notre espèce dans toutes ses conditions d'existence. Elle est loin, sans doute, de posséder les matériaux nécessaires pour résoudre toutes les questions qui entrent dans son domaine ; mais la statistique a fonctionné entre des mains actives et ingénieuses ; des documents nombreux gisent épars dans les collections ou dans les ouvrages peu lus par la majorité des médecins ; des solutions de la plus haute importance ont été données, lesquelles ne seront plus démenties par les recherches ultérieures : le moment est donc opportun pour assembler et coordonner ces résultats, pour esquisser avec concision un plan d'hygiène sociale.

LIAISONS, UTILITÉ ET BUT.

L'hygiène s'embranche avec toutes les sciences médicales et naturelles ; mais elle étudie sous un point de vue particulier les données qu'elle leur emprunte : ainsi, tandis que la physiologie considère les actions organiques en elles-mêmes et dans leur enchaînement, l'hygiène examine comment ces mêmes actions sont modifiées par les agents externes et par l'influence réciproque des organes. Le rôle de la chimie se borne à décomposer et à reconstituer, quand elle le peut, les substances, et à fixer les lois de leurs combinaisons ; l'hygiène profite des inductions que fournit l'analyse sur les effets de ces mêmes substances pour arriver à des règles touchant leur emploi. Elle s'assimile les matériaux d'emprunt, les spécifie par la méthode et par la destination ; mais elle ne transporte pas dans son domaine les sciences qu'elle met à contribution, elle en accepte les résultats pour les faire converger à son but.

Si l'hygiène emprunte, elle donne aussi : l'étiologie, la prophylaxie, reposent presque exclusivement sur elle ; la thérapeutique puise en elle plus de ressources que dans l'arsenal pharmaceutique. Il est impossible d'étudier les effets variés que déterminent chez l'homme les choses dont il use et jouit, sans être conduit aux causes qui troublent sa santé. Rechercher ce qui peut lui être nuisible, c'est passer en revue tous les foyers de l'étiologie morbide ; l'écarter de sa personne, c'est rendre inutile l'intervention de la médecine. Quand la maladie n'a pu être conjurée, le traitement consiste encore plus dans une juste appropriation des modificateurs hygiéniques que dans l'administration des moyens spéciaux. Régler la température qui convient au malade, son régime, son vêtement, ses sensations morales, n'est-ce point là, avec les autres éléments de son assiette hygiénique, la première obligation du praticien, la garantie essentielle du succès de toute médication ? Ici encore l'exemple nous a été donné par les anciens. Ce qu'ils appelaient la diète (δίαιτα) les préoccupait avant tout ; l'expectation hippocratique, motivée en théorie par la doctrine des crises, se fondait en réalité sur l'efficacité des modificateurs hygiéniques : c'était laisser à la maladie toute sa latitude d'évolution naturelle ; c'était assurer au malade le bénéfice de sa force de réaction propre ; et comme Hippocrate, imité en cela par les praticiens sages de tous les temps, se faisait une loi première de ne point nuire (1), c'est sur l'hygiène que s'étayait sa médecine.

L'hygiène publique s'appuie sur la statistique médicale et sur l'économie politique ; elle constitue, à vrai dire, la seule médecine possible parmi les masses. Si l'on y réfléchit, on s'aperçoit que la thérapeutique échoue généralement contre les épidémies, contre les endémies ; les explosions épidémiques foudroient les populations, étourdissent les praticiens, et l'art de ces derniers n'intervient avec quelque avantage que sur le déclin de l'affection, alors qu'elle se rapproche par son allure des maladies sporadiques. On ne saurait croire combien quelques mesures d'hygiène, telles que l'isolement et la dissémination des cholériques, leur traitement à l'air libre sous les tentes et sur des points exposés aux brises de la mer (juillet et août 1854), la séparation des convalescents, etc., ont contribué à abréger la durée de la terrible épidémie de Varna. Les endémies, attaquées en détail, ne cèdent que pour renaître avec une énergie nouvelle, et les constitutions qui en ont subi l'attaque réitérée finissent par se détériorer en dépit de tous les efforts thérapeutiques. Mais où l'art est impuissant à guérir, il lui est donné souvent de préserver ; où il ne peut espérer d'étouffer le mal, il réussit au moins à le restreindre, à

______

(1) Hippocrate, *Œuvres complètes*, trad. Littré, *De l'ancienne médecine*, t. I. p. 637.

l'atténuer : double fortune que l'hygiène lui octroie. Sans l'observance rigoureuse de ses principes, les vastes établissements que la charité consacre au
soulagement de l'humanité deviendraient des lieux de désolation et de mort ;
c'est par elle que les grandes réunions de travailleurs échappent au double
danger de la condensation humaine et des travaux industriels ; elle est le génie
tutélaire des armées en mouvement ; durant la paix, elle pourrait en faire les
vigoureuses pépinières de la nation ; dans une autre sphère, elle inspire le
législateur, elle intervient dans les destinées des gouvernements qui se soutiennent moins par l'autorité des formes et des conventions que par la force et
le bien-être des peuples. Disons donc que si la médecine guérit les individus,
l'hygiène sauve les masses ; que l'hygiène privée nous révèle les conditions de
notre conservation personnelle, et l'hygiène publique celles du progrès social.

PLAN.

Deux ordres de sciences concourent à former l'encyclopédie médicale. Les
unes reposent sur une somme de faits homogènes se déduisant en multiples
ramifications d'une seule et même souche, présentant dans leur économie
naturelle le cadre de leur étude : telles sont l'anatomie et la chimie ; les
autres, assemblage de matériaux divers, sciences de pièces et d'emprunts, de
combinaisons et d'applications, et laissant à l'écrivain, au professeur qui les
expose, toute licence de classification : telles sont la médecine légale,
l'hygiène. Parmi les nombreux auteurs qui ont écrit sur cette dernière
branche, il en est qui se sont affranchis de tout ordre régulier ; d'autres se
sont assujettis à des divisions trop complexes. Le plan de l'illustre Hallé effraye
par ses proportions et déroute la mémoire par le grand nombre des compartiments. Le premier qui l'ait développé dans l'ordre anatomo-physiologique
est Londe. Il en a emprunté l'idée à Moreau (de la Sarthe). Comme l'hygiène,
telle que Londe la définit, consiste à diriger les organes dans l'exercice de
leurs fonctions, il ne s'agit que d'interroger les exigences physiologiques de
chaque organe, de chaque appareil, d'apprécier les influences qui en favorisent le jeu normal, les causes qui l'exagèrent, l'entravent ou le pervertissent.
Les applications hygiéniques découlent de cet examen successif. S'agit-il de
l'appareil respiratoire, l'auteur nous déroule toutes les considérations relatives à l'air, aux effluves, aux émanations, etc. L'étude hygiénique des fonctions des organes sécréteurs conduit à l'examen des effets de la lumière, du
calorique, du froid, des bains, des pratiques cosmétologiques, etc. Le retour
des mêmes subdivisions dans l'examen hygiénique de chaque fonction facilite
le travail de la mémoire ; de plus, le lecteur est sans cesse ramené à la considération de phénomènes qui se passent dans les organes et dans les conditions matérielles dont ces phénomènes dépendent.

Nous avons énoncé les mérites de la distribution adoptée par Londe ; en voici les inconvénients : 1° Il confond l'hygiène publique et privée, et la première est sacrifiée dans ce mélange. 2° Il morcelle l'étude des modificateurs qui agissent sur plusieurs organes, de telle sorte que l'on est réduit à chercher dans autant de chapitres distincts l'action de l'air sur les poumons, celle qu'il exerce sur la peau, etc. 3° Dans cette considération isolée de chaque organe au point de vue hygiénique, on oublie l'organisme ; les idées générales, les études d'ensemble font défaut, et cependant l'hygiéniste doit fixer incessamment son regard sur la totalité de l'organisme ; il doit se guider, non d'après les exigences particulières des organes, mais suivant l'état général de l'économie. Quel est d'ailleurs le modificateur qui n'influe sur l'ensemble tout en agissant particulièrement sur un point déterminé ? Londe a fractionné non-seulement l'examen du sujet de l'hygiène, mais encore celui des modificateurs. Les professions se perdent dans l'examen individuel des organes, et cependant une revue concise des professions doit avoir sa place dans un livre d'hygiène, car la collection des ouvriers de chaque métier forme une grande individualité qui veut être étudiée à part ; à chaque classe de travailleurs leur atmosphère, leur régime, leurs mœurs, leurs maladies, leur moyenne de vie, espèce de fatalité que stipule avec eux la société qui emploie leurs forces. C'est ainsi que l'on découvre un sens hygiénique dans le fait social des corporations des arts et métiers, fait que la tendance unitaire du mouvement civilisateur a aboli chez nous, mais qui a si longtemps dominé l'organisation hiérarchique de la société, qu'il y faut bien supposer une valeur à la fois morale et physique.

Au demeurant, l'ordre fonctionnel, excellent pour l'étude de la physiologie, convient moins à celle de l'hygiène ; la méthode de décomposition, applicable avec rigueur aux sciences exactes, doit s'employer avec réserve dans les sciences fondées sur l'observation. En médecine, l'analyse poussée trop loin devient une mutilation.

Les grandes coupes que Rostan a établies sous les dénominations de climatologie, bromatologie, etc., ne sont qu'une reproduction de vieilles divisions de la matière hygiénique en *circumfusa*, *ingesta*, etc. Un auteur plus récent, Motard, propose de « réunir en un seul groupe toutes les affinités naturelles en embrassant sous un même point de vue l'ensemble des causes et des phénomènes du même genre qui agissent sur l'homme en général, d'après l'ordre et la nature des besoins qu'il éprouve (1). » Il traite successivement des influences qui se rapportent : 1° à la nécessité d'exister quelque part et d'avoir des habitations (*circumfusa*) ; 2° à la nécessité de s'alimenter (*ingesta*) ; 3° à celle de s'occuper des soins corporels (*secreta* et *excreta*) ; 4° à la nécessité de travail (*acta*) ; 5° il termine par les précautions à opposer aux maladies spécifiques. Les dénominations latines que nous avons ajoutées entre paren-

(1) Motard. *Traité d'hygiène générale.*

thèses à chacun des groupes admis par Motard nous dispensent d'insister sur l'identité de son plan avec celui de l'ancienne école ; nous l'adoptons à notre tour, mais sans omettre le point de départ qui est l'individualité (Hygiène privée) ou la collectivité humaine (Hygiène publique.)

L'hygiène, comme la médecine pratique, nous présente constamment l'organisme en conflit avec les agents extérieurs. De ces derniers, les uns agissent spécialement sur tel ou tel organe ou appareil d'organes, laissant aux sympathies fonctionnelles le soin de généraliser leur effet ; les autres excercent d'emblée leur influence sur l'économie tout entière ; enfin les organes se modifient mutuellement ou par les résultats de leurs fonctions, ou par l'intermède de l'action nerveuse. De là, pour l'hygiéniste, trois séries de données : 1° les données intrinsèques, fournies par l'organisme et qui individualisent, si nous pouvons ainsi dire, l'action des modificateurs hygiéniques : tels sont les tempéraments, les idiosyncrasies, les conditions d'hérédité, etc. ; 2° les données extrinsèques, lesquelles ne sont autres que les modificateurs eux-mêmes ; 3° enfin, l'exercice des organes de la locomotion et de l'innervation réagit diversement, non-seulement sur ces organes eux-mêmes, mais encore sur l'économie entière ; toutefois le mode et l'énergie de ces deux grandes fonctions sont constamment en rapport, d'une part avec les conditions d'organisation primitive de chaque individu, d'autre part avec l'influence qu'il reçoit de l'air, des lieux, des eaux, des aliments, etc.

Pour suivre une marche rationnelle, l'hygiéniste doit se placer d'abord dans l'organisme pour en explorer les différences individuelles, primitives ou acquises : ce sera déterminer le terrain de ses recherches ; ensuite il passera en revue la série des agents qui ont prise sur l'organisme, et il terminera par l'examen hygiénique des deux fonctions qui résument, par leur mode et leur degré d'activité, tous les éléments intrinsèques et extrinsèques précédemment étudiés. C'est cette marche que Hallé a suivie en adoptant les trois grandes divisions exprimées par le *sujet*, la *matière* et les *règles* de l'hygiènes, nous croyons utile seulement de fondre ensemble la matière et les règles de l'hygiène, c'est à-dire l'analyse des effet produits par les modificateurs et les applications qui s'en déduisent : nous éviterons ainsi des répétitions, et le précepte servira de conclusion pratique à l'observation des faits qui y conduisent. La classification latine permet de parcourir avec ordre et précision la totalité des influences qui maintiennent ou compromettent la santé ; et après avoir exposé succinctement les différences individuelles qui font varier le résultat des modificateurs hygiéniques, nous examinerons ceux-ci dans leurs conditions propres, dans leurs effets sur l'organisme, dans leur administration hygiénique. Même ordre dans l'exposition de l'hygiène publique, qui, n'étant que l'extension d'une même science, d'un même art, s'accommode des mêmes divisions.

PREMIÈRE PARTIE

HYGIÈNE PRIVÉE.

SECTION PREMIÈRE.

DES DIFFÉRENCES INDIVIDUELLES.

Les différences que les hommes présentent entre eux sont de deux sortes. Les unes dépendent de l'action prolongée des influences extérieures ; les autres paraissent inhérentes à leur constitution et sont les traits spécifiques des individualités humaines : ce sont les différences que nous devons examiner ici, parce qu'elles gouvernent pour ainsi dire la matière de l'hygiène.

Plus on s'élève sur l'échelle des êtres organisés, plus la vie s'individualise : la complication des instruments par lesquels elle se manifeste multiplie, sous le même type d'organisation générale, la variété des types individuels. L'homme confirme au plus haut degré cette loi de corrélation : le nombre, la délicatesse des rouages dont se compose sa machine, les rapports sympathiques qui les unissent, comportent une série illimitée de nuances, soit dans la structure intime des organes, soit dans la manière dont ils fonctionnent et correspondent entre eux. Diversité dans l'unité : la nature se plaît à résoudre incessamment ce problème, et c'est l'espèce humaine qui témoigne surtout de l'inépuisable originalité de sa puissance productrice ; races, nations, familles, individus, sont les branches et les rameaux d'un même tronc, mais des branches séparées, et qui, tombées dans un autre sol, plongées dans une autre atmosphère, végètent chacune à sa manière et communiquent à leurs rejetons une vitalité particulière. Les dissemblances infinies que l'on observe entre les hommes ne sont pas un fait sans portée ; elles concourent à la perpétuité de l'espèce humaine. Celle-ci ne se régénère sainement que par le croisement des races et des familles, c'est-à-dire par la combinaison des éléments organiques qui engendrent les différences individuelles. La nécessité de ces mélanges est si grande, que les différences d'organisation qui se rencontrent dans une même famille ne suffisent point à renouveler les sources de la production : les générations viciées par la consanguinité se dégradent rapidement, et finissent par s'éteindre dans le cercle où elles ont circonscrit leurs alliances.

Les caractères spécifiques de l'économie sur lesquels nous devons fixer notre attention sont ceux que lui impriment le tempérament, les idiosyncrasies, l'âge, le sexe, l'habitude, l'hérédité ; ce que l'on appelle généralement la constitution est l'effet complexe de ses causes, la résultante des impulsions diverses que subit l'homme avant et après sa naissance. La constitution résume les éléments que le tempérament, l'hérédité, le sexe, etc., ont déposés dans l'organisme ; aussi n'en parlerons-nous qu'après avoir analysé ces éléments.

Est-il besoin de démontrer combien il importe de tenir compte des différences individuelles dans l'appréciation des effets produits sur l'organisme par les agents extérieurs ; combien il est nécessaire de les approfondir pour dispenser avec sagesse les moyens hygiéniques par lesquels le médecin cherche tous les jours à modifier l'homme sain aussi bien que l'homme malade ? L'air, le vêtement, la nourriture, l'excitation morale, ne doivent-ils pas être prescrits diversement suivant les tempéraments ! Les personnes sur qui pèsent les perpétuelles menaces de l'hérédité morbide ne sollicitent-elles point des ménagements et des soins dont s'affranchit impunément la vigoureuse progéniture d'une famille intacte ? La flexibilité de l'organisation humaine ne permet-elle pas d'y introduire des aptitudes nouvelles, d'émousser ou d'aiguiser celles qui lui sont normalement départies ? Toutes ces conditions veulent être connues, et nous devons les indiquer : elles sont les prémisses des applications de l'hygiène ; elles sont à cette science ce que les indications sont à la clinique; elles rendent la pratique de l'une aussi flottante que celle de l'autre. Rien donc de plus juste que le rapprochement que nous avons fait entre ces deux branches de l'art médical. De même que les symptômes d'une maladie se nuancent suivant les sujets qu'elle frappe, ainsi les éléments intrinsèques de l'hygiène, ou, si l'on peut s'exprimer ainsi, les symptômes de la santé déroulent dans la série des sujets une variété sans bornes. S'il est vrai de dire que jamais deux cas d'une même affection ne se ressemblent exactement, il n'est pas moins certain que sur un millier de personnes réputées bien portantes, deux ne s'offrent point dans une parfaite identité de conditions. Ce qui fait le mérite et le succès du médecin, c'est de savoir manier avec souplesse les moyens thérapeutiques, de les adapter avec opportunité aux cas multiples qu'il observe ; une médication uniforme, distribuée sur une série de malades avec une énergie presque égale, dénonce la fausseté de la théorie qui la suggère. Et de même, en hygiène, varier l'emploi des modificateurs, non-seulement quant à leur nature, mais encore dans leurs proportions, doser avec prudence la stimulation fonctionnelle, contenir et maintenir avec tact et mesure, telle est la difficulté, tel est l'honneur du ministère modérateur qui nous est attribué sur l'organisme : or cet art des dispensations hygiéniques est au prix d'une appréciation suffisante des différences individuelles : « La nature ne présente, et l'art ne traite que l'individu (1). »

(1) Reveillé-Parise, *Principe général et inductions pratiques relativement à la convalescence* (*Étude de l'homme dans l'état de santé et de maladie*. Paris, 1845, t. I, p. 193).

CHAPITRE PREMIER.

DES TEMPÉRAMENTS OU PRÉDOMINANCES DES SYSTÈMES GÉNÉRAUX.

§ 1. — Données générales.

L'idée des tempéraments est aussi ancienne que la médecine; diversement formulée, elle se retrouve dans toutes ses doctrines, elle domine la pratique de toutes les époques : il n'y a que la vérité qui survive à l'épreuve du temps, et nous ne voulons d'autre témoignage en faveur de la doctrine des tempéraments que cet accord universel des esprits. La verve d'innovation qui s'est emparée de la médecine contemporaine ne l'a point respectée ; nous dirons quel ordre d'idée elle s'est efforcée d'y substituer. Mais avant de nous replier sur notre siècle, remarquons bien l'unanimité de nos prédécesseurs sur ce point essentiel de l'histoire physique de notre espèce. Les observateurs de l'antiquité se sont aperçus de bonne heure que « l'action des corps extérieurs ne modifie que jusqu'à un certain point les dispositions organiques, et que, soit dans la structure intime des parties, soit dans leur manière de recevoir les impressions, il y a des dispositions fixes qui semblent essentielles à l'existence même des individus, et que nulle habitude ne peut changer » (1). Seulement, et d'après la conception dogmatique en vigueur, ce grand fait a été combiné avec des hypothèses, traduit par des axiomes plus ou moins erronés. Il en est ainsi de toutes les vérités d'observation ; la lumière qu'elles projettent se réfracte dans le milieu de chaque génération. Encore s'il faut opter entre les erreurs qui se sont groupées autour de l'idée vraie des tempéraments, préférons-nous peut-être les plus anciennes aux modernes. Il y a certainement moins de vraisemblance, moins de signification pratique dans la théorie de Stahl, qui fait dépendre les tempéraments de la proportion entre la consistance des fluides et le diamètre des vaisseaux, ou dans celle de Haller, qui les explique par deux abstractions, force et irritabilité, que dans la doctrine de Galien, doctrine si sévèrement jugée par ceux qui assignent les anciens à la barre de la science actuelle, au lieu de franchir l'intervalle pour les considérer dans leur propre horizon. Le tempérament bilieux ou chaud et sec, le tempérament pituiteux ou froid et humide, le tempérament sanguin ou chaud et humide, etc., ne sont-ils qu'une invention? Remplacez les mots chaud et froid par la dichotomie de l'irritabilité et de l'abirritation à laquelle ils correspondent historiquement; aux qualifications de sec et humide rattachez, par une interprétation sincère de la pensée de Galien. les phénomènes de sécrétion plus ou moins active des surfaces

____

(1) Cabanis, *Rapports du physique et du moral*, 8e édition, avec des notes, par L. Peisse. Paris, 1843, in-8, p. 261,

tégumentaires : cela fait, au lieu d'hypothèses, vous reconnaissez dans les tempéraments admis par le médecin de Pergame des types d'organisation qui se sont fréquemment présentés à votre observation. Il n'y a pas moins de sens dans les liaisons qu'il établit entre eux et les âges, les saisons, les climats. N'est-ce point dans les climats chauds que se rencontrent en grand nombre les individus à prédominance du système hépatique ? L'organe sécréteur de la bile n'est-il point influencé spécialement par la saison des chaleurs? Son maximum d'activité et de susceptibilité ne coïncide-t-il point avec l'âge adulte? Voilà certes des rapprochements plus féconds, plus sûrs pour la pratique que les suppositions de Stahl et de Haller. L'histoire théorique des tempéraments est celle de la médecine; l'humorisme, le mécanicisme, le solidisme, s'en emparent chacun à son tour. Les progrès de l'anatomie générale suggèrent à Haller une définition qui exprime avec plus de rigueur et de netteté l'idée émise par Bordeu. Celui-ci avait dit que chaque sujet a ses organes prédominants, et qu'en les réduisant à certaines classes, on trouverait peut-être ce que l'on cherche tant sur les tempéraments. Hallé les envisage comme des différences individuelles de l'homme, consistant dans la disproportion de volume et d'activité que présentent certaines parties du corps ; parties capables de modifier sensiblement toute l'économie; il est le premier qui distingue les tempéraments généraux des tempéraments partiels, fondant les premiers sur la prédominance relative des systèmes sanguin et lymphatique, sur les diverses modifications du système nerveux, sur le développement du système musculaire; caractérisant les autres par l'état des systèmes généraux dans les diverses régions du corps ou par le mode d'action de certains organes. Cabanis, sans rien ajouter à la doctrine générale des tempéraments, fait ressortir par une analyse profonde leurs relations avec les idées, les penchants et les habitudes. Rappellerons-nous la classification des tempéraments admise par Cullen, et que lui-même reconnaît peu propre à guider le praticien? celle de Broussais, laquelle mélangée d'éléments physiologiques et morbides, nous paraît peu digne de son génie si lucide? A mesure que la médecine s'affermit dans la direction positive que lui impriment les études anatomiques et anatomo-pathologiques, elle cherche aussi à préciser la notion des tempéraments, à en déterminer avec plus de sévérité les conditions matérielles. Bégin (1) a le plus contribué, après Hallé, à l'élaboration des saines idées qui règnent aujourd'hui dans cette partie de la science. Ainsi la question des tempéraments présente, comme toutes les grandes questions de la médecine, un fond inaltérable de vérité sous la discordance des interprétations, et celles-ci, dérivées des conceptions systématiques qui se succèdent, subsistent mêlées d'hypothèses et d'erreurs, jusqu'à ce que la science soit ramenée à l'organisme et s'y fixe comme dans son domaine nécessaire. Toutefois, dans ce retour à la considération absolue de l'orga-

____

(1) Bégin, *Traité de physiologie pathologique.* Paris, 1828, 2 vol. in-8. — *Principes généraux de physiologie pathologique*, 1821.

nisme, la doctrine des tempéraments subit l'attaque de la phrénologie ; non que cette école repousse le fait des diversités individuelles d'organisation ; non qu'elle nie le rapport presque constant entre les penchants, les facultés, les mouvements et certaines conditions de structure individuelle, mais c'est dans l'encéphale que résident ces conditions ; les autres organes n'ont aucune part dans la manière dont se produisent les phénomènes intellectuels et moraux. Quoi de commun, s'écrie-t-on, entre la couleur des cheveux et les passions ou les idées d'un homme ?» Le cerveau, dit Georget (1), est le seul organe qui puisse, par sa puissante influence, par ses rapports avec toutes parties du corps, modifier par son action les dispositions de l'organisme, donner naissance à de nouvelles combinaisons organiques, à des ensembles de phénomènes enchaînés les uns aux autres ; et ce qu'il y a de positivement vrai dans la doctrine des tempéraments s'explique parfaitement bien dans ce sens. « Mais le cerveau ne participe-t-il point, comme tous les autres organes, à des conditions générales de structure et de nutrition ? Et ne faut-il point rechercher dans celle-ci la cause de son mode physiologique comme celle de l'activité des autres organes ou appareils ? Est-il indifférent à la manifestation des actes intellectuels et moraux que le cerveau reçoive l'incitation d'un sang riche et lancé avec force, ou d'un sang appauvri et porté jusqu'à lui par une circulation languissante ? Il y a donc pour l'explication des différences individuelles un élément général, antérieur pour ainsi dire à l'action du cerveau : c'est la nature du fluide nourricier ; cet élément est accusé par l'état de tous les organes, aussi bien que par celui de l'encéphale. Il n'est donc pas absurde de les étudier dans leur aspect extérieur, dans leur proportion relative, dans leur modalité fonctionnelle, pour arriver à l'appréciation synthétique des tempéraments.

Les partisans les plus exclusifs des opinions de Gall ne peuvent nier d'ailleurs la solidarité des viscères, et par suite la prédominance qu'ils acquièrent l'un sur l'autre, prédominance dont le cerveau lui-même subit la loi ; seulement ils la considèrent comme consécutive à l'affaiblissement du cerveau : à leurs yeux, la prédominance d'un autre organe est le signe de la déchéance cérébrale (Georget, *loc. cit.*).

Loin de nous de diminuer le rôle du cerveau dans la production des penchants, des passions, des facultés intellectuelles et morales ; mais les dispositions organiques qui constituent les tempéraments subsistent comme foyers de réaction ; elles influencent la manifestation des actes encéphaliques ; elles peuvent être cause de leur dépression, de leur exaltation ou de leur aberration ; la mesure d'activité cérébrale est subordonnée aux conditions spéciales du tempérament qui s'exprime par l'encéphale comme par les autres organes.

H. Royer-Collard (2) s'est appliqué à son tour à faire ressortir ce qu'il y a

(1) Georget, *Physiologie du système nerveux*. Paris, 1821, t. I, p. 204.
(2) Royer-Collard, *Mémoires de l'Académie de médecine*. Paris, 1843, t. X, p. 135.

de vague et d'indéterminé dans les notions généralement répandues sur les tempéraments. Des critiques qu'il a formulées, les unes ne s'adressent plus à l'époque actuelle, les autres retombent sur la constitution même de la science médicale. Quand il se donne le plaisir de combattre le tempérament bilieux, le génital, le musculaire, il oublie que Bégin a déjà fait justice de ces créations, et que les caractères qui leur sont attribués composent une idiosyncrasie, non un tempérament. Lorsqu'il demande ce qu'on entend par vitesse de la circulation, abondance du sang, vigueur et volume du cœur et des gros vaisseaux, etc., il n'énonce rien contre la réalité du tempérament sanguin ; il accuse l'insuffisance des données anatomo-physiologiques, et nous reconnaissons avec lui que l'hygiène gagnerait en précision si les nombreux problèmes de l'organisation recevaient une solution exacte. Non, nous ne possédons pas des renseignements mathématiques sur les conditions matérielles du tempérament sanguin, du tempérament lymphatique, et cependant ces formes, ces variétés de la santé, suivant l'heureuse expression de Royer-Collard, existent ; lui-même les reconnaît. Les explications chimico-physiologiques qu'il propose tendent à fournir la raison intime des tempéraments, mais n'aident point à les faire reconnaître ; les signes extérieurs se rapportent à l'aspect et à la proportion des systèmes, des organes, et c'est dans ceux-ci, en définitive, que se passent les phénomènes intimes auxquels Royer-Collard rattache les variétés de la santé. Acceptons comme démontrés tous les faits qu'il cite, quoique la plupart de ces faits aient à compter avec les découvertes ultérieures de la chimie : ils ne peuvent offrir des indications d'emblée, telles qu'il les faut au praticien. Que l'on se mette en quête de science rigoureuse, mais sans tourner le dos à la pratique ; analyser le sang pour arriver à la notion du tempérament, c'est une œuvre impossible au lit des malades. La médecine pratique a besoin de se régler sur la simple observation, et c'est parce que les conditions profondes des différences individuelles ne se dénotent point au simple coup d'œil du praticien qu'il est obligé de s'en tenir aux caractères extérieurs, apparents, sauf à les grouper, à les comparer ; il trouve dans cette méthode un guide qui, sans avoir la sûreté du microscope, sustente ses recherches, facilite ses prescriptions. L'observation répétée, contrôlée de siècle en siècle, même quand elle ne porte que sur un ensemble de faits extérieurs et pour ainsi dire sur la surface de l'homme, peut avoir autant d'importance pratique que les conjectures de la chimie moderne sur la présence de tous les produits excrétés dans le sang et sur le rôle effectif des appareils d'élimination (1).

La définition la plus satisfaisante des tempéraments est encore celle de Hallé, qui les considère « comme des différences entre les hommes, constantes, compatibles avec la conservation de la santé et de la vie, dues à une diversité

(1) J. Müller, se bornant à des vues psychologiques, définit les tempéraments « des modes permanents de conflits entre l'âme et l'organisme », et il les fait dépendre de la relation qui existe entre les penchants et la structure excitable du corps....(*Manuel de physiologie*, traduction de Jourdan, 2ᵉ édition. Paris, 1851, t. II, p. 556).

de proportion et d'activité entre les diverses parties du corps, et assez importantes pour modifier l'économie ». Cette définition énonce un fait et l'explique. Le fait, c'est l'existence de types généraux d'organisation auxquels l'analyse et l'observation permettent de rallier les variétés individuelles de notre espèce ; l'explication consiste à faire dépendre ces types du rapport qui existe entre les différentes parties du corps. Le fait est admis, l'explication est contestée. Royer-Collard (*op. cit.*) ne hasarde point une nouveauté quand il exprime avec force, de la définition de Hallé, ce corollaire, à savoir, que le tempérament est un état universel de l'économie. Avant lui, Bégin (1) avait appelé *tempérament* la variété organique la plus générale, et *idiosyncrasie* celle qui est plus restreinte, et pour ainsi dire individuelle. Mais tandis que pour cet écrivain le tempérament est un état constitutionnel dont l'existence se fait sentir sur tous les points de la machine animale, parce qu'il dépend de la prédominance de développement et d'action de l'un des systèmes qui pénètrent dans tous les tissus, Royer-Collard, s'appuyant sur le même rapport logique, mais l'envisageant sous un point de vue physiologique différent, croit devoir étudier les caractères des tempéraments dans les diverses manifestations que nous offrent le sang et l'action nerveuse : « La santé, quelque forme qu'elle ait revêtue, ne peut être conçue que dans son unité, ne peut être saisie que dans les principes mêmes qui animent à la fois toutes les parties ensemble de la machine organisée. Cependant quels sont ces principes ? Il y en a deux : l'un est le sang, fluide nutritif; l'autre est l'action nerveuse, qu'on peut appeler fluide nerveux ou incitateur, par comparaison avec cette autre influence qui se déploie dans tous les corps de la nature, et qu'on désigne sous le nom de fluide électrique. Burdach a appelé le sang le centre de la vie végétative. Haller avait déjà dit du tempérament : *Mixtura quædam nervorum et sanguinis ;* et la doctrine physiologique et pathogénique que nous avons entendu développer autrefois par un maître regretté, feu Lobstein, reposait exclusivement sur le rôle réciproque des fluides nerveux et sanguin. Est-ce à dire que dans l'exploration des tempéraments on doive négliger les indices fournis par l'habitude extérieure, par la comparaison des organes entre eux, par les nuances de leur jeu fonctionnel, par l'examen de leur tissu, etc.? Nullement : la vérité sur les tempéraments ne se trouvera que dans la réunion des notions obtenues par l'une et par l'autre méthode d'investigation.

Soit que nous prenions pour base de classification des tempéraments les systèmes généraux qui pénètrent dans tous les organes, les vivifient et les mettent en jeu ; soit que nous ayons égard seulement aux résultats qu'a produits jusqu'à présent l'étude du sang et de l'innervation, nous sommes conduits à adopter les trois tempéraments établis par Bégin, à savoir: le sanguin, le lymphatique et le nerveux. Ceux qui penchent au solidisme y reconnaîtront la prédominance de l'un des trois systèmes que désignent ces mots, et qui lais-

(1) Bégin, *Physiol. pathol.*, t. I, p. 44.

sent voir dans tous les organes, dans tous les tissus, les traces de leur développement relatif. Dans un autre ordre d'idées qui gravitent vers un humorisme scientifique, les tempéraments nerveux et sanguins conservent leur vérité ; le lymphatique perdra de l'exactitude anatomique de sa dénomination, sans correspondre exactement, comme le veut Royer-Collard, à cet état général de l'économie, qui est l'extrême opposé de la pléthore (1).

Ces trois états méritent seuls d'être appelés tempéraments, parce que seuls ils exercent sur l'organisme une influence immédiate, et pour ainsi dire souveraine ; leur signe commun est de modifier toutes les parties du corps ; la direction qu'ils impriment aux actes organiques ressort dans la maladie comme dans la santé (2). Ce n'est point que d'autres organes ou des appareils d'organes ne puissent réagir sur l'ensemble de l'économie, soit par les résultats de leurs fonctions, soit par l'ébranlement des sympathies, et généraliser ainsi leur influence, comme les tempéraments que nous avons admis ; mais ce sont des prédominances consécutives, engendrées le plus souvent par une série de modifications morbides. Que le foie cesse d'extraire du sang les matériaux de la bile en quantité proportionelle aux besoins de l'organisme, il en résultera dans le sang une exubérance d'éléments hydrogénés et carbonés, de matières grasses, colorantes, etc., que la sécrétion biliaire a pour objet d'éliminer ; de là des phénomènes généraux qui feront croire à l'existence du tempérament bilieux. Il y a plus : ces phénomènes peuvent avoir pour cause une lésion étrangère au foie et au fluide qu'il sécrète ; car les matières éliminées par ce viscère le sont aussi par le rein, par la peau, par les poumons sous forme d'acide carbonique et d'eau. Que ce travail d'élimination soit entravé, on verra surabonder dans le sang l'hydrogène et le carbone ; et, comme le dit fort bien Royer-Collard, par la prédominance du sang veineux sur l'artériel, par le ralentissement de la circulation veineuse abdominale, par l'état congestionnel de tout l'appareil où s'accomplit cette circulation, on verra se développer les conditions assignées au prétendu tempérament bilieux, et plus récemment avec une ingénieuse sagacité, au tempérament mélancolique des anciens (3). De

(1) Les plus récentes recherches des physiologistes ne sont point favorables à l'interprétation exclusive des tempéraments d'après l'état du sang ; elle méconnaît le rôle important que Virchow assigne aux éléments musculaires et élastiques de la paroi artérielle. (Voy. *Pathologie cellulaire*, traduct. de Picard, 4e édition. Paris, 1874.)

(2) Dans les préliminaires de ses *Études sur la tuberculose*, J. Villemain groupe aussi tous les éléments de l'organisme en trois systèmes généraux et y rattache les tempéraments : 1º le système végétatif, fondamental, lymphatico-conjonctif ; 2º le système nerveux, nervo-musculaire ; 3º le système sanguificateur, ou, tenant compte des organes qui assurent au sang sa pureté et son intégrité, système épithélial. Il ajoute (page 34) : « Nous sommes encore peut édifiés sur la nature des actes chimiques accomplis dans le sang et dans les éléments qui concourent à ses modifications : à peine possédons-nous quelques données pour interpréter les phénomènes physiologiques et pathologiques les plus apparents. »

(3) Reveillé-Parise, *Mém. sur l'exist. et la cause organique du tempér. mélancol.*

même encore, quand l'appareil génital vient à influencer d'une manière permanente l'ensemble de l'économie, c'est abuser des mots que d'imposer à cet état vraiment morbide la qualification de tempérament génital; dans une médiocre mesure, cet état constitue tout au plus une idiosyncrasie; à un degré plus énergique, il y a surexcitation morbide d'une fonction, surexcitation qui irradie de l'encéphale ou des organes mêmes chargés de cette fonction.

Deux remarques essentielles trouvent ici leur place : 1° Le tempérament se combine dans le même sujet avec une ou plusieurs idiosyncrasies; c'est-à-dire qu'en même temps que l'état général de l'économie se caractérise par l'énergie de l'innervation ou par la surabondance des fluides blancs, un ou plusieurs viscères ont acquis une susceptibilité qui, sans atteindre aux limites de la maladie, augmente leur sphère de réaction sympathique. 2° Les tempéraments eux-mêmes se croisent, se mélangent en proportion variable, et donnent naissance à ce que l'on a appelé les tempéraments mixtes. C'est ainsi qu'une grande sensibilité nerveuse se rencontre parfois chez un individu dont le sang est riche en fibrine et en globules. La complication des tempéraments et des idiosyncrasies, jointe aux éléments variables que l'âge, les habitudes et l'hérédité importent dans l'économie, telle est la clef des individualités, telle est la pierre d'achoppement de la pratique. C'est parce que ces éléments se fondent en quelque sorte dans la trame organique et s'associent de mille manières, que les variétés de l'organisation humaine échappent à l'énumération : nous avons moins à les décrire qu'à fournir au lecteur une méthode pour les analyser.

Les tempéraments sont, ou la donnée primordiale de l'organisation, ou le résultat des influences qui ont longtemps et profondément agi sur elle; de là leur distinction en tempéraments congénitaux et en tempéraments acquis. L'âge suffit pour amener des mutations générales dans l'économie : c'est ce que la doctrine galénique exprime poétiquement par la correspondance qu'elle établit entre les tempéraments, les âges, les saisons et les climats. Mais indépendamment de ces métamorphoses que subit l'homme par l'action lente des années, les modificateurs hygiéniques, comme le mode d'alimentation, le genre d'exercice, la profession, les mœurs, etc., impriment aux actes de l'organisme des oscillations telles, qu'il en résulte un déplacement de forces et de sympathies; des viscères primitivement faibles acquièrent une prépondérance presque absolue : chez l'homme adonné aux travaux intellectuels, l'encéphale; chez le gastronome, l'estomac; chez la femme qui brise les liens d'une pudeur imposée, l'utérus. Le sang, longtemps pauvre en globules et en fibrine, s'enrichit de ce double élément par le bienfait d'un régime substantiel; l'action oxydante de la lumière rendra couleur et ton à la peau pâlie par un séjour prolongé dans l'obscurité, réduira la graisse qui s'est accumulée

(*Études de l'homme dans l'état de santé et dans l'état de maladie*. Paris 1845, t. II.) — Michéa, *Études sur le tempérament mélancolique* (voy. le journal *la France médicale*, 1er juillet 1855).

sous la peau dans les mêmes conditions, etc. Il est donc donné à l'art, par une sage dispensation des agents hygiéniques, de créer des idiosyncrasies et presque des tempéraments, d'atténuer ou de renforcer ceux qui existent : là gît l'importance, là gît le pouvoir de l'hygiène. Mais la nature y a posé des bornes ; les marques originaires qu'elle imprime à ses œuvres ne s'effacent pas entièrement sous le doigt des hommes. Les tempéraments ne se prêtent point à des métamorphoses aussi radicales que semblent le croire certains auteurs. Nous ne dirons pas, avec Royer-Collard, que le tempérament est une chose essentiellement variable : il ne l'est que dans une limite déterminée (1), et, quels que soient les changements auxquels l'art sait forcer l'organisme, le tempérament primitif y perce encore et tend incessamment à reprendre son empire. A-t-on jamais converti parfaitement un tempérament lymphatique en sanguin? La femme nerveuse désapprend-elle entièrement les émois et les turbulences de son électrique sensibilité? Par un autre effet de la stabilité des conditions originaires, de belles et vigoureuses constitutions ont pu traverser toutes les épreuves de l'existence et faire admirer encore, après tant d'atteintes, les nobles linéaments d'une organisation d'élite.

§ 2. — Du tempérament sanguin.

Bégin résume ainsi les traits saillants de cette variété organique : « 1° Activité très-grande de l'hématose; 2° développement et énergie considérables du poumon et du cœur; 3° abondance et richesse des réseaux capillaires rouges dans toutes les parties du corps; 4° disposition remarquable aux inflammations ainsi qu'aux hémorrhagies, et facilité à réparer les pertes sanguines; 5° mobilité et impressionnabilité du système sanguin (2). On peut épiloguer sur quelques termes de cette description : demander, par exemple, ce que l'on entend par abondance de sang; contester l'augmentation de volume du cœur, etc. Mais j'affirme qu'il n'est pas un praticien qui n'ait rencontré chez maints sujets un ensemble de particularités, un aspect général, une modalité réactionnelle qui les rattachent à ce type physiologique. Ces individus se font

(1) Ces lignes étaient écrites depuis longtemps quand nous avons lu, dans un ouvrage qui a paru depuis, cette confirmation de notre idée : « La véritable pléthore (et c'est à cet état que l'auteur ramène le tempérament sanguin) est plus souvent constitutionnelle qu'elle n'est acquise; on ne la crée pas toujours à volonté par une nourriture très-substantielle.... La pléthore semble dépendre d'une constitution primordiale du sang qu'il ne nous est pas donné de produire aussi facilement que nous produisons l'anémie; ce qui veut dire, en d'autres termes, qu'il est beaucoup plus en notre pouvoir d'appauvrir le sang que d'en accroître la richesse. » (Andral, *Essai d'hématologie pathologique*, 1843, p. 41.) Cette conclusion pose les bornes de l'hygiène organo-plastique de Royer-Collard. (*Note de la* 1re *édition*.)

(2) *Op. cit.*, t. I, p. 66.

remarquer ordinairement par l'animation de leur teint, par le développement du système musculaire, par la fermeté du tissu conjonctif, qui n'est jamais assez abondant pour effacer entièrement les formes résultant des saillies musculaires. Ces premiers caractères s'expliquent assez bien par la composition du sang des personnes ainsi constituées, ainsi que nous le verrons plus bas. Mais il ne faut point croire cependant que ceux-là seuls participent au tempérament sanguin, qui présentent une coloration vive de la peau ; il est des personnes qui, malgré le ton mat de leur surface cutanée, possèdent, si l'on peut ainsi s'exprimer, les attributs internes du tempérament sanguin, c'est-à-dire une notable énergie de l'hématose, la plénitude sanguine, un grand développement des systèmes capillaires profonds, des muscles vigoureux et prononcés, etc.

Beaucoup de sujets à tempérament sanguin acquièrent un développement très-considérable de tout le système musculaire : c'est cette particularité, portée à son maximum, que l'on a désignée d'une manière inexacte par le *tempérament athlétique*, qui n'est pas plus une variété spéciale de la santé que ne le serait le volume des différentes pièces du système osseux. La nutrition exagérée des muscles n'est, à nos yeux, qu'un épiphénomène du tempérament sanguin : non que la fibrine, cet élément du tissu musculaire, soit en excès dans le sang des individus ainsi constitués, c'est une erreur répétée par plusieurs écrivains, et dont la chimie a fait justice ; mais un exercice plus fréquent, plus énergique du système musculaire, a dirigé sur lui le mouvement nutritif. La nature ne se borne pas à couvrir la dépense ; presque toujours la réparation excède le but, et quant au type des athlètes, que les statuaires anciens nous représentent avec la tête très-petite et le front écrasé, tandis que le tronc et les membres sont recouverts de muscles énormes, il justifie la loi des compensations fonctionnelles : l'atrophie encéphalique, la stupidité proverbiale de ces tristes héros était la conséquence de l'activité exubérante et continue des organes de locomotion. Toutefois les physiologistes ont grossi le portrait : un certain développement du système musculaire ne réduit point nécessairement l'activité du système nerveux (1). La prédominance d'une seule fonction n'entraîne point l'affaiblissement des autres, les facultés intellectuelles et morales peuvent jeter un vif éclat dans une organisation puissante en même temps par l'énergie musculaire. Tel est, en effet, le privilége de l'économie, que plusieurs systèmes d'organes peuvent se perfectionner simultanément : l'exercice exclusif et permanent d'un système unique, d'un appareil unique, détermine seul des contrastes absolus entre les fonctions.

Le caractère général du tempérament sanguin, c'est l'aisance avec laquelle s'exécutent tous les actes organiques ; la respiration est large et profonde, la sanguification active, la digestion facile, l'assimilation prompte, l'innervation

(1) Buffon, le maréchal de Saxe, Mirabeau, et dans l'antiquité, Platon, aux larges épaules, sont des exemples de la puissance intellectuelle unie à la force du système musculaire.

bien ordonnée, les mouvements libres et réguliers (1) : il n'est point de variété organique où l'on observe plus d'harmonie dans les fonctions, une proportion plus juste dans le développement des parties, dans l'ensemble de l'économie un cachet plus heureux de force et de santé. Le moral se ressent nécessairement de ces conditions physiques : la gaieté de l'esprit, la vivacité de la pensée, la mobilité de l'imagination, le courage et l'inconstance, plus de pétulance que de profondeur, tel est l'apanage de ces organisations brillantes.

L'énergie de l'hématose et de la circulation chez les sujets munis de ce tempérament conduit naturellement à supposer chez eux un volume plus grand des poumons et du cœur ; aussi Rostan a-t-il décrit le tempérament sanguin sous le titre de *constitution organique où dominent les appareils circulatoire et respiratoire*, faisant d'ailleurs, suivant nous, une confusion de mots et d'idées dans l'emploi indistinct des termes *constitution* et *tempérament*. L'ampleur de la poitrine semble confirmer cette supposition ; mais pour qu'elle acquît la valeur d'un fait démontré, il faudrait connaître : 1° le rapport des dimensions du cœur et des poumons avec la taille des sujets ; 2° le rapport des diamètres thoraciques avec la taille ; 3° enfin, le volume que peut atteindre le cœur sans qu'il en résulte un état pathologique. Ces données nous manquent, malgré les dernières recherches qui ont été faites sur ce sujet (Bizot, *Mémoires de la Société médicale d'observat.*) ; mais en nous rappelant que l'énergie et la perfection du jeu d'un organe dépendent moins encore de son volume que de son rapport régulier avec les centres nerveux, et de certaines conditions intimes jusqu'à présent inexplorables à nos moyens d'analyse, il nous sera facile d'admettre que l'existence du tempérament sanguin n'est pas liée nécessairement au développement des appareils de l'hématose et de la circulation : les faits confirment cette induction. Le tempérament sanguin est un de ceux qui s'observent le plus fréquemment chez les jeunes militaires soumis à nos soins ; un grand nombre d'entre eux, explorés minutieusement par voie de percussion et d'auscultation, ne nous ont offert aucun indice qui permît de supposer chez eux un plus grand volume du cœur. Il en est de même des poumons, dont le volume est fidèlement accusé, en général, par les proportions de la cage thoracique ; souvent ils apparaissent volumineux chez des individus qui portent les stigmates du lymphatisme : tels sont ces soldats à haute stature et à large poitrine, recrutés dans la basse Alsace ou parmi la population étiolée qui habite les caves des principales villes du département du Nord, tandis que des sujets manifestement sanguins se distinguent par l'harmonie des formes plus que par l'exagération de certaines parties. Cependant on est frappé souvent, au premier aspect des malades à tempérament sanguin que l'on découvre dans leur lit, de

(1) Les recherches de Matteucci ont fait voir que l'intensité des courants électriques musculaires est en rapport avec la circulation, et n'est pas subordonnée à l'action du système nerveux.

l'ampleur et de la longueur du thorax, de la convexité de sa région antérieure, de la prédominance évidente de cette cavité splanchnique sur l'abdomen, qui est court et effacé, etc.; la force musculaire des extrémités s'accorde avec ce développement de la poitrine. Volumineux ou non, le cœur prédomine par sa susceptibilité ; ses relations sympathiques sont plus prononcées, plus étendues ; il est solidaire de toutes les impressions qui aboutissent aux surfaces sensibles de l'économie; il oscille rapidement sous l'impulsion de toutes les causes physiques et morales : de là l'accélération instantanée du pouls sous le doigt qui l'explore ; de là ces rougeurs du visage, aussi promptes que l'émotion qui les provoque; de là cette versatilité des phénomènes réactionnels qu'une circulation très-active promène de viscère en viscère, etc. Il est impossible de méconnaître ici l'influence de l'innervation, qui entre ainsi comme élément dans le tempérament sanguin (1), car la vie n'est autre chose, en son essence, que la réaction incessante de la matière nerveuse sur le sang, et du sang sur la matière nerveuse.

Quelles sont les conditions du sang dans le tempérament dont il s'agit? Comme il est impossible de les formuler avec rigueur et dans une limite déterminée, nous allons rappeler brièvement les données que fournit sur ce point la plus récente chimie. La moyenne de la composition normale du sang équivaut à 0,003 de fibrine, 0,127 de globules, 0,072 de matériaux organiques, et 0,790 d'eau. Ces rapports sont susceptibles de variations qui tantôt amènent un état morbide, tantôt n'excèdent point la limite de la santé; mais cette limite est mobile ici comme dans le type fonctionnel des organes. Où commence la proportion pathologique des globules, de la fibrine? La science, quoique riche déjà en matériaux de cet ordre, ne peut encore résoudre ce problème avec certitude ; les recherches d'Andral et Gavarret permettent seulement d'établir d'une manière générale que la quantité de vigueur de l'individu s'exprime par la proportion des globules et de la matière colorante. Dans la pléthore, état caractérisé par l'énergie de l'assimilation, et qui n'outrepasse point la santé, un seul élément augmente dans le sang : ce sont les globules, et, avec eux, la matière colorante, qui leur paraît inhérente : leur chiffre peut monter de 0,127 à 0,140, sans qu'il y ait maladie ; les autres principes du sang conservent à peu près leur proportion ordinaire. Il existe moins de globules chez la femme que chez l'homme, chez l'enfant que chez l'adulte. Avec l'anémie coïncide l'abaissement du nombre des globules, phénomène que l'on produit artificiellement par une diète prolongée ou par des saignées répétées ; cet abaissement est quelquefois considérable : le nombre

____

(1) Les recherches histologiques sur la musculature artérielle et sur les éléments élastiques des veines et des artères, les belles expériences de Cl. Bernard sur le relâchement (dilatation) des vaisseaux par la section des nerfs et leur rétrécissement par l'effet d'un courant électrique, tendent à démontrer que l'activité et la régularité de la circulation, signes heureux du tempérament sanguin, tiennent à d'autres conditions encore que la richesse de l'élément globulaire.

des globules peut se réduire de 0,127 à 0,100, à 0,090, à 0,080, et même à moins. Notons que l'élément globuleux, une fois diminué, se régénère très-lentement chez les individus de faible complexion. Le principe du sang qui varie le moins c'est la fibrine ; elle se maintient presque constamment dans sa proportion normale, et c'est à peine si elle subit une augmentation d'un demi-millième dans les cas de pléthore la mieux dessinée, pourvu que celle-ci ne dégénère point en maladie. En général, chez les sujets pléthoriques, mais bien portants, la fibrine n'augmente pas ; elle ne baisse pas non plus dans l'anémie ; son accroissement est considéré par Andral comme la preuve d'une disposition inflammatoire dans l'organisme. On est peu fixé sur les changements quantitatifs que peuvent subir les éléments constituants du sérum du sang, dont l'eau est comptée, terme moyen, pour 0,790 sur 0,870, les matériaux organiques solides pour 0,072, et les matériaux inorganiques pour 0,008 : la proportion d'eau est en raison inverse des parties solides, et réciproquement ; les matériaux organiques solides sont en rapport de quantité avec les globules, du moins pendant la santé ; ils diminuent seuls, sans changement dans la fibrine ni dans les globules, sous l'influence de certaines maladies, notamment de l'albuminurie ; des hémorrhagies copieuses réduisent tous ces éléments à la fois, au profit de l'eau qui surabonde. Restent les matériaux inorganiques du sang : inhérent ou non à la matière colorante, le fer existe dans le fluide nutritif. Pour l'homme sain, Lecanu en évalue la quantité à 1/500e ; puisque ce métal est toujours uni aux globules, il doit nécessairement augmenter ou diminuer avec le chiffre de ces derniers : cette induction se vérifie par les heureux effets des préparations ferrugineuses dans la chlorose. S'il est démontré que les sels de soude et de potasse concourent à conserver au sang sa liquidité, l'hygiéniste devra rechercher dans quelles proportions ils peuvent varier sous l'influence des aliments et des boissons, problème complexe et qui attend encore sa solution. Enfin est-il besoin de rappeler que les sels calcaires (phosphate et carbonate) sont sujets à varier dans le sang, suivant l'âge, le régime, l'imminence morbide, ou dans le cours de certaines affections (goutte, gravelle, affections calculeuses, etc.) ? Mais ces différences de proportion relative ne sont pas encore déterminées, et l'indication qui en découle, pour l'hygiène comme pour la thérapeutique, manque d'une certitude rigoureuse. Un dernier sujet de recherches, réservé pour l'avenir, se trouve dans d'autres conditions du sang qui, pour être moins matérielles, ne doivent pas moins influer sur le rôle immense, universel, qu'il remplit dans l'économie : nous voulons parler de sa température, de son électricité, etc. Mais ce sont des desiderata, et nous sommes en quête de notions exactes.

Appliquons maintenant ces résultats de l'analyse au tempérament sanguin. Il est incontestable que les sujets qui en sont doués présentent un accroissement des globules, accroissement qui varie de 0,127 à 0,140 en raison de l'intensité du tempérament ; d'où la coloration de la peau et le ton animé des autres tissus, puisque la matière colorante accompagne les globules; le fer inhérent à l'hématosine doit aussi augmenter de proportion. Que la fibrine augmente chez les individus sanguins, cela est douteux; dans tous les cas, elle n'augmenterait pas de plus d'un demi-millième. Le sang contient moins d'eau, les éléments solides s'étant accrus; enfin, comme il offre une moindre fluidité, les sels de soude et de potasse y sont diminués. La cause organique du tempérament sanguin réside-t-elle dans les globules du sang, et dirons-nous, avec Fleury (1), que si le chiffre 127 représente la moyenne physiologique, le chiffre 135 correspond au maximum, c'est-à-dire au tempérament sanguin, au delà duquel se manifeste la pléthore? Il y aurait à prouver d'abord que tout individu dont le sang fournirait ce chiffre de globules à l'examen microscopique présente les conditions du tempérament sanguin, et réciproquement. Admettons cette donnée de la science contemporaine comme un signe important de plus du tempérament sanguin, non comme sa cause unique; elle est plus sujette à varier sous l'influence de beaucoup d'agents passagers (diète, saignées, maladies aiguës), que le tempérament lui-même. Le fer, qui contribue à élever le chiffre des globules, ne transforme pas un lymphatique en sanguin.

Si le tempérament sanguin est l'expression la plus complète de la santé, s'il est le plus favorable au développement parfait des organes, à la régularité et à l'intégrité des fonctions, il offre aussi, dans la maladie, le plus de ressources au médecin. Chez ceux qui en sont doués, les maladies débutent franchement, prononcent mieux leurs symptômes, revêtent une forme plus aiguë, suivent une marche régulière, passent plus rarement à la chronicité, tendent spontanément à la résolution; les déperditions sanguines que leur traitement nécessite sont plus vite réparées; la convalescence est prompte.

L'École histologique est venue confirmer nos vues sur le rôle du sang dans la production des tempéraments : « Le sang n'a pas d'existence propre, indépendante. C'est un produit composé d'éléments morphologiques, les seuls vivants, et de substances diverses de provenance extrinsèque et intrinsèque. Aucune de ses parties n'a la propriété de se perpétuer dans les voies circulatoires, toutes s'usent et se renouvellent sans cesse, non par elles-mêmes, mais par l'intermédiaire des organes. Ainsi l'eau, l'albumine, le sucre en grande partie, les sels, etc., lui viennent du dehors par l'entremise des organes digestifs. La fibrine est une modification de l'albumine accomplie dans les tissus. L'urée, la créatine, la créatinine, sont des produits de désassimilation. Des gaz proviennent de l'absorption pulmonaire. Enfin les globules eux-mêmes sont versés dans le torrent circulatoire par les appareils lymphoïdes. Il suit de là que les altérations survenues dans le sang doivent avoir leurs causes en grande partie dans les tissus que ce liquide traverse et dans les organes chargés de le modifier » (2).

(1) Fleury, *Cours d'hygiène, etc.* Paris, 1854, t. II, p. 337.
(2) Villemin, *Étude sur la tuberculose.* Paris, 1868, p. 32.

§ 3. — Du tempérament nerveux.

L'action nerveuse, dont l'essence nous sera longtemps un mystère, ne s'exerce pas chez tous les sujets dans une égale mesure et sous un mode uniforme. Les modifications innombrables qu'elle subit se rattachent manifestement aux diversités des tempéraments, quoiqu'elles se lient encore à d'autres circonstances, telles que l'âge, le sexe, l'état de santé ou de maladie. Placez plusieurs personnes du même âge dans une atmosphère d'une température très-basse, observez-les sous l'influence d'un temps orageux, dirigez simultanément sur elles des excitations morales identiques, elles éprouveront des impressions différentes, elles réagiront avec une force inégale; et ces nuances de phénomènes réactionnels traduisent celles de leur structure nerveuse. Pour peu que l'on ait exercé son regard médical dans le monde ou sur le théâtre des hôpitaux, on a remarqué bientôt, entre les types variés d'organisation qui s'y pressent, des individus à taille médiocre, à visage expressif et mobile, à la fibre grêle et vibratile, aux proportions exiguës, au ton blafard ou terreux de la peau qui va parfois jusqu'à revêtir une teinte jaunâtre; presque toujours leur œil est vif, leur front haut et tout leur crâne disproportionné par son volume avec l'étendue de la face. Si on les observe en action, leurs mouvements sont brusques, saccadés, d'une énergie qui contraste avec leur maigreur ou la mollesse du tissu musculaire; cette pétulance alterne avec une sorte d'indolence et d'affaissement. Si on les touche, leur peau ne procure pas au contact la sensation douce et halitueuse qui caractérise la chaleur cutanée du tempérament sanguin; elle est d'une chaleur âcre et comme mordicante. A cet ensemble de traits extérieurs, comment méconnaître les exemplaires flagrants du tempérament nerveux? La supériorité que la substance nerveuse possède chez eux originairement, ou par acquisition progressive, s'imprime dans toute leur habitude, comme elle est scellée pour ainsi dire dans tous les actes intimes de leur économie. Elle entraîne presque inévitablement l'affaiblissement de la puissance musculaire, si celle-ci n'est frappée dès l'origine d'une débillité sans remède. Cette loi d'antagonisme entre l'activité musculaire et l'activité nerveuse engendre des effets multiples qui se rapportent les uns à la vie de relation, les autres à la vie organique; car tous les muscles, qu'ils dépendent ou non de la volonté, participent à la détérioration acquise ou primitive ; par l'amincissement des plans musculeux du tube digestif, labeur pénible des digestions et moindre élaboration des matériaux alibiles; par cette même cause, jointe au défaut d'énergie du diaphragme et des muscles qui concourent à l'expulsion des fèces, constipation opiniâtre et flatuosités, double fléau des personnes nerveuses, particulièrement quand les études littéraires et scientifiques les condamnent à la vie sédentaire. La contractilité du cœur et des vaisseaux subit même dépression; lancé avec moins de force, le sang tend à s'accumuler dans les viscères, dans les organes profonds, tandis qu'il parvient difficilement à la périphérie et aux extrémités : d'où la pâleur des personnes nerveuses et l'incommode sensation de froid dont elles se plaignent incessamment aux mains et aux pieds ; la faiblesse de leurs muscles inspirateurs, les resserrements spasmodiques de la poitrine qu'elles ressentent fréquemment, doivent amener un ralentissement dans l'acte de l'hématose. On ne s'expliquerait pas autrement la pléthore veineuse qui survient chez beaucoup d'entre elles et qui détermine des hémoptysies, des dilatations anévrysmatiques, des engorgements des viscères abdominaux, parfois une obésité (Napoléon), florissant mensonge de la vigueur. Dans ce cas, le sang est surchargé de matières hydrocarburées. Cependant il n'est pas très-rare de voir le tempérament nerveux coïncider avec la prédominance des globules dans le sang, et, par conséquent, avec l'activité de la nutrition, qui ne s'exprime nullement par le genre d'embonpoint dont avons parlé.

Deux circonstances sont considérées par les auteurs comme appartenant spécialement au tempérament nerveux : 1° le développement considérable de l'encéphale ; 2° un surcroît d'activité des organes génitaux. Examinons ces deux points.

1° L'axe cérébro-spinal est certainement au tempérament nerveux ce que les organes de la respiration et de la circulation sont au sanguin ; nous dirons de l'un ce que nous avons dit des autres, à savoir, qu'il ne faut point chercher dans le volume des organes la mesure exacte de leur activité. Le tempérament nerveux dépend, non des proportions exubérantes de telle ou telle partie du système dont il emprunte le nom, mais de la sensibilité générale des sujets ; ils sont excitables dans toutes les parties de leur corps ; leur cerveau est dominé par les irritations de leurs viscères presque autant que ceux-ci le sont par l'action cérébrale. Beaucoup de femmes dont le crâne est étroit présentent cette pétulance de mouvements, cette versatilité de sensations, cette disposition aux spasmes, aux convulsions, qui dénoncent un tempérament nerveux. Parce que cette forme de la santé accompagne ordinairement les intelligences supérieures, et semble dévolue en partage aux artistes, aux littérateurs, aux savants, aux poëtes, on a conclu qu'elle se reconnaît à l'ampleur du front, au volume de l'encéphale ; disons-le, ce tempérament ne suppose point nécessairement un si beau privilége : il sert parfois d'enveloppe à l'ignorance ou à l'incapacité. Remarquons toutefois qu'en général un certain développement de facultés intellectuelles, un certain degré de puissance morale se rencontre dans les sujets nerveux ; partant leur cerveau peut avoir un volume et un poids plus considérables. Énonçons ce rapport, sans nier les nombreuses exceptions qui ne permettent point de l'ériger en règle : il y a pour l'homme un certain volume de la tête qui entre dans les conditions d'une bonne organisation ; et quoiqu'il n'existe pas de rapport fatal entre ce volume et la portée de l'intelligence, il est d'observation que la plupart des hommes célèbres dans les sciences, les arts et les lettres, avaient un cerveau considérable par le poids et par la circonférence. Mais ira-t-on jusqu'à dire, avec un hygiéniste docte et spirituel,

que le crâne de l'homme doit avoir dix-neuf à vingt-deux pouces de circonférence, celui d'un idiot n'étant que de seize à dix-huit pouces (1)? Selon Tiedemann, le poids du cerveau d'un homme fait varie entre trois livres deux
onces et quatre livres six onces (livre de douze onces). Cet anatomiste a toujours trouvé le cerveau des femmes plus léger que celui des hommes. Voici les
moyennes de mesures obtenues sur des individus des deux sexes à intelligence
normale, et dont l'âge pour les hommes se trouve entre trente et cinquante
ans, pour les femmes entre vingt-cinq et cinquante :

		Sur 22 hommes, taille 1^m,704.	Sur 18 femmes.
Plan vertical.	Diamètre antéro-postérieur	186,8	174,5
	Diamètre latéral	142,2	136,2
	Courbe antéro-postérieure	347,5	340,5
	Courbe latérale	356,7	340,5
Plan horizontal.	Courbe antérieure	301,8	288,2
	Courbe postérieure	277,8	249,5

Quant au poids de l'encéphale, comparé chez quatre-vingt-quatorze sujets
des deux sexes, il a donné une moyenne sensiblement plus considérable chez
les hommes ; le poids de l'encéphale est d'ailleurs en raison de la taille. Parchappe (2) a constaté que le volume de la tête est moins prononcé chez les
idiots et les imbéciles de naissance que chez les individus à intelligence normalement développée ; mais, parmi les imbéciles et les idiots, le degré
d'intelligence n'est point proportionnel au volume de la tête. Leuret a trouvé,
au contraire, chez les trois cinquièmes des idiots, la tête plus volumineuse que
chez les hommes doués d'une intelligence ordinaire (3) ; mais l'ensemble de
ses recherches conduit cependant à poser en loi que la circonférence normale
du crâne est de 560 millimètres, et ne peut s'élever au delà de 625 ni descendre au-dessous de 544, sans entraîner l'idiotie. La mensuration du crâne
chez l'homme adulte a fourni à M. Lélut les chiffres moyens qui suivent :

(1) Reveillé-Parise, *Physiologie et hygiène des hommes livrés aux travaux de l'esprit, etc.*, 4e édit. Paris, 1843, t. I, p. 289.

(2) Parchappe, *Recherches sur l'encéphale, sa structure, ses fonctions et ses maladies.* Premier mémoire. Paris, 1836, in-8.

(3) Les centres nerveux sont composés d'éléments globulaires et d'éléments fibreux,
réliés par une substance intermédiaire ou conjonctive qui renferme des éléments cellulaires aujourd'hui assimilés aux cellules plasmatiques. Le volume du cerveau ne révèle donc pas d'une manière absolue la quantité de substance nerveuse propre aux
manifestations intellectuelles, mais il dépend aussi de la proportion de substance
interstitielle. Celle-ci joue un rôle considérable dans la pathologie du cerveau et de
la moelle ; sa prédominance explique la coïncidence d'un cerveau volumineux avec
une intelligence bornée. Le professeur Küss (de Strasbourg) a fait l'autopsie d'un idiot
dont la substance cérébrale ne renfermait presque que du tissu conjonctif. (Villemin,
Gaz. méd. de Strasb., n° 10, 1861.)

Capacité générale du crâne, représentée par la somme de la circonférence
longitudinale et des courbes longitudinales et tranversales................ 1208mm
Développement de la moitié antérieure du crâne............................. 460
Diamètre transversal frontal.. 106
Diamètre antéro-postérieur.. 186
Diamètre transversal temporal.. 134
Diamètre transversal mastoïdien.. 115

Au demeurant, l'intelligence n'est pas absolument proportionnelle à la masse de l'encéphale entier : elle paraît être proportionnelle à la masse des hémisphères, surtout si l'on tient compte de l'étendue des surfaces dont le volume n'est qu'un élément et qu'influencent surtout le nombre et la profondeur des circonvolutions. Outre la quantité anatomique de la substance cérébrale, il y a à considérer ses conditions de texture ou sa qualité physiologique (1).

2° Ce n'est pas tant le surcroît d'activité des organes génitaux, comme on l'a écrit, que l'exaltation du sens génésique, qui s'observe fréquemment chez les sujets nerveux : la distinction est essentielle; et comme le *tempérament génital* des auteurs n'existe point, le satyriasis ou la nymphomanie n'étant point de l'ordre physiologique, pas n'est besoin d'invoquer avec M. Royer-Collard un mode particulier d'innervation pour en rendre compte. Quand Bégin (2) mentionne certains hommes dont l'organisation grêle et chétive s'alliait avec un appareil génital très-développé, et qui supportaient fort bien les excès, il constate une variété du tempérament nerveux que tout praticien a eu l'occasion d'observer, mais non le fait général de ce tempérament. L'intensité de l'appétit vénérien qui l'accompagne souvent rentre dans les conséquences physiologiques de la prédominance cérébrale; le désir vénérien est une perception du cerveau, et c'est dans ce viscère qu'il faut chercher le principe matériel des facultés intellectuelles et affectives, comme aussi la cause de leur exagération ou de leur perversion. Nous reviendrons sur cette liaison de phénomènes en traitant de l'idiosyncrasie génitale. Bornons-nous à énoncer ici cette vérité, que, parmi les individus qui joignent au tempérament nerveux l'excitabilité génitale, quelques-uns présentent, dans le développement de leurs organes reproducteurs, la raison palpable de ce phénomène; la plupart ne l'éprouvent que par une direction vicieuse de l'activité cérébrale exaltée.

Le tempérament nerveux se caractérise par les faits suivants : 1° La mobilité des sensations et la susceptibilité de tout le système nerveux; 2° l'activité,

______

(1) « De même, dit Bourgery, que dans l'homme l'étendue et la variété de l'intelligence sont généralement en proportion de la quantité anatomique de la substance cérébrale, sauf les conditions physiologiques de la texture, de même aussi, chez les animaux, la précision et la lucidité des instincts paraissent en rapport avec la quantité de la matière cérébrale dans chacun d'eux, sauf également la question de qualité entre les individus d'une même espèce. » (*Comptes rendus de l'Académie des sciences*, 23 septembre 1844.)

(2) Bégin, *op. cit.*, p. 6.

et, pour ainsi dire, la turbulence des sympathies. Si l'appareil nerveux viscéral est excité, le cerveau répond aussitôt à la stimulation; si le trait part de l'encéphale, toutes les forces sensitives s'émeuvent avec une électrique rapidité; il y a chez les personnes ainsi faites disproportion presque constante entre les sensations et la cause qui les produit : les impressions les plus fugitives déterminent en elles un long ébranlement; tout leur est souffrance ou plaisir. 3° La force d'ensemble, la résistance organique, contrastent avec les apparences mesquines de l'extériorité. Les individus nerveux supportent souvent mieux fatigues et travaux, souffrances et privations, que les représentants les plus fortement musclés du tempérament sanguin : dans les épidémies, dans les situations misérables que fait naître la guerre, dans les épreuves qui s'adressent à l'homme physique et moral, ils se comportent avec une énergie inespérée, et révèlent parfois les ressources de l'héroïsme. Les praticiens savent le prix de cette organisation qui, si elle ne se brise dans l'excès des sentiments tristes et nostalgiques, rebondit sous les coups de la maladie et conspire par l'effort soutenu de la volonté aux fins du traitement. 4° Le chiffre des globules est presque toujours inférieur au maximum physiologique; la circulation capillaire générale est moins active, moins régulière. 5° Le tempérament nerveux est un de ceux qui se rencontrent le plus fréquemment à l'état de pureté chez les hommes. 6° Lorsqu'il se trouve associé à un autre tempérament, il tend à prévaloir sur lui et finit par l'absorber. 7° Tandis que les autres tempéraments se modifient par le progrès de l'âge ou par un concours durable d'influences hygiéniques, le nerveux paraît céder moins à l'action de ces causes; il s'exagère au contraire à mesure que la vie se prolonge, parce qu'il est dans la nature des phénomènes nerveux d'être périodiques, de tendre au rapprochement des périodes, et d'accroître leur intensité par la répétition.

Il nous resterait à esquisser les particularités intellectuelles et morales qui complètent la physionomie de ce tempérament; mais ce serait entrer en lutte avec les plumes qui ont traité ce sujet avec un éclat vraiment littéraire; l'induction du lecteur suppléera d'ailleurs à notre laconisme : nous le prévenons seulement que les tableaux éloquemment tracés par les auteurs ne traduisent pas toujours un rapport rigoureux entre le moral et les conditions du tempérament nerveux et quand ils passent en revue les célébrités les plus piquantes de cette variété organique, ils oublient trop les diversités d'organisation cérébrale, les effets de la culture humaine, la part des événements, le rayonnement de la société contemporaine à tous ces génies.

§ 4. — Du tempérament lymphatique.

Cette forme d'organisation aurait soulevé moins de controverses, si la dénomination qui lui a été imposée eût exprimé plus exactement les éléments dont elle se compose; elle n'a point pour principe unique la prédominance de l'appareil lymphatique; encore moins doit-on l'attribuer, avec la plupart des auteurs, à l'inertie de cet appareil. L'atonie générale de tous les appareils (Rostan) est un effet, non la cause de ce tempérament. Le nier avec Royer-Collard, c'est fermer les yeux à l'évidence. Surabondance de fluides blancs, d'après Boerhaave, Fr. Hoffmann, Cullen, ou rapport inégal de développement et d'activité entre le système artériel et le système lymphatique (Hallé, Husson), c'est la même définition en langage humoral ou solidiste. Le tempérament dit lymphatique consiste, d'après Bégin, dans la prédominance de développement, de vitalité et d'action de tous les tissus pénétrés par des liquides non sanguins et de tous les organes qui forment ces liquides ; les élaborations blanches (mucus, sérum, lymphe, etc.) l'emportent ici sur l'hématose. Il semble, en effet, que dans les animaux supérieurs il existe un antagonisme fonctionnel entre l'appareil sanguin et l'appareil lymphatique : celui qui l'emporte imprime son cachet à tous les organes, en modifiant profondément les matériaux qu'ils s'assimilent. Cherchez les traces du système lymphatique dans les tissus d'un sujet dont le tempérament est très-sanguin ; étouffé par les vaisseaux rouges, comme dit Bégin, c'est à peine s'il offre à l'observateur un très-petit nombre de canaux perceptibles. Au contraire, les sujets lymphatiques ne présentent pas un développement du cœur et de l'arbre vasculaire rouge en proportion avec leur stature et leur embonpoint : chez eux, les parois des vaisseaux artériels sont moins denses, moins contractiles ; les tissus qui doivent être le plus abondamment pourvus de capillaires rouges, tels que les muscles, sont remarquables par leur pâleur et leur flaccidité. L'hématose, source première peut-être de cette série de modifications, ne s'accomplit pas avec la même énergie que chez les individus sanguins, ne réalise pas les mêmes produits. Dans le sang des sujets qui présentent les attributs extérieurs du tempérament lymphatique, le nombre des globules a notablement diminué : cette observation, faite par Lecanu, a été vérifiée depuis par beaucoup d'expérimentateurs. La matière colorante diminue avec le nombre des globules, avec elle le fer ; l'eau augmente ; la température et l'électricité du sang subissent certainement des changements analogues. Et comme le tempérament dont il s'agit est l'ordinaire apanage de l'enfance et du sexe féminin, on constate moins de globules, de fer, de matière colorante, et plus d'eau chez la femme que chez l'homme, chez l'enfant que chez l'adulte. Si maintenant on se rappelle que les injections les plus délicates ont démontré que les vaisseaux capillaires sanguins se continuent, d'une part avec les artères et les veines, d'autre part avec les vaisseaux exhalants, sécréteurs et excréteurs, il est aisé de se rendre compte des caractères imprimés à l'économie entière par le sang, cet aliment direct des tissus, ainsi que de la supériorité des élaborations blanches. Les différentes sécrétions ont pour but de compléter l'office éliminateur de la respiration, par laquelle le sang noir se débarrasse de carbone et probablement d'hydrogène ; les reins, le foie, la peau, sont chargés, comme le poumon, d'extraire du sang certains principes et concourent à l'acte successif, mais général, d'épuration du fluide nourricier. Nous nous contentons d'indiquer ce rapport : c'est une lumière jetée sur les conditions d'ensemble du tempérament lymphatique ; il est évident que le sang, incomplétement révivifié par la respiration, n'éprouve pas non plus, dans son passage par les appareils de sécrétion, tous les changements nécessaires à la bonne constitution du fluide nutritif.

La prédominance lymphatique accuse, avons-nous dit, non l'affaiblissement, mais le surcroît de vitalité de toutes les parties chargées de l'absorption et du transport des liquides non sanguins. On ne nie point que, dans ce tempérament, le système lymphatique est plus développé; que les maladies de ce système sont plus fréquentes : ces deux circonstances se concilient-elles avec l'idée d'une atonie, et n'est-ce point un axiome en physiologie pathologique, que les organes suractivés dans leurs fonctions sont aussi ceux qui acquièrent le plus de volume et le plus de susceptibilité morbide? On a voulu comparer aux veines variqueuses les vaisseaux lymphatiques gorgés de sucs blancs; mais ces vaisseaux ne présentent point, chez les sujets dit lymphatiques, des dilatations partielles ; ils sont uniformément développés, et nul fait n'est venu confirmer l'hypothèse d'un ralentissement dans la circulation de la lymphe. La manière dont le tempérament lymphatique a été envisagé par les hygiénistes les plus récents nous le donne plutôt comme un état morbide que comme une variété d'organisation régulière; ils ont décrit l'atonie de tout le système (Rostan), l'anémie, la cachexie scrofuleuse, non un état physiologique qui, malgré le relief d'un système général et la spécialité du sang, comporte l'intégrité durable des fonctions.

Le fluide nerveux et le sang exercent l'un sur l'autre une influence réciproque dont dépendent la manifestation et la stabilité des phénomènes de la vie. Or le sang des lymphatiques diffère du sang des tempéraments étudiés plus haut (1); de plus il est lancé avec moins de force; les fonctions cérébrales, ainsi que le prouvent les expériences des physiologistes et les phénomènes de l'asphyxie, ne s'exercent dans toute leur perfection que sous l'impression d'un sang bien élaboré.

Les vues qui précèdent trouvent leur confirmation dans celles de l'école histologique actuelle. Le système lymphatico-conjonctif a la double fonction de pourvoir à l'entretien des organes dont il se compose (os, cartilage, membranes, etc.), et à l'agrandissement du corps comme à la réparation des parties au moyen de proliférations cellulaires qui donnent les différentes variétés de

______

(1) L'augmentation des globules blancs du sang, sorte de leucocytose physiologique comme celle qui se produit dans la grossesse par l'effet du développement progressif des lymphatiques utérins et des ganglions inguinaux et lombaires (Virchow), est-elle une des conditions du tempérament en question ? Les faits, pathologiques démontrent que l'accroissement des corpuscules blancs du sang coïncide toujours avec une formation plus considérable des cellules lymphatiques dans les ganglions, quand l'irritation de ceux-ci ne va point jusqu'à la destruction de leur substance. Le développement de ces ganglions et des petits appareils qui s'en rapprochent par leur structure histologique (amygdales, follicules de la langue, etc.) chez les individus, très-lymphatiques autorise cette induction.

substances conjonctives, les cellules lymphatiques, les leucocytes, les épithéliums, etc. Proliférer des éléments cellulaires, tel est le mode biologique de ce système. Joignez-y une certaine nuance d'irritabilité qui le fait réagir libéralement aux agents de stimulation physiologique ou morbide, et vous avez ce que Villemin appelle le tempérament lymphatique ; avec des effets plus intenses (inflammations chroniques, hypertrophiques ou ulcéreuses, engorgements ganglionnaires, etc.), vous touchez à l'état scrofuleux qui, à ses yeux, représente, non une maladie, mais un état particulier du grand système de végétation.

Quant à l'habitus extérieur des lymphatiques, est-il besoin d'en signaler les caractères, et qui ne les reconnaît d'emblée dans la foule des variétés individuelles ? Une taille trop élevée ou trop petite, peu de proportion et d'harmonie dans les formes ; une grosse tête, de grosses articulations, des mains volumineuses, des pieds plats, des cheveux rouges, blonds ou d'un châtain clair qui tombent avant l'âge ; la peau blanche, lisse et mince, sillonnée par des veines qui paraissent dilatées ; un teint blafard, quelquefois d'un blanc mat ; une puberté tardive, les organes génitaux peu développés ; chez la femme, une menstruation laborieuse, irrégulière, peu abondante ; des chairs molles, froides, abreuvées de sérosité ; les orifices muqueux peu colorés, les dents ordinairement endommagées, ou si elles paraissent saines, d'un blanc bleuâtre ; les tonsilles et les follicules de la base de la langue augmentés de volume ; l'abondance des sécrétions cutanées et muqueuses ; les joues souvent plaquées d'un rouge vineux ou ponctuées d'un rose pâle ; une allure lente, des réponses hésitantes, une voix peu sonore : tel est ce type malheureusement si commun dans un grand nombre de localités, type enté sans doute sur l'organisation humaine par le vice persévérant des influences extérieures ou par la solidarité ascendante de la corruption ; type inférieur qui dénonce une décadence, et la cause de cette décadence est dans les eaux, les airs et les lieux, plus souvent encore dans l'homme ou dans la société.

§ 5. — Des tempéraments composés.

Les trois tempéraments que nous venons d'examiner se rencontrent à l'état de pureté plus souvent qu'on ne pense ; le lymphatique et le nerveux surtout s'observent sans aucun mélange chez beaucoup de sujets du sexe féminin. Le premier semble constituer le type d'organisation le plus général de ce sexe ; le second, fortement exprimé dès l'origine, cède difficilement aux influences par lesquelles on s'efforce de le transformer ou de l'atténuer. L'évolution successive des fonctions départies aux femmes contribue à faire prévaloir en elles l'élément nerveux ; la société, à son tour, par le rôle qu'elle leur assigne et la direction qu'elle imprime à leurs facultés, devient la complice de leurs tendances organiques. Le tempérament nerveux, s'il n'est point la forme primitive de l'organisme, acquiert donc par degrés la prédominance qui nous vaut, dans les deux sexes, une élite brillante et passionnée dont la destinée est de souffrir et de s'illustrer.

Toutefois le cas le plus ordinaire est celui de l'association des tempéraments, soit qu'elle constitue le fait primordial de l'organisation, ou qu'au tempérament originaire s'en soit ajouté un autre par les effets d'une alimentation spéciale, des conditions climatiques, de l'habitation ou des causes morales. Mais acquis ou naturel, le tempérament mixte n'est point le produit d'un juste balancement d'activité entre deux systèmes généraux de l'économie, entre l'action nerveuse et le sang ; le *temperamentum temperatum* des anciens, modèle exquis de l'harmonie organique, est une création idéale, non la formule d'une information réelle. Il n'en est point des combinaisons de tempéraments comme de celles qui s'opèrent sous la loi des affinités chimiques : ils ne se neutralisent point ; l'un d'entre eux conserve la supériorité sur l'autre. Là même où les systèmes généraux paraissent se compenser dans leur développement et dans leur énergie fonctionnelle, l'inégalité existe ; et si elle ne se dénote pas d'abord, un examen approfondi du sujet, l'épreuve de la maladie, ou tout autre circonstance qui met en émoi les sympathies organiques, la mettra en lumière. C'est ainsi que le tempérament nerveux n'exclut point une certaine activité des fonctions nutritives et l'accroissement des globules dans le sang. Mais ou ces derniers caractères dominent, ou l'incitation nerveuse prévaut : proportions inverses d'association organique qu'on énonce par les dénominations de tempérament nerveux-sanguin et sanguin-nerveux, terminant le mot complexe que l'on emploie par la désignation de l'élément organique le moins saillant (Bégin). Les formes complexes de la santé qui s'observent le plus fréquemment résultent de l'union du tempérament sanguin avec le lymphatique, de celle du tempérament lymphatique avec le nerveux et le sanguin. La première de ces associations constitue pour ainsi dire le fond organique de certaines populations : l'Alsace, la Normandie, en offrent de nombreux exemples; elle domine surtout dans le département du Haut-Rhin, moins marécageux, d'une exposition plus élevée, plus riche en vignobles que celui du Bas-Rhin. Le tempérament lymphatique-sanguin appartient aux classes aisées des départements du Nord, de la Belgique ; il domine parmi les officiers de l'armée anglaise que nous avons vus en Orient, etc. L'élément lymphatique est le fondement de ces organisations ; mais une alimentation substantielle, abondante, secondée par d'autres conditions d'une hygiène favorable, a donné l'essor au système vasculaire rouge, et corrigé par l'élaboration d'un sang riche en globules le vice primitif de la trame organique. Certaines populations des montagnes (Dauphinois, Basques, etc.), dont on loue avec raison la souplesse, l'agilité, la taille heureusement proportionnée, se distinguent par l'énergie de l'innervation et l'excellente constitution de leur sang : variété la plus désirable du tempérament mixte. Chez eux la nutrition est contenue en de justes limites : les élaborations blanches sont modérées, les mouvements vifs et rapides ; l'action nerveuse, forte et soutenue, ne va point jusqu'à tyranniser la machine. Il est une association de tempéraments qui semble une contradiction physiologique, elle est cependant assez ordinaire : nous voulons parler de la prédominance simultanée des systèmes lymphatique et nerveux. Ce sont les femmes principalement qui nous en présentent de fréquents échantillons. Qui n'a vu dans le monde de ces femmes remarquées par leur fraîcheur, par leur embonpoint, et qui, sous la livrée de la mollesse et de l'apathie, cachent une extrême susceptibilité du système nerveux, une nature capricieuse, sentimentale jusqu'au spasme, irritable jusqu'à la convulsion ? Mais ce développement, qui leur advient de très-bonne heure ou vers la trentième année, ne dure point; il disparaît quelquefois d'une manière rapide et comme par une fonte, soit à la suite d'une couche ou par l'action d'une cause morale ; d'autres fois elles maigrissent graduellement, se sèchent vers l'époque de la suppression des menstrues, et rentrent dans les conditions du tempérament nerveux absolu.

Nous n'insisterons pas davantage sur le fait important de l'association des tempéraments; nous négligeons à dessein les peintures morales qu'y rattachent les auteurs. Cette association, tantôt ébauchée par la nature, tantôt amenée par l'éducation et le régime, est l'une des sources principales des différences individuelles de notre espèce; elle donne, avec le fait des idiosyncrasies, la clef de plus d'une solution importante pour la médecine pratique.

CHAPITRE II.

DES IDIOSYNCRASIES.

Ce mot *idiosyncrasie* (ἴδιος, propre, σύν, avec, κρᾶσις, mélange) a été très-arbitrairement employé par les auteurs : il a désigné tantôt les goûts, les répulsions qui dépendent du mode individuel de l'action cérébrale, tantôt les effets de l'habitude ou d'une déviation morbide des fonctions. Rostan l'applique *aux anomalies des fonctions organiques* (t. Iᵉʳ, p. 171), ce qui demande explication. Bégin nous semble avoir défini sainement les idiosyncrasies, en les faisant consister dans la prédominance d'un organe, d'un viscère important ou même d'un appareil tout entier. Ainsi, tandis que le tempérament relève de ce qu'il y a de plus général dans l'économie, à savoir, de l'un des trois systèmes organiques dont les traces se retrouvent dans tous les tissus, ou bien encore, du sang et de l'innervation, l'idiosyncrasie exprime les effets particuliers du fluide nutritif et de l'incitation nerveuse sur tel ou tel organe, la supériorité relative de développement et d'activité qui en résultent pour lui. La raison matérielle des idiosyncrasies ne réside pas toujours dans le volume des parties auxquelles elles se rapportent ; on sait d'ailleurs combien il est difficile d'évaluer les dimensions relatives des organes : la science est réduite à des approximations, base chanceuse de corollaires physiologiques. Mais quand il n'existe pas une liaison manifeste entre la prépondérance fonctionnelle d'un organe et la mesure de sa nutrition, il est rationnel de l'expliquer par des conditions spéciales de texture ou par les modifications de l'action nerveuse. — Comme les tempéraments, les idiosyncrasies sont congénitales ou acquises, dans ce dernier cas elles sont le produit de l'habitude : il en sera question plus loin ; ou elles se sont développées à la suite d'un état morbide. Tous les viscères, tous les organes peuvent en devenir le siége ; stimulés avec excès, altérés passagèrement dans leur structure, ils témoignent souvent, après la maladie terminée, une sensibilité qui ne leur est point ordinaire, et agrandissent la sphère de leurs irriadations sympathiques. D'autres fois ces idiosyncrasies, qu'on peut appeler accidentelles, se lient temporairement à une phase de l'économie (dentition, établissement laborieux des menstrues, grossesse), donnent l'éveil à des sympathies nouvelles, renforcent l'action d'autres organes, et déterminent ainsi dans l'économie des centres passagers de réaction. Mais dans l'appréciation de cet ordre de faits, il importe d'analyser avec soin les phénomènes qui émanent directement de l'idiosyncrasie et ceux qui partent de l'encéphale. Cette distinction n'a pas été faite assez nettement par ceux qui ont écrit sur ce sujet : de là des erreurs qu'une saine physiologie doit épargner à l'hygiène. C'est pour avoir interverti le rôle du cerveau et du tube digestif que des auteurs ont admis un tempérament mélancolique, et rattaché l'hypochondrie à l'idiosyncrasie gastro-intestinale. Sous l'inspiration de la doctrine physiologique, on a fait dépendre l'hypochondrie de l'association du tempérament nerveux avec une irritation sourde des voies digestives ou de ses annexes : la première opinion repose sur une hérésie physiologique : la seconde généralise le particulier et transforme un rapport de coïncidence en une loi de causalité. L'hypochondrie n'est, en effet, qu'une affection cérébrale, et quand il existe dans le foie, dans l'estomac ou les intestins, un foyer d'irritation, il y a simplement une complication capable sans doute d'aggraver la maladie de l'encéphale, mais ne créant point par elle seule l'hypochondrie, qui constitue, non une idiosyncrasie, mais une habitude morbide.

Le principe des idiosyncrasies n'est autre que celui des connexions des organes entre eux ; car nul organe ne peut devenir prépondérant que par l'énergie de ses irradiations sur le reste de l'économie ; celle-ci nous représente une société dont la hiérarchie est mobile et se déplace incessamment de viscère en viscère, sous l'influence des diverses circonstances (âges, habitudes, maladies, etc.), qui viennent solliciter plus particulièrement l'un d'entre eux.

Les idiosyncrasies se manifestent dans les variétés individuelles, en vertu de cette loi qui appelle sur les organes prépondérants de l'économie l'action des causes morbifiques. Que plusieurs personnes soient exposées simultanément à un courant d'air froid, l'une d'elles se plaindra de coliques, l'autre contractera une bronchite, la troisième sentira les préludes d'un rhumatisme articulaire, etc. Les pathologistes attribuent ces différences d'effets produits à la diversité des prédispositions morbides ; mais ces prédispositions, que sont-elles, si ce n'est des idiosyncrasies ? Celles-ci expriment la condition organique; celles-là révèlent le rapport de cette condition avec telle ou telle classe d'agents extérieurs.

Autant d'organes et d'appareils organiques, autant d'idiosyncrasies possibles, soit originairement, soit par acquisition ultérieure. Rousseau ne peut entendre le son d'une cornemuse sans éprouver une incontinence d'urine. Ce phénomène est complexe; l'initiative en est au cerveau, mais la vessie réagit par une disposition qui lui est propre (mouvement réflexe), et c'est là ce que nous appelons idiosyncrasie. Les poumons, le cœur, les reins, peuvent offrir ou acquérir cette prédominance qui leur attribue d'une manière durable ou passagère une sorte de polarisation des phénomènes vitaux. La constitution goutteuse des anciens n'est autre chose qu'une idiosyncrasie fibro-articulaire mise en évidence par la maladie; les idiosyncrasies génitale, hépatique et gastro-intestinale sont les plus fréquemment observées : ce que nous en dirons montrera la manière d'étudier les prédominances organiques.

Dans celle du tube digestif comme en toute autre, une induction sévère doit séparer les phénomènes d'origine cérébrale et ceux qui se rapportent directement à l'estomac et aux intestins. On connaît l'influence énorme du cerveau sur ces organes, soit dans l'état de santé, soit dans l'état pathologique; on a trop souvent rapporté aux uns ce qui revient à l'autre : ainsi les affections morales tristes, qui manifestent d'une manière si fâcheuse l'action du cerveau sur l'estomac par le dérangement et l'imperfection des digestions, ont été considérées comme l'effet d'une lésion chronique du tube digestif, etc. Cette distinction faite, il faut étudier les sympathies directes de l'estomac, ses sympathies indirectes ou par sensation, enfin ses sympathies de fonction. Dans les premières, nous constatons la solidarité des différentes portions du canal alimentaire entre elles, ses connexions avec les viscères annexes. Ses relations sympathiques avec le cerveau, le système musculaire et les articulations ne peuvent être niées : il suffit de mentionner les phénomènes caractéristiques de la soif, de la faim, le brisement des forces dans la gastro-entérite, les angoisses d'une colique intense, pour faire ressortir l'empire sympathique que le tube gastro-intestinal exerce par voie de sensation. Enfin, les résultats de la fonction complètent la série des actions qu'il exerce sur l'économie : en effet, l'influence de cet appareil se généralise par degrés, se communique à tous les tissus par le degré d'altération qu'il a fait subir aux substances ingérées dans sa cavité. C'est dans cette succession d'actes, dans le cercle croissant de ses irradiations qu'il faut considérer attentivement le canal digestif pour en vérifier l'idiosyncrasie.

Si nous appliquons cette analyse au foie, dont la prédominance fonctionnelle a servi de base au prétendu tempérament bilieux, les notions les plus ordinaires de physiologie nous apprennent que si l'action du cerveau sur le foie est mise hors de doute par les faits pathologiques et par les vivisections (Claude Bernard), la relation inverse de ces deux viscères est loin de ressortir avec la même évidence. Dans l'ordre fonctionnel, le foie ne détermine par lui-même aucune sensation ; ses maladies ne témoignent pas davantage de son empire sur l'encéphale : car, aiguës, à moins de s'étendre au péritoine, elles ne donnent lieu qu'à une douleur obtuse ; chroniques, elles ne se trahissent souvent qu'à l'autopsie. Mais qui nierait l'action que le foie peut exercer sur d'autres organes et sur l'économie entière par le produit de sa double sécrétion, par les résultats de sa fonction ? Est-il indifférent que la bile soit versée en quantité médiocre ou considérable dans le canal alimentaire ? La digestion n'en est-elle point influencée, et par suite, comme nous l'avons vu, le cerveau, l'organisme entier ? La résorption d'une partie de la bile surabondamment sécrétée colore les tissus, la surface cutanée ; portée dans le cerveau, elle l'impressionne dans un mode spécial, et si l'on ne peut contester le rapport intime du sang et de l'innervation, attribuer à la bile un certain rôle dans la manifestation des phénomènes intellectuels et moraux n'est donc pas chose aussi absurde que l'affirme Georget (t. II, p. 128). L'idiosyncrasie hépatique, on le voit, se lie à l'activité sécrétoire du foie, non à ses sympathies nerveuses directes ou indirectes. Rappelons que les cellules hépatiques produisent la bile comme elles produisent du sucre, et elles jettent ces deux substances, soit dans le sang, soit dans les canaux biliaires (1). Cette double activité propre au foie, cette double transformation des principes du sang que ses cellules attirent, justifient la part que l'hygiène fait à cet organe dans la classification des sous-types de la santé relative (2).

Le tempérament génital, admis par les auteurs, nous présente la confusion

(1) Virchow, *Pathologie cellulaire*, 3e édition, chap. VI.

(2) Pour l'hygiéniste comme pour les médecins, il sera toujours utile de se rendre compte des dimensions du foie ; nous renvoyons pour tout ce qui concerne les déterminations de la grosseur de ce viscère et de ses limites supérieures et inférieures à l'ouvrage de Frerichs (*Traité prat. des maladies du foie*, 3e édit. Paris, 1877, chap. III, p. 38) où les procédés de palpation et de percussion qui ont réussi à cet observateur sont exposés, ainsi que leurs résultats, avec ordre et clarté. Nous lui empruntons ces données sur les dimensions du foie aux différents âges, dans les deux sexes et suivant la taille :

	LIGNE AXILLAIRE.		LIGNE MAMILLAIRE.		LIGNE STERNALE.	
A. TAILLE.	Hommes.	Femmes.	Hommes.	Femmes.	Hommes.	Femmes.
De 67 à 100 centim.	5,87	4,36	4,87	3,94	7,37	3,28
De 100 à 150 —	8,57	9,04	8,30	8,64	5,25	5,74
De 150 à 160 —	9,20	9,09	9,76	9,10	5,96	5,77
De 160 à 170 —	10,00	"	9,56	"	6,28	"
De 170 à 180 —	11,00	"	11,00	"	8,00	"
B. AGE.						
Jusqu'à 2 ans........	4,50	4,45	3,25	4,52	1,25	3,49
De 2 à 6 ans......	7,25	4,35	6,50	2,38	3,50	3,94
De 6 à 10 —	7,55	"	6,83	"	3,33	"
De 10 à 15 —	6,50	7,74	6,62	8,58	4,50	4,38
De 15 à 20 —	9,07	8,71	8,92	8,86	6,07	5,73
De 20 à 40 —	9,61	9,11	10,00	9,00	5,85	5,79
De 40 à 60 —	9,60	9,90	9,60	9,02	5,80	6,56
De 60 à 80 —	"	9,00	"	8,00	"	5,41

constante des actes cérébraux et des particularités des organes sexuels ; ces dernières justifient seules l'admission d'une idiosyncrasie. L'exaltation du sens génésique, que les auteurs ont décrite sous les enseignes d'un tempérament, c'est-à-dire d'une forme régulière de la santé, est une affection morbide dont le siége est dans l'encéphale ; les organes génitaux, dans le plus grand nombre des cas, ne sont excités que secondairement, et comme Georget l'a dit ingénieusement, ils sont les complices du cerveau. N'est-il pas remarquable que les maladies de l'utérus, du vagin, du pénis, des testicules ou des ovaires, dans le type aigu comme à l'état chronique, non-seulement ne sollicitent presque jamais le désir vénérien, mais encore se passent obscurément dans les localités affectées, souvent sans aucun ébranlement sympathique ? Il est certain que le rôle de l'encéphale dans la production des phénomènes physiologiques et morbides de l'appareil reproducteur a été longtemps méconnu ou restreint sans raison. Mais, d'un autre côté, il est des faits nombreux qui font éclater l'influence puissante de cet appareil sur l'encéphale : la provocation du désir vénérien pendant la veille et des songes voluptueux durant le sommeil par le simple fait de l'érection déterminée mécaniquement, les effets si connus de la castration sur le moral et sur l'intellect, ceux de la grossesse, etc., prouvent toute l'importance que mérite l'appareil générateur, considéré comme source de modifications cérébrales. Le principe de cette idiosyncrasie se trouve donc dans les sympathies nerveuses ; cependant elle peut dépendre aussi du résultat de la fonction, c'est-à-dire de l'abondance de la sécrétion spermatique. On sait la suite de la pléthore spermatique produite par une continence trop prolongée chez les sujets vigoureux : leur œil vif, leurs gestes prompts, leurs allures agressives, l'animation de leur extérieur, l'odeur pénétrante et presque spermatique de leur haleine et de leurs sécrétions, l'agitation morale qu'ils éprouvent, et parfois l'impatiente rêverie, où ils tombent, tout ce cortége étrange de signes qui dénoncent une virilité mal combattue est-il dû exclusivement à la résorption du fluide séminal, ou plutôt ne dérive-t-il pas en partie de l'organe cérébral? Ici encore l'innervation et l'état du sang sont étroitement liés; ici encore nous trouvons un foyer de réaction sur le cerveau, et, sans placer dans l'utérus ou dans les testicules un principe de manifestations morales, nous disons que ces organes sont, comme le cœur, les poumons, le foie, etc., des modificateurs internes pour l'instrument de la pensée.

L'origine comme la multiplicité des idiosyncrasies se trouve indiquée dans cette proposition de Bichat : « Une somme déterminée de force a été départie en général à cette vie : or cette somme doit rester toujours la même, soit que sa distribution ait lieu également, soit qu'elle se fasse avec inégalité; par conséquent, l'activité d'un organe suppose nécessairement l'inaction des autres (1). » L'existence congénitale ou le développement d'une ou de plusieurs idiosyncrasies, en même temps qu'ils témoignent du perfectionnement de

____

(1) Bichat, *Recherches sur la vie et sur la mort.*

certains organes, entraînent la détérioration d'autres organes qui perdent de leur vitalité ; l'exercice continuel et violent du système musculaire, condition absolue d'un si grand nombre de professions mécaniques, finit par opprimer la pensée ; le cerveau s'affaisse, s'appesantit par l'effet des digestions trop considérables et trop souvent répétées ; les contentions énergiques et prolongées de l'esprit tournent au détriment de la contractilité musculaire. Toutefois la sphère d'influence des idiosyncrasies n'est pas également étendue, elle a pour limites celles mêmes de la puissance sympathique des organes. Aussi ceux qui à l'état normal agissent peu sur l'axe cérébro-spinal ne l'influencent guère davantage par leurs idiosyncrasies : tels sont le foie, le rein, les poumons. Que ces viscères fonctionnent avec une grande énergie, le cerveau n'en est affecté que médiocrement.

Les idiosyncrasies se combinent avec les tempéraments. Le même sujet peut offrir un tempérament mixte avec une ou plusieurs prédominances viscérales ; c'est pourquoi il est souvent si difficile de démêler les éléments d'une individualité organique. Il existe une sorte d'affinité entre les tempéraments et les idiosyncrasies : la prédominance hépatique s'associe fréquemment au tempérament sanguin et au tempérament nerveux ; la prédominance cardiaque est aussi l'ordinaire attribut de la première de ces formes générales de la santé. Nous verrons, dans le chapitre suivant, que les idiosyncrasies se lient à l'évolution successive des organes, et que l'âge, en dirigeant sur tel ou tel d'entre eux l'activité plastique et vitale, leur confère presque à tour de rôle une éphémère suprématie.

Le fait constant des idiosyncrasies démontre l'impossibilité de bien diriger à la fois toutes les opérations organiques ; perfectionner les unes s'est affaiblir les autres : l'inégalité est donc la loi des organes dans le même individu, comme elle est celle des organisations dans la même espèce.

La connaissance des idiosyncrasies est indispensable au praticien pour qu'il ne soit point exposé à les prendre pour des états morbides : la lenteur de la circulation est un phénomène de certaines maladies (congestion cérébrale, ictère) ; elle est naturelle chez beaucoup de personnes. Il est important d'écarter des organes qui sont doués d'une activité exubérante toute cause d'irritation. Il m'est arrivé de produire une superpurgation avec une dose minime de crème de tartre chez une personne dont j'ignorais l'idiosyncrasie gastro-intestinale, tandis que je vois souvent des purgatifs pris à forte dose ne déterminer aucun résultat sur de jeunes soldats dont la disposition gastro-intestinale est contraire à la précédente : on pourrait appeler cette dernière disposition une idiosyncrasie passive. Les effets secondaires de la lésion d'un organe retentissent davantage dans les parties qui sont le siége d'une idiosyncrasie : de là pour le praticien le problème journalier des concomitances et des complications morbides. Combien de fois la réaction sympathique, exagérée par l'existence d'une ou de plusieurs idiosyncrasies, a-t-elle donné le change sur le siége réel de la maladie ? Combien de fois, avant les travaux immortels de Broussais, a-t-on diagnostiqué une méningite, une encéphalite, quand les phénomènes cérébraux n'étaient, malgré leur intensité, que le reflet d'une phlegmasie du tube digestif ! — Dans la période d'incubation des fièvres exanthémateuses, c'est vers les organes prédominants que convergent les mouvements morbides ; ce sont les idiosyncrasies qui décident de la localisation des prodromes. Ainsi on verra l'éruption variolique précédée chez l'un par des accidents cérébraux, chez l'autre par des symptômes de gastro-entérite, suivant que le canal digestif ou le cerveau jouissent d'une énergie prépondérante. J'ai vu la rougeole se déclarer chez un militaire qui n'avait eu pour tout symptôme précurseur qu'une congestion cérébrale sans angine : mais il était sujet aux maux de tête. Enfin, l'application des révulsifs est réglée par la notion des idiosyncrasies : les malades à prédominance encéphalique doivent redouter l'emploi des sinapismes et des vésicatoires; les perceptions douloureuses que leur occasionnent ces applications neutralisent l'avantage que peut procurer l'hypérémie artificielle et fugitive d'une certaine étendue de la peau. Des inflammations viscérales ont cédé parfois à d'énergiques révulsions opérées autour des articulations d'individus doués de l'idiosyncrasie fibro-séreuse rhumatismale. En traitant de l'imminence morbide, nous déduirons des idiosyncrasies d'autres conséquences importantes pour la pratique.

CHAPITRE III.

DES AGES.

§ 1. — Données générales.

La vie se manifeste par le mouvement : mouvement moléculaire de décomposition et de recomposition de la trame organisée, mouvement propre des organes dans la sphère individuelle de leurs fonctions, mouvements de solidarité qui constituent les sympathies, mouvements d'ensemble de la machine. Chaque existence, lancée dans l'espace et dans le temps, s'élève, plane à une certaine hauteur et retombe. Pour l'organisme, ni halte ni repos. Depuis l'instant mystérieux où l'ovule et le zoosperme se sont combinés pour lui donner naissance, jusqu'au jour où il émigre de l'utérus au monde extérieur, depuis la première inspiration jusqu'à la mort, il ne cesse de se modifier, de se transformer, et dans les attributs de son extériorité, et dans les conditions de sa structure, et dans le mode de son activité : facultés physiques et morales, forme et fond, tout est incessamment remué dans l'homme. Les principes dont sa trame se compose existent hors de lui ; il les renouvelle par des échanges non interrompus avec la nature extérieure dont il résume en lui les forces ; produit d'une association temporaire de certains éléments de la matière, il ne se maintient, comme tous les autres êtres, que par la circulation perpétuelle de ces éléments, et il est lié par tous les points de son organisation, par tous les atomes de sa substance, au système d'une merveilleuse et universelle métempsycose.

Les changements que subit le corps humain dans le cours de la vie se succèdent dans un ordre régulier, s'enchaînent dans un rapport nécessaire ; la complication progressive des fonctions, leur perfection, leur affaiblissement plus ou moins rapide, sont en raison directe de transformations anatomiques qui s'accomplissent au sein de l'économie ; et le meilleur argument dont puisse s'étayer la médecine organique, c'est la liaison constante, rigoureuse entre les conditions matérielles des instruments organiques et les nuances de leur activité aux différentes époques de la vie. Considérée à de longs intervalles, l'organisation diffère singulièrement d'elle-même : de là l'idée des âges, coupes plus ou moins arbitraires de la carrière humaine ; car, nous l'avons dit, les mutations de la matière organisée présentent une série continue. Les âges sont donc des périodes de la vie auxquelles correspondent un certain nombre de changements survenus dans l'état matériel et fonctionnel de l'organisme. La plupart des divisions des âges sont purement arithmétiques, c'est-à-dire qu'elles ont pour base la numération des années. Hallé s'est efforcé de tenir compte à la fois, et de la succession des jours depuis la naissance, et des changements accomplis dans l'économie animale. Voici la division qu'il a suivie : 1° la première enfance (*infantia*), de 1 à 7 ans ; 2° la deuxième enfance (*pueritia*), de 7 à 13-15 ans ; 3° la puberté ou adolescence, caractérisée par l'aptitude à la reproduction : elle s'étend pour les femmes de 13 à 21 ans ; pour les hommes, de 15 à 25 ans ; 4° la virilité, qui dure, chez les femme, de la 21ᵉ à la 50ᵉ année ; pour les hommes, de la 25ᵉ à la 60ᵉ année : Hallé la subdivise en trois périodes, virilité croissante, virilité confirmée, virilité décroissante; 5° la vieillesse, qu'il partage encore en première vieillesse, de 60 à 70 ans; en vieillesse avancée, saison des infirmités; enfin, en décrépitude, transition extrême de la vie à la mort. Nous renvoyons aux ouvrages de physiologie pour la controverse des fixations d'âge. La division la plus pratique des âges nous paraît être celle de Daubenton (1); elle comprenait : 1° l'enfance, étendue depuis la naissance jusqu'à l'âge de puberté; 2° l'adolescence, qui se prolonge jusqu'à l'âge de 20 à 25 ans; 3° la jeunesse, de 25 jusqu'à 30, 35 ans; 4° l'âge viril, qui dure jusqu'à 40 à 45 ans; 5° l'âge de retour, de 45 à 60, 65 ans; 6° enfin l'âge de la vieillesse ou la caducité. La division la plus simple est celle de Longet : 1° enfance et jeunesse; 2° adolescence et maturité ; 3° vieillesse et décrépitude (2).

Mais les âges ne se limitent pas en réalité d'une façon aussi tranchée que ces divisions pourraient le faire supposer ; leurs gradations se confondent : il

____

(1) Daubenton, *Leçons professées aux écoles normales*, t. VIII, p. 314.
(2) Longet, *Traité de physiol.*, 3° édit. 1873, t. III, p. 932.

n'y a que la puberté qui se caractérise avec une sorte d'éclat par la maturité des organes reproducteurs ; les seules époques fixes dans la vie sont celles que signalent leurs vicissitudes fonctionnelles. Sous ce dernier rapport, la vie se partage en trois périodes distinctes, marquées, la première par leur imperfection et leur inertie, la seconde par leur exercice, la troisième par leur atrophie et leur repos ; mais cette division encore est démentie par les individualités. Il arrive que les fonctions de la génération s'exécutent encore à un âge avancé, surtout chez l'homme, tandis que la cessation du flux menstruel peut entraîner prématurément chez la femme l'inaptitude à la reproduction.

L'échelle de l'existence humaine ne présente en définitive que deux degrés qui résument dans leur généralité les phénomènes de l'organisation. Celle-ci ne passe en effet que par ces deux phases : accroissement et déclin ; dès qu'elle cesse de gagner, elle commence à perdre ; le travail de formation terminé, là destruction débute et marche. Ce qu'on a nommé la période d'état comprend les années pendant lesquelles les actes organiques s'accomplissent avec le plus de régularité, où l'économie semble avoir atteint la plus juste proportion de toutes les fonctions, et déploie dans sa vie de relation la plus grande somme de puissance et de spontanéité ; mais si cet âge est remarquable en général par la plénitude de l'activité physiologique, rien n'est stationnaire dans le corps ; les phénomènes de la vie ne comportent point la fixité qu'on leur attribue à cette époque.

L'évolution de l'organisme ne se fait point dans tous les individus suivant des vitesses égales ; l'enchaînement des actes par lesquels elle s'opère est invariable, mais la rapidité de leur succession est subordonnée à une foule de circonstances, les unes inhérentes à l'être lui-même, les autres existant au dehors de lui et telles que le climat, l'alimentation, le genre de vie, les passions, etc. Il y a des vieillards de trente ans ; il y a des septuagénaires florissants par la vigueur de la constitution et la légitimité de leurs appétits. A part même les effets du genre de vie et le poids des antécédents, la nature apporte elle-même dans la balance des éléments d'inégalité ; les matériaux primitifs de la constitution influent fatalement sur les développements ultérieurs : c'est ici que l'hérédité intervient avec une efficacité tantôt heureuse, tantôt funeste ; le tempérament légué par les parents à leur progéniture la fait précoce ou tardive. La détermination des âges n'a donc rien d'absolu.

A chaque période de la vie correspond une forme de santé, une manière d'être générale ; il est essentiel d'en tenir compte dans l'indication des règles hygiéniques. La digestion de l'enfant diffère autant de celle de l'adulte que diffère chez ce dernier et chez le vieillard l'exercice de la vue ou l'excrétion des urines : les mêmes prescriptions d'hygiène sont-elles applicables à la même fonction, quand, par le laps des années, elle s'est altérée dans son mécanisme et dans ses résultats ? La connaissance des changements amenés par l'âge n'est pas moins nécessaire au praticien. L'auscultation ne fait-elle point reconnaître de notables différences entre les phénomènes sonores de la

respiration puérile et ceux de la respiration sénile? Le pouls de l'enfant donne
plus de cent battements par minute; celui du vieillard souvent n'en fournit
que la moitié. Quoi de commun entre les phlegmasies pseudo-membraneuses
dont les voies aériennes de l'enfant sont si fréquemment le siége, et les bronchorrhées des vieillards, si promptement suivies de congestions étendues du
poumon? Nous aurons occasion de revenir (*imminence morbide*) sur les
prédispositions spéciales que chaque âge suscite à l'organisme; l'hygiéniste
doit les connaître pour diriger sur les points menacés sa sollicitude préservatrice. Chaque période de la vie change le rapport de l'organisme avec le monde
extérieur, parce qu'il change le rapport physiologique des appareils et des
viscères entre eux. La prépondérance des organes, celle même des systèmes
généraux, n'est point stable contre l'atteinte des années; les idiosyncrasies
changent, les tempéraments s'altèrent, les mouvements vitaux se concentrent
vers telle ou telle cavité splanchnique : c'est ainsi que dans le premier tiers de
la vie ils se portent vers la tête, dans le deuxième tiers vers la poitrine; enfin
l'activité organique s'établit graduellement vers l'abdomen dans le stade de
décroissance et de sénilité.

§ 2. — Des changements qui caractérisent les âges.

Nous n'avons pas à tracer ici l'histoire du développement successif de chaque organe, de chaque appareil d'organes : ce serait transporter dans l'hygiène
l'anatomie et la physiologie; notre but est d'esquisser à grands traits les caractères généraux que présente l'organisme à travers les périodes de son évolution. Quoique la période d'accroissement ne se termine qu'au premier moment
du déclin, l'inégale manifestation des forces plastiques permet de partager sa
durée en deux stades distincts. En effet, depuis la naissance jusqu'à l'adolescence, la nutrition s'exerce avec une exubérance et une énergie qui diminuent
déjà dans la jeunesse et baissent encore davantage pendant la virilité : aussi
a-t-on fait de ce dernier âge la période d'état, erreur que nous avons combattue; il se distingue de l'enfance et de l'adolescence par le ralentissement de
l'activité nutritive et par une autre direction des mouvements vitaux qu'elle
détermine.

Dans la période la plus énergique de l'accroissement, le caractère général
de l'organisme, c'est la prépondérance de l'appareil vasculaire à sang rouge,
prépondérance que démontrent la fréquence des battements du cœur, l'élan
de la circulation artérielle; les ventricules du cœur sont volumineux, les
artères larges, le système veineux moins apparent; toute la surface tégumentaire, externe et interne, est injectée chez l'enfant nouveau-né. A l'activité
de la circulation se lie celle de l'hématose, et secondairement, de toutes les
fonctions qui s'exercent immédiatement sur les matériaux du sang : sécrétion
urinaire, salivaire, sécrétions des follicules mucipares et sébacés, exhalations
cutanée, pulmonaire, séreuse et adipeuse. Le poumon, dont la première in-

spiration a doublé le poids et le volume, devient rosé, mou, crépitant, vésiculeux, de brun et compacte qu'il était; pendant toute l'enfance, il conservera une vascularité plus abondante. Cette énergie de l'hématose est nécessaire, car à cette époque de la vie la plasticité est à son maximum; toutes les parties du corps croissent et se développent, tous les tissus tendent à se perfectionner : aussi sont-ils abreuvés de sucs, infiltrés de matériaux plastiques. Le tissu cellulaire, encore à demi muqueux, acquiert tous les jours plus de densité; sa disposition en cellules et lamelles se prononce; le système lymphatique n'est pas moins développé, et s'accroît rapidement jusqu'après la deuxième dentition; sa portion abdominale, qui forme l'appareil chylifère, est surtout le siège de cette fluxion nutritive, et ses ganglions présentent un grand volume. Cette surabondance de fluides plastiques imprime à la constitution de l'enfant une apparence lymphatique, sans que l'on en puisse conclure, suivant nous, à l'existence du tempérament de ce nom; la mollesse des tissus, leur imprégnation par les sucs nourriciers, l'ampleur flottante des formes qui en résulte, ce sont là non les signes d'un tempérament, mais les conditions nécessaires d'une phase de l'évolution organique; chaque jour les corrige, chaque progrès dans la vie en fait disparaître une partie. Beaucoup d'enfants s'animent d'ailleurs d'une nuance sanguine qui n'est point davantage pour eux l'augure infaillible du tempérament sanguin. La chimie vivante ne pouvant s'effectuer, comme celle des corps inorganiques, qu'à la faveur d'une extrême division de la matière ramenée pour ainsi dire à sa forme atomistique, c'est là ce qui explique chez l'enfant l'exubérance des fluides, la disposition de toutes les surfaces à sécréter avec profusion, la turgescence vasculaire de toute la trame organique.

Les phénomènes les plus saillants de l'accroissement correspondent aux deux dentitions et à la puberté; ces grandes mutations une fois accomplies, la puissance formatrice perd de son activité, et l'appareil vasculaire à sang rouge en suit pas à pas les dégradations. Exaltée à son plus haut degré dans les commencements de la vie extra-utérine, elle doit s'affaiblir et s'affaiblit, en effet, à mesure que l'organisme approche du terme de sa croissance. Elle finit, dans la période de virilité, par ne plus s'exercer que dans la mesure nécessaire pour compenser les déperditions, pour assurer aux tissus la permanence de leurs éléments, aux organes leurs conditions de texture et de volume, à l'économie entière la plénitude et la stabilité de ses fonctions.

Le système lymphatico-conjonctif, qui est parvenu à un grand développement dans le milieu du premier âge, a déjà perdu de sa prépondérance physiologique à l'époque de la deuxième dentition et s'affaiblit encore vers celle de la puberté; il en résulte que l'appareil vasculaire à sang rouge, dont l'activité s'est maintenue, l'emporte chez l'adolescent sur l'appareil lymphatique.

Quant aux instruments de la vie de relation, ils se développent, se fortifient par degrés pendant la première période de la vie; en même temps leurs

fonctions tendent à se régler. Le système nerveux, centre de la vie relativ
témoigne d'abord de sa sensibilité par des mouvements automatiques q
s'exécutent rapidement sous l'influence des stimulations extérieures; plus ta
l'action du système nerveux sur le système musculaire se régularise, se cons
lide. Les appareils des sens, plus développés, deviennent autant de sourc
d'impressions nouvelles; la sphère des réactions cérébrales va s'agrandissan
avec la puissance de l'incitation nerveuse augmente celle des instruments (œ
muscles, etc.) par lesquels elle se manifeste, et il importe à l'hygiéniste d'ob
server attentivement ce parallélisme de développement entre le système ner
veux et les différentes pièces de l'appareil locomoteur : il y a là plus d'un
question d'éducation physique ; ou plutôt celle-ci se résume presque entièr
dans la modération des rapports entre l'axe cérébro-spinal et les organes qu
met en jeu. Le caractère de la vie relative dans le premier âge, c'est la viva
cité et la mobilité des impressions qui font naître des actes de locomotio
désordonnés, automatiques. Dans la deuxième enfance, les impressions ne
donnent pas encore lieu à des perceptions exactes et justes; le cerveau le
apprécie mal encore, et les déterminations qu'elles sollicitent ne sont pas pon
dérées par la raison. La vie de relation suit les progressions de la vie orga
nique; les actes par lesquels elle se manifeste n'ont acquis toute leur régul
rité, toute leur perfection, qu'au terme de l'accroissement; alors seulemen
le cerveau commande, coordonne, dirige tous les mouvements suivant le
impressions qui lui sont transmises, ou suivant les volitions dont il est à l
fois le foyer et l'instrument. La gradation de son activité implique celle d
son développement. C'est donc à tort que l'on a dit et répété que dès la nais
sance l'encéphale possède à peu près tout le volume qu'il conservera plus tar
(Rostan); l'accroissement ne paraît même pas cesser pour la tête à l'époqu
assignée comme terme de la croissance générale, il semble au contraire cont
nuer jusqu'à soixante ans (Parchappe). L'augmentation de volume porte à
peu près exclusivement sur le développement circulaire horizontal de la têt
et principalement sur le développement de la partie antérieure ; elle est du
en grande partie à l'agrandissement des sinus frontaux. Au delà de soixant
ans, le volume de la tête diminue; le crâne perd aussi de sa pesanteur sou
l'influence de la vieillesse.

Les changements organiques, ainsi que nous l'avons dit, ne s'interrompen
pas durant la période dite d'état; mais ils s'accomplissent alors avec une cer
taine lenteur, et pour les apprécier, il est nécessaire de comparer l'organism
à lui-même à des intervalles éloignés, par exemple dans le milieu de la virilit
et aux approches de l'âge de retour. Toutefois, c'est à cette époque que les fonc
tions ont le plus de consistance : les deux principes universels de l'économie
le sang et la matière nerveuse, semblent unis dans leur plus juste proportion
les organes approchent le plus par leur volume, par leur structure et par leur
activité, du type physiologique idéal, et c'est à cet âge que les différences in
dividuelles ont le moins de saillie.

Les mutations qu'amène le déclin de la vie sont inverses de celles qui signalent les années d'accroissement ; les fonctions s'exécutent avec une lenteur qui augmente de jour en jour ; le système artériel perd de son activité, ses extrémités capillaires se laissent à peine soupçonner dans les tissus, la circulation devient languissante dans des canaux qui n'ont plus leur élasticité, les sécrétions diminuent ; les veines, plus prononcées que dans l'âge moyen, cèdent à l'effort latéral du sang et se laissent distendre jusqu'à l'état variqueux ; les muscles se décolorent, leur fibre durcit et se contracte laborieusement. Tous les tissus participent à une sorte de dessication qui a pour effet de les racornir ; turgescents dans l'enfance, d'une texture plus compacte dans l'âge moyen, ils se réduisent et se dessèchent chez le vieillard ; les nerfs qui les parcourent sont grêles et d'une densité telle, qu'ils ont paru desséchés comme les autres tissus ; des sels calcaires se déposent sur différents points de l'arbre vasculaire artériel, dans les parties articulaires ; les cartillages intervertébraux s'affaissent, s'incrustent de phosphate calcaire à leur centre, de telle sorte que plusieurs vertèbres, soudées ensemble par cette ossification, ne forment plus qu'une seule masse. Les os présentent plus de volume, un tissu plus compacte, des cavités intérieures plus étendues ; la substance médullaire des os longs est plus liquide et presque huileuse, la taille et le poids du corps diminuent (1). Même décadence de la vie de relation. Le cerveau acquiert une consistance, une dureté qui, de quelque manière que l'on conçoive le mécanisme de son action, doit l'entraver de plus en plus ; fibration fibrillaire ou courants analogues à ceux de l'électricité, l'innervation doit s'opérer difficilement par l'intermède d'un centre affaissé et lentement parcouru par un sang moins stimulant. Les appareils des sens se détériorent l'un après l'autre : la vue faiblit, puis l'ouïe, et les impressions sensitives ébranlent à peine le système nerveux. Le vieillard lutte contre l'imminence de l'anarchie fonctionnelle, les mouvements ne s'accomplissent plus que par l'effort soutenu de la volonté ; encore est-elle mal obéie, à cause de l'affaiblissement des instruments dont elle dispose.

Telle est la série des phénomènes que déroule l'organisation depuis le berceau jusqu'à la vieillesse confirmée. Mais pour avoir une notion complète des résultats déterminés par les âges, il ne suffit point d'envisager les caractères généraux des périodes de la vie : la loi de continuité qui régit la nature ne l'empêche point de manifester par intervalles une plus grande énergie dans ses développements, et quoique les différents âges se confondent à leurs limites, il est dans la vie des transitions moins ménagées ; il est des changements organiques d'une allure si brusque, ou d'une influence si décisive, qu'on a pu les appeler avec raison les révolutions des âges. Subordonnées aux lois conservatrices de l'individu ou de l'espèce, amenées par une progression de modifications, elles impriment néanmoins, en éclatant, de fortes oscillations à la santé,

(1) Voy. chap. VI, § 6.

et viennent grossir la somme des prédispositions morbides. Il est indispensable d'arrêter notre attention sur ces crises physiologiques ; elles se terminent toujours, ou par l'inauguration dans l'économie de certaines fonctions auxquelles elle ne devient apte qu'à une époque plus ou moins éloignée de la naissance, ou par la suppression d'actes physiologiques dont la durée est limitée, ou par l'établissement de conditions organiques qui changent d'emblée le rhythme général de la vie. Le passage du sein maternel à l'existence aérienne, la première et la deuxième dentition, la puberté, l'époque de retour, enfin la cachexie sénile, voilà les points culminants de l'histoire et de l'évolution humaine ; voilà des échelons posés à long intervalle dans la vie, et sur lesquels l'organisation apparaît successivement sous une forme toute particulière.

La première révolution qui s'opère dans l'organisme à l'instant même de la naissance consiste dans le conflit de l'air atmosphérique avec la peau et la surface aérienne. La peau n'est plus en contact avec les eaux de l'amnios ; débarrassée de la matière grasse qui la recouvrait, elle devient, dès le premier ou le second jour, le siége d'une exfoliation épidermique par lamelles plus ou moins étendues. Ce phénomène dure en moyenne dix à douze jours et peut ne se terminer qu'au bout de trente, quarante et même soixante jours. Jusqu'à la régénération complète de l'épiderme, la peau est rouge, très-irritable, surtout aux plicatures, où ce travail s'opère plus lentement. Dès que la tête de l'enfant arrive à l'air, il éprouve des mouvements convulsifs aux angles des lèvres et aux ailes du nez, sa bouche s'ouvre, sa poitrine se dilate, l'épiglotte se redresse ; la glotte, presque entièrement fermée jusqu'alors, devient et reste béante ; la trachée-artère se déplisse, les poumons augmentent de hauteur (1 centimètre), de largeur (4 centimètres), de capacité (1 pouce 1/2 cube), et de poids ; celui-ci est porté de 11 gros 3/4 à 21 gros 1/2, plus par l'afflux sanguin que par le volume d'air inspiré (1). Par la distension du poumon et l'abaissement du diaphragme, le cœur est repoussé de droite à gauche et de haut en bas. Le sang de la veine cave inférieure, au lieu de passer par le trou de Botal dans l'oreillette gauche, se porte, avec celui de la veine cave supérieure, dans le ventricule droit et dans l'artère pulmonaire ; le sang projeté dans ce vaisseau n'est plus dérivé par le canal artériel dans l'aorte descendante ; celle-ci enfin cesse de le verser dans les artères ombilicales. Aussi les organes de transition qui se rattachent à la vie fœtale ne tardent point à se flétrir : vaisseaux omphalo-mésentériques, canal artériel, canal veineux, capsules surrénales. Toutefois ces changements offrent encore une gradation dans leur rapidité ; le trou de Botal ne se ferme pas brusquement, le canal artériel n'est oblitéré que vers le troisième jour par un caillot, en attendant sa transformation en un cordon fibreux ; les artères pulmonaires n'acquièrent que par degrés leur calibre normal à mesure que les mouvements respiratoires activent, en se répétant, la marche du sang vers les poumons ; ceux-ci subissent donc

(1) Longet, *Physiologie*, t, III, p. 933.

une ampliation progressive et s'accoutument par degrés au contact du sang et de l'air, ce qui leur épargne les funestes hypérémies dont les eût menacés la soudaine agression de ces deux agents (1). Le thymus s'atrophie plus tardivement; dans le cours de la deuxième enfance et jusqu'à la fin de la lactation, il augmente avec les autres organes. L'enfant, dès qu'il respire, a cessé de recevoir pour sa nutrition le tribut maternel des matériaux tout sanguifiés : il faut donc que son système digestif entre en jeu avec une activité proportionnelle aux besoins de l'assimilation. Tous les actes de sa vie organique sont modifiés en raison du mouvement nutritif; et de même que la première inspiration a donné le signal de ce changement à vue dans l'ensemble des phénomènes de la vie végétative, de même le premier effleurement du sein où la nature lui a préparé le lait éveille ses fonctions de relation : il palpe instinctivement le réceptacle vivant de sa nourriture, il perçoit la température du milieu ambiant. C'est par la peau, c'est par la surface sensitive la plus développée qu'il se met d'abord en communication avec le monde extérieur, comme si la nature avait voulu lui en atténuer les premières impressions en les disséminant sur une grande étendue; comme si le toucher général et confus du tégument externe devait le préparer à des spécialités plus délicates de la même fonction, à la vision, à l'ouïe, à l'odorat, etc., qui ne sont dans leur mécanisme intime qu'un toucher plus subtil et diversifié suivant la nature des excitants fonctionnels. Le pouvoir calorifique de l'enfant n'est pas celui de l'adulte ; de là un danger, et pour l'hygiène une base d'impérieuses prescriptions. Chez vingt adultes, Edwards a trouvé que la température variait entre 35°,5 et 37°, moyenne = 36°,12; chez dix enfants bien portants, âgés de quelques heures à deux jours, entre 84° et 35°,5, moyenne = 34°,75. H. Roger, dans des recherches plus récentes et plus multipliées (2), où la température a été prise constamment dans le creux axillaire, est arrivé aux résultats suivants :

(1) Des recherches importantes ont été faites dans ces derniers temps sur les différences de la respiration aux différentes époque de la vie; nous mentionnerons plus loin les résultats obtenus par Andral et Gavarret. Bourgery, dans un mémoire lu à l'Académie des sciences (23 janvier 1843), énonce, entre autres conclusions, les suivantes : La plénitude de la respiration dans les deux sexes appartient à l'âge de trente ans; chez les sujets bien constitués, le chiffre de la respiration forcée, à cet âge, est dans l'homme de 2lit.,50 à 4lit.,30, et dans la femme de 1lit.,10 à 2lit.,20 ; le jeune garçon de quinze ans respire 2 litres, et le vieillard de quatre-vingt ans 1lit.,35. Le volume d'air dont un individu a besoin *pour une respiration ordinaire* augmente graduellement avec l'âge. Les rapports entre les âges de sept, quinze, vingt, quatre-vingt ans, sont géométriques et représentés par les nombres 1, 2, 4, 8. L'augmentation progressive ou le besoin d'un plus grand volume d'air n'exprime que la diminution d'énergie de l'hématose pulmonaire, c'est-à-dire que cette faculté décroît de l'enfant au vieillard dans un rapport représenté par les nombres fractionnels inverses des premiers, 1, 1/2, 1/4, 1/8. Voilà des résultats capables de satisfaire les esprits amoureux d'exactitude. Le mémoire de Bourgery en contient plusieurs autres formulés avec la même rigueur; reste à les vérifier.

(2) Henri Roger, *De la température chez les enfants.* Paris, 1844.

1° Chez des enfants naissants, dans la première demi-heure de leur existence aérienne :

Température moyenne .... 36°,14
    —   maximum.. 37°,75
    —   minimum.. 35°,25

L'enfant qui offrait 37°,75, examiné dans la première minute après sa naissance, participait sans doute encore à la température de sa mère.

2° Chez trente-trois nouveau-nés de un à sept jours :

Température moyenne.. 37°,80
    —   maximum.. 39°,00
    —   minimum.. 36°,00

1° Chez treize enfants de quatre mois à six ans inclusivement :

Température moyenne.. 37°,11
    —   maximum.. 37°,75
    —   minimum.. 36°,75

Personne ne conteste plus la conclusion de Gavarret, qui a discuté avec une minutieuse précision tous les faits acquis sur cette question : « Toutes choses égales d'ailleurs, la température des enfants est d'autant plus influencée par celle du milieu ambiant, et leur puissance de calorification est d'autant plus faible qu'on les observe à une époque plus rapprochée de leur naissance (1). »

La première dentition, pas plus que la seconde, ne doit être considérée comme une maladie; elle constitue par elle-même, et par une série coïncidente de phénomènes d'accroissement, une de ces mutations aiguës qui concourent à fonder l'indépendance individuelle de l'être nouveau. Les incisives moyennes de la mâchoire inférieure se montrent en premier lieu, elles sont suivies de celles de la mâchoire supérieure; viennent ensuite les incisives latérales inférieures et les incisives latérales supérieures ; en troisième ordre apparaissent les premières molaires inférieures et supérieures (2); les canines inférieures et

(1) Gavarret, *De la chaleur produite par les êtres vivants*. Paris, 1855, p. 325.

(2) Trousseau a cherché à établir, par les résultats de ses observations, que les dents sortent par groupes chez les enfants à la mamelle. La première dentition, dit-il, s'accomplit en cinq temps: premier groupe, deux incisives inférieures; deuxième groupe, quatre incisives supérieures; troisième groupe, quatre premières molaires et deux incisives latérales inférieures ; quatrième groupe, quatre canines ; cinquième groupe, quatre dernières molaires. Ce qui donne, pour le nombre, 2, 4, 6, 4, 4 dents ; total, 20. L'époque d'éruption de ces groupes est assez peu certaine ; pourtant, en général. Trousseau croit pouvoir l'établir à peu près de la manière suivante (*Journal de médecine*, par Fouquier, Trousseau et Beau, février 1843, p. 40) :

1er *groupe :* Deux incisives médianes inférieures vers l'âge de sept à huit mois.

2e *groupe :* Quatre incisives supérieures de onze à douze mois.

3e *groupe :* Quatre premières molaires, deux incisives latérales inférieures, vers l'âge de dix-sept à dix-huit mois.

4e *groupe :* Quatre canines vers l'âge de deux ans.

5e *groupe :* Quatre dernières molaires vers l'âge de trente mois.

supérieures sortent vers deux ans et demi ; enfin les deuxièmes molaires complètent vers la quatrième année cet appareil transitoire de mastication. L'ordre d'éruption n'est pas constant : les canines sortent quelquefois avant les quatre premières molaires ou après toutes les dents de ce nom ; les incisives latérales peuvent se montrer avant les médianes, etc. Les sensations continuelles de chatouillement, de démangeaison ou de douleur, dont s'accompagne l'éruption des premières dents, déterminent parfois nne surexcitation cérébrale qui se traduit par un état fébrile, la chaleur à la tête, l'insomnie, des cris d'impatience, des convulsions. La suractivité vitale des gencives, des glandes salivaires, de toute la bouche, se traduit par la turgescence sanguine de ces parties, par l'accroissement notable des artères qui s'y rendent, par une salivation exagérée. Ces conditions, jointes aux efforts de succion, à une constitution mauvaise et à une mauvaise hygiène, favorisent le développement du muguet, des inflammations buccales à tendance gangréneuse, etc. La première odontogénie est plus critique que la seconde ; l'une s'achève en deux ans, l'autre en seize à vingt ans. Avec les vingt dents de lait coexistent les germes de trente-deux dents permanentes qui les remplaceront plus tard ; les mâchoires alimentent donc simultanément cinquante-deux dents formées ou en germes (1). En même temps que s'achève la première dentition, les muscles masticateurs se renforcent, la mâchoire inférieure se courbe, ses branches se redressent ; les glandes salivaires et le pancréas s'accroissent ; l'estomac devient plus actif, et les aliments y séjournant plus longtemps, la fréquence du besoin de manger diminue ; les valvules conniventes augmentent de nombre et se prononcent ; les cryptes mucipares se développent, le tube digestif présente plus de longueur, la bile devient plus épaisse ; les évacuations alvines sont plus jaunes, plus consistantes et plus rares. Même progrès des fonctions de relation : les sens externes sont en activité, le tact se perfectionne ; les impressions, plus variées, plus multipliées, sollicitent les facultés cérébrales. Naguère le volume de la tête contrastait avec la petitesse des membres ; le rachis, plus gros supérieurement qu'en bas, n'offrait qu'une seule courbure, et par l'absence des

(1) C'est vers le milieu du deuxième mois de la vie fœtale qu'on aperçoit dans le sillon du bord alvéolaire des deux mâchoires les vingt petits renflements de forme sphéroïdale ou papilles dentaires, qui seront les dents de lait. Vers le troisième mois, la muqueuse leur forme, en se repliant au-dessus d'eux, un sac complet (involution de Goodsir). Avant l'occlusion de la cavité folliculaire, on constate au-dessus de chaque follicule une cavité plus petite, sorte de sac dentaire de réserve destiné à la formation de la dent permanente, et offrant, dès le cinquième mois, les rudiments d'un germe dentaire. Formés aux dépens des sacs dentaires primitifs et par une nouvelle involution de la muqueuse, les sacs dentaires de réserve se dirigent bientôt vers la partie postérieure du bord alvéolaire, et à mesure que s'opère le développement et la sortie des dents provisoires, ils descendent pour occuper enfin un point situé en arrière et au-dessous de celles-ci. (Voy. Émile Magitot, *Étude sur le développement et la structure des dents humaines*, thèse de Paris, 1857, n° 287.)

apophyses épineuses fournissait un moindre espace à l'insertion des muscles des gouttières vertébrales ; le bassin, par son obliquité sur le rachis, faisait proéminer le ventre et dirigeait en avant le poids du corps ; les fémurs ne trouvaient pas dans les cavités cotyloïdes encore cartilagineuses un point d'appui assez solide, etc. En un mot, les conditions nécessaires pour la station et la progression manquaient en totalité ; mais pendant la durée de la période qui nous occupe, la marche rapide de l'accroissement y a pourvu en grande partie : d'essai en essai, l'enfant est parvenu à reproduire les attitudes de ses parents, comme il a fini par répéter leurs sons, leurs syllabes, leurs paroles, leur langage.

Les germes de la deuxième dentition sont, comme ceux de la première, visibles déjà dans le fœtus, représentés par une série de trente-deux follicules membraneux situés dans un rang d'alvéoles qui existent en arrière des alvéoles à dents infantiles. Leur éruption s'opère quand leur couronne est parfaite et que leurs racines sont à peu près formées ; elle est précédée par la chute des dents de lait dont la racine est résorbée en partie ou en totalité. De sept à dix ans paraissent les incisives, puis les bicuspidées, ensuite la canine ; vers onze à douze ans, la seconde grosse molaire ; la première grosse molaire sort dans le cours de la première dentition, c'est vers vingt ans seulement que se produit la cinquième molaire. Ces dents ne sont qu'ébauchées dans leurs racines au moment de leur apparition et ne les perfectionnent que dans un espace de deux à trois ans. Les arcades dentaires continuent de s'agrandir jusqu'à vingt ans, et la face en reçoit plus de hauteur et de largeur. La révolution physiologique de la deuxième dentition se termine à la puberté, quoique le nouvel appareil dentaire ne se complète que plus tard : elle a une marche moins rapide, moins turbulente ; l'accroissement général se modère dans la même proportion, le système nerveux ne manifeste point l'orageuse impressionnabilité de l'âge précédent. Déjà ses actes se sont régularisés, perfectionnés ; les facultés intellectuelles et morales se déploient avec une intensité progressive ; les organes du mouvement ont acquis toute leur souplesse et leur agilité ; la surchage graisseuse du premier âge n'existant plus, les muscles dessinent leurs reliefs, les articulations se sont débourrées, etc. Le système osseux appelle fortement sur lui le mouvement nutritif.

Mais voici l'époque d'une transformation des plus complètes et des plus rapides : les organes génitaux viennent d'acquérir le développement nécessaire à l'exercice de leurs fonctions ; tout s'est préparé dans l'économie pour cette révolution ; quelques mois ont suffi à la nature, si soigneuse des intérêts de l'espèce, pour imprimer au corps la puissance et la vitalité que réclame l'office de la reproduction. Vers la puberté, la croissance du corps se fait en grande partie sur la colonne vertébrale, et en même temps que cette tige osseuse, point d'appui des efforts musculaires, s'est renforcée, ses cartilages intervertébraux, plus extensibles, facilitent ses mouvements ; les différentes pièces du squelette achèvent de se consolider, la plupart de leurs épiphyses se soudent à leur partie moyenne. Souvent on observe une élongation rapide du corps; les muscles se contractent avec énergie, la poitrine s'agrandit et s'ombrage de poils ; le tempérament sanguin domine, les sécrétions muqueuses sont moins abondantes ; le duvet de l'adolescence fait place à la barbe, les cheveux se rembrunissent ; le larynx se développe, la glotte s'élargit et s'allonge : de là le timbre plus grave de la voix et par moments des intonations incertaines. En peu de temps, les testicules doublent de volume, le pénis grossit et manifeste une propriété nouvelle, si des pratiques funestes ne l'ont déjà provoquée prématurément, celle d'entrer en érection ; le scrotum se ride et brunit, et par une excitation sympathique que nous verrons éclater plus vivement chez la femme, les seins du jeune homme se gonflent et parfois laissent suinter quelques rares gouttelettes d'un fluide lactescent. Mais le phénomène le plus remarquable qui se produit à cette époque chez l'homme, c'est l'apparition des zoospermes dans la liqueur séminale. Ce phénomène est constant (1) et suffirait à lui seul pour caractériser la puberté. On l'observe aussi chez les animaux à l'époque de leur rut ; la présence des zoospermes se lie à chaque retour de leur excitation génitale : « Quand le rut, dit Lallemand, est dans toute son énergie, les zoospermes sont tellement entassés dans les canaux sécréteurs du testicule, qu'ils y occupent plus de place que le liquide ambiant..... Ainsi l'accroissement d'activité du testicule a pour résultat essentiel la production des zoospermes. » Le tempérament de la femme se modifie moins profondément aux approches de la puberté, et il conserve en général sa nuance lymphatique; aussi ses formes s'arrondissent au lieu de prononcer leurs saillies musculaires. Le système pileux, qui chez le jeune homme reçoit une impulsion de croissance universelle, ne se développe chez la femme qu'aux aisselles, aux parties génitales et sur le crâne; mais ses glandes mammaires se prononcent, le bassin prend l'ampleur qu'exigera plus tard l'opération naturelle de l'accouchement, les lèvres du pudendum s'allongent, les ovaires doublent aussi de volume comme les testicules et prennent leur forme bosselée; les follicules de de Graaf deviennent plus nombreux, plus gros, plus superficiels, et le liquide qui les emplit contient une plus forte proportion d'albumine (2); l'utérus s'élargit surtout vers son fond, devient un centre de fluxion mensuelle, et réalise par là un acte organique qui caractérise éminemment la période de l'activité sexuelle. Si la sécrétion du sperme n'a point son analogue chez la femme, les cryptes muqueux qui existent dans ses voies génitales subissent aussi une sorte d'orgasme et versent avec abondance les fluides de leur sécrétion, soit dans l'exercice du coït, soit par le seul effet de la stimulation morale. Un dernier trait de ce tableau de la puberté, c'est cette stimulation morale elle-même, source de tant de souffrance et de poésie, de bonheur et de regrets ; c'est ce désir d'autant plus effervescent qu'il est nouveau, et qui, suivant les dispositions céré-

(1) Lallemand, *Des pertes séminales involontaires*, t. II. 2ᵉ partie, p. 442.

(2) A. Raciborski, *Traité de la menstruation, ses rapports avec l'ovulation, l'hygiène de la puberté et de l'âge critique*: Paris, 1868.

brales, revêt des nuances, des expressions si différentes, depuis la vague rêverie jusqu'aux aspirations brûlantes de l'amour enthousiaste, depuis la
pâleur d'une concentration difficile jusqu'aux explosions d'une fougue désor-
donnée. Nous avons reconnu le rôle de l'encéphale dans la production de ces
phénomènes moraux qui dramatisent la vie intime de la jeunesse; mais ils
prouvent aussi l'influence des organes génitaux sur le cerveau et le rapport qui
lie à leur développement celui de l'économie entière. Les effets déterminés par
la castration en fournissent la contre-preuve : chez les individus destitués des
attributs de la virilité, l'ensemble de la constitution porte un cachet féminin;
leur système pileux ne se prononce ni au thorax ni au visage, leur voix sonne
d'un timbre enfantin, comme celle des femmes ; comme les animaux châtrés,
ils engraissent en peu de temps; la virilité morale leur fait défaut non moins
que celle du corps; ils ont les vices des natures faibles et désarmées, ils sont
faux, hypocrites ; leur vengeance est sinueuse, leur esprit fertile en trompe-
ries. Ne disons pas que l'absence ou l'atrophie des testicules détermine cet
ensemble d'effets, que leur présence et leur intègre évolution produisent un
ensemble de résultats contraires ; mais déclarons qu'il existe entre ces faits
une corrélation, une connexion étroite et constante. La puberté influe énergiquement sur la marche des maladies. Grâce à l'acuité des phénomènes
d'évolution qu'elle engendre, beaucoup de maladies de l'enfance qui, malgré
leur curabilité, ont été vainement combattues jusqu'alors, disparaissent
comme par enchantement; stationnaires longtemps, elles redeviennent actives
et tendent à se résoudre. En revanche, les affections chroniques du premier
âge, et qui sont devenues incurables, empruntent de la puberté une force
nouvelle, et s'enfoncent pour ainsi dire plus profondément dans l'organisme :
« *Si quo genera morborum in infantem inciderunt ac neque pubertate,
neque primis coitibus, neque in femina primis menstruis finitarent, fere longa
sunt : sœpius tamen his morbi pueriles qui diutius manserunt terminan-
tur* (1). » Une fois la crise de la puberté terminée, les maladies ne sont plus
gouvernées dans leur développement et dans leur durée que par le genre de
lésion et l'état constitutionnel des sujets ; que si elles se sont maintenues à
travers les mutations organiques de la puberté, elles font partie de la constitution et souvent ajoutent une fonction de plus à celles de l'économie. Ainsi
telle sécrétion morbide, qui n'a point disparu dans le tourbillon d'une crise
d'âge, subsiste pour le reste de la vie et ne saurait plus même être supprimée
sans danger. Les individus scrofuleux, les rachitiques, sont des variétés de
l'espèce humaine en possession d'une santé relative, résultat de l'équilibra-
tion des fonctions avec les conditions spéciales de leur constitution.

L'âge de déclin, ou la virilité décroissante, est, comme la deuxième dentition, une crise d'âge moins aiguë que les autres; il prépare la révolution plus
rapide de la décadence sénile, comme la deuxième dentition conduit par de-

____

(1) Celsus, *De re medica.* Parisiis, 1773 (edit. Valart), lib. II, cap. I, p. 45.

grès à l'explosion de la puberté. Les systèmes digestif, respiratoire et circulatoire perdent de leur activité, parce que les besoins de la nutrition sont moindres; la pléthore veineuse s'établit de plus en plus; les phénomènes congestionnels qu'elle suscite prédominent vers l'abdomen. Les indices de la déchéance organique s'étendent à l'encéphale et à ses dépendances : la peau se plisse et se dessèche ; les appareils des sens ont moins de délicatesse dans leur structure, leur portion de matière nerveuse se durcit; l'atrophie commençante du cerveau se révèle par un abaissement de la puissance intellectuelle, la pensée est moins rapide, la mémoire moins fidèle, la parole moins abondante, les veilles plus difficiles ; au courage, à l'esprit d'entreprise et d'indépendance succèdent le calcul et la pusillanimité. Les attitudes sont analogues à l'état de l'axe cérébro-spinal ; les muscles cèdent, fléchissent ; l'allure altière et droite de l'âge mûr n'existe plus; déjà le corps tend vers le sol. Toutefois ces changements surviennent dans une gradation si modérée, que l'illusion de la stabilité est longtemps possible; mais la réduction de la puissance génitale vient enfin la détruire : entre quarante-six et soixante ans, durée de l'âge de retour, l'homme voit diminuer cette faculté, la femme perd la sienne. Avec la fécondité s'en vont les attributs extérieurs du sexe ; les seins se dessèchent, ou si l'embonpoint se conserve, il est flasque et mou; les ovaires s'atrophient, l'utérus se rapetisse : il semble que le foyer de la vie morale s'épuise en même temps que la puissance génératrice, et peu de femmes gardent encore au delà de cette abdication physique l'animation passionnée qui déverse un charme si doux sur leur commerce.

Autant l'élan de la plasticité est remarquable dans l'âge inaugural de la vie, autant la décadence s'opère avec promptitude dans la période de sénilité : triste et dernière révolution qui ne laissera après elle que des ruines. Il faudrait énumérer tous les organes pour montrer sur chacun d'eux l'empreinte de la destruction; les dents et les poils tombent, l'état squameux de la peau et la roideur des articulations nuisent à l'exercice du toucher ; les nerfs des sens s'atrophient, l'œil s'aplatit, le cristallin prend de l'opacité, l'iris et la choroïde pâlissent; le crâne, dont les sutures sont effacées, semble formé d'un seul os, comme le bassin; le système osseux est imprégné de sels calcaires, et ses cavités se sont agrandies, double circonstance qui favorise les fractures; les cartilages de prolongement des côtes, les fibro-cartilages intervertébraux, les symphyses du bassin, s'ossifient, ainsi que les articulations des os du carpe, du tarse, le larynx, les cartilages de la trachée-artère et des bronches, les plèvres; la rigidité et la décoloration des muscles, l'ossification fréquente de leurs tendons, la siccité des coulisses où ceux-ci ne glissent plus, rendent les mouvements lents, chancelants, impossibles même. Les organes de la génération s'atrophient dans les deux sexes parfois au point de n'être plus reconnaissables, etc. L'atrophie sénile frappe tous les organes glanduleux, glandes salivaires, ganglions mésentériques, follicules intestinaux; les plis de la membrane muqueuse du tube digestif deviennent plus courts et moins nombreux; le foie se condense et durcit; les poumons sont moins expansibles, emphysémateux, parsemés de dépôts charbonneux et comme infiltrés de matière noire; leur surface aérienne a moins d'étendue, la respiration plus de fréquence et moins d'amplitude; la cage thoracique s'affaisse et se rétrécit. La circulation s'affaiblit et se ralentit; les vaisseaux capillaires se dilatent, les veines sont plus apparentes, les varices se multiplient; les parois des artères, roides et cassantes, sont fréquemment ossifiées. La température d'après Edwards, varie chez les sexagénaires entre 35° et 36°; chez les octogénaires, entre 34° et 35°. H. Roger a trouvé chez sept vieillards compris entre soixante-douze et quatre-vingt-quinze ans, 36°,23 en moyenne, 37° pour maximum et 35°,50 pour minimum. Ces résultats ne s'accordent pas avec ceux de Despretz, qui a fixé la température humaine pour l'âge de dix-huit ans, à 36°,99; pour celui de trente ans, à 37°,14 pour l'âge de soixante-huit ans, à 37°.13. Gavarret (*loc. cit.*) s'est servi des recherches de J. Davy pour concilier ces divergences. Dans le Westmoreland, chez des vieillards bien portants, âgés de quatre-vingt-sept à quatre-vingt-quinze ans, assis au coin de leur feu et dans un air maintenu entre 11°,1 et 15°,5 la température prise neuf fois a oscillé entre 36° et 37°,5, moyenne = 36°,7. La température de la chambre s'étant abaissée progressivement de 15°,5 à 12°,8 et 6°,7, le thermomètre qui, placé sous la langue d'un vieillard de quatre-vingt-huit ans, marquait 37°,5, est descendu à 36°,6 et à 35°,5. A Ceylan, un centenaire observé par J. Davy, hors de son habitation et avec un vêtement très-léger, accusait une sensation de froid par une température atmosphérique de 22°,8; le thermomètre ne marquait que 35° sous la langue et 33°,7 sous son aisselle. Si donc les vieillards, placés dans de bonnes conditions de santé et de température ambiante, maintiennent celle de leurs corps presque au même niveau que l'adulte, ils se refroidissent rapidement dès que la température extérieure s'abaisse ou que leurs vêtements sont insuffisants : tant il est vrai que le cercle de la vie va se rétrécissant de jour en jour autour d'eux; les sources immédiates où le corps puise le sang, et le sang ses propriétés se tarissent graduellement. Telle est la cachexie sénile.

La mort est le terme de cette série de détériorations qui, préparées dans la période d'état, commencées pendant l'âge de retour, aggravées par la vieillesse, se précipitent vers la décrépitude et impriment aux dernières années le caractère d'une révolution d'âge, signalée surtout par la prédominance de sels terreux dans le sang et par l'atrophie générale des organes. Tandis que les liens consensuels des organes se relâchent, et que la solitude se fait pour ainsi dire autour de quelques viscères, derniers réceptacles d'une vitalité défaillante, la solitude s'opère au dehors autour du vieillard, et la presque interruption de ses rapports avec le monde ambiant le réduit à l'existence végétative. Celle-ci s'épuise à son tour; nulle excitation ne vient plus l'entretenir. Plus de besoins, plus d'instincts; les excrétions s'accomplissent à l'insu et contre la volonté du vieillard, et si la raison jette encore par intervalles quelques lueurs, elle ne fait que lui donner la conscience de sa destruction. Cependant il y a des organisations privilégiées même contre la mort ; des centenaires ont conservé l'usage de leurs facultés sensoriales et intellectuelles jusqu'au dernier jour ; un court sommeil, une syncope, un léger accès de fièvre erratique a couvert la transition de vie à trépas. Moins heureux, la plupart des hommes qui épuisent la longévité de leur constitution meurent par degrés, envahis de la circonférence au centre ; et quand la dernière expiration, simple effet du retour élastique des parois thoraciques sur elles-mêmes, les laisse dans l'éternelle immobilité, depuis longtemps ils ont cessé tout échange avec le monde extérieur : l'action cérébrale alimentait encore un reste d'hématose, mais elle ne suffisait plus aux actes de relation.

La mort sénile ou naturelle, c'est l'épuisement de la virtualité organique. Chaque constitution puise dans son essence primordiale une force de durée ; la longévité varie comme la santé, suivant les organisations individuelles : organisation, santé, longévité, sont les trois termes d'une proposition de la nature, et se traduisent logiquement par le sujet, le moyen et le but. C'est l'homme, c'est la société qui déplace les termes, qui contrarie la divine proposition ; la mort accidentelle, soit qu'elle résulte violemment de l'action des causes extérieures, soit qu'elle termine le cours fatal des maladies, est une violation des lois de la nature. La mission de l'hygiène, d'accord avec la morale et la religion, est d'assurer à tout homme le bénéfice de son organisation, sa mesure primordiale de longévité ; elle lutte contre les influences matérielles qui tendent à la réduire ; la religion et la morale combattent les influences d'un autre genre, mais tout aussi funestes à la conservation de l'individu et de l'espèce.

Combien différentes nous apparaissent maintenant les conditions anatomiques et physiologiques de chaque âge, et combien les prescriptions de l'hygiène doivent varier en proportion ! Pour l'hygiène et pour la médecine pratique, quelles ressources à la fois et quels écueils dans ces mutations, tantôt aiguës, tantôt graduées, qui constituent les révolutions d'âge ! Chacune d'elles peut fournir la matière d'un code spécial de préservation, chaque âge a défrayé des volumes ; circonscrit dans une limite étroite, nous n'avons pu qu'ébaucher les caractères saillants de chaque période de la vie, de chaque phase importante de l'organisme, et nous en déduirons ultérieurement des règles particulières de direction hygiénique, en traitant des divers modificateurs et de leur action, nous bornant ici à quelques indications spéciales qui n'auraient pas trouvé leur place ailleurs.

L'hygiène de l'enfant commence dans le sein de sa mère. On ne peut nier aujourd'hui qu'à côté des anomalies de développement qui dépendent d'une influence tout à fait inconnue de la génération sur l'embryon, il en est d'autres qui résultent de l'action des modificateurs sur la mère postérieurement à la conception : Geoffroy Saint-Hilaire a fait voir que, dans le plus grand nombre des cas, cette action se traduit par des déviations céphaliques. Parmi les causes qui agissent sur l'enfant par l'intermédiaire de la mère et qui déterminent les déviations congénitales, il faut mentionner en première ligne les coups, les chutes, les violences extérieures qui portent principalement sur l'abdomen. Les expériences de Depaul ont démontré l'influence du régime débilitant et des saignées sur le développement du fœtus pendant la vie intra-utérine ; la diminution des aliments, quand la femme s'y soumet rigoureusement, est très-puissante pour restreindre la nutrition de l'embryon et réduire ses proportions (1). La pléthore chez les femmes enceintes détermine de fortes contractions de l'utérus qui pressent le fœtus et impriment aux membres ou au tronc des directions vicieuses. On s'accorde aussi à considérer les émotions morales soudaines ou trop énergiques, trop prolongées, comme une cause perturbatrice de l'évolution régulière du fœtus. Quant aux *envies* des femmes et à leurs relations avec les *nævi materni*, l'observation n'a point confirmé, à cet égard, l'opinion populaire, et il n'y a lieu de tenir compte de ces appétences que si elles sont sincères et sans danger. Les plus sûres garanties de ce que l'on peut appeler l'hygiène fœtale résident dans la moralité et l'intelligence de la femme. Si elle a conscience de sa responsabilité envers l'être qu'elle porte dans son sein, envers la famille et la société, elle exercera sur elle-même, sur ses habitudes, sur ses passions, une surveillance que nulle autre ne peut suppléer ; elle évitera tous les ébranlements physiques et moraux ; riche, elle saura renoncer au monde, aux plaisirs bruyants, à la gêne des toilettes et des parades ; pauvre, elle opposera une calme résignation aux impressions tristes, aux chagrins, aux inquiétudes qui ont une influence particulièrement détériorante sur le produit de la conception. Point d'efforts violents qui puissent amener d'avortement ; point de constrictions ni de pressions sur l'abdomen ; la danse, la natation, l'équitation, la vectation dans des voitures mal suspendues ou sur des chemins mal entretenus, sont également contre-indiquées. Un exercice modéré, l'habitation de la campagne, un appartement spacieux, sec et bien exposé, un air fréquemment renouvelé, le libre accès de la lumière dont nous dirons plus loin (*Circumfusa*) les effets plastiques ; une nourriture substantielle et mesurée qui prévienne deux états également nuisibles, la pléthore et l'hydrémie ; des repas peu copieux et plus répétés quand le développement de l'utérus restreint la capacité des organes digestifs, etc. (Voy. 2e section, chap. II, § 3 ; chap. III, § 2 ; chap. IV, § 3, etc.)

Les accidents à prévenir pendant l'accouchement sont du ressort de l'obstétrique. Il faut se tenir en garde contre les hémorrhagies qui succèdent à la chute du cordon ombilical. Celui-ci se flétrit du premier au troisième jour, se dessèche du sommet à la base, et se sépare du quatrième au sixième jour. La plaie se cicatrice du sixième ou douzième jour. Les hémorrhagies surviennent du septième au treizième jour après la naissance. Le cordon coupé et lié, et la respiration bien établie, on lave l'enfant couvert de sang et d'un enduit céru-

____

(1) Voyez le mémoire de Depaul. *De l'influence de la saignée et d'un régime débilitant sur le développement de l'enfant pendant la vie intra-utérine. Bulletin de thérapeutique*, juillet et août 1849, t. XXXVII.

mineux dans un bain à 32 degrés environ ; quelquefois cette ablution est précédée d'une onction faite avec de l'huile d'olive, du beurre, du cérat ou préférablement avec un jaune d'œuf ; on dispose ensuite l'appareil pour maintenir le cordon, et l'on habille l'enfant (voy. chap. IV, *Vêtement suivant l'âge*). Pour sa toilette comme pour son couchage, ni trop ni trop peu de chaleur : il ne résisterait pas au froid ; un excès de chaleur l'agiterait jusqu'à la fièvre. Point de maillot ; des bandes larges et des couches modérément serrées à l'aide de cordons et non d'épingles ; pour la tête, un béguin de toile recouvert d'un ou deux autres de coton ou de flanelle ; une chemisette, une brassière d'étoffe de laine, un fichu pour le cou. Pour les parties inférieures, trois pièces : la première de toile, les deux autres de laine épaisse, rattachées par des liens à la brassière ; ces langes doivent être assez long pour flotter librement quand la température est douce, et pour se replier et se fixer aux autres pièces de l'habillement quand la saison est froide ; on peut ajouter, en hiver, de petites chaussures de laine tricotée aux pieds. Pour préserver cet appareil vestimentaire de la souillure des excréments, on dispose en plein, sous les fesses de l'enfant, une serviette dont deux angles sont ramenés en ceinture autour du tronc et noués en avant, et dont l'angle inférieur passe entre les jambes pour se fixer aux deux autres sur l'abdomen. L'enfant ne sera jamais couché dans le lit de sa mère ou de la nourrice ; autant que possible, on le placera dans une chambre distincte, vaste, bien aérée, d'une température constante jour et nuit, et assez élevée pendant les huit premiers jours (19 à 20 degrés, Cazeaux). Pas d'alcôve, pas de rideaux ; dans le berceau, la plume et la laine seront remplacées par de petits paillassons remplis de paille d'avoine ou de zostère qu'on remplace facilement ou que l'on fait sécher, lorsqu'ils ont été salis. Pendant le sommeil, on couvre un peu plus l'enfant sans le surcharger. L'usage de le bercer n'a d'autre inconvénient que d'exposer aux chutes et de créer une habitude tyrannique ; mieux vaut y renoncer. Que l'enfant s'endorme dans son berceau, non sur les genoux de la mère ou de la nourrice ; sinon il arrivera à exiger, par ses cris, à chaque réveil, le même maniement, et bientôt il ne dormira plus que sur les genoux, dans des attitudes vicieuses et pénibles. Vers l'âge de trois à quatre mois, on fait quelques modifications dans sa toilette ; une petite jupe de laine, des bas et des chaussons remplacent les langes inférieurs. Deux ablutions par jour, rapides, générales, d'une à deux minutes, avec de l'eau tiède pendant les quinze premiers jours de la vie (voy. *Bains chauds*, 1e section, chap. III), puis avec l'eau froide de 10 à 15 degrés centigrades environ ; on n'arrive à ces lotions froides que par des transitions graduées ; on les fait avec rapidité, on essuie avec un linge doux et l'on frictionne un peu la peau pour amener une réaction qui réchauffe. Encore faut-il s'en abstenir chez les enfants faibles, et, pour cet âge, la règle est le lavage à l'eau tiède. En hiver, l'enfant ne doit pas être porté à l'air extérieur avant le quinzième jour. On doit donc désirer que les exigences de la loi civile et de l'Église s'adoucissent en faveur des nouveau-nés soumis à la condition immédiate du baptême dans l'église et de la présentation à l'officier de l'état civil pour la déclaration de naissance. Loir a plus particulièrement insisté sur l'utilité de constater la naissance à domicile, et d'obtenir l'ondoiement ou le baptême à domicile au moins dans les cas de naissance avant terme et dans les cas de maladies vérifiées ou évidentes qui mettent par elles-mêmes en danger les jours du nouveau-né. Plusieurs grandes municipalités, Douai, Lille, Versailles, ont adopté la première de ces réformes, et Trébuchet, qui fait autorité en matière d'hygiène administrative, a donné une excellente raison de plus pour la généraliser, savoir : que la vérification du sexe se fera plus régulièrement à domicile qu'à la mairie, où l'on s'en rapporte presque toujours, à cet égard, à la déclaration des parents. Une fois que l'enfant a été soumis heureusement à l'épreuve de l'air extérieur, il convient de le faire sortir tous les jours, et, par les mauvais jours même, on profitera d'un moment favorable pour remplir cette importante indication. Le bain d'air en été doit durer presque autant que la journée. Dans les autres saisons, trois à quatre heures au moins (voy. 2ᵉ section, chap. I, art. 6, § 3). L'impressionnabilité du système nerveux est extrême chez le nouveau-né ; lui graduer l'impression optique et acoustique, lui épargner d'intempestives excitations, les chatouillements, les piqûres d'épingle, les pressions douloureuses, etc., c'est prévenir des accidents convulsifs, dus parfois encore à la chaleur, à l'air confiné, à la rétention du méconium ou de l'urine, et dont on recherche les causes dans des états morbides sans réalité. Sur l'alimentation de cet âge, nous donnons ailleurs les détails et préceptes nécessaires (voy. INGESTA, *Allaitement maternel, mixte, artificiel, Sevrage*, etc.).

L'allaitement est impossible dans les cas d'imperforation, d'absence, de brièveté, ou de longueur et de volume excessifs du mamelon ; les crevasses, gerçures, érosions, excoriations, fissures du mamelon, diverses maladies du sein, entraînent même impossibilité, au moins temporairement ; car la plupart de ces lésions, bien soignées, guérissent assez vite pour permettre ensuite l'allaitement ; la succion directe et souvent répétée, l'application de bouts de sein, de ventouses, obvient à la brièveté des mamelons, etc. Toute suspicion d'hérédité morbide (cancer, tubercule, syphilis), l'existence d'une affection des voies digestives, une maladie chronique grave, l'altération du lait, des tendances irrésistibles vers le monde et ses plaisirs, un manque de bon vouloir, sont autant de contre-indications à l'allaitement maternel.

Beaucoup de médecins attendent vingt-quatre à quarante-huit heures pour commencer l'allaitement, donnent provisoirement à l'enfant de l'eau sucrée tiède qui le fait vomir, et voire même, pour chasser le méconium, des laxatifs qui, d'après Moreau, peuvent occasionner l'ictère. Ces pratiques sont surannées et nuisibles. Si l'état de la mère le permet, elle essayera d'allaiter deux à douze heures après la délivrance ; les succions de l'enfant aident à la montée du lait, modèrent le gonflement et les douleurs des seins, façonnent le mamelon et rendent presque nulle la fièvre de lait (Cazeaux) ; le colostrum est le seul laxatif qui convienne pour l'expulsion du méconium. Les seins auront été préalablement débarrassés, par une lotion d'eau tiède, des matières sébacées amassées dans les sillons où s'ouvrent les conduits lactifères. Au début, on épargne à l'enfant des tâtonnements et des efforts en lui mettant le mamelon dans la bouche, en ayant soin de lui tenir les narines ouvertes et de constater si la succion et la déglutition s'effectuent réellement, ces actes pouvant être entravés par un état de faiblesse congénitale, la division du voile du palais et de la voûte palatine, la brièveté du frein de la langue, etc. Donné conseille, avec raison, de régler, dès les premiers jours, le régime de l'enfant, de lui faire faire, au sein qui l'allaite, des repas à intervalles à peu près égaux, très-rapprochés d'abord et successivement plus éloignés ; toutes les deux heures, le jour, trois ou quatre fois la nuit, plus tard toutes les trois heures. « Le premier soin, dit Cazeaux, est de s'assurer qu'il a réellement besoin de téter, car il ne faut jamais présenter le sein dans le but unique d'apaiser ses cris, comme le font la plupart des jeunes mères. Il ne faut pas croire, en effet, que le cri soit toujours l'expression d'une souffrance ou d'un besoin réel, l'enfant crie comme nous parlons... Le cri de la faim s'accompagne, en général, d'une agitation assez vive des membres supérieurs, l'enfant tourne la tête à droite et à gauche, ouvre la bouche comme pour chercher le sein de la nourrice, saisit avidement le bout du doigt ou un corps quelconque souple et arrondi qu'on place entre ses lèvres, et exerce immédiatement sur lui des efforts répétés de succion. » La ration de lait est en rapport avec les besoin de la nutrition et du développement ; de récentes expériences de Natalis Guillot tendent à préciser ce rapport : suivant lui, un enfant robuste exige 1000 grammes de bon lait par jour pendant le premier mois, et plus de 2 kilogramme ensuite ; son accroissement régulier dans la période diurne est de plus de 50 grammes : « Tous les enfants sains gagnent un poids régulier, en quelque sorte normal, tous les jours ; les enfants malades perdent irrégulièrement, mais perdent toujours jusqu'à la mort, souvent même avant que personne ait pu distinguer un état maladif (1). » La maladie, une indisposition même légère suffit pour déterminer, en quelques jours, des pertes considérables (500 grammes en cinq jours), mais qui sont rapidement compensées après le rétablissement de la santé.

Vers l'âge de sept mois, crise de la première dentition, plus ou moins aiguë et turbulente, suivant que les époques d'éruption sont séparées par des intervalles plus ou moins longs qu'on appelle époques de repos. La durée d'une période d'éruption dépend du nombre de dents qui, par leur sortie simultanée, constituent chaque groupe ; elle est de huit jours en moyenne pour le premier groupe, et peut durer plus de six semaines pour le troisième. Quelquefois le travail odontogénique n'offre aucune intermittence. En général, les mauvaises conditions hygiéniques où sont placés les enfants leur préparent des

(1) Natalis Guillot, *Arch. gén. de méd.*, novembre 1853, p. 520.

dentitions difficiles ; un bon lait, des vêtements convenables, des soins de propreté, écartent ou atténuent les troubles qui les accompagnent : la constitution et l'hérédité interviennent pour une part dans leur production, car il est
certain que beaucoup d'enfants, entourés d'un luxe de soins et de précautions, n'échappent point à cette tourmente. La première règle est de combattre
la tendance aux fluxions, aux hypérémies vers l'extrémité céphalique : couvrir modérément le corps, moins encore la tête ; éviter toute constriction sur
le tronc, au cou ; entretenir la liberté du ventre, empêcher l'éréthisme nerveux par des bains tièdes, etc. Les hochets ont aussi leur utilité ; les enfants
les portent instinctivement à la bouche, les pressent contre les gencives ;
à défaut de ces objets plus ou moins durs (or, ivoire, cristal, racine de gui-
mauve), ils mordillent leurs doigts. J. J. Rousseau, Gardien, Billard, prétendent que les hochets durs rendent les gencives calleuses et la sortie des dents
plus difficile ; Rosen, Antoine Petit, leur prêtent des propriétés contraires.
Guersant reconnaît qu'ils servent à aplatir le bord tranchant des mâchoires,
à seconder l'écartement des deux tables entre lesquelles se développent les
alvéoles.

La seconde dentition exige moins de sollicitude de la part de l'hygiéniste, si
ce n'est pour la régularité et la beauté des dents (voy. EXCRETA, *Hygiène de
la bouche*). On observe rarement le gonflement inflammatoire des gencives,
des aphthes, des angines, presque jamais des convulsions ; Guersant a vu des
accès épileptiformes coïncider avec l'éruption des premières molaires.

On trouvera plus loin (*Imminence morbide*) l'indication des états morbides
qui menacent la puberté, comme les autres époques importantes de la vie.
Les impulsions et les déviations du sens génésique sont le principal danger de
cet âge (voy. *Habitudes morbides*).

L'âge de retour a, suivant nous, un caractère certain dans la décadence
rapide des organes et des fonctions de la reproduction ; de là son hygiène, sans
négliger les autres indications qui résultent des habitudes contractées, de l'imminence morbide (voy. chap. VI et VIII). Les limites de cette période, variables
suivant les individualités, sont généralement comprises entre quarante-six et
soixante ans ; elle commence plus tôt pour la femme. Flourens la recule
davantage ; après avoir signalé, comme un complément du développement en
longueur et en grosseur, un travail intérieur, profond, qui agit dans le tissu
le plus intime de nos parties et qui rend toutes ces parties plus achevées, plus
fermes, les fonctions plus assurées, l'organisme entier plus complet, il ajoute :
» Ce dernier travail, que j'appelle travail d'invigoration, se fait de quarante à
quarante-cinq ans ; et, une fois fait, il se maintient ensuite plus ou moins jusqu'à soixante-cinq ou soixante et dix ans (1). » Flourens ne peut avoir en vue
qu'une classe de privilégiés, car il y en a dans l'ordre physiologique. A mesure
que le sens génital s'émousse, les jouissances de la table augmentent ; la plé-

____

(1) Flourens, *De la longévité humaine, etc.*, 3e édit. Paris, 1855, p. 52.

thore des gourmands à cheveux gris, avec les siestes et l'inertie musculaire, amène l'obésité, l'imminence apoplectique, la goutte, la gravelle, les hémorrhoïdes, etc. La sobriété, les exercices du corps, les frictions sèches et quelques pratiques hydrothérapiques (voy. 2ᵉ section, chap. III, art. 2, *Ablutions*, etc.) destinées à exciter la circulation capillaire générale, contribueront efficacement à entretenir le jeu régulier des grandes fonctions de l'économie. La faculté procréatrice se conserve plus longtemps chez l'homme que chez la femme; son déclin s'annonce par la corrugation moins prononcée du scrotum, par l'atrophie des testicules, et par la diminution de quantité, d'odeur et de consistance du sperme, qui n'offre plus au microscope qu'un petit nombre de spermatozoaires languissants, par la faiblesse et la fugacité des érections. Qu'on évite alors les stimulants artificiels; le libertinage est, pour l'homme sur le retour et pour le vieillard, une cause d'épuisement rapide. Il n'y a pas de règle absolue à leur imposer, si ce n'est celle d'une réserve strictement calculée d'après les besoins réels et l'état général, deux conditions dont l'une peut toujours être appréciée par les médecins et l'autre par le sujet lui-même, s'il est exempt de passions tardives et d'illusions ridicules.

Notre plan ne comportant pas une série de monographies hygiéniques, nous avons spécifié, dans chacun des chapitres qui se rapportent, soit à l'individualité, sujet de l'hygiène, soit aux divers modificateurs, le détail des prescriptions qui en découlent pour les vieillards, comme pour les autres âges, comme pour les sexes, les tempéraments, etc., et nous avons rejeté, dans la deuxième partie de ce livre (HYGIÈNE PUBLIQUE), les données qui les intéressent collectivement (*enfants trouvés*, *crèches*, *salles d'asile*, *refuges pour les vieillards*, etc.). La vieillesse confirmée, c'est la détérioration progressive des diverses fonctions de l'organisme, c'est l'usure plus ou moins accélérée de la force vitale, se traduisant sommairement par deux phénomènes : la prédominance du mouvement de décomposition sur le mouvement de décomposition interstitielle, et la vascularité décroissante des tissus par l'oblitération des vaisseaux capillaires, par les dépôts cartilagineux et osseux sous la membrane interne des artères moyennes, des gros vaisseaux et du cœur. Il s'agit ici, non de perfectionner, mais de conserver; non de réguler l'activité fonctionnelle, mais de la prolonger. La première condition est d'écarter les causes de déchet, de surcroît dans la dépense organique, d'affaiblissement du système nerveux, toujours voisin de l'adynamie : les grands travaux de l'esprit, les fatigues du corps, les veilles, les émotions, ne sont plus de saison. S'il faut épargner au vieillard les influences excessives qui l'épuiseraient promptement, il n'importe pas moins de lui dispenser une juste mesure de stimulation, de maintenir chez lui l'énergie de l'influx nerveux par une alimentation substantielle et par l'emploi des moyens propres à favoriser la circulation. Éviter le froid, l'humidité, les variations de température, est pour lui une impérieuse nécessité. Emphysème pulmonaire, congestions sanguines passives, hypostases pulmonaires, catarrhes chroniques avec surabondance de mucosités, pneumonie, dyspnée, asthme, œdème et gangrène du poumon, tel est le cortége des maladies qui le menacent du côté de la respiration, sans compter les morts subites observées par Prus et rattachées par lui à l'emphysème pulmonaire ; presque toujours atteint de catarrhe bronchique, il doit redouter encore toutes les causes propres à faire passer cette affection au type aigu, tout ce qui peut provoquer des quintes de toux, une accélération des mouvements respiratoires, etc. Nous maintenons donc pour lui les conseils que nous avons formulés ailleurs (voy. *Vétements*), et qu'un écrivain a taxés d'exagération, parce qu'il y a des vieillards ingambes, actifs, qui ne portent qu'un vétement. Ajoutons, avec Reveillé-Parise, « qu'un vieillard peut être causeur, mais les efforts de poitrine et de parole qu'exigent l'acteur, le professeur, l'orateur, lui sont interdits ; bien plus encore ceux de chanteur ». Ce spirituel et judicieux médecin, en qui nous regrettons un ami, résume en ces régles l'hygiène du vieillard : savoir être vieux, se bien connaître soi-même, disposer convenablement la vie habituelle, combattre toute maladie dès son origine. Avec ces quatre règles et les conseils pratiques qui en découlent, « on ne vivra pas plus que sa vie, mais on vivra toute sa vie, c'est-à-dire tout ce que permet d'espérer la constitution particulière de chaque individu, combinée avec les lois générales de la constitution de l'espèce » (1).

CHAPITRE IV.

DES SEXES.

L'espèce humaine présente au plus haut degré les caractères de la sexualité individuelle, c'est-à-dire : 1º la séparation parfaite des sexes ; 2º la perfection des appareils de génération ; 3º le rapport général de l'organisme avec le sexe. Examinons les différences que la sexualité détermine chez l'homme et chez la femme dans les fonctions, dans les organes, dans l'ensemble ou la forme générale de l'individu, et commençons par les organes, par les fonctions mêmes qui impriment à l'un et à l'autre le cachet d'une destination distincte dans l'office synthétique de la propagation de l'espèce.

§ 1. — Fonctions de la génération.

On ne saurait méconnaître une différence profonde entre l'homme et la femme, par rapport à l'espèce. Le rôle du premier se borne à la fécondation ; cet acte consommé, il recommence à vivre pour lui-même, et jouit d'une

(1) Reveillé-Parise, *Traité de la vieillesse, hygiénique, médical et philosophique.* Paris, 1853, p. 278. — Flourens, *loc. cit.* p. 77.

plus grande indépendance dans la sphère de son autonomie personnelle. La femme, au contraire, vit pour l'espèce plutôt que pour elle-même : la série des fonctions qui lui sont imposées pour les fins de la propagation humaine témoigne de cette direction primordiale de son organisation. L'œuvre dont elle est chargée ne se termine point à la copulation, à la fécondation ; il faut ensuite qu'elle fasse les frais d'une incubation prolongée, de la parturition et de l'allaitement, et pour qu'elle s'applique en temps opportun à sa mission, la nature l'avertit de son aptitude à la remplir par l'établissement d'une fonction spéciale, la menstruation. Ses premières manifestations morales sont conformes au but de la nature, elles l'entraînent vers le sexe dont elle doit recevoir la fécondation ; les plaisirs, les chagrins, les devoirs qui se rattachent à ce même but, sont l'occupation de sa vie. Enfin, et comme pour la solliciter plus vivement à la reproduction de l'espèce, la nature a placé du côté de la maternité les chances les plus fortes de santé et de longévité : le célibat est plus funeste aux femmes qu'aux hommes; les couvents de femmes recèlent plus de maladies et d'existences languissantes que les couvents d'hommes; la fécondation et la grossesse fortifient beaucoup de femmes ; et qui n'a remarqué la santé florissante de femmes, mères de nombreux enfants, tandis que la stérilité dessèche et flétrit !

Une destination si énergiquement exprimée par les instincts et par les fonctions doit avoir réglé la structure et les relations des parties : les moyens doivent s'accorder avec le but, et c'est ce qui ressortira d'une exploration rapide de l'organisation féminine.

Le bassin entier de la femme, appelé par Burdach le laboratoire de la génération, est plus développé, plus ouvert en avant et en haut que chez l'homme; le détroit supérieur du petit bassin forme d'avant en arrière un plan oblique plus rapproché de la perpendiculaire chez la femme que chez l'homme : la ligne circulaire que représente ce détroit est plus prononcée à cause de l'écartement plus grand des os costaux : le diamètre antéro-postérieur est de 4 pouces, l'oblique de 4 pouces et demi, le transverse de 5 pouces. L'excavation du petit bassin doit à l'éloignement des ischions l'augmentation de son diamètre transversal : il est de 4 pouces, ce qui élève son rapport à celui de l'homme : : 123 : 100. Grâce à la courbure du sacrum, l'antéro-postérieur est de 4 pouces et demi; rapport à celui de l'homme : : 108 : 100; l'oblique a 4 pouces et demi; les trous sous-pubiens et les échancrures sciatiques sont plus grands, et l'axe du bassin décrit une plus forte courbure. Le détroit inférieur est plus large et plus ouvert en devant. En même temps les muscles des lombes et du siége sont plus développés; les nerfs du plexus pelvien, les branches qui vont des plexus mésentérique supérieur et inférieur aux organes génitaux, sont beaucoup plus volumineux que chez l'homme, et Haller a remarqué qu'il en est de même de l'aorte descendante et des artères iliaques. Il est inutile d'insister sur le concours de ces dispositions organiques vers un même objet; d'autres encore, que nous omettons, contribuent à faciliter les actes qui se résument dans la reproduction de l'espèce. Nous ne décrirons pas ici l'appareil génital de la femme ; nous rappellerons seulement avec quelle promptitude ses parties externes et internes complètent leur évolution vers l'époque de la puberté. Le mont de Vénus se prononce, les lèvres et les nymphes s'épanouissent, le vagin s'étend, le clitoris acquiert plus de volume et d'excitabilité, l'utérus plus d'épaisseur et d'étendue ; par une connexion de développement, la mamelle s'élève et s'arrondit, le mamelon se forme et rougit. La turgescence des parties génitales externes et internes s'exalte par degrés et finit par se résoudre en un flux sanguin, précédé par les phénomènes suivants : l'utérus se gonfle, rougit à sa face interne, se distend par le bas et descend de manière à se laisser sentir à une moindre hauteur dans le bassin ; son orifice s'arrondit et se ramollit à son pourtour, en même temps que la lèvre postérieure de cette ouverture s'allonge. A ces phénomènes s'ajoutent des tiraillements, des lassitudes, effet de la congestion des vaisseaux pelviens, de la chaleur aux parties génitales, parfois une cuisson douloureuse pendant l'écoulement des urines, et la tension de l'abdomen. L'habitus extérieur trahit l'orage des organes génitaux : les yeux sont cerclés et moins vifs, la face se colore par bouffées, les traits sont légèrement altérés ; de la céphalalgie, un peu d'accélération circulatoire par moments, une sensibilité agacée, la diminution de l'appétit, souvent une transpiration d'une odeur caractéristique, parfois la perversion des goûts ou du caractère, annoncent que l'économie entière s'est ébranlée. Peu à peu cet orgasme tombe, mais la susceptibilité nerveuse persiste et augmente même par l'effet de la déperdition sanguine ; la faiblesse succède à l'excitation. Elle disparaît à son tour après la cessation graduelle de l'écoulement, et tout rentre dans l'ordre jusqu'à la réapparition des mêmes effets produits par la même cause, car désormais ce flux sanguin se renouvelle avec une périodicité presque fixe du vingt-septième au vingt-huitième jour, et fonction distinctive de la femme, signe précieux de sa fécondité, il exercera sur elle, dans l'état de santé ou de maladie, une influence aussi délicate que profonde.

Toutefois l'hygiéniste n'oubliera point que cette hémorrhagie n'est que l'un des phénomènes constitutifs de la phase menstruelle, qui dépend elle-même de l'ovulation spontanée. Chaque menstruation correspond à la maturation et à la chute d'un œuf ; une vésicule de de Graaf, qui a pris sur toutes les autres une prépondérance décisive, se déchire pour expulser son œuf à un moment indéterminé de la période menstruelle. Pouchet admet que l'émission de l'ovule a lieu soit immédiatement après le flux cataménial, soit pendant les quatre premiers jours qui lui succèdent. L'œuf met ordinairement de deux à six jours pour franchir la trompe, et séjourne encore deux à six jours dans l'utérus (1). C'est pendant cette migration, que l'ovule peut être fécondé à la suite d'un rapprochement ; au delà des douze à quatorze premiers jours qui

(1) Pouchet, *Théorie positive de l'ovulation spontanée et de la fécondation des mammifères et de l'espèce humaine.* Paris, 1847, in-8 et atlas colorié.

suivent les règles, la fécondation ne serait plus possible d'après Pouchet, l'œuf ayant été entraîné au dehors par la *decidua* ou membrane caduque, sécrétée entre la surface de la muqueuse utérine et son épithélium ; cette sorte de pseudo-membrane se formerait normalement dans la matrice après chaque menstruation, et s'en détacherait aussi normalement dans l'intervalle des règles, si la conception n'avait pas eu lieu, sous la forme d'un flocon albumineux, élastique, d'une teinte opaline. Longet n'a jamais observé ce flocon, et le rattacherait, d'après la texture même qu'on lui assigne, aux produits de sécrétion muqueuse, analogues à ceux qui proviennent parfois des glandes du col utérin. Quant à la loi de la ponte périodique, s'applique-t-elle d'une manière tout à fait absolue à la femme ? Pour les animaux mêmes, on est amené à distinguer, avec Coste, des époques naturelles pour la maturation et la chute des œufs, et des époques pour ainsi dire artificielles qui sont subordonnées aux conditions d'abri, de température, d'alimentation, de cohabitation, etc. Le pigeon sauvage pond une ou deux fois par an ; apprivoisé, il niche sept à huit fois dans nos colombiers. Dans l'espèce humaine, les excitations génésiques, le coït auquel elle est toujours apte, etc., ne pourraient-ils accélérer le retour des modifications ovariques, et surtout la chute des œufs ? Quoi qu'il en soit, la maturation spontanée des œufs chez la femme, leur passage des vésicules de de Graaf rompues dans les trompes de Falloppe, leur déhiscence chez les femmes vierges comme chez celles qui ne le sont pas, sans coït et indépendamment de l'influence du sperme, sont des phénomènes qui s'accomplissent normalement et périodiquement, et ce travail des ovaires a pour signe extérieur l'éruption des règles. La menstruation n'est donc que la manifestation d'une activité vitale dans les organes de la procréation, et elle contribue à son tour à renforcer par des excitations périodiques, l'énergie propre de ces organes : la turgescence sanguine qu'elle détermine, s'étendant jusqu'aux vaisseaux des ovaires, il est permis de l'envisager avec Schweighæuser (1) comme une maturation périodique de la substance propre à produire le fruit.

Depuis que les travaux de Négrier, Gendrin, Montgomery, Raciborski (2), Bischoff, Coste cité par Longet (3), Courty, Pouchet, etc., ont démontré des rapports intimes entre la menstruation et les actes qui s'accomplissent dans les ovaires, l'hygiène de cette phase importante de la vie des femmes a reçu elle-même un caractère de précision et une plus utile application de détails ; elle doit suivre, dans la direction de cette fonction, les indications de la physiologie et y distinguer avec elle trois périodes : 1° Invasion signalée par l'odeur *sui generis* que prend le mucus utéro-vaginal et sa coloration brunâtre ; déjà le microscope y décèle la présence de globules sanguins, quoique moins nombreux que les globules muqueux. Cette période dure un ou deux jours. 2° État : l'hémorrhagie utérine atteint son maximum d'intensité, et le sang qu'elle fournit ne diffère du sang arté-

(1) Schweighæuser, *Sur quelques points de physiologie relatifs au fœtus*, p. 2.
(2) Raciborski, *Traité de la menstruation, etc.* Paris, 1868, p. 28.
(3) Longet, *Traité de physiologie*, 3ᵉ édit., 1873, t. III, p. 722.

riel que par son mélange avec le mucus vaginal (Brierre de Boismont, Raciborski). D'après l'observation des mammifères, c'est durant cette période que les vésicules de de Graaf se développent et subissent l'hémorrhagie interne qui doit expulser l'œuf formé dans leur cavité, mais elles ne s'ouvrent pas encore. 3° Cessation : le flux cataménial diminue et disparaît, les globules sanguins redeviennent rares au milieu des globules muqueux et des fragments d'épithélium entiers ou déchirés; c'est à la fin de cette période que s'ouvrent les follicules de de Graaf pour l'émission des ovules. La période intermenstruelle se divise aussi en trois phases, offrant des phénomènes spéciaux : 1° Desquamation d'une quantité considérable de plaques épithéliales qui proviennent en partie des parois du vagin. Cette période, qui dure environ dix jours, donne lieu pendant les quatre ou cinq premiers jours à une irritation assez vive des organes génitaux ; le mucus qui s'échappe par l'orifice de la vulve, d'abord liquide, s'épaissit du sixième au septième jour, et présente, avec une plus grande quantité de globules muqueux, des amas de plaques épithéliales enchevêtrées, au lieu de ces mêmes produits isolés et nageant dans le fluide comme dans les quatre premiers jours. Vers cette époque, et quelquefois seulement le huitième jour après la cessation des règles, un sentiment de pesanteur et même des douleurs vives se manifestent dans les points du bassin qui correspondent aux trompes, dues non à l'expulsion des ovules, mais aux contractions des trompes de Fallope, à l'effet d'acheminer l'œuf vers l'utérus. Du dixième au douzième jour, le mucus utéro-vaginal, plus dense encore ressemble à du lait caillé, par suite de la macération et du gonflement des débris d'épithélium. 2° Du dixième au quinzième jour, le mucus reparaît fluide et très abondant, au point d'humecter la vulve et de couler sur les parties voisines, et, d'après Pouchet, on voit tomber au dehors un flocon albumineux plus ou moins étendu, élastique, membraniforme : ce produit, nié par Longet, ne s'échappe que si la conception n'a pas lieu. En cas de fécondation, il est employé, dit Pouchet, à protéger l'embryon : on l'appelle alors membrane caduque ou *decidua,* destinée à retenir la vésicule fécondée sur un point donné de la cavité utérine(1). 3° A partir du dix-huitième jour, c'est-à-dire après l'élimination de ce flocon, jusqu'aux règles suivantes, le mucus utéro-vaginal reprend plus de consistance, et se montre au microscope, comme à l'œil nu, très-analogue au mucus du dixième au douzième jour.

La menstruation, considérée dans ses phénomènes locaux, a donc plus d'une analogie avec la grossesse et la parturition : dans ces trois états, l'activité vitale de la matrice se trouve également augmentée. Cette exaltation vitale de l'utérus aux époques menstruelles complète, avec les modifications anatomiques qui surviennent dans l'ovaire, l'opportunité de la reproduction ; aussi la faculté génératrice et la menstruation sont étroitement liées : il semble que l'une s'entretienne par l'autre, et que la vitalité de l'utérus soit au prix des excitations

____

(1) Velpeau, *Ovologie humaine.* Paris, 1833, p. 8.

périodiques dont il devient le siége. S'il a été réservé à notre époque de vérifier par l'expérience directe la coïncidence de la rupture des vésicules ovariennes avec les époques cataméniales, l'observation empirique a révélé aux médecins, depuis plus de vingt siècles, la fréquence plus grande des conceptions pendant ou immédiatement après la menstruation. Hippocrate recommandait déjà aux femmes désireuses d'enfants, de cohabiter au début ou vers la fin de leurs règles, pendant la durée de celles-ci plutôt qu'après leur cessation. Galien indique que la conception s'opère surtout immédiatement après la menstruation. Boerhaave affirme que les femmes ne deviennent jamais enceintes qu'à la fin de leurs règles. Ce fait est si connu, dit Haller, que les femmes qui ne veulent pas avoir d'enfants, craignent de cohabiter pendant la menstruation. D'après Boivin et Dugès, cités par Longet, Béclard, dans ses leçons orales, aurait touché de plus près encore à la vérité physiologique, en considérant la menstruation comme le résultat d'une excitation générale des organes de la génération, analogue à celle du rut, et dont les ovaires seraient le foyer. Les femmes fécondes, quoique non menstruées, forment une exception. Une menstruation active, sans dépasser la limite physiologique, est le gage d'une fécondité plus grande ; quand elle disparaît sans retour, c'est fait de la puissance génératrice de la femme. Elle est suppléée par la gestation et par la lactation ; dans ces deux derniers états, le sang, ou, comme dit l'école allemande, la force et la substance plastiques se dirigent vers le fœtus et vers l'enfant. Telle est la surabondance de plasticité départie aux femmes pour la reproduction de l'espèce, que lorsqu'elle n'est point dépensée à cette fin, elle doit s'épandre au dehors sous forme d'évacuation périodique : de là l'idée que la menstruation est la compensation de la grossesse qui n'a point lieu (Burdach), une dérivation de la force plastique qui tend à se manifester ; elle témoigne que chez la femme la génération est la direction prédominante de la vie, en même temps qu'elle assure sa liberté en empêchant le désir vénérien de dégénérer chez elle en appétence brutale. L'action cérébrale, influencée par cette fonction, influe sur elle à son tour ; il suffit d'une émotion forte pour la supprimer : les affections tristes et lentes finissent par produire le même résultat. La menstruation oscille en quelque sorte au gré du cerveau. Le fait le plus démonstratif de cette dépendance est le suivant. Esquirol a connu une dame âgée de cinquante ans dont les règles avaient cessé de paraître depuis un an ; une passion amoureuse vint troubler son repos, et l'écoulement menstruel reparut et dura plusieurs années encore par l'incitation de cette cause morale.

La menstruation détermine des effets généraux qui nous font voir ses connexions intimes avec tout l'organisme ; il n'est point de fonction qu'elle n'influence de près ou de loin, et sa suppression peut donner lieu aux états morbides les plus variés (voy. ch. VIII, *De l'imminence morbide*).

La menstruation est le caractère exclusif et spécifique de l'organisation féminine. L'homme est sujet à des déperditions que l'on comparait naguère encore au flux cataménial, mais qui ont à peine quelque analogie extérieure et superficielle avec cette fonction, considérée seulement comme une spoliation périodique, et dans ses relations avec la vie individuelle. Ainsi, les recherches statiques de Sanctorius ont fait voir que l'homme en santé, soumis à un régime simple et régulier, augmente chaque mois d'une à deux livres; alors son humeur s'altère, il devient morose; il éprouve une tendance à la paresse et de la lenteur dans les mouvements. Cet état dure jusqu'à ce qu'une crise, qui s'opère par la transpiration cutanée ou par les urines, et qui porte sur la nature ou sur la quantité de ces excrétions, le réduise à son premier poids et lui restitue les forces dont il jouissait auparavant. Pendant la puberté et dans l'âge viril, la continence produit chez l'homme des pollutions qui sont une sorte de menstruation masculine; elles cessent par l'exercice de la faculté génératrice, comme les règles par la grossesse. Enfin les hémorrhoïdes, quoique provoquées surtout par le genre de vie sédentaire, se montrent plus fréquemment chez l'homme que chez la femme; elles sont la crise pléthorique de l'âge mûr; chez quelques femmes, elles succèdent aux règles. On les a observées particulièrement chez les sujets efféminés, et, suivant Mojon, chez les eunuques. Toutefois, comme nous le verrons plus tard (*Habitudes morbides*), les hémorrhoïdes, tant par leur siége que par la nature de la lésion dont elles sont l'expression symptomatique, constituent toujours une incommodité, souvent une maladie fâcheuse, quoique d'autres organes bénéficient de la perte sanguine qu'elles déterminent avec une périodicité rarement aussi régulière que la menstruation.

Gall insiste aussi sur un dérangement mensuel et critique de la santé de l'homme; les sujets jeunes et robustes ont besoin de s'observer avec une attention particulière pour le constater en eux; mais les hommes faiblement constitués ou fatigués par les souffrances, ou doués d'une irritabilité plus grande, ou qui sont arrivés à l'époque de leur déclin, s'aperçoivent de l'altération que subit tous les mois leur santé : leur teint devient terne, leur haleine plus forte, leur digestion plus laborieuse; quelquefois les urines se troublent; le malaise est général, inexprimable, et le moral y participe, car les idées se forment et s'enchaînent plus difficilement; une tendance à la mélancolie, parfois une irascibilité insolite se joint à l'inertie des facultés intellectuelles. Ces modifications persistent quelques jours et disparaissent sans qu'on ait rien tenté pour les combattre.

L'incubation qui succède à la conception est une autre fonction qui appartient à la femme, et lui fait, pendant une période de neuf mois, des conditions spéciales de santé. L'économie entière se ressent de cet état, soit par les sympathies prépondérantes de l'utérus ainsi surexcité, soit par les effets mécaniques de la pression de ce viscère, devenu très-volumineux, sur les organes circonvoisins. L'appareil digestif manifeste des troubles variés, tantôt le défaut absolu de faim, tantôt des appétits bizarres, des nausées, des vomissements, de la salivation. Ces phénomènes insolites et d'autres se réalisent par l'intermédiaire du cerveau ; on les observe surtout chez les femmes disposées aux maladies nerveuses, délicates, irritables, vivant dans l'oisiveté passionnée des salons ; ils sont beaucoup plus rares chez les femmes de forte complexion, accoutumées au travail, établies à la campagne. D'autres accidents d'origine cérébrale, ou dus à une diminution des globules rouges dans le sang (Cazeaux) et peut-être à l'augmentation progressive des globules blancs (Virchow), traversent la période de gestation, tels que des céphalalgies, des vertiges, des tintements d'oreille, des malaises, des syncopes, parfois de légers accès de convulsion. On connaît les désirs singuliers, les aberrations du goût qu'éprouvent certaines femmes ; il en est dont la grossesse est marquée par une série non interrompue d'accidents, sans compter les crampes, l'œdème des pieds, les fréquentes sollicitations expultrices de la vessie ou du rectum, et d'autres incommodités produites par la pression de l'utérus sur les nerfs qui se rendent aux organes pelviens ; enfin l'obstacle qu'oppose le développement de la matrice au libre abaissement du diaphragme, à l'ampliation de l'estomac, etc., entraîne quelques troubles mécaniques dans les actes de la respiration et de la digestion. La grossesse donne lieu chez beaucoup de femmes à une exubérance de fluides plastiques qui leur vaut une rapide augmentation d'embonpoint ; d'autres, au contraire, semblent s'appauvrir de la direction que prend le sang vers le fœtus et maigrissent, surtout vers le terme de la gestation (1).

Nous ne faisons que mentionner la parturition, fonction de genre des excrétions, et qui n'est pas plus une maladie que la dentition : elle appartient à la santé de la femme, quoiqu'elle la compromette passagèrement. A part les accidents consécutifs aux circonstances de l'accouchement (hémorrhagies, phlegmasies, etc.) notons le rôle immense du cerveau dans cette opération naturelle ; il commande les efforts, les contractions musculaires si énergiques, si répétées, pour l'expulsion du fœtus ; les douleurs déterminées par le travail dont la durée est souvent si longue, sont une autre cause d'épuisement ou d'irritation cérébrale : de là les syncopes, les convulsions qui surviennent quelquefois pendant l'accouchement, sans compter celles qui se lient à une altération du sang (éclampsie albuminurique); de là aussi la prostration musculaire et l'accablement moral qui succède à la délivrance; alors l'encéphale, qui a subi en peu de temps l'alternative d'une excitation violente et du collapsus, est sous le coup d'une grave imminence morbide, et pour ainsi dire prêt à faire explosion. Ici, comme pour la gestation, signaler l'origine des déviations physiologiques et la filiation des accidents, c'est indiquer au lecteur l'hygiène qu'exigent ces deux états.

(1) Andral et Gavarret ont recherché l'influence qu'exerce la grossesse sur l'exhaltation de l'acide carbonique à travers les voix respiratoires. Hors de cet état et bien menstruées, les femmes consomment en une heure 6gr,4 de carbone ; quatre femmes parvenues à différentes époques de la gestation ont fourni, par respiration d'une heure, une moyenne de 8 grammes de carbone, c'est-à-dire qu'elles ont respiré comme les femmes arrivées à l'époque de leur retour.

L'allaitement complète l'office complexe de la reproduction. Dès les premiers temps de la conception, le gonflement des mamelles prépare cette fonction ; le sein de la mère devient au nouveau-né ce que sa matrice était au fœtus; elle l'alimentait directement par son sang, maintenant elle lui verse son sang élaboré sous forme de lait. La lactation place l'organisme dans des conditions spéciales de santé, comme elle est susceptible de se modifier elle-même sous l'influence des causes externes ou organiques. Dérivation de la subsance plastique vers les seins, elle a pour effet de diminuer les autres sécrétions ; et si le besoin d'alimentation n'est pas augmenté et satisfait, l'amaigrissement, suite de la déperdition laiteuse, peut aller jusqu'à ce *tabes* connu sous le nom de phthisie des nourrices.

Tels sont les actes dévolus à la femme et qui constituent les conditions différentielles de sa sexualité quant aux organes mêmes de la reproduction.

§ 2. — Fonctions plastiques.

1° *Digestion*. — Les mâchoires, plus arquées chez l'homme, sont un peu comprimées et paraboliques dans la femme; la branche montante du maxillaire inférieur est chez elle plus étroite, plus oblique, moins élevée, et présente moins de surface d'insertion aux muscles masticateurs. La femme conserve ses dents de lait plus fréquemment que l'homme ; sa seconde dentition est plus tardive; ses dents sont plus petites, et souvent les dernières molaires lui font défaut; sa bouche est plus petite, la cavité en est moins étendue en hauteur et en largeur; l'estomac a chez elle moins de capacité, moins d'épaisseur, l'intestin moins de force musculaire, le foie moins de volume, la sécrétion biliaire moins d'activité; mais son canal intestinal est pourvu d'un plus grand nombre de vaisseaux lymphatiques, le mésentère qui les soutient est plus large. Enfin, une différence digne d'attention, c'est que, chez la femme, l'estomac est plus allongé et l'intestin plus long que chez l'homme qui se rapproche davantage des animaux carnivores par cette différence, ainsi que par la force relative de ses dents canines ; aussi se porte-t-il de préférence vers la nourriture animale, tandis que la femme, docile à ses instincts, puise volontiers ses aliments dans le règne végétal, et ce qui la sollicite le plus parmi les substances d'origine animale, c'est le lait, sorte de nourriture intermédiaire entre celles que fournissent les deux règnes. Les femmes endurent mieux la faim, parce que leur capacité digestive est moindre et leur absorption plus active; on est étonné de la modique ration qui suffit à leurs besoins : il est d'observation que dans les hôpitaux et les prisons, leur consommation alimentaire est inférieure d'un cinquième à celle des hommes. On les voit, soit par la force de la volonté, soit par l'effet d'une perturbation du système nerveux, supporter une abstinence de plusieurs semaines, ou si elles la simulent, la quantité de nourriture qu'elles ingèrent est si minime, qu'elle ne suffirait point à sustenter la vie d'un homme pendant le même laps de temps. J'ai vu une jeune fille traitée longtemps par Larrey père, et qui, affectée depuis plusieurs années de lypémanie liée à un dérangement menstruel, s'imposait fréquemment une abstinence absolue de huit à dix jours; nulle prière, nul effort ne pouvait la décider à rompre son jeûne : immobile sur son lit, elle repoussait les aliments présentés par sa mère, et opposait aux tentatives d'ingestion forcée le rempart de ses dents convulsivement serrées. Appelé près d'elle au huitième jour d'une de ces abstinences opiniâtres, j'ai été surpris de la force, du calme et de la régularité que son pouls conservait, et que n'aurait certainement pas offert le pouls d'un homme placé dans les mêmes conditions. Les nombreux exemples de polyphagie qui sont connus appartiennent tous au sexe masculin. La faiblesse musculaire du canal alimentaire rend la femme plus sujette aux constipations et aux maladies qui se rattachent à cette cause : l'énergie plus grande de son absorption donne plus de sécheresse aux produits excrémentitiels de sa digestion. L'homme, dont l'appareil digestif a plus de force musculaire, appète les excitants, les épices, les liqueurs spiritueuses, afin de restituer à sa fibre la vigueur épuisée par les fatigues et les travaux. La femme ressent moins le besoin de ces stimulations; elle ne saurait les prodiguer à ses organes sans dégénérer de son sexe, sans encourir la dégradation physique et morale ; une nourriture plus légère lui convient, et, comme elle la digère vite, son cerveau ne subit point le despotisme brutal du système digestif; il n'est point opprimé par l'énorme labeur des digestions du gourmand : le régime, tel qu'il est sollicité par ses instincts, tel qu'il est indiqué par les conditions de sa structure, contribue puissamment à lui conserver la délicatesse de ses sens et l'aisance naturelle de son esprit.

2° *Respiration et circulation.* — La cavité thoracique de la femme ne présente pas les mêmes dimensions que chez l'homme ; comme le sternum est plus court et que le diaphragme chez elle s'attache antérieurement au cartilage de la sixième côte (de la septième chez l'homme), il s'ensuit qu'elle a moins de hauteur verticale ; le diamètre tranversal est aussi diminué, parce que les côtes sont plus courtes et plus tordues sur elles-mêmes. La saillie plus grande de la colonne vertébrale dans la cavité thoracique diminue le diamètre antéro-postérieur; plus voussuré en arrière sur les côtés du rachis, plus aplati en avant, le plan de la poitrine égale celui du bassin, tandis que chez l'homme il déborde le plan pelvien. On conclut déjà de cette conformation thoracique que les poumons de la femme sont plus petits : il en est de même de la trachée-artère, du larynx, des fosses nasales. Les côtes inférieures étant plus courtes chez la femme, ses hypochondres, formés presque exclusivement par les parties tendineuses des muscles, sont plus mous, plus élastiques ; l'épigastre est plus élevé à cause de la brièveté du sternum. Suivant Autenrieth, cité par Burdach, les côtes supérieures qui se portent horizontalement au sternum concourent spécialement à l'inspiration, et les côtes dont l'extrémité antérieure remonte vers le sternum, aux mouvements d'expiration. Chez l'homme c'est la septième côte, chez la femme la sixième, qui commence à rejoindre le sternum en décrivant une courbe; il s'ensuit que chez elle le champ de l'inspiration est plus limité que chez l'homme. Cette circonstance et celles qui précèdent font comprendre pourquoi la femme possède une respiration plus faible, consomme une moindre quantité d'oxygène atmosphérique (1). La femme inspire principalement par l'action des muscles intercostaux, pectoraux, etc.; aussi sa poitrine se dilate-t-elle plus dans le sens horizontal : de là l'alternative plus marquée d'élévation et d'abaissement des seins. On trouve dans ces faits une des raisons de la tolérance plus grande de la femme pour la vie sédentaire, pour l'air enfermé des salons, des salles de spectacle. Mais ils n'empêchent point que l'hématose ne soit chez elle très-productive : circonstance qui, jointe à la vitesse augmentée de sa respiration, nous explique sa disposition aux hémorrhagies et la facilité avec laquelle elle répare ses pertes.

Lecanu a constaté que le sang de la femme est plus riche d'albumine et d'eau, moins riche en principes solides. Calculée en millièmes, la proportion est à peu près la suivante :

	Sang de l'homme.	Sang de la femme.
Fibrine	28	25
Cruor	140	129
Albumine	91	96
Fer	9	8
Eau	732	742

« Il est donc vrai de dire, fait observer Forget (2), comme on le répétait empiriquement, que la constitution de la femme est, en général, plus molle, plus humide que celle de l'homme (3). »

Le système vasculaire de la femme est plus faible et plus mobile, le pouls plus fréquent, moins résistant, variable et prompt à s'accélérer; on a remarqué que le pouls des eunuques est aussi moins forts et plus petit que le pouls viril.

(1) Beau et Maissiat (*Arch. génér. de méd.*, 3e série, t. XV, p. 399), qui ont adopté trois modes respiratoires, les types abdominal, costo-inférieur et costo-supérieur, attribuent ce dernier à la femme : dans ce type, la plus grande étendue des mouvements s'opère sur les côtes supérieures, et surtout sur la première, qui sont portées en haut et en avant. Bérard (*Cours de physiol.*, t. III, p. 258) le fait consister en un mouvement ascensionnel de la totalité du thorax, la clavicule, le sternum et la première côte se soulevant; cette action se propage, mais en s'affaiblissant de haut en bas, et s'accompagne d'un mouvement de rotation très-marqué dans les côtes qui suivent la première.

(2) Forget, *Dictionnaire de médecine et de chirurgie pratique*, 1835, t. XIV, p. 477, article SANG.

(3) Becquerel et Rodier ont trouvé pour 1000 grammes de sang chez la femme saine:

	Moyenne.	Maximum.	Minimum
Eau	791	813	773
Globules	127,2	137,5	113
Albumine	70,5	75,5	65
Fibrine	2,2	2,5	1,8

Ces particularités fonctionnelles dérivent des conditions anatomiques : le cœur de la femme est moins volumineux que celui de l'homme, ses artères ont des parois moins denses, moins fermes, les lymphatiques et les veines prédominent sur l'élément artériel.

3° *Sécrétions et excrétions.* — Les décompositions et les sécrétions excrémentitielles sont plus actives chez l'homme, il a des selles plus fréquentes et plus copieuses, il rejette plus de mucosités par la bouche et par le nez ; il verse plus d'urine que la femme ; celle-ci est moins sujette aux affections des voies urinaires, mais elle produit plus de graisse, provision d'aliment *respiratoire* qu'elle emmagasine dans son tissu cellulaire comme pour suppléer à l'insuffisance de sa nourriture. L'activité de la sécrétion graisseuse se lie-t-elle à la prédominance du carbone dans le sang ? La respiration plus faible des femmes autorise cette induction.

La peau, cette enveloppe qui délimite la sphère de l'individualité, protége moins la femme et semble l'ouvrir au monde extérieur ; elle est blanche, lisse, fine et transparente, moins pénétrée de sang artériel, mais ondulée de veines ; la transpiration cutanée n'a point l'odeur fragrante de celle de l'homme adulte ; la production pileuse n'apparaît chez elle que sur la tête, au pubis et sous les aisselles. Chez l'homme, au contraire, elle s'étend des tempes au menton, des aisselles à la poitrine, du pubis à l'ombilic et au périnée. La barbe est le précurseur et comme une garantie de la puissance génératrice ; elle manque chez les hommes efféminés, les gynandres, les eunuques ; aussi l'homme a-t-il toujours tiré vanité de cet insigne caractéristique de son sexe :

Du côté de la barbe est la toute puissance. (MOLIÈRE.)

Moïse a prescrit aux Hébreux la conservation de la barbe ; les Turcs se rasent la tête et ne touchent point à leur barbe ; avoir la barbe coupée était, chez les anciens Germains, un mortel affront ; les jeunes Romains faisaient de leur première barbe une offrande à Jupiter Capitolin. Quand le Corse a juré la mort d'un ennemi, il laisse croître sa barbe, sombre enseigne de la vendetta dont il porte au cœur l'inexorable souci. — La femme s'éloigne-t-elle du type de sa sexualité par le progrès de l'âge ou par le fait d'une aberration plastique, elle voit se développer son système pileux ; mais les poils qui viennent à garnir sa lèvre supérieure et d'autres régions sont plus rares, plus lisses et plus souples que ceux de l'homme.

En somme, la prépondérance de la plasticité est manifeste dans la femme ; la nutrition et la conservation de son individu n'exigent ni autant de substance ni autant de stimulation que celles de l'homme ; les phases de l'organisme sont plus rapides ; l'accroissement et la décroissance ont une vitesse plus grande ; sa puberté devance celle du garçon, sa fécondité s'éteint avant celle de l'homme ; la génération qui « est à l'espèce ce que la nutrition est à l'individu (1) », et

(1) Lallemand, *Des pertes séminales, etc.* Paris, 1841, t. II, p. 550.

dont l'exercice est à lui seul la preuve d'une plasticité exubérante; la génération, qui, suivant la belle expression de Lallemand, est une extension de la
nutrition, prédomine chez la femme.

§ 3. — Fonction de relation.

1° *Mouvements.* — Le système osso-musculaire est moins développé que
chez l'homme. Le tissu musculaire est plus pâle et plus mou; les fibres en
sont grêles et faibles. Les muscles, moins denses et recouverts du tissu cellulaire et graisseux, ne prononcent point leurs saillies comme chez l'homme. Les
tissus tendineux, moins serrés, contiennent plus de tissu cellulaire; les cartilages sont plus minces et plus flexibles; les os, moins compactes, plus lisses,
ont leurs éminences ou leurs enfoncements moins marqués; la femme a moins
de masse osseuse et, à poids égal de la totalité du corps, son squelette pèse
moins que celui de l'homme; la tige du rachis est plus longue, à cause de l'épaisseur plus grande des vertèbres et des cartilages interposés. Nous avons
déjà fait remarquer l'ampleur de son bassin et le volume des muscles qui s'y
insèrent; vu l'écartement des cavités cotyloïdes et la direction moins oblique
des cols des fémurs, les têtes de ces os laissent entre elles un plus grand espace,
les deux grands trochanters sont plus distants l'un de l'autre, les genoux plus
tournés en dedans. La femme a les membres inférieurs plus courts que
l'homme et le point qui partage la hauteur de son corps en deux moitiés égales
correspond entre le bassin et l'ombilic, tandis qu'il se trouve chez l'homme
au-dessous de la symphyse pubienne. Burdach fait observer naïvement que, par
la situation respective de leurs cavités cotyloïdes, la femme et l'homme sont
entraînées dans leurs chutes, l'une en arrière et sur le dos, l'autre en avant et
sur la face. Quant aux membres thoraciques, des clavicules plus courtes et
plus arquées, des omoplates plus petites et serrées contre le tronc, des bras
plus courts et plus arrondis, des mains petites et potelées, des doigts effilés,
annoncent que la femme est appelée à exécuter des mouvements plus aisés,
plus gracieux, plus délicats; la facilité des mouvements compense pour les
membres inférieurs, le manque d'assurance dans la démarche, cette sorte de
ballotement qui provient de l'obliquité des cuisses et de l'amplitude du bassin.
Comment ne reconnaîtrait-on pas, à cet ensemble de traits, que les travaux
mécaniques et pénibles, exigeant beaucoup de force musculaire, répugnent à
l'organisation de la femme et sont une atteinte à sa santé?

2° *Innervation.* — Les appareils des sens ont des proportions restreintes
chez la femme; son œil, plus petit, est moins enfoncé dans l'orbite et n'est
point surmonté de sourcils aussi épais; l'oreille externe et plus oblongue,
plus mince; son conduit auditif étant plus cylindrique qu'en forme d'entonnoir, le son frappe plus directement la membrane du tympan et ne se disperse
point sur les parois osseuses, ce qui permet à la femme de discerner plus
habilement que l'homme le ton ou le timbre d'un son même léger, produit à

peu de distance. Le nez de la femme est en général plus court, plus resserré ; sa langue, moins volumineuse, est plus mobile ; ses doigts sont déliés, et leur agilité, jointe à la mollesse de sa main potelée, lui procure une dextérité singulière pour le tact. Les sens de la femme semblent donc façonnés pour un régime d'impressions douces et délicates ; leur structure, leur rapport avec les objets extérieurs, contre-indiquent toute violence, tout excès dans le plaisir comme dans la douleur ; ils se comportent comme des réactifs d'un ordre plus subtil ; ils analysent jusqu'aux nuances des impressions ; la délicatesse de son tact, la sagacité de son oreille, la justesse de son œil, ne lui assurent pas seulement l'excellence dans les arts d'imitation, mais encore elles préparent, dirigent et rectifient son jugement ; la finesse et le piquant des observations qu'elle émet sur le détail des hommes et des choses tiennent en grande partie au jeu exquis et tempéré de ses organes de perception.

On ne peut refuser à la femme une masse nerveuse spinale plus considérable, car son canal vertébral a plus d'ampleur et les trous intervertébraux pour le passage des nerfs sont plus grands ; en est-il de même du cerveau? Les recherches récentes de Parchappe établissent que le volume de la tête est notablement plus petit chez la femme que chez l'homme; non-seulement en somme, mais aussi suivant toutes les dimensions ; il a comparé le poids de l'encéphale chez 94 individus des deux sexes, et il l'a trouvé en moyenne sensiblement plus considérable chez l'homme. La différence de stature ne peut être opposée à ce résultat, car dans les deux sexes l'encéphale est plus pesant en raison de la taille ; si donc il existe un rapport entre la puissance intellectuelle et la masse du cerveau, ce rapport ne s'étend pas à la sensibilité, puisque celle-ci domine chez la femme avec un moindre développement de l'encéphale, suivant Parchappe. Sœmmering est arrivé à d'autres conclusions : il a fait voir que le rapport de la cavité crânienne à la face augmentant d'échelon en échelon dans la série animale (Cuvier), la femme se trouve dans un rapport supérieur à l'homme, comme celui-ci l'emporte sur les animaux : la face de la femme est, en effet, plus courte et plus petite, elle offre moins de saillies osseuses ; ses sinus frontaux et maxillaires sont moins étendus. En s'appuyant sur les recherches de Sœmmering, on reconnaît que la tête et le cerveau, plus petits chez la femme que chez l'homme, ont cependant plus de volume et de poids en proportion du reste du corps. La Vénus de Médicis fournit, pour la hauteur relative du corps et de la tête, le rapport suivant : : 1 : 750 ; l'Appollon du Belvédère : : 1 : 8. Sœmmering et Autenrieth se sont assurés que les os du crâne sont plus pesants chez l'homme que chez la femme, et Ackermann, cité par Burdach, a constaté que le cerveau de la femme est plus pesant proportionnellement au reste du corps. Nous croyons que de nouvelles investigations sont nécessaires pour fixer ce point intéressant de saine phrénologie. Un fait mieux établi, c'est la vascularité plus grande du cerveau de l'homme ; celui de la femme reçoit des vaisseaux de moindre calibre, ainsi que le prouve l'étroitesse relative des trous crâniens qui leur livrent passage : faut-il en conclure que les femmes ont moins à redouter pour leur encéphale l'effet direct ou sympathique des irritations, et que ce viscère est plus indépendant chez elles des modifications pathologiques du système sanguin ? Les faits répondent diversement : d'une part, Parent-Duchâtelet et Martinet ont trouvé l'encéphalite plus rare chez les femmes que chez les hommes (1 : 4) ; d'autre part, tous les relevés statistiques démontrent chez elles la fréquence relative des aliénations mentales.

3° *Expressions*. — La femme a la voix plus faible que l'homme, parce que ses voies aériennes présentant moins d'étendue, elle n'en peut expulser une aussi grande quantité d'air à la fois ; elle a en même temps la voix plus aiguë, parce que la trachée-artère étant plus courte, le larynx et la glotte plus étroits, elle en fait vibrer les parois avec plus de rapidité. La flexibilité que possède la voix des femmes et qui leur permet de se jouer de toutes les difficultés du chant, tient à ce que les muscles sont plus longs et les ligaments moins roides. Au reste, l'âme doit sonner dans la voix ; pour être belle, il faut qu'elle s'échappe suave et caressante de la poitrine des femmes, forte et mâle de celle des hommes. La voix est une des expressions qui se nuancent le plus de l'état moral des individus; elle est, suivant la bouche qui l'émet, une vibration mécanique ou celle du cœur.

La prédominance du système nerveux sur le système musculaire permet à la femme de régler avec plus d'art toutes ses attitudes et de les rendre constamment expressives ; des muscles très-développés, très-énergiques, tendent sans cessent à se contracter, même automatiquement, ou dépassent dans leurs mouvements la mesure de l'incitation cérébrale : c'est ce qui arrive à l'homme, toujours porté aux mouvements violents et désordonnés, brusque dans ses gestes, puissant par les muscles, mais inégal dans l'exercice de cette puissance. Avec moins de volume musculaire et plus de sensibilité, la femme se meut pour ainsi dire dans une sphère mieux calculée, proportionne plus habilement ses efforts, varie plus gracieusement ses poses ; la danse lui est naturelle. Plus flexible, plus vibratile, sa langue participe à la mobilité de ses muscles en général. Cette condition expliquerait-elle sa tendance à la loquacité ? Elle explique au moins le jeu de sa versatile physionomie, qui lui fait sa supériorité dans l'art de la mimique. Maîtresse de ses contractions musculaires par la puissance de son système nerveux, elle sait revêtir tous les masques de la passion, dissimuler profondément les émotions qui l'agitent; avec peu d'instruction et d'étude, elle s'empare des rôles du théâtre et les traduit avec autant d'animation que de vérité : succès si laborieux pour l'homme et qu'elle doit à l'ardeur de son imagination et de ses sympathies.

§ 4. — Forme générale, différences d'ensemble.

Dans leur forme générale, les deux sexes tendent à la conformité, à l'unité; quand, chez l'un d'eux, tel organe sexuel est situé à l'extérieur, on rencontre au même endroit, chez l'autre, « une partie analogue, mais qui n'a pas la même fonction, qui n'a pas même, à ce qu'il paraît, de fonction essentielle, qui végète comme image inutile de l'organe appartenant au sexe contraire (1). » On peut envisager sous ce point de vue les mamelles et le raphé chez l'homme, le clitoris et les grandes lèvres chez la femme ; c'est par ces organes, quand ils viennent à se développer outre mesure, que les sexes s'obscurcissent en quelque sorte en se confondant, et donnent naissance à l'hermaphrodisme. Il est évident que toutes les différences qui séparent l'homme de la femme se résolvent dans le fait de la propagation de l'espèce ; mais, si tranchées qu'elles paraissent, elles se correspondent harmonieusement : d'une part, la précision dans les formes, la force dans ses mouvements, l'intelligence pour manifestation dominante de l'activité psychique ; d'autre part, la mollesse dans les contours, la grâce et l'agrément dans les attitudes, le sentiment pour expression de la vie morale.

À la naissance, l'inspection directe des parties génitales fait seule reconnaître le sexe de l'enfant : nul autre caractère ne distingue encore le jeune garçon de la jeune fille ; même indécision des traits du visage, même conformation des membres et du tronc, même mollesse des tissus, même son de voix, mêmes attitudes. Cette ambiguïté se maintient quelque temps ; mais, à mesure que les sens s'érigent et transmettent au cerveau des impressions plus variées, à mesure que les perceptions qui en résultent acquièrent plus de précision et de netteté, des nuances se décèlent aux yeux de l'observateur. Stimulé par les mêmes objets, le système nerveux de la jeune fille ne tarde point à réagir autrement que celui du garçon. C'est vers trois, quatre ou cinq ans, quand l'organisation n'est point retardataire, que le mode de sensibilité propre à chaque sexe se révèle : dans le garçon impulsif et brusque ; dans la jeune fille, plus délicat et moins agissant. Observez-les dans leurs rapports mutuels ; dès lors ils manifestent la diversité de leur organisation cérébrale par la diversité de leurs sensations, de leurs goûts, de leurs jeux, de leurs naïves inclinations, de leurs allures : d'un côté, plus de pétulance et d'agitation, une audace agressive, la tendance à la domination, un penchant marqué à la violence et au combat ; d'un autre côté, la douceur et la timidité, une volonté plus suppliante qu'impérieuse, la soumission et la finesse ; ce que l'un exige, l'autre le sollicite ; où l'un s'irrite et s'emporte, l'autre pleure et caresse. Déjà on reconnaît qu'au garçon sont échues l'initiative et la force, à la jeune fille la mansuétude et la passivité ; la pensée n'est certainement pas le monopole de l'homme, mais le sentiment est surtout l'apanage de la femme ; sa vie est de sentir et de réfléchir ses sensations dans le silence de la rêverie ; celle de l'homme est d'agir, et telle est l'énergie de sa destination que l'exécution devance souvent la pensée. L'époque de la nubilité prononce davantage les différences de l'action nerveuse, et par conséquent du caractère moral dans les deux sexes. Elles vont se renforçant et se consolidant dans le cours de l'adolescence ; elles

______

(1) Burdach, *Physiologie*, trad. Jourdan, *loc. cit.*

s'expliquent en grande partie par la loi d'antagonisme entre le système nerveux et le système musculaire, entre deux modes d'activité de la fibre vivante, la sensibilité et la contractilité ; la première prédominante chez la femme, la seconde chez l'homme : loi de pondération organique et vitale, qui explique non-seulement les aberrations du tempérament sous l'influence de l'esprit et des passions de l'âme, mais encore la mesure dans laquelle se développent les organes dans les deux sexes. L'accroissement du système musculaire n'est point enrayé chez l'homme par un excès de susceptibilité nerveuse. Les matériaux que les viscères fournissent à son assimilation semblent plus élaborés ; leur sanguification est plus complète ; le système artériel tend à prédominer en lui, et dessine mieux ses extrémités capillaires dans les tissus, le système osseux se consolide plus tôt. L'homme doit à ces conditions élémentaires de sa constitution la résistance et la densité de ses tissus, la coloration plus foncée de la peau, la vigueur et le volume de ses connexions articulaires, la décision de ses mouvements, etc. Le muscle l'emporte en lui sur le nerf, l'action sur le sentiment, la puissance sur la délicatesse. — La femme conserve et stabilise en elle deux caractères organiques de l'enfance, la surabondance des fluides plastiques et l'excessive impressionnabilité du système nerveux. A la première de ces conditions elle doit la rondeur de ses formes et l'agrément de ses traits ; à la seconde, sa précocité morale et sexuelle : sa puberté exige moins de frais, si l'on peut ainsi dire, puisque l'organisme n'a pas besoin, pour l'exercice des fonctions génératrices, du même degré de perfection universelle que chez l'homme.

Au demeurant, les différences que présentent les deux sexes peuvent être ramenées aux suivantes : 1° celles qui émanent de l'organisation de l'encéphale et de ses dépendances ; 2° celles qui proviennent de la structure des organes génitaux et des actes importants dont ils sont chargés ou qui se rattachent à leur fonction ; 3° celles qui sont dues à l'empire des habitudes, à l'éducation physique et morale : elles ne nous occuperont point ici. Les deux sexes se rapprochent d'autant plus que les causes précitées ont moins d'activité ; c'est ce qui arrive aux deux périodes extrêmes de la vie, alors que le système nerveux offre dans l'un et l'autre sexe une égale mollesse ou une égale dureté, l'appareil génital un même degré d'imperfection ou d'atrophie, et que les facultés psychiques dorment encore du même sommeil ou s'affaissent sous le poids d'une décrépitude inévitable pour tous deux.

CHAPITRE V.

DE L'HÉRÉDITÉ.

Commençons par poser des faits :

1° Certaines espèces végétales présentent des variétés qui sont remarquables par la forme, la couleur, les qualités sapides et nutritives ; ces variétés se transmettent par les graines, et, en l'absence même de toute culture, elles sont lentes à faire retour au type premier de la nature.

2° Backwell, fermier anglais, a réussi à créer des races d'animaux domestiques d'une conformation parfaitement en rapport avec l'usage auquel il les destinait : « Dans les bœufs réservés pour la boucherie, il voulut que les parties charnues qui constituent les morceaux de choix se développassent avec un volume énorme, au préjudice des parties basses ou dites de rebut. Après quinze années d'essais, il put montrer une race nombreuse de bœufs dont la tête et les os étaient réduits aux plus petites dimensions, les jambes courtes, la panse étroite, la peau fine et souple, tandis que la poitrine était vaste, l'intervalle qui sépare les hanches largement développé et les masses musculaires si considérables qu'elles formaient à elles seules plus des deux tiers du poids total de l'animal. Backwell jugea que les cornes des bœufs étaient inutiles et souvent dangereuses ; il créa des espèces complétement dépourvues de cornes. C'est encore à lui que l'Angleterre doit cette belle race de gros chevaux qui font le service du roulage de Londres. La réforme des bêtes à laines fut sans contredit la plus difficile de ses entreprises et le plus beau de ses triomphes. Lui seul est parvenu à obtenir chez ses moutons de Dishley la réunion de deux qualités que certains agronomes regardent encore comme presque incompatibles, la finesse de la laine et le développement des parties charnues (1). » D'autres éleveurs célèbres de l'Angleterre, Fowler, Paget, Princeps, ont réussi, comme Backwell, à transporter d'une race à une autre, d'un individu à ses divers produits, telle ou telle proportion de membre ou de partie (2), en associant des mâles et des femelles qui offraient au plus haut degré de developpement le caractère physique qu'il s'agissait de reproduire par transmission.

3° Les effets de l'éducation peuvent aussi se transmettre : les chasseurs

(1) H. Royer-Collard, *Organoplastie hygiénique*, etc. (*Mémoires de l'Académie de médecine*, Paris, 1843, t. X.)

(2) Voyez le docteur Prosper Lucas, *Traité philosophique et physiologique de l'hérédité naturelle dans les états de santé et de maladie*, etc., t. I, Paris, 1847, depuis 193 à 340. On trouve en cet ouvrage, à côté de quelques théories abstraites, une véritable opulence de faits et de preuves, et une grande ingéniosité d'induction.

savent que les petits issus d'un chien bien dressé sont eux-mêmes d'autant plus faciles à dresser qu'ils ont plus de ressemblance physique avec leur parent. Non-seulement l'aptitude, mais la spécialité de l'aptitude se communiquent par la génération; plus un chien couchant s'est habitué à aller à l'eau, plus ses petits montrent de disposition naturelle à s'y jeter. Les chevaux dont les parents ont été montés par des écuyers adroits se forment plus aisément au manége. Fréd. Cuvier (1) rapporte que dans les contrées où les renards sont fréquemment traqués par des embûches, les jeunes renards révèlent, dès leur première sortie du terrier, une circonspection qui manque aux doyens de leur espèce dans les contrées moins visitées par les chasseurs, moins infestées de piéges.

4° L'hérédité éclate chez l'homme et dans sa forme générale et dans la proportion relative de ses parties; elle se manifeste par les propriétés intimes de la fibre organique, si l'on peut ainsi dire : les mouvements, les allures, les traits du visage, le son de la voix, les singularités fonctionnelles, tout témoigne du rapport vivant qui se continue entre le produit et ses facteurs, même après la séparation de l'être nouveau qui, émancipé de l'incubation utérine, se pose au dehors dans la sphère de son individualité. Nous ne disons pas que les êtres procréateurs se répètent exactement dans leur progéniture, mais ils lui impriment avec la vie une partie de la direction spéciale que la vie avait prise en eux. Ce qui se transmet d'abord des parents à l'enfant, c'est le type physique, la conformation extérieure, la physionomie, la taille, la couleur : il y avait des familles romaines appelées *Nasones, Labeones, Buccones,* du trait saillant qui accusait sur leur visage l'influence héréditaire. Le tempérament, les idiosyncrasies, les caractères généraux de l'organisme qui se résolvent dans l'idée de constitution, ne se transmettent pas moins que les ressemblances extérieures : Hofaker a démontré chez les animaux domestiques l'hérédité des conditions spéciales de la charpente osseuse, du système musculaire; l'aptitude au trait ou à la course est congénitale chez les chevaux. Il en est certainement ainsi chez l'espèce humaine : toute famille a son patrimoine organique; les éléments dont il se compose lui font ses aptitudes, sa santé, ses chances de vie. La voix populaire, plus souvent écho de vérité que d'erreur, confirme l'induction physiologique : elle parle du *beau sang* d'une famille, du *mauvais sang* d'une autre. Les meilleures probabilités d'un long avenir se déduisent de la longévité des ascendants. Qui n'a connu des familles auxquelles semble échu le privilége de la vieillesse patriarcale, et d'autres sur qui la mort prélève presque annuellement un tribut prématuré?

5° Le croisement des races fournit de nouvelles preuves à l'appui de l'hérédité; les mulets sont, parmi les animaux, un des nombreux exemplaires de l'influence combinée de deux sexes hétérogènes. D'un nègre et d'une femme blanche naît le mulâtre dont la peau est d'une couleur jaune enfumée et les

____

(1) Fréd. Cuvier, *Annales du Muséum d'histoire naturelle.* Paris, 1808, t. XI, p. 463.

cheveux noirs, non laineux. Le mulâtre, marié avec une femme blanche, engendre le quarteron au teint fortement basané, aux cheveux noirs et longs ; déjà les traits du visage s'éloignent de ceux de la race africaine. Le quarteron et la blanche donnent le jour à l'octavon, moins basané que le précédent, et plus voisin du type européen. Enfin l'enfant de l'octavon, uni à la blanche, se confond avec les individus de race caucasienne. Quatre générations en sens inverse font redescendre le type blanc au type noir. Ici l'hérédité se déclare par les signes les moins équivoques et permet à l'observateur de mesurer la part de ses agents.

6° Les vices et les monstruosités primordiaux se transmettent souvent : tels sont la surdi-mutité, l'imbécillité, l'idiotisme, le bec-de-lièvre, les hernies ombilicales (1), etc. ; tous les auteurs citent des exemples d'individus sex-digitaires de père en fils.

7° On cite (2) des cas de mutilation accidentelle, devenue chez les parents un élément d'hérédité pour leur progéniture ; on en a observé particulière-ment chez les animaux. Ces faits justifient en partie l'opinion assez étrange de l'école hippocratique, répétée par Aristote : *Gignuntur autem læsi ex læsis, claudi ex claudis*, etc. (3).

8° L'hérédité intellectuelle et psychique, qu'on la considère comme un effet de la forme plastique sur la forme dynamique de l'organisme, ou comme une émanation parallèle de la source génératrice, ne saurait pas plus être contestée que celle des conditions ci-dessus énumérées ; les dispositions morales, les particularités du caractère, les facultés de l'esprit qui ont distingué le père, se retrouvent souvent chez le fils, quoique modifiées par l'éducation, voilées par les situations ou combattues par l'effort de la volonté. Non que le génie cir-cule de génération en génération ; nous parlons ici de la masse commune des intelligences : il est d'observation que des parents doués d'esprit et cultivés par l'éducation procréent en général des enfants plus capables que des grou-pes imbéciles. Quant à cette puissance exceptionnelle qu'on appelle génie et qui apparaît, à long intervalle, incarnée dans des individualités dévolues à l'his-toire, elle échappe dans son origine comme dans ses développements à l'analyse de la raison ; appelée à créer, elle semble créée elle-même de toutes pièces, et, si Minerve sort armée du cerveau de Jupiter, la plupart des hommes de génie ne relèvent de leurs procréateurs physiques que par leur acte de naissance (4).

9° La prédisposition aux maladies est une triste et dernière preuve de la solidarité ascendante qui lie entre elles les générations successives d'une même

(1) Marc, *Dictionnaire des sciences médicales*.

(2) Burdach, *Physiologie*, t. II, p. 250. — Piorry, *De l'hérédité dans les maladies*, p. 40.

(3) *Histoire des animaux*, liv. VII, chap. 6.

(4) Voyez, dans Prosper Lucas (*Traité de l'hérédité*, t. I, p. 371 et suiv.), les preuves d'expérience en faveur de l'hérédité dans les quatre formes du dynamisme pur, sen-sations, sentiments, intelligence et mouvements.

famille. Ce n'est pas le moindre service que l'hygiène est appelée à rendre aux individus, aux familles, à la société, en réprimant par un régime bien ordonné l'efflorescence des principes morbides héréditaires, en corrigeant la constitution physique des races, en purgeant la population des vices qui tendent à la détériorer. Il convient donc de nous arrêter un moment sur cette grave question de l'hérédité morbide, source de tant d'appréhension et de dangers, sujet également sérieux pour le médecin et pour le moraliste.

Distinguons d'abord les maladies héréditaires de celles qui se contractent pendant la vie intra-utérine (*morbi connutriti, parentales*); ne confondons pas davantage avec elles les maladies que l'enfant peut contracter pendant son passage depuis le col utérin jusqu'au dehors des parties génitales; la syphilis contractée pendant la grossesse et transmise au fœtus, soit avant, soit durant l'accouchement, ne constitue point une maladie héréditaire. Gérardin a fait voir à l'Académie de médecine (1) un nouveau-né variolisé avant la naissance par la variole de sa mère : il n'y a là, comme pour la syphilis communiquée au fœtus pendant la gestation, qu'un effet de contagion opérée par voie de circulation, au lieu de l'être par le toucher immédiat; il y a là, suivant l'expression si vraie de Louis, une sorte de greffe animale, nullement production d'une lésion héréditaire.

Les mêmes causes, agissant sur les membres d'une même famille, peuvent déterminer, chez plusieurs d'entre eux, les symptômes de la même affection, sans que la simultanéité et l'identité des lésions dépendent de l'influence héréditaire. Les scrofules se développent aisément dans les habitations humides, mal aérées et qui ne reçoivent point de rayons solaires directs : une famille placée dans ces conditions peut offrir, sans hérédité, plusieurs cas de scrofules, et c'est ce qui arrive dans nos villes du Nord (Lille, Valenciennes, Douai, Béthune, etc.), où nous avons vu avec douleur les classes misérables s'entasser dans les caves creusées à plusieurs mètres de profondeur au-dessous du niveau des rues (1831). Les recherches de Fodéré, Coindet, Humboldt, Bailly, etc., ont fait voir que le goître dépend de causes locales : les deux versants d'une montagne présentent parfois le contraste d'une population saine et d'une population goîtreuse. L'espèce de cachexie qui atteint à la longue les populations fébricitantes des pays à marais n'épargne pas les enfants. Villermé (2) a prouvé, d'après les états du mouvement de la population dans nos départements, que les funestss effets de l'impaludation pèsent particulièrement sur le jeune âge. Cette circonstance ferait croire, à tort, à l'influence de l'hérédité dans la production de ces faits; mais si les résultats directs ou éloignés des endémies ne doivent pas être confondus avec ceux de la transmission primordiale, elles entrent à leur tour dans l'hérédité par l'altération graduelle des sources de la population; des parents devenus scrofuleux par l'action prolon-

(1) Gérardin, *Bulletin de l'Académie de médecine*, t. VIII, p. 297.
(2) Villermé, *Annales d'hygiène publique et de médecine légale*, 1re série, t. X et XII.

gée de causes accidentelles procréent des enfants plus disposés à cette maladie qu'ils ne l'étaient eux-mêmes, et si les enfants deviennent scrofuleux par la continuation des conditions d'insalubrité où leurs parents ont vécu, la deuxième génération naîtra avec les caractères plus accentués de la prédisposition à l'affection strumeuse. Les habitants des contrées marécageuses, affaiblis par les fréquentes récidives de la fièvre, engendrent une race malingre et cacochyme qui transmet à sa descendance des germes d'hérédité morbide.

Par hérédité, il faut entendre, non la maladie elle-même que les parents ont présentée, mais la disposition à la contracter; c'est une tendance de l'organisme à réaliser, suivant l'opportunité de l'âge et avec le concours de causes occasionnelles, l'affection morbide dont le principe ou la virtualité lui a été communiquée dans l'acte même de la fécondation. Toute maladie reconnue héréditaire et actuellement réalisée chez un individu prouve deux choses : d'une part, l'aptitude à répéter l'état morbide qu'ont offert les parents; d'autre part, l'action des causes qui ont mis cette aptitude en jeu. C'est parce que l'hérédité morbide consiste simplement dans une disposition organique que l'hygiène est puissante pour la combattre, pour l'étouffer dans ses germes : c'est parce qu'elle n'éclate point sans la provocation de causes occasionnelles qu'il est possible de lui disputer incessamment l'organe, le viscère qu'elle paraît menacer. Dans l'œuvre de notre conservation physique, comme dans la sphère de nos manifestations morales, reparaît toujours la juste proportion de la liberté et de la fatalité; la volonté et l'intelligence sont le contre-poids des données d'organisation première; il n'est peut-être hérédité morbide si prononcée qu'il ne soit donné à l'art de coercer ou de détruire.

La force réparatrice que la nature déploie dans l'individu, elle la manifeste aussi en faveur de l'espèce : la transmission héréditaire a ses limites; l'harmonie est la loi de l'organisation; elle tend à y revenir quand elle s'en est écartée. Dans une famille frappée par une affection héréditaire, il est rare que tous les enfants y participent; presque toujours l'affection n'est léguée qu'à quelques-unes. Les anomalies disparaissent plus ou moins vite : le plus grand nombre des monstres sont inhabiles à la vie, ou quand ils peuvent vivre, ils sont impropres à la reproduction; la plupart des géants et des nains sont dans ce cas; les bâtards d'espèces sont en général impuissants ou ne deviennent féconds qu'avec les individus des espèces primitives auxquelles leur postérité ne manque point de retourner : tel est le mulet. Un caractère étranger communiqué à une race ou à une espèce ne persiste point, à moins que la reproduction ne soit continuée par l'espèce ou la race à laquelle appartient ce caractère. Les races perfectionnées de chevaux et de brebis ne se maintiennent que lorsqu'elles sont propagées jusqu'à la sixième génération par des étalons de choix. Les mulâtres, même en se mariant entre eux, finissent par retourner à leur source primitive. L'analogie conduirait à supposer que les maladies héréditaires peuvent disparaître dans la série des générations humaines, puisque le type primitif de notre organisation est la régularité, la santé; l'observation corrobore cette induction en apparence hasardée : sept enfants issus de parents tuberculeux succombent à cette maladie, un huitième survit et jouit d'une immunité manifeste; il n'en faut pas plus pour attester la tendance réparatrice de la nature. Une maladie héréditaire, la lèpre, qui sévissait autrefois dans notre hémisphère, en a presque disparu; des affections cutanées, la syphilis elle-même, ont perdu de leur brutale intensité. Les progrès de la civilisation, et par conséquent de l'hygiène, qui est l'aisance appropriée aux organisations individuelles, contribuent efficacement à la réhabilitation physique de la race humaine.

Quelle est la ligne de transmission héréditaire? Il n'est pas toujours facile de la déterminer; la disposition morbide voyage avec une sorte de caprice à travers la descendance; elle peut sauter une génération, se jeter dans la parenté collatérale, s'attacher à l'un des deux sexes. L'hérédité n'est point douteuse quand elle dérive directement du père à l'enfant, de l'aïeul aux petits-fils, de la mère à la fille. Je connais une famille dont la mère est morte d'un cancer mammaire; deux de ses filles ont succombé au même mal; la troisième en est menacée; les fils se portent bien. Un père et une mère issus de parents phthisiques jouissent d'une bonne santé et arrivent à un âge avancé; mais voici que leurs enfants sont enlevés l'un après l'autre par la phthisie : la chaîne étiologique part de l'aïeul et aboutit à la deuxième génération, la première étant sauve. — L'hérédité s'obscurcit quand la maladie qui atteint l'enfant n'a été observée que chez le frère de son père ou de sa mère; quand ce sont des cousins qui la présentent. Elle n'est pas moins contestable lorsque la phthisie enlève le fils de parents, il est vrai tuberculeux, mais adossés à plusieurs générations consécutives d'ancêtres qui n'ont jamais eu de trace de tubercule. En effet pourquoi un homme ne pourrait-il être atteint de la même maladie que son père, sans qu'il y ait eu transmission par la génération? La même cause prédisposante peut avoir agi sur le père et sur le fils, isolément et à une époque indéterminée de leur vie. Il existe d'ailleurs d'autres prédispositions aux maladies que celles qui découlent de l'hérédité : l'homme en subit l'effet après sa naissance, dans le cours de sa carrière, et contracte des maladies qu'on serait tenté de rapporter à une diathèse originaire. Les airs, les eaux, les lieux, les professions, les travaux industriels, les institutions sociales, le mode d'alimentation, impriment aux hommes un caractère spécial, des aptitudes morbides variées : il faut donc, avant de rechercher l'ordre de transmission, s'assurer si la maladie est de la catégorie de celles qui se transmettent par la génération, si réellement elle a existé chez l'un des parents, si celui-ci l'a eue antérieurement ou postérieurement à la naissance de l'enfant, et, dans le cas de postériorité, si la maladie a paru se rattacher à des causes accidentelles ou à une prédisposition. Ces questions doivent se résoudre, non au moyen de renseignements vagues, mais par un examen sévère qui doit s'étendre au degré d'intelligence, de discernement et de bonne foi des malades ; le doute rationnel s'applique autant aux affirmations faciles des uns qu'aux réponses négatives des autres, qui se retranchent dans leurs illusions contre l'évidence fâcheuse du pronostic. Il n'est pas plus rationnel de soupçonner partout l'influence de l'hérédité que de la négliger dans les investigations diagnostiques. L'exagération dans l'un ou l'autre sens crée un péril à la pratique et complique les difficultés qui embarrassent la recherche de la filiation morbide. On ne peut ici établir de loi fixe : toutefois la transmission en ligne directe exclut le doute, qu'elle s'opère ou non par un seul sexe ; la ligne collatérale est incertaine. Enfin, sans prétendre déterminer la part relative des deux sexes dans la reproduction de l'espèce, l'hérédité du côté de la mère excitera parfois davantage la sollicitude du médecin. La raison en est qu'il n'admet qu'avec restriction l'axiome de jurisprudence : *Is est filius quem nuptiæ demonstrant.*

Le cachet des maladies héréditaires se révèle surtout dans la marche qu'elles affectent et dans la disproportion de leur gravité avec la cause occasionnelle qui a déterminé leur explosion. Tantôt cette gravité se dénote dès le début ; tantôt elle ressort de la prolongation même des symptômes dont la bénignité apparente contraste avec la difficulté de la guérison. Les maladies héréditaires ont encore pour cachet de récidiver facilement d'une manière irrégulière ou par périodes : elles se développent généralement à la même époque et frappent les mêmes organes que chez les parents. Se transforment-elles, sinon dans leur essence, au moins dans leur phénoménalité ? Cette opinion est celle de praticiens célèbres, Baillou, Astruc, Bouvart, et surtout A. Portal. Aux yeux de Portal, les scrofules des enfants dérivent de l'affection vénérienne des parents. Cette opinion, reproduite par Alibert, est sans fondement positif. Lebert fait remarquer que dans le canton de Vaud la syphilis est rare et les scrofules très-multipliées. D'ailleurs, suivant le même auteur (1), l'hérédité manque dans plus de la moitié des cas de scrofules ; les maladies scrofuleuses pures ne paraissent héréditaires que dans un tiers des cas ; les maladies tuberculeuses dans un sixième des cas seulement, les maladies scrofuleuses et tuberculeuses coexistantes chez les trois cinquièmes des individus. On a établi encore une parenté étiologique entre la syphilis, le tubercule et le rachitisme. Celui-ci est une affection essentiellement différente des scrofules et des tubercules. Ces deux dernières maladies, malgré leur apparente parenté, n'ont de commun que la consistance caséeuse de certaines adénites, différant sur tout le reste par leur essence même : « Les lésions scrofuleuses naissent sous l'influence des déterminations les plus diverses et les plus banales, tandis que la tuberculose est le résultat d'une cause générale, une dans ses effets et dans sa nature essentielle (2). » La thèse de la transmutation de la syphilis a

(1) Lebert, *Traité pratique des maladies scrofuleuses et tuberculeuses.* Paris, 1849, p. 88.

(2) Villemin, *Études sur la tuberculose,* Paris, 1868, p. 262.

été renouvelée dans ces derniers temps avec une éloquente exagération par Ch. Bœrsch (1), qui s'efforce de rattacher au virus vénérien le tubercule, le cancer, les dartres, la carie des os, etc.; avec érudition par Yvarren (2), qui y ramène certaines formes d'épilepsie, du tic douloureux de la face, de la céphalée (B. Bell), de névralgies à siéges divers, d'affections gastro-intestinales (Baumès, Andral), de phthisie (Morton, Lagneau), de tumeur blanche (Richet), d'altérations du foie (Rayer), etc.; le professeur Moreau a vu des parents qui n'avaient aucune manifestation actuelle de syphilis, la transmettre à leurs enfants. Rappelons toutefois, avec Gilbert, que dans la question de la syphilis larvée, les incertitudes, les difficultés et les méprises abondent (3).

L'aptitude héréditaire a son opportunité, c'est-à-dire que les différentes phases d'accroissement et de décroissance que l'organisme parcourt favorisent plus ou moins la manifestation de tel ou tel genre de lésion héréditaire : chaque âge imprime à l'économie un caractère général qui est en rapport avec telle ou telle altération dont le germe existe en elle ; chaque âge fait prévaloir certains organes, et, par la concentration vitale dont ils deviennent le siége, renforce leurs prédispositions morbides. C'est pourquoi certaines maladies héréditaires apparaissent dès la naissance, d'autres longtemps après, d'autres enfin sommeillent infiniment par défaut de provocation, soit du dehors, soit du dedans. Il est rare que l'affection inhérente à l'être nouveau se réalise dès la naissance : le plus souvent elle n'existe que virtuellement. Il en est ainsi de la syphilis : les nouveau-nés qui en sont infectés, hors le cas de contagion au passage, n'en offrent point les symptômes caractéristiques ; mais ils sont débiles, comme flétris, prédisposés à une foule d'affections qui ont pour effet d'enrayer ou de vicier le travail de la nutrition. En raison de la turgescence sanguine du cerveau et de ses enveloppes dans le bas âge, la méningite tuberculeuse menace les enfants issus de parents phthisiques ; la fluxion nutritive, dont le système ganglionnaire est le siége à cette même époque de la vie, explique la fréquence des scrofules et du carreau (tuberculisation des glandes mésentériques), quand il existe en outre une propension congénitale. Nous avons vu que, dans la jeunesse, la prépondérance physiologique appartient aux organes de l'hématose et de la circulation ; dans l'âge mûr, aux viscères abdominaux et à l'appareil fibro-cartilagineux lié avec ces viscères par des connexions sympathiques ; aussi, à l'une de par l'hérédité, les phlegmasies du cœur et des poumons ; à l'autre, les maladies gastro-hépatiques, les hémorrhoïdes, la goutte, etc. C'est vers l'âge critique que les organes génitaux de la femme sont menacés par les effets de l'hérédité cancéreuse ; l'atrophie que subissent alors ces organes (ovaires, utérus, mamelles) favorise le développe-

(1) *Essai sur la mortalité à Strasbourg*, 1836, p. 115.
(2) Voyez *Bulletin de l'Académie de médecine*, t. XVIII, p, 1044.
(3) *Ibid.*

ment de cette lésion. Velpeau (1) reconnaît que c'est de quarante à soixante ans que l'on voit le plus de cancers du sein chez les femmes ; mais parce que la plus grande fréquence du cancer chez l'homme correspond à la même période de la vie, il nie l'influence de l'âge critique chez les femmes : c'est contester un fait démontré, parce qu'il reste à démontrer un autre fait, à savoir, s'il n'existe pas aussi pour les hommes une phase critique de l'organisme entre quarante et soixante ans. — Par la même raison, les professions qui sollicitent l'activité particulière de certains organes et débilitent certains autres, les professions qui sont toutes, au début, perturbatrices de l'ordre physiologique et finissent par changer l'équilibre de l'économie, amènent l'opportunité des maladies héréditaires.

Chaque âge épuise, par sa révolution, l'opportunité qu'il apporte aux affections héréditaires ; s'il passe sans les avoir fait naître, le péril de l'hérédité morbide diminue beaucoup. Au delà de trente-six ans, l'individu né de parents phthisiques peut espérer la vieillesse ; au-delà de la deuxième enfance, le tubercule des glandes mésentériques ne s'observe guère isolément. On comprend, en effet, que chaque âge, par les conditions physiologiques qui le caractérisent, se trouve avoir des relations essentielles avec la nature, la forme, la marche et la durée des maladies déterminées ; plus ces relations sont complètes et intimes, plus l'imminence de la maladie augmente ; que si, malgré l'aggravation du péril, cette période de la vie s'écoule tranquillement, l'hérédité morbide, quoique toujours subsistante, se trouve comme annulée, parce que l'impulsion ne lui viendra plus des évolutions ultérieures de l'organisme (2).

Hippocrate a émis une doctrine de l'hérédité ; en parlant des macrocéphales qui déterminaient l'allongement de la tête de leurs enfants au moyen de bandages et de machines convenables pour altérer la forme sphérique du crâne, il ajoute : « D'abord c'était l'usage qui opérait de force le changement dans la configuration de la tête ; mais avec le temps ce changement est devenu naturel, et l'intervention de l'usage n'est plus nécessaire. En effet, la liqueur séminale provient de toutes les parties du corps, saine des parties saines, altérée des parties malades. Si donc de parents chauves naissent généralement des enfants chauves, de parents aux yeux bleus des enfants aux yeux bleus, de parents louches des enfants louches, et ainsi du reste pour les autres variétés de la forme, où est l'empêchement qu'un macrocéphale n'engendre un macrocéphale (3)? » A côté de la théorie la plus ancienne, plaçons la théorie le plus récemment formulée : la fécondation est due à la fusion du spermatozoïde et de l'ovule. Le premier n'est point un axe cérébro-spinal,

(1) Velpeau, *Traité des maladies du sein et de la région mammaire*, 1852, p. 550.
(2) Montaigne, dont les ancêtres avaient eu la gravelle, en fut atteint au même âge que son père.
(3) Hippocrate, *Des airs, des eaux et des lieux*, traduction de Littré, t. II, p. 61 et suiv.

ni le second un système digestif; ils renferment en eux les éléments nécessaires au développement ultérieur de ces deux bases essentielles de l'animalité,
lesquelles, bientôt liées par le système vasculaire, se complètent l'une par
l'autre et s'influencent réciproquement de manière à amener le développement ultérieur du tout : chacun des deux agents de la fécondation, ovule et
spermatozoïde, apporte en lui une matière déja organisée et vivante; c'est ce
qui explique comment ils influent également sur le produit commun. Il y a
plus : chacun des deux éléments de la combinaison humaine représente bien
l'être qui l'a fourni et le rôle que cet être, homme ou femme, remplit dans
l'œuvre de la procréation. Le mâle, plus ardent que la femelle dans toutes les
espèces, produit le spermatozoïde, et celui-ci a son maximum d'activité au
moment de la copulation. La femelle nous présente des ovaires toujours
cachés profondément, fournit un ovule qui reçoit le zoosperme comme la
femelle reçoit le mâle; « les spermatozoïdes sont l'élément générateur mâle;
probablement ils nous représentent l'une des formes sous lesquelles s'offre la
matière germinative; arrivés dans l'œuf ou à sa surface, ils se fondent, se
dissolvent, se mêlent avec l'élément générateur femelle, et de cette dissolution, de cette fusion intime, résulte une combinaison organique nouvelle,
constituant le germe qui se développera en individu nouveau (1). » On voit
que l'idée moderne n'est pas sans analogie avec la doctrine hippocratique; ce
que celle-ci attribue au sperme seul, celle-là l'attribue au zoosperme et à
l'ovule. La liqueur séminale résume, aux yeux d'Hippocrate, toutes les parties
du corps; pour l'observateur d'aujourd'hui, l'ovule et le spermatozoïde possèdent en eux les éléments nécessaires au développement ultérieur de tout le
corps. Dans l'une et dans l'autre doctrine, l'hérédité nous apparaît comme
une condition primordiale de la matière organisée que séparent les agents de
la fécondation et qui reproduit, au terme de ses transformations, le type de
l'espèce. L'hérédité a donc ses racines dans ce que la vie a de plus intime et
de plus fondamental; elle existe antérieurement à la copulation, dans l'ovule
et dans le zoosperme; elle se détermine dans le conflit des deux sexes et se
modifie par la fécondation, puisque deux genres d'éléments héréditaires se
rencontrent et se fondent dans une combinaison organique nouvelle, qui
reflétera le type des individus souches. Avoir noté dans cette période initiale
de la reproduction les rudiments de l'hérédité, c'est avoir indiqué par quelle
voie l'hygiène peut réussir à la combattre.

Tout ce que l'hygiène peut faire contre les dispositions héréditaires qui
sont de nature à compromettre la santé, se trouve indiqué sommairement
dans ce conseil de Mercatus : *Uxorem aut virum quærere qui temperie,
modo substantiæ et fere in omnibus individualibus conditionibus, dissideat
longis intervallis ab uxore. Sic enim a generatione in generationem deli-*

____

(1) Longet, *Physiologie*, t. II, 3e partie, p. 132. — Voyez aussi *Nouveau Dictionnaire
de médecine et de chirurgie pratiques*, article Fécondation.

lescet magis sigillum hæreditarium, vincens inculpatum semen, ac prœvalens supra vitiosum et prave affectum. Les races animales d'élite gagnent à se propager dans les mêmes familles ; la beauté des chevaux arabes et anglais, des brebis espagnoles, etc., ne se maintient qu'à cette condition. On a observé notamment que l'espèce chevaline dégénère par le mélange prolongé de races différentes ; mais il faut considérer que, pour perpétuer les races nobles d'animaux, on a soin de n'accoupler entre eux que des individus de choix ; dans les alliances entre proches, cette condition est négligée : de là l'abâtardissement des familles qui s'unissent entre elles de génération en génération. C'est donc une mesure de haute prévoyance sociale que la prohibition des mariages à certains degrés de parenté, puisque la considération du choix physique est presque toujours sacrifiée dans les unions, et tous les peuples d'une civilisation élevée ont proscrit l'inceste, à l'exemple du législateur des Hébreux. C'est surtout aux familles entachées de maladie héréditaire qu'il importe d'élargir le cercle de leurs alliances et de renouveler en partie les sources de leur reproduction ; en méconnaissant cette nécessité, elles renforcent le principe de leur détérioration et précipitent leur décadence. D'après Gama Machado, cité par Prosper Lucas (1), le défaut d'harmonie de la taille des époux est une cause d'avortements. Dans l'appréciation des vices du bassin, il faut considérer non-seulement les proportions de la femme, mais encore les dimensions de la tête et des épaules de l'homme qu'elle doit épouser ; l'hérédité porte en effet et sur le volume partiel et sur le volume intégral du corps ; de là un surcroît de péril possible pour le travail de l'accouchement.

L'axiome *Contraria contrariis* s'applique avec plus de sûreté à l'hygiène qu'à la thérapeutique ; les mariages, au point de vue physique, devraient être combinés de manière à neutraliser, par l'opposition des constitutions, des tempéraments et des idiosyncrasies, les éléments d'hérédité morbide que l'on peut craindre dans les deux époux ; il faudrait défendre l'union de deux lymphatiques, de deux sujets éminemment nerveux ; deux familles également prédisposées aux affections de poitrine ne devraient jamais mêler leur sang ; même danger dans l'union de deux sujets frappés de débilité générale, etc. La prédisposition à des affections analogues constitue, aux yeux du médecin, une autre incompatibilité de mariage : scrofule et phthisie formeront une sordide pépinière, tandis qu'une femme issue de parents tuberculeux et mariée à un homme robuste et sain peut devenir l'heureuse mère d'une génération valide qui, croisée à son tour avec un sang de bon aloi, produira une autre génération tout à fait irréprochable ; car, ainsi que nous l'avons dit, la propension aux maladies héréditaires finit par s'épuiser. Stahl, Bordeu, Buchan, Pujol, Baumes pensent ainsi ; des faits prouvent la disparition spontanée d'une affection de parenté, d'autres plus nombreux attestent l'efficacité du croise-

---

(1) Prosper Lucas, *Hérédité*, t. I, p. 204.

ment pour l'extinction des germes héréditaires. Malheureusement les méde
cins restent étrangers à la confection des lois, et rien n'est stipulé dans nos
codes en faveur de l'amélioration physique de l'espèce humaine, si ce n'est la
limitation du mariage à certains degrés de consanguinité et l'époque de la
nubilité légale.

L'âge des parents exerce une grande influence sur la constitution et la
santé des enfants qu'ils mettent au jour : trop jeunes, ils impriment à leur
descendance un caractère de débilité générale qui favorise l'explosion ulté
rieure des maux héréditaires ; il est d'observation que les premiers-nés sont
souvent plus faibles, plus délicats, et des instituteurs ont constaté la supé
riorité intellectuelle des cadets sur les aînés. Les poulettes pondent des œufs
plus petits de moitié que ceux des poules ; suivant Bechstein, cité par Burdach,
les petits qu'une chienne met bas après sa première fécondation n'atteignent
jamais une grande taille. Il semble que la puissance reproductrice ait besoin,
comme toutes les autres fonctions, d'un exercice répété pour imprimer à ses
résultats le cachet d'une parfaite élaboration. Les enfants procréés dans une
époque avancée de la vie paraissent plus exposés au rachitisme ; ils sont
dépourvus de la vivacité et de la gaieté qui sont les attributs de leur âge ; ils
périssent souvent de phthisie, sans que leurs parents en soient atteints ; s'ils
vivent, ils ne se développent pas avec plénitude et payent un tribut précoce
aux affections hémorrhoïdaires. Une grande disproportion d'âge entre les deux
époux n'est pas moins dommageable à la qualité des produits, et de sem
blables mariages, légitimés par la loi, sont une véritable infraction aux bonnes
conditions de la procréation humaine. Quand la cupidité conduit la jeune fille
dans le lit du vieillard, la nature s'indigne, l'intérêt de l'espèce est sacrifié
aux passions de l'individu : c'est un scandale physiologique, si l'on peut ainsi
dire ; mais la loi civile le protége et la société n'a pour le punir que le mépris
et le ridicule.

Si le médecin n'est pas intervenu à l'origine pour corriger ou prévenir la
transmission des dispositions morbides, il lui reste à les combattre dans l'en
fant issu de mariages formés contre les convenances hygiéniques. On conseille
de donner à l'enfant une nourrice robuste, d'une constitution opposée à la
sienne, et dont la santé sera sévèrement surveillée ; on prolongera l'allaite
ment ; après le sevrage, il faut adapter le régime au tempérament de l'enfant
et le diriger contre l'aptitude héréditaire que l'on redoute. Le choix et la sur
veillance de l'habitation sont très-importants ; tel climat, telle localité favorise
ou contrarie le développement de certaines maladies. La gymnastique em
ployée avec discernement, peut modifier heureusement l'organisation, annuler
une disposition héréditaire par le déplacement du mouvement nutritif, par la
direction spéciale de l'innervation. L'éducation elle-même en éclairant
l'homme et en fortifiant sa spontanéité, le rend plus apte à gouverner sa santé,
à tempérer les appétits et les passions qui peuvent exagérer la vitalité de cer
tains organes, déprimer certains autres, et donner ainsi l'essor aux germes

héréditaires. Le choix de la profession contribue puissamment à l'immunité de l'avenir ; elle fait à l'homme son milieu social, elle lui assigne ses conditions de vie morale et physique, elle empoisonne ou purifie l'air qu'il doit respirer, elle lui mesure le travail et le repos ; de plus, elle détermine l'activité relative de ses organes dont chacun correspond pour ainsi dire à une spécialité professionnelle : souvent elle a produit dans la ligne ascendante de parenté la maladie dont on redoute le principe héréditaire, et force sera d'y renoncer pour écarter une éventualité funeste. Quand l'hérédité dépend d'un virus, ou celui-ci se manifeste par des symptômes caractéristiques et donne besogne de guérison, ou il n'existe qu'une aptitude de l'organisme à répéter l'affection virulente de parenté, et la prophylaxie hygiénique se règle sur les bases précitées ; car nous nous inscrivons contre l'usage banal des médicaments amers, mercuriels, antiscorbutiques, martiaux, etc. (Portal, Pujol, etc.), à titre de préservatifs, usage plus répandu encore qu'on ne pense, et qui, avec l'emploi préservatif des cautères, des vésicatoires, des sangsues, des saignées, défraye la routine domestique de tant de familles, de tant de médecins asservis par intérêt ou par ignorance aux préjugés du vulgaire. Notre pensée ne va point jusqu'à proscrire absolument l'application de ces moyens, mais il convient de n'y recourir que d'après des indications positives ; c'est par les agents du régime (air, local, vêtement, nourriture, bains froids, affusions, bains de mer, etc.), que l'on a chance de rectifier les tendances vicieuses de l'organisation, non par les arcanes de la polypharmacie. Rappelons, en terminant, que les individus prédisposés aux maladies héréditaires doivent surtout être surveillés à l'âge où ces maladies tendent à se développer et à l'âge où leurs parents en ont subi l'atteinte ; c'est alors qu'il faut redoubler de sévérité dans les précautions hygiéniques, c'est alors qu'il y a lieu de recourir à des moyens spéciaux, s'il en est d'assez puissants pour conjurer l'invasion des affections héréditaires. L'état constitutionnel des sujets doit fixer l'attention du praticien. Il s'assurera d'abord si le péril est réel ou s'il n'existe que dans l'imagination de son client, dans la sollicitude exagérée de son entourage ; il pèsera les avantages et les inconvénients des moyens préventifs dont il prescrira l'usage. S'agit-il, par exemple, d'établir un exutoire pour prévenir un exanthème dont on se croit menacé par hérédité ou pour combattre une tendance congestionnelle vers l'encéphale, il faut considérer l'effet moral que produit une médication anticipée, le dégoût d'une suppuration habituelle, les soins qu'elle exige, l'excitation douloureuse qui peut l'accompagner, etc. Avant de proposer à une personne de poitrine faible le climat d'un pays lointain, songez aux fatigues des voyages, au changement des habitudes et des impressions, aux tristesses de l'expatriation, aux conséquences d'une brusque rupture avec la société, les travaux, les projets d'ambition, à l'éloignement des personnes aimées : il y a là parfois de quoi voiler l'éclat du ciel d'Italie ; un hiver moins inclément ne compense point une si grande perturbation de l'existence. En hygiène, n'espérons pas beaucoup d'une influence isolée : la

thérapeutique a quelques remèdes souverains, quelques agents héroïques
l'hygiène ne possède pas les équivalents de l'opium, du mercure, de l'ém
tique; elle vaut surtout par la réunion d'un certain nombre d'influences con
vergeant au même but. Que peut sur une poitrine débile le soleil du Mi
sans la sérénité de l'âme? L'art de préserver n'est souvent que l'art de com
penser.

CHAPITRE VI.

DE L'HABITUDE.

§ 1. — De l'habitude dans l'état de santé.

La périodicité est la loi du système nerveux : elle en régit les manifesta
tions physiologiques, elle détermine l'allure de ses maladies. C'est en vertu de
cette loi que l'encéphale tend à répéter les modifications qu'il a subies, à
redemander aux objets extérieurs les impressions qu'ils lui ont transmises
par les sens, à rappeler les sensations éprouvées, à ramener les mouvements
dans la direction qui leur a été communiquée. Et comme il est dans l'essence
de l'excitabilité nerveuse de s'accroître par l'exercice, plus le même acte ou la
même sensation se renouvelle, plus l'économie en sollicite les retours et rap
proche les intervalles qui les séparent : de là l'habitude. L'impulsion initiale
que le système nerveux reçoit des influences du dehors ou de la spontanéité
morale peut se comparer au mouvement que l'on imprime au pendule.
Celui-ci décrit une série d'oscillations dont le nombre, la vitesse et l'ampli
tude sont en raison directe du mouvement qu'il a reçu, en raison inverse des
frottements qu'il subit et de la densité du milieu dans lequel il se meut. Les
éléments d'organisation individuelle, le degré de souplesse physiologique, la
limitation réciproque des fonctions et d'autres conditions sont au système
nerveux ce que la densité du milieu et la quantité des frottements sont au
pendule; mais avec cette différence que la volonté réitère au système nerveux
ou lui continue l'impulsion primitive dans la mesure nécessaire pour vaincre
tout obstacle : et c'est ainsi que s'introduisent dans l'organisme les habitudes
les plus opposées à son état normal, c'est ainsi que la nature semble s'absorber
dans l'habitude. A ce point qu'un philosophe (Fontenelle), en entendant parler
de celle-ci comme d'une seconde nature, a pu demander, avec une apparence
de raison, où donc était la première.

Les impressions du monde extérieur et les sensations internes sont les deux
sources de l'habitude; les influences qui effleurent l'organisme ou qui ne lui
impriment qu'une secousse passagère ne changent en rien l'ordre naturel des

besoins, la régularité des fonctions ; mais si la modification que produit en nous l'agent externe ou l'irradiation viscérale se répète ou se prolonge, elle rompt l'équilibre physiologique, elle crée une aptitude nouvelle, elle sollicite une série particulière d'actes organiques ; une habitude s'est établie, et désormais elle entre comme élément nécessaire dans l'harmonie des fonctions, elle change la proportion d'activité générale de l'économie. Que le phénomène se passe dans la sphère d'innervation cérébrale ou qu'il porte exclusivement sur l'un des actes de la vie plastique, il ne peut s'accomplir que par l'intermède de la substance nerveuse : considérée dans son principe, l'habitude n'est donc que la sensibilité modifiée ; considérée comme phénomène, elle consiste dans une disposition nouvelle, acquise à l'organisme par la continuité des mêmes impressions, par la répétition fréquente des mêmes actes.

La faculté d'acquérir des dispositions nouvelles ou de façonner celles qui existent est la base de la perfectibilité humaine, le mobile de l'éducation, la condition première de l'efficacité d'une direction hygiénique. Avec l'habitude on a presque toujours confondu l'abus, c'est-à-dire l'usage anormal des choses (abusus), et l'excès, c'est-à-dire l'usage disproportionné des choses : de là les déclamations des philosophes et de quelques hygiénistes contre les effets de l'accoutumance ; de là le conseil de se défendre de toute habitude (Rostan), comme si la faculté d'en contracter ne correspondait pas directement aux fins conservatrices de la nature. Tout être doit à son organisation une somme déterminée de besoins, d'instincts, de propensions, d'aptitudes qui s'éveillent progressivement et concourent d'une part à l'entretien de sa vie individuelle, d'autre part à la propagation de l'espèce. Mais ces puissances de sa nature, il ne peut les exercer, les déployer à son gré ; il rencontre dans le milieu qu'il habite, dans les circonstances éventuelles de la vie, dans les vicissitudes prévues de l'âge, etc., une foule d'obstacles et d'influences qui l'obligent à se modifier : aussi la nature a-t-elle accordé au plus grand nombre des actes organiques une certaine latitude, aux lois conservatrices de l'économie une certaine élasticité, à la fibre vivante comme à l'intelligence une souplesse proportionnelle à la versatilité du monde extérieur et à l'exigence des situations. Entre l'organisation animale et le milieu dans lequel elle est destinée à vivre, le lien est l'habitude ; elle est comme la formule individuelle des besoins et des dispositions propres à la généralité des êtres d'un même rang ; c'est par elle que toute existence se met en équilibre avec l'univers : dans sa portée réelle, elle exprime le rapport de la vie individuelle avec la vie générale. Plus l'organisation se complique, plus elle a besoin de flexibilité pour s'adapter aux conditions du dehors. C'est par la puissance de l'habitude que l'homme discipline ses organes à l'action de tous les climats, des régions les plus différentes ; c'est par l'habitude qu'il se plie aux nécessités des situations les plus variées. La coutume, a dit Montaigne, force à tout coup les règles de la nature ; mais s'est-il demandé ce que serait l'homme asservi aux règles de la nature, ou plutôt la première d'entre elles ne l'oblige-t-elle pas à vivre en société ? Or, la coutume est le fondement de l'association humaine, et les lois, les mœurs, les usages, les convenances, toutes les garanties de la vie commune, sont des concessions obtenues par l'habitude ou par la force qui suppose encore l'habitude, sur les instincts, les penchants, les dispositions natives de chacun au profit de tous.

Dans la manière dont les habitudes se développent, il importe de considérer le rôle de l'encéphale. Toute impression nouvelle provoque l'attention ; mais quand elle se répète ou se prolonge avec uniformité et dans une mesure d'intensité médiocre, le cerveau cesse d'en être stimulé, et l'habitude qui en est résultée s'exerce désormais presque sans conscience comme les fonctions de la vie plastique. C'est ainsi que nous finissons par nous accoutumer aux bruits qui nous importunaient le plus, et notre attention n'est plus excitée que par la cessation de ces mêmes bruits. Mais le résultat de l'habitude est différent, quand l'attention se fixe sur les impressions et les rend plus profondes, plus durables ; le centre encéphalique y réagit avec une énergie soutenue ; les sensations qu'il éprouve, les actes qu'il détermine, se perfectionnent par leur répétition même, et il s'établit ainsi dans l'économie un nouveau mode de sensibilité et d'activité, un nouvel ordre de besoins : c'est l'habitude aidée par l'attention qui perfectionne les actes sensitifs, locomoteurs et intellectuels.

Il est des circonstances qui favorisent le développement des habitudes : le tempérament nerveux s'y prête singulièrement, mais s'en dépouille avec autant de facilité qu'il les adopte ; la vivacité des impressions, l'inconstance des déterminations qu'elles entraînent, l'ardeur de l'imagination, ne permettent guère aux sujets nerveux de modifier d'une manière durable leur allure physiologique ou morale ; ils trouvent dans la souplesse de leur organisation des ressources contre les nécessités : ils passent de la souffrance au plaisir, du sommeil aux veilles prolongées, de l'abondance aux privations ; ils sont prompts à l'excès, à l'abus, mais ils sont peu capables d'accoutumance et de stabilité. Les tempéraments influent non-seulement sur le degré d'aptitude à contracter des dispositions nouvelles, mais sur la nature de ces dispositions elles-mêmes : ainsi la faiblesse de leur système musculaire et la mobilité de leur innervation éloignent les personnes nerveuses des habitudes qui exigent de la force et de la persévérance. Les lymphatiques, par un instinct de leur organisation précaire, se complaisent aux actes uniformes et réguliers; l'esprit de méthode les caractérise jusque dans les moindres détails, et l'inertie de leurs organes de locomotion les incline aux habitudes calmes et passives. Les gros mangeurs, les buveurs intrépides appartiennent, pour la plupart, au tempérament sanguin avec idiosyncrasie musculaire ; prodigues de leur force, ils éprouvent le besoin d'une ample réparation, et se montrent réfractaires aux habitudes de mesure et de frugalité. — L'enfance et l'adolescence sont les deux époques de la vie les plus favorables à l'établissement des habitudes :

Adeo in teneris assuescere multum est. (VIRGILE.)

Alors la sensibilité est neuve ; la mollesse des tissus chez l'enfant, surtout celle de la substance nerveuse, semble proportionnée à la multiplicité des acquisitions qu'il doit faire. C'est une cire flexible que façonne le doigt de l'artiste, et ici l'artiste, c'est la mère, c'est le père : ils sont les instituteurs du berceau. Nous ne parlons pas seulement des sollicitations premières qui s'adressent à l'âme, à l'intelligence, mais les parents ont à régler le premier exercice de chaque organe, à dispenser à chaque fonction sa mesure ; ils ne sauraient trop se pénétrer de l'importance des premières habitudes qu'ils inculquent à leurs enfants, soit qu'il s'agisse de l'allaitement, du sommeil, du vêtement, de la température, ou des premières et délicates répressions d'une volonté au maillot. Nous ne pouvons mieux faire que de renvoyer sur ce sujet nos lecteurs à l'ouvrage du Docteur Donné (1). Échappé des langes, l'enfant s'ouvre par tous les pores à la vie extérieure ; il veut tout voir, tout palper, tout sentir ; il est avide d'impressions qui lui procurent la conscience de son moi ; l'instinct d'imitation, qui a son maximum de puissance à cet âge, érige l'enfant à tout spectacle, à tout geste, et sa gracieuse gaucherie s'efforce de reproduire ce qu'il a vu. La force des exemples se fait sentir encore vivement à l'adolescent ; il se colore facilement de l'esprit de son entourage ; ses habitudes sont modelées sur celles de ses amis. Combien donc il importe à l'avenir physique et moral de cette existence que ses premiers actes reçoivent une salubre direction, que le corps et l'esprit contractent des dispositions conformes aux lois de l'hygiène et de la raison ! — La virilité consolide les habitudes acquises et laisse peu de prises aux habitudes nouvelles ; la vieillesse les repousse comme elle repousse toute innovation ; son regard, attaché sur le passé, ne se reporte qu'à regret sur les tableaux du jour : *laudator temporis acti.* Comment fléchir à d'autres usages, à d'autres idées, cet organisme tout pétrifié, tout pénétré de sels terreux comme par une anticipation tumulaire ? C'est encore de l'instinct de conservation que cette résistance aux nouveautés ; l'intégrité de l'organisme sénile est au prix des routines acquises. Pour lui, de nouvelles habitudes seraient de violentes oscillations imprimées à sa manière d'être, et, pour lui, le temps est passé de l'innocuité de ces ébranlements ; la santé du vieillard, c'est la fixité dans les acquisitions qu'il a faites, heureux si elles ne lui échappent trop vite !

On ne saurait refuser aux femmes une sensibilité plus vive, plus rapide, une flexibilité plus grande de tous les organes ; aussi savent-elles changer plus facilement leur manière de voir, s'assujettir à un plus grand nombre d'habitudes ; le servage des convenances sociales, si rigoureuses pour elles, ne leur pèse guère ; elles se conforment avec autant de grâce que d'aisance à toute mode et lui sacrifient les habitudes acquises pour en adopter d'autres. Qui supporte avec le plus de stoïcisme les revers de fortune et passe avec plus de

(1) Donné, *Conseils aux mères sur la manière d'élever les enfants*, 5ᵉ édition. Paris, 1875, in-12.

sérénité des jouissances du luxe aux épreuves de la misère. La femme. Qui sait imposer silence à ses besoins pour assurer le bien-être de ce qu'elle aime? La femme. Qui sait vaincre le sommeil pour briller au bal ou pour nourrir, du travail de ses mains, une mère, un enfant? La femme. Elles sont faibles, mal pourvues de muscles, et quand la nécessité ou le despotisme marital a parlé, elles vont remuer le sol, ou suivre, ployant sous le fardeau, le cheval qui porte leur maître par monts et par vaux, comme nous l'avons vu en Corse. Il n'est effort supérieur à leur puissance, il n'est accoutumance trop laborieuse pour elles. Le génie des femmes, c'est la patience; elles s'habituent à souffrir, à dissimuler; leurs passions s'abritent sous le masque d'un calme obligé, leur finesse revêt des airs de candeur, et comme l'existence que leur fait la société est un mensonge de tous les jours, elles suppléent, par l'étendue de leurs aptitudes, à l'inégalité de leur position. — C'est dans les climats tempérés que l'organisation humaine se montre le plus accessible aux habitudes nouvelles; c'est aussi là qu'elle est susceptible d'acquérir sa perfection : l'empire des lois physiques se révèle jusque dans la polarisation des lumières morales et intellectuelles. Dans les régions septentrionales, la rigidité que produit le froid semble se communiquer au système nerveux; sous l'influence des chaleurs excessives et permanentes, l'homme apparaît mobile, fantasque, énervé, dominé par les institutions. Tandis qu'en France la facilité avec laquelle se modifient les esprits engendre la fièvre d'innovation, l'immobilité semble la loi morale de ces immenses populations jetées sous le soleil des Indes et de la Chine.

Comment l'habitude agit-elle sur les différentes fonctions de l'économie? Les retours périodiques de la faim, son intensité, sa durée, les appétences gastriques, le travail de la digestion proprement dit, tous ces phénomènes, et jusqu'à l'excrétion qui les termine, sont soumis à l'empire de l'habitude. On s'exerce à surmonter la faim, à supporter l'abstinence : les physiologistes ont enregistré des exemples célèbres de privation de nourriture; la soif même peut être combattue. L'habitude crée, sous le rapport de l'alimentation, un nombre infini de différences individuelles (1); elle fait à chacun son régime; elle explique les bizarreries des goûts, les répugnances, les excentricités gastronomiques. Le sauvage de l'Océanie qui mange du poisson cru avec ses écailles, l'Italien qui use de l'asa fœtida comme assaisonnement, l'Esquimau qui boit le sang des veaux marins, le Tartare qui boit le lait des juments, le chasseur qui trouve le gibier d'autant meilleur qu'il est voisin de la putréfaction, ont disposé leurs viscères à ces genres de nourriture, dont la seule idée révolte l'estomac délicat du citadin efféminé; mais ces

(1) « Voyez quels sont les sujets auxquels il faut des aliments une fois ou deux, » en plus ou moins grande quantité, et par petites portions. Accordez ici quelque chose » à l'habitude, à la saison, au pays, à l'âge. » (Hippocr., *Aphorisme* 17, sect. 1, traduction Littré.)

effets de l'habitude, il faut le dire, n'appartiennent pas exclusivement au système nerveux de la vie plastique; la section ou la ligature du pneumogastrique les rendrait impossibles (1). Quel qu'en soit le siége, le praticien est obligé d'en tenir compte; sevrer brusquement des alcooliques un homme qui en fait depuis longtemps et avec une certaine impunité un usage immodéré, serait d'une hygiène absurde, et c'est une remarque souvent vérifiée, que les grands mangeurs sont promptement débilités par la réduction considérable de leur nourriture. L'absorption est une des fonctions qui paraissent entièrement soustraites à la volonté, mais elle ne l'est point à l'influence de l'habitude. Beaucoup de médecins, et nous en connaissons, ont parfaitement supporté, pendant leur scolarité anatomique, le séjour de l'amphithéâtre; livrés à la pratique, si une autopsie les rappelle dans l'atmosphère des cadavres, ils en absorbent les miasmes, éprouvent divers symptômes, tels que diarrhée, éructations par l'anus, dont l'odeur est exactement celle de l'amphithéâtre ou du corps qui a été ouvert. Ces accidents, dont le plus ordinaire est la diarrhée, se déclarent vite, et il suffit souvent, pour en être atteint, d'avoir respiré un quart d'heure l'air chargé d'émanations putrides. Mais si, au lieu de faire de rares apparitions à l'amphithéâtre, on y revient plusieurs jours de suite, et que l'on s'y arrête plusieurs heures par jour, on cesse d'en être incommodé; évidemment, l'absorption des miasmes s'est alors ralentie, en même temps que le tégument interne y devient moins impressionnable, à moins que l'on n'attribue cette impunité à un effet de saturation. Quant à la respiration, *ipsa necessitas novi aeris per consuetudinem diminuitur*, a dit Haller; on finit par familiariser ses poumons avec un air vicié. Sanctorius rapporte qu'un prisonnier qui avait passé vingt ans dans l'atmosphère infecte d'un cachot ne put supporter l'air pur du dehors, et que sa santé ne lui revint que par sa réintégration dans le même cachot. Les organes de la circulation s'émoussent aux stimulations répétées. L'ingestion du café est suivie, chez beaucoup de personnes, de palpitations et d'accélération du pouls; mais ses phénomènes diminuent et cessent par l'effet d'un usage fréquent. Les sécrétions sont aussi modifiées par l'habitude : telle est celle du lait, du sperme, etc. Les succions fréquentes du nourrisson activent la lactation : la continence réduit la fabrication du sperme ; l'exercice des organes de la reproduction entretient, peut

(1) « La théorie des mouvements réflexes, telle que l'ont établie les travaux de J. Müller et de Marshall-Hall, explique le mécanisme des habitudes qui s'appliquent aux organes dépendants à la fois des nerfs ganglionnaires et des nerfs rachidiens. L'influence de la volonté ne se prononce qu'à la suite d'une impression sensitive ou centripète plus ou moins prolongée; l'habitude intervient dans la durée de la résistance volontaire à cette impression: quand l'accumulation de l'urine agit sur les nerfs sensitifs de la vessie (filets des nerfs sacrés), et consécutivement sur la moelle épinière, il nous est donné de suspendre quelque temps l'action des nerfs moteurs, comme d'autres fois la volonté force les contractions de la vessie sans le concours synergique du diaphragme et des muscles de l'abdomen. » J. Müller, *Manuel de physiologie*, t. II, p. 638.)

même accroître leur puissance. Nous examinerons plus bas les résultats que produit l'abus ou l'excès des fonctions génératrices.

Les actes fonctionnels qui font commercer l'homme avec le monde ambiant sont les plus susceptibles de varier par l'empire de l'habitude, et nous devons indiquer ici brièvement les changements qu'elle introduit dans l'exercice des sens et dans l'action du cerveau considérée en elle-même ou dans les différents actes dont il est le régulateur.

1° *Sensations*. — Ce que nous allons dire des effets de l'habitude sur les organes des sens concerne en réalité le cerveau, siége et centre unique de toute sensation dont les appareils extérieurs, œil, oreille, peau, etc., sont les conducteurs. C'est le cerveau qui perçoit et juge l'impression reçue par les extrémités nerveuses; mais comme il rapporte les sensations aux organes qui ont été stimulés d'abord, comme il existe une liaison étroite entre les conditions de l'organe conducteur et la perfection ou la nature des sensations, il est toujours rationnel d'étudier celles-ci d'après leur siége apparent. Les organes de l'odorat peuvent s'accoutumer à l'impression d'odeurs plus ou moins fortes, plus ou moins agréables. Il en est de même des organes de gustation : le marin provençal mange avec plaisir le piment qui produit une sensation de brûlure sur la muqueuse buccale et pharyngienne d'une personne accoutumée à un régime doux. Les canonniers, les forgerons, endurent le bruit des explosions ou des percussions métalliques, qui feraient perdre l'ouïe au délicat dilettante de nos salons. Le tact, le toucher, sont gouvernés par l'habitude et développés comme sur une échelle musicale de nuances; dirigés par un ingénieux enseignement, ils deviennent pour une classe nombreuse d'infortunés les succédanés de l'oreille et des yeux, le mobile de la culture humaine.

Mais il s'agit moins de constater la puissance de l'habitude sur les appareils sensitifs que d'apprécier la nature de ses résultats; or, tantôt l'habitude aiguise l'activité des sens, tantôt elle l'affaiblit et l'annule. Pour que l'organe sensitif se perfectionne, l'impression qu'il reçoit doit être d'une intensité moyenne, et, en se répétant, elle ne doit point excéder des limites physiologiques de force et de durée assignées à l'exercice de chaque sens. L'habitude détériore au contraire et va jusqu'à anéantir la sensation, quand les excitations dirigées sur l'organe qui en est l'instrument pèchent par excès de faiblesse, d'énergie ou de durée : il y a alors excès ou abus. Ces effets inverses de l'habitude expliquent les oppositions d'activité sensoriale : ainsi l'amaurose reconnaît souvent pour cause l'action d'une lumière trop vive; la myopie est une infirmité des villes où la vue s'exerce de trop près sur les objets. Tandis que la vigie postée dans les hunes signale l'apparition lointaine d'un navire et que l'officier de quart la vérifie presque aussitôt par le télescope, le passager, novice explorateur de l'horizon maritime, braque en vain l'instrument sur le point désigné; ses yeux n'y découvrent encore que mer et solitude. Les Peaux rouges de l'Amérique se couchent à plat ventre sur le sol, et, l'oreille attentive, perçoivent des bruits de pas à des distances considérables; la fréquence des ébranlements sonores affaiblit au contraire la puissance auditive du manœuvre et ne lui permet point d'analyser avec justesse la succession mesurée des sons. Le tact s'émousse par les frottements ou le maniement des objets grossiers. Comparez la peau fine, translucide et satinée de la petite maîtresse aux callosités de la main plébéienne : la différence des habitudes a produit celle des conditions organiques. C'est l'habitude qui rend savoureux au palais de l'ouvrier le pain noir qu'il arrose de sa sueur ; c'est elle qui, nivelant fortune et misère, affadit les mets les plus recherchés sous la dent des Lucullus, et fait qu'entre deux festins le convive blasé hume avec délices la vapeur de la soupe aux choux du portier. Les dégustateurs de profession ont acquis une telle sagacité de palais, qu'ils reconnaissent le terroir de chaque vin de Bourgogne et lui assignent sa côte et sa date de récolte ; les ivrognes confondent tous les crus. — Un autre effet de l'habitude est de restreindre l'exercice des sens dans le mode qu'ils ont acquis : ainsi l'usage prononcé des épices rend insipide tout autre aliment ; ainsi les yeux dont la sensibilité s'est étendue jusqu'à percevoir les objets dans l'ombre ou dans un demi-jour, se ferment à l'éclat du plein jour et réclament désormais, pour condition de leur fonction, la lueur d'un milieu crépusculaire. C'est donc à tort que Bichat a dit que l'habitude émousse le sentiment et perfectionne le jugement : des sens détériorés préparent mal les décisions de l'esprit : des impressions réglées dans leur mesure et dans leurs retours aiguisent la sensation.

Les impressions que les surfaces sensibles transmettent au cerveau aboutissent, par la réaction de ce viscère, au plaisir ou à la douleur, deux phénomènes que l'habitude modifie puissamment : elle les atténue et finit par nous en ôter la conscience : une belle partition nous ravit à une première audition et plus encore à quelques auditions subséquentes qui nous permettent d'en mieux saisir les détails et l'ensemble ; mais à force de l'entendre, il vient un moment où nos oreilles ne sont plus frappées que par une succession de notes et de thèmes dont notre âme ne sait plus s'émouvoir. Une première tentative de cathétérisme provoque une vive souffrance, parfois la fièvre ; après plusieurs introductions, la sonde est reçue sans douleur et devient familière au canal de l'urèthre. Faut-il en conclure que notre organisation conduit à l'indifférence et ne peut aviver sa sensibilité que par le changement ? Bichat a jeté de sa plume cette désolante proposition ; mais peut-être n'avait-il pas aperçu tous les éléments de l'habitude. Dans l'action des corps extérieurs sur nos surfaces de perception, il faut distinguer : 1° l'effet de leur contact ; 2° le rapport qui s'établit ensuite entre l'organe impressionné et la cause impressionnante, rapport qui tantôt dépend des conditions individuelles de la vie plastique, tantôt se décide par la réaction cérébrale. L'habitude affaiblit progressivement et finit par anéantir la sensation qui résulte du contact, source des plaisirs immédiats, instantanés, éphémères ; elle fortifie au contraire le rapport qui s'établit entre l'organe et l'agent extérieur, ou l'ordre d'idées, de souvenirs que représente cet agent; et ce rapport d'harmonie vitale est la source des jouissances durables, inaltérées par le temps. Le premier aspect d'une localité où nous arrivons nous frappe d'une manière agréable et nous dispose à y séjourner, voilà l'effet du premier contact de l'objet avec nos surfaces de perception ; au bout de quelque temps, cet état diminue; la vue journalière des mêmes cités, des mêmes édifices, du même horizon, leur ôte tout intérêt : l'habitude a fait son office. Mais si les teintes du paysage ont pâli à nos yeux, si les groupes et la forme des constructions ont perdu leur attrait, une secrète liaison s'est établie entre ces lieux et nos besoins, nos goûts, notre rhythme moral; leur horizon est devenu celui de notre pensée, il encadre notre vie. Ce n'est plus l'émoi de l'arrivée, l'impression vive et fraîche du premier jour; mais nous sentons qu'il y aurait pour nous privation à nous en éloigner : voilà le rapport qui se développe entre le sujet et l'objet. Il a commencé dans l'organe impressionné d'abord, il a fini par se généraliser, par engager tout notre être; loin de le détruire, l'habitude le consolide, le rend plus impérieux, et le plaisir qu'il donne est de ceux que le temps respecte. On comprend encore, de cette manière, dans une sphère inférieure de sensations, l'influence de l'habitude sur les effets du tabac. Elle émousse la sensation qui résulte de son contact avec la muqueuse nasale; mais elle renforce la relation qui s'établit entre elle et l'excitant fonctionnel qui n'excite plus, relation que le cerveau généralise, et qui engendre, si l'on peut ainsi dire, des plaisirs de réflexion. Le marin qui commence à se relever d'une maladie grave demande du tabac, quoiqu'il soit émoussé à l'action de cette substance par l'abus qu'il en fait sous toutes les formes, et cette sollicitation du malade est considérée avec raison comme un indice heureux pour le pronostic. La privation du tabac est de toutes les privations celle que les détenus supportent le plus difficilement; une révolte a eu lieu dans la prison d'Épinal aux cris : *Du tabac ou la mort!* (Janvier 1843.)

Nous laissons aux philosophes, aux moralistes, le soin d'étudier l'action de l'habitude sur les affections de l'âme et sur les opérations de l'entendement; disons seulement que l'habitude, tour à tour auxiliaire et antagoniste de la volonté, réussit presque à lui subordonner jusqu'à un certain point les actes de la vie plastique ou à l'annuler dans ceux de la vie de relation. L'acteur qui s'est appliqué à débiter avec des intonations variées une tirade tragique, à produire le simulacre des passions attachées à son rôle, le joue à chaque représentation avec moins de sentiment; à la trentième, sa verve n'est plus que routine, et, l'esprit distrait, il remplit son office théâtral comme il digère, comme il respire, en l'absence de sa volonté. Au contraire, comme nous l'avons vu, la volonté peut intervenir dans les fonctions organiques, et influer sur la durée de l'élaboration digestive, sur la fréquence ou la rareté des excrétions diverses.

2° *Locomotion*. — L'habitude d'un exercice modéré donne à l'action musculaire plus de force, plus de précision, plus d'étendue et de célérité; cette augmentation de force est toujours en rapport avec un accroissement de nutrition qui s'opère dans le système musculaire. L'inaction réduit le volume musculaire, et quand elle devient habituelle, non-seulement la nutrition des organes du mouvement est diminuée, mais encore le tissu des muscles perd de sa consistance, de sa fermeté, de sa faculté contractile. Les résultats contraires s'observent tantôt d'une manière générale, comme chez l'ouvrier et chez l'homme de cabinet, tantôt sur le même individu, devenu puissant par quelques muscles plus particulièrement exercés, faible dans le reste de son appareil de locomotion. Ces inégalités de force dans les différents muscles, dans les différentes parties du corps, sont généralement provoquées par l'exercice des professions mécaniques ; la même cause rend les attitudes plus ou moins faciles et supportables. Il suffit, pour comprendre ces faits, de rappeler ce que l'activité plus soutenue, plus variée de certaines parties du corps permet de flexions et d'audace musculaire aux danseurs de ballet et de corde, aux portefaix, etc. Le boulanger doit à l'habitude de soulever et de projeter de grandes masses l'énergie de ses membres thoraciques ; le tailleur s'accoutume au croisement permanent de ses jambes, position si pénible pour qui n'y a point rompu ses membres inférieurs. L'habitude des efforts considérables, des contractions énergiques, rend moins apte aux mouvements déliés, et diminue la grâce des allures ; la démarche de certaines professions est caractéristique. Toutefois l'habitude de déployer une certaine force n'exclut ni la dextérité ni la justesse des mouvements, quand ils s'appliquent à leur objet ordinaire : tel joueur de billard excelle sur ses rivaux, quoiqu'il se serve d'une queue pesante ; il perd au contraire sa supériorité quand il y substitue une queue plus légère.

3° *Expressions*. — Le geste ou la coordination des contractions musculaires du visage avec celles des membres et du tronc dans le but d'exprimer un état déterminé de l'âme, acquiert une grande perfection par le bénéfice de l'habitude ; la mimique est fondée sur cette aptitude dont les orateurs, les tragédiens, les diplomates, etc., nous offrent des exemples si divers.

La voix se fortifie par l'habitude et acquiert plus d'étendue : les crieurs publics, les militaires instructeurs, tous ceux qui parlent en public nous en fournissent la preuve. Le timbre de la voix se modifie moins aisément ; quoique dépendant de la forme des voies aériennes, des membranes et de leurs résonnances, il est en rapport, d'une part avec la constitution générale, d'autre part avec le milieu dans lequel se développent et s'exercent les organes de la phonation. La parole ou la voix articulée, grâce à l'habitude d'une déclamation méthodique, devient plus nette, plus distincte, plus mordante, plus cadencée ; son volume et sa portée augmentent également : l'expérience de Démosthène a été souvent répétée avec succès, et plus d'un bègue a réussi à changer l'action vicieuse des organes phonateurs par la persévérance d'une discipline spéciale. L'orthophonie, ou l'art de redresser les défectuosités de la parole, ne consiste guère, dans la plupart des cas, que dans la transmutation des habitudes fonctionnelles.

4° *Sommeil et veille.* — L'heure et la durée du sommeil, ainsi que les conditions qui le favorisent, se laissent régler par l'habitude ; elle éloigne ou rapproche les retours du besoin de dormir, elle le sonne pour ainsi dire à heure fixe : il suffit, en effet, de se livrer au sommeil plusieurs fois de suite à la même heure pour que l'on continue d'en sentir les atteintes à point nommé. Il est remarquable que la volonté prolonge son empire à travers le sommeil et détermine l'heure du réveil avec une sorte de précision. Quoiqu'une certaine mesure de repos soit indispensable au système nerveux, il se prête par degrés à l'exigence de l'habitude, qui rend parfois si inégaux les intervalles de repos et d'activité : l'un se plonge dans un sommeil de dix à douze heures, et si quelque circonstance l'a abrégé d'une heure, il se lève avec un sentiment de lassitude ; l'autre répare en quatre heures les déperditions nerveuses et prolonge impunément ses veilles. Les usages d'un certain monde font du jour la nuit et de la nuit le jour ; les professions pénibles nécessitent aussi cette inversion ; mais l'homme du monde, comme le plébéien condamné au nocturne labeur, expie tôt ou tard, par le dérangement de la santé, cette infraction aux règles de la nature. Enfin l'habitude fait à chacun son lit : aux efféminés leur moelleuse couche d'édredon, à l'homme de travail le plan moins élastique du crin, au soldat la planche inclinée qu'on appelle lit de camp, au matelot le hamac flottant, au lazzarone les larges dalles de la place ou le seuil d'un portique ; et dans ces conditions si différentes, le bienfait est égal pour tous : peut-être même le grabat du pauvre a-t-il connu moins d'angoisses et d'insomnies que la couche des grands et des riches.

§ 2. — Des habitudes morbides.

Il est des maladies devenues habituelles et qui n'excluent pas un état de santé suffisant (1) ; il en est d'autres qui ont acquis droit de domicile dans l'économie et qu'il serait dangereux de guérir (2). Nous les appelons *habitudes morbides,* parce qu'elles constituent des dispositions acquises à l'organisme qui s'y accommode par une sorte de tolérance ; invétérées par une longue suite d'années, supplémentaires d'une fonction qui s'est éteinte, ou qui est devenue insuffisante, elles peuvent devenir une condition nécessaire de l'équilibre fonctionnel, et doivent alors être respectées. Examinez attentivement les hommes qui sont parvenus à leur période de décroissance : il s'en trouve peu que les

(1) « Ceux dont la maladie s'accorde avec leur constitution, leur âge, leur habitude et » avec la saison de l'année, sont moins en danger que ceux dont la maladie n'a aucune » de ces convenances. » (Hippocr., *Aphor.* 34, sect. II.)

(2) « Les habitudes anciennes, bien que mauvaises, troublent moins que les choses » inaccoutumées. » (Idem. *Ibid.* 50.)

maladies aient entièrement épargnés et qui ne gardent dans un recoin de leur économie quelque vestige de lésion antérieure. Chez les malades qui ont passé l'âge de cinquante ans, me disait un jour Rayer, il faut chercher, non une seule maladie, mais deux ou trois maladies. Les foyers morbides, quand ils ont duré ou quand ils ont eu une vive intensité, laissent çà et là une cendre mal éteinte d'où peut jaillir l'étincelle d'un nouvel incendie. Si la maladie n'a point passé sur les organes, le temps, l'inexorable temps détériore par degrés leur structure et leur jeu; les tempéraments se dégradent, les prédominances organiques sont interverties, des actes physiologiques s'affaiblissent ou s'éteignent; dans cette tourmente de l'âge, un état morbide survient parfois comme par un effort désespéré de la nature conservatrice, et ce qui eût été danger à une autre époque de la vie devient ressource pour le moment présent.

Mais nous ne restreignons pas à ces deux groupes de maladies la dénomination d'habitudes morbides; les abus, les excès, deviennent aussi des habitudes, c'est-à-dire des dispositions acquises à l'organisme par la répétition de l'acte ou par la continuité de la sensation qui donne lieu à l'excès, à l'abus : l'exercice régulier des organes génitaux est utile ; leur exercice immodéré, qui constitue l'excès, leur exercice dépravé, qui constitue l'abus ou la masturbation, sont funestes et doivent être rangés parmi les habitudes morbides. On pourrait appeler *habitudes morbides* les maladies compatibles avec la santé ou dangereuses à guérir, et *habitudes morbifiques*, les dispositions acquises qui, comme la nostalgie ou l'excès vénérien, aboutissent inévitablement à la maladie.

I. FONCTIONS DE LA GÉNÉRATION. — 1° *De l'abus des organes génitaux.* — Relativement aux organes de la reproduction, l'abus consiste dans leur action irrégulière, anormale, anticipée, etc., qui ne peut avoir pour résultat la propagation de l'espèce (Lallemand). La masturbation, désignée encore par l'expression historiquement inexacte d'*onanisme* et par l'expression incomplète de *chiromanie*, a été l'objet d'une foule d'observations (Sydenham, Zimmermann, Boerhaave, Van Swieten, etc.) et de traités spéciaux dont le plus célèbre est dû à Tissot et le plus récent à Deslandes (1). Le premier, empreint d'exagération, a néanmoins exercé sur beaucoup de jeunes lecteurs une salutaire intimidation.

Depuis que les testicules ont acquis tout leur développement jusqu'au moment de leur atrophie commençante par le progrès de l'âge, la sécrétion du sperme se continue avec des alternatives d'augmentation et de diminution, suivant l'excitation ou le repos des glandes; il en résulte pour l'homme l'aptitude permanente à l'acte vénérien, aptitude qui n'est que périodique chez la plupart des animaux. La situation des parties génitales chez l'homme à l'extérieur et comme sous la main, leur déhiscence chez la femme, la conformation des membres supérieurs qui leur donne toute facilité d'attouchement, la con-

(1) Deslandes, *De l'onanisme et des autres abus vénériens considérés dans leurs rapports avec la santé.* Paris, 1835. — H. Fournier, *de l'onanisme, causes, dangers, inconvénients.*

nexion de la fonction génitale avec plusieurs actes de l'économie et un grand nombre d'états morbides, font voir que l'organisation humaine porte malheureusement en elle-même le principe de ses égarements. Mais une autre cause de sollicitation organique, c'est la précocité de l'instinct génital, des idées et des sentiments dont il est le mobile. En général, l'impulsion d'un sexe vers l'autre coïncide avec l'aptitude physique ; mais il arrive aussi que l'instinct génital devance la puberté : il est aisé d'en surprendre les indices dans l'allure des enfants des deux sexes, dans leur commerce réciproque. Les impressions qui frappent la plus tendre enfance deviennent souvent le point de départ d'une aberration clandestine ; les observations abondent qui prouvent non-seulement le danger des excitations les plus fortuites, les plus insignifiantes en apparence, les moins susceptibles d'être prévues, mais encore la prématurité de l'instinct vénérien, sévissant sur des organes imparfaits. On se rappelle cette petite fille dont Parent-Duchâtelet nous a laissé l'histoire (1) : âgée de quatre ans, élevée par une aïeule sévère et pleine de religion, elle avait contracté en secret les habitudes les plus déréglées, et elle étonna ceux qui l'interrogèrent par la cynique naïveté de sa corruption. — Des causes extérieures, la plus fréquente est l'imprudence des parents, qui se croient dispensés de surveiller leurs enfants jusqu'après l'évolution manifeste des organes génitaux : erreur fatale, car le berceau du nourrisson a ses périls et ses mystères de dépravation ! Lallemand raconte qu'une nourrice avait recours, pour calmer les cris de l'enfant qu'elle allaitait, à des attouchements, suivis de mouvements spasmodiques, puis d'un repos apparent ; les convulsions survinrent et furent attribuées par les parents aux vers, à la dentition, etc., jusqu'à ce que Lallemand s'avisât de la cause réelle, bientôt confirmée par les aveux de la nourrice : force fut de la renvoyer, car sa vue seule rappelait à l'enfant les sensations dont il avait déjà contracté l'habitude. Deux faits analogues sont rapportés par Deslandes (2), et Hallé en citait aussi dans son cours d'hygiène. Que d'enfants pervertis dès l'âge de cinq et six ans par leurs bonnes, employés comme instruments d'une volupté hypocrite par des êtres abjects. Les colléges, les pensionnats, les maisons d'éducation sont, on ne saurait le dissimuler, des foyers de contagion morale qui s'étendent aux nouveaux venus de tout âge, et si le vice endémique de ces établissements épargne un enfant, il ne tarde pas à succomber aux sollicitations spontanées des organes génitaux qui s'éveillent et qui lui créent un sens nouveau. Nul précepte de pure morale, nulle instruction religieuse, nulle puissance ne peut empêcher chez le pubère la sécrétion de sperme et l'émoi mystérieux qu'elle détermine dans l'économie : dans cet état d'orgasme, la provocation de l'exemple n'est même pas nécessaire pour entraîner à des pratiques dégradantes le jeune élève, soustrait à la surveillance de ses parents et se dérobant sans peine à celle de ses maîtres.

(1) Parent-Duchatelet, *Annales d'hygiène et de médecine légale*, 1832, t. VII, p. 173. — Voyez aussi t. XXXVII, p. 436.

(2) Deslandes, *De l'onanisme et des autres abus vénériens*, Paris, 1835, in-8.

La fonction de la génération ne dépend pas seulement des instruments qu'exige le commerce sexuel; l'encéphale doit irradier sur ces parties ou recevoir les sensations qui en proviennent, et par là régler la série des actes dont elles sont chargées. Il est difficile, même en présence de faits nombreux qui plaident en faveur du cervelet, de lui accorder ce privilége fonctionnel. On cite des observations où une irritation plus ou moins ancienne du cervelet a provoqué la masturbation, une convoitise érotique seulement intellectuelle et disproportionnée avec le développement des organes génitaux. Lallemand a retracé l'histoire curieuse d'un masturbateur qui se procurait des érections par la percussion de l'occiput. Gensoul, cité par Serres (1), a guéri un homme atteint de pollutions opiniâtres par l'application de sangsues et de la glace pilée à la nuque. Toutefois, à côté des observations favorables à l'opinion qui fait du cervelet l'organe central de l'instinct de la propagation, il faut placer le fait bien authentique de la coïncidence de l'onanisme avec l'absence complète du cervelet (2); la statistique relatée par Burdach, où les phénomènes des organes génitaux se montrent dix-sept fois sous la dépendance des lésions du cervelet, et trois cent trente-deux fois sous celle des lésions du cerveau ; les observations négatives d'Andral (3); celles de Lélut constatant que dès l'âge de quatre à cinq ans le cervelet a acquis la proportion prétendue pubère de son volume relativement à celui du cerveau (4), etc. Plusieurs dispositions congénitales deviennent des causes occasionnelles du même abus : l'accumulation de la matière sébacée entre le prépuce et le gland, l'âcreté putride de cette sécrétion, le phimosis naturel, la longueur ou l'exubérance du prépuce, une dartre préputiale alternant avec une dartre anale, ont donné lieu à des pollutions nocturnes, et, par suite, à la masturbation ; la présence d'ascarides dans le rectum peut aussi provoquer à cet abus.

Nous renvoyons aux traitées spéciaux qui ont été publiés sur ce triste sujet pour édifier le lecteur sur la singularité et la multiplicité des moyens par lesquels les victimes de la masturbation se procurent les sensations qu'elles appètent (5). Une position, un froissement, une attitude prise par hasard a souvent révélé à l'enfant, à l'adolescent un nouvel ordre d'impressions, et lui devient un moyen de les obtenir à volonté. Qui n'a lu l'histoire de ces pâtres qui, pour ranimer l'hébétude croissante de leur sensibilité, et tirer encore des jouissances d'organes émoussés, en sont venus à l'emploi des ressources les plus monstrueuses? Signalons seulement l'erreur des auteurs qui ont parlé de masturbation sans émission séminale, grâce à la compression exercée sur les points les plus reculés de l'urèthre; la compression faite au devant des canaux éjaculateurs a été même recommandée par beaucoup de médecins contre les pollu-

(1) Serres, *Anatomie du cerveau*, t. II, p. 608.
(2) J. Cruveilhier, *Anatomie pathologique*, 1834, livraisons XV et XVIII.
(3) Andral, *Clinique médicale*, t. V, p. 735.
(4) *Annales médico-psychol.*, 1843, t. II, p. 173.
(5) Voyez *nouveau Dictionnaire de médecine et de chirurgie pratiques*, art. Onanisme.

tions : or elle est inutile, quel qu'en soit le siége : « Quand il s'est trouvé assez d'espace au devant des canaux éjaculateurs pour loger le sperme, il s'est écoulé en totalité dès que le canal est devenu libre; quand la compression a été exercée immédiatement au devant de l'orifice des canaux éjaculateurs, le sperme s'est trouvé refoulé du côté de la vessie; il y a pénétré, du moins en très-grande partie : de sorte qu'il a été facile de croire que la perte séminale était empêchée ou beaucoup diminuée, ce qui a fait naître une sécurité funeste (1). »

Les effets de ce vice sont relatifs à l'âge, au tempérament, aux divers organes de l'économie. Les enfants maigrissent, s'étiolent ; ils deviennent hargneux, irritables ; leur sommeil est court, agité, interrompu; ils finissent par le marasme et la mort. Chez eux, les accidents nerveux font explosion plus facilement que chez les adultes : telles sont les contractions spasmodiques, les convulsions partielles ou générales, l'éclampsie, l'épilepsie, et une espèce de paralysie accompagnée de contraction des membres, bien étudiée par Guersant (2). Tous les effets de la masturbation avant la puberté se rapportent au système nerveux; cette influence n'agit pas moins chez les adultes, puisqu'ils éprouvent les mêmes sensations, mais il s'y ajoute une déperdition de sperme dont il faut tenir grand compte; et c'est à tort que beaucoup de médecins font dépendre exclusivement de l'ébranlement nerveux les conséquences de la masturbation chez les adultes ; toute perte exagérée de semence, même en l'absence de toute sensation, cause un affaiblissement funeste, et les pollutions diurnes, comme nous le verrons plus bas, quoique exemptes d'érections, peuvent conduire à la mort par leur fréquence et leur invétération. Aussi, toutes les fois qu'on peut maîtriser l'enfant et la femme, le mal s'arrête et le rétablissement est prompt, tandis que l'homme adulte, guéri de ses funestes habitudes, ramené à la vie la plus régulière, continue de dépérir s'il continue de perdre involontairement la liqueur séminale dont il a trop fréquemment sollicité la sécrétion et l'éjaculation. C'est cette perte involontaire et souvent méconnue qui s'oppose au rétablissemeut de certains masturbateurs corrigés; que si ces derniers demeurent affligés de pollutions diurnes, tandis que d'autres se rétablissent complétement, cela tient à ce que ceux-ci ont renoncé à leur mauvaise habitude par l'énergie soutenue de leur volonté, et ceux-là par impuissance : les uns ont perdu leur virillité par l'abus, les autres l'ont sauvegardée par leur force de résolution.

Les tempéraments font varier les caractères et l'intensité des effets que produit l'abus vénérien; cependant il ne faut pas confondre avec leur influence la part qui revient à la puissance très-inégale des organes génitaux. — Tous les organes ne se ressentent pas également des suites de la masturbation; les idiosyncrasies individuelles décident en quelque sorte de la localisation des effets morbides : tantôt c'est la vue qui est menacée, tantôt les poumons; chez l'un

(1) Lallemand *op. cit.*, t. I, p. 454.
(2) Guersant, *Gazette médicale*, février 1832.

altération des fonctions digestives, chez l'autre palpitations habituelles. Les effets les plus constants sont l'amaigrissement, la débilité musculaire, la décoloration générale, une impressionnabilité croissante à toutes les influences extérieures et internes, la dépression des facultés encéphaliques, particulièrement de la mémoire, la direction vicieuse des idées et la permanence des préoccupations qui se rattachent à la satisfaction d'un besoin rendu tyrannique. Le trouble intellectuel peut aller jusqu'à la folie; la démence, la mélancolie, le penchant au suicide sont rangés par Esquirol parmi les suites de la masturbation, qui, selon le même observateur, détermine ces désordres plus souvent chez l'homme que chez la femme (1). Ce dernier fait nous frappe et milite, ce nous semble, en faveur de l'opinion de Lallemand, qui attribue le plus grand nombre de ces effets, non à la masturbation souvent arrêtée depuis plusieurs années, non aux secousses imprimées à l'axe cérébro-spinal, mais aux déperditions séminales involontaires que ce vice a laissées à sa suite.

Les masturbateurs se dénoncent par les traits de leur extériorité : leur visage est pâle et tiré; leurs yeux sont entourés de cercles violacés et comme enfoncés dans les orbites, leurs pupilles habituellement dilatées; une expression de honte, de tristesse et de défiance caractérise leur facies. A peine émancipés de l'enfance, ils présentent les signes d'une puberté hâtive; plus tard, quand ils persévèrent dans leurs pratiques, leurs organes génitaux sont flasques et flétris. Chez les jeunes filles, on observe parfois une ampleur considérable des lèvres, le volume du clitoris, un écoulement leucorrhéique, suite de leurs manœuvres furibondes. Les masturbateurs s'isolent; dans la société des jeunes gens de leur âge, ils ont des échappées de cynisme, mais dans le monde leur attitude est morne et d'une timidité qui fait croire à l'innocence de leurs mœurs. Couchés, ils disparaissent sous les couvertures, feignent de dormir à l'approche d'un observateur; mais l'animation de leur face, la sueur qui baigne leur peau, le mouvement accéléré de leur respiration trahissent le flagrant délit dont les traces ont souillé leur couche. L'aveu du vice complète parfois cette investigation; mais l'interrogatoire est délicat : il faut craindre de susciter à une âme candide l'idée d'un abus qu'elle ignore. Les adultes sont plus francs et beaucoup de militaires, pressés par nous, ont déclaré leur aberration, en ajoutant qu'ils en étaient guéris depuis longtemps, ce qui n'était pas vrai.

Par l'effet des masturbations de plus en plus réitérées, la liqueur séminale perd peu à peu sa consistance, sa couleur, son odeur et même ses spermatozoïdes (2); elle ressemble de plus en plus au mucus des vésicules et au fluide prostatique; quelquefois la liqueur éjaculée est sanguinolente ou mêlée de sang pur. Nous avons déjà signalé les accidents pathologiques qui surviennent chez les enfants; les adultes ont à redouter, par suite des abus prolongés de l'appa-

(1) *Annales d'hygiène et de médecine légale*, 1830, t. IV, p. 357.
(2) Sur les dégradations et déformations des spermatozoïdes chez les tabescents et les onanistes, voyez thèse de Kaula (Paris, 1846, n° 112).

reil génital, l'infécondité, l'impuissance, les lésions du cœur présagées longtemps à l'avance par les palpitations et les dyspnées passagères, la phthisie pulmonaire, d'où le préjugé médical de la salacité des phthisiques; comme si une
affection que favorisent toutes les causes débilitantes était de nature à surexciter la fonction reproductrice et ne résultait pas plutôt elle-même, d'une
manière plus ou moins directe, de la débilitation profonde que subit l'organisme, et par la déperdition séminale habituelle, et par la secousse nerveuse
de chaque émission volontaire du sperme; des paralysies, des congestions cérébrales, un tremblement choréiforme, la carie vertébrale (Boyer), etc., peuvent
aussi se développer sous l'influence prolongée de la masturbation. Elle produit
encore, comme effets immédiats, des écoulements, des prostatites, des cystites
plus ou moins aiguës, l'hématurie, des orchites qui passent pour spontanées.
Nous avons quelquefois à traiter dans notre hôpital des orchites survenues chez
de jeunes militaires tout à fait purs de syphilis, et qui affirment ne pouvoir
assigner aucune cause à leur maladie; interrogés avec un intérêt confidentiel,
hors la présence des élèves et des infirmiers, plusieurs nous ont avoué leur
penchant à la masturbation. Nous avons soigné (janvier 1843) un soldat, âgé
de vingt et un ans, affecté de prostatite : il n'avait jamais eu d'uréthrite ni aucune affection syphilitique, et lui-même rapportait ce qu'il appelait sa gêne
d'uriner aux manœuvres solitaires dont il avait l'habitude. Il faut reconnaître toutefois que le tableau tracé par Tissot et quelques autres des conséquences de la masturbation, est empreint d'exagération; mais si elle ne réalise
les maladies précitées que dans un petit nombre de cas où elle a été poussée à
toute outrance, elle influe sur la marche des affections qui frappent les masturbateurs: elle les aggrave, elle en prolonge la durée, elle leur imprime parfois une allure bizarre et y mêle des phénomènes nerveux. Les sujets usés par
ce vice, dès qu'ils éprouvent une fièvre grave, sont voisins de l'ataxie, de
l'adynamie; les solutions franches font défaut chez eux et ils supportent mal
un traitement énergique.

Avant l'âge où l'on peut s'adresser utilement à la volonté, l'hygiène se
borne ici à la surveillance la plus assidue, et sur l'enfant et sur son entourage,
aux moyens de répression mécanique par les liens et les appareils; à l'âge où
la conscience existe, il faut s'emparer de la volonté des sujets, et, par une
impulsion héroïque, les amener à rompre la série de leurs fatales jouissances;
on ne continuera pas moins de les surveiller avec une égale sollicitude de jour
et de nuit. On écartera de leur sphère toute séduction matérielle et morale,
tout ce qui peut exciter les sens ou l'imagination (livres, tableaux, conversations ambiguës, aliments échauffants, etc.). Si une perte séminale involontaire ou tout autre accident se prolonge après la cessation de l'abus, il y a
urgence d'y remédier. Après l'action morale, les meilleurs moyens de prévenir le retour à l'abus, c'est la variété des occupations et l'exercice musculaire
porté jusqu'à la fatigue. Une gymnastique bien dirigée peut à elle seule remplacer tous les autres agents préservatifs ; malheureusement, dans nos éta-

blissements d'instruction publique, une sorte d'entraînement des esprits fait oublier les intérêts et les nécessités de l'organisation physique. Quand les forces doivent être relevées, mieux vaut recourir au régime lacté ou du moins à un régime doux, quoique substantiel, qu'à l'usage des amers, des ferrugineux, et surtout de vin, qu'Hippocrate défend aux individus tombés dans la consomption dorsale par excès vénérien : θωρηξίων ἀπέχεσθω. Enfin il est des cas où le besoin génital, parlant haut et justifié par l'organisation, exige satisfaction, et pour prévenir des égarements, il faut lui payer le naturel tribut de l'union sexuelle.

2° *Des excès vénériens*. — Avec Lallemand, nous entendons ici par excès l'usage poussé au delà des besoins réels, au delà de ce qu'exige la propagation de l'espèce ; quoique les effets de l'excès génital ressemblent beaucoup à ceux de l'abus, il nous a paru utile d'en traiter séparément.

Où commence l'excès ? où finit l'usage ? Nulle fixation n'est possible à cet égard ; de tous les organes, ceux de la reproduction présentent le plus d'inégalité fonctionnelle, non-seulement d'un individu à un autre, mais dans le même individu pris aux différentes époques de la vie : le besoin, ce cri de l'organisme, semble indiquer la mesure de leur activité, mais non le besoin factice, provoquée par une passion, par une dartre préputiale, par une irritation du cervelet, de la moelle épinière ou des nerfs génitaux, par la présence d'ascarides dans le rectum, etc. C'est ici qu'il importe de faire la part de l'instinct génital plus ou moins développé, et de l'activité propre des organes de la reproduction ; la fréquence et la durée des érections ne sauraient toujours indiquer la limite du besoin, toutes les causes ci-dessus énumérées et d'autres pouvant y donner lieu. Les phénomènes observés dans les différentes fonctions de l'économie ne permettent pas davantage d'évaluer la mesure du besoin génital ; car l'atonie génitale, résultat d'une continence trop prolongée, et la pléthore spermatique font naître beaucoup de symptômes analogues, tels que malaise, torpeur, somnolence, ou bien agitation, altération du caractère, dégoût de la vie, disposition au pleur, etc. Les effets immédiats du besoin satisfait font seuls reconnaître s'il était légitime ou non ; et présagent avec certitude les conséquences ultérieures qu'on doit attendre de nouveaux rapports sexuels. L'accomplissement régulier de toute fonction nécessaire à l'économie y laisse à sa suite un retentissement agréable. S'il en est ainsi de la satisfaction du besoin génital, si après l'acte consommé la tête est plus libre, l'esprit plus gai, le corps plus souple, plus vigoureux, la nature a été obéie dans sa juste exigence ; mais le coït entraîne-t-il un sentiment de tristesse et de satiété, l'affaissement des forces physiques et intellectuelles, une importune pesanteur des idées et des mouvements, il y a eu excès, et fut-il suivi d'érections nouvelles, le besoin n'y serait pour rien. Les cas intermédiaires entre ces extrêmes, dit Lallemand, constituent le train ordinaire de la vie, le coït n'est alors suivi d'aucun phénomène remarquable en bien ni en mal ; et ce praticien en conclut que dans l'immense majorité des cas il est loin d'avoir

sur l'économie l'influence nuisible qu'on lui attribue par une banale exagération. On objecte les accidents nerveux, épileptiformes, qui ont éclaté pendant
ou après le contact sexuel; sans doute les excès vénériens y disposent, mais
souvent l'habitude des convulsions existait antérieurement au mariage, etc.
Quant aux ruptures d'anévrysmes, aux apoplexies survenues dans la même
circonstance, ces catastrophes ne se produisent-elles pas aussi par toute émotion qui accélère les contractions du cœur, par tout effort qui commande la
suspension plus ou moins complète de la respiration?

L'espèce d'orgasme génital qui signale l'avènement à la puberté entraîne l'adolescent à des excès; la plénitude de la virilité y sollicite de même:
aussi les jeunes mariés pèchent-ils souvent par là. La prédominance du système lymphatique (1) y dispose moins, mais les rend aussi plus dangereux.
L'excitabilité génitale attribuée au tempérament nerveux n'est souvent que
l'exaltation du sens encéphalique qui correspond à la fonction ; cette prépondérance de l'instinct génital sur les organes de la fonction est une cause
d'excès d'autant plus funeste que la disproportion est plus grande entre le
mobile cérébral et l'instrument fonctionnel : elle s'annonce souvent dès l'âge
de cinq à dix ans et sévit sur l'existence entière. Ceux que pousse cette fatale
convoitise ont les idées incessamment tournées vers les objets qui peuvent la
satisfaire; la fatigue, l'épuisement qu'ils éprouvent ne les arrêtent pas ; leur
volonté vacillante ne sait pas s'attacher aux bonnes résolutions qui leur sont
suggérées; leur vie est une alternative de paroxymes vénériens et de collapsus
dont le terme est l'impuissance ou l'aliénation mentale. Le développement des
organes sexuels, si variable suivant les individus, et souvent sans proportion
avec l'ensemble de la constitution, ne devient une cause d'excès que lorsqu'il
s'y joint une grande ardeur d'appétit vénérien, circonstance purement encéphalique. Nous n'oserions répéter avec Lallemand que la condition qui dispose
le moins aux excès vénériens est celle dans laquelle les parties sexuelles prédominent sur l'organe encéphalique ; mais les exigences exclusivement physiques sont plus faciles à comprimer, à modérer; une fois satisfaites, elles font
trêve à la pensée et ne lui suscitent point le tracas des préoccupations perpétuelles du plaisir ni la tourmente des machinations romanesques. Quant
aux sexes, il est certain que la femme est plus exempte des effet de l'excès
vénérien. Faut-il en conclure avec Deslandes que le coït lui cause moins de
fatigue? Disons plutôt qu'elle sait mieux en désintéresser ses organes, à la
faveur d'une facile et trompeuse passivité ; elle n'est pas d'ailleurs exposée à
l'évacuation de sperme, cause principale de l'affaiblissement des hommes.
L'excès porte, non-seulement, sur le nombre des actes vénériens, mais sur le
mode suivant lequel ils s'accomplissent : accompagnés d'un grand émoi, ils

(1) « Chez les hommes (Scythes) le penchant au plaisir de l'amour est moins vif, à
» cause de l'humidité de la constitution, à cause du relâchement et de la froideur du
» ventre. » (Hippocrate. trad. de Littré, *Des airs, des eaux et des lieux*. Paris, 1840,
t. II, p. 75.)

débilitent davantage, soit par la dépense nerveuse, soit parce que la vivacité des jouissances est en rapport avec le degré d'élaboration du sperme.

L'excès génital engendre les mêmes effets que l'abus; ils se résument dans l'affaiblissement général du physique et du moral. On sait aujourd'hui sous quelles formes variées se manifestent les résultats pathologiques de l'excès vénérien; les dérangements progressifs de la santé échappent longtemps à l'attention de ceux qui les éprouvent, et peuvent en imposer au médecin pour des maladies très-différentes : que de prétendues gastrites chroniques, que d'hypochondries, que d'affections commençantes du cœur, ne reconnaissent d'autre cause que les jouissances immodérées de l'amour et les pertes séminales involontaires qui en sont la suite! L'affaiblissement général et progressif de tout le corps, des symptômes de congestion cérébrale, des paralysies attribuées à une lésion céphalo-spinale, proviennent souvent de la même cause. Les altérations les plus graves de l'intelligence ont été observées chez les sujets livrés aux excès érotiques et faussement rattachées à une lésion de l'encéphale : beaucoup de phthisies qui se développent avec une certaine acuité chez les jeunes gens exempts de toute influence héréditaire rentrent dans les cas de cette *consomption dorsale* (φθίσις νωτιάς), si admirablement décrite par Hippocrate, et qui, suivant ce grand observateur, affecte principalement les nouveaux mariés et les libertins (λαμβάνει δὲ μάλιστα νεογάμους καὶ φιλολάγνους). Combien de maladies poursuivies à coups de remèdes internes, d'antiphlogistiques, de régime, etc., énigmes ardues et mobiles de la pratique des cités, et dont la solution se trouve dans le mode d'exercice d'une fonction secrète, dans les habitudes qu'il est si délicat d'interroger! Le parallèle de l'Orient polygame et sensuel, et de l'Occident monogame et tourné au spiritualisme, présente en grand les effets différents que produit l'usage des organes génitaux; c'est là comme une expérience instituée sur les masses sous l'œil de l'histoire, et le médecin y puise des enseignements aussi graves que le philosophe et le politique : « D'un côté, polygamie, harems et sérails : d'où excès vénériens, mutilation barbare, sodomie révoltante, population rare, inactive, indolente, vouée à l'ignorance, par conséquent à la misère, à tous les despostismes. De l'autre côté, monogamie, austérité chrétienne, répartition plus égale du bonheur domestique, augmentation croissante des lumières, de la liberté, de l'égalité, du bien-être, multiplication rapide, population serrée, active, laborieuse, entreprenante, audacieuse, envahissante par impulsion et par nécessité (1). »

3° *Des pollutions.* — Une des habitudes de l'appareil génital qu'il est le plus difficile de combattre, c'est l'évacuation involontaire du sperme, évacuation qui s'effectue sans coït, sans attouchement, sans manœuvre masturbatrice. On distingue les pollutions en diurnes et en nocturnes; une division plus pratique serait celle des pollutions utiles et des pollutions nuisibles : les diurnes sont

____

(1) Lallemand, *Pertes séminales*, t. I, p. 646.

M. LÉVY. Hygiène, 6ᵉ ÉDIT.   I. — 10 presque toujours de cette dernière espèce. Bégin (1) établit encore une autre distinction qui porte sur l'intermittence et la continuité de l'excrétion séminale; continue, quoique insensible, elle constitue la spermatorrhée, qu'Arétée a fait entrer le premier dans le cadre nosologique et qui y est restée presque sans vérification ultérieure, comme tant d'autres fantômes de l'imagination médicale. Les recherches si minutieuses auxquelles s'est livré Lallemand l'ont conduit à nier l'écoulement continu et goutte à goutte du sperme, tout en reconnaissant que les écoulements chroniques de l'uréthre se compliquent très-facilement de pertes séminales involontaires, mais comme toujours intermittentes et de quantité variable (2).

Pollutions nocturnes. — Elles sont plus communes que les diurnes; mais nous ne pouvons admettre avec la plupart des auteurs qu'elles soient plus susceptibles de devenir habituelles, plus indépendantes de la volonté, plus difficiles à guérir. Tout au contraire, elles sont plus souvent excitées par des causes qui dépendent indirectement de la volonté, par des conditions passagères de l'organisme; elles sont plus souvent critiques, c'est-à-dire salutaires, et c'est à tort qu'on les représente presque toutes comme accablantes, comme essentielles à réprimer. Dues à la pléthore spermatique, elles font cesser les angoisses indéfinissables d'une continence forcée. Il y avait de l'inquiétude, du malaise, de l'impatience, de la disposition aux larmes, de la céphalalgie avec fermentation des idées et vague émoi de l'âme, etc.; survient une évacuation spontanée de sperme, et tous ces troubles s'évanouissent : une crise, une véritable crise a rétabli l'équilibre dans l'économie. Chez quelques jeunes gens, vers l'époque de la puberté, les pollutions se déclarent comme les premières règles chez la jeune fille, et elles préludent pendant quelques jours par des troubles généraux qui se dissipent après la première évacuation. Elles ont quelquefois jugé des maladies. P. Frank rapporte l'exemple d'un homme atteint de fièvre maligne, et qui dans la nuit où l'on craignait le plus pour ses jours eut trois pollutions copieuses qui jugèrent la maladie. Buffon cite un ecclésiastique qui devint fou par excès de continence et recouvra la raison après d'abondantes pollutions. — Presque toujours les pollutions utiles sont copieuses, puisqu'elles n'ont guère lieu que dans un état de pléthore spermatique insolite; quand elles sont critiques dans le cours d'une maladie, elles se répètent plusieurs fois dans une seule nuit : ainsi l'indiquent du moins les cas mentionnés par les auteurs (3). Cependant il faut se rappeler ici les inégalités de la fonction génitale suivant les individus.

Aussi longtemps qu'elles sont occasionnées par la plénitude des vésicules séminales, ces évacuations sont accompagnées de sensations voluptueuses;

(1) Bégin, *Dict. de méd. et de chirurgie pratiques.* Paris, 1835. t. XIII, p. 434, art. POLLUTION.

(2) Lallemand, *op. cit.*, t. II, p. 378.

(3) Voyer thèse de M. Kaula, p. 31.

précédées de rêves agréables ; mais cette exubérance d'énergie génitale ne dure point. La fatigue survient par la répétition des mêmes phénomènes ; les organes sexuels, que ne fortifie point un exercice régulier, légitime, s'affaiblissent, tout en conservant l'habitude de se contracter sous l'influence de stimulations de moins en moins énergiques, et c'est ici la transition de l'état normal à l'état pathologique, transition qui échappe aux regards du praticien, rarement appelé ou rendu attentif à cette époque de déchéance commençante. Si le coït, qui est alors d'une indication aussi sûre qu'impérieuse, ne vient point rompre l'habitude des émissions spontanées, celles-ci ne tardent pas à s'opérer sans rêve, sans érection, sans jouissance, et le malade ne reconnaît plus qu'aux maculations de sa couche le stérile épisode de ses nuits ; alors aussi la liqueur séminale subit les altérations signalées plus haut, et finit par devenir aqueuse, circonstance qui obscurcit le diagnostic. Bientôt les causes les plus légères, les plus indirectes, suffisent à mettre en jeu la contractilité morbide des vésicules séminales : la chaleur ou l'élasticité du lit, l'usage du café ou du thé, la plénitude de la vessie, le décubitus dorsal, etc., provoquent des pollutions, et les impressions les plus fugitives de la journée servent de thèmes à la fabulation cérébrale qui réagit sur les organes génitaux. Mais les rêves commencent à s'entremêler d'incidents tragiques, de terreurs ; ils dégénèrent en cauchemars, et l'émission séminale survient au plus fort de ce drame étrange, sans plaisir, sans idée lascive. Au réveil, faiblesse, accablement, paresse de l'esprit, pesanteur de tête, morosité, etc. On peut donc dire que la nature des pollutions se révèle par leurs effets, par les circonstances dans lesquelles elles ont lieu. La fraîcheur et la vivacité de l'esprit, un sentiment de vigueur musculaire et de soulagement général, tels sont au réveil les signes de l'utilité ou de l'innocuité d'une pollution nocturne, et il ne s'agit pour l'hygiéniste que d'en prévenir la trop prompte récidive ; des sensations inverses l'avertiront qu'il y a imminence morbide pour l'organisme, sinon déjà maladie et péril.

Quant aux rêves qui précèdent l'évacuation spermatique et auxquels le vulgaire attribue ce résultat, leur filiation est double : tantôt c'est le cerveau, tantôt l'instrument fonctionnel qui en a l'initiative. Le premier cas se présente quand par hasard, ou par vicieuse habitude, l'esprit s'est préoccupé pendant le jour d'images lascives, de souvenirs tentateurs : il en résulte un besoin factice de l'exercice génital, et, comme dit Bégin, les actions cérébrales, accoutumées à cette direction, la suivent encore dans le sommeil. D'autres fois l'excitation part des organes de la fonction et ranime dans l'encéphale des images, des idées en rapport avec l'objet de cette fonction ; d'autres sensations s'y mêlent, causée par la plénitude de la vessie ou par l'élévation de la température du lit ou par une mauvaise digestion, etc. Remarquons toutefois qu'une volonté énergique peut lutter, même dans le sommeil, contre la provocation des rêves érotiques, mais cette lutte ne se répétera pas victorieusement deux ou trois nuits de suite ; elle finit toujours par le dénoûment inévitable de l'évacuation séminale.

Pollutions diurnes. — Il est rare qu'elles soient actives, c'est-à-dire l... résultat d'une excitation vénérienne, directe ou indirecte; cependant des suje... robustes, jeunes, à organes neufs, peuvent éprouver, par la seule présen... d'une femme aimée, par l'incitation d'une réminiscence, un désir violent sui... d'éjaculation spermatique. Mais le plus souvent les pollutions diurnes ont u... caractère pathologique, s'observent chez les sujets irritables, usés et faibles... elles ont alors lieu sans érection ni volupté, et sont déterminées, non-seulemen... par l'émotion du cœur et des yeux, par l'ardeur des convoitises mentales, mai... par la défécation et par l'émission des urines; la susceptibilité nerveuse d... ces malheureux peut aller si loin, que la moindre excitation des organe... génitaux leur occasionne une nouvelle perte de sperme. Toutes les cause... qui produisent la constipation peuvent donner lieu à des pollutions diurnes... La constipation dépend-elle de l'affaiblissement du rectum qui est progressi... dans les constitutions détériorées, la défécation ne peut s'effectuer que pa... l'action des muscles abdominaux; d'où la compression des vésicules séminales... La station assise trop prolongée, l'exercice soutenu du cheval échauffent l... périnée, la marge de l'anus, et produisent des érections suivies d'émissio... séminale; à la longue, les érections cessent, mais non la sortie du sperme... tout ce qui irrite le rectum réagit par consensus sur les vésicules séminales e... y détermine des contractions spasmodiques, cause de pollutions diurnes. C'es... ainsi que leur étiologie se rattache parfois à la présence d'ascarides dans l... rectum, à l'existence d'hémorrhoïdes, surtout dans leur période fluxio... naire, etc. Quand la pollution diurne s'opère avec l'émission des urines, c'es... dans les dernières gouttes d'urine expulsées qu'il faut chercher les traces d... sperme; le fluide prostatique, le mucus uréthral et vésical sont toujours éli... minés dès les premiers jets de l'urine. La microscopie, appliquée avec tan... d'habileté au diagnostic des pertes séminales, est, dans tous les cas de pollu... tions, un moyen péremptoire de vérification.

Aux sujets continents et robustes qui n'éprouvent de pollutions qu'à lon... intervalle et par l'effet de la plénitude séminale, nul traitement; quand elle... tendent à se répéter, régler normalement la fonction par un coït modéré; le... soumettre en même temps à un régime rafraîchissant, à des exercices actifs e... prolongés; ils coucheront sur un sommier de crin, abrités par des couverture... légères; on leur recommandera le décubitus sur les côtés; ils se lèveront d... bonne heure, dès l'instant du réveil; on entretiendra chez eux la liberté d... ventre. Les sujets épuisés, nerveux, excitables, chez qui les pollutions son... diurnes et consécutives à la masturbation, rentrent dans la catégorie des mas... turbateurs : la gymnastique, les exercices, les voyages à pied, leur seront uti... lement prescrits; il faut surtout, comme nous l'avons déjà dit, changer l'im... pulsion vicieuse que suit leur système nerveux par des occupations variées, pa... des travaux qui éloignent toute idée provocatrice du sens génésique. Si leur... organes génitaux sont exempts de toute irritation et sont au contraire frappé... d'asthénie; si les pertes qu'ils éprouvent semblent passives et dues seulemen...

à une sorte d'habitude, ils emploieront avec avantage les lotions froides sur les parties génitales, les frictions et les douches d'eau froide sur les cuisses, les lombes et les reins, ainsi que les bains frais de rivière et les bains de mer ; ces moyens nous paraissent devoir nuire dans les cas d'excitation inflammatoire des parties et d'orgasme habituel. Il va sans dire que l'on aura combattu au préalable la cause accidentelle des pollutions, si elles proviennent de l'une des causes précitées et extérieures aux voix génitales.

Les femmes éprouvent, par l'excitation factice ou spontanée de leur appareil génital, des phénomènes semblables à ceux des pollutions viriles, moins la déperdition séminale. Mémes sensations locales, mêmes rêves, même exaltation générale ; le tout se terminant par l'effusion d'une matière muqueuse, souvent assez abondante pour lubrifier les parties et souiller le linge. Ces pollutions sont familières à deux classes de femmes, les unes énergiques et continentes, les autres fatiguées par les excès et d'une sensibilité exagérée : elles sont utiles aux premières, dommageables aux autres ; l'affaiblissement qu'elles causent aux femmes résulte des ébranlements du système nerveux et de la dépense matérielle d'une sécrétion irrégulière.

4° *Menstruation.* — Cette fonction présente, suivant les individus, une foule de particularités habituelles. Les principales portent sur l'époque de son établissement et de sa disparition, sur sa périodicité relative, sur sa durée, sur la quantité et sur la nature des fluides qu'elle élimine. Rien de variable comme le moment où les règles paraissent pour la première fois; et il n'y a lieu d'insister ici sur ce point : le climat, la constitution, le tempérament, le régime, l'éducation physique et morale, hàtent ou retardent la première menstruation; il en est de même de la cessation de cet acte important. C'est en étudiant les modificateurs externes que nous aurons à noter l'influence qu'en reçoit l'utérus pour toutes les fonctions qui lui sont dévolues. Une seule observation doit trouver ici sa place, c'est qu'il est des dispositions individuelles qui annulent l'action des agents extérieurs. Ainsi, quoique la précocité menstruelle appartienne aux climats chauds et aux races méridionales, il s'en trouve dans nos climats tempérés de nombreux exemples qui ne peuvent s'expliquer que par une disposition personnelle. Haller cite une jeune fille de Suisse qui accoucha à neuf ans. D'après les relevés de Marc d'Espine, le plus grand nombre de femmes sont réglées à Paris vers l'âge de quatorze ans (1); une statistique dressée par Bouchacourt, et confirmative des résultats consignés dans la thèse de Pétrequin, fixe, pour la grande majorité des femmes à Lyon, la première menstruation entre la quinzième et la seizième année; la quinzième année est indiquée dans un travail statistique de Roberton (2) comme l'époque la plus ordinaire des premières règles dans le nord de l'Angleterre ; la plupart des

(1) Marc d'Espine, in Brierre de Boismont, *De la menstruation* (*Mémoires de l'Académie de médecine*. Paris, 1841, t. IX, p. 108).

(2) Roberton, *Inquiry in to the natural history of the menstrual fonction*. (*Edinburgh medical and surgical Journal*, 1832, t. XXXVIII.)

autres données qui ont été publiées sur ce sujet pour différentes localités de la France placent entre quatorze et seize ans le moment de cette importante révolution d'âge chez la femme. Hors de cette limite moyenne, comme il existe des faits de précocité remarquable, il y a des exemples de tardivité et même d'absence totale de la menstruation, soit pendant tout le cours de la vie, soit jusqu'au mariage ou jusqu'après la première parturition. Linné a vu en Laponie des femmes qui n'avaient jamais été réglées. On connaît plusieurs exemples de femmes qui n'ont été réglées qu'après une ou plusieurs grossesses. Baudelocque mentionne des femmes qui ont déclaré n'avoir été menstruées que pendant le cours de leurs grossesses.

Quant à la durée de la menstruation, elle ne se rapporte pas plus au mois lunaire qu'au mois solaire. D'après Schweig, 500 observations répétées sur 60 femmes assignent à la période intermenstruelle une durée moyenne de 27,39 jours (1); Brierre de Boismont la fixe à 30 jours. Pour Ambroise Paré, les femmes les mieux réglées sont celles qui ont un écoulement sanguin de quatre à cinq jours (2). Chez 562 femmes, les règles ont duré en moyenne entre un et 8 jours (3); le plus souvent elles anticipent de plusieurs jours sur l'époque suivante, et leur durée ordinaire est de cinq jours (Burdach). Serait-il vrai, comme le dit Gall, que les femmes se partagent, sous le rapport de l'excrétion menstruelle, en deux grandes classes, réglées l'une et l'autre dans un espace de huit jours, mais séparées par un intervalle de dix à douze jours pendant lequel on ne rencontre que très-peu de femmes réglées, de telle sorte que les femmes réglées dans la première ou dans la dernière huitaine du mois, tant qu'elles sont en santé, jouissent d'un répit de vingt et un, de vingt-cinq ou de vingt-six jours ? Gall admet que des femmes sont réglées accidentellement, hors des deux périodes qu'il assigne à la fonction; mais après un ou deux mois, elles se classent; les irrégularités seraient fournies par les femmes valétudinaires, les jeunes filles en train de développement et les femmes sur le retour. Le même observateur affirme que les deux époques déterminées coïncident dans tous les pays, au moins en Europe, et qu'ainsi les règles commencent et finissent en même temps à Vienne, à Berlin, à Hambourg, à Paris, etc. Les faits produits par d'autres médecins contrarient la loi physiologique de Gall ; c'est un sujet à reprendre sur l'échelle d'une observation étendue, minutieuse et sévère. On voit très-fréquemment des femmes réglées tous les vingt, vingt-deux ou vingt-quatre jours ; quelques-unes le sont tous les quinze jours; mais nous pensons, avec Dugès, qu'il y a alors double menstruation.

La quantité de sang évacué pendant la période menstruelle varie suivant les individus; elle est d'une évacuation difficile : tandis que de Haen la fixe, pour

____

(1) Roser et Wunderlich, *Medicinischer Vierteljahrsschrift*, 1844, p. 1.

(2) Paré, *Œuvres complètes*, nouvelle édition, publiée par J. F. Malgaigne. Paris, 1840, t. II, p. 771.

(3) Brierre de Boismont, *De la menstruation dans ses rapports physiologiques et pathologiques*. Paris, 1842.

le grand nombre de femmes, à trois, quatre ou cinq onces, et pour un très-petit nombre à une demi-livre, Haller trouve une moyenne de six à douze onces. Dans les limites de l'état de santé, dit Dugès, la quantité de sang nécessaire ne doit pas être moindre d'une à deux onces, ni aller au delà d'une demi-livre ; quatre onces sont, suivant lui, la moyenne de ces variations, comme trois jours font la moyenne de la durée de l'écoulement. Mais, sous le double rapport de la durée et de la quantité de l'écoulement, combien de différences individuelles qui constituent une habitude de l'organisme et qui se lient aux conditions relatives de la santé ! Telle femme a des menstrues abondantes et s'en trouve bien, tandis qu'elles atteindraient chez une autre le caractère d'une perte pathologique. La connaissance de la mesure et de la modalité de cette fonction chez les femmes dont on dirige le régime est d'une importance capitale en hygiène. Qui ne sait avec quelle facilité cette fonction oscille et se trouble par l'effet d'une émotion, par l'ingestion d'une boisson froide, par le plus léger changement dans les précautions usitées, etc.?

C'est à tort que, d'après les analyses de Lavagna et de Brande, on a cru à l'absence de la fibrine dans le sang des menstrues. Denis et Bouchardat l'y ont constatée; selon Brierre de Boismont et Raciborski (1), le sang cataménial ne diffère point du sang artériel. Pouchet y a reconnu, à l'aide du microscope : 1° de nombreux globules sanguins à l'état normal; 2° des globules muqueux; 3° des squames d'épithélium ; 4° du sérum du sang ; 5° du fluide muqueux. Séreux, fluide, peu coloré les premiers jours, il se rapproche les jours suivants du sang rendu par épistaxis. Quant à ses altérations, qui ont été décrites sous les dénominations de *règles blanches*, de *menstrues brûlées, sanieuses*, etc., elles proviennent d'une modification pathologique du sang menstruel, du mélange d'autres fluides sécrétés ou d'une affection de l'utérus. C'est à tort qu'elles seraient considérées comme une habitude innocente des parties génitales.

La menstruation, en tant que perte sanguine, est quelquefois suppléée ou remplacée par une hémorrhagie qui se fait jour par des points plus ou moins éloignés des voies naturelles et qui revient avec la même périodicité que les règles; c'est là l'exemple d'une habitude morbide substituée en partie à une fonction. Les auteurs rapportent les observations les plus étranges et cependant les mieux prouvées de déviation menstruelle. Nous avons été consulté nous-même en 1834, à Toulouse, par un servante affectée d'hémoptysie consécutive à la suppression des règles; depuis plus d'un an elle éprouvait tous les mois une attaque d'hémoptysie dont elle présageait le retour avec autant d'exactitude qu'elle faisait précédemment de ses règles; l'attaque durait deux à trois jours; les organes de la respiration m'ont paru intacts, et, dans l'intervalle des accidents mensuels, la malade, s'il faut l'appeler ainsi, se livrait impunément à ses travaux. « Sa sortie (du sang) de la poitrine n'est que trop fréquente et

____

(1) Raciborski, *Traité de la menstruation, ses rapports avec l'ovulation, la fécondation*, Paris, 1868.

trop commune lorsque le sexe souffre de la suppression ou de la diminution de ces mois, sans pourtant qu'il soit dans un état fâcheux. Je n'en donnerai qu'un exemple parmi bien d'autres, à l'occasion d'une religieuse qui, n'ayant que très-peu et souvent point de règles, a craché du sang, tantôt plus, tantôt moins avec peu de relâche pendant près de vingt-cinq ans, sans aucune incommodité (1). » Toutefois il sera toujours avantageux de rappeler l'écoulement sanguin par les voies naturelles, et l'habitude morbide dont il s'agit ne doit être respectée que s'il est dangereux d'agir plus ou moins directement sur l'utérus pour rétablir la menstruation.

Leucorrhée. — Rien de plus fréquent, rien de plus habituel, rien de plus négligé que ces écoulements, dont l'origine est diverse, quoique confondus par le vulgaire sous la dénomination de *flueurs blanches.* Qu'elles qu'en soient la nature, la marche et l'ancienneté, nous sommes loin de souscrire à l'opinion de Raymond (p. 294) qui met les flueurs blanches au rang des évacuations qu'il ne faut pas toujours guérir; et si nous en parlons, c'est parce que le préjugé du monde, conforme à la doctrine du médecin marseillais, les place parmi les habitudes morbides qui se concilient avec une parfaite santé. Sans doute les leucorrhées critiques qui surviennent parfois à la fin d'inflammations viscérales avec symptômes graves, de varioles et de rougeoles, sont avantageuses, puisqu'elles résolvent ces états morbides, mais à la condition qu'elles n'acquièrent point droit de domicile ; sinon, pourquoi n'entretiendrait-on pas aussi ces otorrhées critiques qui se déclarent souvent chez les typhoïdes et qui présagent presque toujours une terminaison heureuse? La suppression naturelle ou accidentelle des menstrues, d'un flux hémorrhoïdal, d'une diarrhée, des lochies, de la sécrétion laiteuse chez les femmes qui ne nourrissent point ou qui sèvrent trop brusquement, peut entraîner l'apparition d'une leucorrhée. Y a-t-il lieu de la respecter? Nullement. Si donc la leucorrhée critique et celle qu'on a appelée métastatique ou supplétive doivent être modérées d'abord et ensuite combattues jusqu'à guérison, quel est le médecin prévoyant qui laissera durer indéfiniment celle qui tient à la constitution même des femmes, celle que produisent la masturbation, les excès vénériens, les fausses couches, des usages vicieux de toilette, etc. ? Nous ne parlons pas des écoulements blancs, symptomatiques d'une lésion actuelle des voies génito-urinaires, telle que métrite, vaginite, polypes, tumeurs fibreuses de l'utérus, etc. Les pertes que nous avons en vue reconnaissent pour cause une irritation antérieure; mais celle-ci s'épuise, le symptôme reste ; il finit par constituer toute la maladie, c'est-à-dire un flux passif, asthénique, une habitude catarrhale qui excite d'autant moins la sollicitude des malades qu'elle n'est accompagnée, le plus souvent, d'aucune souffrance et n'exige d'elles que des soins de propreté. Quelquefois l'écoulement s'est manifesté,

(1) Raymond, *Traité des maladies qu'il est dangereux de guérir*, édition de M. Giraudy. Paris, 1816, p. 176.

dès le principe, avec ces caractères d'atonie et de passivité : telle est la leucorhée des chlorotiques; telle encore celle dont l'apparition se lie à la constitution atmosphérique. Les climats humides et froids, les cités enveloppées pendant une partie de l'année par les brouillards et où les affections, par cette cause et par d'autres analogues, revêtent le plus ordinairement une forme catarrhale, sont en quelque sorte des foyers d'endémies leucorrhéiques. Des résumés statistiques publiés par Marc d'Espine et Girard sur Marseille et Paris, montrent que dans la première de ces villes les trois quarts des femmes sont pures de flueurs blanches, grâce à l'air vif du littoral méditerranéen et à l'élévation habituelle de la température, tandis qu'à Paris les deux tiers des femmes sont affligées de cette désolante infirmité, cause ou symptôme de leur étiolement. Il n'y a que deux espèces d'écoulement blanc que l'art se dispense de traiter : 1° Celui qui se manifeste chez quelques jeunes filles peu de temps avant leur première menstruation, et qui, simple effet de la turgescence vasculaire et de l'exubérante vitalité des organes, semble le prodrome physiologique d'une fonction nouvelle; cette leucorrhée cesse dans la grande majorité des cas par l'apparition même des règles; elle rappelle le nom de *phlogose amoureuse*, donné par Lecat à la période menstruelle. On sait d'ailleurs que normalement le mucus utéro-vaginal est sécrété avec plus d'abondance à l'approche des règles, et les recherches de Pouchet ont montré que les phénomènes de l'intermenstruation entraînent des variations de quantité et de qualité dans la sécrétion utéro-vaginale. 2° L'autre écoulement est celui des petites filles en travail de dentition. Il n'est pas sympathique de cette évolution, comme on dit généralement ; mais il est un des phénomènes de cette évolution qui consiste dans l'accroissement rapide et simultané de tous les organes folliculeux : d'où la salivation, les diarrhées, la sécrétion vaginale. Nous avons observé ce dernier phénomène chez la petite fille d'un officier du 11° de ligne. Les parents s'en étaient effrayés; il dépendait manifestement de la dentition, et cessa avec la fièvre qu'avait provoquée ce travail de formation.

II. Fonctions de la vie plastique. — 1. Digestion. — Quatre états ou plutôt quatre phénomènes morbides se convertissent aisément en habitudes du système digestif et coexistent avec la santé : la pneumatose gastro-intestinale, le vomissement, la diarrhée, la constipation.

Pneumatose. Les expériences de Girardin et Magendie (1) ont prouvé que les gaz ne sont pas seulement introduits dans les voies digestives par la déglutition et dégagés par la chaleur ou par un mode quelconque de fermentation des substances alimentaires, mais qu'ils se produisent dans ces organes mêmes auxquels ils contribuent à donner leur forme et leurs dimensions, comme l'exhalation muqueuse sert à les lubrifier, et l'exhalation séreuse de leur tunique péritonéale à prévenir leurs adhérences et à faciliter leurs ondu-

(1) Girardin, *Recherches physiologiques sur les gaz intestinaux*. Paris, 1814.

lations. Compressibles, élastiques, ils préservent les autres viscères des choc...
que détermine chaque oscillation produite dans la marche, dans la course, dan...
le saut ; ils servent, en outre, à égaliser la pression alternativement exercée
sur les organes digestifs par les parois abdominales et par le diaphragme (1).
Les gaz que l'on rencontre dans les voies digestives sont : l'oxygène, l'azote,
l'hydrogène, l'acide carbonique, l'hydrogène carboné et sulfuré. A part la
petite quantité d'air mêlé ou dissous dans les aliments et la salive, qui est en...
traînée dans l'estomac par la déglutition, on ne sait d'où vient l'oxygène intes...
tinal ; d'après Robin et Verdeil (2), le fait le plus probable est qu'il provient
des gaz du sang, par une exosmose qui s'effectue suivant des circonstance...
non déterminées.

On trouve plus souvent l'oxygène dans l'estomac que dans l'intestin, tou...
jours et partout mêlé à d'autres gaz. Chez l'homme malade, sa quantité a
varié de 2 à 13 pour 100 dans l'estomac; dans le gros intestin, elle n'est que
de 2 à 3 pour 100 ; ordinairement, il n'y en a pas dans l'intestin grêle.
Chevreul a trouvé chez les suppliciés 71,45 d'azote dans l'estomac ; de 20,08
à 66,60 du même gaz dans l'intestin grêle ; 67,50 dans le cæcum ; 18,40 à
51,03 dans le côlon ; 45,96 dans le rectum : il était mêlé, dans l'intestin
grêle, à de l'acide carbonique et à de l'hydrogène carboné ; dans les autres
intestins, à ce mélange s'ajoutait de l'hydrogène. Dans l'état morbide, on
trouve quelquefois jusqu'à 89 pour 100 d'azote dans les intestins, surtout
chez les vieillards épuisés (3); il est alors mêlé d'hydrogène, de carbures et
sulfures d'hydrogène, d'acide carbonique et d'oxygène. L'azote étant plus
abondant, même en santé, dans le gros intestin que dans l'intestin grêle, on
ne peut admettre qu'il est entraîné par la déglutition ; il est donc exhalé par
les capillaires, ou fourni par des réactions chimiques qui se passent dans
l'appareil digestif. Après ce gaz, l'acide carbonique est celui qui y domine,
plus dans le gros intestin que dans l'intestin grêle, moins chez les individus
morts d'affections aiguës que chez ceux qui ont succombé à des maladies
chroniques. Chevreul en indique, pour l'estomac 14,00, pour l'intestin grêle
de 24,39 à 40,00, pour le gros intestin de 43,50 à 70,00, pour le cæcum
12,50, pour le rectum 42,86. Remarquons en passant que l'acide carbonique
qui s'échappe par les voies respiratoires augmente sous l'influence des ali...
ments féculents et des alcooliques. L'hydrogène fait partie des gaz normaux
de l'estomac (3,55 pour 100), du côlon (5,4 à 11,6 pour 100) et du cæcum
(7,5). Le gaz hydrogène protocarboné n'existe que dans le gros intestin :
5,47 pour 100 à 11,60 dans cette portion du canal digestif, 12,50 dans le
cæcum et 11,18 dans le rectum. Le moins abondant des gaz intestinaux,
c'est l'hydrogène sulfuré qui ne se rencontre aussi que dans le gros intestin.

(1) Maissiat, *Mém. de physique animale*, 1841, p. 225 et suiv.
(2) Robin et Verdeil, *Traité de chimie anatomique et physiologique, normale et pa...
tholog. etc.*, 1853, t. II, p. 38.
(3) Robin et Verdeil, *Traité de chimie anatomique et physiologique.*

Robin et Verdeil le font provenir des matières azotées ou des principes sulfurés de la bile (tels que la taurine) qui se décomposent, ou de sulfures décomposés par les sucs acides du cæcum et provenant eux-mêmes de sulfates qui, au contact des matières organiques, ont perdu l'oxygène de leur acide et de leur base. Il faut observer que s'il s'agissait des sulfures contenus dans les aliments, ils auraient dû être décomposés dans l'estomac par le suc gastrique. La quantité des gaz augmente dans le tube digestif sous l'emploi de diverses conditions, et varie suivant les individus. Il n'est point question ici de la pneumatose symptomatique des lésions diverses et rattachée spécialement par les uns aux névroses, par les autres aux phlegmasies du tube digestif, et que Lobstein (1) considère comme un effet de l'action directe des organes; mais nous avons en vue les personnes qui sont sujettes à cette incommodité sans qu'elle paraisse aucunement se rapporter à une altération pathologique des organes. La pneumatose à un degré moyen se rencontre très-fréquemment en l'absence de lésion organique; on a vu même le ballonnement porté à un haut degré chez des individus dont l'intestin ne présentait, après la mort, aucun désordre matériel (2) : un refroidissement de pied cause des coliques venteuses aux personnes qui ont les premières voies absolument vides. Qui n'a été témoin des tympanites si remarquables qui se manifestent chez les femmes hystériques, tympanites qui ne peuvent être imputées qu'à une modification de l'innervation? Le même accident peut résulter de la réaction purement chimique des principes alimentaires introduits dans le canal digestif : les vétérinaires ont observé qu'une certaine nourriture donne lieu chez les moutons à un dégagement de gaz assez considérable pour les mettre en péril de suffocation, si on ne leur procure une prompte issue par une ouverture pratiquée à la panse même, à travers les parois abdominales. Une autre cause de pneumatose est le défaut de force tonique des intestins, que Reveillé-Parise a si bien signalé chez les convalescents (3), et beaucoup de gens, notamment ceux qui mènent une vie sédentaire et se livrent aux travaux de l'esprit, sont convalescents en ce point. L'ingestion habituelle d'une grande masse d'aliments, la disproportion de la nourriture avec l'énergie des organes digestifs, finissent aussi par l'occasionner ; le tempérament nerveux et le tempérament lymphatique y exposent davantage ; elle est plus commune chez la femme que chez l'homme, dans l'âge mûr et dans la vieillesse que dans l'adolescence et dans la jeunesse. L'état du cerveau a la plus grande influence sur le développement des gaz pendant le travail de la digestion ; les préoccupations morales, la contention d'esprit, les affections tristes, l'hypochondrie, la mélancolie, agissent ainsi : de là les flatulences ou collections de

(1) Lobstein, *Anatomie pathologique*. Paris, 1829-1833, t. I, p. 156.
(2) Andral, *Anatomie pathologique*. Paris, 1829, t. II, p. 148.
(3) Reveillé-Parise, *Études de l'homme dans l'état de santé et de maladie.* Paris, 1845, t. I, p. 193 et suiv.

gaz dans l'estomac et les intestins ; s'ils ne sont rendus à mesure de leur formation par la bouche ou par l'anus, ou par ces deux voies à la fois, ils produisent le bruit connu sous le nom de borborygmes, de gargouillement ; s'ils s'accumulent en quantité considérable, ils donnent lieu au gonflement sonore du ventre, appelé météorisme, ballonnement ; ils réagissent sur la digestion et causent souvent des coliques venteuses, avec alternatives de diarrhée et de constipation. Par la distension des organes digestifs, ils refoulent le diaphragme, les poumons, et donnent lieu à des dyspnées, à des lipothymies, à des oppressions passagères, à des intermittences du pouls : la gêne de la respiration pourrait être par erreur attribuée d'autant plus facilement à une lésion des poumons, que l'ascension simultanée du foie et du diaphragme peut rendre la percussion très-mate jusqu'au niveau du sein droit. On a constaté, par le spiromètre, que par suite de la pneumatose gastro-intestinale, la diminution de la capacité respiratoire vitale peut aller jusqu'à deux décilitres (1). En la dissipant au moyen d'un laxatif, Fabius a vu la capacité respiratoire augmenter de deux litres et demi (2). La disposition à la pneumatose s'établit très-facilement et résiste souvent à tous les moyens thérapeutiques ; l'hygiène seule réussit à l'affaiblir, à la dissiper : le choix, la proportion des aliments, la distribution des repas, adaptés aux conditions individuelles, telle est la base du traitement hygiénique. Manger peu, soumettre longtemps les aliments à la mastication, conserver au ventre et aux pieds une bonne chaleur pendant la digestion, entretenir la liberté du ventre, rompre les habitudes de vie sédentaire et de concentration intellectuelle, fortifier le système musculaire par l'exercice à l'air vif, etc., ce sera beaucoup faire contre le retour de la pneumatose, après qu'on aura favorisé ou provoqué par les moyens de l'art l'expulsion des gaz. Il importe surtout, dans la dispensation du régime, de s'assurer si la tendance à la supersécrétion gazeuse accuse une nuance d'asthénie ou d'irritation des voies digestives : une nourriture tonique dans le premier cas, et même l'emploi de quelques liqueurs aromatisées, une nourriture rafraîchissante dans le deuxième cas, rempliront le but de l'hygiéniste. Quoique l'accumulation habituelle des gaz dans le tube digestif ne soit pas toujours sans danger, il faut avouer que rien n'est plus commun, et qu'un grand nombre de personnes n'en éprouvent pas un dérangement dans leur santé ; les inconvénients qu'elle suscite, tels que dyspnée, accélération du pouls, céphalalgie, etc., sont passagers. Les rapports, les éructations gazeuses sont l'inévitable incommodité des mangeurs, des hypochondriaques, des hémorrhoïdaires, dont la plupart jouissent d'une santé suffisante, et l'on peut dire qu'il est moins urgent de la corriger que de se convaincre qu'elle est indépendante de toute lésion viscérale.

(1) L. E. Hecht, *Thèse sur le spiromètre.* Strasbourg, 1855, deuxième série, n° 337, p. 16.

(2) *Zeitschrift für rationnelle Medicin.* Heidelberg u. Leipzig, 1853, t. IV, p. 301.

Vomissement. — Le vomissement habituel peut s'effectuer avec ou sans le concours de la volonté ; il est spontané, volontaire, provoqué.

1° Tout praticien a connu des personnes douées de toutes les apparences de la santé, et qui rendent tous les matins, par un vomissement facile, ou simplement par régurgitation, un liquide filant, visqueux, transparent comme du blanc d'œuf (glaires), ou légèrement coloré, tantôt insipide, tantôt aigrelet ou amer. Le nombre des vomissements, les époques de leur retour, la quantité de matière évacuée, sont variables : tel se soulage peu après son réveil par un seul vomissement ; tel autre en éprouve plusieurs dans la matinée ou à différentes heures de la journée, et, chose remarquable, s'il vomit peu de temps après son repas, l'estomac se débarrasse d'un excédant de fluide muqueux et garde les aliments ; il est rare du moins que quelques débris d'aliments se mêlent au liquide expulsé dont la quantité peut s'élever de quelques onces à une ou plusieurs livres. L'évacuation s'opère presque sans effort, sans secousse ; elle ne laisse à sa suite aucun trouble ; tout au contraire, elle est suivie d'un sentiment de bien-être, de débarras ; l'appétit ne tarde pas à se manifester, et il semble que la santé de chaque jour soit au prix de cette incommodité. Les personnes dont nous parlons présentent d'ailleurs tous les attributs d'une saine organisation : appétit, embonpoint, force, activité, rien ne leur fait défaut ; on a même observé que le vomissement habituel, loin de déranger leurs fonctions, leur imprime une allure plus régulière, les préserve de maladies régnantes, et facilitent la guérison de celles qui les attaquent. Il est donc évident qu'il ne s'agit ici d'aucune lésion de l'estomac, que l'augmentation habituelle des sécrétions gastriques reste dans des limites compatibles avec la santé. Il en serait autrement si elle entraînait la fatigue, l'amaigrissement, l'anorexie, la dyspepsie, un état de langueur et de décoloration. Les faits démontrent que cette supersécrétion peut exister sans altération de l'estomac. Andral rapporte l'observation d'un sujet qui mourut après avoir eu des vomissements de matières blanchâtres ; nulle lésion appréciable ne s'est rencontrée dans l'estomac. Un de nos amis, orateur célèbre du barreau et du parlement, a éprouvé pendant nombre d'années, et malgré la régularité de son régime, des vomissements qui se répétaient journellement peu d'heures après ses repas, et sa constitution, qui était forte, ne s'en resssentait guère (1).

« Un illustre et saint prélat, ayant accoutumé depuis quelque temps de vomir, le matin à jeun, des eaux, glaires, phlegmes sans goût et sans couleur, et sur la fin quelque peu de bile jaune et amère, jouissait ainsi d'une parfaite santé ; mais s'étant trouvé à Paris, on lui persuada de quitter cette habitude. Il consentit à ne plus se provoquer le vomissement par le moyen d'un plumasseau qu'il portait et qu'il enfonçait dans son gosier. Il n'eut pas cessé quatre jours de faire la manœuvre qu'il avait accoutumé, que la fièvre, précédée de frissons, le prit ; elle fut accompagnée de pesanteur et de douleur

(1) Michel (de Bourges), mort en 1853.

de tête, et bientôt suivie d'un délire violent. Son valet de chambre, qui heureusement savait sa coutume, le voyant dans cet état, ne fit rien de plus que de lui avancer dans le gosier le plumasseau accoutumé, et il lui fit rendre par la bouche les eaux et les humeurs qu'il rendait auparavant, et par ce manége, la fièvre, le délire et la douleur de tête disparurent presque subitement. Depuis lors, ce très-digne et très-véridique prélat n'a jamais cessé de se procurer tous les matins ce vomissement par le moyen de son plumasseau; et l'on peut dire qu'il s'est procuré par là une parfaite santé et une très-longue vie, car il a poussé ses jours jusqu'à quatre-vingt-sept ans (1). « L'auteur auquel nous empruntons ce fait en cite beaucoup d'autres qui prouvent, non seulement l'innocuité de certains vomissements habituels, mais encore le danger de les supprimer.

Il est des conditions qui les favorisent : tels sont les tempéraments nerveux et lymphatiques; mais chez les sujets nerveux le vomissement accompagne presque toujours la gastralgie, et il est alors le symptôme d'une maladie, non un épiphénomène de la santé. On observe le vomissement habituel chez les adultes et les vieillards plus que chez les enfants et chez les adolescents. Les variations dans la température, surtout un état électrique ou hygrométrique de l'air, les climats humides et froids y disposent ; il est occasionné chez quelques sujets par la polyphagie, par l'usage prolongé des aliments âcres, des viandes salées, des fruits acides; les viandes fraîches, les substances toniques et stimulantes leur réussissent mieux que les fécules, les légumes, les aliments mous : l'ingestion du café ou d'une liqueur prévient parfois le vomissement; le sucre, un peu de magnésie, procurent le même effet. Quand il y a lieu de modérer ou de réprimer cette habitude d'évacuation, on y réussira souvent en prescrivant des aliments de facile digestion, pris en petite quantité à intervalles rapprochés, l'exercice, le mouvement à l'air libre, les eaux minérales gazeuses, les infusions théiformes, ou simplement l'usage de l'eau glacée aux repas, etc. Mais si le vomissement habituel ne détermine aucun trouble fonctionnel, s'il n'amaigrit ni ne débilite, si une investigation attentive a fait voir qu'il n'est ni symptomatique ni sympathique d'aucune affection morbide, il peut être considéré comme un accompagnement de la santé ; il y aura rarement avantage, parfois peut-être péril à le combattre.

2° L'acte du vomisssement exige, outre la contraction des parois abdominales et du diaphragme, celle de l'œsophage, qui n'est point sous l'influence de l'innervation volontaire; mais quelques personnes font exception à cette loi, et possèdent la faculté de vider leur estomac à volonté : on sait les données que des expérimentateurs doués de cette propriété singulière ont fournies à la physiologie expérimentale sur l'altération progressive de la matière alimentaire dans le tube digestif. Le vomissement volontaire n'est précédé par aucune sensation pénible; il n'exige point les efforts convulsifs qui bouleversent toutes

____

(1) Raymond, *op. cit.*, p. 241.

les fonctions, il n'entraîne point la fatigue et l'espèce de collapsus qui succède ordinairement au vomissement spontané; mais s'il exempte des inconvénients de celui-ci, il n'en a pas non plus les avantages : le vomissement involontaire répond à un but de la nature, il satisfait à une indication physiologique; le vomissement volontaire sera souvent une erreur, parce qu'il ne sera pas commandé par l'instinct.

La simple titillation de la luette ou de l'entrée du pharynx suffit pour amener le vomissement; l'action réflexe qu'elle produit donne lieu à la contraction spasmodique de l'œsophage, à laquelle s'associe presque aussitôt celle du diaphragme et des parois abdominales. C'est à ce moyen qu'avaient recours les Romains dégénérés pour désemplir leur estomac et rouvrir carrière à leur gourmandise. Cette pratique, appelée sirmaïsme existait, d'une manière presque générale parmi les classes opulentes de la société et livrées à la luxure la plus raffinée; il y avait dans leurs demeures un lieu réservé et dont la destination est indiquée par le nom : *vomitorium*. Observons, pour l'honneur de notre art, que ses interprètes désapprouvaient hautement un semblable abus : « *Rejectum esse ab Asclepiade vomitum in eo volumine, quod de tuenda sanitate composuit, video; neque reprehendo, si offensus eorum est consuetudine qui quotidie ejiciendo vorandi facultatem moliuntur* (1). »

Diarrhée. — « J'ai connu plusieurs personnes qui, accoutumées à pousser deux ou trois selles par jour, se trouvaient très-incommodées lorsque le nombre de ces déjections venait à diminuer ou à manquer; de sorte qu'il fallait y suppléer par des clystères ou par de doux purgatifs(2). » Il n'y a point là de diarrhée, mais une habitude qu'il faut respecter. D'autres individus n'ont que deux ou trois évacuations alvines dans les vingt-quatre heures, mais elles rendent des matières liquides et s'affaiblissent : il y a maladie, et maladie à combattre. Certaines gens sont dévoyées, deux ou trois fois par an, à des époques indéterminées, et cette indisposition passée, se portent mieux qu'auparavant; le rôle du médecin est négatif en ce cas, à moins que la diarrhée ne se complique de symptômes insolites ou ne se prolonge au delà du terme ordinaire. Chez d'autres, c'est au printemps que surviennent des diarrhées éphémères, ramenées par une sorte de périodicité annuelle, et vraiment salutaires par leurs effets consécutifs : « Nous sommes des arbres ambulants, et comme la sève commence à circuler et à produire dans le printemps fleurs, feuilles et fruits, il en est de même chez nous : nos humeurs épaissies, engourdies, et nos fibres resserrées, et raccourcies pendant l'hiver, reçoivent plus de mouvement et de chaleur dans le printemps, s'épanouissent et demandent beaucoup plus d'espace qu'auparavant; et, n'en trouvant pas un suffisant dans les vaisseaux, elles s'échappent par la voie intestinale (3). » C'est sans doute l'heureuse

(1) Celse, *op. cit.*, lib. I, cap. II, sect. XI, § 2.
(2) Raymond, *op. cit.*, p. 263.
(3) Raymond, *op. cit.*, p. 255.

influence de ces évacuations spontanées qui a suggéré l'aphorisme : « C'est a
printemps qu'il faut purger et saigner ceux à qui ces remèdes sont avant
geux (1). » Une habitude aussi ancienne, aussi populaire, aussi universelle qu
celle des purgations vernales, doit être fondée en partie sur l'observation de
faits.

La fréquence et la nature des excrétions alvines dépendent des condition
suivantes : 1° l'état général des sujets (constitution, tempérament); 2° leur
idiosyncrasies viscérales; 3° l'action musculaire des intestins (mouvement p
ristaltique) qui dirige lentement toute les matières excrémentitielles ve
l'anus ; 4° l'état des différentes portions du tube digestif qui concourent, so
à l'élaboration, soit à l'absorption de ces matières; 5° la quantité et la quali
des aliments solides ou liquides introduits dans l'estomac ; 6° la nature et l
quantité des humeurs versées dans le tube alimentaire pour contribuer ave
les intestins à la digestion. Chacune de ces conditions peut donner lieu à un
diarrhée qui n'exige que des soins hygiéniques ou qu'il y aurait danger à
guérir. L'ingestion habituelle d'une trop grande quantité d'aliments cause l
diarrhée stercorale, familière aux gros mangeurs et surtout aux vieillards glou
tons; elle est produite aussi par l'usage, même à dose modérée, de substance
indigestes, et les susceptibilités individuelles déterminent seules le caractèr
des aliments : la substance indigeste est pour celui-ci la viande de porc, pou
celui-là le gibier, etc. Ce genre de diarrhée résout chez d'autres une constipa
tion de longue durée et qu'elle qu'en soit la cause, elle satisfait à une indication
de la santé. « Mais, dit-on, elle affaiblit, elle ôte l'appétit…. N'importe, lais
sez-lui faire son chemin et obvier à la faiblesse par le repos, et surtout par
celui du lit. Regardez le défaut d'appétit comme nécessaire ou comme indif
férent, puisque, si vous mangiez dans cet état, les aliments vous seraient nu
sibles. Soutenez donc avec patience et même avec joie cette heureuse indis
position qui vous préserve d'un mal qui peut-être vous aurait été funeste. »
(Raymond.) Le tempérament nerveux rend sujet à la diarrhée dite nerveuse,
que ne peuvent conjurer toujours ni la sobriété, ni les précautions de régime
les plus strictes : une émotion, un chagrin, une frayeur, la sensation du froid,
y donnent lieu; ses symptômes sont ceux de la diarrhée stercorale, mais elle
ne cède ordinairement qu'à un régime substantiel et à l'usage de quelques sti
mulants. L'idiosyncrasie hépatique est souvent accompagnée d'une superse
crétion de bile (polycholie) qui s'échappe en selles jaunes, verdâtres ou por
racées : ce sont les flux bilieux des auteurs, la fonte de bile des gens du
monde; il est facile de reconnaître aux caractères de l'excrétion le fluide sur
abondamment sécrété par le foie. Cette diarrhée cesse spontanément au bou
de quelques jours et tourne au profit de la santé; elle dissipe un malaise, un
état de souffrance physique et morale, et si elle manque, c'est l'ictère qui
survient.

(1) Hippocrate, *Aphorismes*, 47, sect. VI.

Il est d'autres diarrhées qu'il convient de respecter ; bornons-nous à énoncer celle qui se développe chez les enfants pendant la dentition, et dont l'imprudente suppression pourrait avoir pour effet l'explosion convulsive d'une phlegmasie cérébrale ; les diarrhées supplémentaires d'un flux, d'un exanthème ou d'un exutoire habituel. Nous avons soigné une dame affectée de diarrhée légère, mais habituelle depuis l'âge critique ; sa santé n'a éprouvé aucune perturbation, grâce à l'évacuation supplémentaire qu'elle a eue longtemps et qui se renouvelle encore par intervalles.

Pour constater si la diarrhée est ou non, comme on disait autrefois, bénéfice de nature, il faut prendre en considération : 1° toutes les conditions d'organisation individuelle ; 2° la durée et l'intensité de cette déperdition, les phénomènes qui l'accompagnent ; 3° l'état des forces et l'embonpoint des sujets ; 4° leur âge ; 5° leurs antécédents. L'âge importe beaucoup à la conduite du praticien ; il y a une grande différence entre la diarrhée des enfants et des jeunes gens et celle des vieillards. Ceux-ci, de quelque espèce de diarrhée qu'ils soient atteints, s'en affaiblissent et en ressentent un dérangement fâcheux de tout leur ensemble et manière de vivre ; l'enfant à la mamelle exige aussi une surveillance sévère, et, dans les troubles qui lui adviennent, le diagnostic se trouve par moitié en lui et dans sa nourrice.

Constipation. — Elle a pour phénomènes la rareté des excrétions alvines, l'augmentation de leur consistance et quelquefois une sensation de plénitude et de tension abdominale. Une foule d'états morbides ayant leur siége dans un point du canal alimentaire ou hors de ce canal produisent la constipation; mais il n'est question ici que de celle qui dépend d'une disposition individuelle et n'exige que l'intervention de l'hygiène. Ce genre de constipation constitue une incommodité extrêmement fréquente, souvent rebelle à tous les moyens, et ne laisse pas que d'entraîner, quand elle se prolonge, une série de perturbations fonctionnelles (1). La durée de la constipation est relative aux idiosyncrasies individuelles : celui qui va régulièrement à la selle deux ou trois fois par jour est constipé s'il n'y va plus qu'une fois ; le dévoiement commence pour qui éprouve une évacuation alvine tous les deux jours, si d'ordinaire elle ne lui survenait que de quatre en quatre jours. Ces particularités doivent être scrutées. Quand la constipation ne dépasse pas deux, quatre et même cinq ou six jours, et ne dérange en rien la santé, elle doit être supportée comme une disposition naturelle ; la limite de l'expectation hygiénique est marquée par l'apparition d'un trouble fonctionnel. Il est beaucoup de personnes qui sont sujettes à la rareté des garderobes, et ne jouissent pas moins d'une excellente santé. La constipation est en rapport avec les conditions d'âge, de sexe, de régime, etc., et certains états transitoires de l'économie. On l'observe à l'époque où la

(1) Voyez dans Haller (*Elementa physiologiæ*, t. VII, lib. XXIV, sect. IV, § x, *Iter fæcum*) une longue série d'exemples de constipation à durée variable, depuis trois jours jusqu'à plusieurs mois.

menstruation tend à s'établir, à l'époque où elle commence à disparaître, les congestions qui s'opèrent alors sur l'utérus déterminant la plénitude vasculaire du rectum et de la vessie ; elle est aussi l'incommodité inévitable de la grossesse, par suite de la compression que le développement considérable de l'utérus exerce sur le rectum. Chez les femmes en couches, elle est due à une circonstance opposée : le rectum se laisse distendre par les fèces accumulées, les parties contenues dans l'abdomen et dans l'excavation pelvienne ne résistant plus à cette dilatation, et les muscles de la paroi abdominale ayant perdu de leur ressort par suite de leur ampliation. L'atrophie de la tunique musculeuse des intestins explique la constipation des vieillards ; la prépondérance de la sensibilité sur la contractilité, prépondérance qui est en quelque sorte la loi physiologique de l'autre sexe, fait comprendre pourquoi les femmes y sont particulièrement exposées, et d'autant plus qu'elles sont plus nerveuses. La même observation s'applique aux hommes d'un tempérament nerveux; et comme ceux-ci appartiennent en général aux professions intellectuelles, et par conséquent sédentaires, cette condition de vie achève de les assimiler sous ce rapport aux femmes ; en outre, celles-ci mangent peu : aussi n'est-il pas rare de voir des femmes délicates, et vivant dans un état habituel de repos, supporter sans inconvénient une constipation de six à huit jours. Renauldin (1) cite une dame qui subit une constipation naturelle d'une semaine et quelquefois de dix à quinze jours ; une de mes parentes a offert le même phénomène. Un régime succulent y dispose les hommes de l'âge mûr. Elle peut devenir chez eux, comme chez les jeunes gens, une cause occasionnelle de spermatorrhée, les vésicules séminales étant placées, pendant la défécation, entre la vessie refoulée au fond du bassin et le rectum distendu par les fèces ; à cette action mécanique s'ajoute l'influence que les contractions du rectum et de la vessie exercent sur celle des vésicules séminales, en vertu des connexions qui existent entre ces parties animées par le même réseau nerveux.

2. CIRCULATIONS. — *Palpitations.* — Les contractions fortes, fréquentes, désordonnées qui agitent parfois le cœur, sont loin d'accuser une lésion constante de cet organe ou des gros vaisseaux. Des causes fugitives peuvent y donner lieu, comme les veilles, les émotions morales; d'autre fois elles sont le résultat passager de causes qui ont agi plus longtemps, comme les excès vénériens, l'abus des alcooliques; elles ne sont pas rares dans la période aiguë de la croissance, dans les premiers temps de la menstruation, alors surtout que cette fonction tarde à se consolider ; l'augmentation des globules (pléthore) ou leur diminution dans le sang (anémie) s'accompagnent aussi de ce phénomène, en général plus familier aux adultes et aux femmes. Les palpitations de cette nature ont peu de violence, débutent brusquement, cessent et reviennent d'une manière irrégulière, capricieuse. Dans les intervalles de leurs accès, on constate la régularité fonctionnelle des organes de la circulation, et même peu-

---

(1) Renauldin, *Dictionnaire des sciences médicales*, t. VI, p. 254.

dant les palpitations, l'exploration la plus sévère ne dénote que la fréquence des battements, parfois un trouble rhythmique passager et des bruits plus clairs, plus timbrés. On les observe le plus ordinairement chez les sujets nerveux, sans qu'ils exercent sur leur santé aucune influence fâcheuse; les femmes hystériques, celles qui sont affectées de leucorrhée, de dysménorrhée ou d'aménorrhée, les hypochondriaques, les nostalgiques, en éprouvent souvent ainsi que les jeunes gens adonnés aux travaux de l'esprit avec un zèle trop soutenu : de là ce qu'on appelle la *maladie de cœur des étudiants*. Le caractère qui distingue essentiellement ces palpitations inconstantes des palpitations par cause organique, c'est qu'elles cèdent aux moyens qui exaspèrent et aggravent ces dernières : l'exercice, les distractions, un régime fortifiant, excepté le cas de pléthore. Quand même elles résistent à l'emploi des modificateurs hygiéniques, elles ne compromettent ni par leur durée ni par leur intensité l'état de santé général ; cependant certains individus qui s'alarment aisément et qui attribuent faussement leurs palpitations à une lésion cardiaque, finiraient par se ressentir des inquiétudes qu'ils puisent dans une erreur aussi tenace qu'exagérée, si le traitement moral n'y portait remède. Nous avons soigné un officier supérieur d'une pleurodynie fixée sur la région précordiale et qu'il avait prise pour le signe certain d'une lésion du cœur ; quoique toute inquiétude de ce côté nous fut ôtée par le résultat de l'auscultation et de la percussion, le malade résistait à notre conviction, se tourmentait, s'absorbait dans sa chimérique appréhension ; et comme il commençait à maigrir sous l'influence d'une incessante préoccupation, une consultation eut lieu, et c'est à peine si le praticien célèbre qui fut appelé réussit à réveiller en lui la conscience de la santé. Que si les palpitations se répètent ou se prolongent, il ne faut plus s'arrêter avec une entière sécurité à l'idée d'une hyperdynamie cardiaque, et se rappeler, d'une part, que tout organe longtemps modifié dans son action finit par l'être dans sa nutrition, et, d'autre part, que les maladies du cœur, notamment les hypertrophies simples et compliquées, donnent lieu à des palpitations longtemps avant de se manifester par des signes moins équivoques.

Épistaxis. — Incrédule ou fidèle au principe hippocratique de la nature médicatrice, on ne saurait nier que les hémorrhagies ne soient une des voies de solution les plus usitées et les plus heureuses, non-seulement pour les affections aiguës, mais encore pour les troubles passagers qui ébranlent l'organisme sans l'amener à la maladie. Une foule de souffrances mal dessinées, d'incommodités, de perturbations fonctionnelles, disparaissent après une hémorrhagie spontanée. Que de congestions imminentes ont avorté par là! Combien de menaces de localisation morbide se sont évanouies avec les premières gouttes d'une salutaire épistaxis! Dans les cas de pléthore, de réparation disproportionnée avec la dépense; dans les cas de contention intellectuelle opiniâtre chez les jeunes filles dont les règles coulent mal, l'épistaxis est le visible effort de la nature pour la réduction de la masse sanguine qui distend les vaisseaux, et l'on dirait, d'après la vascularité si prononcée de la pituitaire et la richesse de ses houppes presque érectiles, qu'elle a voulu faciliter les conditions productrices d'un phénomène dont dépendent si souvent la solution des maladies et la régularité de la santé. L'épistaxis semble avoir surtout pour but la déplétion de l'encéphale, point de mire de tant d'agents morbifiques, et pour lequel existent, dans l'économie et hors de l'économie, tant de causes incessantes d'hypérémie: les travaux de l'esprit, les préoccupations morales, les passions, l'insomnie prolongée, les exercices de voix considérables et fréquents, les cris (1), les digestions copieuses ou difficiles, les efforts de défécation laborieuse et toute contraction musculaire violente, le séjour prolongé dans un milieu échauffé par une grande réunion d'hommes, l'insolation, l'action d'un froid intense, etc., sont autant de circonstances habituelles de la vie qui prédisposent à l'hypérémie cérébrale; l'épistaxis, la plus fréquente des hémorrhagies, en est le correctif naturel. On n'en saurait douter en se rappelant que les principales artères de la membrane pituitaire sont de simples rameaux des troncs artériels qui appartiennent aux organes intra-crâniens, et que les veines olfactives, en particulier, s'épanchent dans le sinus longitudinal à l'aide de la veine émissaire du trou borgne; d'où il suit, comme le fait observer Blandin, d'une part, que l'hypérémie des organes encéphaliques entraîne celle de la pituitaire, et, d'autre part, que le dégorgement spontané ou artificiel de la pituitaire dans un cas de maladie encéphalique, est suivi nécessairement d'un dégorgement assez prompt des sinus méningiens, un courant sanguin pouvant s'établir de ceux-ci vers la pituitaire à la faveur de la veine fronto-ethmoïdale heureusement dépourvue de valvules. L'enfance, qui jouit d'une sorte d'immunité des hémorrhagies, est sujette à l'épistaxis; on l'observe particulièrement vers l'époque de la puberté et dans les premières années qui la suivent. Hippocrate a émis à cet égard une opinion souvent reproduite, à savoir, que l'épistaxis habituelle, et remplacée plus tard par l'hémoptysie, expose ultérieurement à la pneumonie, à la pleurésie, à la phthisie; que dans un âge plus avancé, ceux qui l'ont éprouvée contractent des hémorrhoïdes, des affections rhumatismales, arthritiques, etc. Les éléments d'une vérification rigoureuse de cette assertion manquent à la science; mais tout praticien a remarqué la disposition aux épistaxis chez les sujets entachés d'une présomption d'hérédité tuberculeuse. Pour notre compte, nous possédons par devers nous des faits de ce genre; reste à établir s'ils sont liés par un rapport de coïncidence ou de causalité.

En thèse générale, l'épistaxis doit être respectée, à moins qu'elle n'ait lieu chez les sujets lymphatiques, débilités, incapables de supporter sans détriment une évacuation sanguine; mais quelles que soient les conditions individuelles, il faut tenir compte du sentiment de bien-être ou de faiblesse qu'elle laisse à sa suite, et la contenir dans la mesure que nulle déperdition ne peut excéder sans inconvénient ou sans danger pour l'organisme.

(1) Gendrin, *Traité philosophique de médecine pratique*, t. 1, p. 117.

Hémorrhoïdes. — Les auteurs, depuis Hippocrate (1) jusqu'à nos jours, ont célébré le bénéfice des hémorrhoïdes, soit pour le maintien de la santé, soit pour l'issue favorable d'un certain nombre de maladies. L'espèce de régularité avec laquelle se répètent, chez beaucoup de personnes, les congestions hémorrhoïdales et l'écoulement sanguin qui en est la suite, les troubles variés qui les précèdent, le bien-être qui se déclare après leur apparition, le soulagement ou la guérison d'une foule de maladies qui a souvent coïncidé avec le flux hémorrhoïdal, les conséquences fâcheuses que sa suppression a paru entraîner, voilà ce qui explique et justifie en apparence le préjugé protecteur d'une incommodité dont les modernes et surtout l'école de Stahl ont encore exagéré l'importance. Les anciens avaient surtout égard à l'écoulement sanguin par lequel l'économie se débarrassait à leurs yeux de l'atrabile, élément imaginaire et capital de leur pathogénie; cette évacuation leur paraissait analogue à celle des menstrues et favorable à l'intégrité de la santé. Leur opinion, non sur la nature du fluide éliminé, mais sur les effets du flux hémorrhoïdal, subsiste encore presque universellement; les hémorrhoïdes sont envisagées dans le plus grand nombre des cas comme une fonction accessoire qu'il importe de respecter, de favoriser; on admet la nécessité de les provoquer parfois; les supprimer serait toujours un péril.

Il existe à ce sujet une grande confusion de faits et de raisonnements; il faut s'entendre d'abord sur les conditions matérielles de l'affection, hémorrhoïdaire. Celle-ci est constituée par des varices rectales; la description que l'on a faite des phénomènes de la congestion hémorrhoïdaire et de l'écoulement qui la termine se rapporte exclusivement aux hémorrhoïdes dues à un état pléthorique; l'hémorrhagie anale résout la pléthore comme fait ailleurs l'épistaxis; avec elle disparaît la congestion du rectum, si ses veines n'ont subi en même temps une dilatation ou n'étaient dilatées antérieurement. D'autres fois la pléthore ne va point jusqu'à produire une rectorrhagie; mais la congestion qu'elle détermine dans les veines hémorrhoïdaires suffit pour les distendre; la cause dissipée, l'effet persiste, et désormais il y a varices rectales ou hémorrhoïdes; celles-ci ne se développent souvent que par suite de congestions rectales réitérées, la pléthore locale se renouvelant. Ce sont les varices rectales, liées à la plénitude sanguine générale, qui s'accompagnent presque constamment d'un flux sanguin intermittent, quelquefois périodique : flux qui présente tous les caractères des hémorrhagies actives par pléthore, et, comme elles, produit dans certaines circonstances une spoliation utile, une détente générale; c'est ce genre d'hémorrhoïdes qui a donné lieu à l'opinion des anciens, et dont les effets ont été faussement attribués à toutes les varices rectales, quelle qu'en soit la cause productrice. Nous admettons l'influence bénigne des hémorrhoïdes par pléthore; des fluxions rectales produites par d'autres causes ont pu exercer également une action préservatrice ou curative; mais ni la congestion

____

(1) Hippocrate, *Aphorismes*, trad. de Littré, sect. vi, aph. 11, 12, 21.

intermittente des veines rectales, ni leur dilatation permanente, ni l'hémorrhagie qui l'accompagne, ne peuvent être considérées toujours comme le résultat d'une crise avantageuse pour l'état de santé ou de maladie. 1° Beaucoup de pléthoriques n'ont point d'hémorrhoïdes ou en ont sans flux sanguin; 2° dans beaucoup de cas, ces deux phénomènes n'ont point préservé de la maladie ou n'ont exercé aucune influence sur elle; 3° les congestions hémorrhoïdales, avec ou sans écoulement, ont disparu sans qu'il en soit résulté aucun accident fâcheux; 4° quand le retour à la santé ou une simple amélioration a coïncidé avec la congestion ou l'hémorrhagie du rectum, il n'a pas été possible de joindre ces deux faits par un rapport de causalité, le premier s'étant reproduit chez d'autres dans les mêmes circonstances sans l'intervention du second.

Quand au flux sanguin qu'éprouvent les sujets affectés de varices rectales, il faut en discerner l'origine pour en évaluer les effets. 1° Il peut être entièrement étranger aux varices rectales et aux causes qui les ont déterminées; l'ulcération, le cancer du rectum, une foule d'affections graves, locales et générales s'accompagnent en effet de ce symptôme; 2° il peut succéder à une violente congestion du rectum, produite par une cause locale; 3° une lésion survenue dans les parois des veines dilatées peut y donner lieu; 4° il est la solution critique d'un embarras de la circulation veineuse abdominale.

Que si l'on remonte aux causes prédisposantes et aux causes déterminantes des hémorrhoïdes, on ne saurait en déduire un bénéfice constant de nature: nous renvoyons aux ouvrages de pathologie pour ces détails; mais si l'on réfléchit que la dilatation des veines hémorrhoïdaires peut reconnaître pour causes toutes les altérations qui produisent leur ramollissement, leur amincissement, l'hypertrophie de leurs parois, leur inflammation chronique (Jobert), etc., on aura quelque défiance de l'opinion absolue des anciens touchant le rôle préservatif des hémorrhoïdes. On finira même par les classer parmi les incommodités les plus fâcheuses, en considérant les effets qu'elles développent habituellement et d'une manière directe, abstraction faite des états morbides dont elles sont elles-mêmes le résultat. Pour peu que les tumeurs hémorrhoïdaires soient multiples, considérables, persistantes, elles entraînent des accidents variés qui se manifestent surtout aux époques de congestion rectale: sensation de gêne et de plénitude abdominale, resserrement spasmodique des sphincters, fissures anales, épreintes, ténesme, parfois des tranchées; la station assise, la marche, les efforts de défécation, exaspèrent les douleurs.

La constipation, fléau des hémorrhoïdaires, est due à l'obstacle mécanique des tumeurs ou à la volonté du malade qui retarde l'instant de la garderobe, par crainte des angoisses qui en sont inséparables; la constipation opiniâtre amène d'autres symptômes, céphalalgie gravative et presque continuelle, anorexie, dérangements des digestions, tension et météorisme de l'abdomen. Il n'est pas rare de voir les tumeurs hémorrhoïdaires s'enflammer par la contraction des sphincters, par la rétention des fèces dans l'intestin, et ensuite par le violent labeur de leur expulsion ; cette inflammation est presque toujours lente, chronique ; elle a pour conséquences la formation d'abcès, de fistules annales, différentes altérations des parois, des tumeurs, des hémorrhagies copieuses et réitérées qui épuisent le malade et qui créent un état anémique, autre principe d'hémorrhagies ultérieures. L'inflammation produit encore l'épaississement des parois veineuses, l'induration du tissu cellulaire qui les recouvre, l'oblitération des veines dilatées, ce qui transforme les varices rectales en tumeurs rénitentes, indolores, d'un volume invariable (tubercules hémorrhoïdaux), disposées à s'ulcérer et à suppurer (leucorrhée anale), etc. Il est superflu de dérouler dans leur série extrême les phénomènes consécutifs aux hémorrhoïdes pour montrer la nocuité de cette lésion. Sans doute, elle ne les détermine que d'une manière exceptionnelle, et elle peut exister longtemps sans occasionner d'autres symptômes qu'une gêne passagère de la défécation ; mais le plus souvent elle est le point de départ de dérangements variés et dont les malades ne se préoccupent point, imbus qu'ils sont du préjugé favorable à l'existences des hémorrhoïdes.

Au demeurant, les varices rectales, car c'est ainsi qu'il convient d'appeler cette infirmité, avec Haller qui l'a bien appréciée (1), ne sont point une fonction accessoire, une habitude inviolable de l'organisme ; préparées par des congestions qui traduisent elles-mêmes la gêne de la circulation abdominale, elles consistent dans l'ampliation des veines du rectum, souvent accompagnée ou compliquée d'hémorrhagie. Les expressions inexactes de fluxion, mouvement fluxionnaire, flux hémorrhoïdal, ont contribué à l'erreur qui leur attribue une salutaire efficacité pour la préservation ou la solution des maladies ; souvent graves par leur étiologie, elles ne tardent point à devenir par leurs suites inévitables une incommodité, une cause de perturbations et de souffrances. Si donc il convient de ne pas les supprimer légèrement, nous ne donnons pas le conseil de les provoquer, comme on le fait si fréquemment par routine et courte logique.

3. RESPIRATION. — Les organes de la respiration présentent plus d'une lésion qui ne s'oppose point à la longévité ni à l'exercice régulier des autres fonctions. Nous ne ferons que mentionner les productions de différente nature que l'on rencontre enkystées ou seulement adhérentes au tissu pulmonaire chez les sujets qui n'ont offert pendant la vie aucun signe d'affection de poitrine (concrétions crétacées, mélaniques, cartilagineuses, ossiformes), les adhérences pleuro-costales si fréquentes et si inoffensives, etc. Mais l'attention de l'hygiéniste doit s'attacher à deux habitudes morbides des organes de l'héma-

(1) *Op. cit.*, t. VII, cap. XXIV, sect. IV, § XII : « Id primum volo, non esse ejusmodi naturæ opus, uti sunt menstruæ purgationes, neque generi humano præscriptum, ex ejus communi fabrica sequi, aut sani hominis esse functionem. — Ipse demum Stahlius magnus hemorrhoidum laudator, fassus est non esse in consuetudinem recipiendas, quarum dubius successus sit. Quæ jam invaluerint, eas quidem retinendas esse suadet. »

tose en faveur desquelles existe, dans l'esprit des gens du monde, une prévention d'innocuité ; l'asthme et ce qu'ils appellent le rhume (catarrhe bronchique).

Asthme. — On désigne aujourd'hui par ce mot une affection caractérisée
par la fréquence et la gêne de la respiration, et par la convulsion des muscles
respirateurs, affection presque toujours exempte de fièvre, intermittente, apparaissant sous forme d'accès qui reviennent à des époques irrégulières, souvent
fort éloignées, dans les intervalles desquelles la santé semble parfaite. Regardez
autour de vous dans le monde : rien de plus commun que l'asthme; sur trois
familles, une au moins a son asthmatique. Interrogez les cliniques, les emphi-
théâtres; consultez l'expérience des observateurs célèbres : rien de plus rare
que l'asthme essentiel, à tel point que beaucoup d'entre eux en ont nié l'existence. Il est certain que la plupart des prétendus cas d'asthme ne sont autre
chose que des dyspnées symptomatiques d'affections diverses du cœur, des
gros vaisseaux, des poumons, des plèvres, etc. Les altérations valvulaires,
suite d'endocardite, l'hydropéricarde, l'emphysème pulmonaire, des affections
de la moelle, etc., donnent lieu à des attaques de dyspnée confondues autrefois avec l'asthme avant les perfectionnements qu'a reçus la séméiotique : *or les
erreurs populaires à l'endroit des maladies et des remèdes ne sont que l'écho
prolongé des erreurs scientifiques d'une époque antérieure.* C'en est une que
celle qui fait de l'asthme un brevet de longévité. Floyer dit, à la vérité, avoir
connu des asthmatiques dont le mal datait de cinquante ans (1) ; et Sauvages
appelle l'asthme une maladie de longue durée, plutôt qu'une maladie chronique (2). Mais ces assertions ne sont peut-être pas appuyées par un seul fait
suivi attentivement pendant la vie, confirmé par l'ouverture cadavérique, et
duquel il ressortirait que l'asthme pût exister en l'absence de tout lésion organique agissant par voie directe ou indirecte sur la respiration : « Je ne crain-
drais pas d'avouer, dit Ferrus, que vingt-cinq années d'exercice presque entièrement passées dans les hôpitaux n'ont pu me fournir une seule observation
de ce genre. Comme mon expérience pourrait paraître insuffisante, j'ajouterai
que Corvisart, Leroux, Lerminier, Béclard, Rostan., n'en ont jamais
rencontré (3). « Et avec une loyauté digne de son talent, Ferrus informe les
lecteurs que les deux cas d'asthme essentiel qu'il avait rapportés dans la première édition du recueil où il écrit n'en étaient point : le premier des deux
sujets dont il a donné l'histoire est sujet depuis son enfance à des fluxions opiniâtres sur la pituitaire; le second a succombé à la tuberculisation pulmonaire (4). Toutefois la science possède des faits qui, bien que dépourvus de la

(1) Floyer, *Traité de l'asthme.* Paris, 1761, p. 22.
(2) Sauvages, *Nosologie méthodique.* t. I, p. 94.
(3) Ferrus, *Dictionnaire de médecine*, 2e édit., t. IV, p. 274. Voyez aussi l'article
Asthme de Germain Sée, *Nouveau Dict. de méd. et de chir. prat.*
(4) Broussais, (*Cours de pathologie*, t. V, p. 102) dit avoir éprouvé plusieurs accès

sanction nécroscopique, rendent probable l'existence de l'asthme essentiel. Un de nos parents, aujourd'hui presque octogénaire, est sujet depuis l'âge de vingt-cinq ans à des accès d'asthme, surtout nocturnes, qui depuis ces dix dernières années vont jusqu'à l'orthopnée : comme l'un des malades de Ferrus, il a de fréquentes atteintes de coryza, avec écoulement considérable de mucus nasal. Un observateur dont nous connaissons personnellement la véracité, le directeur A. Lefèvre (de Brest) (1) a décrit les accidents qu'il éprouve lui-même de manière à entraîner la conviction. L'asthme idiopathique, c'est-à-dire dû à une simple perversion de l'action nerveuse, ne suggère pas sans doute un pronostic fâcheux ; mais à quel titre en ferait-on un gage de longévité, un bénéfice de nature. Chaque accès est un péril pour l'économie ; plus les accès se rapprochent, plus la situation s'aggrave, parce que des lésions ne tarderont pas à se développer. Pour les asthmatiques de cette rare catégorie, les drogues ne sont rien; l'hygiène seule réussit à les soulager et même à les guérir. Un certain degré de chaleur, de pesanteur et d'humidité de l'air leur est nécessaire (Lefèvre) ; chacun d'eux a pour ainsi dire sa sphère extérieure de respiration qu'il ne peut franchir sans s'exposer à des attaques de dyspnée : pour l'un c'est la ville, pour l'autre la campagne ; l'air agité par les vents les incommode et les climats chauds leur conviennent. Lefèvre leur défend, de par son expérience, la navigation. En général, ils ont besoin de lumière, de calorique et d'une certaine quantité de vapeur aqueuse dans l'atmosphère où ils doivent vivre. Une nourriture simple, uniforme, de facile digestion, l'abstinence des alcooliques, l'usage des boissons théiformes et du café, dont beaucoup d'asthmatiques ne voudraient pas se passer, la fumée du tabac, des vêtements chauds, des frictions au soleil ou devant le feu (Celse), les bains d'étuves humides (Lefèvre), un exercice modéré, l'équitation, l'éloignement de tout ce qui peut surexciter le cerveau intellectuellement et moralement, surexcitation qui réagit d'une si notable façon sur la respiration : tel est le régime hygiénique qui profitera aux rares sujets atteints d'asthme idiopathique, bien mieux que les chimériques panacées qu'ils recherchent.

Rhumes. — Les bronchites plus ou moins subaiguës, plus ou moins chroniques, que l'on désigne dans le monde par le mot *rhumes*, doivent être combattues. Il est vrai que la bronchite chronique, dès le début ou par transition, coexiste très-fréquemment avec un état de santé rassurant, et persévère des années entières sans porter atteinte à la constitution : mais comme on n'en peut espérer la résolution franche et complète que par une exception dont il ne faut point leurrer le malade, tôt ou tard des accidents graves surviennent, et ce que l'on a considéré comme une incommodité tolérable devient une cause de mort.

d'asthme pour avoir écouté avec une attention soutenue les leçons d'un professeur qui s'exprimait en phrases prolixes. — L'autopsie a fait voir en ses poumons quelques concrétions crétacées.

(1) Lefèvre, *De l'asthme.* Paris, 1847.

Quels que soient les rapports de causalité entre les inflammations des voies aériennes et la production des tubercules, la prudence exige que tout rhume soit surveillé, et, s'il se peut, arrêté ; s'il devient habituel, on doit craindre qu'il ne se lie à une tuberculisation préexistante. Les adversaires de Broussais ont trop insisté sur les différences qui existent entre la formation et les éléments de la tuberculose, et ceux des produits phlegmasiques ; nier absolument leur influence réciproque, c'est s'abuser aux dépens des malades et s'exposer à fausser leur hygiène. L'école micrographique allemande fait retour à la pathogénie inflammatoire du tubercule. Suivant Reinhardt, il résulte de la transformation de produits inflammatoires. Virchow (1), tout en démêlant avec plus de précision les éléments propres à « cette néoplasie », et les produits inflammatoires qui ont été confondus avec elle, la fait dériver, par une métamorphose analogue, d'anciens éléments organiques, cellules ou noyaux, selon la grosseur des tubercules. Au reste, le simple catarrhe bronchique peut entraîner des suites fâcheuses, telles que dyspnée par accès ou continue, dilatation vésiculaire, etc. Il existe même une phthisie catarrhale comme il y a une phthisie tuberculeuse. Andral (2) mentionne un cas de bronchite chronique simulant une phthisie pulmonaire et terminée par la mort. Rare dans la jeunesse, la phthisie catarrhale est commune chez les vieillards : à la Salpêtrière, Beau a rencontré 15 cas de phthisie catarrhale confirmée pour 9 cas de phthisie tuberculeuse, et sa fréquence est en raison de l'âge (3).

4. Sécrétions. — *Peau.* — Les sueurs excessives sont le fléau des obèses, des lymphatiques, des faibles, des valétudinaires, des convalescents, des tabescents par onanisme ou spermatorrhée, etc. La marche, l'exercice, les provoquent chez les gens de cabinet. Souvent elles sont l'expression d'un état dyspnéique, d'un obstacle à l'hématose ou à la circulation centrale ; les porteurs d'emphysème et d'hypertrophies cardiaques y sont très-sujets. En l'absence de toute lésion interne, elles peuvent être coercées sans inconvénient. Les moyens diffèrent : à l'un il faut refuser les stimulants et les toniques, à l'autre il faut les prescrire. La sobriété convient aux obèses pour réduire leur transpiration ; le valétudinaire évitera les exercices prolongés ; l'homme de vie sédentaire devra s'y adonner, au risque d'accroître passagèrement les sueurs. Les bains froids, les lotions et les affusions froides, pratiquées d'après le mode hydrothérapique, les bains de mer, en fortifiant la constitution, tendent à restreindre la déperdition sudorale de la peau. L'abus ou la surcharge des vêtements mauvais conducteurs du calorique contribue à l'entretenir. C'est par le changement graduel des habitudes que l'on réussira à modifier sans danger l'activité cutanée ; de graves maladies menaceraient l'organisme

(1) Virchow, *Pathologie cellulaire*, 4e édition. Paris, 1874.

(2) Andral, *Clinique méd.*, 1829, t. I. p. 176.

(3) Beau, *Journ. de méd.*, octobre 1843, p. 330. — *Traité clinique et expérimental d'auscultation.* Paris, 1856.

brusquement affranchi de ces pertes cutanées. Quant aux transpirations partielles, limitées aux pieds, aux aisselles, etc., nous ne conseillerons point de les combattre ni de les diminuer; fétides, il y aurait plus de péril encore à les supprimer : Mondière a rapporté des faits qui le prouvent. L'usage des chaussettes de fil et des chaussures légères, des lotions fréquentes avec de l'eau chlorurée, voilà pour la propreté et l'aisance du membre affecté. En cas de suppression des sueurs partielles, on s'empresserait de les rappeler en entourant le pied de flanelle recouverte d'un taffetas gommé.

Au point de vue de l'hygiène, on pourrait classer ainsi les éruptions cutanées : 1° Éruptions qui surviennent avant la puberté et qui sont le plus souvent enlevées par cette révolution d'âge, quand elles ont persisté jusque-là. 2° Éruptions qui se déclarent vers l'âge critique pour suppléer une fonction qui s'éteint. 3° Éruptions qui se manifestent à toutes les époques de la vie, mais non permanentes, et qui reparaissent parfois avec une périodicité remarquable : nous avons traité au Val-de-Grâce un jeune soldat atteint tous les mois d'un érypsipèle sans gravité, et dont le seul inconvénient était de l'obliger à interrompre périodiquement son service. 4° Enfin, les affections constitutionnelles de la peau, souvent héréditaires, toujours dangereuses à guérir, qui, loin de compromettre la santé, sont pour ceux qui les portent une condition de l'harmonie physiologique. L'ichthyose générale est dans ce cas, et nous en avons observé plusieurs exemples, soit dans les hôpitaux de l'armée, soit dans les visites des conseils de recrutement auxquels nous avons participé. Quand on est appelé à prononcer si une maladie aiguë ou chronique de la peau doit être respectée ou combattue, il importe de rechercher les liaisons qu'elle peut avoir avec les différentes phases de l'évolution organique, avec une fonction augmentée, diminuée ou supprimée, avec un état morbide antérieur dont elle serait l'heureuse terminaison, avec un état morbide coexistant qu'elle soulage ou modère dans une juste limite.

Les érythèmes qui accompagnent le travail de la dentition, et qui ne sont parfois qu'une extension de la turgescence buccale (feux de dents), disparaissent avec la cause qui les a produits; il en est de même de l'intertrigo, résultat du frottement des parties amples et molles de l'enfant nouveau-né ; l'eczéma est aussi l'un des accompagnements fréquents de la dentition, et ne se dissipe guère que vers la puberté. Mais chez les enfants on voit la plupart des inflammations chroniques de la peau, excepté le favus, le lupus et la gale, guérir spontanément après un laps de temps plus ou moins considérable, et souvent, ajoute Rayer (1), elles sont salutaires. Sous le nom de *gourmes*, on a désigné un grand nombre de formes éruptives dont les unes relèvent de la diathèse dartreuse (lichen, psoriasis, eczéma rubrum, pityriasis, favus), et les autres de la diathèse pyogénique (impétigo, ecthyma, eczéma impétigineux, etc.). Se développent-elles chez un enfant bien portant, il faut les com-

(1) Rayer, *Traité des maladies de la peau.* Paris, 1835, t. I, p. 40.

battre, les arrêter au début, besogne non aisée; si elles se sont installées chez
lui sans altérer sa santé, on s'appliquera à les guérir, mais lentement et
avec de grandes précautions. Chez les enfants dont la santé ne s'est affermie
que depuis l'apparition des gourmes, respectez-les, sauf à en essayer prudemment la guérison après un laps de temps nécessaire à la consolidation organique de ces enfants. La violence de l'inflammation, l'excès des suppurations
qu'elles déterminent quelquefois, doivent toujours être modérés par l'art,
comme il importe toujours de disputer à leur extension les parties importantes, telles que les yeux, les fosses nasales, le conduit auditif. Les éruptions
dartreuses sont provoquées, suivant quelques auteurs, par l'abus du coït.
Lorry assure que la continence et la chasteté produisent le même effet. Les
dartres préputiale et anale (prurigo, psoriasis ani), ont été signalées récemment dans l'étiologie de la spermatorrhée : la première propageant l'excitation de l'orifice du canal excréteur à l'organe de la sécrétion; la seconde déterminant, par le resserrement des sphincters et la contraction spasmodique du
rectum, l'accumulation des fèces et l'irritation consécutive de l'intestin,
laquelle amène la disposition des vésicules séminales à se contracter (1). Qui
ne connaît le rapport qui s'établit entre la menstruation et certaines inflammations chroniques de la peau, tour à tour augmentées ou diminuées par la
cessation ou le retour des règles! On a vu l'eczéma impétigineux, le prurigo, etc., cesser complétement à l'apparition des premières règles, se reproduire plus tard, par suite de leur suppression accidentelle ou naturelle. La
grossesse et la lactation exercent une influence analogue. On a donné anciennement le nom de *dartres laiteuses* aux phlegmasies cutanées qui surviennent chez les femmes condamnées, par la mort de leur enfant ou par tout autre
motif, à la brusque cessation de l'allaitement. La vieillesse a ses phlegmasies
cutanées (prurigo senilis, pemphigus pruriginosus, etc.), qu'il est difficile de
guérir, même quand on peut l'entreprendre sans danger; on ne tenterait pas
impunément la curation de celles qui, nées durant l'âge adulte, ne cèdent
point à l'âge de retour et persistent dans la vieillesse en perdant d'ailleurs
tout caractère d'acuité, comme font la plupart des maladies de cet âge. Ce
sont alors des infirmités habituelles avec lesquelles il faut vivre; l'organisme
n'a plus assez de mobilité pour se façonner à de nouvelles conditions d'équilibre; celles-ci d'ailleurs exigent, pour se produire, une activité fonctionnelle
qui n'existe plus. Aussi Rayer a-t-il pu dire avec raison : « Chez les vieillards,
les inflammations chroniques de la peau, indépendantes des causes externes,
doivent être souvent respectées, quelquefois modérées, rarement guéries (2). »

On peut lire dans les auteurs une multitude d'observations de maladies
aiguës et chroniques, jugées par l'apparition d'une phlegmasie cutanée; il
n'est point de praticien qui n'ait été témoin de ces substitutions morbides. Un

(1) Kaula, thèse citée, p. 128.
(2) Rayer, *op. cit.*, t. I, p. 40.

infirmier du Val-de-Grâce, placé dans notre service, affecté d'une conjonctivite chronique avec perte des cils, a éprouvé sous nos yeux l'influence différente de deux phlegmasies cutanées. Par suite d'une variole confluente, l'ophthalmie s'était exaspérée au point de faire craindre pour la conservation de la vue ; les moyens les plus variés et les mieux dirigés n'avaient pu en atténuer la gravité. Survint chez notre homme convalescent de variole un érysipèle qui envahit rapidement face, cou et poitrine, et la conjonctive oculo-palpébrale se calma comme par enchantement. Aujourd'hui ce malade n'a plus qu'une légère suppuration des bords des paupières inférieures qui restent dégarnis de cils (1843). Andral cite le cas d'une pneumonie désespérée que dissipa l'éruption d'une variole. Pierre Frank a vu une inflammation du cerveau guérie par un érysipèle. Nous renvoyons aux traités *ex professo* pour les exemples nombreux d'affections diverses jugées par une détermination cutanée, et qui justifient le précepte donné par les maîtres, de respecter toutes phlegmasies de la peau survenant dans le cours ou au déclin d'une maladie : phénomènes critiques de la maladie, elles deviennent souvent des conditions de la santé, et ne peuvent être supprimées sans rappeler l'affection interne. D'autres phlegmasies cutanées coexistent avec des états morbides chroniques et en atténuent les souffrances. Alph. Cazenave (1) a donné des soins à un malade atteint d'asthme avec emphysème, qui depuis sept ans n'avait point passé une seule nuit dans son lit, et à qui un eczéma aux jambes, avec suintement assez abondant, procura un soulagement inespéré. Rayer rapporte des faits analogues; et récemment nous avons vu une dyspnée qui datait de trois mois, déjà soulagée par un vésicatoire, se dissiper complètement à la suite d'une éruption lichénoïde qui envahit le bras.

La guérison ou l'amendement d'un grand nombre de maladies par le bénéfice de phlegmasies cutanées a fait considérer celles-ci à bon droit comme des dérivatifs salutaires, mais ne justifie pas toutes les craintes qu'inspire leur répercussion. Quand il s'agit de rétrocession, il faut avant tout établir le rapport de causalité entre deux coïncidences; une gastro-entérite, des convulsions, une phthisie, se manifestent en même temps ou peu après qu'une éruption a disparu. S'il y a simultanéité, ce qu'on prend pour l'effet peut être la cause; une inflammation aiguë de la muqueuse digestive entraîne la suppression d'une phlegmasie cutanée plus fréquemment que la rétrocession de celle-ci ne donne lieu à la gastro-entérite : si un intervalle se passe entre les deux faits, dira-t-on : *Post hoc, ergo propter hoc?* Nous n'avons garde de nier l'importance des habitudes morbides qui résultent des inflammations anciennes de la peau; mais malgré le classique amas de faits qui prouvent le danger de leur suppression, nous pensons que ce danger a été exagéré, et que beaucoup d'observations consignées dans les auteurs manquent de valeur et de sévérité. On ne croit plus à la répercussion de la gale ni à tous les acci-

---

(1) Alph. Cazenave, *Dictionnaire de médecine*, 2e édit., t. XXIII, p. 358, art. Peau.

dents qu'on a fait découler si longtemps de sa guérison intempestive. Admettons le principe, résistons à l'exagération : toute affection cutanée qui, par sa durée indéfinie, a accoutumé l'économie, à sa présence et s'est ajoutée aux conditions de l'équilibre fonctionnel, veut être respectée. Quand à celles-là même qui ne se sont pas prolongées à ce point, une grande circonspection doit présider à leur curation.

Les suppurations externes, provoquées artificiellement par les exutoires, tels que vésicatoire, cautère, séton, etc., deviennent également des habitudes morbides; soit qu'on les ait établis dans un but thérapeutique ou simplement de préservation, les supprimer n'est pas toujours sans danger : c'est une raison de plus pour les prescrire sobrement; l'incommodité qui en résulte, les soins qu'ils exigent, le prurit, les rougeurs érythémateuses, les furoncles, les phlegmons, les engorgements ganglionnaires qui en sont quelquefois les effets locaux, l'excitation générale qu'ils occasionnent aux sujets nerveux, irritables, sont déjà des motifs suffisants pour ne les infliger que sous le coup d'indications non équivoques. Il n'est que trop dans les habitudes de beaucoup de médecins de les prodiguer outre mesure. Quand on songe à les supprimer, il faut tenir compte de leur état qui dénote assez bien leur degré d'utilité ; les exutoires qui sont indolents et qui ne suppurent que difficilement n'exercent plus d'action utile ; nul risque à les supprimer. Les exutoires qui rendent service sont le siége d'une certaine irritation sécrétoire et se font sentir no malade. Plus ils sont anciens, plus il faut apporter de précaution à leur suppression : cette règle s'applique à tous les genres d'exutoires, quoique en général on craigne moins de faire taire un vésicatoire qu'un cautère. On diminuera lentement et par degré l'étendue ou la profondeur de l'ulcération artificielle; la prudence veut que l'on supplée à l'excrétion qui va cesser en activant celle des surfaces d'excrétion naturelle, non au moyen d'un ou deux laxatifs une fois administrés, mais surtout par les frictions sur la peau et par l'usage de plusieurs bains. Sous le rapport de la prophylaxie, les exutoires sont une ressource douteuse ; ils peuvent contrarier le développement d'une lésion encore commençante et circonscrite, obvier aux atteintes légères, mais ils n'ont jamais protégé efficacement contre les causes générales des épidémies et des endémies.

Glandes salivaires. — L'appareil salivaire et folliculaire de la bouche verse souvent avec abondance les fluides qu'il sécrète, et qui, affluant dans cette cavité hors le temps de la mastication, nécessitent une fréquente expuition (ptyalisme). Il n'y a ni rougeur, ni chaleur, ni tuméfaction des glandes salivaires ni d'aucune partie de la bouche; seulement la salive et le fluide muqueux qui s'y mêle sont sécrétés copieusement, sans qu'ils éprouvent la moindre altération dans leur nature et dans leur aspect; tout au plus leur densité est-elle diminuée. On observe le ptyalisme chez les hypochondriaques, chez les femmes hystériques, et en général chez les sujets atteints d'affections nerveuses; il existe, comme phénomène transitoire, dans beaucoup de grossesses, chez les enfants aux époques d'odontogénie, chez ceux qui ont des vers intestinaux, etc. Les fumeurs, les personnes qui mâchent du tabac ou qui font un usage habituel des épices, des boissons fortes, les parleurs, éprouvent le besoin de cracher fréquemment, et n'en sont pas autrement incommodés, à moins que la sécrétion ne soit suractivée au point de donner lieu à une déperdition sensible. Dans ce dernier cas, les digestions se troublent, la faiblesse et l'amaigrissement surviennent, la vie même finit par être menacée, comme on l'a vu chez des individus atteints d'une perte de substance des lèvres ou des joues. Haller cite son propre maître comme ayant éprouvé les mauvais effets de la sputation habituelle et excessive : c'est que la salive ne sert pas seulement à favoriser la mastication et la déglutition. Mais, quelles que soient les divergences des rechercher expérimentales de Mialhe, Lassaigne, Magendie, Bouchardat, Sandras, et Cl. Bernard, etc. (1), comment refuser un rôle important à ce liquide quand il est démontré, d'une part, que la conversion de la fécule en dextrine et en glycose est le phénomène fondamental de la digestion des amylacés, et, d'autre part que la salive buccale a la propriété d'opérer cette transmutation sans en être le seul agent?

Reins et vessie. — L'urine présente des caractères différents suivant l'époque de la journée où on l'examine (urines de la boisson, de la digestion, du sang ou du matin); elle est en outre modifiée par l'influence des âges, des saisons et des troubles pathologiques qui surviennent dans l'économie. Il ne saurait être question ici des altérations de ce fluide excrémentitiel, parce qu'aucune d'elles ne peut constituer un état morbide habituel et compatible avec la santé. La quantité de l'urine dépasse un peu celle des boissons ingérées et diffère beaucoup, non-seulement suivant la saison et le régime, mais encore suivant le degré d'activité des autres surfaces ou appareils d'élimination; la sécrétion des reins est liée par ses vicissitudes à l'action physiologique de la peau, rare en été, copieuse en hiver. Les individus qui, par l'effet d'une idiosyncrasie, transpirent peu ou point, versent plus d'urine, etc. Nous n'insistons point sur ces faits de physiologie banale. La pondération des actes fonctionnels se fait, non par une juste proportion d'activité de chaque organe en particulier et de tous ensemble, mais par la résultante des inégalités : qui dit pondération ne dit pas harmonie. Quant à l'excrétion des urines, autres différences individuelles : il y a des vessies paresseuses, comme on dit, et des vessies d'une contractibilité énergique; la constipation, l'âge, interviennent ici autant que l'habitude. Celle-ci nous permet de retarder le moment de l'excré-

(1) Mialhe, *Chimie appliquée à la physiol. et à la thérap.* Paris, 1855, p. 39 et suiv. — Cl. Bernard, *De la salive* (*Leçons de physiologie expérimentale.* Paris, 1856, t. II, p. 44 et suiv.). — *Leçons sur les liquides de l'organisme.* Paris, 1859, t. II, p. 239. — Lassaigne, *Journal de chim. méd.*, 1845, p. 472. — Magendie, *Note sur la présence normale du sucre dans le sang* (*Comptes rendus de l'Académie des sciences*, 1846'. — Bouchardat et Sandras, *Gaz. méd.*, 1845, p. 61.

tion urinaire, de comprimer d'abord avec souffrance, ensuite sans peine, le besoin que réveille la distension du réservoir ou l'impression d'un liquide concentré sur sa membrane muqueuse : fâcheuse exercitation de la volonté aux dépens d'un viscère dont on ne peut contrarier la fonction sans se préparer des infirmités précoces.

III. Fonctions de relation. — 1° *Sens*. — Les organes des sens sont susceptibles de contracter des dispositions morbides qui deviennent habituelles, sans exercer aucune action sur la santé : la myopie, la presbytie, la dysécée ou surdité incomplète, l'abolition de l'odorat, en sont des exemples. Nous supposons que ces infirmités ne dépendent d'aucune lésion grave et capable de réagir sur l'état général de l'économie; l'hygiéniste n'aurait plus la même sécurité si l'affaiblissement de la vue avait succédé à des congestions répétées vers la tête, ou coïncidait avec la polyurie et l'amaigrissement général, si celui de l'ouïe se montrait en même temps que la perte de la mémoire, etc. Quand la perte de la vision ou de l'ouïe est complète, la santé générale des individus en est diversement affectée, suivant que l'infirmité est acquise ou congénitale. L'homme qui devient accidentellement aveugle ou sourd subit une perturbation profonde dans sa manière de vivre, dans ses relations, dans le mouvement de ses idées, dans tous les actes de la vie physique et morale : privé de la vue, c'est-à-dire de la faculté de régler ses gestes et de communiquer spontanément avec le monde extérieur, il est refoulé dans une sphère étroite de mouvements; ses muscles ne sont plus sollicités que par un exercice précaire; ses besoins ne s'aiguisent plus par l'impression visuelle des objets qui leur correspondent; en un mot, il est sevré de toutes les stimulations que les organes reçoivent par l'intermède de la lumière et de l'appareil sensorial dont elle est le stimulant. La surdité, véritable anticipation du silence de la mort, brise ou relâche autant de liens, détruit autant de jouissances; même isolement au milieu de la société, même concentration de l'activité morale et intellectuelle. Il y a dans ces deux états : 1° les effets directs de l'abolition d'un sens; 2° les effets secondaires et généraux, le cerveau étant frustré d'un ordre de sensations et ne disséminant plus dans la totalité de l'organisme l'excitation spéciale dont le sens aboli lui fournissait le principe. Les aveugles-nés, les sourds-muets, au contraire, forment une variété de l'espèce humaine, ayant ses conditions particulières de santé comme elle a ses conditions d'éducabilité, son mode de vie, de relation. Le sourd-muet qui constate les éclats du tonnerre par le frémissement que perçoit sa main appliquée sur les vitres d'une fenêtre; le sourd-muet qui se réveille le matin par la vibration qu'il sent dans les mollets pendant le roulement du tambour (1), s'est toujours réglé par ces perceptions. L'aveugle de naissance, qui devine la direction et l'em-

(1) Nous tenons ces détails du vénérable M. Désiré Ordinaire, ancien directeur de l'Institut royal des sourds et muets, auteur d'un excellent livre sur l'éducation de cette classe d'infortunés.

branchement des rues par les courants atmosphériques qu'elles conduisent, n'a jamais connu d'autre moyen de s'orienter. Pour eux, il n'y a point privation, mais ignorance d'une autre manière d'être; ils ne connaissent pas la torture intime des regrets impuissants et des souvenirs désespérés.

2° *Encéphale*. — Ce serait ici le lieu d'examiner jusqu'à quel point certaines affections de l'encéphale comportent l'intégrité et la stabilité des principales fonctions de l'économie; mais nous nous exposerions à dépasser les bornes de l'hygiène et celles de ce livre. Les fous ont leur santé, si par ce mot on entend l'ensemble plus ou moins régulier des actes de la vie végétative et ceux de la vie de relation, moins la juste coordination de ces derniers; les fous, excepté un certain nombre de monomanes ou de furieux, mangent, boivent, digèrent; ils ont des forces et de l'embonpoint; leurs sécrétions et excrétions offrent quelques irrégularités; ils dorment peu; ils bravent, tête nue, avec une apparente impunité, l'excès du froid et les ardeurs du soleil; on a remarqué encore qu'ils réagissent autrement que les individus sains d'esprit à l'action des médicaments dont ils supportent des doses considérables.

L'hypochondrie, dans ses degrés moyens, ne conduit ni à l'hôpital, ni dans les maisons de santé; elle vit dans le monde, hante les salons, s'assied à nos côtés. Protée fatal, elle revêt toutes les formes de la pathologie : à son début, simple perversion de la faculté de perception et de jugement; plus tard, développant par une sorte d'incubation incessante des états morbides locaux et variés, aboutissant au marasme, à la folie, au suicide, curable seulement par voie de modifications hygiéniques, il convient d'autant plus d'en dire un mot qu'elle se présente plus fréquemment à l'observation des praticiens. Ceux qu'elle affecte sont appelés tour à tour mélancoliques, malades imaginaires, etc. Certains médecins les traitent de spasmes, de vapeurs, de palpitations, de gastrite chronique, etc. Nous reconnaissons que des maladies très-différentes peuvent engendrer le simulacre symptomatique de l'hippochondrie, et nous plaçons en première ligne, parmi les maladies qui ont cette forme de réaction morale, les phlegmasies chroniques du tube digestif, du foie, de la vessie, et chez les femmes, les lésions du col de l'utérus, les irrégularités de la menstruation, chez les hommes les pertes séminales involontaires, l'albuminurie débutant sous forme chronique et longtemps stationnaire à un degré léger; mais il existe une hypochondrie essentielle. Névrose de l'encéphale, source des sensations les plus pénibles et les plus étranges, elle présente souvent le contraste d'une santé florissante et de souffrances aussi mobiles par leur siége que difficiles à caractériser; elle est la mère du spleen britannique, le grain de sable dont parle Pascal; elle s'ajoute aux hémorrhoïdes de Charles-Quint et de Richelieu. Familière aux sujets nerveux, elle leur suscite des terreurs paniques, elle les attache tremblants à l'oracle du médecin ou les jette dans le scepticisme et le désespoir; ils se plaignent tantôt de la tête, tantôt du ventre; ils ont des battements qui soulèvent la région précordiale, des intumescences abdominales qui se résolvent en éructations; l'incrédulité qu'on leur témoigne exaspère leur irritabilité, etc. Georget a tracé, avec vérité, tous les traits de leur individualité, nous renvoyons à sa description. Mais remarquons que la multiplicité des souffrances qu'ils accusent en l'absence d'altérations locales, la versatilité de leurs sensations et de leurs volontés, les céphalalgies, les signes d'afflux sanguin qu'ils offrent fréquemment vers la tête, suggèrent à priori l'idée d'une affection cérébrale. Cette présomption est confirmée par la nature des causes qui favorisent le développement de l'hypochondrie ; elles tendent presque toutes à surexciter l'encéphale ; aussi l'hypochondrie est-elle la maladie des gens de lettres, des savants (1), des artistes, des hommes politiques; elle se développe surtout à l'âge des passions, dans les rangs les plus aisés de la société, où circulent plus d'émotions et d'idées; elle fait les génies incompris, les touristes ennuyés, et toutes ces âmes blasées qui s'agitent, prisonnières à l'étroit, dans la sphère de leurs destinées, dans l'horizon de la vie commune; elle est à notre sexe ce que l'hystérie est aux femmes (2). Beaucoup d'hypochondriaques conservent pendant de longues années l'intégrité des fonctions nutritives et la vigueur de leur constitution ; leur intelligence, souvent embarrassée, prompte à se fatiguer, suffit cependant à la direction de leurs intérêts matériels ou de leurs travaux ; mais à la longue des altérations très réelles surviennent dans les organes, particulièrement dans le cerveau et dans les organes digestifs. Il convient donc de ne pas trop compter sur leurs apparences de santé ; au lieu de tourner leurs souffrances en ridicule et de les harceler d'inutiles exhortations, il faut songer à supprimer les causes qui ont provoqué ce mode spécial d'innervation encéphalique. N'attendez pas que la maladie, d'abord mentale, je le veux bien, ait allumé dans les viscères, des foyers de réaction qui doubleront son intensité. Le traitement doit être hygiénique et moral dans la période où il n'existe encore aucune complication. L'éloignement des causes en est la première base, elles sont inhérentes souvent à la profession, aux occupations journalières, à l'entourage, etc. Malheureusement toutes ne peuvent être écartées; les chagrins, les sollicitudes de l'âme ne se déplacent point mécaniquement. Il est utile d'acquérir sur ces malades assez d'ascendant, assez d'autorité pour les diriger dans leurs actes, dans leur régime, pour les amener à modifier leurs habitudes, etc., le tout sans violence ni froissement. La patience, la charité, la condoléance la plus affectueuse, doivent présider aux rapports qu'on établit avec eux; et, pour mieux sonder

(1) « Quin imò non pauci ex iis viris qui vitam degentes sedentariam, chartis solent impallescere, eodem morbo tentantur. » (Sydenham, *Dissertatio epistolaris de observationibus nuperis.* Genevæ, 1749, p. 256.)

(2) « Et quamlibet omnis retrò antiquitas symptomata illa, adfectibus hystericis ad nascentia, utero semper vitio verteret, si tamen *adfectiones hypochondriacas vulgo dictas,* quas splenis aut viscerum nescio quorum obstructioni imputamus, cum mulierum hystericarum symptomatis conferamus, vix ovum ovo similius quam sunt utrobique phænomena, deprehendemus. » (Sydenham, *opere citato, Dissertatio epistolaris,* etc. Genevæ, 1749, p. 256.)

l'énergie de leurs souffrances, pour mieux en asseoir le traitement, ayez soin d'abonder en leurs dires, de croire à la réalité de leurs sensations. Vêtement, nourriture, exercice ou repos, isolement ou fréquentation du monde, voyage et bains, tout cela sera prescrit diversement suivant les nuances de l'état moral et les conditions physiques de chaque individualité. Les drogues n'y peuvent rien, et c'est parce que l'hygiène a seule mission de guérir ou de soulager l'hypochondrie que nous avons dû en faire cette courte mention.

La nostalgie (de νόστος, retour, et ἄλγος, souffrance),

> C'est ce dégoût d'un sol que voudraient fuir nos pas ;
> C'est ce vague besoin des lieux où l'on n'est pas,
> Ce souvenir qui tue ; oui, cette fièvre lente
> Qui fait rêver le ciel de la patrie absente ;
> C'est ce mal du pays dont rien ne peut guérir,
> Dont tous les jours on meurt sans jamais en mourir.
>
> (Casimir Delavigne, *Marino Faliero*, acte I, scène II.)

Le poëte se trompe, on meurt de la nostalgie, bien qu'elle soit moins une maladie qu'une habitude cérébrale ; mais par sa persistance et par son exaltation, elle finit par amener des désordres fonctionnels et des localisations morbides. Dans ses nuances moyennes, elle n'altère pas sensiblement la santé ; mais si elle ne cède pas au bout d'un certain temps, si elle absorbe de plus en plus les facultés cérébrales, les troubles se déclarent et s'aggravent promptement jusqu'à la mort. L'effet qu'elle produit le plus rapidement, c'est l'émaciation générale, véritable consomption nerveuse, sans symptômes morbides bien saillants, et qui prouve à quel point le cerveau et le système nerveux agissent sur la nutrition et sur l'assimilation (1). Quel est le médecin militaire qui n'a observé les ravages de la nostalgie, soit qu'elle existât seule, soit qu'elle se fût développée dans le cours d'une maladie aiguë ou chronique ? Peu de nos jeunes soldats échappent aux atteintes de cette souffrance inexprimable ; elle s'empare surtout avec facilité des Bretons, des Vendéens, des Corses, et en général de ceux qui ont vécu dans l'isolement ou dans les montagnes. En 1831, le 21ᵉ régiment d'infanterie légère, alors en Morée, reçut un grand nombre de recrues corses dont plusieurs ont succombé à la nostalgie à l'hôpital de Navarin, quoique la Grèce leur offrît le climat, les sites pittoresques et presque le langage de leur île natale. Je n'oublierai jamais un jeune militaire qu'une incurable nostalgie avait frappé au cœur : promesses de congé ni sympathiques assurances ne purent tempérer sa tristesse, soutenir son courage ; cette mer qu'il avait mise entre lui et la France lui semblait infranchissable pour le retour : *pontum aspectabant flentes*. Il tomba dans le marasme et s'éteignit, serrant dans ses mains décharnées la dernière lettre qu'il avait reçue

(1) Lobstein, *Anatomie pathologique*, t. I, p. 78-79.

de sa famille. Ce ne sont pas seulement les jeunes hommes à leur début que sollicite l'amour du sol natal, le souvenir du clocher ; l'adversité le réveille dans ceux que l'âge et l'expérience de la vie semblaient avoir aguerris. J. D. Larrey raconte (1) qu'au milieu des horreurs de la peste, le regret de la France saisit les glorieux soldats de Saint-Jean-d'Acre, et accéléra les ravages du fléau. J'ai été témoin des mêmes effets sur le littoral de la Bulgarie en 1854, en présence d'une des épidémies les plus foudroyantes qui aient décimé les armées. Dans les dernières et néfastes campagnes de l'empire, Bégin (2) a vu des militaires dont le moral avait été soutenu d'abord par la prospérité de nos armes, tomber, sous le coup de nos désastres, dans une nostalgie profonde. Les navigateurs ont remarqué de même parmi leurs équipages l'influence que les vicissitudes des voyages de long cours exercent sur la production de la nostalgie (3). C'est dans les grands rassemblements de troupes, et parmi les soldats d'un même département, qu'on la voit sévir sous forme épidémique, comme à l'armée du Rhin, en l'an II ; à celle des Alpes, pendant les premiers mois de l'an VIII ; à la grande armée, à Mayence, en 1813, etc. Toutefois elle est plus rare chez les hommes éprouvés par les événements que chez les jeunes gens ignorants des dures conditions de la vie et ayant encore la religion des souvenirs et des affections dans toute sa naïve ferveur. Si les femmes y paraissent moins sujettes, c'est que leur existence n'entraîne pas une aussi grande variété de sensations que celle de l'homme ; quelles que soient leurs migrations, leur manière de vivre en est moins changée, et comme les anciens, fugitifs du sol natal, elles emportent avec elles leurs dieux lares, c'est-à-dire les ressources de leur nature, les magiques ressorts de leur intimité, tout ce monde intérieur qu'elles se bâtissent et dans lequel elles existent plus réellement que dans le monde extérieur. La culture de l'esprit, sans exempter absolument des attaques de nostalgie, augmente la force de résistance cérébrale, dilate la sphère d'activité intellectuelle et permet ainsi plus de consolation, plus d'espérance, plus d'efficace dérivation. La société familière du nouveau venu peut beaucoup pour lui épargner ou lui alléger le regret de la patrie. On a remarqué que la nostalgie sévit plus particulièrement dans les régiments où le commandement revêt des formes acerbes, où la discipline se fait inexorable et prétend passer son niveau jusque sur les affections du cœur ; l'état militaire se montre alors aux jeunes soldats comme une servitude sans compensation, et ils comparent avec amertume la liberté du foyer domestique, les soins de la famille avec cette sévérité brutale qui repousse la confiance et l'attachement.

La nostalgie naissante se révèle par une attitude réservée et taciturne qui contraste avec les expansions franches et hardies du jeune âge ; les travaux que

(1) J. D. Larrey, *Mémoires et campagnes, expédition d'Égypte et de Syrie*, t. I.

(2) Bégin, *Dictionnaire de médecine et de chirurgie pratiques*, t. XII, p. 78.

(3) Fonssagrives, *Traité d'hygiène navale*. 2ᵉ édition. Paris, 1877. — H. Rey, *Nouv. Dict. de méd. et de chirurgie prat.*, art. NOSTALGIE.

le malade n'accomplissait pas sans quelque plaisir n'excitent plus en lui que tiédeur et dégoût ; sa pensée s'attache avec une fixité de plus en plus opiniâtre aux tableaux que son imagination lui retrace de son pays natal, de l'intérieur de sa famille ; ils le suivent dans le sommeil ; sa lèvre épelle dans les rêves les syllabes des noms chéris ; au désir de revoir ceux qui les portent s'ajoute la crainte de n'en pas obtenir la faculté, de ne pas vivre jusqu'à l'époque marquée pour le retour. Sous l'influence de ses préoccupations accablantes, insurmontables, la nutrition s'altère, l'appétit diminue, la maigreur fait des progrès ; la pâleur du visage contraste avec le feu concentré des yeux qui s'enfoncent dans les orbites ; une sorte de fausse honte, une sollicitude navrante et mystérieuse y respire ; les mouvements sont lents, embarrassés ; l'impulsion cérébrale qui les coordonne fait défaut. Parfois le nostalgique gît inerte dans son lit, et n'est tiré qu'à peine de sa concentration douloureuse par les interrogations du médecin ; mais si vous venez à lui parler avec éloge de son pays et de ses compatriotes, si vous lui faites entrevoir, sans trop dévoiler sa nostalgie à l'assistance, une prochaine espérance de renvoi en ses foyers, vous verrez sa face pâlir et rougir alternativement, un éclair de joie mal comprimée passer dans ses yeux ; l'émoi de l'encéphale se communique, comme par une secousse électrique, à toutes les parties du corps, et votre doigt, posé sur son pouls pendant cet entretien, l'a senti s'animer et bondir soudainement. Voilà l'aveu ou plutôt l'explosion spontanée de la nostalgie vraie. L'habitus extérieur tout entier l'a confessée à vos regards ; le malade lui-même ne vous l'aurait pas si explicitement déclarée, et, tout au contraire du simulateur qui devance vos interrogations par l'élégie de ses regrets lacrymatoires, le vrai nostalgique se défend, quoique à voix basse, de la faiblesse que vous lui attribuez, et n'aspire, à l'en croire, qu'à reprendre son service ou ses occupations. Le plus sûr moyen de le guérir, c'est de lui rendre ses affections, ses habitudes, l'air natal, le toit domestique ; le seul espoir de les retrouver bientôt le soulage efficacement et le soutient dans les épreuves qu'il lui reste à subir ; aussi ne manque-t-on pas de l'offrir aux jeunes militaires qui, malades dans les hôpitaux, se souviennent de leur Argos (1) avec une anxieuse intensité de vœux et de regrets. Une promesse de congé a sauvé plus d'un de ces malheureux ; la certitude de l'obtenir apaise comme par enchantement les effets de la complication morale, et quand la convalescence est confirmée, quand avec les forces reviennent la gaieté et l'activité, il leur arrive parfois de renoncer spontanément à la faveur promise ; le cerveau, stimulé par un sang plus riche et plus abondant, sollicité par des impressions nouvelles, se détache de la série d'idées nostalgiques. D'autres fois celles-ci s'exaltent : l'excitation encéphalique va croissant, le délire éclate et peut aller jusqu'à l'aliénation ; les consolations, les assurances les plus positives de retour au foyer, demeurent sans influence ; il n'y a qu'une ressource, c'est le renvoi immédiat du malade dans sa famille ;

(1)　　　Dulces moriens reminiscitur Argos. (VIRGILE.)

sinon la mort survient dans quelques semaines et moins. J. D. Larrey a observé ce genre de nostalgie; nous en avons eu dans notre service au Val-de-Grâce un exemple terrible : le malade nous répétait tous les matins, avec les transports du plus profond désespoir : « Renvoyez-moi dans mon pays, ou je mourrai. » Et l'ensemble des symptômes ne nous prouvait que trop qu'il réaliserait son lugubre augure. Quand la nostalgie ne s'est pas encore développée avec force et qu'il y a lieu de la combattre ou de la prévenir, c'est aux modificateurs de l'encéphale qu'il faut recourir; c'est au moral qu'il faut s'adresser, non au corps, par voie de persuasion et d'affectueux égards, non par intimidation ni par raillerie. Dans les réunions d'hommes, comme les colléges, les écoles de l'État, les régiments, une sage combinaison d'exercices physiques, de récréations et de travaux peut obvier au mal ou remédier à ses premières manifestations; la musique, la danse, la gymnastique, les jeux communs, ont défendu contre l'invasion de la nostalgie plus d'un régiment, plus d'un équipage embarqué pour une lointaine expédition. Ces exercices créent des associations d'abord forcées, mêlent les caractères, développent les affinités, suggèrent des séries d'idées nouvelles; l'oisiveté de l'esprit est la condition qui favorise le plus le développement de la nostalgie : que l'on s'empresse de remédier à cette cause d'énervation morale. C'est par des jeux que Desgenettes, en Égypte, parvint à distraire l'armée que décimait la peste.

Enfin les plus difficiles à distraire se soulagent dans les entretiens qu'on leur offre sur le sujet même de leurs mélancoliques préoccupations; toute cause s'épuise par ses manifestations; et, à force de parler du sol natal, de leurs parents, de leurs amis, ils s'aperçoivent moins de la distance qui les en sépare; les larmes qu'ils répandent dans un cœur compatissant leur procurent une sorte de détente intime; ils sentent faiblir par degrés la douleur qui, cachée avec une sorte de pudeur, refoulée par l'indifférence de leur entourage, pesait sur leurs âmes d'un indicible poids.

Il est une nostalgie pour ainsi dire physique qu'il serait dangereux de confondre avec celle que nous rangeons parmi les habitudes morbides : c'est la nostalgie des individus qui, jetés sur une terre lointaine, ne possèdent point dans leur organisation les ressources nécessaires pour l'acclimatement. Doués d'une médiocre réaction, ils fléchissent lentement sous l'influence d'un milieu avec lequel ils ne peuvent s'équilibrer; l'état de langueur où ils tombent résulte de leur inaptitude organique à vivre dans les conditions du climat nouveau : leur nostalgie, comme l'a dit Thévenot, n'est alors qu'un besoin vital (1).

3° *Appareil locomoteur*. — Le système musculaire est le siège d'affections diverses qui ne compromettent point la santé; les rhumatismes, myodynies, contractures, etc., n'agissent sur l'économie que par l'intensité de la douleur et la privation passagère ou prolongée du mouvement, soit d'une partie, soit

---

(1) Thévenot, *Traité des maladies des Européens dans les pays chauds*, 1840, p. 78.

de la totalité du corps. Toutefois la mobilité des affections rhumatismales est une menace pour les organes profonds qui n'échappent point à leurs métastases. L'appareil fibro-séreux est tributaire de deux maladies dont les rapports avec la santé générale ne sont pas également appréciés par tous les médecins : le rhumatisme articulaire ancien, ses récidives sans éclat ni force, arrêtent à peine l'attention de beaucoup d'entre eux. La goutte n'effraye pas davantage, et, dans l'impuissance de la guérir, on en a fait un brevet de longue vie, une rassurante incommodité plutôt qu'une maladie. Le rhumatisme articulaire non fébrile a une marche indéterminée, s'épuise spontanément; mais ces récidives sont inévitables, sans détriment pour la longévité. Quand il donne lieu à des réactions fébriles, le retentissement sympathique qui les accompagne, les accidents qui sont à redouter vers le cœur (endocardite rhumatismale), ne permettent point de ranger cette affection parmi les habitudes morbides plus ou moins inoffensives pour le fond de la constitution et la durée de la vie. La goutte, qui s'attaque de préférence à l'aristocratie de la fortune et de l'intelligence, comme pour justifier le système des compensations (1), et dont Lucien a dit :

> Cognoscat unusquisque, me solam deûm
> Non deliniri pharmacis, non obsequi,

la goutte ne répond guère, par les accidents qu'elle entraîne, à la sécurité proverbiale des médecins et des malades : une attaque de goutte qui ne revient pas ne préjudicie point à la longévité; le danger n'est pas immédiat, et tant qu'il ne survient pas de complication, une bonne constitution triomphe des atteintes de la goutte aiguë. Mais chronique, elle produit des effets généraux et locaux qui, de loin ou de près, menacent l'existence du malade. Le trouble de la nutrition et de l'hématose résulte en partie de l'immobilité à laquelle sont condamnés les goutteux par les lésions profondes de leurs articulations, et produit ce qu'on a appelé la *cachexie goutteuse ;* la sécrétion excessive d'acide urique qui caractérise la goutte prend issue non-seulement par les tissus qui environnent les articulations, mais encore par les reins : de là cette néphrite goutteuse décrite par Rayer (2), et qu'Érasme déjà, sous le nom de néphrétique, appelait la sœur de la goutte. Une foule d'autres accidents graves, sont dus à la rétrocession de la goutte (goutte interne), soit qu'on envisage les affections viscérales consécutives à la disparition de la goutte comme des déterminations analogues à celles qu'elle opère vers les

---

(1) « .... Verbo dicam, articularis hicce morbus (quod vis de quovis alio adfirmaveris) divites plures interemit quam pauperes, plures sapientes quam fatuos... quæ boni atque mali contemperatio, fragilitati nostræ et mortalitati ita propria nobis fortasse adprime conducit. » (Thomas Sydenham, *Opera universa*. Lugduni Batavorum, 1726, p. 443.)

(2) Rayer, *Traités des maladies des reins*. Paris, 1840, t. II, p. 500.

jointures et qui consistent en des concrétions d'urate de soude et de chaux,
soit qu'on les explique par la loi de la solidarité physiologique des organes [1].
Il ne faudrait pourtant pas ne voir dans la goutte qu'un effet d'oxydation plus
ou moins complète des matières albuminoïdes qui servent à la nutrition de nos
tissus ; il y a des goutteux sans excès d'urates dans le sang, et des individus
qui rendent beaucoup d'acide urique dans leurs urines sans avoir jamais souffert d'accidents goutteux. De là quelque incertitude sur l'influence effective
de l'alimentation, à moins d'une prédisposition individuelle et spécifique qu'il
ne faut pas confondre avec la diathèse urique.

Les difformités du système osseux, quelle qu'en soit l'étiologie, créent une
variété de l'espèce humaine qui a ses conditions spéciales de santé et de pathogénie, d'hygiène et de thérapeutique ; elles ont été approfondies de nos jours,
et les faits, les principes généraux, les applications pratiques qui sont sortis
de cette investigation, composent une branche nouvelle de la médecine et de
l'hygiène, l'orthopédie. Rappelons seulement que le rachitisme est une affection essentiellement différente des scrofules ou de l'affection tuberculeuse des
os, ainsi que de toutes les espèces de ramollissements des os qu'on observe
chez les adultes ; le rachitisme est une maladie générale de l'enfance caractérisée par l'altération ou la perversion, ou même la suspension du travail de
développement et de réparation de l'organisme, et principalement du système
osseux. Nous empruntons cette définition à J. Guérin. Cet observateur, qui
a contribué à la constitution scientifique de l'orthopédie, émet encore cette
conclusion que les difformités de l'épine qui surviennent vers l'âge de la puberté, et toutes celles qui n'ont pas été précédées de déformation des membres
inférieurs, ne sont point de nature rachitique. Il est important que l'hygiéniste soit éclairé sur l'origine, la nature et la marche des altérations multiples
et diverses qui ont pour effet la déformation du squelette : appelé à les prévenir par une juste combinaison des moyens hygiéniques, le premier besoin
qu'il éprouve est d'assigner aux aberrations de la plasticité leur signification
étiologique. La considération des causes qui provoquent le rachitisme peut
seule déterminer le régime qui convient aux enfants menacés ou déjà frappés
dans leur nutrition ou dans leur développement. L'ossification étant retardée,
les os des membres se courbent, se raccourcissent, les côtes s'affaissent, le
sternum se soulève, la région dorso-lombaire fait saillie, la colonne vertébrale
et le thorax se déforment ; d'où gibbosités antérieures et postérieures, avec
gêne de la respiration et du jeu du cœur. La station et la marche que l'enfant
sain exécute à douze ou quinze mois ne deviennent possibles aux rachitiques
qu'entre deux et trois ans ; l'évolution dentaire, liée au travail d'ossification
générale, est ralentie comme elle, et contrarie l'usage d'une nourriture plus
substantielle que réclame l'économie, déjà débilitée par le défaut d'exercice
et de mouvement. Les bruits du souffle céphalique et des vaisseaux du cou

_____

[1] Boerhaave, *Aphor.*, 1273.

révèlent, chez les rachitiques, une altération du sang, indice de la détérioration de leur organisme (1).

Nous ne terminerons pas cette revue incomplète des différents états de l'organisme qui lui font une santé relative, sans dire un mot de la santé des amputés. On a dit d'eux qu'ils sont dans le cas d'un arbre auquel on a coupé l'une de ses branches principales ; les fluides nourriciers qui se rendaient au membre retranché, continuant d'être fabriqués et élaborés par les agents de la digestion et de l'hématose, refluent sur les autres parties et contribuent à leur accroissement ; la même quantité de matériaux alibiles répartis sur une moindre surface d'assimilation donne lieu à une rapide augmentation de force et de volume : c'est merveille que de voir des opérés qui ont perdu un bras ou une jambe acquérir, dans un court espace de temps, un embonpoint et une exubérance sanguine que ne promettait nullement leur constitution primitive. Il faut tenir compte, il est vrai, de la suppression du foyer morbide qui donnait lieu à une déperdition fâcheuse, et réagissait, par le travail d'une vaste suppuration, sur l'état des viscères ; l'amputation a détruit une cause incessante d'épuisement et d'infection, rendu l'essor à la nutrition. Mais il arrive que la nature dépasse les bornes de la réparation, la pléthore est imminente ; des sujets qui étaient tombés dans un état voisin du marasme acquièrent une vigueur et une plénitude vasculaire telles, que des congestions vers la tête, vers la poitrine, les menacent habituellement, et que l'établissement d'un exutoire est indiqué pour compenser l'exagération presque soudaine du mouvement nutritif : à ce moyen de dérivation il faut préférer l'usage intermittent des laxatifs. Mais c'est par le régime que l'on réussit surtout à prévenir les effets de la mutation accidentelle que subit l'organisme : on songera à faciliter aux amputés l'exercice dont ils ont été plus ou moins longtemps privés par la maladie qui a nécessité une opération. Malheureusement celle-ci a pour résultat de rendre la locomotion moins aisée, moins spontanée. La mécanique vient au secours de la nature, mais ne la remplace point. Les moyens de sustentation et de progression, que les amputés doivent à une ingénieuse industrie, ont été perfectionnés de nos jours ; nous nous contenterons de rappeler ici la condition essentielle de leur utilité : ils doivent être construits de manière que le point d'appui principal qu'ils présentent au moignon soit le plus large possible, sans porter sur la cicatrice ; que leur application au moignon n'entraîne aucune compression fâcheuse ; que la machine entière ait assez de poids pour lester le moignon et pas trop pour exiger une action musculaire excesssive : ce qui donnerait à la simple locomotion le caractère d'un exercice violent et la restreindrait à de rares et courtes promenades.

(1) H. Roger, *Généralités sur la médecine infantile* (*Union méd.*, 1868, p. 68).

CHAPITRE VII.

DE LA CONSTITUTION.

On a confondu souvent le tempérament et la constitution : la distinction *de* ces deux choses nous paraît capitale ; et sans regarder avec Royer-Collard (1) le tempérament comme essentiellement variable, nous admettons ce qu'il dit *à* l'appui de cette distinction : tout homme est doué, primitivement et original*le*ment, d'une constitution propre, distincte du tempérament proprement dit, et à l'étude de laquelle se rattache essentiellement celle de l'hérédité dans *la* santé et dans les maladies. La constitution peut être modifiée par le régime, mais non détruite. En un mot, la constitution est le fond de la nature indiv*i*duelle ; le tempérament en est la forme plus ou moins durable. Mais distin*-* guer, ce n'est pas définir. Qu'est-ce donc que la constitution ? Elle résume tous les éléments organiques, toutes les différences individuelles que nous venons d'étudier : tempérament, idiosyncrasies, âge, sexe, hérédité, habi*-* tude ; elle est le produit de ces conditions fondues ensemble dans la même individualité. L'idiosyncrasie exprime la mesure d'activité et le développe*-* ment d'un organe, d'un viscère, d'un appareil ; le tempérament celle d'*un* des trois systèmes généraux. La constitution est la formule générale de l'or*-* ganisation particulière de chaque individu, et dans cette formule entrent *le* degré de force physique, la régularité plus ou moins parfaite avec laquelle s'accomplissent les fonctions, la somme de résistance aux causes des maladies, la proportion de vitalité, et par conséquent les chances de durée. L'idiosyn*-* crasie compare entre eux les organes ; le tempérament, les systèmes géné*-* raux ; la constitution, les individus. Mais la mesure d'ensemble que fournit la constitution est variable d'une personne à une autre : les constitutions ne peuvent donc être spécifiées, groupées d'après leur essence et leurs proprié*-* tés ; elles se jugent comme beaucoup d'autres causes, par leur résultat som*-* maire, qui est *force* ou *faiblesse*.

La force n'est point une abstraction, une entité ontologique ; elle est *la* résultante de toutes les actions qui s'exécutent dans l'économie. Comme *la* force du pouvoir social réside dans le concours de chacun de ses agents *et* dans l'observation des lois du pays, la force organique est dans la régularité des actes dont se compose chaque fonction, dans l'harmonie des fonctions entre elles ; elle est dans la spontanéité, le concert et la stabilité de tous les mouvements par lesquels la vie se manifeste, quand l'organisation obéit aux

(1) Royer-Collard, *Mémoires de l'Académie nationale de médecine*, Paris, 1843, t. X, p. 168.

lois physiologiques. Quoique la force, produit des intensités fonctionnelles, nous apparaisse comme étant généralement répandue dans l'organisation, on ne doit pas la considérer abstractivement à la manière des vitalistes purs et en faire le principe d'une série de problèmes de dynamique. Ne perdons jamais de vue les conditions matérielles de tout ce qui relève de l'économie; celle-ci varie dans ses formes et dans ses éléments, soit primordiaux, soit adventices. Quelle influence ces formes, ces éléments divers exercent-ils sur la force humaine? Les matériaux d'une solution complète de cette question n'existent point; mais tels qu'ils se présentent, ils ont leur importance : nous les exposerons brièvement.

§ 1. — Des rapports de la force avec les tempéraments.

Tempérament sanguin. — Lecanu, Prevost, Dumas et Denis s'accordent à considérer la quantité des globules comme la mesure de l'énergie vitale. « Ce sont les globules, dit Andral, qui, par l'élévation ou l'abaissement de leur chiffre, marquent dans le sang la faiblesse ou la force de la constitution (1). » La proportion des globules est très-considérable chez les oiseaux et chez les carnivores; elle est plus forte chez l'homme que chez la femme, dans le sang d'individus sanguins que dans le sang d'individus lymphatiques du même sexe. L'eau diminue dans le sang en raison de l'augmentation des éléments solides, et réciproquement. Cette diminution de l'eau coïncide avec le développement des forces; les constitutions débiles ou épuisées présentent au contraire l'eau en plus grande quantité dans leur sang. Remarquons toutefois que des causes passagères, telles que l'alimentation (Raspail), les pertes hémorrhagiques, etc., font varier les proportions des globules, des matériaux organiques solides et de l'eau du sang. Avec ces changements dans l'état du fluide nourricier coïncide sans doute une altération dans la constitution; mais celle-ci n'est point détruite, et la simple analyse du sang ferait porter sur elle, dans un moment donné, une appréciation fausse. Becquerel et Rodier n'ont obtenu aucune différence par l'analyse du sang provenant de deux séries d'individus, les uns très-fortement constitués, les autres également de bonne constitution, mais moins forts. Toutefois les résultats qu'ils ont recueillis dans l'état de maladie les portent à admettre, dans le cas de constitution faible, que les globules et l'albumine diminuent, mais celle-ci dans une proportion très-inférieure. Les caractères du sang ne sont pas liés nécessairement avec le développement des organes respiratoires et l'activité de l'hématose, deux traits ordinaires du tempérament sanguin : il en sera parlé plus bas (*Idiosyncrasie respiratoire*).

Tempérament nerveux. — Dans le langage d'une physiologie naguère florissante, le système musculaire est représenté par la contractilité qui donne

____

(1) Andral, *Essai d'hématologie pathologique.* Paris, 1843, p. 183.

la force matérielle, et le système nerveux par la sensibilité, principe de la force active. La force effective ou totale de chaque individu résulte de la combinaison des deux forces précitées (1), ou plutôt de ces deux éléments de la force. Pour nous, il y a lieu seulement d'examiner quel est le rapport de la force avec la prédominance de développement et d'activité du système nerveux, ce rapport se déduit de ce que nous avons dit du tempérament nerveux. Une organisation très-excitable comporte peu d'énergie du système musculaire dans la limite d'un ordre de choses habituel, elle résiste, elle se maintient en santé; elle développe même, sous l'aiguillon de circonstances insolites, une puissance de réaction que l'on n'espérait point, et dont la durée se proportionne à celle de l'intérêt qui la met en jeu. Une passion, un revers de fortune, une situation qui prolonge l'émotion de la pitié, suscitent aux femmes nerveuses, mais bien constituées, aux jeunes gens élevés dans les villes, un courage, une patience, une force physique qui manquent à des individus plus robustes. Dans les vicissitudes de la carrière militaire, ce sont les hommes de la campagne, robustes et musclés, qui succombent à la nostalgie, aux privations; ce sont les citadins, et notamment les Parisiens, grêles et nerveux, qui se soutiennent le mieux. Les constitutions où le système nerveux domine vaillent donc moins par leur force habituelle que par la force qu'elles savent développer en cas d'urgence. Que si la disproportion entre la vigueur musculaire et l'énergie du système nerveux est exagérée aux dépens de ce dernier, la matière manque en quelque sorte à l'excitation; les muscles, incités par une innervation excessive, se contractent avec violence; mais flasques, minces et grêles, ils se refusent à une action soutenue, régulière et constante : il n'y a là que de la faiblesse convulsive, sans résistance efficace aux causes de perturbation. La volonté peut être forte, mais elle n'est point secondée par la puissance musculaire; elle avorte en contrariétés et en soubresauts : la santé est pour ces individus au prix du ménagement et de l'atténuation des influences extérieures ; elle exige un triple rempart de prophylaxie raffinée.

Tempérament lymphatique. — Nous ne répéterons pas ce que nous avons dit sur la composition du sang chez les lymphatiques. Des organes mous et peu impressionnables, des actions lentes, peu de mouvement et peu de chaleur, tels sont les signes de cette ingrate variété d'organisation : faiblesse et apathie; de force, point.

§ 2. Des rapports de la force avec les idiosyncrasies.

Idiosyncrasie génitale. — « Le caractère de la constitution ne peut se déduire du développement d'un ou de plusieurs organes, ni de la manière dont s'accomplissent une ou plusieurs fonctions : témoin ce qui concerne l'appareil génital (2). » Cette proposition, quelque peu absolue dans sa généralité, s'ap-

____

(1) Hallé et Thillaye, *Dictionnaire des sciences méd.*, t. LIII.
(2) Lallemand, *op. cit.*, t. I, p. 160.

plique rigoureusement à l'idiosyncrasie génitale. Les différences de développement et d'activité de l'appareil sexuel ne présentent pas un rapport constant avec la prédominance d'un des éléments qui entrent dans la composition de tous les organes, ni avec la hauteur de la taille, ni avec le volume du système musculaire. Dans une constitution délicate, quelle que soit sa forme ou son tempérament, peut se rencontrer une grande puissance des organes génitaux; ils ne déploient parfois qu'une activité médiocre chez tel individu sanguin et robuste. La puissance virile se manifeste de la manière la plus inégale chez des individus du même âge, du même tempérament, de même stature, etc. Cependant les insignes de la virilité ne font pas défaut aux complexions vigoureuses ; l'homme bien constitué qui a franchi la vingtième année, a des organes génitaux bien formés ; la condition inverse accuse un organisme arrêté ou retardé dans son développement.

Idiosyncrasie digestive. — C'est une vulgaire façon d'apprécier la force des individus sur l'énergie de leur appétit, sur la quantité de substance alimentaire qu'ils ingèrent, sur l'activité de leur digestion, etc. Il est inutile d'insister sur le défaut de relation entre la prédominance fonctionnelle du système digestif et la force constitutionnelle ; les gros mangeurs résistent peu aux influences extérieures ; s'ils tombent malades, ils s'affaiblissent rapidement, et pour peu qu'on les soumette au régime antiphlogistique, la prostration est imminente.

Idiosyncrasie thoracique. — Il faut considérer ici trois choses, quoiqu'elles ne soient point subordonnées l'une à l'autre d'une manière constante : l'amplitude de la poitrine, l'énergie de l'hématose mesurée par l'exhalation de l'acide carbonique, et la capacité pulmonaire.

1° Un certain développement de la poitrine, c'est-à-dire des diamètres de la cage osseuse et du revêtement musculaire, entre dans les conditions d'une bonne constitution ; mais des énonciations exactes ne pourraient être que hasardées. Balfour a mesuré la circonférence thoracique sur 1500 recrues ; il a obtenu pour moyenne = 32 pouces et demi (anglais); l'échelle de variation se trouve comprise entre 28 et 37 pouces. Ces recrues représentent une élite de population : la moyenne, fournie par leur mensuration thoracique, pourrait donc être proposée pour l'un des éléments nécessaires à la force constitutionnelle. Un médecin anglais, Marshall, voudrait éloigner des cadres de l'armée, c'est-à-dire reléguer parmi les constitutions débiles, les individus dont la poitrine ne donne pas 30 à 31 pouces anglais de circonférence, c'est-à-dire au moins 784 millimètres. Corbin a trouvé en moyenne, pour la circonférence thoracique de l'adulte, 30 pouces 6 lignes. Vincent (1) admet, pour une moyenne générale de taille exprimée par 1^m,66, que la circonférence thoracique se représente, en moyenne, par 0^m,89, et dépasse, par conséquent, de 6 centimètres, la demi-hauteur de la stature. Il semblerait plus important,

(1) Vincent, *Mémoires de méd. et de chir. milit.,* t. VI, 1861, p. 287.

d'après les recherches de Hirtz, d'apprécier comparativement la circonféren
inférieure du thorax (au niveau de l'appendice xiphoïde) et la supérieur
(sous les aisselles); la première l'emporte en moyenne de 7 centimètres che
l'homme, de 5 chez la femme et de 2 seulement chez les enfants des deu
sexes entre trois et douze ans; le rapport devient inverse sous l'influence d
la phthisie. Au premier et deuxième degré de cette maladie, la circonféren
inférieure dépassait en moyenne la supérieure de 2 centimètres che
75 hommes ; au troisième degré, la différence moyenne s'élevait à 0,041
chez 50 femmes à divers degrés de la phthisie, elle était de 0,02. On se de
mande si ces changements ne sont point dus à l'amaigrissement des partie
molles, qui auraient pour effet de rapprocher le thorax de sa forme squelet
tique. L'axe vertical du thorax est un élément essentiel de sa conformation
La hauteur de la paroi postérieure, qui de la septième vertèbre cervical
s'étend à la limite inférieure du bruit respiratoire, suit la proportion exacte
l'accroissement de la taille. Les moyennes suivantes sont dues à Rilliet
Barthez :

De 3 ans 1/2 à 5 ans.. . .. Taille............ 0.88   De 6 à 10 ans — 1,11
             Paroi antérieure .. 0,12   0,19
             — postérieure . 0,13   0,21
             Circonférence :.,.. 0,55   0,60

Sur 236 adultes, Laveran (1) a trouvé en moyenne :

                 Taille..... 1,68
                 Paroi antérieure.. 0.16
                 — postérieure.. 0.29
                 Circonférence..... 0,80

Les hommes forts ont donné : Taille..... 1,673
                 Paroi antérieure .. 17
                 — postérieure.. 30
                 Circonférence 83

Et les faibles.............. Taille 1,626
                 Paroi antérieure .. 16
                 — postérieure.. 29
                 Circonférence..... 77

Woillez (2) assigne à la conformation parfaite de la poitrine les caractère
suivants. Le diamètre transverse paraît plus étendu à l'œil que l'antérieur; l
région sternaire est creusée d'un sillon plus ou moins prononcé, plus marqué
dans la région inférieure, souvent nul supérieurement, quelquefois même
remplacé par une légère saillie. La colonne vertébrale n'offre aucune incurva
tion antérieure ou latérale, et le sillon vertébral, médiocrement convexe de
haut en bas, est plus ou moins profond ; les régions latérales antérieures on

(1) Laveran, *Gazette médicale*, 1845, p. 82.
(2) Woillez, *Recherches pratiques sur l'inspection et la mensuration de la poitrine*, etc.

postérieures, exactement symétriques dans toutes leurs parties, sont semblables dans leur forme; enfin, les surfaces latérales externes de la poitrine paraissent à égale distance de la ligne médiane, ainsi que les mamelons, qui sont situés à une même hauteur, au niveau de la quatrième côte ou du quatrième espace intercostal. Mais il est très-rare, suivant Woillez, de rencontrer cet ensemble de conditions; sur 197 sujets qu'il a examinés et dont les moins âgés avaient quinze ans au moins, 41 seulement, ou environ le cinquième, le présentaient d'une manière évidente; c'est de quinze à trente ans, c'est-à-dire parmi les plus jeunes des sujets soumis à son observation, que se trouvaient le plus grand nombre de poitrines bien conformées; ce qui témoigne de l'influence fâcheuse que l'âge exerce sur la conformation thoracique. Woillez, comme Corbin, insiste sur les rapports de l'étendue circulaire des deux portions latérales dans l'état physiologique, et leurs recherches sur ce point les ont conduits à un résultat intéressant, sur 133 sujets mensurés par le premier, il y avait :

Étendue plus grande du côté droit chez....	97, proportion	0,72$\frac{17}{13}$
Égale étendue des deux côtés.............	27	— 0,20$\frac{14}{13}$
Côté gauche prédominant	9	— 0,06$\frac{10}{13}$
TOTAL....	133	

Dans ce nombre sont compris cinq gauchers, dont trois ont offert une différence de capacité de 1 à 2 centimètres en faveur du côté gauche; les deux autres avaient les deux côtés égaux; le tableau ci-dessus contient donc la preuve directe et indirecte de la prédominance du côté droit chez les droitiers. Ainsi donc le côté droit peut l'emporter de 2 à 3 centimètres sur le côté gauche sans qu'il y ait état pathologique; tout au contraire cette inégalité sera un indice de bonne conformation de la poitrine; l'égalité des deux côtés devra fixer l'attention du médecin. L'ignorance de ces faits, dont la connaissance est due à Corbin et à Woillez, frappe jusqu'à un certain point de nullité les données fournies par des mensurations générales du thorax, sans indication des différences des deux moitiés latérales; sur des thorax déformés par le rachitisme, Rilliet et Barthez ont constaté par la mensuration une prédominance assez constante pour le côté droit, et plus prononcée au sommet qu'à la base. Toutefois, et bien que nous rendions justice à l'intérêt de semblables recherches, il nous paraît impossible de fixer une mesure absolue de la poitrine; le résultat de la mensuration thoracique doit surtout être considéré d'après la hauteur de la taille, d'après la longueur et le volume des membres, etc. La conformation des Alsaciens du Bas-Rhin est en général remarquable par la largeur de la poitrine; mais ils ont les membres longs et grêles; la phthisie tuberculeuse les moissonne. Au reste les expériences spirométriques de Hutchinson, de Wintrich (1), de Simon (2), ont démontré que la

(1) Wintrich, *Krankheiten der Respirationsorgane*, in Virchow, *Handbuch der Pathologie und Therapie*. Erlangen, 1854, t. V, p. 98.

(2) Simon, *Canstatt's Jahresberichte*, 1848, t. I, p. 130.

circonférence de la poitrine n'est pas en rapport constant avec la capacité respiratoire vitale. Voici plusieurs séries de faits empruntés à Hutchinson (avec réduction en mesures françaises) :

Nombre des cas observés.			Circonf. thorac.	Moy. de la capacité respiratoire vitale en décilitres.
1re expérience.	11	hommes.	0m,875	38,5
	10	—	0m,950	37,0
2e expérience.	11	—	1m,075	38,0
3e expérience.	14	—	0m,765	33,5
	14	—	1m,025	35,5

L'épaisseur variable des muscles pectoraux chez l'homme, et de la couche adipeuse sous-cutanée chez la femme, explique le défaut de rapport entre la circonférence thoracique et la capacité respiratoire vitale. Le degré de saillie des épaules et des omoplates, le volume des mamelles, le rétrécissement de la base du thorax par l'effet du corset et des autres constrictions, sont autant de conditions qui fausseront souvent les donné de la mensuration.

2° L'énergie de l'hématose se mesure par la quantité d'acide carbonique que le poumon exhale dans un temps donné; cette quantité varie en raison de l'âge, du sexe et de la constitution; nous ne nous occuperons ici que du rapport de l'hématose avec la constitution. Les faits suivants, dus aux recherches d'Andral et Gavarret (1), mettent en évidence l'influence des constitutions individuelles sur l'exhalation de l'acide carbonique, et ils indiquent jusqu'à quel point elles peuvent contre-balancer, sans l'anéantir, l'influence des âges et des sexes; disons toutefois que, pour ces expérimentateurs, la force de constitution est surtout représentée par le développement du système musculaire. Ainsi comprise, elle exerce une influence notable sur la quantité d'acide carbonique qui s'échappe par les voies respiratoires; mais les lois fondées sur l'âge et le sexe, et que nous mentionnerons plus bas, n'en sont pas violées, de telle sorte que l'enfant le plus robuste n'exhale jamais autant d'acide carbonique que l'adulte ; la femme la plus fortement constituée, si surtout elle est réglée, ne parvient jamais à exhaler autant d'acide carbonique que l'homme le plus débile du même âge. Une exception se présente néanmoins, à savoir : un vieillard très-vigoureux peut arriver à brûler autant de carbone qu'on en brûle dans un âge moins avancé. Le maximum d'exhalation d'acide carbonique a été fourni à Andral et Gavarret par un jeune homme de vingt-six ans, d'une structure athlétique, qui, dans deux expériences successives, a brûlé chaque fois 13gr,1 de carbone. Un homme de soixante ans qui, à son âge, conservait une constitution au moins aussi forte que le précédent, brûlait encore 13gr,6 de carbone; un autre, de soixante-trois ans, constitué comme les deux précédents, brûlait 12gr,4 de carbone ; enfin, chez un vieillard qui, dans sa jeunesse, avait été d'une force peu commune et qui conservait encore, à l'âge de

(1) Andral et Gavarret, *Comptes rendus de l'Académie des sciences*, n° 3, 16 janvier 1843, t. XVI, p. 117.

quatre-vingt-douze ans, une remarquable énergie, la combustion de carbone s'élevait encore à près de 9 grammes (8^{gr},8) par heure, quantité présentée d'autre part, dans quatre expériences successives, par un homme qui n'avait cependant que quarante-cinq ans, mais qui, à l'inverse des précédents, avait un système musculaire très-grêle, quoiqu'il fût en bonne santé.

Le degré et la stabilité de la température traduisent le degré de perfection de l'hématose; dans l'enfance et dans la vieillesse, c'est-à-dire à l'âge où la respiration s'établit et à l'âge où elle se rétrécit de plus en plus, l'homme résiste le moins aux causes extérieures de refroidissement.

3° La capacité respiratoire vitale est une donnée que nous avons fait valoir pour l'hygiène, dès la publication des travaux du docteur Hutchinson (1); Les résultats de l'expérimentateur anglais, confirmés et continués par de nouvelles séries de faits analogues, conduiraient à déterminer, d'une manière certaine, la quantité d'air expiré à chaque époque de la vie, pour une taille et un poids donnés; l'hygiène y puiserait, comme la médecine pratique, de précieuses indications pour la mesure de la force des individus et la prophylaxie de leur mode d'imminence morbide. Depuis lors, l'instrument inventé par Hutchinson a été adopté comme moyen de diagnostic par les médecins anglais Walsh, Pereira, Green, Davies (2). En 1848, le spiromètre est employé dans les cliniques allemandes, par Simon et Vogel à Giessen, par Stellwag, Hæser et Albers à Vienne. En 1851, mon ami le professeur Schutzenberger l'expérimente à Strasbourg, et, en 1854, Wintrich, professeur à Erlangen, qui l'a modifié heureusement, fait connaître les importants résultats de ses expérimentations continuées pendant plusieurs années (3). La respiration, au point de vue seulement de ses phénomènes mécaniques, présente à considérer : 1° une quantité d'air qui reste confiné dans les poumons pendant la vie et après la mort, et que les expirations les plus énergiques n'en sauraient expulser : c'est un résidu d'air : 2° une quantité d'air qui reste dans les poumons pendant les expirations ordinaires, jusqu'à ce qu'il en soit éliminé par une expiration forcée : c'est l'air de réserve; 3° l'air respiratoire proprement dit, ou l'air qui circule dans la respiration normale, à l'état de repos; 4° l'air qui pénètre, mais rarement, dans les poumons par une inspiration forcée, et n'y séjourne qu'un court espace de temps. La capacité respiratoire absolue comprend les quatre catégories d'air; la capacité respiratoire vitale, les trois dernières seulement, et se mesure donc par le volume d'air introduit dans la poitrine à partir de l'expiration la plus profonde jusqu'à l'inspiration la plus complète. Nous voudrions substituer, à cette expression un peu vague, celle de pouvoir respirateur.

(1) Hutchinson, *Medico-chirurgical Transactions*, 1846, t. XXIX, p. 138, et *Arch. génér. de méd.*, février 1847, p. 240, et la 2ᵉ édition de ce *Traité*, t. I, p. 240 et suiv.

(2) Maurice Jeannel, *Arsenal du diagnostic médical*, p. 77.

(3) L. E. Hecht, *Essai sur le spiromètre*, thèse de Strasbourg, 1855, n° 337.

L'emploi du spiromètre n'exige, pour les sujets en expérimentation, qu'une seule condition, c'est qu'ils puissent exécuter une inspiration aussi parfaite que possible, suivie d'une expiration non moins complète. 1° On les placera debout. Hutchinson a constaté sur lui-même que sa capacité respiratoire vitale est :

	Décilitres.
Dans la station verticale	42,6
Dans la station assise	41,8
Dans le décubitus dorsal	37,7
Dans le décubitus abdominal	36,0

2° Ils auront soin de renverser légèrement la tête en arrière, de dilater bouche et narines, d'effacer les épaules, d'écarter un peu les bras du tronc et d'inspirer lentement, méthodiquement. 3° Ils seront à jeun et reposés ; après trois ou quatre expirations à titre d'essai, il faut en faire exécuter trois autres à cinq minutes d'intervalle ; en divisant par 3 la somme des chiffres obtenus, on obtient ainsi la mesure réelle de la capacité pulmonaire.

Les résultats spirométriques varient suivant l'âge, le sexe et le poids du corps ; nous les indiquerons plus loin. Bornons-nous à rappeler ici qu'ils ne sont pas modifiés par la circonférence thoracique, mais qu'ils peuvent servir à l'évaluation de la force de constitution. Non-seulement ce rapport sera démontré par les effets spirométriques de l'âge, du sexe, de la taille, mais il trouve une confirmation indirecte dans les données que le même instrument fournit au diagnostic des diverses affections, et particulièrement de la phthisie pulmonaire. Les recherches de Hutchinson établissent la marche décroissante du pouvoir respirateur chez les tuberculeux ; dans la première période, il diminue d'un tiers ; dans la seconde, de deux tiers. Hecht a dressé, avec les nombreuses expériences de Wintrich (1), le tableau suivant, qui fait ressortir les diminutions de la capacité respiratoire vitale dans divers genres de maladies :

Genres de maladies.	Diminution de la capacité resp. vitale.
Tuberculisation pulmonaire à ses différents degrés	8 à 85 p. 100.
Emphysème pulmonaire (dans l'intervalle des accès dyspnéniques)	20 à 70
Catarrhe pulmonaire	10 à 20
Dégénérescences diverses du poumon, œdème, épanchements liquides ou gazeux dans les plèvres	10 à 80
Affections abdominables : tympanite, ascite, tumeurs, etc.	8 à 50

Idiosyncrasie musculaire. — Ce qui précède prouve qu'il existe une liaison entre l'énergie de l'hématose et la vigueur musculaire ; mais celle-ci ne détermine pas à elle seule la constitution et n'en mesure pas la force. En représentant la constitution par le développement du système musculaire, Andral et

(1) Wintrich in Virchow, *Handb. der Pathologie*, Erlangen, 1854, t. V, p. 104, *Krankheiten der Respirationsorgane.*

Observations sur la force manuelle estimée an moyen du dynamomètre.

AGES.	FORCE DES HOMMES			FORCE DES FEMMES		
	AVEC LES DEUX MAINS.	AVEC LA MAIN		AVEC LES DEUX MAINS.	AVEC LA MAIN	
		DROITE.	GAUCHE.		DROITE.	GAUCHE.
Ans.	Kilogr.	Kilogr.	Kilogr.	Kilogr.	Kilogr.	Kilogr.
6	10,3	4,0	2,0	»	»	»
7	14,0	7,0	4,0	»	»	»
8	»	»	»	11,8	3,6	2,8
9	20,0	8,5	5,0	15,5	4,7	4,0
10	26,0	9,8	8,4	16,2	5,6	4,8
11	29,2	10,7	9,2	19,5	8,2	6,7
12	33,6	13,9	11,7	23,0	10,1	7,0
13	39,8	16,6	15,0	26,7	11,1	8,1
14	47,9	21,4	13,8	33,4	13,6	11,3
15	57,1	27,8	22,6	35,6	15,0	14,1
16	63,9	32,3	26,8	37,7	17,3	16,6
17	71,0	36,2	31,9	40,9	20,7	18,2
18	79,2	38,6	35,0	43,6	20,7	19,0
19	79,4	35,4	35,0	44,9	21,6	19,7
20	84,3	39,3	37,2	45,2	22,0	19,4
21	86,4	43,0	38,0	47,0	23,5	20,5
25	88,7	44,1	40,0	50,0	24,5	21,6
30	89,0	44,7	41,3	»	»	»
40	87,0	41,2	38,3	»	»	»
50	74,0	36,4	33,0	47,0	23,2	20,0
60	56,0	30,3	26,0	»	»	»

Il résulte de ce tableau que c'est vers l'âge de neuf à dix ans que l'homme commence à avoir assez de force manuelle pour pouvoir se tenir suspendu pendant quelques temps ; le maximum de la force manuelle correspond à l'âge de trente ans ; à soixante ans l'homme ne développe plus avec les deux mains qu'environ la force de sa quinzième année (56,0 ; 57,1). La femme, à aucun âge, ne paraît capable d'exercer une pression équivalente à celle de son poids, à moins qu'elle n'ait augmenté la force de ces mains par des exercices gymnastiques. La supériorité de l'homme sur la femme est manifeste, moins dans les premiers âges que pour les individus formés ; avant la puberté, le rapport est de 3 à 2 ; il devient ensuite de 9 à 5. L'action simultanée des deux mains produit un effet plus grand que la somme des efforts que chacune d'elles produit séparément ; l'action de la main droite surpasse celle de la main gauche d'un sixième environ.

Les recherches de Régnier et Rançonnet fixeraient la force moyenne de l'homme à 46ᵏⁱˡ,3, et 50 kilogrammes, ce qui n'équivaut point à son poids ;

si cette mesure était exacte, l'homme serait incapable de se porter par le seul effet de la pression qu'il peut exercer avec les mains; l'expérience est contraire à ce résultat. La valeur assignée par Péron à la force manuelle, 69kil,2, paraît se rapprocher davantage de la véritable; car celle qu'à trouvé Quetelet pour l'homme adulte est de 89 kilogrammes et surpasse de 19 kilogrammes environ le poids d'un homme habillé (1).

2º *Énergie respiratoire.* — Chez l'homme, la quantité d'acide carbonique exhalé par le poumon va toujours croissant depuis l'âge de huit ans jusqu'à l'âge de trente ans; de trente à quarante ans, elle reste stationnaire ou tend déjà à diminuer un peu; de quarante à cinquante ans, cette tendance à la diminution se prononce encore davantage; enfin, de cinquante ans à l'extrême vieillesse, l'exhalation de l'acide carbonique diminue de plus en plus, de telle sorte que chez les vieillards parvenus à l'extrême limite de la vie, elle revient à peu près à ce qu'elle était chez des enfants de dix ans (Andral et Gavarret). Voici les chiffres représentatifs du carbone contenu dans l'acide carbonique exhalé en une heure par le poumon de l'homme aux différents âges : un enfant mâle de huit ans a brûlé en une heure 5 grammes de carbone; ce chiffre s'est élevé par degrés intermédiaires à 8gr,7 chez un jeune garçon de quinze ans. Après l'âge de quinze ans, la quantité de carbone brûlé en une heure croît de la manière suivante : à seize ans, 10gr,8; de dix-huit à vingt ans, 11gr,4; entre vingt et trente ans, 12gr,2, proportion qui se maintient à peu près de trente à quarante ans. De quarante à soixante ans, le carbone brûlé en une heure n'est plus que de 10gr,1 ; il est de 9gr,2 pour la période de soixante à quatre-vingts ans; un vieillard de cent deux ans n'a brûlé par une respiration d'une heure que 5gr,9, environ 1 gramme de plus que l'enfant de huit ans.

La respiration féminine présente des différences remarquables; la quantité d'acide carbonique qui s'échappe des poumons augmente, il est vrai, comme chez l'homme, depuis l'âge de huit ans jusqu'à l'apparition de la puberté; mais elle reste toujours moindre que chez l'homme. La puberté est signalée par un phénomène inverse : dès que la menstruation s'établit, la quantité d'acide carbonique cesse de s'accroître, tandis qu'elle augmente considérablement chez l'homme, à partir de la virilité. Depuis la première menstruation jusqu'à la suppression définitive de cette fonction (âge de retour), les femmes les plus saines et les mieux constituées ne consomment en carbone, par l'acide carbonique qu'elles dégagent en une heure, que 6gr,4, absolument comme les enfants du même sexe : l'homme qui consommait 7gr,4, avant sa quinzième année, élève cette moyenne à 11gr,3 entre quinze et quarante ans. Vienne le moment de la ménopause, et l'excrétion d'acide carbonique va augmenter : chez les femmes de trente-huit à quarante-neuf ans qui avaient cessé d'être réglées, la quantité de carbone brûlé en une heure s'est élevée de 6gr,4 à 8gr 4. La suppression accidentelle des menstrues donne lieu au même phéno-

(1) Sur le travail utile de l'homme, voy. t. II, chap. VI, p. 340 et suiv.

mène; et à quelque époque que l'on considère chez la femme la respiration et la menstruation, on constate le balancement de ces deux résultats fonctionnels : menstrues supprimées ou diminuées, plus de carbone consommé dans l'acte de la respiration; menstrues en activité ou rétablies, moins d'acide carbonique exhalé par les poumons. Avec le progrès de l'âge, cette exhalation rentre dans les limites d'une loi commune aux deux sexes; augmentée par la cessation des règles entre trente-huit et quarante-neuf ans, elle diminue de nouveau, chez la femme, entre cinquante et soixante-neuf ans (7^{gr},3); elle n'est plus que de 6^{gr},8 de soixante à quatre-vingts ans, chiffre toutefois encore supérieur à celui qu'ont fourni des femmes bien menstruées de vingt-cinq ans; enfin une femme de quatre-vingt-deux ans a donné 6^{gr},0 de carbone, chiffre à peu près égal à celui qu'a offert le vieillard de cent deux ans observé par Andral et Gavarret.

Tous ces résultats ont été obtenus par l'analyse chimique, aidée des moyens et des précautions les plus exactes, dans les circonstances les plus semblables possibles, chez des sujets bien portants, au même moment de la journée, entre une et deux heures, à un même intervalle des repas, et dans des conditions aussi identiques que possible d'alimentation, de dépense musculaire et d'état moral (1).

Quant à l'influence de l'âge sur la capacité respiratoire vitale, elle ressort dans le tableau suivant que Hecht a établi d'après 1775 observations spirométriques du docteur Hutchinson :

AGE	CAPACITÉ RESPIRATOIRE VITALE Décilitres.
De 15 à 25 ans.....................	36,0
De 25 à 35 ans.....................	36,5
De 35 à 45 ans.....................	33,5
De 45 à 55 ans.....................	31,5
De 55 à 65 ans.....................	29,5

Hutchinson n'ayant pas expérimenté sur des enfants, Wintrich a suppléé à cette lacune; voici les résultats qu'il a obtenus :

1° Le maximum de la capacité respiratoire vitale s'observe entre 20 et 40 ans.

2° Dans les deux sexes, à partir de l'âge de 6 ans, la capacité respiratoire vitale croît d'une manière régulièrement proportionnelle; de 6 à 14 ans, elle augmente moins rapidement que chez l'adulte.

(1) Ils diffèrent de ceux de Scharling, dont le procédé est défectueux; ceux que Dumas a obtenus sur lui-même se rapprochent des chiffres donnés en 1790 par Lavoisier et Séguin. Les expériences faites, soit par la méthode directe de Lavoisier, soit par la méthode indirecte de Boussingault, conduisent Longet à cette conclusion que, dans le travail ordinaire de l'appareil respiratoire, l'homme adulte, vers l'âge de trente ans, à jeun et au repos, expire dans une heure 15 à 20 litres d'acide carbonique, correspondant à des poids de 29^{gr},670 à 39^{gr},560, représentant une consommation de carbone de 8^{gr},050 à 10^{gr},789.

3º Entre 50 à 60 ans, elle subit une diminution notable, plus encore chez les hommes que chez les femmes.

On devait prévoir que celles-ci développeraient au spiromètre moins de pouvoir respirateur que les hommes. Wintrich, après avoir soumis à cette épreuve 500 femmes bien portantes, a trouvé que, toutes circonstances égales, la moyenne de leur capacité respiratoire vitale était d'environ 1 décilitre plus faible que celle de l'homme. Hecht a trouvé une différence plus forte encore entre les deux sexes (464 observations). C'est à partir de l'âge de 14 ans que cette différence commence à se prononcer.

Les données fournies par l'examen de la quantité et du degré d'altération de l'air expiré concordent avec les conséquences déduites des observations dynamométriques, et ne laissent aucun doute sur la relation immédiate qui existe entre la force musculaire et l'énergie de la respiration : l'une et l'autre ont leur maximum à trente ans ; l'une et l'autre présentent à peu près les mêmes proportions dans les deux âges extrêmes de la vie; l'une et l'autre sont d'une infériorité notable chez la femme; cette infériorité se prononce surtout à partir de la puberté. Ces deux ordres de faits, étroitement enchaînés dans leur production et dans leurs conséquences, doivent intervenir pour la solution du problème de la force constitutionnelle.

§ 4. — Des rapports de la force avec l'hérédité.

Ce rapport est réel et profond. L'influence de l'hérédité sur la constitution est immense, absolue. L'être nouveau, l'homme de génie ou l'idiot, l'athlète ou le rachitique que voilà dans ses premiers langes, qu'est-il? Le produit de deux parties vivantes qui se sont séparées de deux organisations vivantes; il en répétera les traits, les conditions intimes, les dispositions morbides. La constitution des enfants est donc la honte ou l'honneur de la lignée ascendante; c'est la révélation des causes qui ont agi sur les familles. Misère ou maladie, excès ou passions, régime ou climat, quelles qu'elles soient, elles pèsent sur les générations ; moins indulgente ou moins juste que la société qui ne punit point dans les fils les méfaits du père, la nature prolonge du père au fils, de l'aïeul au petit-fils, les effets d'une solidarité vengeresse : la race des héros s'altère par la corruption des mœurs; les races flétries se relèvent par l'observance des lois de la santé et de la vertu : précieuse latitude laissée à notre organisation et qui fait à la liberté humaine son rôle parmi les fatalités de chair et de sang.

Être né de parents sains et forts, c'est avoir bonne chance de longévité; l'énergie de la constitution est le meilleur bouclier contre l'atteinte des causes destructives: or elle se transmet héréditairement ; c'est donc à la famille qu'il faut rapporter la longévité, comme à sa source primordiale. Rush (1) n'a pas connu d'octogénaire dont la famille n'offrit plusieurs exemples de vieillesse

(1) Rush, in *Sammlung auserlesener Abhandlungen*. Leipzig, t. XVII, p. 110.

avancée. Cette observation, faite aussi par Sainclair, a acquis force d'axiome, tant il est ordinaire de rencontrer le longévité comme fait commun à plusieurs membres d'une même famille. Même influence de l'hérédité sur la durée totale de la vie à courte période : dans la famille Turgot, on ne dépassait guère l'âge de cinquante ans; celui qui l'a illustrée est mort à cinquante-trois ans, malgré l'apparence d'une grande vigueur de tempérament. La race développe les conditions de l'hérédité sur une large échelle ; nous verrons, en traitant de la mortalité suivant les races, que l'origine collective exerce sur la durée de la vie une influence, sinon aussi considérable, au moins aussi manifeste que l'origine individuelle (1).

§ 5. — Des rapports de la force avec l'habitude.

L'habitude résume ce que l'éducation physique ou morale peut ajouter ou ôter à la constitution primitive; elle représente la puissance que nous avons de la modifier; elle exprime aussi les éléments plus ou moins morbides qui se greffent sur elle par l'action de la volonté ou qui s'y infiltrent par l'altération progressive des organes. Mais le fond de la constitution échappe à l'influence de l'habitude; il est, à proprement parler, cette nature première que niait Fontenelle, et qui, surchargée de besoins et de goûts factices, enveloppée du manteau que lui jette la société, disparaît derrière l'habitude, cette seconde nature, moins l'essence indestructible de notre individualité physique.

L'habitude produit, non la force réelle, mais l'équivalent, ou plutôt l'illusion de la force, en annulant des influences qui sont plus ou moins efficaces pour les autres; endurcir, comme on dit, les organes par accoutumance, les mettre hors de l'atteinte de certaines causes, ce n'est point développer en eux la puissance de réaction, c'est les en dispenser, c'est leur procurer l'immunité par inertie. Pour ceux qui sont ainsi élevés, les influences qu'ils bravent n'existent pas réellement, ou n'existent que dans une proportion inoffensive pour leur santé; leurs conditions personnelles ne sont plus, en quelque chose, celles des autres hommes. Un exemple donnera l'évidence à cette proposition : des personnes très-délicates, très-irritables, réussissent à faire un usage habituel de l'eau froide dans leurs ablutions de toilette; j'en connais une qui se soumet impunément tous les jours à des affusions d'eau froide sur la poitrine, ce qui ne l'empêche pas de s'enrhumer facilement par les vicissitudes de température. Dira-t-on que ces habitudes supposent de la force? S'il en est ainsi, les personnes qui se sont fait d'un vêtement chaud un besoin doivent passer pour faibles. Ni l'un ni l'autre : le degré d'insensibilité factice à l'influence d'un

(1) Voyez dans P. Lucas, *Traité de l'hérédité*, t. I, p. 254 et suiv., une longue série d'exemples de longévité commune à des familles entières. En 1844, au moment où nous écrivions ces lignes, le vétéran Golembiewski, né en 1744, et comptant quatre-vingt-quatre ans de service actif, cité par Lucas, était en traitement au Val-de-Grâce.

modificateur isolé ne saurait mesurer le pouvoir de la constitution; òelle-s
peut être perfectionnée, non suppléée par l'habitude. La constitution se corrobore à la double condition de se familiariser et avec les degrés extrêmes de
influences, et avec leurs vicissitudes, mais sans les subir trop fréquemment.
Les mesures moyennes et les transitions quelque peu ménagées lui sont plus
utiles; des épreuves trop soutenues ou d'une intensité disproportionnée l'épuisent; des vicissitudes trop brusques et trop répétées la fatiguent.

§ 6. — Des rapports de la force avec la taille et le poids du corps.

Dans les conclusions auxquelles l'ont conduit ses recherches sur la taille de
l'homme en France, Villermé (1) dit que la taille des hommes devient d'autant
plus haute et que leur croissance s'achève d'autant plus vite que, toutes choses
égales d'ailleurs, le pays est plus riche, l'aisance plus générale, les logements,
les vêtements et surtout la nourriture meilleurs, les peines, les fatigues, les
privations éprouvées dans l'enfance et la jeunesse, moins considérables; en
d'autres termes, la misère produit les petites tailles et retarde l'époque de l'é-
volution complète du corps. Cette conclusion, confirmée par les recherches de
Quetelet (2) sur la population belge, est excessive; néanmoins elle mérite une
attention spéciale quand il s'agit de constitution, de force constitutionnelle.
Il est évident, d'après la nature des causes qui influent sur la taille, qu'elle
peut être prise d'une manière générale pour une mesure de force ou de faiblesse, et il devient important de s'informer des rapports qu'elle présente avec
la constitution; mais ce problème est d'une solution difficile. Sans nier la part
que Villermé et Quetelet attribuent à l'aisance ou à la misère dans l'accroissement de l'homme en hauteur, on aperçoit ici d'autres causes, race, climat,
localités, dont la première semble prépondérante. On sait que le développement de la taille s'arrête plus tôt dans les pays très-chauds et dans les pays
très-froids; que la moyenne de la taille s'abaisse dans les contrées montagneuses et dans les contrées marécageuses, etc. Ensuite l'état constitutionnel
des individus dont on a relevé la taille n'a pas été noté, c'est-à-dire qu'on ne
les a point partagés en catégories plus ou moins homogènes par les caractères
extérieurs de leur organisation. Quetelet a eu l'idée de comparer deux quantités, le poids et la taille, aux différentes époques de la vie et dans les deux
sexes; son travail est le seul qui puisse nous servir dans la question proposée,
et quoiqu'il ne conduise pas à une notion exacte du rapport qui peut exister
entre la force de constitution et la taille, il suggère des inductions d'une certaine valeur. En effet, nous avons indiqué plus haut dans quelles proportions
la force générale se montre suivant l'âge, le sexe, la prédominance du système
musculaire et l'activité de la respiration; les tableaux dressées par Quetelet

(1) Villermé, *Annales d'hyg. et de méd. légale*, 1re série, Paris, 1829, t. I, p. 385.
(2) *Ibid.*, t. X, p. 9 et suiv.

opposent les deux premiers termes avec la stature et le poids du corps ; d'autre part, nous connaissons les proportions de la force musculaire et de l'énergie respiratoire avec le sexe et l'âge : il y a donc pour nous une quadruple base de rapprochements et d'inductions dans les résultats obtenus par ce savant. Enfin, le poids, envisagé comme une quantité physiologique, représente dans des limites moyennes de développement général des parties constitutives du corps humain, et l'on peut affirmer que jusqu'à un certain degré, il entre comme élément dans la force de constitution.

Échelles du développement de la taille et du poids.

AGES.	HOMMES.		FEMMES.	
	TAILLE.	POIDS.	TAILLE.	POIDS.
	m.	k.	m.	k.
0	0,500	3.20	0,490	9.91
1	0,698	9,45	0,690	8,79
2	0,791	11,34	0,781	10,67
3	0 864	12,47	0,852	11,79
4	0,928	14,23	0,915	13,00
5	0,988	15,77	0,974	14,36
6	1,047	17,24	1,031	16,00
7	1,105	19,10	1,086	17,54
8	1,162	20,76	1,141	19,08
9	1,219	22.65	1,195	21,36
10	1,275	24,52	1,248	23,52
11	1,330	27,10	1,299	25,65
12	1,385	29,82	1,353	29,82
13	1,439	34,38	1,403	32,94
14	1,493	38,76	1,455	36,70
15	1,546	43,62	1,499	40,37
16	1,594	49,67	1,535	43,57
17	1,634	52,85	1,555	48,31
18	1,658	57,85	1,564	51,03
20	1,674	60,06	1,572	52.28
25	1,680	62,93	1.577	53,28
30	1,684	63,65	1,579	54,33
40	1,684	63,67	1,579	55,23
50	1.674	63,46	1,536	46,16
60	1,639	61,94	1,516	54,30
70	1,623	59,52	1,514	51,51
80	1,613	57,83	1,506	49,37
90	1,613	57,83	1,505	49,34

Si l'on groupe les individus, non d'après les âges, mais d'après les tailles, et que l'on prenne la moyenne des poids pour chaque groupe, dans la limite progressive de 10 centimètres, on aura d'abord des groupes d'enfants, puis des groupes d'enfants auxquels se mêleront des personnes adultes ; ce qui aura lieu pour les hommes, pour des tailles à partir de 1^m,47 environ, et pour les femmes, à partir de 1^m,41. Réduction faite de ces nombres en tables, on arrive aux résultats suivants dans lesquels n'est point compris le poids des habits :

Relations entre les tailles et les poids.

TAILLES.	HOMMES.		FEMMES.	
	POIDS.	RAPPORT.	POIDS.	RAPPORT.
A la naissance.	3,20	6,19	21,9	6,03
0,60	6,20	10,33	?	"
0,70	9,30	13,27	9,06	12,94
0,80	11,36	14,20	11,21	14,01
0,90	13,50	15,00	13,42	14,91
1,00	15,90	15,90	15,82	15,82
1,10	18,50	16,82	18,30	16,64
1,20	21,72	18,10	21,51	17,82
1,30	26,63	20,04	26,83	20,64
1,40	34,48	24,63	37,28	26,63
1,50	46,29	30,86	48,00	32,00
1,60	57,15	35,82	56,73	35,45
1,70	63,28	37,22	65,20	38,35
1,80	70,71	39,23	"	"
1,90	75,56	39,77	"	"

Nous reproduisons, à la suite de ces données numériques, les principales conclusions qu'en déduit Quetelet :

1° Dès la naissance, il existe une inégalité pour le poids et pour la taille entre les enfants des deux sexes : le poids moyen des garçons est de 3^{kil},20, celui des filles de 2^{kil},91 ; la taille des garçons étant de 0^m,496, et celle des filles de 0^m,483.

2° Le poids de l'enfant diminue un peu jusque vers le troisième jour après la naissance, et il ne commence à croître sensiblement qu'après la première semaine.

3° A égalité d'âge, l'homme est généralement plus pesant que la femme; vers l'âge de 12 ans seulement un individu de l'un ou de l'autre sexe a le même poids. Entre 1 et 11 ans, la différence de poids est de 1 kilogramme à 1^{kil},500; entre 16 et 20 ans, elle est de 6 kilogrammes environ ; et après cette époque, de 8 à 9 kilogrammes.

4° Quand l'homme et la femme ont pris leur développement complet, ils pèsent à peu près exactement vingt fois autant qu'au moment de la naissance, et leur taille est environ trois fois et un quart ce qu'elle était à la même époque.

5° Dans la vieillesse, l'homme et la femme perdent environ 6 à 7 kilogrammes de leurs poids, et 7 centimètres de leur taille.

6° L'accroissement en hauteur est plus grand que l'accroissement transversal, comprenant la largeur et l'épaisseur.

7° L'homme atteint le maximum de son poids vers 40 ans, et il commence à perdre d'une manière sensible vers l'âge de 60 ans.

8° La femme n'atteint le maximum de son poids que vers l'âge de 50 ans. Pendant le temps de sa fécondité, c'est-à-dire entre 18 et 40 ans, son poids augmente d'une manière peu sensible.

9° A égalité de taille, la femme pèse un peu moins que l'homme avant d'avoir la hauteur de 1m,3, qui correspond à peu près à l'âge de puberté, et elle pèse un peu plus pour les tailles élevées.

10° Abstraction faite du sexe et de l'âge, le poids moyen d'un individu est de 44kil,7, et en tenant compte des sexes, il est de 47 kilogrammes pour les hommes, et de 42kil,5 pour les femmes.

On peut rapprocher ce dernier résultat de la moyenne générale de la taille humaine, qui varie entre 4 pieds et demi et 5 pieds et demi, ou entre 1m,462 et 1m,787.

Lélut, d'après 2000 faits observés dans les prisons de la Seine, conclut que la taille moyenne atteint 1m,567 de 16 à 17 ans; 1m,647 à 20 ans; 1m,657 à 30 ans; 1m,65 à 50 ans. Il a trouvé pour moyenne, en France, 1m,647, et, d'après l'examen de 733 hommes de la commune de Foy, 1m,681 entre 30 et 50 ans.

Les résultats de ces recherches ne concordent pas autant que ceux obtenus par l'analyse de la force musculaire et de l'énergie respiratoire. Cependant ils corroborent quelques faits relatifs à la constitution ; de même que la femme exhale moins d'acide carbonique et développe moins de force musculaire, elle a généralement moins de poids et moins de stature que l'homme ; dans la vieillesse, la puissance musculaire décline, l'élimination de l'acide carbonique diminue, et de même la taille s'affaisse et le corps perd de son poids. Mais tandis que le maximum des deux premiers phénomènes correspond à la trentième année pour l'homme, il n'atteint son maximum de poids que vers quarante ans; la femme y arrive vers cinquante ans.

Depuis la première édition de ce livre, les recherches du docteur Hutchinson sont venues confirmer les données et inductions qui précèdent : la taille est le plus énergique modificateur de la capacité vitale de la poitrine; celle-ci croît avec la taille dans une progression presque arithmétique. D'après les observations que Hutchinson a recueillies sur 1923 personnes en santé, entre les tailles de 1m,50 à 1m,80, il a trouvé pour un accroissement de 2 centimètres dans la taille une augmentation de 1 décilitre dans la capacité vitale. Chez l'homme adulte sain, le minimum de cette capacité est de 28décil,5 ; le maximum, de 46décil,7 ; la moyenne, 37 décilitres. Ces chiffres ne sont pas absolus; Hecht a vu, dans trois cas, des jeunes gens de grande stature souffler au spiromètre 50 à 53 décilitres, et, dans un cas, 55 décilitres. — Wintrich n'a constaté qu'une augmentation d'un demi-décilitre dans la capacité respiratoire vitale pour 2 centimètres en sus dans la taille ; les résultats obtenus par Hecht se rapprochent de ceux de Hutchinson. Voici ceux de l'auteur anglais :

TAILLE.	CAPACITÉ RESPIRATOIRE VITALE. Décilitres.	TAILLE.	CAPACITÉ RESPIRATOIRE VITALE. Décilitres.
1m,520 à 1m,545	28,5	1m,670 à 1m,695	37,5
1m,545 à 1m,570	29,2	1m,695 à 1m,720	37,1
1m,570 à 1m,595	30,9	1m,720 à 1m,745	38,8
1m,595 à 1m,620	31,6	1m,745 à 1m,770	39,3
1m,620 à 1m,645	32,9	1m,770 à 1m,795	40,6
1m,645 à 1m,670	34,0	1m,795 à 1m,820	42,4

Au-dessus de 1m,820, le rapport entre la taille et la capacité respiratoire n'est plus aussi régulier ni aussi marqué.

Chez des enfants de 8 à 15 ans, Hecht a trouvé :

TAILLE.	CAPACITÉ RESPIRATOIRE VITALE. Décilitres.	TAILLE.	CAPACITÉ RESPIRATOIRE VITALE. Décilitres.
1m,14	10,0	1m,30	14,5
1m,24	12,5	1m,32	15,0
1m,26	13,5	1m,38	16,5

Le poids exerce sur le pouvoir respiratoire une influence moins régulière et moins décisive ; il l'affecte néanmoins d'une manière sensible lorsqu'il devient considérable ou excessif. L'examen de 2648 individus a conduit Hutchinson à cette conclusion que tant que le poids moyen du corps n'excède pas 10 pour 100 du poids moyen calculé pour chaque taille, il reste sans effet sur la capacité respiratoire vitale ; mais que, cette limite une fois dépassée, chaque augmentation de 1 kilogramme dans le poids du corps entraîne une diminution de 32mc,8 dans la capacité respiratoire.

Il est donc impossible de méconnaître la coïncidence d'une certaine élévation de la taille et du développement des forces organiques. Une preuve de plus à l'appui de cette conclusion ressort du mouvement des hôpitaux militaires et de la mortalité dans l'armée. Les corps d'élite ou les armes spéciales, comme on les appelle, telles que l'artillerie, le génie, les pontonniers, les ouvriers d'état, etc., fournissent un moindre contingent de maladies et de décès que les troupes d'infanterie. Or, pour celles-ci, la taille légale était, avant la dernière loi, de 1m,56 = 4 pieds 9 pouces ; elle est de 1m,706 = 5 pieds 3 pouces pour les armes spéciales. Il suffit de jeter un coup d'œil sur un régiment d'artillerie et sur un régiment de ligne pour être frappé, au premier abord, de la différence des constitutions qui en peuplent les rangs ; néanmoins la désignation des recrues pour les différentes armes n'a lieu que d'après les mesures de taille.

En considérant le développement de la taille comme un indice de force générale, nous avons en vue une force moyenne, non les statures les plus élevées ; il est d'observation que ces dernières, sauf quelques exceptions athlétiques, n'ont souvent de la force que les apparences et le luxe extérieur ; nous ne reléguons pas non plus d'une manière générale, parmi les constitutions débiles, les individus de petite taille : lorsqu'ils sont bien conformés et bien pris dans leurs proportions, ils résistent mieux que les gens de stature élancée, mais grêles, à courte poitrine et à membres allongés. Les médecins militaires savent que les constitutions de moyenne et même de petite taille, mais carrées et fermes, qui se rencontrent parmi les voltigeurs et les chasseurs, offrent plus de ressource que les grenadiers, dont un grand nombre, originaires du Nord et de l'Alsace, croulent promptement sous les atteintes de la maladie. Louis (1) et Briquet (2) ont aussi constaté que les sujets de grande taille sont plus disposés à la phthisie pulmonaire.

Nous avons examiné dans quel rapport se trouve la force avec les différences individuelles de l'organisation, telles que tempérament, idiosyncrasies, âge, sexe, hérédité, habitude, taille et poids du corps ; il nous reste à la considérer, dans la totalité de l'organisme, aux prises avec les influences du monde ambiant. C'est ici que la distinction de la force habituelle et de la force virtuelle, ou force en réserve, s'applique avec vérité.

L'homme ne conserve son équilibre qu'en réagissant incessamment contre les influences extérieures. Celles-ci ne sont constantes, ni dans leur intensité, ni dans leur durée, ni dans la vitesse de leur succession ; mais quelles que soient leurs variations, elles ont une latitude comprise entre deux extrêmes fixes, ce qui permet d'en calculer la moyenne, et par suite celle de la résistance que l'homme est obligé de leur opposer. Soit, par exemple, la température du climat : elle oscille entre un maximum et un minimum, elle offre une moyenne annuelle, et dès lors il est aisé de prévoir jusqu'à quel point le pouvoir calorifique de l'homme devra s'exercer pour maintenir la température animale dans une limite à peu près invariable. Tant que les influences extérieures n'excèdent point l'échelle ordinaire de leurs vicissitudes, la résistance que l'homme leur oppose n'exige que le développement de sa force habituelle ; mais si elles dépassent leur latitude ordinaire de variations, si elles acquièrent une intensité insolite, l'organisme doit réagir avec une énergie proportionnelle, il doit développer une force de plus en plus grande, et il vient un moment où, près de s'épuiser, incapable de prolonger sans détriment la lutte, il appelle à lui le secours de tous les moyens propres à le garantir contre l'agression ruineuse des influences du dehors. Dans cette progression de réactions qui a pour termes extrêmes la santé facile et l'imminence morbide, l'homme débute par la dépense de sa force habituelle, se soutient en déve-

(1) Louis, *Recherches sur la phthisie*, 2ᵉ édition. Paris, 1843, p. 579 et suiv.
(2) Briquet, *Revue médicale*, février 1842.

loppant sa force virtuelle, et si l'influence à laquelle il résiste n'est surmontée ou ne disparaît, la nature devient insuffisante. Or, ni l'énergie que l'organisme développe habituellement, ni celle qu'il peut développer en raison de sa virtualité, ne sont départies à toutes les constitutions dans une mesure égale : c'est ce qu'il est aisé de vérifier en observant plusieurs individus soumis à l'action perturbatrice d'une même cause. Les cas suivants se présenteront : 1° Perturbation fugace, retour presque immédiat à l'équilibre fonctionnel par la réaction efficace et instantanée de l'organisme. 2° Oscillation de quelque durée et rétablissement dans la plus courte période de temps. 3° Maladie, mais qui, à l'aide du simple régime, se termine spontanément par le retour complet à la santé. 4° Maladie, laquelle, abandonnée à elle-même, est suivie d'un rétablissement incomplet, d'une convalescence longue et incertaine. 5° La maladie est plus grave, les soins de l'art sont indispensables ; la guérison qu'ils amènent laisse à sa suite faiblesse et langueur. La force revient cependant, mais non plus dans la mesure qui existait avant l'accident. 6° Un dernier cas est celui où la guérison ne peut être complétée, même avec le concours des moyens les mieux dirigés et des soins les plus persévérants. Nous avons supposé six individus, atteints par la même cause, et se comportant chacun suivant sa nuance de constitution ; mais notre supposition est singulièrement outre-passée par la variété des types organiques, et par conséquent, des manifestations réactionnelles. Pour apprécier les conditions individuelles de l'équilibre qui fait la santé, il y aurait à considérer l'intensité comparée des forces organiques et des influences qu'elles ont à surmonter, la persévérance des unes et des autres dans une même mesure d'action, la promptitude avec laquelle les uns et les autres se développent et parviennent au maximum relatif de leur intensité ; ne pouvant entrer dans ces détails, nous résumons notre opinion sur la force envisagée dans la totalité de l'organisme, par cette citation d'Hippocrate : « Selon moi, les constitutions qui se ressentent promptement et fortement de leurs écarts sont plus faibles que les autres ; le faible est celui qui se rapproche le plus du malade ; et le malade est encore plus faible : aussi doit-il souffrir plus que tout autre des fautes du régime (1). »

La constitution se traduit par la force ; la force se révèle dans certaines conditions d'organisation et de fonctionnalité ; elle s'épuise graduellement ou violemment dans les réactions incessantes de l'organisme contre les influences extérieures. La série de ces réactions compose la vie : la durée de la vie mesure donc en définitive la vertu des constitutions, et la question de force constitutionnelle se résout dans les chiffres comparés de la mortalité. Des lacunes se font sentir ici dans la statistique ; on n'a pas encore recherché les proportions de la mortalité suivant la taille, l'hérédité, les tempéraments et les idiosyncrasies ; mais elle a fourni des données péremptoires sur les rapports

(1) Hippocrate, traduction Littré, *Traité de l'ancienne médecine*, t. I, p. 597.

de la mortalité avec l'âge, le sexe et les professions; celles-ci expriment en partie l'influence des habitudes. Ces résultats numériques trouveront place dans la seconde partie de ce livre, d'autant mieux que la macrobie, suivant l'expression de P. Lucas (1), a son origine première dans l'espèce et se rapporte à l'espèce.

CHAPITRE VIII.

DE L'IMMINENCE MORBIDE.

La réaction organique est en raison composée de la constitution et des influences qu'elle reçoit ; la mesure de cette réaction se trouve donc d'une part dans les qualités et la quantité des influences, d'autre part dans les éléments de la constitution. Toutes les fois que la réaction devient irrégulière, on doit en chercher la raison dans l'homme ou dans les modificateurs, et plus souvent encore dans l'homme seulement. Ce sont là les deux foyers de l'étiologie des maladies; et s'il faut leur assigner une importance relative, nous appellerons en première ligne l'attention du médecin sur le rôle que joue la spontanéité organique dans la production des troubles fonctionnels et des états morbides. Nous pensons avec tant d'autres observateurs, que la cause initiale de la plupart des affections non traumatiques réside encore plus dans les conditions de l'organisation individuelle que dans les influences du dehors ; celles-ci n'acquièrent l'efficacité nécessaire pour la réalisation de l'état morbide qu'autant qu'elles sont favorisées, quelquefois de très-loin, par les prédispositions personnelles. Les prédispositions relèvent de tous les éléments de la constitution précédement étudiés; plus ou moins nombreuses, c'est fortune qu'elles se balancent entre elles et se neutralisent par l'antagonisme des actions physiologiques. Bien des santés ne durent qu'au prix de cette pacification précaire des éléments de maladie que recèle l'organisme : trêve de quelques années que vient rompre tôt ou tard la prépondérance d'une partie. Mais le plus souvent cet équilibre incertain n'existe même point; sous l'impulsion des moindres causes, l'organisme éprouve des déviations que ne suit pas toujours un retour complet à la santé, ainsi que nous l'avons dit plus haut, et qui accusent en lui l'exagération ou l'insuffisance de l'un des agents mêmes de la constitution. Combien est-il d'hommes qui n'aient point, suivant l'expression vulgaire, un organe faible, c'est-à-dire plus sujet à ressentir l'atteinte des influences morbifères ? L'école physiologique appliquait à cette disposition la dénomination de *diathèse*, et elle admettait ainsi autant de diathèses qu'il y a

(1) Lucas, *Traité physiologique de l'hérédité naturelle dans les états de santé et de maladie. Paris*, 1850, 2 vol. in-8.

d'organes et de viscères (1). Mais diathèse ou prédisposition latente (Chomel), ce n'est qu'un mot ; et sans repousser l'idée « d'une modification spéciale, » entièrement inconnue dans son essence, soit de toute l'économie, soit d'une » ou de plusieurs des parties qui la constituent » (2), interrogeons l'économie dans ses conditions propres ; rattachons, s'il se peut, tout phénomène à son principe matériel. Alors il apparaîtra que ces diathèses, ces dispositions inconnues dans leur essence qui penchent l'homme vers la maladie, qui lui circonscrivent une sphère particulière d'imminence morbide, se déduisent des éléments de chaque organisation individuelle, et sont en quelque sorte la végétation spontanée du fonds humain.

§ 1. — De l'imminence morbide suivant les tempéraments et les idiosyncrasies.

On a dit que le tempérament est le premier pas vers la maladie : cet axiome est rigoureusement vrai. Et c'est ici que la doctrine des tempéraments révèle toute son importance pratique ; ils interviennent non-seulement dans la génération des maladies, mais dans leur forme, leur marche et leur terminaison : ces rapports sont tous les jours saisis au lit des malades par les regards du praticien, et il puise dans la conscience de son observation la sanction d'une vérité traditionnelle, vainement attaquée ou niée par des adversaires plus exigeants que l'expérience des siècles. C'est à l'âge surtout où les tempéraments se prononcent jusqu'à l'évidence, qu'il est facile d'en apprécier les liaisons avec l'étiologie, la pathogénie et la thérapeutique. Les hôpitaux militaires présentent les meilleures conditions de cette étude : les malades qui s'y rendent ont, pour la plupart, acquis leur développement ; ils n'ont plus les formes indécises du premier âge, les apparences transitoires de l'adolescence ; ils n'ont pas encore subi d'altération dans leur aspect extérieur par le progrès des années : aussi nulle part la médecine pratique n'est commandée plus sévèrement par la considération des différences individuelles qui ressortent des tempéraments. Dire que le tempérament sanguin est disposé aux congestions, aux hémorrhagies, aux inflammations, qu'il enveloppe en général les affections morbides d'une phénoménalité active, bruyante, qu'il leur imprime une progression rapide et les précipite vers une solution promptement heureuse ou fatale, c'est répéter des faits vulgaires, mais exacts. Exagéré passagèrement, ou par l'effet de l'organisation primordiale, il donne lieu aux accidents connus de l'état pléthorique. Si les sujets sanguins se trouvent, par la mobilité de leur

(1) L'idée de diathèse a trouvé sa formule la plus nette sous la plume de Littré et de Robin : « Disposition générale en vertu de laquelle un individu est atteint de plusieurs affections du même genre, de même espèce. » (*Dictionnaire de médecine*, 14e édition Paris, 1878, p. 453.)

(2) Chomel, *Pathologie générale*, 3e édition, p. 89.

système vasculaire, sous l'imminence incessante de maladies fébriles, aiguës, phlegmasiques, ils sont aussi doués pour y réagir avec efficacité : ils forment cette élite de malades qui prêtent aux traitements énergiques, et plus souvent encore s'en passent par la brusque spontanéité de leur guérison : c'est chez eux que l'on voit survenir, soit par la peau, soit par la surface muqueuse, soit par l'office d'un appareil spécial d'élimination (rein, foie), ces spoliations abondantes qui, suivies d'une détente soudaine, ont mérité le nom de crise ; quelles que soient leurs déperditions, ils les réparent avec facilité.

Les gens nerveux, mais avec un développement médiocre du système musculaire, sont condamnés à des précautions pour se garantir des grandes vicissitudes ; ils ne sauraient les braver avec les mêmes chances d'impunité que les sujets sanguins : des causes qui glissent sur ces derniers leur suscitent des dérangements ; leur santé est toujours menacée de perturbations, mais elles sont peu profondes, quoique accompagnées d'un vif émoi de sympathies ; leurs maladies tendent moins à l'inflammation ; elles déterminent des douleurs intenses, mais compromettent rarement la vie. A un degré plus prononcé du tempérament nerveux, la réaction devient plus caractéristique ; elle peut simuler l'appareil symptomatique d'une affection des plus graves, quoique légère en elle-même et produite par une cause insignifiante. L'organisation frêle et vibratile de ces êtres délicats qui s'abritent moelleusement dans les boudoirs et s'exaltent par les romans, les spectacles, les bals, celle des littérateurs et des artistes chez qui la vie semble concentrée sur le système nerveux, s'ébranlent avec une déplorable facilité à tout souffle du dehors, et éclatent en réactions désordonnées ; ils sont pour ainsi dire habituellement dans un état d'imminence spasmodique, convulsive, ataxique. Qu'une lésion survienne, qu'une irritation frappe un de leurs organes, toute l'économie en retentit douloureusement, quand ailleurs elle resterait confinée dans sa localité d'origine, sans trouble ni souffrance ; leurs maladies n'ont ni marche régulière ni solution critique. La forme intermittente ataxique, nerveuse, qu'elles revêtent, peut donner le change sur leur nature, et il faut une sagacité exercée pour saisir, derrière le masque d'une phénoménalité trompeuse, la cause réelle, le point d'irradiation. Les névralgies, les viscéralgies, les palpitations nerveuses, l'hystérie, l'épilepsie, l'hypochondrie, les hallucinations, les diverses formes d'aliénation, sont les éléments de l'imminence morbide qui résulte de ce tempérament ; elle doit être amortie par la dispensation graduelle des influences hygiéniques, par l'éloignement de tout ce qui peut exciter de fortes émotions, surtout par l'augmentation de la vigueur musculaire au moyen des exercices et d'une alimentation solide. Quant aux médicaments dits antispasmodiques ou narcotiques que tant de médecins emploient même à titre de préservatifs, et comme ils disent, pour éteindre la sensibilité, c'est à peine s'ils méritent confiance pour les cas de maladie : ils doivent être bannis, comme toute espèce de drogue, du domaine de l'hygiène.

Quand on sonde les prédispositions morbides que recèle le tempérament lymphatique, on reconnaît qu'elles correspondent, d'une part, à l'activité exagérée du système lymphatico-connectif, d'autre part à l'atonie des systèmes musculaire et nerveux : aux lymphatiques les engorgements glanduleux, les tumeurs articulaires, les scrofules, les supersécrétions séreuses et muqueuses, les ophthalmies tenaces, en un mot, toutes les maladies sans fin qui semblent l'apanage des constitutions molles et humides. Ce n'est pas qu'ils échappent aux phlegmasies, aux névroses; mais celles-ci ne se montrent guère que chez les lymphatiques avec prédominance de l'axe cérébro-spinal. Quant aux phlegmasies, elles revêtent chez eux des caractères spécifiques : point d'acuité ni de franche allure ; point ou peu de troubles généraux ni de guérisons spontanées. On observe plus fréquemment chez eux les congestions sanguines passives dans les poumons, le foie et la rate, le goître et le crétinisme. Les femmes lymphatiques sont plus sujettes que les autres aux engorgements et aux déviations de l'utérus, au catarrhe vaginal et utérin; la lenteur de la circulation, la paresse du système nerveux, rendent les réactions difficiles, les sympathies obscures, le processus languissant, la terminaison incertaine. L'exhalation des surfaces affectées augmente; de là cette forme muqueuse ou pituiteuse qui fixait presque exclusivement l'attention des anciens, et servait à classer les maladies; celles-ci ont, dans le tempérament lymphatique, une tendance visible à la chronicité, les sujets prêtant peu au déploiement des médications énergiques et l'organisme étant frappé d'une sorte d'impuissance radicale.

Nous avons dit (page 68) qu'il existe une affinité entre les tempéraments et les idiosyncrasies; l'étude de l'imminence morbide confirme cette proposition. Chez les sujets sanguins ce sont le cœur et les poumons, souvent aussi le foie, qui reçoivent plus particulièrement l'atteinte des causes morbifiques; le cœur surtout semble être chez eux le viscère le plus actif. Toutefois les relevés numériques que nous donnons plus bas, et dans lesquels entre une forte proportion d'individus sanguins, tendraient à établir en faveur de cet organe une exception à la loi des idiosyncrasies; pour être plus activé dans ses fonctions le cœur ne paraît point plus exposé à la maladie. La prédominance de l'appareil hépatique n'est parfois qu'une idiosyncrasie transitoire liée aux phases annuelles de la grande fonction à laquelle il concourt : « L'état des organes digestifs change avec les saisons » (1) ; mais elle s'observe aussi comme une condition permanente de l'organisme : dans le premier cas, elle influe sur la forme des maladies régnantes et détermine ces épidémies à localisations diverses, mais scellées d'un signe commun, épidémies si bien caractérisées par Stoll et Tissot; dans le second cas, elle centralise l'influence des agents morbifiques dans l'appareil sécréteur de la bile, ou colore pour ainsi dire les manifestations pathologiques des autres organes. C'est ici le lieu de rappeler la distinction déjà faite des idiosyncrasies en actives et passives, et d'expliquer cette dernière expression. En effet, tandis que les tempéraments résultent

____

(1) Hippocrate, trad. Littré, *Des eaux, des airs et des lieux*, t. II, p. 15.

l'exagération anatomique ou physiologique de l'un des systèmes généraux, l'idiosyncrasie peut dépendre de la faiblesse relative d'un viscère, d'un appareil d'organes. Ce qui rend un organe vulnérable aux influences morbifères, c'est tantôt l'excès de son activité, tantôt son inertie ; robuste, capable d'une résistance prolongée, presque toujours il est exercé jusqu'à l'abus qui engendre la maladie ; délicat par je ne sais quelles nuances de sa texture, et d'une mobilité plus grande, il se fatigue plus vite, réagit moins énergiquement, et s'altère par l'action de faibles causes ; en un mot, les mêmes différences que nous avons signalées entre la force individuelle des organisations se répètent entre la force relative des organes et des viscères du même individu : de là double pente à l'état morbide par ce que l'on peut appeler les idiosyncrasies actives et les idiosyncrasies passives.

Si le tempérament est un pas vers la maladie, l'idiosyncrasie en est la halte ; elle commande, elle détermine en effet le siége de la maladie comme le tempérament lui imprime son allure et sa forme ; c'est vers l'organe prépondérant par sa vitalité ou désarmé par sa faiblesse relative que convergent les mouvements organiques dans l'état de santé comme dans l'état de maladie. Cette proposition a presque la valeur d'une loi que vérifie l'observation quotidienne. Supposons que trois individus appartenant aux trois tempéraments que nous avons admis, mais doués de l'idiosyncrasie pulmonaire, subissent l'action prolongée d'une cause morbifique, telle que le froid humide : le sanguin sera frappé de pleuro-pneumonie, le lymphatique de catarrhe bronchique, le nerveux éprouvera un accès d'asthme. Trois femmes à idiosyncrasie génitale, soumises à la même stimulation, présenteront, chacune suivant son tempérament sanguin, lymphatique ou nerveux, des accidents de métrite, de leucorrhée ou d'hystérie. Diversifiez l'idiosyncrasie sous l'empire du même tempérament, et vous verrez une forte émotion ressentie par trois personnes à la fois produire, chez l'une un ictère, chez l'autre des palpitations, chez la troisième une diarrhée. Le rôle que jouent les idiosyncrasies dans la production des maladies est si constant, si décisif, que Chomel (*loc. cit.*), qui a émis une théorie assez vague des prédispositions, a proposé d'appeler celles-ci des *idiosyncrasies morbifiques;* ce qui équivaudrait à qualifier le tempérament sanguin de *tempérament morbifique,* parce qu'il favorise plus particulièrement le développement des affections inflammatoires.

§ 2. — Des rapports de l'imminence morbide avec les âges.

Chaque âge a ses conditions anatomiques et physiologiques : il doit donc avoir ses maladies; ce qui implique une spécialité relative de l'hygiène et de la thérapeutique. Les modifications que subissent les tempéraments aux différentes époques de la vie, le déclassement des idiosyncrasies par les vicissitudes de l'accroissement et du décroissement des organes, expliquent déjà pourquoi l'âge est tour à tour cause prédisposante ou cause efficiente de maladie. L'âge modifie la marche et la phénoménalité de certaines affections ; il en est d'autres qu'il empêche par un véritable antagonisme ; enfin, des affections plus ou moins graves se développent exclusivement à certaines époques de la vie, ou ne peuvent se produire alors que sous une forme déterminée : aussi les a-t-on appelées maladies des âges. L'influence de l'âge se résume donc en ceci : préparer, déterminer, modifier ou bien empêcher le développement d'une maladie (1).

I. *Age fœtal et naissance.* — Nous avons signalé (page 120) la solidarité qui existe entre la mère et l'enfant ; s'il est des déviations organiques et des maladies congénitales qui, inconnues dans leurs origines, échappent à nos moyens prophylactiques (hydrocéphale, hydrorachis, hernies, encéphalocèles, ichthyose), d'autres peuvent être éludées, prévenues. Les violences extérieures ont occassionné chez le fœtus des fractures, des luxations ; les excès de régime, les abus alcooliques, commis pendant la grossesse, ne paraissent pas étrangers à la production de gastrites, de ramollissements gélatineux de la muqueuse stomacale chez quelques nouveau-nés. Vogel, Guersant et Blache ont rencontré la rougeole, la scarlatine, chez des nouveau-nés dont les mères avaient contracté ces affections peu de jours avant l'accouchement. La variole congénitale, niée par Cotugno et par Serres, n'est plus à démontrer. Husson, Clark, Valleix et Fleury ont observé la tuberculose congénitale. La femme enceinte évitera donc et les influences pathogéniques qui peuvent compromettre, troubler ou frapper d'irrégularité le développement du fœtus, et celles qui peuvent l'associer avec sa mère à un état morbide, propre au moins à diminuer sa force et sa santé. Le choléra, la variole, la fièvre typhoïde, la syphilis, sont plus à redouter. Les fièvres éruptives peuvent épargner la mère et atteindre le fœtus ; au moins, sous l'empire de certaines constitutions médicales, des mères saines ont mis des enfants au monde qui avaient la rougeole, la variole ou la scarlatine.

La viabilité du nouveau-né est d'autant mieux assurée que l'accouchement est plus rapproché du terme naturel, si l'accouchement est long et pénible ; les pressions exercées par les parties osseuses du bassin, ou par les branches du forceps, peuvent occasionner un céphalématome épicrânien ou sus-péricrânien (P. Dubois), une hémiplégie faciale (Vernois, P. Dubois, Landouzy), une paralysie du deltoïde (Daguemier), l'asphyxie ou l'apoplexie, une fracture du crâne. Une mère infectée de blennorrhagie ou de chancres vénériens donne au passage une ophthalmie purulente à son enfant. Mentionnons encore l'enroulement du cordon ombilical autour du cou, et par suite de la ligature et de la chute de ce cordon, la phlébite ombilicale, l'inflammation des artères hypogastriques (Hodgson), un érysipèle, un phlegmon des parois abdominales, des hémorrhagies. N'omettons pas l'ictère normal des premiers jours, bien étudié par Hervieux. C'est de la naissance au cinquième jour

______

(1) Gendrin, *De l'influence des âges*, thèse de concours, p. 9.

(Auvity), et jusqu'au douzième jour (Gardien), que se développe le sclérème, quelquefois lié à une lésion des reins, le plus souvent dû à l'impression des agents atmosphériques, car il est deux fois plus fréquent en automne et en hiver qu'en été, et empruntant ses caractères à ces deux conditions simultanées de la peau, hypérémie physiologique et infiltration séreuse.

II. *Enfance*. — L'injection très-prononcée des tissus membraneux chez les enfants facilite les hémorrhagies ; celles de l'intestin grêle et même de toute la muqueuse digestive affectent les nouveau-nés ; ce n'est guère que chez les enfants qu'on observe l'apoplexie méningienne dans laquelle le sang est épanché à la face du cerveau, dans les mailles de la pie-mère ou à l'extrémité inférieure et postérieure du rachis; les hémorrhoïdes ne surviennent à cet âge que sous l'influence de l'hérédité. Toutefois les hémorrhagies primitives ou secondaires aiguës sont rares chez les très-jeunes enfants ; les premières, plus fréquentes à l'âge de dix à quatorze ans, paraissent se lier aux approches de la puberté et s'observent surtout chez les filles. Les hémorrhagies cachectiques et chroniques sont beaucoup plus fréquentes à l'âge d'un à cinq ans (1). C'est aussi presque exclusivement dans l'enfance qu'on observe la forme d'hémorrhagie appelée constitutionnelle, et qui dépend de l'hérédité. Sur 65 cas de cette maladie, on l'a notée 46 fois dans la première année. Grandidier a compté 88 cas de mort à la suite d'hémorrhagies ombilicales chez les enfants issus de familles où règne l'hémophilie (2). Les lésions de sécrétion se lient encore chez l'enfant à l'activité de la circulation capillaire dans les téguments et à la turgescence des cryptes mucipares du tégument interne et des cryptes sébacés de la peau : de là l'ichthyose des nouveau-nés, produit d'une sécrétion épidermique anormale qui s'opère en même temps que la desquamation du premier épiderme ; de là les concrétions de matière brunâtre et comme adipocireuse sur le front et les tempes du nouveau-né; les diarrhées muqueuses qui accompagnent la première dentition, et qu'il ne faut pas confondre avec les diarrhées lientériques produites avant la dentition, par la disproportion de la nourriture avec l'état des organes digestifs. L'infiltration séreuse du tissu cellulaire, notée par Rilliet et Barthez chez plus du huitième de leurs malades, se montre plus souvent entre deux et cinq ans qu'au delà de six ans. L'hydrocéphalie, presque toujours consécutive, est aussi plus rare après l'âge de six ans : liée souvent à l'anasarque, aux fièvres éruptives, à la néphrite, etc., elle est plus souvent encore l'une des conséquences de l'infiltration tuberculeuse du tissu sous-arachnoïdien. L'hydropéritonie, primitive et secondaire, atteint plutôt les garçons que les filles, et postérieurement à l'âge de six ans; la forme primitive, comme l'ascite secondaire aiguë, affecte de préférence les enfants forts et bien constitués, tandis

(1) Rilliet et Barthez, *Traité des maladies des enfants*, etc., t. II, p. 7.
(2) B. Schnepf, *Recherches historiques sur l'hémophilie* (*Gazette médicale de Paris*, novembre 1855).

que la forme chronique ou cachectique appartient aux enfants débilités. L'œdème du poumon est une des hydropisies les plus fréquentes de l'enfance; mais presque toujours terminal et à symptômes obscurs, il se rattache à la pneumonie lobaire ou lobulaire, à la gangrène du poumon, au croup, à l'entéro-colite, surtout à l'albuminurie et aux fièvres éruptives, la scarlatine en tête ; à l'état chronique, c'est la tuberculisation qui coïncide le plus souvent avec l'œdème pulmonaire.

L'incontinence des urines, si fréquente dans le premier âge, provient de ce que la vessie se contracte instinctivement par l'impression stimulante du liquide qu'elle contient; plus tard ce viscère subit l'influence cérébrale; mais sitôt que l'action du cerveau sur les organes contractiles est interrompue par le sommeil, l'incontinence se reproduit jusqu'à ce que les rapports du système nerveux cérébro-spinal et du système musculaire soient bien consolidés. La fréquence des mictions ne permet pas à l'urine de s'accumuler dans le réservoir et de former un courant assez fort pour entraîner les concrétions naissantes ou descendues des reins ; le petit diamètre de l'urèthre gêne d'ailleurs l'élimination de ces dépôts; retenus dans la vessie, ils augmentent par l'accumulation des matières salines de l'urine, accumulation qui s'opère d'autant plus facilement que, suivant l'observation de Prout, de un ou deux ans à sept, l'urine a une grande tendance à laisser précipiter les sédiments. La composition des urines influe nécessairement sur la production des calculs aux différents âges; aussi sont-ils rares pendant la première année, où les urines sont principalement aqueuses. Civiale a reconnu que la moitié des calculeux est impubère, et l'autre moitié âgée de quarante ans et plus.

La délicatesse des tissus tégumentaires, la richesse de leurs réseaux capillaires, l'activité de la circulation sanguine, l'irritabilité générale, placent les enfants sous l'imminence des phlegmasies internes et externes : aux enfants les plus jeunes, les plus délicats, aux filles, les phlegmasies à formes cachectiques et chroniques; aux plus âgés, aux robustes, aux garçons, les inflammations aiguës et franches. Inutile de rappeler celles qui se développent à leur peau, soit par l'effet des circonstances extérieures, soit par l'extension des irritations des muqueuses (érythèmes de la face, de l'anus, des fesses, lichen, porrigo, etc.) Jusqu'à la deuxième dentition, les inflammations des organes digestifs sont les maladies les plus ordinaires de l'enfance, qu'elles soient idiopathiques ou le résultat d'une complication; celle de l'œsophage paraît propre aux enfants (Billiard) comme affection spontanée, et se rattache à la vascularité physiologiquement exagérée de ce conduit. Les stomatites, avec turgescence gingivale, les stomatites aphtheuses simples, les coryzas si fréquents chez les nouveau-nés, sont les préludes ou les accompagnements de la première dentition, et coïncident avec l'évolution des dents, des os maxillaires, des glandes salivaires et des voies nasales : ce sont autant de maladies à surveiller plutôt qu'à traiter, car elles résultent de l'exaltation passagère d'actes physiologiques. — Un groupe spécial de maladies domine dans l'enfance, sans lui appartenir exclusivement : ce sont celles qui donnent lieu à la formation de pseudo-membranes et dont les plus fréquentes sont le croup et l'angine couenneuse; elles sont rares chez les adultes et s'observent exceptionnellement chez les vieillards, comme si elles trouvaient une des conditions les plus favorables à leur production dans la plasticité des fluides et dans la richesse des systèmes capillaires sanguins des enfants. Rilliet, Barthez et Blache ont noté, chez la plupart des enfants atteints de croup, la fermeté des chairs et la force de la constitution; c'est à l'âge de deux à sept ans que cette maladie se développe le plus fréquemment; le muguet survient entre cinq et dix ans, comme épiphénomène des fièvres éruptives, de la fièvre typhoïde, des entéro-colites, etc., plus qu'à titre idiopathique; il attaque surtout les enfants mal soignés et affaiblis. Ceux-ci payent un ample tribut aux inflammations de l'appareil respiratoire; ils sont sujets à des trachéo-bronchites, promptement fatales par l'engouement des bronches que l'expectoration ne vide point; les pneumonies les frappent à la mamelle; plus dangereuses encore par la dissémination de la phlogose (pneumonies lobulaires), elles sont fréquentes depuis la première dentition jusqu'à la puberté. Valleix (1) a recueilli lui-même quatorze observations de pneumonie présentées par des enfants presque naissants; l'âge de un à cinq ans y prédispose efficacement : sur 245 petits pneumoniques, 172 n'avaient pas dépassé l'âge de cinq ans, et 73 étaient âgés de plus de cinq ans. Chez les enfants de moins de cinq ans, Gerhardt et Rufz avaient nié l'existence de la pneumonie idiopathique; sur les 245 malades précités, Barthez et Rilliet ont constaté vingt-quatre fois cette forme de la pneumonie avant l'âge de cinq ans, et dans ces conditions elle se termine presque toujours par la guérison. La bronchite est d'autant plus rare que les enfants sont plus jeunes : sur 115 atteints de cette affection, 37 avaient de un à cinq ans; 78 de six à quinze ans. La coqueluche, si fréquemment associée à la bronchite, se montre surtout de un à sept ans; sur 130 cas observés par Blache, 106 appartenaient à cette période. On a cru que la néphrite n'existait guère chez les enfants que liée à l'état calculeux; les recherches récentes l'ont montrée assez fréquente, surtout avec albuminurie, et sous la dépendance de fièvres éruptives, intermittentes, typhoïdes, de l'affection tuberculeuse. Les organes génito-urinaires s'enflamment rarement; nous avons déjà signalé la vaginite qui survient parfois chez les petites filles entre deux dentitions. Il arrive quelquefois que l'inflammation oblitératrice de la veine ombilicale outre-passe ses limites et s'étend à la veine porte, comme ferait une phlébite ordinaire : Breschet et Villermé, en faisant des recherches sur les cadavres de nouveau-nés, ont trouvé sur plusieurs, dont l'ombilic n'était point cicatrisé, la veine ombilicale manifestement enflammée, rouge, épaissie dans ses parois et contenant du pus (2). Quant aux méningites et aux encéphalites, qui sont fré-

(1) Valleix, *Chronique des maladies des enfants nouveau-nés.* Paris, 1838, p. 42.

(2) « La première enfance est sujette aux insomnies, aux aphtes, aux vomissements,

quentes dans l'enfance, elles dépendent des mêmes conditions physiologiques que les hydrocéphales aiguës et les apoplexies méningiennes. Les inflammations exanthématiques, excepté les contagieuses, se montrent rarement avant la première dentition.

Les affections d'origine miasmatique sont à redouter pour les enfants, en raison de l'activité de leur absorption et de la perméabilité de leurs tissus; on sait la remarque faite par Villermé (1), que les enfants au-dessous de dix ans meurent en plus grand nombre, dans les contrées marécageuses, à l'époque de l'année où l'évaporation des eaux stagnantes a son maximum d'intensité. Le grand nombre d'enfants atteints de fièvre typhoïde, que reçoit habituellement l'hôpital des Enfants malades de Paris, confirme aussi sur ce point l'induction physiologique. Rare dans les premières années de la vie, moins rare entre cinq et huit ans, la fièvre typhoïde sévit avec le plus de fréquence sur les enfants de neuf à quatorze ans. Abercrombie l'a observée chez des enfants de six à sept mois; Marc d'Espine, chez un enfant de sept mois; Charcellay, chez des nouveau-nés.

Nous avons vu combien l'enfant est accessible aux impressions du dehors; transmises au cerveau, elles déterminent facilement une excitation trop vive qui donne lieu aux mouvements convulsifs : c'est à cette susceptibilité extrême du système nerveux qu'il faut rapporter les accidents convulsifs que font naître par réflectivité la dentition, la présence de vers dans le tube digestif, le prurigo de l'eczéma, etc. « Vers la dentition viennent le prurit et l'irritation des gencives, les fièvres, les convulsions, les diarrhées, surtout à la sortie des dents canines et chez les enfants qui ont beaucoup d'embonpoint et une constipation opiniâtre (2). » La chorée, qui consiste dans la discordance d'action entre le système nerveux et le système musculaire, et qui se caractérise par la rapidité extrême, le manque de précision et de fixité dans les mouvements, la chorée est une maladie plus familière à l'enfance qu'à tout autre âge; mais elle n'est ni rare, ni très-commune, car sur 32976 malades admis à l'hôpital des Enfants pendant dix ans, 189 seulement étaient affectés de chorée, = 1 sur 377 (Rufz). G. Sée a fait ressortir la liaison de la chorée avec le rhumatisme articulaire (3), et Henri Roger celle qu'elle a, non-seulement avec le vice rhumatismal, mais avec les inflammations de la membrane interne et externe du cœur (chorée cardiaque) (4). L'épilepsie a été appelée *mal des enfants;* on l'a vue se développer dès les premiers jours et dans les premiers mois de la vie : « *Vel primo*

» aux toux, *aux inflammations ombilicales,* aux suintements des oreilles. » (Hippocrate, *Aphorismes,* 24, sect. III.)

(1) Villermé, *De l'influence des marais sur la vie* (*Annales d'hygiène publique et de médecine légale,* t. XI, p. 345, 1re série. Paris, 1834).

(2) Hippocrate, *Aphorismes,* 25, sect. III, traduction Littré.

(3) Germain Sée, *De la chorée, rapports du rhumatisme et des maladies du cœur avec les affections nerveuses* (*Mémoires de l'Académie de méd.,* t. XV).

(4) Henri Roger, *Archives gén. de méd.,* 1868.

mense adgreditur... vel circa dentitionis tempus a septimo ad decimum mensem (1)... » Cependant c'est surtout vers la puberté qu'elle se développe. Les convulsions primitives et sympathiques se manifestent d'habitude avant l'âge de sept ans ; les convulsions symptomatiques, quoique plus fréquentes à la même période de la vie, ne sont pas rares entre six et quinze ans.

La cachexie scrofuleuse est due à une modification inconnue du sang, source commune des dépôts morbides multiples qui s'opèrent sur des organes éloignés les uns des autres, et qui n'ont guère de liaisons sympathiques ; elle a pour expressions locales la tuméfaction inflammatoire des ganglions lymphatiques, l'inflammation chronique des muqueuses oculaires, palpébrales, nasales, des arthropathies, la carie des os courts, etc. Le système lymphatico-connectif est le siége de prédilection des manifestations scrofuleuses auxquelles il donne lieu, et comme il a une prépondérance marquée dans l'enfance, on comprend la fréquence des scrofules à cet âge : sur 537 scrofuleux, 210 sont compris entre un et dix ans. Scrofules et tubercules présentent sous ce rapport une grande divergence : ceux-ci sont beaucoup plus fréquents entre vingt et quarante-cinq ans qu'avant vingt ans ; celles-là augmentent de fréquence jusqu'à l'âge de quinze ans, se montrent encore chez beaucoup d'individus entre quinze et vingt ans, deviennent plus rares entre vingt et trente ans, et disparaissent à peu près à mesure que l'homme avance vers la vieillesse. Nous empruntons à Lebert (2) le tableau suivant, plein d'intérêt pour l'hygiène :

Age.	Tub. rculeux pour 1000.	Scrofuleux pour 1000.
1 à 5	0,093	0,128
5 à 10	0,051	0,262
10 à 15	0,057	0,292
15 à 20	0,084	0,162
20 à 25	0,142	0,052
25 à 30	0,129	0,039
30 à 35	0,111	0,026
35 à 40	0,106	0,019
40 à 45	0,064	0,019
45 à 50	0,060	»
50 à 60	0,063	»
60 à 70	0,039	»
70 à 80	0,006	»

On a noté depuis longtemps la fréquence plus grande des tubercules dans les centres nerveux, dans les ganglions bronchiques et dans les glandes mésentériques (carreau), chez l'enfant que chez l'adulte. Toutefois nous rencontrons souvent ces deux dernières localisations de la maladie tuberculeuse chez nos jeunes soldats, et c'est à tort que Gendrin considère comme une exception la tuberculisation des ganglions abdominaux après la puberté (*loc. cit.*, p. 58). La méningite tuberculeuse appartient encore à l'enfance, en raison de la pré-

(1) Sydenham, *op. cit.*, p. 620.
(2) Lebert, *Traité pratique des maladies scrofuleuses et tuberculeuses*, Paris, 1849, p. 60.

dominance encéphalique, si prononcée à cet âge. Enfin, c'est à cette même époque de la vie que le rachitisme se développe fréquemment sous l'influence d'une alimentation trop forte ou insuffisante, par la direction vicieuse de la plasticité.

III. *Puberté, âge adulte.* — L'épistaxis est l'hémorrhagie des muqueuses dans l'adolescence et dans l'âge mûr. Chez les femmes, les hémorrhagies utérines s'observent à l'époque où la menstruation s'établit, et pendant la période d'existence de cette fonction; rares avant la puberté et après la ménopause, elles sont de source incertaine dans le premier cas, et presque toujours le symptôme d'une lésion matérielle dans le second, témoignant ainsi de l'influence de l'âge sur la vitalité et le développement des organes. Entre trente et trente-cinq ans s'opèrent des congestions vers le rectum, cause productrice des hémorrhoïdes dont les *attaques*, comme on dit, se répéteront plus ou moins fréquentes, avec ou sans effusion sanguine, jusque vers cinquante à soixante ans.

Parmi les lésions de sécrétion, il en est qui résultent en partie de causes spéciales, en partie des conditions physiologiques de l'âge : on ne saurait nier qu'une mastication incomplète, une sorte d'état suburral habituel qui se manifeste par les vomissements, les diarrhées, les coliques favorisent chez l'enfant la production des vers lombrics que l'on observe surtout vers la deuxième dentition. Les ascarides sont plus communs chez les adolescents et les adultes; le ténia dans l'âge moyen, à moins qu'il ne soit endémique, comme à Batna (province de Constantine).

Les inflammations cutanées, aiguës et chroniques, ne font point défaut au jeunes gens et aux adultes; nous les observons en grand nombre dans les hôpitaux militaires qui reçoivent en majeure partie des malades de vingt à trente-cinq ans; quoique leur muqueuse digestive n'offre plus la vascularité exubérante de l'âge précédent, ils sont exposés singulièrement aux inflammations gastro-intestinales et à celles des organes annexes de la digestion. La proportion de ces malades est énorme dans l'armée, et quand on pratique sur le théâtre où Broussais a recueilli les matériaux de ses généralisations, on s'étonne moins de la prépondérance pathogénique qu'il a conférée à la gastro-entérite. Vers la puberté, le larynx achève de se développer, et c'est à partir de cette époque que s'établit une aptitude particulière aux irritations de cet organe. Presque tous les faits consignées par Trousseau et Belloc (1) portent sur des hommes de trente à quarante-cinq ans. Les phlegmasies des bronches, des poumons et des plèvres occupent une plus grande place dans la pathologie de la jeunesse et de l'âge mûr; il résulte d'un grand nombre de faits relevés par Barth et Grisolle (2) que la pneumonie, assez commune dans la jeunesse,

---

(1) Trousseau et Belloc, *Traité de la phthisie laryngée.* Paris, 1837, in-8 avec planches.

(2) Grisolle, *Traité de la pneumonie*, 2e édition. Paris, 1864, in-8.

atteint son maximum de fréquence dans la période de vingt à trente ans ; toutefois en tenant compte du chiffre de la population aux mêmes époques de la vie, on trouve que la pneumonie, loin d'être rare chez les vieillards, est encore chez eux l'affection aiguë la plus commune et la plus meurtrière (1). L'évolution sexuelle, la gestation, l'accouchement, la lactation, etc., suscitent à la femme l'imminence des affections inflammatoires de l'appareil génital.

Tous les observateurs s'accordent à fixer l'opportunité de la fièvre typhoïde entre vingt et trente ans; Forget confirme ce résultat (2). L'histoire médicale de nos armées montre aussi que l'âge adulte est éminemment apte à l'absorption des miasmes paludiques, cause la plus générale de la production des fièvres intermittentes.

Les névroses appartiennent aux âges d'accroissement et d'état (hystérie, épilepsie, hypochondrie, manie, etc.).

La chlorose est liée, dans son développement, aux conditions physiologiques qui préparent la révolution de la puberté, et se prolonge par l'insuffisance de la réparation organique, non à cause de l'imperfection de la menstruation qui n'est qu'un reflet de la condition générale de l'organisme. La cachexie scrofuleuse retarde l'apparition des premières règles ; la plupart des jeunes filles qui la présentent ne sont réglées que vers leur seizième année. La disposition scrofuleuse est souvent atténuée, corrigée par la puberté, qui a pour effet de condenser les tissus, de réduire l'activité des élaborations blanches ; en général, l'évolution des organes sexuels et leur entrée en exercice sont suivies d'heureux changements et déterminent, d'après l'ingénieuse idée de Bordeu, la crise de l'enfance et de ses infirmités (3).

Quant aux tubercules, ils sont très-communs de dix-huit à quarante ans ; des recherches publiées sur ce sujet, il résulte que l'homme après la puberté est surtout exposé aux tubercules depuis l'âge de vingt et un ans jusqu'à celui de vingt-huit; la femme y paraît plus exposée avant l'âge de vingt ans. Passé la puberté, les tubercules se montrent presque exclusivement dans les poumons. Briquet (4) a trouvé que les trois cinquièmes des phthisies se développent entre trente et trente-cinq ans, et que la plus grande partie des deux autres cinquièmes se manifestent de trente-cinq à cinquante ans : c'est donc durant la période décennale de vingt-cinq à trente-cinq ans que les sujets qui craignent pour leur poitrine doivent prendre le plus de précaution.

« Après cet âge (la jeunesse), viennent les asthmes, les pleurésies, les péripneumonies, les léthargies, les phrénésies, les fièvres ardentes, les diarrhées

---

(1) Chomel, *Dictionnaire de médecine*, 2e édition, t. XXV, p. 161.

(2) Forget, *Traité de l'entérite folliculeuse*. Paris, 1841, p. 450.

(3) « Multa morborum genera primo coïtu solvuntur, primoque feminarum mense; » aut si non id contingat, longinqua fiunt maximeque comitiales. » (Pline, *Historia naturalis*, lib. XXVIII, cap. iv.)

(4) Briquet, *Revue médicale*, février 1842.

chroniques, les choléras, les dysenteries, les lienteries, les hémorroïdes(1). »

IV. *Age de retour.* — Les accidents pléthoriques marquent la transition de la maturité à la ménopause ; les hémorrhagies, phénomène fréquent de cette dernière phase, ont divers caractères : déplétives, elles rappellent celles qui dénoncent chez la jeune fille les premiers efforts du travail ovarien; symptomatiques, elles révèlent l'existence de lésions organiques (polypes, tumeurs fibreuses, dégénérescences, etc.) et ne se lient pas à la décadence naturelle de la fonction; d'autres fois la femme, bien que devenue inpropre à la reproduction, conserve l'habitude de l'exhalation sanguine de l'utérus, et ces pertes, par leur répétition, la conduisent à ce qu'on a appelé la chlorose ménorrhagique (Trousseau et Pidoux). Nous avons parlé ailleurs des hémorrhagies supplémentaires ou déviations cataméniales dont Haller a fait une longue énumération : épistaxis, hématémèses, flux hémorrhoïdaux, hémoptysies, hématuries, dermorrhagies; à ces accidents que nous mentionnons par ordre de fréquence, il faut ajouter avec Rocque, Cazalis et Gendrin, les congestions cérébrales ou pulmonaires, d'accord avec Stahl qui admet la déviation menstruelle, même alors qu'il n'y a que fluxion avec congestion vers un organe. En somme, et pour leur gouverne hygiénique, l'âge de retour est signalé par une tendance aux hémorrhagies qui, suivant les conditions individuelles des femmes, sont sans influence sur leur santé, salutaires ou nuisibles; le plus souvent elles traduisent l'existence d'une maladie qu'il leur survit, et alors même qu'il n'existe point de lésion organique, la congestion hémorrhagique ne s'épuise point par la spoliation sanguine accidentelle. Au reste, ainsi que nous l'avons déjà dit, c'est vers l'abdomen que prédomine la circulation à cette époque de la vie.

Les lésions de sécrétion diminuent de fréquence avec le progrès de l'âge, les systèmes vasculaires perdant graduellement de leur activité.

A mesure que l'âge adulte penche vers son déclin, les inflammations se développent avec une allure et une phénoménalité qui les rapprochent des affections chroniques; elles ont des périodes moins distinctes, guérissent laborieusement, ou, ce qui est plus ordinaire, elles s'impatronisent dans l'économie. Chomel et Blache ont noté la fréquence de l'érysipèle périodique chez les femmes qui touchent à la ménopause.

Les fièvres d'infection miasmatique s'observent plus rarement; l'absorption est moins active : aussi les fièvres des marais sévissent-elles moins sur les individus de cet âge; et quant à la fièvre typhoïde, on en a constaté quelques cas à des époques avancées (Petit, Andral, Montault); mais on peut dire qu'au delà de cinquante ans, elle ne se développe qu'exceptionnellement, et qu'elle est déjà rare de quarante-cinq à cinquante ans.

La susceptibilité anomale du système nerveux s'affaiblit vers l'âge de retour, et finit par s'éteindre : avec elles disparaissent la plupart des névroses et des

____

(1) Hippocrate, *Aphorismes*, 30, sect. III.

affections convulsives qui ont tourmenté les années d'accroissement et d'état. Cet apaisement n'est pas le fait général : à cet âge, on observe chez beaucoup de femmes des céphalalgies, des migraines opiniâtres, des insomnies, des spasmes, de la tristesse, du spleen, quelquefois un état d'exaltation qui devient le point de départ du dérangement de l'esprit. Brierre de Boismont ajoute que ces troubles se manifestent même chez des femmes qui passent leurs jours dans le travail, tant il est vrai qu'ils procèdent de l'action sympathique de l'utérus sur le système nerveux, non des habitudes d'éducation et des regrets passionnés. Pinel (1) cite deux cas d'hystérie et d'épilepsie, développés sous l'influence de la ménopause. Rocque et Raynaud ont recueilli à la Salpêtrière 26 observations où l'on voit l'épilepsie survenir 6 fois lors de la ménopause, et 6 fois à l'époque de l'âge critique ou très-peu de temps après la cessation des règles. Quant à l'hystérie, c'est à peine s'ils ont pu rencontrer cette affection chez les femmes du service de Lélut qui avaient passé l'âge de la ménopause.

Parmi les productions morbides sans analogues dans l'économie (*hétéroplastiques*, Lobstein), les tubercules se rencontrent dans l'âge de retour, mais ils datent de loin. Nous sommes loin de les regarder comme le produit direct de l'inflammation; mais il est incontestable que leur apparition se lie à l'activité vitale des organes et est préparée par la fluxion des matériaux nutritifs qui se dirige sur les parties en voie d'accroissement : c'est pourquoi la matière tuberculeuse prédomine chez l'enfant dans le tissu sous-arachnoïdien, dans les ganglions bronchiques et abdominaux, dans les poumons chez l'adolescent, dans les testicules chez l'adulte, etc. Mais d'autres productions hétéroplastiques paraissent favorisées par l'état d'atrophie commençante des organes, qui coïncide avec l'âge de retour : tels sont le squirrhe, le cancer. La coïncidence du cancer avec le décroissement naturel des organes est confirmée par les recherches de Leroy (d'Étiolles) (2). Il a fait le relevé de 2781 cas de cancer recueillis par des médecins français : sur ce nombre, 1227 ont été observés chez des sujets âgés de plus de quarante ans; 1061 sur des individus âgés de plus de soixante ans ; 30 fois sur 100 le cancer occupait l'utérus, 24 fois sur 100 les mamelles. Sur 409 cas de cancer utérin observés à la maison de santé dans l'espace de douze ans par madame Boivin, 102 l'ont été de 30 à 40, 106 de 40 à 45, 95 de 45 à 50 ans. Dans des tableaux publiés par Rocque (3), et dressés avec les éléments de l'observation la plus authentique, nous avons relevé sur 60 cas de cancer, où l'époque de la ménopause a été notée, 26 femmes chez qui l'apparition du cancer a coïncidé avec cette crise d'âge, l'a précédée ou suivie dans un délai d'un à cinq ans. Le carcinome du

(1) Pinel, *Nosographie philosophique*, t. III, p. 76 et 77.

(2) *Comptes rendus de l'Académie des sciences*, 21 février 1843. — Comparez H. Lebert, *Traité d'anatomie pathologique générale et spéciale*. Paris, 1856, t. I, p. 307.

(3) Rocque, *Essai sur la physiologie et la pathologie de la ménopause, Thèses de Paris*, 1858, nᵒ 149.

foie, dit Frerichs (1), rare dans l'enfance, appartient à la période avancée de la vie ; sur 83 cas, il en a observé 41 entre quarante et soixante ans, 19 entre soixante et soixante-dix ans. Enfin, la goutte se montre fréquemment, mais avec cette particularité que plus la vieillesse s'avance, moins les accidents inflammatoires sont prononcés ; par compensation, la formation des tophus augmente : ce qui met en évidence la liaison qui existe entre la manifestation de cet état morbide et les conditions propres de l'âge.

La transition de la virilité à la période de décroissement a pour effet de fixer dans l'organisme les maladies qui datent d'une époque antérieure et qui ne sont point balayées par cette révolution d'âge ; elle leur imprime le cachet d'une irrémédiable chronicité, et si elle ne les convertit en habitudes inoffensives pour l'économie, celle-ci porte en elle, dès cette heure, le principe de sa destruction plus ou moins prochaine. Mais les changements qui s'opèrent dans la constitution peuvent entraîner aussi la cessation d'habitudes existantes : c'est ainsi que les femmes ne se voient plus en proie à des souffrances périodiques telles que névralgies, hémicrânies ; elles sont délivrées comme par enchantement de douleurs rhumatismales, d'hémorrhagies mensuelles qui les épuisaient ; leur santé, autrefois chancelante, se consolide ; la force de leur constitution s'accroît de la force qui ne se dirige plus sur l'utérus : mais ces mutations sont propres à leur sexe, au moins quant à la rapidité de leur succession, et nous devons nous arrêter un moment sur cette importante période de leur existence.

L'opinion qui fait de la ménopause un temps critique dans le sens fâcheux de cette expression, une phase périlleuse de l'organisme féminin, a-t-elle sa source dans le préjugé ou dans l'observation ? La statistique se charge de répondre : « Du 43ᵉ degré de latitude au 60ᵉ, c'est-à-dire sur une ligne qui s'étend de Marseille à Pétersbourg, en passant par Vevey, Paris, Berlin et Stockholm, à aucune époque de la vie des femmes, depuis trente ans jusqu'à soixante-dix, on n'aperçoit d'autre accroissement dans leur mortalité que celui nécessairement voulu par les progrès de l'âge. A toutes les époques de la vie des hommes, depuis trente ans jusqu'à soixante-dix, on trouve une mortalité plus grande que chez les femmes, mais surtout de quarante à cinquante ans (2). » D'où il suit que la période de quarante à cinquante ans est véritablement plus critique pour l'homme que pour la femme, quels que soient sa condition et son genre de vie. Ce n'est pas qu'il ne meure un plus grand nombre de femmes entre quarante et cinquante ans, qu'entre trente et quarante, etc.; mais leur proportion de mortalité reste inférieure à celle des hommes. Lachaise (3) est arrivé à des résultats semblables. Finlaison, archi-

<hr>

(1) Frerichs, *Traité pratique des maladies du foie*, trad. de l'allemand, 3ᵉ édition, 1877.

(2) Benoiston de Châteauneuf, *Mémoire sur la mortalité des femmes, etc.*

(3) Lachaise, *Topographie médicale de Paris*. Paris, 1822, in-8.

viste du bureau de la dette publique en Angleterre, a trouvé qu'après l'enfance, la vie des femmes l'emporte pour la durée sur celle des hommes, et dans une proportion vraiment étonnante. Enfin, Burdach (1) a dressé des tables statistiques avec des documents d'origine diverse, et d'où il résulte que depuis l'âge de quarante-cinq ans jusqu'à celui de cinquante-cinq ans, la mortalité des femmes est faible, comparativement à celle des hommes, et même qu'elle est alors moins considérable qu'à toute autre époque de la vie. Il semble donc qu'il en soit de la ménopause comme de la puberté, moins dangereuse en elle-même que par les préludes de son établissement. Il est certain qu'on a rattaché à l'âge de retour beaucoup d'affections qui avaient pris naissance bien avant la cessation des règles, notamment des dégénérescences cancéreuses et squirrheuses des organes sexuels, précédées pendant plusieurs années d'écoulements séreux et séro-purulents. D'après Lisfranc, c'est entre l'âge de vingt et trente-cinq ans que débutent le plus grand nombre des affections de l'utérus. Toutefois un certain nombre d'accidents ont leur origine dans la ménopause, personne ne le conteste : telles sont ces hémorrhagies inquiétantes qui se renouvellent parfois à court intervalle et qui persistent pendant plusieurs mois et même pendant des années ; symptomatiques le plus souvent d'une altération organique, elles s'observent aussi sans cette cause ; d'autres fois au flux succèdent la leucorrhée, les hémorrhoïdes, l'hématurie ; la pléthore générale est presque inévitable chez un grand nombre de femmes sur le retour, et chez toutes survient celle du bassin ; la matrice peut rester congestionnée et finit par s'irriter. Des accidents nerveux, des *vapeurs*, des phénomènes d'hystérie et de mélancolie, ne sont pas rares, surtout quand les femmes appartiennent aux rangs aisés et éclairés de la société ; mais ils sont le plus souvent le reflet de l'état moral, et dénoncent moins l'influence sympathique de l'utérus que l'orage des passions encore vivaces et désormais déplacées dans le commerce social, les luttes impuissantes du regret qui doit aboutir à la résignation. Enfin, on a vu reparaître après la ménopause des maladies qui avaient disparu lors de la première menstruation, telles que des éruptions diverses, des furoncles, l'eczéma ; des érysipèles, des urticaires à répétition peuvent se manifester à partir de la cessation des règles.

L'hygiène seule protége efficacement la femme contre les suites de cette révolution d'âge, et sait conjurer l'imminence morbide qui l'accompagne et lui succède pendant un temps indéterminé. Il importe d'éloigner tout ce qui peut donner lieu à la polyhémie, à l'exaltation de la sensibilité, au réveil inopportun du désir vénérien ou à l'irritation locale des organes de la génération. Un régime humectant, médiocrement nutritif, végétal et lacté en grande partie ; la prohibition de toute boisson alcoolique et aromatique ; un vêtement chaud qui provoque légèrement la peau et décentralise les forces qui convergent vers l'utérus ; l'exercice modéré et pris dans un air sec et vif : telle est la formule

(1) Burdach, *Traité de physiologie*. Paris, 1839, t. V, p. 392.

laconique des convenances sanitaires pour l'âge de retour, avec la donnée essentielle du calme moral et d'une sociabilité sagement circonscrite, soigneusement abritée contre les agitations mondaines et les tardives concupiscences. Un régime tonique et même l'emploi du fer trouvent leur place chez les femmes qui, anémiées par les pertes utérines, présentent de la faiblesse musculaire, des dyspnées, de la pâleur, des bruits de souffle cardiaques et vasculaires, etc.

V. *Vieillesse.* — Si l'on excepte les habitudes morbides que l'âge précédent a léguées à l'organisme, la vieillesse ne présente pas une seule maladie qui ne dépende directement des conditions matérielles et physiologiques de cet âge. L'organisation, comme l'a dit Rostan, est la cause première de leurs affections, comme elle en détermine la phénoménalité et l'issue. Que l'on se rappelle les changements qui s'effectuent à cet âge dans les centres nerveux, dans le système musculaire, et l'on comprendra pourquoi les vieillards perdent graduellement l'usage des sens, sont affectés de tremblements, de faiblesse et de paralysie de la vessie, etc. Les résultats de la modification matérielle des organes engendrent à leur tour une série d'effets secondaires, d'où la complication des infirmités et des maladies : ainsi la rareté des mictions permet l'accumulation de l'urine dans la vessie ; l'ampliation de ce réservoir, due à la stase habituelle de l'urine, achève de lui faire perdre son ressort ; le manque ou l'insuffisance des contractions de la vessie rend impossible l'expulsion des concrétions dont la formation est favorisée par les causes précitées, etc. Les hémorrhagies cérébrales, si rare chez les enfants, puisque en vingt années Guersant n'en a observé que deux cas, sont presque inévitables pour les vieillards, ainsi que les ramollissements de la substance cérébrale, par suite des modifications que subit chez eux la circulation encéphalique, et surtout la texture des vaisseaux (athérome, embolies, etc.). La déposition du phosphate calcaire dans une foule d'organes, et notamment dans ceux de la circulation artérielle, entraîne d'autres maladies ; le sang, en raison des obstacles qu'il rencontre dans son cours, stagne dans le ventricule et dans l'oreillette gauche, par suite dans les poumons : de là les lésions du cœur, si ordinaires dans le vieil âge, de là les engouements, les hypérémies passives ou plutôt mécaniques des poumons, cause de pneumonies mortelles. Ces inflammations sont souvent latentes et insidieuses par des intermittences qui font croire à la guérison. La fréquence des congestions et des apoplexies pulmonaires, ainsi que des catarrhes bronchiques et des dyspnées, tient aussi à l'espèce de transformation que subit l'appareil respiratoire : le poumon du vieillard s'atrophie ; par l'agrandissement de ses cellules, le nombre des surfaces sur lesquelles l'air et le sang réagissent est diminué. Il est vrai que, par compensation, la masse du sang est réduite, ou, ce qui revient au même, son cours est ralenti : modification qui conserve au vieillard le bénéfice de la loi en vertu de laquelle il existe un rapport constant entre la quantité de sang à vivifier dans un temps donné et l'étendue des surfaces sur lesquelles l'air peut rencontrer ce sang (Andral) ; mais l'atrophie sénile ne se restreint pas toujours dans la proportion nécessaire à l'hématose : elle s'exagère et produit la dyspnée. Les recherches de Bourgery confirment cette altération de la texture des poumons chez le vieillard, mais en font remonter l'origine plus haut : la faculté respiratoire, dit ce laborieux investigateur, s'use d'elle-même par la déchirure capillaire des canaux aériens et sanguins, improprement nommée emphysème pulmonaire ; cette déchirure accompagne plus ou moins tous les grands efforts de la respiration. Quoiqu'elle semble l'usure sénile du poumon, elle commence néanmoins dès l'enfance et augmente graduellement avec l'âge, jusqu'à la vieillesse, par la seule réitération des actes fonctionnels. Le dernier résultat de l'emphysème sénile, dit encore Bourgery, est d'assimiler la respiration des vieillards à la respiration mi-partie à sang rouge et noir, le poumon du vieillard décrépit au poumon loculaire avec respiration incomplète du reptile.

Le défaut de sécrétion sébacée et de transpiration permet aux corpuscules irritants de se fixer à la surface cutanée des vieillards ; de là des érythèmes secs et d'autres éruptions. Forcée de suppléer la peau, la muqueuse aérienne sécrète avec abondance et produit ces interminables bronchorrhées qui dégénèrent facilement en bronchites capillaires, sous l'influence d'une faible cause, telle que passage de la chaleur au froid. La chute des dents, la perte de la salive, l'atrophie de la tunique musculeuse des intestins, etc., occasionnent des diarrhées lientériques par imperfection des digestions ; les hernies sont favorisées par le relâchement de la paroi abdominale, la gangrène des membres par le défaut d'innervation et l'embarras de la circulation, etc.

La pathologie sénile est plus restreinte, puisqu'elle exclut les fièvres éruptives, les névroses, le rhumatisme articulaire fébrile, les fièvres intermittentes idiopathiques, les dysménorrhées, les affections aiguës de l'utérus. En général, les maladies des vieillards sont compliquées, car elles sont intercurrentes dans un état d'infirmités plus ou moins graves ; les sympathies étant presque éteintes chez eux, elles se développent et marchent sourdement ; le cerveau reste longtemps étranger à l'affection morbide qui menace leur vie ; de là leur indifférence ou même la persistance de leur gaieté naturelle au milieu d'un péril dont ils n'ont point la perception. Leur délire se trahit par les actions, avant, de se manifester par le langage. On observe chez eux la sécheresse beaucoup plus fréquente de la langue, la rareté et l'insuffisance des sueurs ; ils se plaignent de froid et d'horripilation, mais de frisson presque point. Leurs maladies obéissent aux saisons plus encore que celles des adultes : en été, ils donnent un cinquième de malades de moins, et leur mortalité baisse ; les affections qu'ils offrent alors ont presque toutes pour base un embarras gastro-intestinal et cèdent à l'emploi d'un éméto-cathartique. L'hiver amène les catarrhes, les pneumonies, les affections cérébrales, les cachexies, les hydropisies, rarement liées à la néphrite albumineuse, etc. C'est aussi en hiver (an IV) que Pinel a signalé à la Salpêtrière la fréquence des fièvres putrides et adynamiques, et qui, rapprochées d'observations plus récentes, ont paru a

Beau (1) constituer une sorte de typhus sénile, remarquable par la fréquence des parotides, sporadique comme le *typhus fever* des Anglais, et lui ressemblant par l'absence des lésions caractéristiques de la rate, des ganglions mésentériques et des glandes intestinales.

Après avoir réfléchi aux modifications normales de l'organisme sénile et aux conséquences pathologiques qui en résultent, comment ne pas admirer l'aphorisme suivant, dans lequel une expérience toute de génie a résumé, il y a plus de deux mille ans, l'imminence morbide du vieil âge : « La vieillesse amène avec elle les dyspnées, les toux catarrhales, les stranguries, les dysuries, les douleurs articulaires, les néphrites, les vertiges, les apoplexies, les cachexies, les démangeaisons de tout le corps, les insomnies, l'humidité du ventre, des yeux et du nez, les obscurcissements de la vue, les glaucomes, les duretés de l'ouïe (2). »

La conclusion générale qui découle des faits relatifs à l'imminence morbide suivant les âges, est que les conditions dans lesquelles s'exerce la plasticité durant les âges d'accroissement, penchent l'organisme vers la maladie ; que le mouvement de décroissance rend de plus en plus précaire l'accomplissement des fonctions et multiplie les causes de maladie par l'usure des organes. La force de résistance va diminuant avec les années ; aussi le nombre des jours de maladie par an augmente-t-il avec l'âge : c'est ce qui résulte de la statistique dressée par une commission des associations charitables d'Écosse; la durée annuelle moyenne des maladies s'y trouve exprimée dans les proportions suivantes :

A l'âge de 20 ans, quatre jours de maladie; 30 ans, de plus de quatre jours; 40 ans, de cinq à six jours; 45 ans, de sept jours; 50 ans, de neuf à dix jours; 55 ans, de douze à treize jours ; 60 ans, de seize jours ; 65 ans, de trente à trente et un jours; 70 ans, de soixante-treize à soixante-quatorze jours (3).

On a formulé d'une manière générale l'influence des âges sur la production des maladies en la rapportant, pour l'enfance aux organes encéphaliques, pour l'adolescence et la jeunesse a ceux de la poitrine, pour l'âge du retour et du déclin, à ceux de l'abdomen. Cette assertion a presque obtenu le crédit d'un axiome, et nous l'avons nous même reproduite. Il faut croire qu'elle est fondée sur l'observation universelle, puisqu'elle est universellement admise; mais l'induction physiologique n'y conduit point à priori. Nous avons signalé les changements que subit le tube digestif chez l'enfant et la fréquence des accidents pathologiques dont il est le siège : peut-être joue-t-il un rôle aussi important que l'encéphale dans la pathogénie de cet âge. Trousseau ne s'arrête point à ce doute, il affirme que la diarrhée, ou plutôt l'entérite dont elle est

(1) Beau, *Journal de médecine*, t. I. 1843.

(2) Hippocrate, *Aphor.*, 31, sect. III.

(3) Villermé, *Sur la durée moyenne des maladies aux différents âges* (*Annales d'hygiène publique.* Paris, 1829, t. II. p. 246.

le symptôme, fait périr plus d'enfants que toutes les autres maladies ensemble de cet âge. Quant à la jeunesse et à l'âge adulte, le mouvement des hôpitaux militaires peut fournir quelques renseignements sur les affections prédominantes, et, par conséquent, sur la prédominance splanchnique à cette époque de la vie. On sait, en effet, que ces établissements reçoivent une immense majorité d'hommes entre vingt et un et trente-cinq ans ; les enfants et les vieillards n'y paraissent que par exception. Or, sur 1877 malades que j'ai traités au Val-de-Grâce pendant les années 1840 et 1841, voici les proportions relatives aux trois cavités splanchniques :

Maladies ayant leur siége dans le système cérébro-spinal et ses enveloppes....................................	100
Id. Id. dans les organes contenus dans la poitrine...........	810
Id. Id. dans les organes contenus dans le bas-ventre........	837
Maladies diverses (rhumatismes articulaires, phlegmasies cutanées, lumbago, etc., etc.).......	130
TOTAL......	1877

Les 817 malades que j'ai traités dans le même hôpital pendant l'année 1842 se répartissent de la manière suivante, quant à leurs localisations :

Système cérébro-spinal et organes des sens....................	33
Plèvres et poumons.....	212
Cœur et péricardite.	7
Appareil digestif et annexes.....	335
Fièvres intermittentes	134
Phlegmasies cutanées chroniques et aiguës.................	43
Affections diverses...................	53
TOTAL...............	817

Réunissant ces données, on trouve pour l'encéphale et ses dépendances = 133, pour la poitrine = 1029, pour l'abdomen = 1172, non compris les fièvres intermittentes qui sont des maladies de garnison, et qui pourraient, au moins par leurs complications et leurs suites, être rattachées aux affections abdominales, si l'on tenait absolument à les grouper dans les catégories précitées. Il semble donc que chez l'adulte encore, l'imminence morbide prédomine vers l'abdomen : considérant les conditions spéciales de la vie militaire, nous nous abstenons de tirer avantage de ces données numériques contre l'axiome précité ; mais nous avons cru devoir les relater.

§ 3. — Des rapports de l'imminence morbide avec les sexes.

L'imminence morbide qui dépend des sexes est absolue ou relative : absolue, quand elle se rapporte à des maladies inhérentes à l'organisation propre de l'homme ou de la femme ; relative, quand elle s'applique aux maladies dont les deux sexes sont tributaires, mais dans une proportion inégale.

1° Imminence absolue.

A. *Sexe masculin*. — Les dérangements et les affections morbides qui menacent exclusivement l'homme intéressent directement ou indirectement la fonction et les organes de la génération; ils sont en rapport avec les phases de cette grande fonction, et plusieurs ont été signalés plus haut (*Habitudes morbides*). L'accroissement rapide du corps vers l'époque de la puberté produit les mêmes effets qu'une déperdition de force matérielle, et les fièvres dites de croissance, quand elles ne sont point le reflet d'une irritation viscérale, épuisent la constitution. Il importe alors de ménager le système nerveux et de ne l'activer qu'autant que la force générale et le développement de tous les organes se sont consolidés sous l'influence de l'alimentation et du repos. Mais ces accidents de croissance sont communs aux deux sexes, quoique plus ordinaires chez les garçons. La précocité du sens génital, les premières sensations dont les organes sexuels sont l'instrument, provoquent les adolescents à des abus, à des excès dont il a été parlé; l'influence cérébrale et l'irridiation des organes génitaux se confondent et se perdent dans le même cercle étiologique du satyriasis, de l'hypochondrie, des pertes séminales, de l'impuissance, etc. Les premières tentatives du coït déterminent parfois des uréthrites; les excès amènent des engorgements prostatiques, des rétrécissements, des irritations vésicales, des orchites; nous avons souvent reçu dans nos salles, au Val-de-Grâce, de jeunes soldats qui avaient éprouvé, le jour même ou le surlendemain d'un coït ou d'une masturbation pratiquée après une continence prolongée, une turgescence inflammatoire d'un testicule, une orchite dite spontanée, en ce sens qu'elle est étrangère à toute cause traumatique ou vénérienne. Il suffit de mentionner d'autres maladies qui n'appartiennent qu'à l'homme, telles que l'hydrocèle, le sarcocèle, les lésions du pénis, etc.

B. *Sexe féminin*. — L'établissement des règles, leur suppression, la copulation, l'état de grossesse, l'avortement, l'accouchement naturel ou provoqué, opportun ou prématuré, la lactation, suscitent à la femme des périls, des maladies, des infirmités; la disposition même des différentes parties de son appareil génital conspire, avec les fonctions dont elle est chargée pour la reproduction de l'espèce, contre l'intégrité de sa santé, et si la statistique lui alloue une moyenne de longévité supérieure à celle de l'homme, il nous semble qu'elle en est redevable moins aux conditions de la sexualité qu'à celles de son existence sociale. Cette société qu'elle accuse la dispense des longs travaux de l'éducation scientifique; elle lui épargne la rude épreuve des professions qui exigent un grand déploiement de forces; la femme ne participe point aux chances majeures de mortalité qui pèsent sur l'armée, sur différentes carrières, telles que l'enseignement, la pratique de la médecine, sur beaucoup d'industries et de métiers insalubres; le célibat, autre source de mortalité, exerce moins la femme et lui est infligé en moindre proportion, etc. Ce sont ces causes extérieures, issues de notre organisation sociale, qui expliquent les résultats de la statistique obituaire ; car plus on envisage de près les conditions de structure et de fonctionnalité qui appartiennent à la femme, plus on y découvre de germes de maladie ; la constitution permanente des femmes est à peu près celle de l'enfance, qui sollicite tant de soins et de précautions : la société a donc sagement fait de les abriter dans le cercle de la vie domestique, et de les bercer, loin du forum, dans le rêve perpétuel des félicités intimes.

Nous avons insisté déjà sur les principaux accidents qui accompagnent ou précèdent la ménopause. Roussel a dit avec raison que l'écoulement menstruel est le signe et la mesure de la santé des femmes; il suffit pour faire disparaître des maladies qui ont persisté depuis l'enfance (1). Mais trop souvent cette fonction s'établit laborieusement ; elle est précédée ou accompagnée de douleurs, de malaises, de troubles divers des organes respiratoires et digestifs, d'accidents hystériques, convulsifs, de lipothymies, de coliques nerveuses, de chlorose; cette tourmente (dysménorrhée) peut se renouveler à chaque retour ou n'être que le prélude de la première menstruation. D'autres fois celle-ci n'apparaît point, soit par l'effet d'un état pléthorique, dont nous ignorons le mode d'action sur l'ovulation spontanée, soit parce qu'il existe une lésion organique sous l'apparence générale de la santé, soit à cause d'une faiblesse originaire ou acquise de la constitution (aménorrhée par rétention). Les mêmes causes peuvent déterminer graduellement, lentement, la suppression complète ou incomplète des règles, quand elles ont déjà coulé ; une émotion, une imprudence de régime, l'omission d'une précaution habituelle peut les faire cesser instantanément. L'exhalation du sang menstruel a lieu, mais des causes diverses s'opposent à sa sortie; c'est l'aménorrhée par défaut d'excrétion; enfin, l'excès des règles amène aussi des maladies comme leur suppression (2). Quant aux déviations prétendues du flux menstruel, nous en avons parlé (*Habitudes morbides*). Remarquons que toutes ces lésions d'une fonction qui domine la vie des femmes sont prévenues par une bonne hygiène, et, une fois développées, cèdent moins à l'emploi des drogues qu'à celui des modificateurs hygiéniques.

La grossesse franchit la limite de l'imminence morbide et entraîne une série de souffrances et d'incommodités; chaque appareil, chaque organe y participe à tour de rôle, et souvent plusieurs ensemble : le ptyalisme, les nausées, les vomissements, l'anorexie et la constipation vers la fin, voilà pour le tube digestif; la pléthore, les hémorrhagies, les dilatations variqueuses des membres inférieurs, l'œdème qui s'y ajoute, parfois des hémorrhoïdes, voilà pour la circulation. L'excrétion des urines devient gênée ou involontaire; le trouble

(1) Hippocrate, *Aphor.*, 28 sect. III.
(2) Hippocrate, *Aphor.*, 57 sect. V.

mécanique de la circulation veineuse peut avoir pour effet l'hypérémie des reins, et successivement divers degrés d'albuminurie, avec leurs conséquences inévitables, la présence de l'albumine dans l'urine et l'accumulation de l'urée dans le sang; de là des accès d'éclampsie (1). Le plus souvent la lésion rénale se dissipe avec les symptômes urinaires après l'accouchement; mais elle peut s'aggraver pendant les efforts de l'accouchement, qui est une cause efficiente d'albuminerie et, par suite, d'éclampsie. Celle-ci est le symptôme le plus ordinaire, mais non unique, de l'urémie chez les accouchées ; des paralysies locales de la face, l'hémiplégie, l'amaurose (Simpson), et d'après Litzmann, la manie, la stupeur, en sont aussi quelquefois les suites. Outre cette fatale imminence des convulsions, les fonctions du système nerveux offrent d'autres phénomènes de troubles ou de perversion; des douleurs se font sentir en différentes parties du corps, notamment aux seins, à l'hypogastre, aux aines et dans la région lombaire. La proéminence du ventre qui s'oppose à la vue des obstacles, et la répartition défavorable du poids du corps, sont pour quelques femmes une cause de chutes. L'influence préservatrice de la grossesse est loin d'être démontrée par une somme suffisante de faits : c'est une idée très-satisfaisante que celle qui place la femme enceinte sous la protection spéciale de la nature, essentiellement conservatrice de l'espèce ; mais on ne voit pas que les maladies aiguës épargnent les femmes grosses, et leur danger s'augmente de la difficulté de traiter la mère sans compromettre l'existence de l'enfant. Toutefois l'excitation générale que produit la grossesse augmente la force de réaction; le mouvement fluxionnaire qui s'établit vers l'utérus et la prédominance énorme que prend cet organe diminuent, pour les autres parties du corps, les chances d'hypérémie et de phlogose, ou agissent sur eux par un effet de dérivation prolongée. On expliquerait ainsi l'amendement et même la guérison de la manie et surtout de la démence, si des observations assez nombreuses, assez exactes, confirmaient ce fait. Les observations communiquées à l'Académie de médecine par Grisolle (2) ont dissipé l'erreur qui a régné si longtemps au sujet de l'influence ralentissante de la grossesse sur la phthisie pulmonaire. Il arrive pourtant que des grossesses répétées modifient avantageusement l'économie, et en corrigent, jusqu'à un certain point, la disposition lymphatique, grâce à l'élan qu'elles impriment à la circulation sanguine et à la stimulation sympathique des principaux viscères.

Nous avons mentionné ailleurs les causes qui peuvent troubler dans le sein maternel la régularité de l'évolution fœtale. Épargner à la mère les émotions violentes et toute occasion d'irritation morbide, c'est beaucoup faire pour l'intégrité du produit de la gestation. Le spectacle d'un accès épileptique peut communiquer au fœtus l'aptitude à cette maladie sans que la mère la con-

<hr>

(1) *Mémoires de l'Académie de médecine,* Paris, 1856, t. XX, p. 1 et suiv.

2. Grisolle, *Bulletin de l'Académie de médecide,* 1849, t. XV, p. 10.

tracte (1). Les frayeurs et l'affliction ont une grande influence sur le développement de l'épilepsie chez l'enfant comme chez la mère. Toutes les statistiques ont enregistré la frayeur pour une très-large proportion dans l'étiologie de l'épilepsie (Leuret, 27 pour 100 ; Delasiauve, 42 ; Beau, 50).

L'avortement peut avoir lieu à toutes les époques de la grossesse ; la gravité de ses suites dépend de la cause qui le produit et de l'époque où il a lieu. Une foule de conditions inhérentes à l'organisation de la mère sont propres à préparer, à déterminer cet accident ; et en première ligne, l'exaltation de la sensibilité, les vices de conformation, la disposition aux hémorrhagies, l'hérédité, l'habitude introduite par des avortements antérieurs, alors même que ceux-ci ont eu lieu accidentellement. L'avortement est d'autant plus dangereux qu'il s'opère à une époque plus rapprochée du terme naturel de la grossesse.

La parturition, comme la grossesse, s'accompagne de souffrances et détermine l'imminence d'une foule d'accidents plus ou moins graves, soit pendant le travail, soit après la délivrance. La sécrétion du lait donne lieu à un mouvement fébrile qui dure ordinairement d'un à trois jours, et qui, lorsqu'il se prolonge au-delà de vingt-quatre heures, présente chaque jour un redoublement. L'intensité et la durée de la fièvre de lait sont en rapport avec les dispositions organiques individuelles ; mais lorsqu'elle se prolonge et se complique de phénomènes graves, il existe une inflammation ou une autre cause extra-physiologique, car en elle-même cette fièvre ne peut être considérée comme une maladie. L'insuffisance ou l'excès de sécrétion laiteuse ne produit pas les mêmes effets sur la mère ; celle-ci n'a point à souffrir du manque de lait, si ce n'est moralement ; mais la surabondance de la sécrétion, disproportionnée avec la force de la constitution, entraîne à la longue l'épuisement et le marasme. Quant aux maladies dites laiteuses, pour les admettre il faudrait des faits qui missent hors de doute la déviation ou la métatase du lait. Si certaines maladies paraissent plus fréquentes pendant l'allaitement, on ne peut nier que cette fonction n'exerce en général une influence heureuse sur la santé des femmes. Nous connaissons une dame sujette à des accidents hystériques très-bizarres, qui, suspendus pendant l'allaitement de son dernier enfant, ont reparu depuis le sevrage.

2° IMMINENCE RELATIVE DES SEXES.

La question de la fréquence relative des maladies dans les deux sexes ne peut être résolue que par la statistique opérant sur de grands nombres. L'étude comparée de l'organisation virile et de l'organisation féminine conduit à quelques inductions fondées sur ce sujet ; mais la science ne peut se contenter de probabilités à priori. Il est inutile de faire remarquer l'avantage que l'hygiène tirera de la connaissance exacte des proportions numériques d'après lesquelles les principales maladies se développent chez l'homme et chez la femme. La

(1) Michéa, *Union médicale*, 6 novembre, 1855.

prophylaxie se dirige du côté où l'urgence est manifeste; elle attend donc un guide dans la statistique qui doit lui fournir l'échelle de l'imminence morbide suivant les sexes. Pour un certain nombre d'affections il existe quelques données. Il est hors de doute que les névroses s'observent en plus grand nombre chez les femmes; ce rapport de fréquence s'applique à la plupart des lésions du système nerveux. En 1820, il y avait 324 épileptiques à la Salpêtrière, où l'on ne reçoit que des femmes; et seulement 160 à Bicêtre, qui est ouvert aux hommes. Esquirol (1) a trouvé dans divers hospices de France 700 femmes et environ 500 hommes aliénés; à la fin de 1820, la Salpêtrière renfermait 1402 femmes aliénées, tandis qu'il n'existait que 740 hommes aliénés à Bicêtre (2). — Sur 32 976 malades admis, pendant dix ans, à l'hôpital des Enfants (de 1824 à 1833), 189 étaient affectés de chorée, et sur ce dernier nombre, 51 étaient des petits garçons et 138 étaient des petites filles (3). Sur 240 cas de chorée, Dufossé n'a trouvé que 79 individus du sexe féminin (thèse, Paris, 1836). Les névralgies ont été notées 251 fois chez les femmes et 218 chez les hommes (Valleix).

Il serait intéressant de connaître dans quelle mesure de fréquence se développent dans les deux sexes les affections les plus communes ou les plus funestes; malheureusement les données manquent ou sont incomplètes. Ainsi les auteurs ne fournissent rien de positif, quant au sexe, dans l'étiologie de la fièvre typhoïde : sur 190 cas, Forget a trouvé 90 hommes et 100 femmes (4). — Briquet oppose le résultat de ses recherches à ceux obtenus par Louis et Lombard (5), touchant la fréquence relative de la phthisie pulmonaire dans les deux sexes; il a trouvé que la mortalité proportionnelle des phthisiques a été plus forte d'un dixième environ chez les hommes que chez les femmes. Il est probable que l'influence du sexe sur la production des tubercules varie d'un pays à l'autre. Louis a démontré qu'à Paris la prédominance est pour le sexe féminin; à Genève, Marc d'Espine indique, pour 680 décès par tubercules, 346 hommes et 334 femmes; l'Angleterre, prise en masse, donne plus de décès par phthisie pour les femmes que pour les hommes, tandis que Londres voit mourir annuellement 37 phthisiques du sexe masculin pour 33 du sexe féminin. De 1 à 2 ans 1/2 les garçons se tuberculisent plus facilement que les filles dans une assez forte proportion (Dietrich, Rilliet et Barthez); c'est le contraire de 3 à 5 ans, dans une proportion minime. De 6 à 10 ans 1/2 les deux sexes sont également exposés à la tuberculisation; mais de 11 à 15 ans, la forme chronique se montre plus fréquente chez les enfants du sexe féminin.

(1) Esquirol, *Des maladies mentales*. Paris, 1838, t. I, in-8.

(2) Desportes, *Rapport sur le service des aliénés*. Paris, 1823.

(3) M. Rufz, *Recherches sur quelques points de l'histoire de la chorée* (*Archives de médecine*, 1834, t. IV, p. 216).

(4) Forget, *Traité de l'entérite folliculeuse*. Paris, 1841, p. 450.

(5) Lombard, *Annales d'hygiène publique*, 1re série, t. VI, p. 50, et t. XI, p. 5 et suiv.

Quant aux scrofules, la différence est peu notable entre les deux sexes. Sur 537, Lebert a trouvé 274 hommes et 263 femmes ; mais certaines formes de cette maladie dominent plus chez les uns ou chez les autres : les hommes offrent presque un tiers d'arthropathies scrofuleuses de plus que les femmes ; celles-ci comptent pour un tiers de plus dans les maladies de la peau ; les maux d'yeux sont aussi plus fréquents chez elles ; les ulcères et les abcès le sont plus chez les hommes. Littré (1) déclare le cancer plus fréquent chez la femme; mais Delpech (2) croit que les supputations comparatives rendent cette différence douteuse, et il pense qu'on n'a été conduit à l'admettre que parce qu'on observe un grand nombre de cancers à une période de la vie des femmes.

On s'accorde à considérer les calculs et la gravelle comme plus ordinaires à l'homme qu'à la femme ; l'observation contemporaine a pleinement confirmé à cet égard l'opinion de Steineman, de Van Swieten, etc. Le premier a publié, en 1750, à Strasbourg, une dissertation intitulée : *Causæ cur frequentius viri præ feminis calculosi fiunt*. Il en est de même de la goutte, dont Hippocrate a dit qu'elle n'attaque les femmes qu'après la cessation de leurs règles (*Aphor.*, 29, sec. iv).

Parmi les phlegmasies, il en est qui frappent plus de femmes que d'hommes, en raison de circonstances qui se rattachent à la sexualité : exemple, la péritonite. D'autres, plus fréquentes chez les hommes, dépendent en partie de leur genre de vie ; un régime plus stimulant, l'usage plus général des boissons alcooliques, une tendance plus grande aux excès, exposent davantage le sexe masculin aux inflammations du tube digestif. Le croup est plus fréquent chez les garçons que chez les filles ; il en est de même de la stomatite ulcéro-membraneuse. La pneumonie conduit dans les hôpitaux de Paris plus d'hommes que de femmes : sur 202 cas que relate Chomel, 148 appartiennent aux hommes, 54 seulement aux femmes. Cette différence considérable n'empêche pas Chomel d'annuler la prédisposition sexuelle; il l'attribue à ce que la grande majorité des femmes exercent des professions sédentaires. Dans les prisons, dit-il, comme aussi dans les pays où les femmes se livrent aux mêmes travaux que les hommes, on a trouvé le nombre des pneumonies *à peu près égal* dans les deux sexes. Sur 149 catarrhes pulmonaires recueillis dans trois ans, 52 seulement, environ un tiers, appartenaient aux femmes (3); sur 61 bronchites observées par Rufz, 20 seulement s'étaient développées chez des femmes. — En rapprochant ces faits des résultats obtenus par Andral et Gavarret, dans leurs recherches sur les quantités d'acide carbonique qui s'échappent par la respiration dans les deux sexes, on arrive à la confirmation de cette loi de physiologie pathologique, souvent invoquée, à savoir, que l'imminence morbide est pour chaque organe en raison directe de son activité.

(1) Littré, *Dictionnaire de médecine*. Paris, 1834, 2e édition, t. VI.
(2) Delpech, *Maladies chirurgicales*, t. II, p. 121.
(3) Louis, *Recherches sur la phthisie*, 2e édition, p. 526.

§ 4. — Des rapports de l'imminence morbide avec l'hérédité.

Après ce qui a été dit de l'hérédité comme élément de la constitution, il ne nous reste ici qu'à rechercher dans quelle mesure de fréquence s'opère la transmission des maladies. La possibilité de leur transmission n'est l'objet d'aucun doute ; mais dans l'intérêt de la prophylaxie hygiénique, il faudrait que la science pût répondre à la question suivante : Sur un nombre donné de cas d'une maladie déterminée, combien de fois cette maladie s'est-elle montrée chez des individus nés de parents qui en ont été atteints, combien de fois l'a-t-on observée chez des sujets issus de parents qui en ont été exempts? La solution de ce problème ne peut sortir que d'une statistique étendue et exacte: or, elle n'a pas encore été faite. Des relevés partiels n'ont qu'une valeur temporaire et limitée, et c'est tout ce que nous trouvons dans les auteurs. Les affections dont l'hérédité est journellement constatée sont admises par tradition, d'autres ont pris place dans le cadre classique des maladies héréditaires, sans qu'en l'absence du contrôle numérique l'observation leur ait jamais confirmé le caractère que la routine des écrivains leur assigne. En réalité, chaque praticien possède par devers lui un certain nombre de faits plus ou moins biens observés, et d'après lesquels il se compose son groupe de maladies héréditaires; à ces présomptions s'ajoutent les données fournies par une statistique incomplète et les axiomes des autorités de la science (1).

1. La disposition hémorrhagique se transmet (Hoffmann, Hufeland, Bailly, etc.) : Sanson a relaté l'observation d'un nommé Appleton qui périt d'une double hémorrhagie, et qui eut dix-sept petits enfants et arrière-petits-enfants, tous sujets à des hémorrhagies spontanées et mortelles pour plusieurs d'entre eux (2). On a vu l'hémorrhagie cérébrale se répéter dans certaines familles jusqu'à la quatrième et à la cinquième génération.

2. Parmi les lésions de sécrétions qui paraissent héréditaires, mentionnons les tumeurs folliculaires, l'ichthyose : l'histoire des frères Lambert, par Geoffroy Saint-Hilaire, nous montre cette affection passant dans plusieurs générations par les mâles ; nous l'avons observée nous-même chez des militaires dont les ascendants en avaient été atteints. L'hérédité de l'affection vermineuse est admise par Brendel, Selle, Rosen, etc., mais elle ne compte en sa faveur qu'un petit nombre de faits; comme elle se développe ordinairement sous l'influence du régime et des conditions d'habitation et de climat, la pluralité des cas de vermination dans une même famille n'en prouve point la transmission. La même observation s'applique en partie à l'affection calculeuse, quoique l'aptitude à la contracter soit évidemment transmissible ; on voit parfois tous les membres d'une même famille atteints successivement d'une lésion calcu-

(1) Voyez Luys, *Des maladies héréditaires*, thèse pour l'agrégation présentée à la Faculté de médecine, Paris, 1863.

(2) L. J. Sanson, *Des hémorrhagies traumatiques*, Paris, 1836, p. 17.

leuse des reins, de la vésicule biliaire ou des articulations. Mais la preuve irré-
fragable des chiffres manque encore ici.

3. Un grand nombre d'inflammations de la peau sont susceptibles de se propager par génération ; tous les auteurs s'accordent sur ce point. Toutefois
Piorry (1), ayant fait interroger soigneusement 70 malades atteints d'affections
variées de la peau qui se trouvaient à l'hôpital Saint-Louis à l'époque où il
rédigeait sa thèse, n'a constaté que chez six d'entre eux l'hérédité en ligne
directe : nouvelle preuve de la nécessité de recherches précises et nombreuses
sur cette question. Peu d'inflammations des organes abdominaux paraissent
sujettes à transmission. Un élève du Val-de-Grâce nous a communiqué les faits
suivants, qui se rapportent à sa propre famille, et qu'il nous a permis de pu-
blier. Louis-Pierre Desmorètes est mort en 1804 d'un abcès au foie ; de six
enfants qu'il a laissés, l'un a succombé pendant la retraite de Russie, et les
cinq autres sont morts d'abcès au foie, comme leur père, entre quarante-huit
et cinquante-cinq ans ; le plus jeune des cinq enfants (Pierre-Auguste), mort
à Tours en 1830, a laissé un fils âgé aujourd'hui de quarante-huit ans, et
d'un *tempérament bilieux* très-prononcé ; ce dernier est lui-même père de
deux fils dont l'aîné présente tous les caractères de la prédominance hépatique, tandis que le plus jeune, de qui nous tenons ces détails, paraît d'un tempérament sanguin, avec une légère nuance lymphatique. L'hérédité se révèle
assez souvent dans la production des lésions du cœur et des gros vaisseaux, et
surtout dans celles du poumon : il est difficile de révoquer en doute celle de
la disposition aux bronchites, aux laryngites, aux catarrhes pulmonaires, et
c'est un fait très-remarquable, comme le fait observer Piorry, que l'identité
du timbre de la voix chez tous les membres des mêmes familles. Les recherches de Louis et Jackson ont fait voir que sur 28 sujets atteints d'emphysème
pulmonaire, 18 étaient issus de père ou de mère affectés de même lésion. Quant
aux lésions inflammatoires de l'encéphale et de ses enveloppes, ceux qui admettent l'origine phlegmasique de différentes formes de l'aliénation ne sauraient leur refuser l'aptitude à se transmettre héréditairement. Un écrivain
spirituel a dit : Lorsqu'on est né de parents rhumatisants, on a eu sa première
attaque dans la personne de ses ascendants (Requin). La rhumatisme articulaire est, en effet, une maladie de famille ; les faits réunis de Chomel, Patouil-
let et Piorry donnent un total de 165 cas d'arthro-rhumatisme, dont 81 sont
des cas d'hérédité constatée.

4. Les névroses sont au nombre des maladies les plus susceptibles d'hérédité : « *Quod spectat ad ipsius cerebri malam dispositionem, eadem ali-
quando hæreditaria existit. Ita, parentibus epilepticis aut convulsioni ob-
noxiis oriundi, in eodem affectu plerumque et ipsi proclives sunt ; et quidem
constitutio cerebri a partu multis modis fieri potest vitiosa* (2). » L'hérédité

<hr>

(1) Piorry, *Thèse sur l'hérédité dans les maladies*, 1840, p. 117.
(2) Willis, *Opera omnia*, t. II, cap. II, p. 97, et cap. XXXI, p. 155.

porte sur les diverses formes d'affections nerveuses, et l'on peut, avec Gaussail (1), les ramener aux suivantes : 1° surexcitation névropathique générale ou protéiforme ; 2° surexcitation spasmodique ; 3° surexcitation convulsive ou excito-motrice ; 4° surexcitation cérébrale ou intellectuelle ; 5° surexcitation névralgique. Non-seulement la folie se transmet, mais encore elle se reproduit souvent sous la même forme, avec les mêmes caractères, chez les membres d'une même famille. On m'a montré à Toulouse le fils d'une famille qui comptait trois suicides, lui-même semblait invinciblement entraîné à la même fin. Voici des chiffres qui parlent haut : Esquirol, sur 431 aliénés, a noté l'hérédité 337 fois. Desportes (Bicêtre), sur 3458, 342 fois ; sur 789 aliénées de la Salpêtrière, 105 fois. A Rouen, on a trouvé sur 570 aliénés, 87 cas d'hérédité ; à Bordeaux, 27 sur 265, etc. Foville regarde l'hérédité comme la cause la plus fréquente de l'aliénation. Aubanel et Thore ont essayé d'en déterminer la part dans la production de quelques formes de la folie, mais ils ont opéré à notre avis sur des bases trop restreintes. Hoffmann a dit : « *Neque est nullus morbus magis gentilitius et qui tam facile à parentibus in l beros devolvitur quam epilepsia.* » Cette proposition, appuyée par Boerhaave, Stahl, Van Swieten, Vieussens, Tissot, Portal, Esquirol, Georget, Foville, etc., a été convertie en démonstration numérique par Bouchet et Cazauvieilh, qui ont trouvé, sur 130 épileptiques, 31 issus de parents aliénés, épileptiques, imbéciles ou hystériques. Beau, qui s'est livré à des recherches analogues en 1833 à la Salpêtrière, a constaté que sur 273 malades tant épileptiques qu'hystériques, 28 fois les parents avaient été épileptiques, et que 3 fois les mères avaient été hystériques. « Les femmes hystériques, dit Dubois (d'Amiens), ont presque toujours eu, parmi leurs proches parents, des hystériques ou des épileptiques (2). » D'après le docteur Elliotson, l'hérédité est une des causes prédisposantes les plus ordinaires de la chorée.

5. Le groupe des affections hétéroplastiques présente deux variétés essentiellement transmissibles, le tubercule et le cancer. L'observation universelle parle ici plus haut qu'une statistique rendue paradoxale par l'insuffisance même de ses éléments. Qui voudrait nier l'influence des conditions originaires sur le développement de la phthisie ? C'est pourtant à cette négation qu'ont abouti les calculs de Louis, incrédule au résultat de ses propres recherches. C'est ici le cas de répéter avec Chomel (*op. cit.*, page 56), que c'est plutôt en descendant, non en remontant les générations, que la question des maladies héréditaires doit être étudiée et peut être définitivement jugée ; c'est par cette voie qu'on arrivera à constater que la plupart des enfants nés de parents phthisiques sont destinés à succomber à cette maladie. Toutefois les antécédents ne sont pas dénués de signification : récemment Briquet a compté sur 98 décès par phthisie, 30 cas de transmission héréditaire. J'ai eu, dans une de

(1) Gaussail, *De l'influence de l'hérédité sur la production de la surexcitation nerveuse, etc.* Paris, 1845, p. 78.

(2) Dubois (d'Amiens), *Histoire philosophique de l'hystérie et de l'hypochondrie*, p. 61.

mes salles du Val-de-Grâce, en 1843, un jeune homme phthisique que la hauteur de sa taille a fait désigner pour les carabiniers ; il est le cinquième enfant de parents morts phthisiques ; les quatre autres enfants ont succombé à la même affection. Piorry a fait un relevé de 269 phthisiques dont 63 et un quart étaient d'origine tuberculeuse. Il fait remarquer avec raison que la proportion des tuberculeux par hérédité s'augmente d'une certaine quantité d'enfants qui périssent par le carreau et la méningite tuberculeuse. Mais pour être sorti d'une source viciée par le tubercule, on n'est point voué inévitablement à la mort : sur 374 vieilles femmes de la Salpêtrière, 28 sont nées de parents morts phthisiques et présentent pour moyenne d'âge soixante ans (Piorry, *loc. cit.*). — Veyne a fait un relevé par récapitulation de 106 cas d'affection cancéreuse, et il en a constaté 20 fois l'hérédité.

6. La statistique appliquée à la cachexie scrofuleuse l'a montrée héréditaire chez un quart des individus affectés. De Brieude (1) rapporte à l'hérédité scrofuleuse une forme d'obésité morbide qu'il a observée dans la haute Auvergne, et qui nous a frappé chez beaucoup d'Alsaciens ; il l'attribue à une action spéciale du principe scrofuleux sur les humeurs du tissu cellulaire : ceux qui la présentent, dit-il, sont jouflus ; leurs membres sont gras et potelés ; leurs couleurs très-vives, mais d'un rouge foncé ou violet ; leur graisse est néanmoins dure et presque squirrheuse, et la forme de leurs membres est matérielle et mal arrondie ; cette sorte d'épaississement du tissu cellulaire, plus commune chez les filles que chez les garçons, il l'appelle *polysarcia scrophulosa*. Le rachitisme, suivant J. Guérin, a été confondu avec les déformations séniles du squelette, avec le tubercule des os, avec l'ostéomalacie, avec les vices de conformation acquis dans le sein de la mère. Sous le rapport de l'hérédité, il classe ainsi ces lésions : le rachitisme n'est point héréditaire, l'ostéomalacie simple encore moins ; le tubercule des os l'est à un haut degré ; quant aux difformités survenues pendant la vie intra-utérine, quelques-unes sont transmises par génération (2).

Il résulterait d'un tableau composé par Piorry, qu'en raison de leur fréquence, les maladies héréditaires peuvent se répartir dans l'ordre suivant : asthme, apoplexie, épilepsie, folie, phthisie, cancer, emphysème pulmonaire. Cette échelle d'hérédité prête au doute ; quand on songe à l'extrême rareté de l'asthme essentiel, on conclut tout d'abord que, sous cette dénomination, on a confondu des états morbides très-différents. Nous répéterons en terminant que ce qui se transmet, c'est surtout la disposition organique de l'hérédité, non la maladie elle-même ; cette disposition ressort de la constitution, du tempérament et des idiosyncrasies.

(1) De Brieude, *Mémoires de la Société royale de médecine*, ann. 1782-1783, p. 307.
(2) Jules Guérin, *Mémoire sur les caractères généraux du rachitisme.*

§ 5. — Des rapports de l'imminence morbide avec l'habitude.

L'habitude détermine l'imminence morbide par sa disproportion avec la mesure d'activité de l'organe qu'elle affecte, avec le tempérament, le sexe et l'âge de l'individu, avec la nature de ses prédispositions héréditaires, avec la force de sa constitution. Résultat d'une influence graduée et prolongée, elle amoindrit les effets nuisibles des choses dont l'action nous atteint inévitablement. Mais introduite brusquement dans l'organisme, elle ne se consolide point et donne lieu à des perturbations. Le bénéfice de l'habitude dépend donc, d'une part, de la manière dont elle s'établit, d'autre part, de son rapport avec les conditions d'organisation individuelle. Les détails dans lesquels nous sommes entré plus haut (chapitre VI) nous dispensent de faire ressortir ici l'influence que peut avoir l'habitude dans la production des maladies; mais nous dirons un mot de l'influence contraire qu'elle exerce et qui a pour effet la préservation la plus étonnante. Dans la peste noire qui, de 1347 à 1386, parcourut l'Europe, enleva, au rapport de Mézeray, 80,000 personnes à Paris et désola le midi de la France, la contagion n'épargna qu'un seul des trente-cinq religieux enfermés dans la chartreuse de Mont-Rieux, le moine Gérard, frère de Pétrarque; il soigna tous ses frères et leur donna la sépulture. Dans le foyer même des endémies les plus meurtrières, quelques existences sont respectées comme par un privilége d'immunité; le typhus, la fièvre jaune, le choléra, rencontrent sur leur chemin des constitutions qui résistent à leurs atteintes. Au milieu des marais, vivent des individus imperméables à leurs émanations, ou, s'ils les absorbent, les neutralisant par une réaction sourde et continue. Voilà quelques exemples d'une habitude qui préserve; elle consiste dans une modification d'ensemble de l'économie qui échappe à l'analyse, mais à laquelle concourt certainement l'état moral; c'est d'elle que dépend l'acclimatement; c'est par elle encore que le médecin se soutient dans l'atmosphère des hôpitaux, et commerce impunément avec la maladie et la mort. Ce qu'on appelle tolérance en thérapeutique se rapproche du genre d'habitude dont il s'agit; des médicaments énergiques sont administrés à doses énormes sans péril et souvent sans aucun trouble passager; les organes finissent même par se familiariser avec les substances toxiques. Quoique les Mithridates soient rares, cette faculté n'est point douteuse : les Chinois abusent de l'opium journellement; leur santé s'en ressent à la longue, mais ils sont émoussés à l'action immédiate du poison. Il y a plus : on voit des hommes braver par accoutumance l'influence des agents chimiques; les ivrognes incurables passent de l'eau-de-vie à l'alcool, de l'alcool à l'éther, et Tartra rapporte l'observation d'une femme que cette funeste progression de stimulation a conduite à l'usage de l'acide nitrique qu'elle a pu ingérer sans accident notable; d'autres saisissent d'une main insensible des charbons enflammés, des barres de fer dont une extrémité est incandescente, etc. Il existe un antagonisme entre certaines maladies et les conditions individuelles, telles que l'âge, le sexe, le tempéra-ment, etc. Nous avons mentionné l'extrême rareté de la fièvre typhoïde dans la vieillesse ; on ne connaît qu'un exemple de croup à cet âge ; le squirrhe semble étranger à l'enfance, les scrofules au tempérament sanguin. On peut rapprocher de ces faits la propriété réciproquement préservative de la variole à l'égard de la vaccine, et de la vaccine à l'égard de la variole. D'autres mala-dies s'excluent-elles par une sorte d'antagonisme? Rien de certain sur ce point. Schœnlein, de Berlin, s'est appliqué à démontrer l'antagonisme des fièvres de marais et de la phthisie tuberculeuse ; mais l'absence de preuves positives et la multiplicité des faits contraires ne laissent à cette idée que la valeur d'une spéculation de l'esprit. Au reste, du principe de l'antagonisme morbide est sortie la chimère de l'homœopathie : c'est une raison pour ne l'accepter qu'avec une extrême défiance.

§ 6. — Des rapports de l'imminence morbide avec la constitution.

L'imminence morbide varie suivant les quantités de la force constitution-nelle ; elle varie encore suivant la forme générale de l'individualité.

1º *Force.* — Une constitution qui réagit avec énergie et promptitude garantit contre les maladies plutôt qu'elle n'y dispose; quand toutes les actions organiques s'exercent avec ordre, mesure et régularité, les influences nuisibles ont moins de prise ; les perturbations qu'elles déterminent sont passagères. Les individus fortement constitués supportent sans inconvénient les variations du régime ; ils peuvent s'éloigner par intervalles des règles d'une stricte modération; ils jouissent en un mot, si l'on peut dire ainsi, d'une plus grande latitude de santé.

Les auteurs, quand ils parlent de force et de constitution, les confondent avec la pléthore sanguine, avec l'exaltation nerveuse et même avec l'exagéra-tion de la plasticité générale, se traduisant par l'hypertrophie de tous les tissus, et que l'on appelle vulgairement embonpoint. A ces trois états correspondent par opposition l'asthénie nerveuse, l'émaciation. Nous ne nions pas que ces modifications de l'économie ne puissent être primordiales, constitutionnelles, mais aucune d'elles ne réalise l'idée que nous avons donnée de la force orga-nique ; l'état de la nutrition dépend des rapports réciproques du sang et de l'innervation ; et c'est aussi là que gît le principe de la réaction vitale que nous disons forte ou faible, suivant son degré d'efficacité à surmonter inces-samment les influences de destruction.

Quand on a avancé que les fortes constitutions sont plus sujettes aux mala-dies aiguës, aux inflammations, aux accidents violents, on a raisonné à priori, en confondant l'idée de force avec celle de pléthore sanguine. Il y a plus, les individus pléthoriques ne sont pas plus disposés que d'autres à contracter des inflammations : « ce n'est qu'une fausse analogie de symptômes qui a fait dire que la pléthore disposait aux phlegmasies » (1); ils éprouvent des vertiges, des éblouissements, des tintements d'oreilles, des bouffées de chaleur vers la tête, des hémorrhagies et parfois une surexcitation générale de l'organisme, portée jusqu'à une fièvre véritable : tous ces phénomènes sont consécutifs à une augmentation de globules, seul changement que l'analyse ait démontré dans le sang des pléthoriques, et non à l'accroissement de la proportion de fibrine qui ne varie guère, quoiqu'on ait tant de fois répété le contraire.

Étant écartée cette confusion de la force et de la pléthore, répétons qu'une constitution forte correspond au minimum d'imminence morbide ; ce qui traduit cette parole d'Hippocrate déjà citée : « le faible est celui qui se rapproche le plus du malade »; le fort est celui qui s'en éloigne le plus.

Faiblesse. — Il ne s'agit pas ici de la débilité produite par la soustraction, l'insuffisance ou l'altération des modificateurs hygiéniques, ni de celle qui reconnaît pour cause une irritation localisée, une déperdition matérielle, l'énervation musculaire ou cérébro-spinale, etc. C'est assez dire que nous admettons une faiblesse primitive d'organisation, et nous allons jusqu'à reconnaître l'existence d'une asthénie générale consistant dans « une diminution des actions organiques sans lésion appréciable, antécédente ou concomitante, des solides ou des liquides » (2); mais généralement les actions organiques ne peuvent s'affaiblir sans que l'organisme lui-même ait subi une modification générale qui porte, ou sur l'appareil de l'innervation, ou sur le sang, cet aliment de tous les tissus. L'étiologie des débilités acquises éclaire l'origine de la faiblesse constitutionnelle; quelle que soit leur cause productrice, alimentation malsaine, soustraction du calorique ou de la lumière solaire (Edwards), action d'un milieu humide et froid, etc., elles se réduisent à ces deux conditions : insuffisance nerveuse, diminution de l'élément globuleux du sang; l'inertie du système musculaire, les troubles divers que manifestent les appareils respiratoire, digestif et circulatoire, les phénomènes de dépression ou de perturbation intellectuelle, sont les effets de l'une et de l'autre de ces deux causes. Est-il donc indifférent qu'un sujet soit issu de parents affectés de débilité acquise? Entre celle-ci et la faiblesse de constitution, qu'y a-t-il? Une question d'hérédité. Le peuple des grandes villes végète et s'étiole dans une atmosphère humide, chargée d'émanations et presque sans soleil : de là des générations dépourvues d'énergie vitale; de là, par un misérable croisement d'existences usées, une descendance imbécile et sans puissance de réaction. La faiblesse, comme la force, est la résultante des actions organiques; celles-ci sont en rapport intime avec les conditions matérielles des solides et des fluides; elle peut exister sans lésion locale, et celle dont l'hygiéniste s'occupe est, en effet, indépendante des altérations circonscrites dans un viscère, dans un organe; mais elle dépend

(1) Andral, *loc. cit.*, p. 43.
(2) Littré, *Dictionnaire de médecine*, en 30 vol. Paris, 1833, t. IV, p. 247.

d'un état général et originaire de l'économie ; elle ne se caractérise point par la proportion de développement et d'activité d'une partie ; elle ressort de l'ensemble et se juge par l'étendue, la persévérance et l'intensité de la réaction organique. Suivant l'expression de Brown, elle crée l'opportunité des maladies et favorise particulièrement leur invasion sous la forme chronique ; elle dispose aux affections cachectiques ; elle modifie l'allure des maladies aiguës elles-mêmes, en diminuant les phénomènes de réaction, comme on le voit chez les enfants débiles et chez les vieillards. Les individus de complexion faible sont condamnés à des précautions de toute espèce : vulnérables à toutes les influences du dehors, leur existence est une lutte et presque un artifice; ils sont réduits à vivre en serre chaude. Ils ne peuvent supporter les modifications hygiéniques au delà d'une stricte mesure ; encore moins savent-ils en braver les vicissitudes. S'ils durent, et l'on en voit en effet qui atteignent la longévité, c'est grâce aux soins minutieux dont ils s'entourent ; comme les avares, ils couvent leur trésor, c'est-à-dire le peu de vitalité qui leur est échue, et ne la dépensent qu'en petite monnaie.

2° *Forme générale. — Obésité.* — Chez un homme adulte et d'une corpulence ordinaire, la graisse est au poids total du corps comme 1 est à 20. Au delà de cette proportion, la santé subsiste encore; mais, quoiqu'il soit impossible de préciser par des chiffres les limites de l'obésité physiologique, l'accumulation de la graisse dans le tissu cellulaire finit par déranger plusieurs fonctions, et rend les autres précaires. Il en est toujours ainsi quand la graisse vient à former, comme on l'a vu, la moitié ou même les trois cinquièmes du poids total du corps. On a vu des individus, ensevelis dans la graisse, peser 400 et 600 livres (1). Percy et Laurent (2) rapportent l'exemple d'une jeune Allemande que l'on voyait à Paris, et qui, à l'âge de vingt ans, pesait 400 livres. On montre souvent dans les grandes villes, moyennant rétribution, de ces monstres d'obésité. Kästner et Bengenberg citent des enfants de quatre ans qui pesaient 82 et 137 livres ; Bartholin mentionne un enfant qui, à dix ans, pesait 200 livres. Dupuytren (3) a publié l'histoire détaillée d'une femme qui avait 5 pieds 2 pouces de circonférence à l'ombilic, 5 pieds 1 pouce de stature ; ses mamelles avaient 28 pouces de circonférence à la base, 10 pouces de longueur et pendaient jusqu'à l'ombilic. La polysarcie est presque toujours générale ; la graisse abonde dans le tissu cellulaire des joues, du menton, du cou, du thorax, du ventre, des membres ; elle manque aux paupières, aux régions malléolaires et au pénis ; moins épaisse sous les aponévroses, elle s'accumule en couches denses sur le péritoine, les épiploons, entre la plèvre et les parois

(1) *Nouveau Dictionnaire de médecine et de chirurgie pratiques*, tome XXIV, article OBÉSITÉ.

(2) Percy et Laurent, *Dictionnaire des sciences médicales.*

(3) Dupuytren, *Journal de médecine de Corvisart, Leroux et Boyer*, t. XII, p. 262.

thoraciques, à la base et à la surface du cœur, à l'origine des gros vaisseaux. Dupuytren n'en a trouvé ni dans le crâne, ni sous l'aponévrose épicrânienne, ni au péricarde ; il n'a constaté la conversion graisseuse d'aucun organe (1). La peau conserve l'impression du doigt, les traits du visage sont noyés, le menton et le cou masqués par des replis géminés ; le thorax est écrasé et diminué de hauteur par l'ampliation de l'abdomen : les poumons, comprimés, ont moins de volume que chez les sujets maigres ; le cœur, enveloppé de couches solides de graisse, est en général moins volumineux; le foie, augmenté dans toutes ses proportions, laisse suinter par la pression une graisse fluide, mêlée d'une bile claire ; la vésicule biliaire est dilatée par le fluide peu coloré qu'elle contient; la capacité de l'estomac est agrandie, sa tunique musculeuse très-développée; le pancréas, cerné de graisse, est volumineux, le mésentère surchargé de graisse, les reins petits et enfouis dans la graisse, la vessie petite et contractée. Les personnes d'une obésité considérable ont les mouvements difficiles, roides, embarrassés, ce qui donne à leur démarche un caractère particulier; elles se plaignent d'une sensation générale de pesanteur, s'essoufflent au moindre exercice, leur capacité pulmonaire vitale est diminuée (Wintrich); elles versent par la transpiration une matière abondante et d'une odeur oléagineuse; leur digestion est très-active, et c'est peut-être la seule de leurs fonctions qui s'accomplisse avec une certaine énergie ; encore tombent-elles, après leur repas, dans une somnolence qui augmente leur torpeur habituelle; elles éprouvent peu d'appétit vénérien, et n'ont qu'une très-médiocre activité des organes génitaux. Chez les femmes obèses, il est rare que la menstruation ne soit point troublée. Enfin, la puissance intellectuelle se proportionne à cette existence végétative du corps. Le tableau que nous venons de rappeler n'a qu'une vérité relative : tel individu s'accommode d'un embonpoint qui gênerait les fonctions d'un autre. Le célèbre historien Hume avait acquis un embonpoint excessif. Pompée, au rapport des historiens, était dans le même cas ; et l'on sait que ni la dévorante activité du génie, ni les émotions d'une carrière unique dans l'histoire, ni le culte de la sobriété, n'ont préservé Napoléon d'une certaine rotondité de formes.

L'obésité se montre normalement à deux époques de la vie, dans l'enfance et vers la quarantième année, c'est-à-dire avant la puberté et à l'époque où l'activité sexuelle diminue; la ménopause marque, pour un grand nombre de femmes, une période d'exubérance graisseuse; les castrats grossissent promptement. On voit des enfants surchargés de graisses, gonflés de fluides blancs; cet excès de volume tombe plus tard ou se maintient, et, dans ce dernier cas, il caractérise la constitution. La plupart des individus remarquables par les proportions de leur embonpoint l'ont présenté dès leur bas âge. Leur tempérament lymphatique y prédispose, ainsi qu'une nourriture succulente et la vie

______

(1) Sur les divers degrés et effets de l'accumulation et de la métamorphose graisseuses, voyez Virchow, *op. cit.*, 15e leçon.

sédentaire : ce qui nous explique, d'une part, la florissante corpulence des bouchers, des charcutiers, des gastronomes; d'autre part, la plus grande fréquence de l'embonpoint chez les femmes, notamment en Orient, où l'apathie morale et une nourriture féculente s'ajoutent aux conséquences de la réclusion. L'équitation modérée produit, dit-on, le même effet; mais si l'on remarque la réplétion des cellules graisseuses chez les officiers de cavalerie et même chez les simples cavaliers, on doit tenir compte du bon régime qu'ils suivent et de l'absence totale de soucis et de préoccupations intellectuelles. Cette dernière condition est, sans contredit, l'une des plus favorables à l'essor de l'embonpoint dans l'espèce humaine; il faut y joindre le repos absolu, un régime doux et féculent, le séjour dans un air humide : c'est par ces derniers moyens, et de plus par la castration, que l'on développe chez les animaux réservés à nos tables une chair plus savoureuse, plus tendre, plus fine, parce qu'elle est infiltrée de graisse. — Toutefois il est d'observation que souvent la réunion de plusieurs des influences précitées ne suffit pas pour corriger la maigreur primordiale; d'un autre côté, l'obésité résiste dans la majorité des cas à l'emploi persévérant et combiné de toutes les influences contraires à celles qui paraissent la favoriser; d'où il résulte que, bien qu'elle se développe accidentellement dans certaines circonstances, elle dépend ordinairement de la constitution et participe à sa pérennité; elle peut même être congénitale. On la voit se produire au sein de la misère et des privations. Les Anglais qui, suivant la remarque de Buffon, offrent les exemples d'obésité les plus notables, ne doivent pas exclusivement cet inconvénient à leur régime diététique et à leur genre de vie; et c'est avec raison qu'Isidore Geoffroy Saint-Hilaire y voit une suite probable des conditions spéciales de leur tempérament (1).

Hippocrate a dit : « Les corps naturellement replets sont plus exposés aux morts subites que les corps grêles (2). » La sagacité de l'observation antique reçoit encore ici sa confirmation des faits; la respiration et la circulation sont habituellement gênées chez les obèses, par le refoulement du diaphragme, par la diminution de la capacité thoracique, par la déposition graisseuse qui s'opère sur le cœur, souvent par la dégénérescence graisseuse des parois artérielles ; de là une tendance congestionnelle vers les organes de la poitrine et de la tête, une prédisposition à l'anévrysme, à l'apoplexie cérébrale et pulmonaire. Peut-être l'essoufflement habituel des gens obèses tient-il aux conditions mêmes qui déterminent la formation de la graisse ; la première de ces conditions semble être l'insuffisance de l'hématose. D'après Liebig (3), la formation de la graisse, analogue à certaines décompositions qui s'accompagnent d'un dégagement d'oxygène, fournit à l'économie une certaine portion de l'oxygène nécessaire aux fonctions vitales, et cela toutes les fois que l'oxygène absorbé par la peau

(1) Isidore Geoffroy Saint-Hilaire, *Hist. générale et particulière des anomalies*. Paris, 1832, t. I, p. 264.

(2) Hippocrate, *Aphorismes*, 44, sect. ii.

(3) Liebig, *Chimie organique appliquée à la physiologie, etc.*, 1842, p. 101.

et le poumon est insuffisant pour transformer en acide carbonique le carbone destiné à cette combustion ; il ajoute : « Il se forme de la graisse chez un animal toutes les fois qu'il y a disproportion entre le carbone introduit dans l'économie et l'oxygène absorbé ; l'oxygène se sépare alors par la métamorphose de certaines substances, et cet oxygène est rejeté du corps à l'état d'acide carbonique et d'eau. La chaleur qui accompagne cette fonction contribue à maintenir la température du corps dans un état constant... Lorsque l'économie crée de la graisse, elle se procure elle-même le moyen de suppléer au manque d'oxygène et de chaleur nécessaire aux fonctions vitales. » Il résulte de là que, chez toute personne chargée de graisse, on peut affirmer la faiblesse de l'hématose, la prédominance du sang noir sur le sang rouge ; et cette conclusion des recherches les plus récentes de la chimie est généralement confirmée par l'observation médicale. L'assertion de Morgagni paraît moins exacte : « *Obesa corpora minus pleuritidi et peripneumoniæ sunt obnoxia* (1). » Moins de puissance réactionnelle rend plus dangereuses aux obèses la plupart de leurs maladies, et la difficulté avec laquelle s'exercent chez eux la plupart des fonctions précipite les complications.

L'obésité entraîne assez d'inconvénients, et quand elle s'exagère, assez de périls pour que l'on songe à l'arrêter dès ses commencements ; plus tard on la combattra vainement. Fonssagrives recommande l'emploi de la diète végétale et des purgatifs (2) ; mais il ne cite aucun fait à l'appui de ce conseil. Un régime composé de végétaux, de viande maigre et de fruits bien mûrs, l'exclusion de corps gras (gras de viande, beurre, huile, lait) ; un usage très-restreint des matières sucrées, amylacées, et des alcooliques ; la réduction graduelle de la ration quotidienne jusqu'à la limite au-dessous de laquelle on ne se sent plus restauré, la précaution persévérante de quitter la table avec la sensation de l'appétit non satisfait ; le moins de boissons aqueuses que possible ; l'exercice à pied poussé jusqu'à la fatigue et surtout à jeun, l'escrime, la gymnastique : des bains de propreté seulement avec 180 à 200 grammes de sous-carbonate de soude, les sudations hydrothérapiques, moins de sommeil et de séjour au lit (6 à 7 heures) : l'hygiène n'offre que ces moyens dont l'insuffisance s'explique par le caractère primordial de l'obésité et n'est point corrigée par l'emploi des remèdes souvent préconisés. Nous n'exceptons guère de notre incrédulité le bicarbonate de soude que Roche propose à l'expérimentation sur la foi d'un fait unique, ni le vinaigre ni le savon : nous avons observé des irritations gastriques produites par le vinaigre dont usaient secrètement des jeunes personnes dans le but de réduire une précoce exubérance de formes. Des pesées périodiques seront utiles pour constater les effets du traitement hygiénique ; l'obèse doit arriver à perdre de

(1) Morgagni, *De sedibus et causis morborum*, epist. xx, art. 10.
(2) Fonssagrives, *Hygiène alimentaire des malades, des convalescents et des valétudinaires*, 2e édition. Paris, 1867, p. 562.

1 à 2 kilogrammes par quinzaine, et s'arrêter après une perte totale de 10 à 15 kilogrammes. Trousseau prescrit aux obèses 2 grammes de bicarbonate de soude par repas, ou 50 grammes d'eau de chaux si le bicarbonate est mal supporté. Cette médication doit être suspendue après deux mois, puis reprise un mois de suite chaque trimestre, et continuée ainsi pendant deux ou trois ans. Les eaux de Carlsbad, de Hombourg, de Kissingen, s'il n'existe pas de tendance à la diarrhée, celles d'Ems, en ce dernier cas, pourront avoir leur utilité. Le plus efficace des moyens consiste dans la réduction graduée et persévérante de la ration alimentaire : on trouvera (1), dans un écrit de William Banting, le détail du régime auquel il s'est soumis, et qui lui a valu une diminution de poids de 17 kilogrammes en trente-huit semaines.

Maigreur. — Cet état, même à un degré notable, n'exclut point la santé ; comme l'embonpoint, il est inhérent à la constitution, ou le résultat accidentel d'un certain nombre de causes ou le caractère transitoire de quelques phases de l'organisme. Il y a des personnes qui, quoiqu'elles fassent, restent toujours grêles, et présentent, suivant une locution triviale, des formes sèches : telles sont les personnes à prédominance du système nerveux ou de l'appareil hépatique; leur maigreur est due à une disposition native qu'il est difficile d'expliquer. On remarque que beaucoup d'enfants nés à terme sont beaucoup plus petits que leur âge ne le comporte et se développent ultérieurement dans des proportions mesquines ; il faut admettre ici, ou l'influence de l'hérédité, ou celle d'une maladie qui a frappé le fœtus au sein de la mère et enrayé le travail de la nutrition : c'est là ce que les anatomo-pathologistes appellent l'atrophie congénitale. Forme passagère de l'organisme, la maigreur s'observe vers l'époque de la puberté chez les jeunes gens des deux sexes ; la graisse peut diminuer de beaucoup dans l'habitus extérieur (2). L'atrophie sénile, quoique en rapport normal avec les vicissitudes de la période de décroissement, semble avoir sa raison physiologique dans l'affaiblissement de l'action nerveuse, et par son étiologie révèle celle de l'émaciation qui succède aux chagrins, aux passions contrariées, à la surexcitation longtemps soutenue de l'encéphale, aux craintes habituelles, à un état de concentration habituelle, à l'hypochondrie, aux excès vénériens, aux fatigues et aux douleurs du corps. Les causes qui

(1) William Banting, *Letter on Corpulence, adressed to the public*, London, 1864, 3ᵉ édit., et *Annales d'hy. et de méd. légale*, 2ᵉ série, t, XXIII.

(2) « Ce n'est point la disparition de la graisse seule qui produit l'atrophie du tissu cellulaire ; souvent c'est le défaut de l'évaporation des gaz, la suppression de ce *halitus vitalis* qui a eu lieu dans ses mailles. En effet, l'embonpoint ne dépend pas uniquement de la présence de la graisse, il tient aussi à cette turgescence vitale que l'on remarque à l'état de santé. Pourquoi maigrit-on subitement ? Pourquoi le corps se rapetisse-t-il dans la syncope, dans le frisson d'une fièvre intermittente...? C'est parce que tout mouvement expansif est suspendu, et avec lui l'exhalation de la vapeur qui remplit tous les interstices des parties. » (Lobstein, *Traité d'anatomie générale*, t. I, p. 61.)

paraissent porter leur première atteinte sur la nutrition se renforcent secondairement par l'addition de la débilité nerveuse. L'inanition, l'usage d'aliments de mauvaise qualité, l'usage prolongé des acides, l'abus des alcooliques, la viciation de l'hématose par les émanations qui, dans certaines professions ou dans certaines localités, se mêlent à l'air, les hémorrhagies, l'allaitement lui-même, etc., déterminent l'amaigrissement, d'abord par l'altération ou la réduction du fluide nourricier des organes, mais ensuite par l'affaiblissement des centres nerveux qui, privés de la stimulation d'un sang bien élaboré, ne fonctionnent plus dans la mesure nécessaire au développement des parties ; l'atrophie d'un membre par l'effet d'une cause locale qui agit sur ses nerfs et en diminue l'influence est l'image partielle, extérieure, de ce qui se passe dans l'atrophie générale, résultat d'un état morbide ou d'un trouble fonctionnel de l'encéphale.

Une maigreur moyenne, quand elle est primordiale, est plutôt une condition de santé que de maladie ; à un degré très-prononcé, elle coïncide presque constamment avec une grande irritabilité du système nerveux, et l'imminence morbide qu'elle engendre se rapporte à ce dernier état. Phase organique de deux époques différentes de l'existence, il n'y a lieu d'y remédier; expression d'une lésion ou d'une modification générale de l'économie par suite d'une mauvaise dispensation des moyens hygiéniques, elle est le résultat d'une cause qu'il faut combattre. Excessive, il y faut remédier, qu'elle qu'en soit l'origine. Chez ceux qui en sont atteints, la circulation capillaire périphérique est affaiblie, la peau est aride, parcheminée, les muscles sont amincis, la vigueur manque, les névralgies et les névropathies se répètent ; les fractures, les hernies, surviennent plus facilement, ainsi que les déplacements de la matrice chez la femme. Les sujets très-maigres sont extrêmement sensibles au froid, au vent, à l'humidité. Presque tous sont d'une sobriété exagérée qui a réduit la capacité de leur estomac et la mesure de leur appétit : aussi n'est-il pas aisé de les amener à l'usage d'une ration plus forte, à une alimentation plus réparatrice. Il conviendra de les soumettre à des pesées périodiques, comme les obèses, pour constater, sinon l'augmentation progressive, au moins la stabilité de leur poids total, car on verra plus loin (t. II, *Alimentation insuffisante*) qu'il existe un rapport à peu près constant entre·le moment de la mort et la perte subie par les poids du corps. Il est donc une limite de maigreur qu'il ne faut pas atteindre; mais son correctif n'est pas l'engraissement, c'est-à-dire la substitution d'une forme d'imminence morbide à une autre. Il consisterait à augmenter, dans une juste proportion, la nutrition de tous les tissus, de tous les organes et appareils, à rehausser dans toute l'économie le type de la plasticité et de la force. Les moyens généralement conseillés, repos du corps et d'esprit, sommeil prolongé, alimentation copieuse et composée surtout de substances grasses et féculentes, produiront-ils cet effet, ou ne constituent-ils pas plutôt une méthode d'engraissement analogue à celle qui réussit pour les animaux de basse-cour? Les procédés modernes de nutrition appliqués aux génisses et aux bœufs maigres les amènent, après quatre mois, à un degré d'embonpoint que l'élevage dans la forme n'aurait procuré que dans un délai de quatre ans (1). Tel n'est pas le but de l'hygiène humaine. A ses yeux, l'obésité est une condition morbide qui implique, outre le rôle ou la propriété non connue des vésicules adipeuses, un ralentissement de toutes les fonctions (2).

CHAPITRE IX.

DE LA CONVALESCENCE.

Où la maladie cesse, l'hygiène recommence; ou plutôt après avoir concouru avec la thérapeutique à éteindre un foyer morbide, elle a mission de diriger la convalescence, c'est-à-dire cet état qui n'est plus la maladie et qui n'est pas encore la santé; où les fonctions ramenées à l'équilibre manquent d'énergie et de stabilité; où l'économie entière, encore ébranlée par les atteintes plus ou moins violentes qu'elle a subies, rétablit laborieusement, et comme en tâtonnant, ses rapports, ses échanges avec toutes les influences du monde extérieur.

La convalescence présente des traits bien différents, suivant qu'elle succède aux affections aiguës ou aux affections chroniques. Dans le premier cas, elle se dessine clairement aux yeux de l'observateur; préparée souvent par des phénomènes critiques, signalée toujours par la cessation des souffrances locales et des symptômes généraux de la maladie, elle se dénonce au malade lui-même par une sensation de bien-être jusqu'alors inconnu, au médecin par un ensemble de caractères qui ne trompe point : tels sont l'expression naturelle, l'épanouissement de la physionomie, la vivacité et la clarté du regard, la susceptibilité, et, si l'on peut ainsi dire, la curiosité des organes des sens, l'exercice plus net et plus rapide des facultés de perception, l'heureux changement de l'humeur et des idées qui tendent à la gaieté, un sommeil réparateur et prolongé, une certaine mobilité de la circulation; d'où les alternatives de paleur et d'animation faciale, la souplesse halitueuse de la peau, une chaleur plus douce, plus uniforme avec une impressionnabilité plus grande au froid; la liberté de la respiration, un appétit naissant et parfois impérieux, coïncidant avec l'humidité de la langue, la mollesse du ventre et une tendance particulière à la constipation; chez les femmes, le retour des menstrues, chez les hommes celui des désirs vénériens, etc. Ces signes appartiennent à la convalescence déclarée; ils ne se substituent point d'emblée aux

(1) Payen, *De l'alimentation publique* (*Revue des deux mondes*, 1855, t. XII, p. 903).
(2) Ch. Robin et P. Verdeil, *Traité de chimie anatomique, physiologique et pathologique*. Paris, 1853, t. II, p. 59.

symptômes de la maladie, ils sont amenés avec une gradation qui rend parfois incertain le début de la convalescence. Presque toujours les premiers phénomènes de la santé renaissante se croisent avec les vestiges de l'état morbide; mais on observe aussi des transitions de l'un à l'autre, qui s'opèrent avec une rapidité merveilleuse : on dirait des convalescences improvisées; elles sont parfois d'une durée si courte, qu'entre la perturbation fonctionnelle et le retour à l'ordre physiologique l'intervalle est à peine marqué. Mais, dans les maladies chroniques, on n'assiste plus à ces sortes de changements à vue qui s'effectuent dans l'organisme; les fonctions ne se rétablissent point, ni avec cette promptitude ni avec cette simultanéité; elles se régularisent lentement, une à une, à force de régime et de soins; revenues au type physiologique, elles manquent longtemps encore de force et d'étendue; aussi l'embonpoint ne reparaît qu'après plusieurs mois et même des années; la physionomie garde longtemps l'empreinte des souffrances éprouvées, et trop souvent le rétablissement reste incomplet.

Mais précisons davantage les modifications que la convalescence détermine dans les actes organiques par le concours desquels la vie se soutient.

Digestion. — La faim est l'une des premières manifestations du retour prochain à la santé; elle est vive, se renouvelle à courte période; elle s'exhalte parfois jusqu'à la voracité. Manger devient la grande, l'unique sollicitude du convalescent; et quand il est dans l'âge où l'accroissement n'est pas entièrement terminé, et où par conséquent l'assimilation est énergique, il la témoigne avec des instances et des supplications qui rendent difficile au médecin la direction du régime. Dans les hôpitaux militaires, il faut souvent résister aux larmes, aux doléances les plus véhémentes, pour préserver la convalescence de ses propres excès. Il serait aussi dangereux de céder à des exigences démesurées que de restreindre l'alimentation par la crainte exagérée des effets qu'elle peut occasionner. Lorsque la convalescence est franche et décidée, la nourriture est désirée et supportée; loin de nuire, elle dissipe quelques malaises, tels que la pesanteur à l'estomac, les borborygmes, les vertiges, les palpitations, etc. Combien de fois même avons-nous vu la langue se nettoyer d'un reste d'enduit saburral sous l'influence de l'alimentation qui provoque et utilise les sécrétions buccales, tandis qu'une diète inopportune augmente l'embarras des premières voies; d'où la saleté de la langue, l'amertume de la bouche, l'anorexie, etc. Il est essentiel de prendre en considération le degré d'appétit que témoigne le convalescent et les sensations qu'il éprouve, soit en mangeant, soit pendant le cours de la digestion. Si l'appétit est lent à se manifester, incertain sur le choix des aliments; si le malade s'en dégoûte vite et veut passer journellement d'une forme de nourriture à une autre; s'il n'éprouve pas en l'ingérant le plaisir qui suit la satisfaction d'un besoin réel; s'il survient pendant l'élaboration digestive du ballonnement, des rapports acides, des borborygmes, une coloration fébrile du visage, un surcroît de chaleur tégumentaire, on a déclaré prématurément la convalescence; la diarrhée survient, preuve certaine d'une alimentation inopportune, et loin que le corps se restaure, la maigreur fait des progrès. Toutefois une diarrhée éphémère, sans douleur et sans fièvre, ne doit point inquiéter ; elle est due quelquefois à l'augmentation trop rapide des aliments ou à une mastication imparfaite, soit par faiblesse musculaire, soit par gloutonnerie ; il suffit de les diminuer ou de les suspendre un jour ou deux, pour faire cesser cet accident. L'activité des absorptions rend les matières fécales sèches et dures, ce qui, joint à l'affaiblissement de la contractilité des intestins, explique la constipation habituelle des convalescents.

Absorptions. — Elles sont d'autant plus actives que les déperditions causées par la maladie ont été plus considérables.

Circulation. — La circulation est d'une mobilité remarquable chez les convalescents ; leur pouls est ordinairement ralenti, il tombe chez les adultes à 50, 40, 35 pulsations par minute, mais il s'accélère par les moindres causes : un changement dans l'attitude, l'approche du médecin, une excitation morale produit cet effet. Le militaire convalescent qui rumine avant la visite du médecin une demande de congé éprouve une accélération du pouls sous l'influence de cette préoccupation, et quand le médecin arrive à son lit, il surprend jusqu'à 110 pulsations par minute chez le même malade qui, quelques minutes après, en offrira 50 à 60. Les palpitations sont de même un phénomène éphémère et facile à produire. La décoloration de l'habitus indique non la vacuité des capillaires, comme on l'a dit, mais la diminution du chiffre normal des globules, conséquence des émissions sanguines et de la diète prolongée ; il faut noter encore la coïncidence de cette altération du sang avec la coloration hypostatique de la joue du côté sur lequel a lieu le décubitus, avec l'œdème péri-malléolaire qui survient si fréquemment chez les convalescents, avec les infiltrations de tout le tissu cellulaire sous-cutané.

Respiration. — Les convalescents s'essoufflent aisément à la marche par des efforts musculaires, surtout par l'action de monter ; mais dans le repos, la respiration est ample et libre : si elle paraît gênée, il faut en chercher la cause, et on la trouvera tantôt dans un reste de phlegmasie pulmonaire, tantôt dans un épanchement pleurétique qui se sera effectué sourdement par suite d'un refroidissement, tantôt dans une excitation fébrile dont le point de départ est hors de la poitrine.

Sécrétions. — La convalescence commence quelquefois après un changement notable survenu dans les fonctions de sécrétion ; pendant son cours, on observe encore des sueurs qui vont diminuant de jour en jour, et qui, loin d'affaiblir, laissent à leur suite un sentiment de bien-être et de réfection : elles sont alors d'un excellent augure, et telles sont les sueurs qui succèdent aux inflammations franches. Les urines ne sont pas en proportion des boissons ingérées, leur couleur est un peu foncée et elles déposent un sédiment rougeâtre. La bile paraît sécrétée en moindre quantité chez les convalescents ; ce qui contribue sans doute à leur constipation et à la lenteur de leurs digestions ; la salive au contraire est fournie abondamment et facilite la digestion des amylacés. Au déclin des affections graves, on voit la desquamation de l'épiderme, la chute des poils et des cheveux : ces accidents sont ordinaires dans la convalescence des phlegmasies éruptives, et fréquents dans celle de la fièvre typhoïde. Le fufur épidermique, surtout à la face, est un phénomène que nous avons noté chez beaucoup de cholériques convalescents.

Génération. — Tous les médecins ont noté chez les convalescents le réveil du désir génésique, des érections et parfois des pollutions nocturnes. Des hommes d'un âge où les organes sexuels ont perdu de leur activité ont retrouvé, convalescents d'une maladie aiguë, avec l'appétence génitale, le pouvoir de la satisfaire. Frank signale le danger des pertes séminales qui ont lieu dans la convalescence de certaines maladies graves; il craint que le rétablissement des forces n'en soit retardé ; mais cette appréhension nous paraît exagérée, quand les évacuations du sperme ne se répètent point, et qu'étrangères à tout autre cause ou prédisposition particulière, elles ne sont dues qu'à la plénitude des vésicules séminales. Le retour de l'écoulement menstruel est le caractère essentiel et la garantie de la convalescence chez les femmes ; plus l'atteinte reçue par l'organisme a été profonde, plus il tarde à reparaître ; souvent les premières règles de retour coulent trop ou trop peu; quand leur mesure est régulière, elles concourent efficacement à l'entier rétablissement de la santé.

Fonctions de relation. — Les centres nerveux témoignent chez les convalescents une faiblesse qui dure plus ou moins longtemps. Leurs facultés de perception s'exercent mieux que leurs facultés de réflexion et d'expression; encore leur attention ne peut-elle se tendre longtemps sans fatigue pour le cerveau; les lectures, les conversations prolongées, les interrogations suivies, produisent le même effet et parfois la céphalalgie. Leur susceptibilité nerveuse est augmentée; elle s'exalte passagèrement pour les laisser retomber ensuite dans l'affaissement qui succède aux grands ébranlements de l'économie. La conscience d'un danger passé double pour eux le prix de l'existence; cependant, malgré la douceur secrète qu'ils éprouvent à se voir revivre, ils sont irritables, impatients, prompts à s'alarmer. Ils puisent, dans des objets connus, des sensations nouvelles; ils recherchent des impressions qui ne sont pas en rapport avec leurs habitudes antérieures. — A la suite des affections graves qui ont retenti dans le système cérébro-spinal (fièvre typhoïde, méningite, etc.), les facultés intellectuelles sont lentes à se rétablir; les idées naissent avec peine, la mémoire chancelle, les mots se font attendre. Chez le vieillard, ces signes sont graves; s'ils tardent à se dissiper, on doit craindre qu'il ne récupère plus la pleine jouissance de ses facultés mentales. Les premiers essais de locomotion sont une épreuve pour les centres nerveux; ils déterminent souvent des vertiges, de la céphalalgie, des troubles de la vue, des tintements d'oreilles, une disposition à la syncope, etc. Les fonctions sensoriales sont également modifiées; la vue est trouble, incertaine; les yeux, très-sensibles à l'éclat de la lumière, ne peuvent se fixer longtemps sur les objets qu'elle éclaire vivement. L'ouïe est souvent difficile, mais ce phénomène ne dure que quelques jours; plus rarement elle acquiert une finesse inusitée. Parfois le convalescent n'a pas le discernement exact des odeurs ; mais, en général, son odorat s'aiguise ; le goût revient promptement à son type normal; les mets sont dégustés savoureusement, et c'est là un des signes du bon état des voies digestives. La peau est plus délicate, le toucher plus fin. La chaleur cutanée est halitueuse, uniforme sur tous les points, mais sujette à décroître rapidement par l'exposition à l'air froid; les vicissitudes de température sont mal supportées. Quant aux mouvements, ils ont d'autant moins d'énergie et de précision, que la maladie à été plus grave et de plus longue durée; l'amaigrissement a porté en partie sur les muscles, qui sont flasques et décolorés : aussi les convalescents ont la démarche vacillante et sollicitent un appui; leur main étreint mal, leurs efforts sont disproportionnés avec le but. L'incitation nerveuse n'est souvent départie aux muscles que par secousses irrégulières ; de là une disposition aux tremblements, aux convulsions. La voix n'a pas repris son timbre et son étendue. Le sommeil de la convalescence rappelle celui du jeune âge, par sa durée, par sa vertu réparatrice, par le calme et la quiétude dont il s'accompagne; toutefois, si le système nerveux demeure encore surexcité, le sommeil est léger, s'interrompt facilement; une alimentation insuffisante le rend plus court : le médecin doit s'informer soigneusement des particularités qui s'y rapportent.

La convalescence ne diffère pas seulement suivant les deux grandes coupes des maladies en aiguës et en chroniques; mais parmi les premières, il existe encore des différences notables sous le double rapport de la durée et des caractères de cet état. Les affections catarrhales laissent après elles une faiblesse marquée, une dépression de la circulation, la tendance aux infiltrations séreuses du tissu cellulaire sous-cutané et sous-muqueux, une diarrhée qui résiste souvent aux médications. Les inflammations franches, alors même qu'elles ont remué l'organisme, sont plus rapidement suivies du retour complet à l'état de santé, grâce à l'activité de la réparation. Les pyrexies avec détermination vers le tégument externe ou interne, variole, scarlatine, fièvre typhoïde, etc., pèsent longtemps encore après leur cessation sur les principales fonctions de la vie; les forces ne reviennent qu'avec une lenteur extrême; les digestions se troublent fréquemment, des accidents divers sillonnent la convalescence et en éloignent le terme : de quelle sollicitude ne faut-il pas envelopper les malheureux qui viennent d'échapper à l'affection typhoïde, à une variole confluente, à une scarlatine maligne? Leur convalescence est comme une seconde maladie, pleine d'embûches et de périls. Nous voyons des jeunes soldats, dans la fleur de l'âge et d'une constitution primitivement robuste, se traîner pendant des mois dans les langueurs de l'état valétudinaire qui succède à la fièvre typhoïde. La nutrition semble comme enrayée chez eux, et l'art flotte entre deux écueils, entre deux craintes également fondées : de les laisser dépérir par insuffisance de nourriture, ou de provoquer d'intarissables diarrhées par une alimentation dont il est si difficile de fixer la mesure et l'opportunité. A la suite des fatales intoxications qui se produisent à nos yeux par les phénomènes de fièvres éruptives, le sang tarde longtemps à recouvrer sa crase, et l'organisme languit dans un état cachectique dont la durée est proportionnelle à la quantité des matières toxiques qu'il a reçues et à la force dépensée pour leur élimination. Les hémorrhagies de médiocre abondance marquent peu dans l'organisme; mais quand elles sont considérables, il restitue lentement au sang les matériaux qu'elles lui enlèvent : la pâleur générale, les troubles de la circulation, les bruits de souffles cardiaques et vasculaires, les palpitations, la faiblesse des mouvements, une certaine aptitude aux convulsions, montrent la gravité de ces larges déperditions. Ce sont les névroses et les affections périodiques qui comportent le rétablissement le plus prompt; elles semblent n'intéresser que la modalité du dynamisme nerveux : entre leur guérison et la santé parfaite, la convalescence trouve à peine quelque place.

Les conditions de vie individuelles que nous avons étudiées plus haut font varier les formes et la marche de la convalescence. On comprend, sans que nous entrions dans un détail superflu, le rôle que jouent les tempéraments, les idiosyncrasies, le sexe et l'âge ; les suites d'une maladie ne sont pas, à vingt ans, ce qu'elles peuvent devenir pour l'âge de décroissance confirmée; à la suite d'une maladie qui a frappé un organe héréditairement prédisposé, on le surveillera avec plus de défiance que s'il est à l'abri de toute suspicion de cette nature. La force de la constitution gouverne la marche de la convalescence comme elle a gouverné celle de la maladie.

Il n'est pas exact de dire que la durée de la maladie mesure celle de la convalescence. Il y a des maladies aiguës qui jettent les sujets qu'elles ont frappés dans une prostration de longue durée; d'un autre côté, des maladies qui ont affecté une marche chronique présentent une facile convalescence : une fièvre typhoïde peut guérir en vingt-cinq à trente jours et entraîner un état valétudinaire de plus d'un mois; une scarlatine parcourt ses périodes dans un septénaire, et condamne ensuite à des précautions de longue durée.

Quelle est l'influence du traitement sur la marche de la convalescence? Cette question est d'une grande importance; mais elle ne peut être décidée, à cause de l'insuffisance des données cliniques que la science possède. Il y aurait lieu d'étudier comparativement les effets des principales médications sur la durée de la convalescence dans la série des maladies. On rechercherait ainsi, par exemple, quelle période de temps s'écoule entre la maladie terminée et le rétablissement complet de la santé dans la fièvre typhoïde traitée par les antiphlogistiques, par l'expectation, par les purgatifs, par les chlorures, etc.; dans le rhumatisme articulaire, aigu, attaqué par les saignées coup sur coup, par le sulfate de quinine à haute dose, par le nitrate de potasse donné de 15 à 40 grammes (Martin-Solon), par les procédés hydrothérapiques, etc. S'agit-il de la pneumonie, on déterminera la durée de la convalescence, suivant qu'on aura employé l'émétique à dose vomitive, l'émétique à dose contre-stimulante, les déplétions sanguines dans une mesure moyenne, les saignées coup sur coup, la digitale, l'expectation, etc. Bouillaud assure que, par l'application de sa méthode, la convalescence marche très-rapidement chez les péripneumoniques, et qu'ils sont en général revenus à leur état normal avant la fin du premier mois. Les résultats numériques qu'il a donnés viennent à l'appui de cette assertion ; qu'il en surgisse d'autres sur la même affection traitée autrement, et l'on aura un commencement de solution d'un problème fort sérieux. Toutefois les expériences qui sont nécessaires à cette fin présentent des difficultés, et quelques-unes sont réprouvées par le sentiment d'humanité, supérieur aux besoins de la science; elles auront une valeur générale, mais un peu vague, à cause des dissemblances des organisations individuelles sur lesquelles elles auront porté : tant de conditions individuelles locales, atmosphériques, épidémiologiques, etc., interviennent dans les recherches de cette nature, qu'il est chanceux d'en conclure avec rigueur. Chomel a vu réussir la première année et échouer l'année suivante l'emploi des chlorures dans la fièvre typhoïde; sous l'influence des constitutions médicales, on voit les pneumonies céder plus facilement au tartre stibié ou aux saignées; chez les enfants Barthez préconise l'expectation. La durée des convalescences est subordonnée à la spécialité des traitements, et varie suivant les mêmes circonstances que les résultats de la thérapeutique. En attendant que la statistique, appliquée avec précision et sincérité, fournisse les matériaux d'une solution exacte, nous croyons pouvoir formuler d'une manière générale les propositions suivantes :

1° La durée et la solidité de la convalescence sont en raison inverse des déperditions que le traitement a fait éprouver aux malades. S'il est des organisations qui les réparent promptement, un plus grand nombre languissent longtemps dans un état de faiblesse et d'inactivité plastique qui fait de leur convalescence une seconde maladie; c'est pourquoi l'application outrée de la doctrine physiologique a fait beaucoup de mal entre des mains plus fanatiques qu'expérimentées. L'anémie produite par l'abus des déplétions sanguines est une source d'accidents secondaires, tels que l'œdème des membres inférieurs, l'anasarque, les épanchements séreux à l'intérieur, les diarrhées passives, les irrégularités de la circulation, le bruit de souffle qui s'entend avec le premier battement à la région précordiale, et plus particulièrement les bruits vasculaires de souffle, semblables à ceux que présentent les sujets chlorotiques. Ces accidents sont lents à se dissiper; parfois ils suivent une irrésistible progression de gravité, et les individus, débarrassés d'une phlegmasie locale, succombent, après la déclaration de leur convalescence, aux conséquences d'une thérapeutique dont les prévisions se sont concentrées sur un seul but, la guérison de la maladie à tout prix. S'il faut, suivant l'avis salutaire de Celse, ménager dans la santé les ressources de la maladie, il n'est pas moins important de ménager dans le traitement de la maladie les ressources de la convalescence. Andral l'a reconnu (*loc. cit.*), on diminue plus aisément les globules du sang qu'on ne les régénère. Ce résultat de l'observation microscopique confirme le précepte que nous donnons avec les praticiens sages de tous les temps. Il est remarquable que les pertes directes de sang se réparent plus difficilement que les spoliations opérées par l'emploi des purgatifs ou des vomitifs. Nous n'avons pas nombré les faits de notre pratique qui nous suggèrent cette réflexion; mais elle résume les souvenirs fidèles d'expériences souvent faites comparativement sur plusieurs séries de malades atteints d'une même affection, et traités, les uns par les émissions sanguines, les autres par les purgatifs seuls ou précédés d'un vomitif. La même observation a été faite par beaucoup de praticiens.

2° La prolongation et l'austérité de la diète influent sur la durée et la solidité de la convalescence, non-seulement par le défaut de réparation, mais encore par l'inaptitude ultérieure des organes gastro-intestinaux à digérer convenablement après un long repos. Les muscles condamnés à l'immobilité par l'application d'un appareil de fracture s'atrophient, se colorent, se ramollissent, perdent leur souplesse et leur contractilité; la tunique musculeuse du tube digestif subit des changements analogues par l'inertie d'une diète sévère et soutenue; en même temps les glandes mucipares sécrètent moins ou versent des fluides altérés, l'excitabilité de la muqueuse s'émousse ou s'exaspère, et, dans les deux cas, ne répond plus au type régulier de la fonction digestive. L'alimentation, lorsqu'enfin on y revient, détermine une stimulation qui dépasse souvent la limite physiologique, et l'on voit survenir ou renaître, dans des convalescences conduites à cette guise, des mouvements fébriles, des irritations, des recrudescences de foyers phlegmasiques d'autant plus redoutables, qu'il n'est plus possible désormais de les combattre avec énergie; le médecin assiste alors avec la douleur morale de l'impuissance au spectacle de maladies aiguës sévissant sur des sujets épuisés et qui amènent des désorganisations rapides, étendues. Nous proscrivons l'abus, non l'usage de la diète; elle doit être rigoureuse dans la période initiale des inflammations et d'autres affections qui revêtent à leur début la forme phlegmasique; mais dès que l'exercice des organes digestifs ne fera plus craindre une aggravation locale ou une réaction générale fâcheuse, il faut s'empresser de nourrir le malade : ce sera profit pour la convalescence.

3° Dans le traitement des maladies aiguës, les émissions sanguines, répétées à courts intervalles, prolongeront moins la convalescence que si elles sont réparties en somme d'ailleurs égale sur un plus grand nombre de jours : les convalescents de pneumonie aiguë traitée coup sur coup se rétablissent plus vite que ceux de bronchite capillaire qui ont éprouvé une égale perte de sang, mais par des déplétions successives moins abondantes, pratiquées dans un plus long espace de temps.

Trop souvent on croit à la convalescence là où la maladie, dépouillant la forme aiguë, passe, après une amélioration trompeuse, à l'état chronique, ou ne disparaît que parce qu'il s'est développé sur un autre point une lésion nouvelle, produit d'une sorte de métastase. Un rhumatisme articulaire cède, mais une endocardite a débuté sans trouble notable et laissant au malade l'illusion du rétablissement; une entéro-colite se tait, mais la paroi abdominale, frappée légèrement par le doigt, frémit d'un cercle ondulatoire qui la parcourt instantanément, il existe un commencement d'ascite; la rougeole a parcouru ses périodes, mais elle laisse à sa suite une bronchite profonde; celle-ci diminue à son tour, mais elle a fait germiner le tubercule dans les poumons prédisposés, etc. Ces états de pseudo-convalescence, dont les exemples fourmillent, appartiennent à la clinique, non à l'hygiène; la société est peuplée de valétudinaires à qui l'on recommande banalement de prendre leurs maux en patience, et qui, examinés de près, portent dans leur flanc le trait mortel.

La conduite des convalescences est besogne d'hygiène : quelles que soient leur nature et les conditions mobiles de l'individualité, elles exigent une somme de précautions générales que nous devons indiquer.

Les variations de température, l'action de l'air froid et sec, et plus encore de l'air humide et froid, sont à redouter pour les convalescents dont le pouvoir calorifique est abaissé ; il convient de leur procurer, dans l'intérieur de leurs habitations, une chaleur constante de 15 à 18 degrés centigrades, de fixer leur demeure à mi-côte, sur une colline médiocrement élevée, exposée au sud ; d'y ménager un large accès à la lumière et une aération fréquente ; ils auraient à souffrir d'une chaleur trop intense qui augmente la faiblesse par une transpiration excessive, et réagit d'une manière nuisible sur les organes de la digestion. On corrige l'humidité de l'air des appartements en y disposant des vases contenant du chlorure de calcium. On a soin d'écarter toute cause de viciation accidentelle de l'air ; précaution facile dans les habitations privées, mais impossible dans les hôpitaux, où les convalescents sont mêlés aux autres malades (1) : ce déplorable système de promiscuité a fait et tous les jours fait encore bien des victimes (voy. 2ᵉ partie, *Hôpitaux*). Les conditions de l'air sont essentielles, sans elles point de rétablissement ; mais leur salubrité est relative aux individualités : tel s'accommodera mieux du séjour dans les montagnes, tel autre du séjour au bord de la mer, etc.; il devient souvent indispensable de prescrire un changement d'air pour consolider la guérison : « En général, dit Reveillé-Parise (2), il y a pour chaque homme une sorte de milieu réparateur et conservateur où il semble vivre mieux et plus ; c'est là ce que le médecin doit chercher avec soin. Mais on peut dire que, toutes choses égales d'ailleurs, ce milieu est la campagne pour le citadin pâle, énervé, souffrant, épuisé par les passions, par les jouissances ou les maladies. »

Les vêtements de laine absorbent la sueur, préservent d'un brusque refroidissement, déterminent sur toute la surface cutanée une excitation salutaire; leur ampleur, leur légèreté, laisseront aux mouvements leur aisance; point de constriction nuisible à la liberté de la circulation. Les pieds, prompts à se glacer, doivent être enveloppés de bas de laine très-chauds, et recouverts d'une chaussure légère, mais préservatrice du froid et de l'humidité. La tête, qui se dégarnit souvent d'une partie de ses cheveux, doit être protégée contre l'impression du froid et débarrassée des matières qui se déposent sur le cuir chevelu; mais ces soins doivent se donner de manière à ne causer aucune fatigue à celui qui les reçoit. Les bains tièdes, savonneux, nettoieront le tégu-

(1) La création des asiles de Vincennes et du Vésinet, depuis que ces lignes ont été écrites (1844), répond en partie à cette grande indication d'hygiène publique : l'avenir comporte l'extension, la multiplicité de ces institutions et leur adoption dans tous les centres considérables de population ouvrière.

(2) Reveillé-Parise, *Études de l'homme dans l'état de santé et dans l'état de maladie.* Paris, 1845, t. I, p. 208.

ment externe; peu prolongés, ils n'affaibliront point; suivies de frictions sèches avec la main, avec une brosse douce ou de la flanelle, ils auront l'avantage de stimuler les fonctions cutanées. Le linge du corps sera renouvelé fréquemment et les effets du couchage exposés à l'air et au soleil.

Reveillé-Parise a ramené à quatre règles principales le régime alimentaire de la convalescence :

1º Proportionner la nourriture, non à la faim du convalescent, mais à la faculté digestive de l'estomac.

2º Manger peu et souvent.

3º Soumettre longtemps les aliments à la mastication.

4º Choisir les aliments le plus en rapport avec la tolérance gastrique et consulter pour ce choix les habitudes individuelles, en tant qu'elles ne sont pas nuisibles.

La gradation adoptée dans le régime des convalescences, à la suite de maladies aiguës, est la suivante : le bouillon de poulet, le bouillon de bœuf coupé d'eau par moitié, par tiers, puis pur; de légers potages avec un peu de fécule clair-semée (semoule, tapioka, sagou, riz), des laits de poule, quelques conserves de fruits; on arrive ensuite aux œufs frais cuits à la coque, à des légumes herbacés (chicorée, laitue, épinards, etc.), un peu de chair de poisson et une petite quantité de pain bien cuit et léger; en même temps on accorde au repas une certaine dose d'eau rougie par un vin peu chargé d'alcool. Enfin, si nul accident ne rompt le cours paisible de la convalescence, on rend le régime plus substantiel en permettant l'usage d'abord des viandes blanches, puis des viandes faites et rôties, etc.; un peu de vin pur et généreux active les digestions; on les prescrira de bonne heure aux sujets épuisés, mais exempts de susceptibilité gastrique, surtout aux vieillards, qui ont tant de peine à se relever après toute maladie un peu grave. Dans la dispensation progressive des modificateurs alimentaires, on doit tenir compte avec rigueur de la manière dont chacun d'eux est supporté, des sensations qu'éprouvent les convalescents dans le passage d'une nourriture à une autre, des effets qu'elle produit. Le médecin se défendra d'une condescendance périlleuse aux goûts des malades; il ne cédera point à leur désir de recouvrer promptement leurs forces par une alimentation copieuse et substantielle; il n'augmentera la prescription de la veille qu'avec mesure et circonspection; survient-il quelques phénomènes précurseurs d'une rechute, tels qu'une diminution d'appétit, un peu de chaleur à la peau, l'amertume de la bouche, etc., il faut reculer sans hésitation et imposer l'abstinence à l'indocilité murmurante du convalescent. Les excrétions méritent une surveillance particulière : tantôt il y a des sueurs qui énervent et qu'il faut arrêter, tantôt les urines coulent difficilement à cause de la diminution du ressort de la vessie; la constipation est un phénomène habituel chez les convalescents et doit être combattue par de légers minoratifs, des lavements et surtout par une diète rafraîchissante. Les pollutions qui se répètent jusqu'à débilitation seront combattues par l'exercice musculaire, les lotions froides sur les parties sexuelles, par l'éloignement de tout ce qui peut éveiller le désir vénérien. Le rappel du flux menstruel fournit des indications particulières chez la femme.

Les premiers jours de la convalescence se passent au lit. Celui-ci ne doit être ni trop dur ni trop mou; le crin, la laine, la zostère, seront préférés à la plume, qui s'imprègne de miasmes et provoque la transpiration; les couvertures ne doivent pas être trop pesantes ni trop chaudes; la nécessité d'une douce ventilation autour du lit empêchera de le reléguer dans une alcôve et de l'emprisonner dans de larges rideaux. Bientôt le convalescent pourra sortir de sa couche, passer quelques heures dans un fauteuil près d'une cheminée, si l'air du dehors est froid, et non loin d'une fenêtre si la température le permet; la vue de l'horizon, des jardins, de la verdure, récrée sa pensée et l'affranchit des préoccupations attristantes. Que s'il vient à essayer une première promenade de courte durée dans la salle d'abord, puis à l'air libre, il en éprouvera un bien-être sensible; la circulation se régularise, la chaleur se répartit plus également. L'exercice de la voiture précédera celui de la promenade à pied; mais l'un et l'autre seront doux, modérés, jamais poussés jusqu'à la fatigue; ils auront lieu aux heures où l'air a son maximum de pureté, c'est-à-dire en été le soir, au printemps dans le milieu du jour, en automne le matin.

L'extrême impressionnabilité des convalescents commande qu'on éloigne d'eux toute cause d'agitation morale et intellectuelle : point de conversations prolongées, point de lectures qui exigent la contention de l'esprit, point de communications émouvantes; l'excès du rire et de la gaieté ne leur convient pas plus que les concentrations mélancoliques; sous l'influence des excitations morales, on les voit pâlir, rougir, se crisper, éprouver des spasmes, des étouffements, etc. Le silence de la campagne et le calme que procure une dispensation sobre et réglée des choses de l'hygiène réagissent d'une façon heureuse sur l'âme et sur l'intelligence. Quand la nostalgie n'a pas compliqué la maladie, c'est à cette époque qu'elle se fait sentir, et le convalescent qui soupire après le ciel de la patrie doit être satisfait dans le plus bref délai.

Le résultat total de ces soins et de ce régime appliqués aux convalescents se traduit, lorsqu'ils en profitent, par un accroissement de la force manuelle et du poids du corps; il peut être évalué avec précision par des pesées réitérées et par la mesure de la puissance musculaire : la balance et le dynamomètre ne doivent pas plus répugner au médecin que le plessimètre et le stéthoscope. C'est avec une raison pratique que Fonssagrives insiste sur l'emploi opportun de ces moyens d'appréciation exacte de la marche des convalescences (1).

(1) Fonssagrives, *Hygiène alimentaire des malades, des convalescents et des valétudinaires*, 2e édition. Paris, 1867.

SECTION II.

DES MODIFICATEURS, DE LEUR ACTION ET DE LEUR EMPLOI.

Cette section comprend ce que l'on a appelé la matière de l'hygiène, c'est-à-dire l'ensemble des moyens dont la dispensation, proportionnée aux conditions d'organisation individuelle, assure le maintien de la santé. Les anciens leur appliquaient la dénomination impropre de choses non naturelles; nous avons vu que, d'après Galien, ils en admettaient six : 1° *aer*, 2° *cibus et potus*, 3° *excreta et retenta*, 4° *somnus et vigilia*, 5° *motus et quies*, 6° *animi pathemata*. Sanctorius ajouta fort inutilement à ces catégories d'influences une septième sous le titre de *Venere*, car elle se trouve implicitement dans la troisième ou dans la sixième classe de la division galénique. Boerhaave a fourni à Hallé l'idée d'une distribution plus exacte des moyens hygiéniques. Le médecin de Leyde, en parlant des causes des maladies, signale comme autant de sources d'étiologie les *ingesta*, c'est-à-dire les choses introduites en nous par les voies alimentaires; les *applicata*, ou choses appliquées à la surface du corps; les *excreta*, ou matières éliminées de l'organisme par les appareils d'excrétion; enfin les *gesta*, c'est-à-dire les exercices, les mouvements exécutés sous l'empire de la volonté; en joignant à ces divisions les *circumfusa*, choses environnantes, et les *percepta* (1), qui comprennent l'activité morale et intellectuelle de l'homme au point de vue de sa conservation physique, Hallé a décrit le cercle des influences auxquelles l'homme demande ou dispute sa vie, et par conséquent il a fixé les limites de son perfectionnement. Cette répartition des modificateurs en six groupes n'omet rien d'important en hygiène; elle rappelle la classification ancienne, et elle est consacrée par deux noms glorieux, Boerhaave et Hallé : nous n'y ferons qu'une légère interversion en reléguant l'étude des *gesta* après celle des *percepta*, dont les premiers sont la conséquence; les quatre premiers groupes se rapportent plus particulièrement aux organes de la vie plastique ou végétative, et se présenteront dans l'ordre suivant : *circumfusa, ingesta, excreta, applicata*. Les deux derniers expriment la vie de relation et fourniront la mesure de la réaction organique, car celle-ci n'est autre chose que l'activité de l'homme mise

____

(1) Les *gesta* sont divisées par Boerhaave en *gesta in corpore* et en *gesta in animo*; à cette dernière catégorie correspondent les *percepta* du professeur Hallé.

en jeu par ses modificateurs (1); l'activité nerveuse (*percepta*) et l'activité musculaire (*gesta*) traduisent en partie l'influence que reçoit l'organisme des quatre premiers groupes d'agents hygiéniques.

CHAPITRE PREMIER.

CIRCUMFUSA.

Les *circumfusa* représentent ce qu'Hippocrate a dénommé *les airs, les eaux et les lieux*. Nous traiterons successivement de l'air, des eaux, du sol, des localités, des climats, procédant ainsi du simple au composé, du particulier au général; mais, sous toutes les latitudes, l'homme circonscrit pour sa demeure un espace où il se crée un milieu spécial, un climat dans un climat : nous terminerons donc par les habitations.

ARTICLE PREMIER.

MÉTÉOROLOGIE.

DE L'AIR ATMOSPHÉRIQUE.

On désigne par *atmosphère* la masse d'air qui entoure la terre de tous les côtés, et dans laquelle sont plongés tous les corps qui existent à sa surface. Pour le physiologiste, l'air est l'immense réservoir où les plantes puisent l'acide carbonique nécessaire à leurs besoins, et les animaux l'oxygène qui alimente leur vie; c'est encore à l'air que les plantes empruntent directement ou indirectement leur azote, et c'est là que les animaux le restituent en définitive : de telle sorte que l'athmosphère, mélange d'oxygène, d'azote et d'acide carbonique, se renouvelle et se reconstitue incessamment par mille échanges qui dérivent des phénomènes de la végétation et de ceux de la vie animale : « Tout ce que l'air donne aux plantes, les plantes le cèdent aux animaux, les animaux le rendent à l'air; cercle éternel dans lequel la vie s'agite et se manifeste, mais où la matière ne fait que changer de place (2). » L'homme est donc lié à l'atmosphère par des rapports nécessaires, constants, non interrompus; ils sont en harmonie avec son organisation et la condition de son existence. Mais, outre ces rapports réguliers qui font participer l'homme au système de rotation perpétuelle de la matière, l'atmosphère est pour lui une source d'influences morbides, accidentelles, qui dépendent des variations même

(1) Cas. Broussais, *Plan d'un cours d'hygiène*. Paris, 1837, p, 18.
(2) Dumas, *Essai de statique chimique des êtres organisés*, p. 21 et 46.

de sa constitution et de la mise en jeu de ses propriétés. Si, par la stabilité providentielle de sa composition chimique, elle assure aux générations d'êtres qui se succèdent le *pabulum vitæ*, elle est aussi la source inépuisable des causes occasionnelles de nos maladies; elle est notre milieu externe, comme le sang est notre milieu interne qu'elle modifie si énergiquement, si profondément, que nous serions tenté de dire avec Ramazzini : tel air, tel sang (*De constitutione anni* 1691). L'action de l'air sur l'économie est de tous les instants, elle est identique avec la vie; en outre, par les vicissitudes qui agitent la masse atmosphérique, par les déplacements de l'homme, elle lui dispense une grande variété d'impressions. Permanente ou passagère, elle porte à la fois sur le fond de sa constitution et sur le régime de sa vie journalière. La composition normale de l'air répond aux besoins de l'organisme humain et de la solidarité du règne végétal et du règne animal ; mais il sert aussi de véhicule, d'excipient à diverses matières qui s'y répandent et s'y disséminent, il est le théâtre de phénomènes qui, rattachés naguère à des principes impondérables, nous apparaissent aujourd'hui comme les manifestations d'une force unique et diverse. De ces éléments complexes de l'atmosphère, les uns, généralisés dans toute son étendue, s'y rencontrent d'une manière constante, quoique en proportion mobile, telles sont l'électricité, la lumière, la chaleur, l'eau à l'état de vapeur ; les autres accidentels, limités dans leur diffusion à des masses d'air plus ou moins considérables qui couvrent certaines localités ou qui sont circonscrites par les habitations : tels sont les miasmes des marais, les émanations délétères qui se dégagent des matières animales ou végétales en putréfaction, etc. Comme il ne s'agit ici que de l'air libre, de l'air atmosphérique en général, nous renvoyons l'étude des causes de viciation accidentelle de l'air aux articles *Marais, Air confiné*, etc.

§ 1. — Des modificateurs atmosphériques.

I. — *Électricité*.

Fusinieri a dit que tout rayonnement se fait au moyen du transport des molécules des corps, et Peltier, s'emparant de cette idée, a bien établi que les phénomènes électriques ne se manifestent jamais sans matière, et que là où il y a un phénomène électrique, il y a un corps pondérable (1). Les dénominations de fluide résineux ou négatif, et de fluide vitré ou positif, ne signifient que les degrés différents d'un même état à partir d'un point d'équilibre privé de manifestation électrique. L'état résineux représente le phénomène réel, et l'état vitré l'absence ou la diminution de ce phénomène. Les électromètres n'indiquent donc que les différences d'un même état, non des états

______

(1) Peltier, *Recherches sur la cause des phénomènes électriques de l'atmosphère*, etc. *Annales de chim. et de physique*, avril 1842, t. IV, p. 407.

contraires ni des quantités absolues. Est-ce la terre qui possède la cause des phénomènes qu'on a qualifiés, il y a plus d'un siècle, d'électricité résineuse? En est-elle le foyer? L'espace céleste, dit Peltier, n'étant point un corps matériel, n'a point la puissance de la coercer ; aussi n'est-il point dans le même état d'électricité résineuse, et c'est cet état résineux en moins que l'on a nommé vitré. A ce résultat de la théorie s'ajoute l'expérience qui démontre que l'électricité disséminée dans l'air sec est toujours vitrée. La terre et l'atmosphère se comportent ainsi comme deux corps en présence dont les tensions électriques diffèrent par leur signe ou du moins par leur intensité. Mais aujourd'hui on considère l'espace comme rempli; la terre ne nous apparaît plus comme isolée dans son enveloppe atmosphérique, qui est à la vérité un des meilleurs isolants, mais qui ne va pas jusqu'à lui conserver une charge électrique au milieu des espaces planétaires. Avec William Thomson (1), la conductibilité électrique, au lieu de constituer une puissance de la matière, n'est plus à nos yeux que l'expression d'une non-résistance, et nous savons que, de même que l'air très-raréfié par la machine pneumatique oppose une très-faible résistance au passage de l'électricité et lui devient un corps conducteur plutôt qu'un corps isolant; ainsi, à de grandes hauteurs, l'atmosphère, même par des temps sereins, ne conserve plus une charge électrique égale à celle de ses couches inférieures. Thomson admet qu'il y a toujours et *essentiellement* dans les parties supérieures des régions atmosphériques une distribution d'électricité produite par des décharges disruptives intérieures dues à la grande raréfaction de l'air : « Cette couche électrique doit constituer à peu près le complément électro-polaire de toute l'électricité qui existe à la surface de la terre et dans les couches inférieures de l'atmosphère; en d'autres termes, la quantité totale d'électricité reconnue comme excédant de l'électricité positive sur l'électricité négative, ou de celle-ci sur celle-là, est à peu près nulle pour une grande portion de l'atmosphère et pour la portion de la surface terrestre qui se trouve au-dessous d'elle (2). »

Les recherches qui ont pour objet la mesure de l'électricité atmosphérique doivent être faites par un temps serein, dans un air exempt d'humidité, assez loin des arbres et des habitations. On constate alors que plus on s'élève dans l'atmosphère, plus l'électricité libre croît en intensité. Gay-Lussac et Biot, dans leur ascension aérostatique, ont trouvé qu'un fil métallique de 50 mètres de longueur, attaché à leur nacelle et tendu par une boule de cuivre, était électrisé résineusement; ce qui indiquait dans les couches supérieures de l'atmosphère une charge d'électricité vitrée plus forte que dans les couches inférieures. Les expériences de Becquerel et Breschet tendent à démontrer que la couche atmosphérique qui touche le sol ne contient pas d'électricité dans l'é-

(1) W. Thomson, *De l'électricité atmosphérique*, discours à l'Institution royale de Londres, traduit par Feltz, *Annales de physique et de chimie*, 1866, 2e série, t. VII, p. 161.

(2) *Ibidem.*

paisseur de 1 à 2 mètres ; elles ont en même temps confirmé l'accumulation de l'électricité vitrée dans les couches supérieures. Les appareils qu'ils ont employés ne donnent aucun résultat dans les lieux bas et abrités, dans les cours des maisons, dans les rues des villes, dans les vallées étroites. Sous l'influence de l'électricité positive de l'air, le sol est toujours électrisé négativement à sa surface avec tous les corps qui s'y trouvent et sur tous ses points en saillie, particulièrement sur les flancs et les sommets des montagnes.

L'électricité atmosphérique, faible au lever du soleil, augmente jusqu'à six ou sept heures du matin en été, huit ou neuf heures au printemps et en automne, dix heures ou midi en hiver. Après s'être élevée à ce maximum, elle baisse, rapidement d'abord, lentement ensuite, jusqu'à deux heures environ avant le coucher du soleil, époque de son minimum. Le soleil s'approchant de l'horizon, l'électricité croît de nouveau et atteint un second maximum deux heures après le coucher de cet astre, pour décroître encore jusqu'au lendemain. Les oscillations diurnes de l'électricité atmosphérique sont donc parallèles à celles de la température ambiante. D'après Kaemtz, elle n'offre sur les montagnes qu'un maximum, le matin, et qu'un minimum, le soir. L'influence des saisons est évidente : l'électricité positive des temps sereins est bien plus intense en hiver qu'en été. C'est en hiver que l'électricité de l'air se maintient au maximum. Le tableau suivant résume les variations moyennes de l'électricité mensuelle pendant quatre ans (Turley, de Worcester) :

	Degrés.		Degrés.
Janvier	605	Juillet,	40
Février	378	Août	78
Mars	200	Septembre	82
Avril	141	Octobre	188
Mai	84	Novembre	282
Juin	47	Décembre	669

Indépendamment des fluctuations périodiques que présente l'électricité de l'atmosphère, elle est susceptible de variations accidentelles qui dépendent de la température, de l'humidité de l'air, de la force et de la direction des vents; aussi n'est-elle pas la même sous toutes les latitudes. Ses variations se prononcent plus dans les contrées tropicales que dans la zone tempérée où on les observe particulièrement en été; elles deviennent d'autant plus rares que l'on s'éloigne davantage de l'équateur. Il en est de même pour les variations périodiques. L'électricité décroît elle-même de l'équateur aux pôles; elle ne se manifeste guère au delà du 68ᵉ degré de latitude nord, et il paraît que, passé le 65ᵉ, on n'observe presque plus d'éclairs; déjà rares en Scandinavie, comparativement à la France et à l'Allemagne, les orages vont diminuant de plus en plus vers le nord, où la quantité de vapeurs qui remplit l'atmosphère devient plus petite : pendant un séjour de six ans en Groënland par 70° de latitude, Gisecke n'a entendu qu'une fois le tonnerre (1). Dans cette atmo-

_____

(1) Kaemtz, *Cours complet de météorologie*, traduit par Ch. Martins. Paris, 1843,

sphère dense et sèche, l'électricité se conserve et s'accumule ; peut-être l'écoulement de l'électricité d'une partie du globe vers les régions polaires donne-t-il lieu à ces aurores boréales qui consolent leurs habitants de l'absence de la lumière solaire.

Les observations faites dans les temps de pluie et de neige donnent des indications très-irrégulières ; cependant, si l'on fait la somme des jours pluvieux, on y trouve à peu près un nombre égal de jours où la charge de l'électromètre était résineuse, et de jours où elle était vitrée. Souvent l'électricité manifestée change plusieurs fois de signe dans les vingt-quatre heures. Saussure a remarqué que, dans les jours sereins de l'été qui succèdent à la pluie, les périodes diurnes ont l'intensité de celles de l'hiver. L'eau météorique, qui est toujours fortement électrisée, surtout en été, est presque aussi souvent résineuse que vitrée quand elle tombe en pluie : à l'état de neige elle est vitrée quatre fois sur cinq. Les pluies douces et continues n'influent pas sur l'électricité de l'air ; les fortes pluies l'augmentent notablement et la rendent tantôt négative, tantôt positive. On a constaté que sous le règne des vents du sud, du sud-est et du sud-ouest, les pluies négatives sont beaucoup plus fréquentes que par les vents du nord, du nord-est et du nord-ouest. A l'approche d'un nuage de grêle, l'électromètre change souvent de signe et accuse de grandes inégalités dans la tension électrique de l'air.

Par un ciel calme et pur, l'électricité libre est peu marquée à cause de sa dissémination ; mais que, par un abaissement de température, les vapeurs aqueuses qui existent constamment dans l'air se condensent en nuages opaques, l'électricité se concentre autour de leurs vésicules, et se distribue dans ces nuages suivant leurs groupements et les influences ambiantes. L'action de la terre rend ces nuages plus résineux dans la partie supérieure que dans l'inférieure. On a, du reste, beaucoup à apprendre sur la distribution de l'électricité dans les vapeurs, et sur le rôle qu'elle joue dans leur condensation, dans leur agglomération et leur groupement. Peltier a toujours observé que les nuages fortement chargés d'électricité résineuse ont une couleur d'un bleu plombé, grise, ardoisée, tandis que ceux qui sont fortement vitrés sont blancs, roses, orangés. Il ajoute : « Lorsqu'on aura bien compris la série des transformations vaporeuses sous l'influence de la température et de l'électricité du globe ; lorsqu'on aura vu avec quelle facilité les nuages opaques passent à l'état de nuages transparents, *et vice versâ*, toujours en présence de la terre puissamment chargée d'électricité résineuse et de l'espace céleste ne possédant pas la même tension ; lorsqu'on aura fait une seule expérience pour s'assurer avec quelle promptitude la vapeur se produit sous l'influence électrique, alors seulement on comprendra les divers phénomènes qui peuvent résulter de ces masses de vapeurs opaques ou transparentes, chargées toutes à différents de-

in-12, p. 360, et la note E, p. 494, *Sur la distribution journalière de l'électricité dans l'atmosphère, liée à l'évaporation du globe et au fumage des montagnes.*

grés d'électricité résineuse : les unes possédant des tensions énormes, les autres en possédant de moindres, toutes tendant à s'équilibrer et ne trouvant d'obstacles que dans les distances maintenues par la différence de leur pesanteur (*loc. cit.*, page 425). » Il sera question plus bas des météores aqueux.

II. — *Lumière.*

Parmi les corps célestes qui éclairent notre atmosphère et communiquent aux objets qui y sont plongés le caractère de la visibilité, le soleil et les étoiles seuls sont lumineux par eux-mêmes ; les planètes le sont par réflexion : c'est du soleil que la terre reçoit sa plus grande lumière, probablement à cause de la proximité relative de cet astre. Grâce aux admirables expériences de L. Foucault, on est aujourd'hui fixé sur la valeur des deux théories qui se disputaient l'explication des phénomènes de la lumière : celle de l'émission est à jamais repoussée par la solution du problème posé en 1838 (3 décembre) par Arago, et attaqué pendant douze ans par des tentatives sans succès, médité laborieusement et illuminé enfin par le génie de Foucault (1850) : c'est lui qui a démontré que la lumière se meut plus vite dans l'air que dans l'eau. Avec la même rigueur et à la suite d'une série de déterminations très-concordantes, il réussit dans les derniers mois de 1862 à démontrer que la lumière se propage dans l'air avec une vitesse de 298 187 kilomètres par seconde et que ce nombre, à 500 kilomètres près, doit rester comme l'expression de la vérité : il n'a pas été contesté ; accepté par tous les physiciens et par tous les astronomes de quelque autorité, il a trois conséquences notables : 1° il réduit de 10 146 kilomètres la vitesse de propagation de la lumière, jusqu'alors fixée à 308 333 kilomètres par seconde ; 2° cette nouvelle donnée, combinée avec la constante de l'aberration 3″,445, pour en déduire la parallaxe du soleil, donne, au lieu de 20″,57, la valeur notablement plus forte 8″,8616 ; 3° la distance moyenne de la terre au soleil se trouve diminuée environ d'un trentième, c'est-à-dire de plus d'un million de lieues (37 au lieu de 38 millions de lieues). Outre ces sources permanentes de lumière, il en est encore deux autres que nous pouvons créer à volonté et dont il n'y a pas lieu de parler ici : l'électricité et une température très-élevée. Remarquons seulement en passant que la propriété que les corps possèdent de devenir lumineux, quand ils sont chauffés au delà de 500 degrés, fait penser avec raison que la lumière et la chaleur sont deux phénomènes de même essence.

L'air atmosphérique est le corps le plus transparent qui soit connu ; toutefois ses particules absorbent une portion de la lumière qu'elles reçoivent, en laissent passer une portion et réfléchissent la troisième : c'est ce qui explique l'éclairage de la voûte du ciel qui, sans ce dernier phénomène paraîtrait noire, l'illumination des objets terrestres que le soleil n'éclaire point directement, et la transition ménagée entre le jour et la nuit. Quelques-uns des météores lumineux qui se développent dans l'atmosphère doivent être mentionnés. Le crépuscule est la lumière qui précède le lever du soleil et qui suit son coucher; il provient de la réflexion de la lumière par les parties supérieures de l'atmosphère; il commence le matin (aurore), quand le soleil est encore à 18 degrés sous l'horizon, et finit le soir, quand le soleil est descendu plus bas, vu que l'atmosphère échauffée est plus élevée le soir que le matin. L'influence des gouttes d'eau sur les rayons solaires produit l'arc-en-ciel, phénomène que fait naître aussi la lumière de la lune, mais avec des teintes faibles et sans éclat. On voit parfois des points lumineux se mouvoir avec vitesse dans l'atmosphère et marquer leur passage par une traînée de lumière analogue à celle des fusées à baguettes : ce sont des étoiles filantes considérées en général comme des aérolithes qui s'enflamment en pénétrant dans l'atmosphère de la terre. La lumière communique aux couches supérieures de l'atmosphère la teinte azurée dont les variations d'intensité sont mesurables au moyen du cyanomètre de Saussure; l'air en grande masse se comporte comme un verre laiteux, laissant passer plutôt les rayons de l'extrémité rouge du spectre et réfléchissant les rayons bleus.

La lumière se réfléchit et se réfracte sur les surfaces de séparation des couches atmosphériques ou des veines d'air d'inégale densité; les rayons, ainsi déviés de la direction des corps qui les émettent, s'ajoutent à tous les autres pour former la somme de lumière errante dans l'atmosphère; celle-ci paraît lumineuse par elle-même, chacun de ses points étant traversé par un rayon dévié qui parvient jusqu'à nous. La lumière diffusée dans l'atmosphère a trois sources : 1° une partie est réfléchie par les grains de poussières ou les globules de vapeur condensée en suspension dans l'air; elle se renforce de celle qui se réfléchit ou se réfracte aux surfaces de séparation de courants inégalement humides et chauffés; ce premier contingent de lumière est blanc ou coloré comme la lumière qui le fournit; 2° une seconde portion de lumière qui est bleue est diffusée par les particules constitutives de l'atmosphère elle-même; 3° une troisième portion est de la lumière directement transmise ou peu déviée et à laquelle manquent des rayons bleus, d'où sa couleur orangée : « Seules ou mélangées, ces trois sortes de lumière produisent les colorations variées qui donnent tant de charmes à la contemplation du ciel, particulièrement aux heures de crépuscule ou d'aurore. Ces colorations, liées à l'état de l'atmosphère, fournissent d'utiles indications sur les changements qui s'y préparent (1). »

Le faisceau solaire que l'on reçoit dans une chambre obscure par une ouverture pratiquée au volet produit trois effets directs : une sensation lumineuse perçue par l'appareil de la vision, une élévation de la température ambiante, une action chimique constatée longtemps avant les découvertes photographiques qui ont utilisé la radiation solaire comme un réactif d'une merveilleuse subtilité. Du chlorure d'argent, préparé dans l'obscurité et soumis à l'action du spectre, noircit, et cette altération, qui débute dans la bande

<hr>

(1) H. Marié Davy, *Météorologie, etc.* Paris, 1866, p. 67.

violette, se propage d'un côté jusqu'au rouge extrême, et de l'autre au delà de la bande violette ; d'où il suit que l'effet chimique se produit au maximum dans celle-ci et franchit les limites du spectre du côté des rayons les plus réfrangibles, tandis qu'il ne les dépasse point du côté des rayons les moins réfrangibles. Témoins de ces faits, les chimistes, les physiciens, sont amenés à supposer dans l'agent rayonné vers nous par le soleil trois espèces de radiations : lumineuse, calorifique, chimique. En médecine, en hygiène, ce serait abuser de l'analyse que d'étudier séparément les trois sortes d'effets de la radiation solaire. Dans l'influence que la lumière exerce sur l'économie vivante, comment distinguer celle qui procède du spectre chimique de celle qui se rapporte au spectre lumineux ? Nous dirons avec Sappey (1), que si l'on a isolé ces deux spectres dans les expériences physiques, on n'a pu constater les propriétés de chacun d'eux à l'égard des êtres vivants. Il en est autrement du pouvoir calorifique du rayon solaire : il se manifeste dans l'homme par une série de phénomènes identiques avec ceux que détermine un égal degré d'élévation artificielle de la température ambiante ; et ces phénomènes ne sont pas nécessairement liés aux autres propriétés de la radiation solaire, ils fournissent à l'hygiène comme à la physiologie la matière d'une étude spéciale.

III. — *Température.*

D'après les expériences et les calculs de Pouillet, la température des espaces planétaires doit être environ de 140 degrés au-dessous du point de fusion de la glace, et sans le bienfait de l'irradiation solaire, notre globe aurait sur toute son étendue une température uniforme de 89 degrés au dessous de zéro ; cette différence, dans la transition des espaces célestes dans notre atmosphère, exprimerait l'effet thermique total des radiations des étoiles qui parsèment le firmament ; Pouillet l'estime presque égal à celui du soleil et capable de fondre en une année, à la surface de la terre, une couche de glace d'une épaisseur uniforme de 26 mètres ; chaque étoile est un soleil ; leur nombre infini compense leur éloignement, et si leur action calorifique nous semble imperceptible, c'est qu'elle est permanente et dispensée dans une mesure à peu près égale sur tous les points de notre globe. Si la chaleur du soleil nous était distribuée avec la même uniformité, elle serait capable de fondre une couche de glace d'une épaisseur de 31 mètres environ, et nous serait l'équivalent de la combustion d'un couche de charbon de 250 millimètres d'épaisseur enveloppant toute la terre, soit d'une trentaine de millions de mètres cubes de charbon par seconde de temps. Et pourtant, dans le ciel du soleil, la terre n'est qu'un point imperceptible ! Mais toujours emportés

(1) Sappey, *De l'influence de la lumière sur les êtres vivants*, thèse pour l'agrégation. Paris, 1844.

avec elle dans les espaces planétaires, nous ne résisterions pas à leur froid intense, malgré cette libéralité de calorique stellaire et solaire, sans l'enveloppe protectrice de l'atmosphère qui l'absorbe, le réfléchit, le réfracte comme la lumière et, véritable écran entre la terre et les espaces célestes, en retarde la déperdition.

Marié Davy la considère comme une serre autour de la terre ; la chaleur solaire y pénètre dans la proportion sus-indiquée, 4 à 5/10 selon Pouillet ; arrivée au contact des corps, elle les échauffe et de lumineuse devient obscure, par un changement dans la vibration calorifique, qui devient moins rapide, moins habile à circuler à travers l'atmosphère pour se perdre dans les espaces ; 1/10 seulement de la chaleur qui se présente à la sortie parvient à s'échapper de l'atmosphère. D'après Tyndall, c'est surtout à la vapeur d'eau que l'air doit sa faculté d'absorber la chaleur et de s'échauffer aux dépens des rayons solaires ; or, toute la vapeur d'eau que retient l'atmosphère est confinée dans ses couches inférieures ; plus on s'élève, plus l'air est pur et sec ; les couches successives qui composent sa masse totale se recouvrent mutuellement, deviennent de plus en plus minces, en raison de leur densité décroissante, et par conséquent des abris de moins en moins protecteurs.

La température atmosphérique est l'élément le plus efficace des saisons, des climats ; elle détermine la répartition géographique des espèces végétales et animales, elle circonscrit le champ de la vie dans les limites de ces oscillations. Boussingault a démontré que la durée de la végétation est en raison inverse de la température moyenne du lieu où on l'observe ; or, les végétaux fournissent par voie directe ou indirecte leur nourriture aux animaux, la fécondité et la mortalité humaine sont donc liées étroitement aux conditions thermométriques du milieu ambiant, et il n'y a pas de modificateur plus général, plus énergique à étudier en hygiène que le calorique. L'air en contient à l'état libre et à l'état latent ; il n'emprunte à la terre que 1/30ᵉ de degré environ de sa chaleur dont la source est donc presque toute entière dans l'irradiation solaire. L'influence de la chaleur solaire diminue de l'équateur au pôle : Herschell a constaté que l'effet thermométrique direct des rayons solaires est de 48 3/4 au cap de Bonne-Espérance, tandis qu'en Europe il ne dépasse pas 29° 1/2, et qu'il est de — 8° au pôle boréal. La température moyenne se tient à l'équateur entre 27° et 28° ; à Ténériffe, elle est de 21°,7 ; à Paris, de 10°,8, et au cap Nord de 0°.

La présence ou l'absence du soleil sur l'horizon, et la direction que suivent ses rayons aux différentes heures de la journée, rendent compte des variations diurnes de la température atmosphérique ; les variations saisonnières dépendent du degré d'inclinaison de l'axe de la terre par rapport au soleil. Deux fois par jour le thermomètre fournit la température moyenne. La connaissance des températures moyennes des mois conduit à celle de la moyenne annuelle. La comparaison de ces deux séries de moyennes présente, dans les zones tempérées, une concordance frappante : depuis le milieu de janvier, la température s'élève d'abord lentement, puis rapidement en avril et mai ; elle augmente moins vite jusqu'à la fin de juillet, qui correspond à son maximum. Elle décroît insensiblement en août, plus rapidement en septembre et en octobre, pour tomber au minimum vers le milieu de janvier ; d'où les résultats suivants :

Minimum de température...................... 14 janvier.
Moyenne de température...................... 24 avril et 21 octobre.
Maximum de température...................... 26 juillet.

L'accroissement de la température après le solstice d'été s'explique par l'accumulation antérieure du calorique irradié sur le sol et par la brièveté des nuits, qui s'opposent à de grandes déperditions par rayonnement du globe. Le cours du soleil détermine les saisons astronomiques, et la marche annuelle de la température sert à les fixer en météorologie.

Pouillet a calculé que sur le total de la chaleur arrivant aux limites supérieures de notre atmosphère, les 5 ou 6/10 seulement arrivent jusqu'à nous : le reste est absorbé ou diffusé dans l'air, même alors que celui-ci est d'une parfaite sérénité ; la perte vraie est en rapport avec la longueur du trajet, elle se réduit à 2/10, au lieu de 5 à 6/10 pour les rayons qui traversent l'atmosphère dans le sens de sa moindre épaisseur. La chaleur qui arrive jusqu'à la terre pénètre dans ses couches superficielles qui l'émettent ensuite, sous forme de rayons obscurs, dans les couches inférieures de l'air ; celles-ci, une fois échauffées, s'élèvent et sont remplacées par d'autres couches d'air plus froides. D'où il résulte que sous toutes les latitudes, et en tout temps, le maximum de la température atmosphérique existe dans les couches les plus inférieures de l'air, et qu'elle va diminuant à mesure que l'on s'élève, sans que la variation de température avec la hauteur soit absolument régulière ; on rencontre presque toujours dans l'atmosphère des couches d'air relativement chaudes, d'une épaisseur de 300 à 400 mètres, et dont l'excès de température peut aller de 1 à 10 degrés ; ces rencontres ont lieu jusqu'à une hauteur de 5 à 6 kilomètres (Marié-Davy). Les ascensions des montagnes et les voyages aérostatiques ont fourni des données sur l'abaissement progressif de la température dans les hautes régions de l'atmosphère. On admet généralement qu'elle baisse d'un degré par 191 mètres jusqu'à la hauteur de 3691 mètres, et d'un degré par 141^{m},6, au-dessus de cette hauteur. Humboldt a vu que dans les Andes le décroissement de la température est très-lent de 1000 à 3000 mètres, et qu'il devient plus rapide de 3000 à 4000 mètres. Non-seulement la latitude, mais la saison, l'heure de la journée, la disposition du sol, influent sur ce résultat. Le refroidissement de l'atmosphère, à différentes hauteurs, est plus rapide en été qu'en hiver, dans les pays chauds que dans les pays froids. Dans l'atmosphère même de Paris, Barral et Bixio (20 juillet 1850) ont rencontré un froid de 39 degrés à la même hauteur, 1700^{m} environ, où Gay-Lussac n'avait trouvé qu'un froid de 9 degrés. Les différences entre les saisons diminuent toutefois à mesure que l'on s'élève davantage, et, d'apèrs de Saussure, elles doivent s'effacer à la hauteur de 12 à 13,000 mètres. A cinq heures du soir la température décroît le plus rapidement ; vers le lever du soleil, elle diminue le plus lentement, et la différence entre ces deux instants égale le tiers de la hauteur exprimée par un abaissement d'un degré thermométrique. Cette quantité de décroissement correspond à une ascension de 235 mètres sur un terrain en pente douce, à gradins successifs, et à une montée de 195 mètres sur le flanc des montagnes abruptes. Voici une série d'observations faites sur diverses montagnes :

Décroissance de la température sur les montagnes.

		Mètres.
Au col du Géant......................	1 degré pour	164,69 (de Saussure).
Sur le Rigi..........................	—	149,10 (Kaemtz).
Sur le Faulhorn......................	—	170,00 (Bravais).
Sur le Saint-Gothard et le Saint-Bernard.	—	168,00 (Schow).
Sur le mont Ventoux	—	144,00 (Martins).
Sur les Andes........................	—	187,00 (de Humboldt).
Sur les Andes	—	175,00 (Boussingault).
Sur les montagnes du Spitzberg	—	170,00 (comm. du Nord).

Moyenne = 1 degré pour 166 mètres.

L'influence de l'altitude sur la température est un élément capital de la climatologie ; elle est le principe du système des climats étagés ; elle est le correctif ou le compensateur des effets thermométriques de la latitude. Dans les Cordillères, entre le 11e degré de latitude boréale et le 50e degré de latitude australe, on trouve pour température moyenne en degrés centigrades :

27°,5 à Cumana, au niveau de la mer.		
23°,7 à Anserma Nueva.............	à 1050ᵐ	
15°,5 à la Tacunga.................	à 2861	au-dessus du niveau
10°,7 à Combal	à 3219	de la mer.
3°,4 à Antisana...................	à 4072	
— 1°,7 au glacier d'Antisana	à 5460	

C'est grâce à cette compensation de la latitude par l'altitude qu'une localité placée sous l'équateur, Quito, à 2908 mètres au-dessus du niveau des mers, jouit de la même température moyenne que Rome, située au 42e parallèle ; que l'on trouve une température annuelle moyenne de $+$ 3°,5 à Saint-Pétersbourg par 59° 56′ de latitude et 0 mètre d'altitude, et à Antisana par 1 degré de latitude et 4000 mètres d'altitude.

La limite des neiges éternelles correspond :

	Mètres.
Sous l'équateur, à	4800
A 20° de latitude	4600
A 45° de latitude	2550
A 65° de latitude	1500

Humboldt a donné, pour les deux hémisphères, le tableau suivant :

	Latitude	Limite des neiges perpétuelles.	Température moyenne des plaines aux mêmes latitudes.
Quito	0 00 lat.	4818 mètres.	27,7
Sierra-Nevada de Merida	0 05 lat. N.	4550	27,2
Abyssinie	13 10	4287	25,0
Mexique	19 19	4500	»
Himalaya, versant septentrional	30 15	5067	»
Himalaya, versant méridional	30 15	3956	»
Chili, volcan de Peuquènes	33 00	4483	»
Hindou-Kho	34 30	3956	»
Sicile, Etna	37 30	2905	18,8
Ararat	39 42	2318	17,4
Pyrénées	42 30	4728	15,7
Caucase, Elbrouz	43 21	3372	13,8
Alpes	45 45	2708	11,2
Altaï	49 15	2144	2,8
Détroit de Magellan	55 54	1130	»
Kamtchatka	56 40	1600	2,0
Sibérie, chaîne d'Aldan	60 55	1364	»
Islande, Oosterjoekul	65 00	936	4,5
Norvége, intérieur	70 70	1072	3,0
Norvége, littoral	71 15	720	0,2

La hauteur du soleil au-dessus de l'horizon, la latitde et l'altitude sont les plus énergiques, mais non les seuls régulateurs de la température des localités et des climats. D'autres conditions la modifient qui dépendent, les unes de la constitution du sol, de sa configuration, de l'état de sa surface, etc.; les autres des variations hygrométriques et barométriques, de l'aspect du ciel, du voisinage des mers, les courants équatoriaux et polaires, de la prédominance et de la direction des vents, des hydrométéores, etc. Ces éléments de la topographie hygiénique seront examinés aux articles *Pression, Humidité, Mers, Localités* et *Climats;* mais nous appelons dès maintenant l'attention du lecteur sur les données suivantes que nous empruntons à Kaemtz, parce qu'elles montrent l'étendue des variations de température que l'homme est apte à subir : elle n'est pas moindre de 104 degrés, le maximum, observé à Esné (Égypte), étant de + 47°,4, et le minimum, pris au fort Reliance (Amérique du Nord), de 56°,7.

Lieux.	Latitudes.	Minima de température.	Maxima.	Moyennes.
	° ′	°	°	
Pondichéry	11 42	+ 21,6	+ 44,7	»
La Martinique.....	14 35	+ 17,1	+ 35,0	»
Esné (Égypte).....	25 15	»	+ 47,4	»
Le Caire	30 02	+ 9,1	+ 40,2	+ 22,4
Athènes	37 58	— 4,0	+ 38,0	»
Rome...........	41 54	— 5,9	»	+ 15,4
Montpellier	43 36	— 16,1	»	+ 10,1
Nice.	43 42	— 9,6	+ 33,4	+ 15,6
Pise	43 43	— 6,3	+ 39,4	»
Florence........	43 40	— 5,4	»	+ 15,3
Turin........	45 04	— 17,8	+ 36,9	+ 11,7
Milan........	45 28	— 15,0	+ 34.4	+ 12,8
Paris........	48 50	— 23.1	+ 38,4	+ 10,8
Londres........	51 31	— 11,4	»	+ 10,4
Moscou........	55 45	— 38,8	+ 32,0	+ 3,6
Saint-Pétersbourg.	59 56	— 34,0	+ 33,4	+ 3,6
Fort Reliance	62 45	— 56,7	»	
Fort Élisabeth.....	69 59	— 50,8	+ 16,7	

IV. — *Humidité.*

1° La quantité d'eau que l'air peut contenir à l'état de vapeur est en rapport constant avec sa température, elle varie de 0,0166 à 0,0033 de son volume en sorte qu'il contient, terme moyen, 0,0142 de son poids d'eau en vapeur; mais cette évaluation ne s'applique qu'à la quantité absolue d'eau en vapeur qu'il tient en suspension dans son état habituel, et ce n'est point par sa quantité absolue de vapeur d'eau que l'air produit sur nos organes la sensation de l'humidité. De l'air très-chaud peut retenir beaucoup de vapeur d'eau sans nous paraître humide; tandis que de l'air froid, contenant très-peu de vapeur, donne des signes évidents de sa présence. La raison est que l'air paraît sec, tant que la quantité de vapeur qu'il retient reste au-dessous du maximum de saturation dépendant de sa température; mais aussitôt que le maximum est dépassé de la plus petite proportion de vapeur, la présence de l'eau dans l'air devient sensible pour nos organes. Il résulte de là que l'air deviendra souvent humide en se refroidissant et toujours sec en s'échauffant. L'évaporation ne provient pas de la faculté dissolvante de l'air pour l'eau, car elle a lieu dans le vide; la vapeur se forme à la surface des eaux par tous les degrés de température, et se répand dans l'air de la même manière que deux gaz se mélangent entre eux. Toutefois l'air se charge d'une quantité de vapeur d'autant plus grande qu'il est plus échauffé, soit parce que le calorique agit directement sur l'eau, soit parce qu'il diminue la pression atmosphérique, et détermine, par sa répartition inégale, des courants d'air qui activent l'évaporation, en entraînant la vapeur d'eau déjà formée. Quoi qu'il en soit, on peut désigner par *état hygrométrique* ou par *humidité* de l'air le rapport entre la quantité de vapeur d'eau contenue dans l'air, et celle qui s'y trouverait au point de saturation, sous la même pression et à la même température. Or, la quantité de vapeur d'eau nécessaire pour saturer un volume d'air donné est d'autant plus considérable que la température est plus élevée. L'humidité est donc une sensation relative, qui pour l'hygiéniste a plus d'importance que la quantité absolue de vapeur d'eau répandue dans l'atmosphère; car dans les conditions ordinaires de l'air, cette quantité et le degré d'humidité relative sont en raison inverse; plus l'air contient de vapeur d'eau d'une manière absolue, moins est marquée sur nous l'impression de son humidité. Ainsi le mois le plus froid de l'année, janvier, est aussi le plus humide, quoique la quantité absolue de vapeur d'eau soit alors au minimum dans l'air; en juillet, le mois le plus chaud de l'année, la quantité absolue d'eau est à son maximum, et l'humidité à son minimum. La valeur des résultats fournis par l'hygromètre, comparée à celle des observations barométriques, a suggéré à Barbier d'Amiens (1) une réflexion très-juste : ils se rapportent à la couche d'air dans laquelle nous vivons; l'hygromètre révèle les qualités sèches ou humides de l'air qui entoure notre corps, tandis que le baromètre accuse l'effet total de toutes les couches dont se compose l'atmosphère. Le baromètre, sensible aux vicissitudes des hautes régions de l'air, ne l'est point aux vapeurs qui roulent sur la surface de la terre et qui exercent sur nous une influence pénétrante; or, c'est l'air qui baigne nos organes que nous devons connaître en ses conditions changeantes; le thermomètre et l'hygromètre répondent plus directement que le baromètre à ce besoin de la pratique.

Quatre méthodes principales peuvent servir à déterminer la quantité d'humidité de l'air : 1° La méthode chimique, qui consiste à chercher l'air, au moyen d'un long tube, en un point donné, et à l'amener par aspiration dans des tubes desséchants. Elle ne donne que la quantité moyenne d'humidité que l'air contenait pendant l'expérience; elle permettra aux voyageurs de vérifier la proportion d'eau contenue dans les brouillards et les nuages orageux qui enveloppent les sommets des hautes montagnes. 2° Le psychromètre, fondé sur l'observation des températures données simultanément par deux thermomètres, l'un à boule sèche, l'autre à boule mouillée. 3° L'hygromètre à condensation dont le meilleur a été proposé par Regnault (2). 4° La méthode basée sur les indications des hygromètres formés par des substances organiques qui s'allongent par l'humidité. Celui de Saussure (hygromètre à cheveu ou par absorption) suffit encore aux recherches de la météorologie médicale, surtout si l'on tient compte des corrections et des observations suivantes, suggérées à Regnault par de nouvelles expériences faites avec cet instrument : 1° Les hygromètres construits avec des cheveux de même espèce, dégraissés dans la même opération, ne marchent pas rigoureusement d'accord, mais ne s'éloignent pas assez pour que, dans la plupart des observations, on ne puisse les regarder

_____

(1) Barbier, *Hygiène appliquée à la thérapeutique.* Paris 1811, t. I, p. 40.
(2) Voy. Buignet, *Manipulations de physique,* page 284.

comme comparables ; 2° construits avec des cheveux de nature différente, et préparés de diverses manières, ils peuvent présenter des divergences très-grandes dans leurs indications, lors même qu'ils s'accordent aux points fixes ; 3° montés avec des cheveux identiques, s'ils ne sont tendus par des poids égaux, ils peuvent n'être point comparables. Regnault conseille de faire directement la table de chaque hygromètre à cheveu, et de la vérifier le plus souvent que possible; on conservera le point 100 correspondant à l'humidité extrême, mais on rejettera pour la graduation le point de l'extrême sécheresse, et l'on commencera l'échelle à partir de la fraction de saturation $\frac{1}{3}$, que l'on aura déjà rarement occasion de noter à l'air libre. Si l'on se contente des résultats tels que l'instrument de Saussure les a donnés jusqu'à présent, les tables dressées par Gay-Lussac, et que l'on trouve dans les ouvrages de physique, permettent de déterminer le poids de la vapeur renfermée dans un volume d'air donné, lorsque l'on connaît la température et le degré de l'hygromètre; mais le médecin n'a pas besoin de connaître le rapport précis qui existe entre la force élastique de la vapeur et les degrés de l'hygromètre. Quoique celui de Saussure révèle seulement l'humidité ou la sécheresse relative de l'air, c'est-à-dire combien l'air s'éloigne de son maximum d'humidité ou de sécheresse à la température sous laquelle on fait l'observation, il fournit des indications suffisantes pour le but des recherches de notre art. Dans les régions inférieures de l'atmosphère, l'hygromètre marque rarement 100°, même par les jours de pluie; l'indication moyenne de l'hygromètre dans toutes les saisons de l'année est 72°; ainsi, la quantité moyenne de vapeur que contient l'air est la moitié de son point de saturation. La limite de sécheresse à la surface de la terre est de 40°.

La quantité de vapeur va en diminuant dans l'atmosphère de l'équateur au pôle, l'altitude agit comme la latitude; mais c'est ici surtout qu'il faut faire la part de l'humidité relative, et de ses variations sous l'influence des vents, des nuages, des brouillards, des densités inégales de l'atmosphère. Si Deluc, de Saussure et de Humboldt admettent que l'air est plus sec dans les hauteurs de l'atmosphère, Kaemtz leur objecte qu'ils ont expérimenté par un beau temps, avec des vents d'est ordinairement très-arides. Les observations faites par Kaemtz pendant deux et trois mois sur les montagnes élevées de la Suisse, celles de Martins et Bravais à Zurich, et sur le Faulhorn, tendent à faire croire que l'humidité des couches supérieures de l'air égale celle de ses couches inférieures : l'hygromètre marquant 74°,6 0,0 à Zurich, a indiqué 84°,3 sur le Rigi; sur le Faulhorn on a observé 75°,9 quand il y en avait 72°,9, à Zurich. Gay-Lussac, qui, dans son voyage aérostatique, s'est élevé à près de 7000 mètres, a recueilli avec l'hygromètre de Saussure les indications suivantes :

Hauteurs, m.	Température. °	Degrés de l'hygromètre. °
0,0	+ 27,75	57,5
3332,0	12,50	62,0
3412,1	11,00	50,0
3691,3	8,50	37,3
3816,3	10,50	33,0
4264,7	12,00	30,9
4327,8	11,00	29,9
4725.9	8,25	27,6
4808,7	6,50	37.5
4511,6	8,75	29,4
5001,8	5,25	30,1
5267,7	4,25	27,5
5519,2	2,50	32,7
5674,8	0,50	30,2
6040,7	3,00	32.4
6143,3	3,25	33,9
6884,1	7,00	33,5

Le seul fait à peu près constant en ce qui concerne les variations de l'humidité atmosphérique, suivant la hauteur, c'est la diminution progressive de la quantité absolue d'eau à l'état de vapeur dans l'air ; il n'en est pas de même de l'humidité relative qui dépend de l'humidité absolue et de la capacité de saturation de l'air; celle-ci décroît avec la température, ce qui prononce l'état hygrométrique par antagonisme avec la diminution de la vapeur qui tend à l'abaisser : la prédominance de l'une ou de l'autre de ces deux causes fera monter ou baisser l'état d'hygrométrique de l'air.

Les variations périodiques de l'humidité seront notées plus loin; ses vicissitudes accidentelles dépendent surtout des vents (voy. *Pression*).

Quand le point de saturation hygrométrique est dépassé, l'excédant de vapeur aqueuse reste en suspension dans l'atmosphère, sous forme de nuages, de brouillards, ou se résout en rosée, pluie, grêle et neige; à la production de ces hydrométéores concourent, dans une proportion plus ou moins connue, les variations d'électricité, de chaleur et de pression atmosphérique.

2° Les *nuages* affectent trois formes principales : 1° Les *cirrus* (queue-de-chat des marins), ensemble de filaments déliés analogue à un pinceau, à des cheveux crépus, à un réseau : ce sont les nuages les plus élevés, Kaemtz leur assigne une hauteur de 6500 mètres; Gay-Lussac, à 7000 mètres d'élévation, en vit encore au-dessus de lui, qui paraissaient à une distance considérable, Les phénomènes de réfraction solaire (halos, parhélies) dont ils sont le siége prouvent qu'ils sont composés de particules glacées, de flocons de neige nageant à une grande hauteur dans l'atmosphère; en été, ils annoncent la pluie; en hiver, de la gelée ou du dégel. 2° Le *stratus*, bande horizontale qui se forme au coucher du soleil et disparaît à son lever. Les *cirro-stratus*, forme de transition, consistent en de petites bandes à filaments plus serrés que ceux des cirrus. A l'horizon, leur projection verticale figure une bande longue et très-étroite, tandis qu'au zénith ils paraissent constitués par une accumulation de nuages déliés. Tous ces nuages, ainsi que les cumulo-stratus, sont le produit des vents du sud. 3° Le *cumulus*, nuage d'été (balle de coton des marins), forme demi-sphérique reposant sur une base horizontale; en s'accumulant, les demi-sphères simulent à l'horizon des montagnes de neige; dus aux courants ascendants, leur hauteur est moindre que celle des cirrus; peu élevés le matin, ils montent jusque vers l'après-midi et redescendent le soir. Sous le nom de *cirro-cumulus*, Howard désigne les petits nuages moutonnés qui communiquent à un ciel couvert l'aspect dit pommelé. Entassés et plus denses, les cumulus produisent les *cumulo-stratus*, qui répandent sur l'horizon une teinte noire ou bleuâtre, et passent à l'état de *nimbus*, nuages pluvieux, d'un gris uniforme, à bords frangés et tellement confondus, qu'ils ne peuvent être distingués. Les cumulus sont des masses ou colonnes d'air ascendantes dont les contours sont dessinés par les nuages, et leur expansion sphérique, arrondie, est due à ce qu'un liquide qui en traverse un autre prend, en vertu de la résistance du milieu ambiant et de l'attraction mutuelle de ses parties, une forme de cylindre à section circulaire ou composée d'arcs de cercle. Ce sont les cumulus qui, par leur groupement à l'horizon et la variété de leurs contours, suscitent à l'œil l'illusion d'images très-diverses. Howard a nommé les nuages de pluie *cirro-cumulo-stratus*, pour indiquer l'absence ou le mélange de toutes formes; il considère les cirrus comme des conducteurs électriques imparfaits, servant de communication entre deux masses électrisées, et il impute leur forme allongée aux effets qui se produisent dans cette circonstance : conducteurs chargés d'électricité, les cumulus devraient à cette condition leur forme arrondie.

Pour indiquer l'état du ciel, élément essentiel de la climatologie, on peut, comme l'a fait Cacciatore, le supposer partagé en segments; on estime approximativement la surface nuageuse qui couvre chaque segment, et le produit de cette surface par une épaisseur déduite de l'intensité de la teinte plus ou moins sombre des nuages, fournit la valeur approchée de leur masse.

Les nuages que les courants ascendants diurnes roulent sur les pentes des montagnes se dissolvent en atteignant leurs sommets, s'ils rencontrent un vent supérieur comparativement sec et chaud; mais ordinairement les vapeurs amenées de loin, ou les courants ascendants qui règnent le long des flancs des montagnes, rencontrent à leur sommet une température assez basse pour précipiter la vapeur d'eau : de là les nuages attachés aux cimes des chaînes de montagnes, parfois avec des intervalles parfaitement clairs; de là les brouillards épais qui, même sous le ciel presque toujours serein de l'Afrique et de l'Asie, couronnent les sommets des montagnes élevées.

Une couche légère de nuages agit de deux manières opposées : en diminuant l'effet de l'action solaire et la déperdition de chaleur qu'éprouve la surface du sol par le rayonnement. Si l'effet total qui résulte de l'action solaire est moindre souvent par un ciel parfaitement serein qu'à travers une couche très-légère de nuages, c'est que cette couche fait écran à la surface du sol qui

lance par rayonnement son calorique vers l'espace : de là les chaleurs étouf-
fantes des jours d'été par un ciel un peu couvert.

Les nuages orageux sont fortement électrisés. Généralement ils sont petits
au début et grossissent rapidement par la précipitation des vapeurs qui les
entourent ; leur formation précède quelquefois de plusieurs heures l'explosion
de l'orage ; elle est elle-même précédée d'une baisse lente et continue du
baromètre dans le calme de l'air et par une chaleur étouffante, due au manque
d'évaporation de notre surface cutanée et non à une élévation proportionnelle
du thermomètre. D'après Beccaria, ce sont des nuages très-denses, en forme
de masses de coton amoncelées, à contours curvilignes brusquement arrêtés ;
en se gonflant, ils diminuent de nombre et s'étendent : malgré ces changements de forme, ils restent attachés à leur première base, mêlant leurs contours et confondus bientôt en un seul nuage auquel s'ajoute un gros nuage
sombre par lequel les premiers semblent toucher à la terre. Suivant Kaemtz, les
orages commencent toujours par des cirrus qui, superposés à une ou plusieurs couches de cumulus, échangent avec eux des éclairs ; d'où la hauteur
des orages ; mais il arrive qu'après les couches plus élevées qui constituent
principalement l'orage, des nuages inférieurs se condensent rapidement, et,
influencés par les masses surétagées, ils donnent lieu à une tension électrique qui éclate en décharges répétées. Quoi qu'il en soit, la formation des
nuages orageux n'est pas toujours identique. Leur hauteur varie beaucoup :
on les a observés, au Mexique, à 4620 mètres au dessus du niveau de la mer
(Humboldt) ; en Suisse, à 4810 mètres (de Saussure) ; dans les Pyrénées, à
3410 mètres (Ramond). Ces observations s'appliquent à des pays de montagnes. Dans les plaines, la hauteur verticale des nuages orageux varie entre
800 et 400 mètres ; à Tobolsk, en Sibérie, elle n'a point dépassé, en moyenne,
d'après Chappe, 212 et même 214 mètres. Comme hauteur exceptionnelle,
en plaine, on a noté 1600 à 1900 mètres à Berlin ; 3470 à Tobolsk ; 1400,
2400 et 8080 à Paris. La fréquence plus grande des orages dans les montagnes s'explique par la condensation plus rapide des vapeurs par les vents ; en
outre, les montagnes, en arrêtant les nuages, favorisent l'accumulation de
l'électricité en un seul point ; les sommets isolés séparent souvent les orages
en deux parties dont chacune poursuit sa marche isolément. Quant à leur
signe d'électricité, les nuages inférieurs, influencés par les nuages supérieurs
dont la tension l'emporte, sont négatifs comme ceux qui, formés sur le flanc
des montagnes et sur le sommet des pics, adhèrent à la surface du sol et restent soumis à l'influence de l'atmosphère positive ; détachés, entraînés par un
coup de vent, ils conservent en flottant dans l'air leur électricité négative.
Tel est encore le signe des agglomérations de vapeurs vésiculaires à la surface
des lacs, des mers, des fleuves et des terres humides ; ces brouillards, qui se
détachent du sol après le lever du soleil pour s'élever lentement dans les couches supérieures de l'atmosphère, y forment des nuages négatifs.

3° Le phénomène initial de la production des orages, c'est la rapide condensation des vapeurs : si cette condensation s'accompagne d'un développement considérable d'électricité, l'orage éclate ; si l'électricité est peu intense, il ne survient que des averses passagères. La foudre, l'éclair, le tonnerre, sont les caractères de cette grande manifestation météorologique. La masse de matière électrique lumineuse qui s'échappe d'un nuage orageux pour aller frapper un autre nuage ou un point de la surface de la terre, c'est la foudre (Peltier) ; les phénomènes lumineux rapides qui l'accompagnent, ce sont les éclairs ; le tonnerre est le bruit qui résulte des vibrations de l'atmosphère ébranlée par le fluide électrique. Arago distingue : 1° Les éclairs en sillon, serpentés, sinueux, en zigzag, minces, arrêtés sur leurs bords, parfois bifurqués ou même divisés à leur extrémité inférieure en trois traits, de couleur blanche, purpurine, violacée ou bleuâtre. 2° Les éclairs en surface ou diffus, illuminant de grandes étendues d'horizon ou seulement les contours des nuages d'où ils jaillissent ; ce sont les plus communs. Pendant un orage ordinaire, on en observe des milliers pour un éclair en sillon ; ils n'ont ni la blancheur ni l'éblouissante intensité de ce dernier, le rouge foncé, le violet, le bleu, y dominent. 3° Les éclairs sphériques, sous la forme de masses lumineuses, de globes ignés, visibles de une à dix secondes, tandis que la durée des deux premières espèces d'éclairs n'atteint pas, d'après Wheatstone, la millième partie d'une seconde ; les globes de feu parcourent en divers sens, et avec une lenteur relative, l'espace compris entre les nuages et la terre. Les éclairs superficiels se produisent ordinairement entre deux nuages placés à la même hauteur. L'éclair est descendant ; mais il arrive aussi que, lancé par la surface supérieure des nuages, il se propage de bas en haut dans l'atmosphère. Kaemtz a vu des nuages de même hauteur fournir chacun des éclairs qui se réunissaient au milieu de l'intervalle qui les séparait. Les éclairs de chaleur, qui se répandent dans une atmosphère parfaitement sereine, paraissent dus à la réverbération, sur des couches d'air plus ou moins élevées, des éclairs d'un orage dont la vue directe nous est ôtée par la forme du globe terrestre. Dans la nuit du 10 au 11 juillet 1783, de Saussure, se trouvant à l'hôpital du Grimsel, aperçut à l'horizon, par un temps calme et transparent, et dans la direction de Genève, quelques bandes de nuages d'où s'échappaient des éclairs sans bruit. Or, dans le même moment, éclatait sur Genève un orage épouvantable. Kaemtz considère aussi les éclairs de chaleur comme une conséquence d'orages éloignés, et il a vérifié la coïncidence de leur apparition avec des cirrus entrelacés et quelquefois avec des cumulo-stratus à l'horizon. Peuvent-ils jaillir directement dans un air sans nuage ? Arago ne veut ni l'affirmer ni le nier. Foissac (1) a réuni des faits à l'appui de sa propre opinion, qui est favorable à la production spontanée et directe des éclairs de chaleur. Le tonnerre se produit en même temps que l'éclair ; mais la diffé-

____

(1) Foissac, *De la météorologie dans ses rapports avec la science de l'homme, etc.*, 1855, t. I, p. 165 et 166.

rence de vitesse de l'un et de l'autre fait que notre œil perçoit l'éclair avant que notre oreille soit frappée par le son du tonnerre. Les intervalles entre ces deux phénomènes peuvent s'élever à 42, 47, 49 secondes ; le minimum a été de 2 secondes dans les observations de Chappe, et d'une demi-seconde dans celles d'Arago. Cet intervalle fournit la mesure de la distance du nuage orageux, à raison de 340 mètres par seconde. Les belles expériences de Matteucci démontrent (1) que, l'espace vide de toute matière pondérable n'opposant aucune résistance au passage de l'agent électrique, dès que le vide se fait entre deux corps à électricités contraires, ils doivent se décharger l'un sur l'autre ; l'éclair signale une décharge disruptive de l'électricité : au moment de son apparition, il se produit dans la masse gazeuse de l'atmosphère une rupture, une solution de continuité qui livre passage aux deux électricités en présence, et le tonnerre, comme le bruit qui accompagne l'étincelle des machines, a pour cause un mouvement de vibration communiqué aux couches atmosphériques un instant écartées par le flux d'électricité (2). La durée du tonnerre mesure la longueur de l'éclair. Ce n'est pas le tonnerre qui foudroie, ainsi que l'admet encore l'opinion populaire ; la *foudre tombe* quand l'éclair se produit entre un nuage et le corps placé à la surface de la terre. Placé à une médiocre hauteur, le nuage décompose par son influence l'électricité contraire du sol, et les corps qui servent de conducteurs sont foudroyés. Que si une forte tension électrique s'étant établie entre la terre et un nuage orageux, celui-ci se décharge sur un nuage voisin, le fluide électrique accumulé à la surface du sol, redevenu libre brusquement, se précipite dans le réservoir commun pour se combiner avec le fluide dont il a été séparé ; de là un choc en retour, moins violent que le choc direct de la foudre, mais capable encore de tuer. « Dans sa marche prodigieusement rapide, dit Arago, le fluide est gouverné par des forces dépendantes de la nature et de la position des corps terrestres près desquels il éclate. » Toute éminence placée dans la sphère d'action d'un nuage orageux est plus menacée de ses coups : tels sont les montagnes, les édifices, les arbres, les animaux eux-mêmes. L'électricité se porte sur les métaux à découvert ou cachés : les cloches métalliques sont souvent foudroyées.

Il est des contrées, des localités où la foudre tombe plus fréquemment. La répartition géographique des orages offre un grand intérêt à l'hygiéniste. Entre 70 degrés et 75 degrés de latitude nord, Parry n'a pas observé un seul orage pendant deux étés ; vers le 65°, il n'a constaté en trois saisons d'été qu'une seule fois quelques éclairs et quelques coups de tonnerre. En Islande, par 65 degrés, il n'a tonné qu'une fois pendant deux ans. Pline et Platon se trompent en mentionnant l'Égypte et l'Éthiopie parmi les régions où le tonnerre ne gronde jamais. On l'entend très-souvent à Alexandrie, et trois ou

(1) Matteucci, *Annales de physique et de chimie*, 3e série, 1850, t. XXVIII, p. 415.
(2) Gavarret, *Traité d'électricité*. Paris, 1858, t. II, p. 566.

quatre fois par an au Caire. C'est dans les hautes latitudes que les orages sont les plus rares ; ils augmentent de fréquence à mesure qu'on s'approche de l'équateur. La zone intertropicale est le théâtre de leur maximum de fréquence et de furie. Le bas Pérou fait exception à cette règle ; et les habitants de Lima ne connaissent pas le bruit du tonnerre. On l'entend moins souvent en pleine mer que sur les continents ; les orages se forment moins aisément dans l'atmosphère océanique que dans celle des continents et des îles ; ils sont plus fréquents et beaucoup plus violents dans les montagnes que dans les plaines ; à la Jamaïque, les montagnes du Port-Royal sont couronnées de nuages tous les jours, entre onze heures et midi, du 1er novembre au 15 avril : l'orage éclate ensuite, et entre deux et trois heures la sérénité reparaît (Hutchinson). D'après Dillwyn, la nature du terrain exerce une influence sur la production des orages ; plus répétés, plus forts dans les pays calcaires, ils le sont d'autant moins que le sol est plus riche en mines métalliques. Ce serait, dit Arago, une grande découverte dans la physique du globe que la preuve d'une liaison intime et prononcée entre la nature géologique des terrains et le nombre ou la force des orages.

Arago et Kaemtz ont réuni des documents à l'aide desquels a été dressé le tableau suivant, indiquant le nombre moyen d'orages annuels :

Nertschinsk (Sibérie, 51° 5' lat. N.)	2		Maestricht (51° lat. N.)	16,2
Soendmer.	3,9		Strasbourg (48° 1/2 lat. N.)	17
Bergen (60° 20' lat. N.)	8		Padoue (45° 1/2 lat. N.)	17,5
Irkoutsk 52° 16' lat. N.	5,8		Berlin (52° 1 2 lat. N.)	18,1
Stockholm (59° 20' lat. N.)	9,3		Smyrne (38° 1/2 lat. N.)	19
Kasan (55° 47' lat. N.)	17,2		Buéros-Ayres (34° 1/2 lat. S.)	22,6
Moscou (55° 45' lat. N.)	9		Québec 46° 3|4 lat. N.	23,3
St-Pétersbourg (59° 56' lat. N.)	9,2		Viviers (47° 1 2 lat. N.)	24,7
Le caire (30° lat. N.)	3,5		Guadeloupe (16° 1/2 lat. N.)	37
Pékin (40° lat. N.)	5,8		Abyssinie (13° lat. N.)	38
Londres (51° 30' lat. N.)	8,5		Martinique (14° 1/2 lat. N.)	39
Athènes (38° lat. N.)	11		Maryland (39° lat. N.)	41
Leyde (52° lat. N.)	13,5		Rome (41° 43' lat. N.)	42,4
Palerme (38° 6' 45" lat. N.)	13,5		Janina 39° 30' lat. N.	45
Paris (48° 50' 14" lat. N.)	13,8		Rio-Janeiro (23° lat. S.)	50,7
Tubingue (48° 1/2 lat. N.)	14,6		Patna dans l'Inde (25° 37' lat. N.)	53
Utrecht 52° lat. N.	15		Calcuta 22° 1/2 lat. N.	60
Toulouse (43° 1/2 lat. N.)	15,4			

Sur les tempêtes tropicales (ouragans, typhons, cyclones) et sur celles de l'Europe, sur la loi des tempêtes par Dove, de Berlin, et sur le lien théorique de ces grands phénomènes avec les conditions de la circulation atmosphérique et des courants maritimes, le lecteur consultera avec charme et profit les belles expositions de Marié-Davy.

4° Les brouillards, nuages suspendus non loin du sol, proviennent du refroidissement subit de l'air au delà du degré nécessaire pour amener la vapeur qu'il contient au maximum de densité. Kaemtz et Ch. Martins admettent des brouillards secs dus à la fumée de vastes tourbières qui, depuis le

Zuyderzée jusqu'à l'embouchure de l'Elbe, occupent une étendue de 100 myriamètres carrés, et représentent sur les bords de l'Ems le tiers du pays, dans la Frise orientale et le duché d'Oldenbourg le quart, sur le territoire de Brême et de Verden le sixième. Pour y semer du sarrasin ou de l'avoine, on retourne la terre en automne; quand les mottes de terre et les végétaux qui y adhèrent sont bien desséchés, on y met le feu. Cette combustion, qui commence en mai, juin ou juillet, se continue tout l'été dans quelques cantons ; sa durée ordinaire est d'un mois. De là des nuages de fumée épaisse, d'abord isolés, puis confondus en un vaste brouillard d'une odeur spéciale. Les météorologistes admettent que le brouillard des tourbières de Westphalie peut diminuer la transparence de l'air de Bâle, de Paris et de Brest vers le sud, de Copenhague vers le nord. Les volcans en éruption émettent parfois un brouillard sec, formé par une poussière excessivement ténue. Du 24 mai au 8 octobre 1783, pendant l'éruption mémorable de l'Hécla, en Islande, un immense brouillard s'étendit de la Norvége jusqu'en Syrie, d'Angleterre jusqu'à l'Altaï, c'est-à-dire sur un espace de 25 degrés en latitude et de 120 degrés en longitude. La *callina* des pays chauds est une troisième variété de brouillard sec qui a l'apparence d'une fumée grise ou rousse entourant l'horizon sans affecter l'hygromètre; les objets paraissent indistincts, plus éloignés de l'œil ; le soleil communique une teinte rougeâtre à l'air, et son disque, moins éclatant, nage dans des cercles concentriques qui semblent doués d'un mouvement vibratoire ; plus fréquente et plus intense dans le midi que dans le nord de l'Europe, la callina se montre après une longue série de beaux jours. A ces brouillards secs on pourrait ajouter celui que produit le simoun. En octobre 1851, au moment où je quittai Guelma (province de Constantine), vers midi et par un très-beau temps, l'horizon prit subitement une teinte terne et rougeâtre, le soleil nous apparut comme voilé par un brouillard: c'était le vent du sud qui projetait au loin, dans l'atmosphère, les sables brûlants et fins du désert.

Les brouillards aqueux se forment au-dessus de la terre ou des masses d'eau, à la faveur d'une différence de température entre celles-ci et l'air atmosphérique. Harvé a constaté expérimentalement ce fait. Un brouillard de 5 pieds flottant sur un ruisseau dont il suivait le courant et dessinait les contours, il a relevé les températures suivantes :

Température de l'eau	+ 13°,3
— de l'air au-dessus de l'eau	+ 8°,6
— du sol sur le rivage	+ 7°,2
— de l'air sur le sol	+ 9°,4

L'intensité du brouillard est en raison directe de la différence de température entre l'air atmosphérique et la surface qu'il recouvre. Les brouillards se montrent surtout le soir et le matin; presque toujours ils sont dus à l'évaporation des lieux où on les observe, mais la vapeur d'eau est quelquefois poussée par les vents dans des régions plus froides, et ne se condense visiblement que plus ou moins loin de sa zone d'origine. Les brouillards des grandes villes contiennent des particules carbonacées et de l'acide pyroligneux qui leur communiquent une odeur particulière et des propriétés irritantes pour les yeux et la muqueuse bronchique. De Saussure n'a jamais vu de brouillard sans un développement considérable d'électricité ; celle-ci est en raison directe de l'épaisseur du brouillard.

5° Pour ce qui concerne les pluies, nous renvoyons à l'article II de ce chapitre (*Des eaux*).

6° Le phénomène de la rosée est le même que celui de la précipitation aqueuse sur un verre froid porté dans une chambre chauffée : elle est due à la condensation de la vapeur d'eau produite par l'abaisement de température qui résulte du rayonnement nocturne des plantes (Wells); aussi tombe-t-elle par les nuits calmes et sereines qui activent l'émission du calorique terrestre vers l'espace. D'après Melloni, la rosée doit être attribuée au séjour prolongé de l'air rendu plus ou moins humide autour de surfaces rayonnantes. Elle est d'autant plus abondante que la température est plus basse et l'air plus humide. Comme elle se forme près du sol, elle mouille moins les objets élevés. C'est sur les côtes qu'on l'observe au maximum; elle est plus forte en rase campagne que sous les arbres ou des abris quelconques qui, faisant office d'écrans, interceptent le rayonnement de la terre. Toutes choses égales d'ailleurs, elle humecte plus les plantes que la terre, le sable plus qu'un sol battu, le verre plus que les métaux, les corps organisés plus que le verre.

7° La rosée, en se congélant pendant sa formation, produit le givre, qui est formé de cristaux de glace très-déliés et réunis en masses floconneuses sur les parties supérieures des tiges et des feuilles, parties qui sont le mieux disposées pour se refroidir par le rayonnement. Sous une température inférieure à 0 degré, la vapeur se condense et ses molécules d'eau se cristallisent en étoiles à six branches, dont les formes sont très-variées : c'est la neige, dont la densité varie de 1/3 à 1/8. Elle est appelée *grésil*, quand elle présente des cristaux compactes serrés autour du centre; le grésil tombe ordinairement dans nos climats à l'entrée du printemps.

V. — *Pression.*

L'air qui nous entoure pèse autant que 581 000 cubes de cuivre d'un kilomètre de côté (Dumas); il est retenu à la surface du globe par la pesanteur et est entraîné avec lui dans ses révolutions; les couches dont il se compose s'étendent à une hauteur évaluée à 10 lieues de 2288 toisses (Péclet). Mais tout ce que l'on a dit sur la hauteur de l'atmosphère est encore sujet au doute; les mesures barométriques et thermométriques sont insuffisantes, car nous ignorons les lois du décroissement de la température à une grande hauteur, et la nature des particules aériennes soumises à la fois à une faible pression et à un très-grand froid ; nous savons seulement que déjà, entre 15 et 20 kilomètres au-dessus de la surface de la terre, la densité de l'atmosphère est presque nulle (1). Les variations de pression sont indiquées par le baromètre ; mais il faut se rappeler que la pression atmosphérique varie, non-seulement d'après la hauteur de la colonne d'air, mais encore suivant les quantités de vapeur d'eau qu'il contient et le calorique qui en écarte les molécules. A la pression moyenne de 76 centimètres ou 28 pouces 7/10 de ligne d'élévation barométrique, chaque pied carré de la surface terrestre supporte un poids de 2216 livres 2/3. Ce poids diminue d'environ 6 1/10 pour chaque ligne d'élévation barométrique. Un homme de stature ordinaire est pressé sur tous les points de sa surface par un poids de 16 000 kilogrammes ou 33 600 livres ; une différence d'une ligne dans le niveau du mercure correspondant à une diminution de pression d'environ 140 livres. En général, les variations de la colonne barométrique proviennent des mouvements de l'air qui subit incessamment des alternatives de raréfaction et de condensation, qui s'élève, s'abaisse, se déverse latéralement par l'effet des températures opposées, par la vapeur d'eau qui s'y mêle en proportion variable, etc. Ces variations sont accidentelles ou régulières : les premières, presque insensibles à l'équateur, augmentent vers les pôles ; les autres croissent des pôles à l'équateur. La moyenne arithmétique de trois observations faites à 10 heures, à 2 heures et à 10 heures, ou bien encore à 10 heures, à 2 heures et à 9 heures, est sensiblement égale à la pression barométrique moyenne, et l'on peut en déduire l'amplitude des oscillations. Kaemtz a fait connaître la direction des lignes isobarométriques déduites des faits connus ; nous renvoyons à son ouvrage (2) et à celui de Marié-Davy, le guide excellent du médecin météorologiste (3). Sous la pression de $0^m,76$, et à $0°$ de température, un litre d'air sec pèse $1^{gr},2991$ suivant Biot et Arago, et $1^{gr},2995$ d'après Dumas et Boussingault.

L'atmosphère est sans cesse ébranlée dans des directions différentes ; outre les fluctuations qu'imprime à ses couches inférieures tout ce qui se meut à la surface du globe, elle se déplace et s'agite dans la totalité de sa masse sous l'influence de causes nombreuses qui se réduisent néanmoins à des variations de pression, dues elles-mêmes à l'inégalité des températures et aux différences de densité qui en résultent dans la série ascendante des couches de l'atmosphère. Sur tout le pourtour du globe une région chauffée au maximum, équateur thermique mobile suivant le cours des saisons, donne naissance à des courants d'air très-chauds qui, parvenus à une grande hauteur, se divisent en deux autres qui se dirigent vers les pôles. En même temps, deux autres nappes se portent en rasant le sol des régions tempérées vers l'équateur (vents alizés) aux

(1) Kaemtz, *Météorologie*, trad. par Ch. Martins, p. 415.
(2) Kaemtz, *Traité de météorologie*, p. 858.
(3) Marié-Davy, *Les mouvements de l'atmosphère et des mers*, etc. Paris, 1866.

approches duquel elles se redressent vers les hauteurs de l'atmosphère pour reprendre une direction sensiblement horizontale vers le pôle en se rapprochant de la terre à mesure qu'ils s'éloignent de l'équateur (contre-alizés sup. de Maury). Le tirage équatorial étant régulier, la nappe d'air ascendante est mieux limitée, moins diffuse que la nappe descendante; le circuit sud, plus étendu que le circuit nord, empiète, même en hiver, sur l'hémisphère austral. La régularité de cette circulation aérienne est modifiée par le contre-coup des mouvements des parties de l'atmosphère qui n'y sont pas directement comprises par la décroissance de la température vers les pôles, par les courants qui en sont la conséquence, surtout par la distribution des terres et des mers à la surface du globe et par la rotation de la terre sur son axe d'O. en E., avec une vitesse qui, nulle au pôle même, est de 416 lieues par heure à l'équateur, de 273 lieues sur le 49e degré de latitude au voisinage de Paris, et de 238 lieues sur le 55e degré près de Newcastle. (Voy. Marié-Davy, *loc. cit.*, p. 115.)

L'hygiéniste étudie les caractères et les effets des vents sur l'organisme, qui dépendent de leur vitesse, de leur direction, de leur température et de leur humidité; ces deux dernières qualités sont en rapport avec les surfaces qu'ils parcourent et auxquelles ils peuvent emprunter encore d'autres propriétés, des principes matériels plus ou moins nuisibles, car les vents jouent sans contredit un rôle considérable, comme agents de transport, dans la salubrité des pays et dans la pathogénie des affections populaires.

Les divers degrés de vitesse ou de force mécanique des vents sont appréciés empiriquement par les marins qui leur ont appliqué cette série progressive de dénominations : faible, ou petite brise; modéré, ou jolie brise; assez fort, ou brise fraîche; violent, ou grand frais, coup de vent, tempête, ouragan. L'anémomètre procure des évaluations plus exactes. Celui de Voltmann est une girouette munie de deux petites ailes de moulin qui, par le nombre de leurs tours dans l'espace d'une minute, fournissent la mesure de la vitesse du vent. Combes, en y ajoutant un moulinet qui fait tourner une roue dentée, l'a rendu propre à déterminer avec précision les vitesses comprises entre $0^m,40$ et 5 mètres par seconde.

Tableau des vitesses absolues et relatives des vents.

Mètres par heure.

1 800...	Vent à peine sensible.
3 600...	Vent sensible.
7 200...	Vent modéré.
19 200...	Vent assez fort, brise tendant bien les voiles.
26 000...	Vent fort (frais).
54 000...	Grand frais.
72 000...	Vent très-fort (très-grand frais).
81 000...	Tempête.
97 200...	Grande tempête.
129 600...	Ouragan.
162 000...	Ouragan renversant les édifices, déracinant les arbres.

On admet généralement qu'une vitesse de 1 mètre par seconde corres-

pond à 0kil,125 par mètre carré, et par conséquent à un demi-kilogramm
pour 4 mètres de superficie. Dans les ouragans à 40 mètres de vitesse p
seconde, la pression va jusqu'à 200 kilogrammes par mètre carré.

Pour déterminer la direction des vents, on divise l'horizon en quatre parti
égales, et l'on a d'abord des vents correspondant aux quatre points cardinau
avec quatre divisions intermédiaires de plus, on obtient les directions suivante
N. N. E., E. S. E., S. S. O., O. N. O. Les marins en ont adopté seize : ain
quand le vent souffle entre le nord et le nord-est, ils l'appellent N. N. E. O
désigne sous le nom de *rose des vents* une circonférence divisée en trente
deux parties égales dont chacune s'appelle un *rumb* ; le vent change-t-il, o
dit qu'il a sauté un ou plusieurs rumbs. Pour plus de précision encore, on
partagé la circonférence en degrés, et quand le vent fait un angle de 30 degré
entre le nord et l'est, à partir du nord, on dit qu'il est N. 30 degrés E. L
nuages, les girouettes, indicateurs de la marche des vents, nous avertisse
souvent de l'existence de courants opposés dans les couches supérieures et da
les couches inférieures de l'atmosphère. Ce fait, Kaemtz l'a traduit en loi mé
téorologique : « Si deux régions voisines sont inégalement chauffées, il se pr
duira dans les couches supérieures un vent allant de la région chaude à l
région froide, et à la surface du sol un courant en sens contraire. »

Les *vents alizés*, constants ou généraux (voy. *Climats chauds*), soufflar
pendant toute l'année dans la même direction, réguliers seulement en plein
mer, influencés par les côtes et dus à la progression décroissante de la tempé
rature de l'équateur aux pôles. On les observe sur le grand Océan, sur l'océa
Atlantique et dans les régions équatoriales. La bande équatoriale entre 2 degré
de latitude nord et 2 degrés de latitude sud, est la zone des calmes qui es
aussi la zone des orages quotidiens, plus rarement celle des *tornades*, moin
violentes que dans l'océan Indien, excepté les parages des Indes occidentale
et des Antilles.

Dans le grand Océan, de 2 degrés à 25 degrés de latitude nord, les vent
alizés soufflent du N. E. au S. O.; et, de 2 degrés à 25 degrés de latitude sud
ils soufflent du S. E. au N. O. Dans l'Atlantique, l'alizé N. E. se fait sent
du 8e au 30e degré de latitude nord, et l'alizé S. E. du 3e degré de latitud
nord au 30e degré de latitude sud. La région des calmes est donc limitée entr
le 8e et le 30e degré de latitude nord. C'est à la configuration du bassin d
l'océan Atlantique que paraît due la propagation de l'alizé S. E., au delà d
l'équateur, dans l'hémisphère nord (Humboldt). Nous renvoyons au précieu
livre de Marié-Davy pour ce qui concerne les limites équatoriales et polaire
des alizés, leurs extensions et leurs retraits, leurs différences de vitesses, l'in
fluence des continents sur leur direction, le vent alizé supérieur de retour ou
contre-alizé, etc.; ils sont l'un des éléments de la grande circulation atmosphé
rique, et toutes leurs particularités comme leur ensemble traduisent les lois d
la distribution de la chaleur à la surface du globe.

Les *vents périodiques* annuels, ou moussons (voy. *Climats chauds*), géné ralement dirigés en été vers les continents, et pendant l'hiver en sens opposé. Sur l'Atlantique, entre les deux bandes extrêmes qui correspondent à la ligne des calmes, le vent souffle alternativement du N. E. et du S. ou S. S. O. Vers le tropique nord, dans la région comprise entre les extrêmes limites N. de l'alizé, et particulièrement aux Canaries, le vent souffle du N. E. en été, et du S. O. en hiver. Ces renversements périodiques du vent constituent de vraies moussons. L'océan Pacifique offre le même phénomène, mais c'est sur la mer des Indes qu'il se produit avec le plus de force et de régularité. « Au Sud de l'équateur, du 36ᵉ au 10ᵉ degré de latitude sud, et de Madagascar à la Nouvelle-Hollande, l'alizé du S. E. règne pendant toute l'année comme à la surface du Pacifique et de l'Atlantique. La zone des calmes descend en effet pendant notre hiver jusque vers 10 degrés de latitude sud, mais ne dépasse guère cette limite. De décembre à mai les alizés du S. E. s'arrêtent ainsi à 10 degrés sud. Pendant ce temps, au nord de l'équateur, dans la mer de l'Inde et dans le golfe du Bengale, de Sumatra à la côte d'Afrique, règne l'alizé du N. E., comme dans les grands Océans... Mais, de même que dans l'Atlantique, l'alizé du S. E. dépasse la ligne pour s'étendre sur l'hémisphère nord et que dans ce mouvement il rallie progressivement le S. et les S. S. O., de même, dans l'océan Indien, l'alizé du N. E. dépasse l'équateur pour se prolonger sur les 10 premiers degrés de l'hémisphère sud. Il traverse alors des parallèles de moins en moins étendus et par suite animés de vitesses décroissantes; il gagne sur eux de l'avance dans le sens de l'est et se transforme successivement en vents du N. N. E., du N., du N. N. O. et du N. O. même. » L'inverse a lieu pendant notre été. Le centre d'aspiration s'est transporté sur le continent asiatique; l'alizé du S. E. se prolonge au delà du 10ᵉ parallèle sud; il se rapproche graduellement de la direction du méridien en s'avançant vers l'équateur; puis, lorsqu'il a franchi la ligne, la décroissance des parallèles le transforme successivement en vent de S. S. O. et de S. O. — Tel est le phénomène des moussons dans sa plus grande simplicité. Sa grande extension provient du saut considérable effectué deux fois par an par la ligne d'aspiration ou par la nappe équatoriale ascendante (1). »

Sous le nom de vents étésiens (vents d'été), les anciens avaient déjà signalé l'existence de moussons dans la partie orientale de la Méditerranée; ils rendent en été la traversée de France en Afrique plus courte (de 1/4 pour les navires à voiles, 1/10 pour les vapeurs) que la traversée de retour.

Les brises de terre (nocturne) et de mer (diurne) se lient à la périodicité nychthémère, et ont pour causes les variations thermométriques de l'atmosphère; régulières entre les tropiques, elles se coordonnent aux saisons dans nos climats, et leur durée suit la longueur des jours et des nuits. Dans les montagnes règnent des brises analogues que Fournet a décrites sous le nom de flux et reflux atmosphériques; elles consistent en un courant ascendant

(1) Marié-Davy, *op. cit.*, p. 204.

diurne et un courant descendant nocturne (*thalwind, aloup de vent*, etc.). Ces courants se forment dans les concavités des vallées et le long des rampes; leur alternance concourt à un phénomène bien connu de ceux qui ont voyagé dans les montagnes, la condensation des fumées ou des vapeurs autour des sommets élevés pendant le jour, et leur concentration pendant la nuit dans la profondeur des vallées. — Les *vents variables*, alternant entre eux ou variant suivant les saisons, dominants dans quelques localités, momentanés dans d'autres; ce sont ceux de nos climats tempérés. Fournet a partagé la France en trois zones anémographiques : *Région atlantique*, le centre, le nord-est, le nord et l'ouest de la France; vent prédominant, S. O.; — *Bassin du Rhône*, le vend du nord y prédomine ; — *Région méditerranéenne*, subdivisée en partie occidentale où prédominent les vents d'ouest à l'est, et en partie orientale où le vent N. O. l'emporte sur les autres. Les différences de température des saisons influent sur la direction des vents : pendant l'été ils soufflent du côté des mers, et pendant l'hiver, du côté des continents. Schouw a noté que les vents ont en moyenne une direction plus australe en hiver que dans le cours de l'année, et le maximum de cette direction s'observe en janvier. Les vents d'est prédominent suivant lui en mars et en avril; l'ouest en été, surtout en juillet, et la direction moyenne de cette saison est N. O., en automne, les vents du sud l'emportent. On consultera avec intérêt le tableau dressé par Kaemtz pour indiquer la fréquence relative des différents vents dans un certain nombre de contrées importantes :

	N.	N. E.	E.	S. E.	S.	S. O.	O.	N. O.
Angleterre	82	111	99	81	111	225	171	120
France et Pays-Bas	126	140	84	76	117	192	155	110
Allemagne	84	98	119	87	97	185	198	131
Danemark	65	98	100	129	92	198	161	156
Suède	102	104	80	110	128	210	159	106
Russie et Hongrie	99	191	84	130	98	143	166	192
Amérique du Nord	96	116	49	108	123	197	101	210

La température des vents dépend de celles des régions qu'ils ont parcourues avant de nous atteindre : ont-ils passé sur des sommets neigeux, sur des glaciers ou sur une vaste étendue de sables brûlants, ils roulent des masses d'air refroidies ou échauffées par ces contacts. On connaît les vents chauds appelés *samoun, semoun, simoun, samiel*, en Arabie, en Perse, dans presque tout l'Orient ; *khamsin* en Égypte, *harmattan* dans le Sahara, *solano* en Espagne, *sirocco* en Italie. Dans le sud de l'Europe, les vents du nord sont très-froids. Les chiffres suivants précisent l'influence des vents sur la température moyenne de l'air :

	N. E.	N.	N. O.	E.	O.	S. O.	S E.	S.
	°	°	°	°	°	°	°	°
Paris	11,76	12,03	12,39	13,50	13,64	14,93	15,25	15,43
Moscou	1,21	1,44	3,44	3,53	4,65	5,40	5,69	5,96

L'humidité ou la sécheresse des vents est aussi une conséquence de leur point d'origine et de leurs parcours : en général, les vents continentaux sont plus secs que les vents maritimes; mais ceux-ci peuvent se dépouiller de leur humidité dans une partie de leur trajet qui devient continental, etc. Quant au transport de divers éléments plus ou moins insalubres par l'intermédiaire des vents, il en sera question aux articles *Marais, Épidémies,* etc.

Compressible, élastique comme tous les gaz, l'air peut être agité par le mouvement total ou partiel d'un corps, de manière à produire des vibrations ondulatoires qui sont l'excitant fonctionnel de l'appareil auditif.

VI. — *Composition chimique.*

Cavendish a montré le premier que la proportion d'oxygène et d'azote dans l'air ordinaire est constante. Berthollet trouva que l'air en Egypte était composé de 21 oxygène et 79 azote, en poids = 23,22 oxygène; 76,78 azote. Davy a confirmé ce résultat pour l'air de Bristol et de la côte de Guinée. Des expériences faites simultanément, le même jour et à la même heure, à Paris, à Berne et sur le Faulhorn, ont donné pour moyenne de poids d'oxygène : Paris, 23,04; Berne, 22,95; le Faulhorn, 22,97; ce qui donne pour moyenne générale du poids d'oxygène, 23,01 = 20,81 en volume, l'azote donnant en volume 79,19. Voici d'autres résultats d'analyses : l'air de Genève, analysé par Marignac, a donné en poids d'oxygène, 22,98; l'air de Copenhague, analysé par B. Lewy, 22,998; l'air pris en mer, par le même, 22,575; l'air de la côte, par le même, 23,016; l'air de Bruxelles, analysé par Stass, 23,04 et 23,08.

Au demeurant, les expériences de Gay-Lussac, Brunner, Dumas et Boussingault conduisent aux déterminations suivantes, quant à la composition de l'air :

En volume : 20,80 volumes d'oxygène.
70,20 volumes d'azote.
En poids : 23,10 parties d'oxygène.
76,90 parties d'azote.

Il renferme en outre de 6 à 9 millièmes de vapeur d'eau et de 3 à 6 dix-millièmes d'acide carbonique en volume, soit qu'on le prenne à Paris, soit qu'on le prenne à la campagne; ordinairement il en renferme 4 dix-millièmes. De plus, il contient une quantité presque inappréciable de ce gaz hydrogène carboné qu'on nomme gaz des marais, et que les eaux stagnantes laissent dégager à chaque instant. La foudre, en sillonnant l'air, y produit de l'acide nitrique par la combustion de l'azote; de là des nitrates dus à la saturation des bases qui se trouvent dans l'air, et de là sans doute aussi les nitrières naturelles, car Boussingault a remarqué aux environs de Rio-Bamba que le nitre se forme de préférence dans les lieux où les orages sont fréquents. Les déterminations faites par Grüge, et par Kemp (air pris à 300 pieds au-dessus de la mer d'Irlande), sur la quantité d'ammoniaque contenue dans l'air, ont donné des résultats trop élevés. R. Fresenius (1) en opérant sur 12 000 à 15 000 litres d'air au moins, les a rectifiés, et il a trouvé comme moyennes, pour 100 000 parties d'air : ammoniaque, 0,133; oxyde d'ammonium, 0,205; carbonate d'ammoniaque, 0,379; l'air nocturne est un peu plus riche d'ammoniaque que l'air diurne, différence due peut-être aux phénomènes de la nutrition des végétaux et à la précipitation de l'ammoniaque accumulée dans l'air par la rosée au lever du soleil.

Par l'effet des décharges électriques et peut-être d'autres causes encore peu connues, l'oxygène de l'air subit des changements qui lui communiquent des propriétés nouvelles : il devient odorant, il irrite la membrane muqueuse des voies aériennes, il oxyde les corps, il sépare l'iode de l'iodure de potassium. Van Marum a le premier établi par ses expériences (1785), que l'oxygène renfermé dans un tube de verre et soumis à l'action d'une série d'étincelles électriques contracte, avec une odeur qui lui a paru celle de la matière électrique, la propriété de se combiner avec le mercure à la température ordinaire, propriété qu'il n'avait pas avant cette modification (2). Ces expériences restèrent sans suite et dans l'oubli jusqu'en 1840, où Schœnhein (de Bâle), frappé de l'odeur de l'oxygène provenant de la décomposition de l'eau par la pile, la compara avec celle qui émane du plateau d'une machine électrique en mouvement; de là le nom d'*ozone* (ἔζω, je sens) qu'il donna à l'oxygène amené à un état particulier, soit sous l'influence des décharges électriques, soit en le faisant passer humide (air humide) sur du phosphore à la température de 20 ou 25 degrés; il constata que l'on ne recueille d'oxygène odorant qu'en prenant pour électrodes du platine ou de l'or, tandis qu'avec les métaux oxydables on n'obtient que de l'oxygène ordinaire. L'ozone, comme l'oxygène ordinaire, est gazeux, d'un pouvoir oxydant extraordinaire : car il oxyde à la température ordinaire la plupart des matières oxydables simples et composées, organiques et inorganiques; et c'est la raison pour laquelle l'ozone détruit avec une si grande énergie l'hydrogène sulfuré, toutes les substances miasmatiques d'origine organique, les couleurs végétales, etc. Il décompose les iodures métalliques en éliminant de l'iode, et Schœnbein a mis à profit cette circonstance pour vérifier la présence de minimes quantités d'ozone dans l'air: une bande de papier qu'on a plongée dans un mélange de colle d'amidon et d'une petite quantité de solution d'iodure de potassium devient un réactif de l'ozone qui surpasse de beaucoup en délicatesse le meilleur galvanomètre ou l'odorat le plus fin. Une quantité d'ozone trop faible, dit de la Rive (3), pour polariser un métal d'une manière sensible, ou pour affecter l'odorat, suffit encore pour bleuir à un degré prononcé le papier réactif.

(1) Fresenius, *Annales de chimie et de physique*, juin 1849, p. 208.
(2) Pelouze et Fremy, *Traité de chimie*, 3e édition, 1860, t. I, p. 180.
(3) De la Rive (de Genève), *Traité théorique et pratique d'électricité*, etc. Paris. 1856, t. II, p. 411.

L'air contient presque toujours de l'ozone, mais en quantité très-variable, selon les saisons, l'état météorologique, la hauteur du lieu d'observation et les circonstances particulières des localités. Pendant l'hiver, il y en a plus dans l'air qu'en été ; le maximum, en hiver, s'observe pendant la chute de la neige. En été, les indications de l'ozonomètre se prononcent plus pendant un orage que par le beau temps. L'altitude a une influence marquée : on trouve d'autant plus d'ozone dans l'atmosphère qu'on s'y élève plus haut. Dans les écuries, dans les latrines, partout où il se fait un dégagement de gaz oxydables ou miasmatiques, on trouve peu ou point d'ozone (1). Bérigny (de Versailles) s'est assuré par une série d'observations : 1° que l'ozone diminue quand la température s'élève ; 2° que, la force élastique de la vapeur et l'humidité augmentant, l'ozone suit la même progression ; 3° que fréquemment, le degré de l'ozone est en raison inverse de la sérénité du ciel ; 4° qu'il existe un rapport direct entre l'électricité et l'ozone, et que leurs courbes sont parallèles. Bérigny et Silbermann ayant mis simultanément en expérience (août 1855), l'un à Versailles, l'autre à Paris, du papier ozonométrique envoyé par Schœnbein, le premier obtint seul des signes d'ozone dans l'air ; le second ne vit sur son papier aucune nuance d'ozone ; et, craignant qu'il ne fut altéré, il le soumit à l'électricité, qui lui communiqua une teinte bleue, indice positif de la validité de son ozonomètre (2). On doit donc admettre que le papier ozonométrique, mis en expérience à l'air libre, subit une décomposition par l'effet de l'électricité atmosphérique, et, par conséquent, que l'ozone n'est que de l'oxygène électrisé, ainsi que Marignac et de la Rive l'ont démontré directement en soumettant de l'oxygène pur et sec à l'action d'une série d'étincelles électriques ou d'un courant électrique continu. Aussi Pelouze et Fremy ont-ils proposé de substituer cette dénomination à celle d'ozone (3). Dans son dernier travail sur ce sujet (4), Schœnbein qualifie de passif l'oxygène ordinaire par rapport à l'ozone, oxygène actif. Houzeau a établi qu'on l'obtient par la décomposition d'un certain nombre de corps oxydés, et très-facilement par l'action de l'acide sulfurique sur le bioxyde de baryum, et qu'il a toutes les propriétés de l'oxygène naissant.

C'est en 1850 que Schœnbein reconnut qu'une bande de papier amidonné et renfermant une faible proportion d'iodure de potassium constitue le réactif le plus sensible pour constater la présence de l'ozone dans l'air (5) ; exposée à l'air,

(1) Les détails qui précèdent sur l'ozone sont extraits d'une communication manuscrite que M. Schœnbein nous a faite le 28 novembre 1855.

(2) *Mémoires de médecine et de chirurgie militaires*, 2ᵉ série, t. XVI, 1856.

(3) Pelouze et Fremy, *Traité de chimie générale*, 1854, t. 1, p. 170.

(4) Pour la préparation de divers papiers ozonométriques, voyez Pelouze et Fremy, t. 1, p. 196, 3ᵉ édition, 1860. — Voyez aussi l'intéressant travail de A. Bérigny (de Versailles) : *Gamme chromatique pour l'ozonomètrie, et instruction sur la manière de se servir des papiers ozonométriques* (*Recueil des mémoires de médecine et de chirurgie militaires*, 2ᵉ série, 1858, t. XXII, p. 433). — Houzeau, *Nouvelle méthode pour re-*

elle passe du blanc, qui est sa couleur avant l'expérience, à une nuance plus ou moins foncée de bleu, suivant la quantité d'ozone qui existe dans l'atmosphère. Le blanc répond sur l'échelle ozonométrique à l'absence de ce corps, et la coloration bleue la plus intense qu'il produit sur le papier en mettant l'iode à nu, indique son maximum dans l'air; l'espace chromatique compris entre ces deux termes est divisé en dix. Tel est l'ozonoscope, qui permet d'évaluer les variations journalières de l'ozone atmosphérique. Bériguy, ayant placé du papier ozonométrique dans un abri qui le protégeait contre le soleil et la pluie, a vu qu'il s'y comportait comme en plein air; pour vérifier s'il n'est pas modifié par un certain degré d'acidité de l'air, il a expérimenté simultanément sur du papier tournesol et sur du papier ozonométrique : le premier est resté intact, tandis que le second revêtait la nuance la plus foncée. Plongés une heure dans l'eau distillée et dans l'eau non distillée, deux échantillons du papier ozonométrique sont restés aussi blancs qu'avant leur immersion; mis à cheval sur un fil de soie, attachés avec une épingle, une cheville de bois, un ivoire d'animal, suspendus à un fil, ils ont toujours donné le même résultat.

Les physiciens, et surtout les médecins, ont compris immédiatement l'intérêt que pourraient offrir les observations ozonométriques : Simonin, à Nancy; Bérigny, à Versailles; Boeckel, à Strasbourg; Scoutetten, à Metz; Wolf, à Berne; Billard, à Corbigny; Gaillard, en Amérique, etc., s'y sont appliqués : nous examinerons plus loin leurs résultats et leurs opinions.

Les recherches de Chatin tendent à établir que l'air contient de l'iode; à Paris, on a trouvé 1,500e de milligramme par 400 litres d'air.

La latitude ne modifie pas sensiblement la composition de l'atmosphère, puisqu'elle a été trouvée identique à Paris, à Genève, à Bruxelles, à Saint-Pétersbourg, à Copenhague, entre Liverpool et la Véra-Cruz, à Madrid, etc. Les analyses comparatives d'un très-grand nombre d'échantillons d'air recueillis

connaître et doser l'ozone (*Annales de physique et de chimie*, 3e série, 1863, t. LXVII, p. 466). — Schœnbein, *ibid.*, 1868, (4e série, t. XIII, p. 57); il y réfute péremptoirement les objections opposées à l'emploi du papier d'iodure d'amidon; on a argué de sa sensibilité aux vapeurs de chlore et de brome qui l'on ne rencontre pas dans l'atmosphère, à celles d'acide hyponitrique qui s'y forme par les violents orages, et dont une minime quantité, diluée dans l'eau, suffit pour bleuir l'amidon ioduré; or, Schœnbein, le chimiste qui a peut-être analysé le plus fréquemment l'eau pluviale, n'en a jamais rencontré qui eût la propriété de colorer le papier amidonné et ioduré, à moins d'y ajouter une petite proportion d'acide sulfurique pour s'emparer de la base des nitrites ou des nitrates et dégager l'acide nitreux qui colore l'iodure d'amidon. Le papier imbibé de la dissolution de protoxyde de thallium brunit au contact de l'air ozoné; mais il faut dix-huit à vingt-quatre heures pour convertir ce protoxyde en oxyde brun : Schœnbein a reconnu que ce papier peut rester blanc après une assez longue exposition à l'air et contenir néanmoins du peroxyde de thallium; il suffit alors de l'humecter par la teinture de gaïac pour le faire brunir.

sur divers points de l'Europe, et dans les contrées les plus lointaines, n'ont fourni à Regnault que des variations d'oxygène comprises entre 20,9 et 21,0 pour 100. Il arrive quelquefois que l'air ne contient que 20,3 d'oxygène dans des circonstances qui se produisent plus souvent dans les pays chauds. Les échantillons d'air recueillis par le capitaine Ross, dans les mers polaires, en 1848 et 1849, ont donné à l'analyse des résultats qui ne s'éloignent guère de la composition de l'air normal.

L'uniformité de constitution chimique de l'atmosphère, quant à sa proportion d'oxygène et d'azote, n'est pas altérée par l'altitude ; les analyses d'air pris à de grandes hauteurs (7000 mètres) par Gay-Lussac démontrent ce fait. Dumas n'a point trouvé de différence entre l'air de Paris et l'air pris simultanément sur le Faulhorn par Ch. Martins et Bravais, et, dans les Alpes, par Brunner. Sur les montagnes très-élevées, on trouve plus d'acide carbonique que dans les plaines, et sa proportion y reste la même jour et nuit.

Nous signalerons les particularités chimiques de l'atmosphère maritime en nous occupant de la mer (voy. *Eaux*). Au-dessus des grands lacs, la proportion d'acide carbonique est moindre qu'à la surface de la terre ; la différence est de 5 pour 1000 d'air.

Dans l'air libre se répandent certains principes qui émanent de foyers de décomposition organique ; il en sera question plus loin. Chevallier s'est assuré que l'air atmosphérique de Londres contient de l'acide sulfureux, provenant sans doute du soufre contenu dans le charbon de terre ; suivant lui, il existe dans l'atmosphère de Paris de l'acétate et du sulfhydrate d'ammoniaque. Boussingault y a trouvé, en mars, en avril et mai, de l'hydrogène, probablement à l'état protocarboné, dont il évalue la proportion à 0,0001. Il existe dans les villes, comme dans les habitations, des sources nombreuses qui peuvent souiller l'atmosphère par leurs émanations (voyez, t. II, *Égouts*, etc.). Les poussières qui s'y disséminent, se composent de corpuscules fournis par le détritus de l'écorce minérale du globe, de parcelles d'animaux et de plantes, et de débris très-tenus de tout ce que nous consommons pour nos besoins (1). Plus l'atmosphère est agitée par la violence des vents, plus elle se charge de ces divers corpuscules. Les granules de nature minérale varient peu et représentent le détritus des roches minérales qui sont à nu dans la contrée. Les poussières d'origine animale sont, d'après Pouchet, des animalcules infiniment petits et desséchés, tels que des vibrions, des helminthes du genre oxyure, des squelettes d'infusoires siliceux, des fragments d'antennes de coléoptères, des écailles d'ailes de papillons diurnes et nocturnes, des poils de laine provenant des vêtements, des poils de lapin, de chauve-souris, des barbules de plumes, des cellules épithéliales, des fragments de peau d'insectes divers, des filaments de toiles d'araignée. Les poussières végétales, examinées au miscroscope par Pouchet, lui ont présenté des fragments de tissus de diverses

(1) *Comptes rendus de l'Académie des sciences*, 1859, t. XLVIII, p. 457.

plantes, quelques fibres ligneuses, beaucoup de fragments de cellules et de vaisseaux, des poils d'ortie et d'autres végétaux, des fragments d'aigrettes de synanthérées, des filaments de coton détachés de nos vêtements, des fragments d'anthère et des grains de pollen de malvacées, d'épilobium et de pin, des spores de cryptogames en petit nombre, mais surtout et partout une forte quantité de fécule de blé, plus rarement de la fécule d'orge, de seigle et de pomme de terre. Il n'est pas de réduit, dit M. Pouchet, où la fécule ne pénètre avec l'air : les plus obscurs détours de nos monuments gothiques lui en ont offert dans leur poussière séculaire que, de mémoire d'homme, aucun pied n'avait foulée; il l'a trouvée dans les hypogées de la Thébaïde. La quantité de fécule aérienne diminue à mesure que l'on s'élève sur les montagnes ou que l'on s'éloigne des centres de population.

On s'est livré à bien des recherches pour découvrir dans l'atmosphère libre la cause des maladies qui frappent des populations entières, et tantôt on a prétendu y avoir rencontré quelque matière particulière, tantôt on a nié toute altération de l'air. A ces résultats contraires s'appliquent avec justesse les réflexions suivantes de Chevreul (1) : « Premier cas. Si l'on a reconnu un composé de carbone et d'hydrogène dans une atmosphère prétendue viciée, au moyen d'un réactif comburant, ou si l'on a conclu qu'il s'y trouvait un miasme, parce que l'eau qu'on avait précipitée de cette atmosphère par un moyen quelconque avait présenté les phénomènes qui résultent de la décomposition spontanée des matières organiques, on n'a point justifié cette conclusion par une expérience qui aurait consisté à démontrer la propriété délétères dans les deux matières. Cependant cette preuve était absolument indispensable, car il suffit de se rappeler que des huiles, des acides empyreumatiques, se dégagent incessamment dans l'atmosphère, par suite de nos combustions incomplètes; que l'hydrogène carboné se développe dans la vase des marais; que des matières organiques volatiles, telles que des essences, des aromes, etc., se dégagent des végétaux et des animaux, pour être convaincu qu'en soumettant un volume d'air suffisant aux procédés précités, on démontrera dans l'air ordinaire non vicié l'existence d'une matière organique, d'un carbure d'hydrogène. — Deuxième cas. Dans le cas contraire, où l'on a nié la présence d'un miasme, d'une matière délétère d'origine animale dans une atmosphère, parce qu'on n'a pu y démontrer par des procédés eudiométriques aucun corps étranger à la composition normale de l'air, on a été trop loin. Il peut y avoir dans une atmosphère une matière délétère qui échappera au chimiste, parce qu'elle y est en proportion trop faible... »

VII. — *Périodicité.*

La périodicité exerce une notable influence sur les phénomènes météorologiques. L'atmosphère a des phases de jour et de nuit, de mois et de saison,

(1) Chevreul, *Rapport à l'Académie des sciences*, 18 mars 1839.

lesquelles ont des relations plus ou moins prononcées avec les vicissitudes fonctionnelles et dynamiques de l'organisme. 1° Par un ciel serein, l'état électrique des couches inférieures de l'atmosphère atteint chaque jour deux maxima et deux minima : le premier maximum a lieu de 7 à 9 heures du matin et le second de 7 à 9 heures du soir ; le premier minimum, vers 4 heures du matin et le second de 5 à 10 heures du soir : toutefois les variations de l'état hygrométrique de l'air produisent des variations correspondantes dans sa conductibilité ; de là des anomalies et de là le désaccord des observations de de Saussure avec les lois générales de l'électricité. 2° Les intensités de lumière solaire ont chaque jour un maximum avant midi et deux minima qui correspondent aux crépuscules. Les effets chimiques produits par l'effet de la lumière dans les procédés *daguerriens* présentent les différences les plus tranchées à des heures également distantes de midi, à 10 heures du matin et à 2 heures du soir, à 8 heures du matin et à 4 heures du soir. Toutes ces modifications, dit de Humboldt (1), influent peut-être aussi sur les organes de l'homme, mais leur influence a été jusqu'ici tout aussi peu reconnue que celle de l'intensité des forces magnétiques, variable selon les latitudes, selon le flux et le reflux de la chaleur diurne et pendant les perturbations des aurores boréales. Les phases de la lune ne paraissent point sans liaison avec un grand nombre de phénomènes météorologiques. 3° La température présente un maximum vers 2 heures après midi, un peu plus tôt en hiver, un peu plus tard en été. Le minimum a lieu, suivant Kaemtz, environ une demi-heure avant le lever du soleil, cet astre se trouvant encore à 12 degrés au-dessous de l'horizon ; en automne et en hiver, le minimum coïncide avec un abaissement de 18 degrés au-dessous de l'horizon, et de 6 degrés seulement en été. Bouvard, en combinant les observations recueillies pendant seize ans à l'Observatoire, a trouvé en moyenne, pour le maximum, 14°,47, et pour le minimum, 7°,13. La *température moyenne* du jour s'obtient en prenant la moyenne de ces deux degrés extrêmes de la température à une certaine heure du matin ou du soir qui varie avec le mois : en juillet, c'est à 7 heures du matin que la température est égale à la température moyenne de la journée, à 10 heures en janvier, et pour les autres mois à des heures intermédiaires. Les variations diurnes de température augmentent avec la température moyenne du jour. D'après Kaemtz, il faut observer à 4 heures et à 10 heures du matin, à 4 heures et à 10 heures du soir; le quart de la somme des températures trouvées donnera une valeur qui s'éloignera très-peu de celle de la moyenne. 4° Pendant toute l'année, c'est le matin avant le lever du soleil, que l'humidité est à son maximum, et la quantité absolue de vapeur à son minimum. Plus le soleil s'élève sur l'horizon, plus l'évaporation augmente; mais l'air, plus échauffé, s'éloigne en proportion de son point de saturation, et nous paraît de moins en moins humide jusqu'au moment où la température a atteint son maximum (Kaemtz). En hiver, aug-

_____

(1) De Humboldt, *Voyage dans l'Asie centrale*, t. III, p. 109.

mentation régulière de la vapeur jusque vers l'après-midi; mais, sous l'influence du refroidissement atmosphérique, la proportion de vapeur décroit, et l'humidité relative de l'air se prononce. En été, la quantité de vapeur absolue, plus forte le matin, atteint le maximum avant midi, diminue ensuite jusqu'au moment du maximum thermométrique, sans descendre cependant aussi bas que le matin, et après le deuxième minimum, elle augmente de nouveau jusqu'au lendemain matin. La rosée se forme en général toute la nuit, mais en plus grande abondance de minuit au lever du soleil, parce que cette seconde partie de la nuit est plus froide que la première. 5° Les périodes barométriques diurnes se dessinent moins nettement dans nos climats que vers l'équateur, à cause des variations accidentelles dont l'étendue augmente avec la latitude. Les moyennes de plusieurs mois d'observation ont fourni le résultat suivant : en été, le maximum a lieu avant 8 heures du matin, le minimum à 4 heures de l'après-midi, et le second maximum à 11 heures du soir ; en hiver, le maximum s'observe à 9 heures du matin, le minimum à 3 heures de l'après-midi, et le second maximum à 9 heures du soir. En somme, le baromètre monte le matin, baisse dans le milieu du jour, remonte le soir pour baisser la nuit. A minuit et à midi, par un ciel pur et par une atmosphère tranquille, il se lève presque toujours un vent léger, ou celui qui règne change de direction; le matin, en hiver, il souffle un vent d'est; et le soir, en été, un vent d'ouest. On peut dire d'une manière générale que les fluctuations météorologiques de chaque jour sont gouvernées par la position relative du globe et du soleil, et se déclarent presque constamment dans les quatre points cardinaux, le lever, le coucher du soleil, midi et minuit, comme elles font aussi dans les points du mouvement annuel qui sont les deux solstices et les deux équinoxes.

La périodicité mensuelle ou lunaire se dénote également par des mutations régulières dans l'atmosphère; ce rapport, exagéré autrefois par les zélateurs des influences sidérales, nous paraît avoir été trop atténué par Burdach (1). D'après une longue série d'observations, Flaugergues a découvert que le baromètre monte, depuis l'époque où la lune est à 135 degrés du méridien vers l'est jusqu'à 90 degrés ouest, et que l'étendue de cette variation est de $1^m,48$. Les observations de Flaugergues ont été confirmées par celles de Bouvard. Il résulte d'un journal de quarante-huit années, que les hauteurs moyennes du baromètre sont plus grandes lorsque la lune est apogée que quand elle est périgée (2). La table dressée par Toaldo des changements survenus dans les points lunaires prouve qu'il y a eu 950 changements de temps sur 1106 nouvelles lunes; 156 fois seulement le temps n'a point changé, $=$: : 6 : 1. Les pleines lunes donnent : : 5 : 1; le périgée : : 7 : 1. On a remarqué que les pluies et les inondations qui dévastèrent le midi de la France les 14, 15

____

(1) Burdach, *Traité de physiologie*, trad. par Jourdan. Paris, 1839, t. V, p. 323.
(2) Tourtelle, t. I, p. 216.

et 16 novembre 1766 coïncidèrent avec le périgée, la pleine lune et le lunistice boréal.

La quantité de vapeur aqueuse qui varie dans l'air avec les heures de la journée par l'action seule de la température varie également suivant les mois et les saisons ; le tableau suivant indique l'humidité absolue et relative de l'air à Halle pendant les différents mois de l'année (Kaemtz).

Mois.	Tension de la vapeur d'eau.	Humidité relative.
Janvier	4509 (minimum).	0,850
Février	4749	0,799
Mars	5107	0,764
Avril	6247	0.714
Mai	7836	0,691
Juin	10843	0,697
Juillet	11626 (maximum).	0.665
Août	10701	0,661 (minimum).
Septembre	9560	0,728
Octobre	7868	0,789
Novembre	5644	0.853
Décembre	5599	0,862 (maximum).

D'où l'on voit qu'en hiver la tension de la vapeur est moindre qu'en été ; mais l'humidité est à son maximum, et *vice versâ*.

De Gasparin (1) a calculé les quantités moyennes de pluie tombée en Europe dans les diverses saisons :

PAYS.	QUANTITÉ MOYENNE DE PLUIE.				
	HIVER.	PRIN-TEMPS.	ÉTÉ.	AUTOMNE.	ANNÉE ENTIÈRE
	mm.	mm.	mm.	mm.	mm.
Angleterre, à l'ouest	239,6	171,0	221,6	283,3	915,5
Côtes ouest de l'Europe	185,7	140,9	170,2	246,5	743,3
Angleterre, à l'est	166,5	145,0	171,1	204,1	686,7
France méridionale. Italie, au sud des Apennins	195,2	194,2	133,2	291,7	804,3
Italie, au nord des Apennins	139,2	253,1	275,6	353,8	1021,7
France septentrionale et Allemagne	126,5	148,0	229,7	174,2	678,4
Scandinavie	81,4	76,1	170,7	148,4	476,6
Russie	40,3	59,9	166,7	97,2	364,1

Ainsi, les pluies d'automne prédominent sur les pluies d'été dans toutes les régions situées sur les bords de la Méditerranée, et à l'ouest du continent, jusqu'à la hauteur de l'Angleterre ; au nord et à l'ouest de cette bande, le

(1) De Gasparin, *Météorologie agricole*, t. II.

maximum des pluies tombe en été. La bande des pluies automnales comprend l'Angleterre entière, les côtes de l'ouest du continent jusqu'en Normandie, la France méridionale, l'Italie, la Grèce, l'Asie Mineure, la Syrie, l'Égypte, la Barbarie, Madère. La bande à pluies estivales présente la France septentrionale, l'Allemagne, les côtes de l'Océan, à partir de la hauteur de l'Angleterre, l'interposition de cette île entre la direction des vents pluvieux et les Pays-Bas les tranformant en pays continentaux ; en un mot, tout ce qui se trouve au nord du Plateau central de l'Europe, prolongé des Alpes vers les monts Carpathes, laissant au midi la vallée du Danube, au-dessous de Vienne (Gasparin).

On désigne sous le nom de température moyenne mensuelle, la moyenne des températures observées à des instants très-rapprochés pendant tout le mois ; elle s'obtient en prenant la moyenne des températures moyennes des trente jours du mois. En combinant les observations de seize ans pour chaque mois, Bouvard a dressé le tableau suivant pour Paris :

Températures.

	Maximum.	Minimum.	Moyenne.		Maximum.	Minimum.	Moyenne
	o	o	o		o	o	o
Janvier...	4,0	0,1	2,0	Juillet	23,4	13,9	18,7
Février....	6,8	1,2	4,0	Août......	23,0	13,7	18,2
Mars......	10,5	3,5	7,0	Septembre.	20,1	11.4	15,8
Avril	15,2	6.1	10,7	Octobre...	15,2	7,8	11,5
Mai.......	18,6	9,4	14.0	Novembre .	9,4	4,5	7,0
Juin	21,8	12,1	17,0	Décembre .	5,8	2,0	3,9

A l'aide des moyennes mensuelles, on arrive à déterminer les moyennes saisonnières ; mais la météorologie médicale ne suit pas la division astronomique des saisons ; elle groupe ensemble les mois les plus chauds et les plus froids : pour elle l'hiver comprend décembre, janvier et février; le printemps, mars, avril et mai; l'été, juin, juillet et août; l'automne, septembre, octobre et novembre. Les moyennes saisonnières conduisent à la moyenne annuelle. Ces multiples séries d'évaluations thermométriques moyennes par jour, mois, saisons et années, sont l'une des plus solides bases d'appréciation hygiénique des localités et des climats.

A Paris (48° 50′ lat.), on a trouvé :

Saisons.	Durée des jours.			Moyenne thermométrique.
				o
Hiver..................	9 heures 45 minutes.			+ 3,3
Printemps.............	14	—	30	—	+ 10,3
Été..................	14	—	30	—	+ 18,1
Automne.............	9	—	45	—	+ 11,2

Et pour moyenne annuelle, + 10°,8.

En Guinée (5 degrés lat.) :

Saison.	Durée des jours.	Moyenne thermométrique.
Hiver..............		+ 28,1
Printemps	12 heures.....	+ 28,3
Été		+ 26,4
Automne.........		+ 27

Et pour la moyenne annuelle, + 27°,4.

À Rio-Janeiro, le mois le plus froid donne + 20°,0; le mois le plus chaud 27°,2; la moyenne annuelle est de 23°,5. A Edimbourg, l'écart est de 10°,5 entre la moyenne thermométrique de l'hiver et celle de l'été ; à Moscou, de 27°,8; à Kassara, de 31°,3.

Quant à la composition de l'air, on a trouvé qu'il y a moins d'acide carbonique, le jour que la nuit, ce gaz étant absorbé et décomposé par les végétaux sous l'influence solaire. D'après Théodore de Saussure, cette variation du jour à la nuit est moindre dans les villes et les lieux fermés que dans les lieux ouverts ; le maximum d'acide carbonique se montre vers la fin de la nuit, quand les plantes cessent d'en émettre; le minimum vers le milieu du jour où elles en absorbent le plus. La variation est plus marquée en été qu'en hiver, à cause du développement de la végétation. Un hiver froid, avec des gelées qui dessèchent la terre, augmente la quantité d'acide carbonique dans l'air ; le dégel la diminue.

Les mutations atmosphériques qui intéressent le plus le médecin sont assurément celles que détermine la périodicité annuelle : par leur succession régulière, elles constituent, à proprement parler, les saisons; mais, comme avec ces vicissitudes de la constitution atmosphérique coïncident d'autres changements qui s'accomplissent à la surface du sol et dans l'état des eaux, nous n'étudierons les saisons et leurs effets qu'après avoir exposé toutes les données de la question.

§ 2. De l'action des modificateurs atmosphériques.

I. — Électricité.

L'électricité mise en mouvement par différents moyens, notamment par les appareils galvaniques, exerce sur l'économie animale une influence puissante, surtout si elle traverse les organes avec continuité. Les expériences de Volta, Nobili et Marianini ont fait connaître l'action des électromoteurs de force différente sur la contraction musculaire, et Prévost et Dumas, en étudiant la disposition terminale de filets nerveux, ont pu ramener ce phénomène à la loi de l'électricité en vertu de laquelle les courants qui vont en sens contraire se repoussent. Quand les courants électriques se dirigent des troncs nerveux aux racines, il y a secousse plus ou moins violente ; dans le cas de circulation inverse, il y a plutôt sensation que contraction (Marianini). La circulation capillaire est activée par l'application du fluide électrique. Les sécrétions sont modifiées par la même cause ; une observation, due à Becquerel, semble devoir jeter un grand jour sur le mécanisme de ces actes fonctionnels : il a vu qu'en général, lorsque deux liquides différents, susceptibles de réaction chimique, sont séparés par une membrane qui ne leur permet de se mélanger que peu à peu, un courant électrique s'établit par l'intermédiaire de celle-ci et des réactions chimiques se développent.

Enfin, les expériences de Matteucci ont établi que l'électricité animale n'est ni le privilége exclusif de certaines espèces, ni sous la dépendance absolue d'un appareil spécial (gymnotes, torpilles), mais qu'elle appartient à toute la série des êtres et se rattache à la fonction caractéristique de l'animalité, la locomotion ; sur un animal quelconque, vivant ou mort récemment, on observe un courant électrique dans tous les muscles, l'intérieur et la surface de ces organes représntent les deux pôles de noms contraires. Le courant est d'autant plus énergique chez les êtres vivants et persiste d'autant plus après leur mort, qu'ils sont placés plus haut sur l'échelle animale ; il varie d'intensité suivant le degré de nutrition et de plénitude sanguine des muscles ; indépendant de l'intégrité et de l'activité du système nerveux, moins fort quand les tranches musculaires qui sont disposées en guise d'éléments pour former une pile communiquent entre elles par des filets nerveux que lorsqu'elles sont en contact direct, il a sa source probablement dans les réseaux capillaires, entre les matériaux du sang et l'oxygène absorbé dans le poumon : d'où il résulte que dans la production de cette électricité musculaire comme dans celle du courant musculaire continu, qui dans la grenouille se dirige des extrémités inférieures vers l'extrémité supérieure, le système nerveux ne remplit qu'un rôle très-secondaire, celui d'un corps conducteur à un moindre degré que d'autres parties de l'organisme.

L'étude physiologique de l'électricité se rapporte : 1° aux phénomènes qu'elle produit à forte tension dans les corps ; 2° aux effets variés des contractions ; 3° aux changements qu'elle détermine comme agent chimique. Il n'y a lieu d'entrer ici dans le détail de ces faits, auxquels s'ajoutent les services rendus par l'électricité à l'expérimentation des physiologistes ; elle devient, entre leurs mains, un agent presque intelligent pour interroger la fonction motrice ou sensitive des différentes portions du système nerveux. S'agit-il de démêler le rôle des ramifications du nerf facial et de la portion ganglionnaire du trijumeau qui pénètrent les muscles de la face, on fait passer dans l'un et dans l'autre successivement un courant transverse d'une intensité médiocre, et l'on constate par l'excitation du premier nerf la contraction des traits, et malgré l'excitation du second, l'immobilité complète de la face. Qui ne connaît le parti que Longet a su tirer de ce moyen d'exploration délicate et péremptoire, pour achever la démonstration des propriétés des racines spinales, des nerfs de sensation et des nerfs de sensibilité générale ? Il résume en ces termes le mode d'action du courant électrique sur le système nerveux et les différences qui existent entre ce mode et celui des autres stimulants (mécaniques et chimiques) :

« Le courant électrique est, entre tous les modificateurs du système nerveux, celui qui réveille son excitabilité avec le plus d'énergie et le plus longtemps, puisqu'il est le seul qui puisse encore la rendre manifeste, quand déjà tous les autres stimulants connus sont sans la moindre action sur elle.

» Appliqué à un nerf mixte, seul il peut exciter séparément tantôt une sensation, tantôt une contraction, suivant la direction dans laquelle il le parcourt.

» Seul aussi, quand il est transmis normalement à la longueur d'un nerf de mouvement, le courant électrique ne provoque aucune réaction motrice.

» Il possède la faculté toute spéciale de rétablir promptement l'excitabilité des nerfs moteurs, lorsqu'il est transmis dans un sens contraire à celui d'un autre courant qui avait d'abord affaibli ou détruit cette excitabilité.

» Enfin, et ce caractère est des plus curieux, quand le courant électrique vient à passer d'une manière continue dans un nerf mixte, il ne détermine plus, au bout de quelques secondes, ni sensations ni contractions; et pourtant, celles-ci peuvent encore se manifester à l'instant même où le circuit est interrompu.

» A part les différences qui viennent d'être signalées, il est permis jusqu'à un certain point d'assimiler l'action du courant électrique, sur le système nerveux, à celle des autres stimulants (1). »

Mais l'électricité répandue dans l'atmosphère produit-elle sur l'homme des effets analogues ? Dans les conditions ordinaires, l'organisme est un excellent conducteur, et s'il n'est point isolé, il ne se ressent point de l'électricité ambiante. Mais comme les phénomènes d'excitation physiologique que nous venons d'indiquer se rapportent à l'électricité vitrée, et que l'électricité négative produit des effets opposés, c'est-à-dire l'inertie musculaire, le ralentissement de la circulation sanguine et des sécrétions, etc., il ne sera pas indifférent au corps humain que l'atmosphère se constitue à l'un ou à l'autre mode électrique. Autant les fonctions s'accomplissent avec aisance par un air chargé du fluide vitré, autant, quand l'état de l'air est devenu résineux, elles languissent et, par leur faiblesse, entraînent une sensation générale d'accablement : telles sont les journées à fortes tensions électriques qui précèdent les orages, et que l'on qualifie vulgairement d'accablantes, tant le ressort de la machine est détendu. Peltier (2) a très-bien distingué les orages suivant les effets qu'ils font éprouver à l'économie. Les orages et les pluies qui suivent les évaporations sont de deux sortes : la première provient de la condensation des vapeurs inférieures devenues *vitrées* par suite des évaporations successives ; ces vapeurs opaques, attirées par la terre, forment une couche de

______

(1) Longet, *Traité de physiologie*, 3ᵉ édition. Paris, 1873, t. III, p. 205.
(2) Peltier, *mémoire cité*, p. 426.

brouillard roussâtre et possèdent une tension vitrée très-prononcée. En s'approchant du sol, leur tension électrique se perd insensiblement, soit par rayonnement, soit au contact des corps terrestres sur lesquels elles se déposent en rosée. Sont-elles massées en nuages distincts, elles forment des orages *vitrés* inférieurement, qui se déchargent sur le sol en pluies de très-courte durée et suivies de calme. Ces orages sont peu communs, durent peu et soulagent ; la tête de l'homme, la cime des plantes, deviennent, il est vrai, plus résineuses par l'influence, mais elles possèdent un état électrique du même ordre que l'état naturel. Il n'en est pas de même quand l'orage se forme par l'abaissement des vapeurs supérieures : celles-ci ne se résolvent en pluies qu'après s'être déchargées de leur énorme tension *résineuse*, soit par les brusques agitations de l'air, soit par la foudre entre les nuages de tensions opposées ou sur le sol. Les orages résineux ont toujours une grande violence; le vent qui les accompagne est plus brusque, plus capricieux que sous les orages vitrés ; ils donnent lieu à des averses abondantes, et très-souvent le temps reste pluvieux à leur suite, jusqu'à ce que l'atmosphère ait perdu son excès de vapeur, ou que des vents favorables aient refoulé dans d'autres régions les longues pluies qui succèdent à l'abaissement des vapeurs supérieures. Durant ces orages, les êtres organisés ont leur cime dans un état *vitré*, c'est-à-dire au-dessous de l'état normal ; cet état, contraire à celui qui nous est naturel, cause un malaise indéfinissable, surtout aux tempéraments nerveux et sanguins. C'est à l'approche des orages résineux que beaucoup de personnes se plaignent de céphalalgie, de frémissements musculaires, de douleurs vagues, de pesanteur générale; que les blessés ressentent des souffrances aiguës dans leurs plaies et sont plus disposés aux accidents tétaniques ; que les affections internes à marche rapide présentent des exacerbations. Un effet singulier des perturbations électriques de l'atmosphère sur le système nerveux, c'est l'intimidation involontaire portée jusqu'aux angoisses de la terreur chez des personnes qui ne peuvent être suspectées de lâcheté ni de faiblesse : on a vu des militaires courageux jusqu'à l'héroïsme frissonner sous l'éclair, pâlir au bruit du tonnerre. Des observations (1), faites avec un électromètre à feuilles d'or, ont montré qu'à l'état de santé, l'électricité propre à l'homme est positive ; que les hommes irritables, d'un tempérament sanguin, possèdent plus d'électricité libre que les sujets lourds et lymphatiques ; que la somme de l'électricité humaine atteint son maximum le soir, qu'elle augmente par l'usage des boissons alcooliques; que les femmes ont plus souvent que l'homme une électricité négative, etc.

Arago se demande (2) si la foudre cause des accidents assez nombreux, assez graves pour que l'on s'en occupe. D'après une statistique récente, elle a, de 1835 à 1852, tué roide plus de 1300 individus en France, occasionné en

(1) *Meckel's Archiv für die Physiologie*, t. III. p. 161.
(2) Arago, *Notice sur le tonnerre* (*Ann. du Bureau des longit.* pour 1838, p. 221).

une année 100 incendies dans 77 départements (1). Ses dangers, d'après les recherches d'Arago, sont plus grands à la campagne que dans les villes, mais diffèrent beaucoup d'une année à l'autre. Tandis que la foudre a tué ou blessé beaucoup d'individus en 1759 à Feltre, en 1784 à Mantouc, en 1819 à Châteauneuf, il n'a pas été notifié un seul cas de mort par cette cause à la préfecture de police à Paris pendant une longue suite d'années. En 1806, on n'a compté en France qu'un seul cas de fulguration mortelle, en 1819 vingt. Les édifices sont fréquemment endommagés par la foudre, et plus souvent encore les navires à la mer. Les cloches d'églises sont les plus menacées : dans la nuit du 14 au 15 août 1718, le tonnerre est tombé sur 28 églises en Bretagne. Dans nos climats et sur terre, le plus grand nombre d'acidents dus à la foudre correspond aux mois de juin, juillet et août. On n'en observe presque point en novembre, décembre, janvier et février; mais en mer, c'est pendant la saison froide que le tonnerre est le plus dangereux. La statistique des coups foudroyants notés entre les côtes d'Angleterre et la Méditerranée, pendant un grand nombre d'années en indique 20 pour les six mois froids et 10 seulement pour les six mois chauds (Arago). D'après les recherches de Sestier (2), les chances de foudroiement sont pour les navires dans les mers du Nord deux fois plus grandes en hiver qu'en été, quatre fois plus grandes en été qu'au printemps ou en automne, et six fois plus grandes en hiver qu'au printemps ou en automne. Dans la Méditerranée, le maximum des foudroiements a lieu en automne, 1/3 des cas environ ; puis en hiver, 1/4 environ ; puis au printemps, en 1.6; enfin, 1/13 environ en été. Dans les latitudes tropicales, c'est en hiver que les coups de foudre sont le moins nombreux ; ils se répartissent en nombre presque égal en automne (20 cas), en été (18) et au printemps (17).

La foudre, en tombant paralyse, déchire, brûle, désorganise, carbonise les malheureux qu'elle frappe, et qui meurent avant même d'avoir aperçu l'éclair; chez eux, plus de contractilité, le sang est remarquable après la mort par sa fluidité, et tous les tissus se putréfient promptement. Si les blessures ont lieu le plus souvent à la tête, c'est que la foudre surprend ordinairement ses victimes dans la station verticale. La peau offre des brûlures plus ou moins nombreuses et étendues, les vêtements sont troués, les ornements d'or ou de tout autre métal, fondus, volatilisés; quelquefois le crâne est perforé et la pulpe cérébrale altérée comme par le passage d'un fer incandescent; mais le plus souvent le fluide électrique atteint le système nerveux sans lésion externe et détermine instantanément, dans la trame des tissus, une modification inconnue, mais incompatible avec la vie : dans ce cas, la foudre, suivant Brown-Séquard (3), tue en épuisant toute la quantité de force nerveuse, mus-

(1) *Annales d'hygiène et de médecine légale*. Paris, 1855, 2e série, t. IV, p. 241.
(2) Sestier, *De la foudre, de sa force et de ses effets, etc.* Paris, 1866, t. I, p. 372.
(3) Brown-Séquard, *Gazette médicale de Paris*, 1849, t. IV, p. 94.

culaire, etc., que possède l'économie animale. On s'explique ainsi l'absence d'altérations visibles dans les organes : il n'en est pas besoin pour tuer, il suffit de l'anéantissement des forces, conséquence de cette loi bien connue : toute cause d'excitation dynamique agit de manière à diminuer d'autant plus la quantité de forces qui existe à un moment donné chez un individu que l'excitation est plus énergique. La foudre ne tue pas toujours sur le coup, mais les désordres survenus dans le système nerveux ne permettent plus le rétablissement de ses fonctions. Dans des cas plus rares, elle ne produit qu'une commotion qui se dissipe entièrement ou qui laisse à sa suite des troubles dans les fonctions sensoriales, particulièrement la surdité. La commotion peut n'être que partielle, bornée à un membre qui reste plus ou moins paralysé. Enfin, la sidération n'est marquée chez certains individus, aux yeux du médecin, que par des signes de congestion cérébrale et pulmonaire que l'art combat efficacement par les émissions sanguines; ce cas rentre probablement dans ceux admis par Brown-Séquard, et où de faibles décharges d'électricité atmosphérique viennent atteindre successivement un individu : la mort survient alors par asphyxie, comme chez les animaux que l'on tue par le galvanisme ou l'électricité : tous les muscles du corps, respirateurs et autres, entrent en contraction, il devient impossible d'exécuter des mouvements respiratoires, et l'asphyxie s'opère complétement; on en constate les traces à l'autopsie.

Celle-ci ne présente en général que des phénomènes d'hypérémie des poumons, du cœur ou du cerveau; on a rencontré tantôt la flaccidité des membres, la fluidité du sang, tantôt la coagulation de ce liquide avec la rigidité des membres; souvent on n'a pu découvrir aucun indice d'altération appréciable. C'est une investigation stérile et bizarre à la fois que celle de toutes les diversités ou oppositions d'effets déterminés par la foudre; à côté des mutilations les plus étendues, on voit des gens frappés mortellement avec les apparences de l'intégrité organique : ici la foudre détruit les vêtements et ménage le corps, là elle tue en laissant les vêtements intacts; l'un périt sur place, l'autre est lancé à distance. La foudre glisse en Espagne sur la tente où Arago et Biot font leurs observations géodésiques; elle paralyse la jambe gauche d'un ingénieur suisse, Buchwalder, qui avait établi un signal géodésique sur le sommet du Sentis (4 juillet 1832) et tue à ses côtés son compagnon en lui sillonnant le visage de taches brunâtres, en lui brûlant cheveux, cils, sourcils, etc. Par une autre singularité, on cite des guérisons de rhumatismes, de paralysie des membres, voir même de surdité et d'amaurose sous l'influence des décharges électriques de l'atmosphère(1). Foissac a réuni bon nombre de faits qui intéressent l'histoire anecdotique de la foudre. Au demeurant, elle produit, comme les piles et les batteries électriques, des effets chimiques, mécaniques,

____

(1) Foissac, *De la météorologie dans ses rapports avec la science de l'homme.* Paris, 1854, t. I, p. 174 et suiv.

physiques et vitaux, lesquels varient avec la nature du corps sidéré ; elle transporte à une certaine distance des corps mauvais conducteurs d'une masse considérable, tels que des pans de mur ; elle enflamme, elle carbonise des matières combustibles, toutefois elle n'a jamais opéré la fusion de substances métalliques d'une certaine épaisseur. Bonpland et de Humboldt sur les Cordillères, et de Saussure au mont Blanc, ont constaté les vitrifications qui résultent de son action sur les roches. Un jour la foudre jaillit dans une salle de prison, et, parmi vingt détenus, elle va frapper un chef de brigands serré à la taille par une chaîne de fer (Arago).

Beaucoup de circonstances sont considérées, les unes avec raison, les autres à tort, comme propres à augmenter ou à diminuer pour l'homme le danger de la fulguration. L'opinion populaire attribue aux décharges d'artillerie le pouvoir de dissiper les orages : l'observation des effets produits de 1816 à 1835 sur l'atmosphère par le polygone de Vincennes a conduit Arago à cette conclusion, que les plus fortes détonations de canon ont plutôt pour effet de condenser et de retenir les nuages que de les propulser et de les disséminer. Plusieurs physiciens, notamment Volta, admettent que de grands feux, allumés en plein air, peuvent soustraire aux nuages une grande quantité de leur matière fulminante. On remarque en Angleterre que les orages sont plus fréquents dans les comtés agricoles que dans ceux où une multitude de hauts fourneaux et d'usines versent jour et nuit des torrents de flammes dans l'air ; mais les gisements métallifères qui occupent le sol de ces mêmes contrées n'expliquent-ils pas la rareté des orages ? Question d'un grand intérêt, et qui n'est pas résolue. Les cavernes, les souterrains ne mettent pas à l'abri de la foudre, comme le croyaient les anciens. A quelle profondeur dans le sol serait-on assuré d'échapper aux foudres descendantes et aux chocs en retour ? Nul ne le sait, répond Arago. Quelques faits portent à supposer que la nature de certains vêtements, par exemple la soie, la laine, le taffetas ciré, les rend moins perméables à la foudre. Le verre n'en préserve point ; elle attaque souvent les ornements métalliques, bagues, bracelets, chaînes, chez ceux qu'elle frappe. Les arbres l'attirent, sans distinction d'essences. Si elle tombe sur une file d'hommes ou d'animaux disposés en ligne droite ou le long d'une courbe non fermée, c'est aux extrémités de la série que ses coups seraient le plus à redouter ; mais Sestier a réfuté cette opinion d'Arago par la discussion des faits allégués (1). Les agglomérations d'hommes ou d'animaux augmentent le péril, parce que la matière conductrice qu'elles représentent acquiert plus de masse et de volume et que leur transpiration pulmonaire et cutanée donne lieu à une colonne ascendante de vapeur qui rend l'air plus apte à transmettre la foudre et la dirige vers le lieu d'où elle émane. C'est aussi ce courant d'air humide par évaporation qui appelle plus fréquemment les décharges de l'électricité atmosphérique sur les granges gorgées de grains ou de fourrages. Pour Arago,

(1) Sestier, *De la foudre*, t. II, p. 318.

le danger de sonner les cloches n'est point démontré; la foudre tombe sur les sommets, et les cloches étant contenues dans les flèches ou tourelles des églises, on comprend la fréquence des sidérations qui les atteignent. La corde plus ou moins humide qu'agite le sonneur conduit jusqu'à lui le tonnerre. Il discute aussi le péril qu'il y aurait à courir, à marcher contre le vent, à établir des courants d'air pendant l'orage; l'atmosphère oppose une certaine résistance au passage de la matière électrique en feu, voilà le seul fait vrai; par conséquent; tout ce qui diminue la densité de l'air facilite les explosions de la foudre.

Franklin recommande à ceux qui redoutent la foudre : 1° de s'éloigner des cheminées, la suie comme les métaux ayant la propriété de l'attirer; 2° d'éviter le voisinage ou le contact des métaux, des glaces, des dorures, des cloches et de leurs cordes, d'ôter les ornements métalliques qu'ils ont sur eux; 3° de ne point se placer sous un lustre, sous un objet quelconque de métal, sous un arbre, sous un objet élevé quelconque; 4° d'interposer entre eux et la terre un corps mauvais conducteur; 5° de diminuer autant que possible les points de contact avec le sol et les murs. Un hamac de soie dans un vaste local est probablement le plus sûr refuge contre les risques de la fulguration.

Le paratonnerre, trop peu appliqué aux habitations privées et même aux édifices publics, dispense de toutes les précautions personnelles; il résume la prophylaxie contre l'électricité atmosphérique. Nous renvoyons aux traités de physique et à l'instruction rédigée par une commission de l'Institut[1] pour les règles relatives à sa construction.

II. — *Lumière.*

La lumière a une action générale sur l'économie par l'intermédiaire du sang et des centres nerveux. Elle agit spécialement sur l'œil, dont elle est l'excitant naturel, et sur la peau, dont elle détermine les variétés de coloration.

Les effets qu'elle produit sur les végétaux conduisent par analogie à la connaissance de ceux qu'elle doit exercer sur les animaux et sur l'homme. Dans l'obscurité, dit Dumas (*loc. cit.*, p. 32), les plantes fonctionnent comme de simples filtres que traversent l'eau et les gaz; l'acide carbonique qu'elles puisent dans le sol passe au travers de leurs tissus et se répand dans l'air. Il n'est donc pas exact de dire que pendant la nuit les plantes produisent cet acide; elles le laissent passer seulement. Sous l'influence de la lumière solaire, elles fonctionnent comme des appareils réducteurs qui décomposent l'eau, l'acide carbonique, l'oxyde d'ammonium. La décomposition d'un corps aussi stable que l'acide carbonique ne peut s'opérer dans les parties vertes qu'à l'aide des rayons chimiques de la lumière qu'elles absorbent en entier. Ces matières vertes elles-mêmes ne sauraient se produire sans l'intervention de la lumière;

(1) Rapporteur, M. Pouillet, *Comptes rendus de l'Acad. des sciences*, t. LXIV; 1867.

dans les cavités souterraines, la végétation est nulle ou se compose de quelques mousses. La fixation du carbone dans les végétaux n'ayant lieu que par l'action de la lumière sur leurs parties vertes, c'est dans les lieux très-éclairés que les plantes présenteront en abondance les principes résineux et autres auxquels elles doivent leur odeur et leur saveur, principes généralement riches en carbone. C'est aussi là que l'on trouvera les bois les plus compactes, les plus solides, les plus avantageux pour le chauffage, car la chaleur que le bois donne par la combustion est en raison directe de la proportion du carbone qu'il contient. Mal éclairées ou privées de lumière, les plantes se décolorent, s'étiolent, se déforment, se gorgent des sucs aqueux et perdent leur saveur. Si l'on fait germer une plante dans une chambre éclairée par une seule ouverture, on la voit se diriger vers celle-ci ; la chambre est-elle percée de deux ouvertures, elle se penche vers celle qui donne passage au plus grand faisceau de lumière (Payer). Une lumière exubérante durcit le bois et nuit au développement ; c'est pourquoi les arbres des forêts, abrités en partie contre les rayons solaires, s'allongent plus que ceux qui viennent isolés dans les champs.

Tous les phénomènes qui naissent sous l'impression de la lumière dans les végétaux vont se répéter exactement dans l'économie animale ; mais ici nous avons à considérer de plus le rôle de la lumière dans l'acte de la vision, suivant le nombre et l'intensité des rayons transmis à l'œil. Trop faible, elle donne lieu à la dilatation prolongée de la pupille et peut à la longue produire la myopie. Les efforts que l'on fait pour voir sous un jour précaire augmentent la sensibilité des yeux et rendent dangereux le passage d'un endroit demi-obscur à une vive clarté. Une lumière éclatante irrite l'appareil oculaire, affaiblit la vue et finit par l'abolir ; ces effets peuvent être occasionnés subitement par la brusque impression d'une lumière éblouissante et fugitive, comme les éclairs d'un orage de nuit, la flamme d'un incendie, et ils varient depuis l'*éblouissement* jusqu'à la cécité absolue. En 1810, des soldats suisses, en garnison à Lyon, manœuvrant par un soleil ardent, un grand nombre furent affectés d'héméralopie accompagnée de symptômes nerveux, tels que nausées, vomissements, etc. Lors de l'incendie du théâtre de l'Odéon, l'héméralopie se déclara presque épidémiquement parmi les militaires de service (1). L'hémiopie et la diplopie sont dues souvent à la même cause. Il ne faut pas moins craindre l'action d'une lumière brillante et continue, soit directe, soit réfléchie par la neige, par un sol calcaire ou couvert d'une poussière blanche, par des murs blanchâtres, etc. C'est la réverbération de la neige qui fit perdre la vue à un grand nombre des soldats grecs ramenés par Xénophon, du fond de l'Asie, à travers les montagnes d'Arménie ; c'est la réverbération des sables qui multiplia les ophthalmies dans l'armée d'Égypte ; c'est l'intensité de la lumière, augmentée par la couleur blanche des habitations, qui les rend encore fréquentes parmi nos militaires en Algérie. Les navigateurs qui ont

(1) Rennes, *Observations médicales sur quelques maladies rares ou peu connues* (*Archives de médecine*, 1831, t. XXVI, p. 374).

pénétré dans les régions polaires ont eu à souffrir aussi de la lumière réper-
cutée par la neige, et le capitaine Ross a remarqué que ces effets étaient aussi
communs chez les naturels (Esquimaux) que chez les gens de son équipage.
Toutefois la réverbération n'exerce point sur l'appareil du cristallin l'influence
qu'on lui attribue généralement. Furnari a observé que les cataractes sont
rares dans les pays chauds, et que celles qu'on y observe sont dues aux altérations des parties réfringentes de l'œil par suite d'ophthalmies intenses, négligées
et opiniâtres (1). La cataracte est rare en Laponie, en Norvége, etc., malgré
la réverbération des neiges (2). Les professions qui exposent largement à l'action continue d'une lumière éclatante (cuisiniers, verriers, fourbisseurs), et
celles qui concentrent longtemps la vue sur des objets très-éclairés et de petite
dimension, déterminent des accidents variés. Aux premiers, les conjoncti-
vites, les larmoiements, les cataractes, etc.; aux autres, la rétinite, mais le
plus souvent sous forme chronique et caractérisée par une sensibilité morbide
des yeux à la lumière, un léger trouble dans la vision, un resserrement graduel
de la pupille suivi de son immobilité, et enfin de l'amaurose : les joailliers,
suivant Mackenzie, sont fréquemment atteints de cette forme de maladie.
Chevallier a constaté que le brillant des caractères neufs est une des causes
qui usent et détruisent la vue des compositeurs d'imprimerie (3). Des recherches spéciales ont appris à Guérard que les horlogers, après quelques années
d'exercice, deviennent ordinairement presbytes de l'œil droit qui, pendant le
travail, est armé constamment de la loupe. Ch. Bonnet rapporte lui-même dans
ses Mémoires que l'œil dont il voyait habituellement au microscope était affecté
de diplopie. Les couleurs foncées même ne reposent la vue qu'autant qu'on ne
les fixe pas trop attentivement. Le blanc, le rouge, le jaune, et surtout le noir,
fatiguent beaucoup les yeux : aussi les personnes qui font métier de couture
s'abstiennent de travailler sur le noir à la lumière artificielle; il en est de même
des couleurs contrastées, telles que noir sur blanc, rouge sur jaune, etc.

Toutes les parties de l'œil sont sensibles à cet agent : aussi peut-il affecter
douloureusement par son contact les personnes privées de la vue. Deslandes (4)
a connu un aveugle qui, incapable de discerner la clarté la plus vive de l'obscurité la plus profonde, ne pouvait cependant passer de l'une à l'autre sans
ressentir dans les yeux un picotement pénible avec sécrétion abondante de
larmes. — La vue ne s'altère pas seulement par le contact d'une lumière
trop intense ou trop faible; un exercice trop prolongé de l'œil à une lumière

(1) Furnari, *Voyage médical dans l'Afrique septentrionale.* Paris, 1845, in-8°.

(2) Furnari, *De la prétendue influence des climats sur la production de la cataracte,
ou de l'innocuité de la réverbération directe de la lumière sur les milieux réfringents
de l'œil*, mémoire communiqué à l'Académie des sciences le 17 mars (*Gazette médicale.*
Paris, 1845, p. 189).

(3) Chevallier, *Annales d'hygiène publique et de médecine légale*, 1835, t. XIII, p. 304.

(4) Deslandes, *Dictionnaire de médecine et de chirurgie pratiques.* Paris, 1834,
t. XI, p. 179, art. LUMIÈRE.

ordinaire produit le même résultat, mais du dedans en dehors, c'est-à-dire consécutivement à la congestion encéphalique que produisent les travaux de cabinet.

W. Edwards admet que la lumière, en frappant les yeux, agit indirectement sur le reste de l'économie; on n'en peut nier au moins l'influence sur les centres nerveux, dans lesquels elle détermine une excitation passagère : de là le précepte de maintenir dans une demi-obscurité les individus affectés de fièvre aiguë, d'irritation encéphalique, etc., ou qui, après avoir subi une grande opération, se trouvent dans un état d'éréthisme nerveux augmenté encore par l'insomnie ; à plus forte raison faut-il soustraire soigneusement à la lumière ceux qui sont affectés d'une inflammation oculaire.

La privation absolue de la lumière, ou l'obscurité, agit diversement, suivant qu'elle est temporaire ou permanente : passagère, elle repose la vue et le cerveau, qui n'est plus assailli par les sensations visuelles ; mais quand elle dure, l'intelligence, ne recevant plus d'impressions par la vue, se concentre dans l'élaboration des sensations internes, des souvenirs, établit entre les objets de son attention des rapports inexacts qui ne sont pas rectifiés par l'œil; et c'est ainsi que naît la disposition à la frayeur, la croyance aux choses insolites, favorisée encore chez les enfants par une éducation qui a pour mobiles la crainte et le châtiment.

L'action de la lumière sur la peau se confond en grande partie avec celle qu'elle exerce sur l'ensemble de la constitution. Indiquons d'abord ce qui se rapporte spécialement à la peau. Celle-ci est à l'homme ce que la partie verte est aux végétaux; dans l'ombre, elle s'étiole et se décolore ; le contact de la lumière l'anime en développant ses réseaux capillaires, la colore, l'épaissit et favorise la transpiration, car elle a la propriété d'évaporer les liquides (1). La pâleur habituelle des habitants des grandes villes, et particulièrement des femmes qui appartiennent aux classes élevées, provient du manque d'insolation, tandis que les manœuvres qui travaillent au grand air et les gens de la campagne ont la peau des membres thoraciques, de la face, du cou et de la poitrine, hâlée, brunie par l'influence prolongée de la lumière. Quand les premières viennent à exposer au soleil une partie habituellement couverte, elles contractent facilement cette variété d'érythème désignée sous le nom de *coup de soleil;* la chaleur contribue sans doute à la production de ce phénomène, mais il se manifeste aussi, suivant l'observation de W. Edwards (2), par la simple exposition au grand jour, dans des circonstances où le soleil n'a

(1) On a exposé la nuit, aux rayons de la lune, qui ne donne aucune chaleur appréciable au thermomètre ni aux sens, deux vases d'égale capacité contenant les mêmes quantités d'eau, et dont l'un a été couvert d'un parasol : dans l'espace de neuf nuits, ce dernier vase avait perdu 2 lignes et 1/6e d'eau de moins que l'autre, exposé à l'action directe de la lune. On sait que la lumière de cet astre est d'environ 300,000 fois moins forte dans son plein que celle du soleil,

(2) W. Edwards, *De l'influence des agents physiques sur la vie,* p. 395.

que peu de force. Les citadins au teint blême, qui prennent des bains de mer, ont le visage promptement hâlé par l'intensité de la lumière réfléchie à la surface de la mer. Les éphélides ou *taches de rousseur* sont dues à l'impression plus prolongée, quoique moins énergique, de la lumière solaire: les enfants, les individus lymphatiques, les personnes à cheveux blonds ou rouges, en sont très-fréquemment affectés; elles passent avec l'âge ou par le changement de saison ou de climat. Le pigmentum, condition anatomique des colorations cutanées, se développe sous l'influence de la lumière solaire, non de la chaleur : ce qui le prouve, c'est que les Groënlandais, les Esquimaux, ont la peau brune, les yeux et les cheveux noirs; dans les contrées qu'ils habitent, la réverbération de la neige communique au jour un vif éclat; le soleil reste pendant six mois au-dessus de l'horizon, l'aurore et le crépuscule ajoutent à ce jour de six mois trois autres mois, et pendant les trois mois qui restent, la clarté des étoiles, les aurores boréales, etc., suppléent à l'absence du soleil. Boitard s'est assuré que les Peaux-Rouges de l'Amérique septentrionale n'offrent la couleur qui leur a valu cette dénomination que sur les parties découvertes de leur corps. Les nuances qui caractérisent les différents peuples du globe traduisent donc les intensités de lumière. Il n'y a point de nègres au delà de la zone torride, et encore ne s'en trouve-t-il, dans ces limites, que là où l'action de la lumière est excessive, c'est-à-dire où le thermomètre s'élève de 35 à 37 degrés centigrades. A mesure qu'on s'éloigne de l'équateur, le teint noir devient basané, puis se change en brun et passe par dégradation immédiate au blanc. Les localités modifient cette grande influence de la lumière solaire : ainsi les terres qui sont abritées contre les vents d'est par le pic de Ténériffe et le mont Atlas ne sont pas habitées par des nègres parfaits comme les plages de la Nubie, de Serra-Leone et du Sénégal. Si les nations de l'archipel Indien, quoique vivant sous la ligne, ne sont que basanées, c'est que l'évaporation de la mer et les vents alizés ébranlent incessamment leur atmosphère et amortissent le reflet des rayons solaires. Dans l'île de Ceylan, les insulaires qui habitent les plages découvertes ont le teint cuivré, tandis que les Bédas, qui vivent dans les bois, se rapprochent des Suédois par la blancheur de leur peau. L'Européen qui se rend dans les contrées équatoriales passe par différents degrés de coloration qui tendent à le confondre avec les naturels, surtout s'il adopte leur genre de vie et leur habitude de nudité.

Des faits nombreux ne laissent aucun doute sur les modifications profondes que subit la constitution entière sous l'influence ou par la privation de la lumière solaire. W. Edwards a placé dans la Seine des têtards enfermés dans deux boîtes percées de trous par le renouvellement de l'eau, et formées, l'une de parois transparentes, l'autre de fer-blanc : la métamorphose des têtards en grenouilles s'est opérée dans la première, tandis que dans la seconde deux seulement sur douze se transformèrent. Le corollaire légitime de cette expérience est que l'insolation est indispensable au développement parfait des organes, et l'observation le confirme. C'est dans l'obscurité que l'on engraisse artificiellement les animaux, que l'on détermine chez certains palmipèdes l'infiltration graisseuse du foie, etc. Les individus qui passent une grande partie de leur vie dans les lieux obscurs ou mal éclairés ne se distinguent pas seulement par le caractère de leur peau ; ils respirent moins (1) ; ils ont les chairs molles, bouffies, comme infiltrées ; ils sont frappés d'atonie dans tous leurs tissus et sujets aux accidents de l'hydrémie : tels sont les individus que la misère confine dans les quartiers les plus sombres et les plus encombrés des grandes villes, les prisonniers relégués dans des cachots ténébreux, les marins dont le poste habituel est dans les parties profondes des vaisseaux (2), dans la cale, à la cambuse, les portiers des maisons de Paris situées dans les rues étroites des quartiers les plus populeux, les ouvriers qui travaillent au-dessous du niveau du sol, etc. C'est parmi ces classes de la population que l'on observe en grand nombre les déviations du système osseux, les nuances exagérées du tempérament lymphatique, portées le plus souvent jusqu'à l'état scrofuleux ; c'est aussi sur elles que la phthisie tuberculeuse sévit le plus. L'exposition du corps aux rayons du soleil, en même temps qu'elle favorise la nutrition, assure la régularité du développement et l'heureuse proportion des formes : « Hommes et femmes, dit Humboldt en parlant des Chaymas, ont le corps très-musculeux, mais charnu, à formes arrondies. Il est superflu d'ajouter que je n'ai vu aucun individu qui ait une difformité naturelle ; je dirai la même chose de tant de milliers de Caraïbes, de Muyscas, d'Indiens, Mexicains et Péruviens que nous avons observés pendant cinq ans. Ces difformités du corps, ces déviations, sont infiniment rares dans de certaines races d'hommes, surtout chez

(1) Scharling (*Ann. de chimie et de physique*, 3ᵉ série, 1843, p. 488) a trouvé les différences suivantes entre les quantités de carbone brûlé le jour et la nuit par le même individu :

	Nuit.	Jour.
Homme adulte..	1	: 1,237
Id..	1	: 1,235
Id..	1	: 1,420
Femme adulte..	1	: 1,240
Garçon..	1	: 1,266
Petite fille..	1	: 1,225

Différence en moyenne :: 1 : 1,237.

La dépense de carbone dans l'acte respiratoire est donc d'environ moitié plus forte le jour que la nuit.

Moleschott a constaté que le dégagement de l'acide carbonique par les voies respiratoires est, dans l'obscurité et à la lumière du jour, dans les proportions de 3 : 5 ; il l'a même trouvé proportionnel aux intensités de lumière, évaluées à l'aide de papiers photographiques. Chez les animaux à l'état d'inanition, Bidder et Schmidt, en les rendant aveugles, égalisaient entre le jour et la nuit la perte due à l'exhalation de l'acide carbonique et à la transpiration, tandis qu'avec la conservation de la vue, la différence était notable. (Voy. Milne Edwards, *Leçons de physiologie et d'anatomie comparée*, 1857, t. II, p. 555.)

(2) Fonssagrives, *Traité d'hygiène navale*, 2ᵉ édition. Paris, 1877.

les peuples qui ont le système dermoïde fortement coloré (1). « L'observation intéressante du célèbre voyageur s'applique en France sur une moindre échelle. Il est incontestable que la population méridionale de la France présente une conformation plus régulière et plus belle que ne l'est celle des départements du nord et même d'une partie de l'est ; et, de même que les arbres isolés croissent moins en hauteur et ont le bois plus dur que les arbres ombragés des forêts, le groupe méridional de la population française n'offre ni la peau blanche et mince, ni les statures élevées qui appartiennent à l'autre groupe.

La lumière artificielle, quelque intense qu'elle soit, ne peut suppléer le moindre rayon de soleil pour la végétation ni pour l'économie animale. Les femmes du monde s'étiolent et se flétrissent au milieu des lustres et des bougies de leurs salons, et si Humboldt et de Candolle ont pu obtenir à l'aide de la lumière artificielle un léger verdissement du *Lepidium sativum*, ils n'ont pu déterminer par le même moyen la décomposition de l'acide carbonique et le dégagement de l'oxygène.

Il est difficile de rapporter exclusivement à la lumière solaire tous les effets que nous venons de mentionner ; la chaleur inhérente aux rayons solaires a certainement une part dans quelques-uns, même dans les effets qu'ils produisent sur l'organe de la vision ; c'est ce qui résulte des recherches de Delaroche et de Melloni. Le premier a démontré que certains corps, perméables à la lumière, pouvaient aussi laisser passer du calorique rayonnant, et cela en quantité d'autant plus grande que la source de chaleur est d'une température plus élevée; le second, empruntant à la pile thermo-électrique un moyen d'évaluation plus exact des quantités les plus légères de chaleur, a expérimenté un grand nombre de corps diaphanes sous le rapport de leur perméabilité au calorique ; pour indiquer cette dernière propriété, il les a appelés *diathermanes*. Parmi les solides, le sel gemme, le verre, le cristal de roche, la chaux sulfatée, l'alun, etc.; parmi les liquides, les huiles d'olive et de colza, l'alcool, l'eau, etc., méritent ce nom. Les corps les plus transparents pour la lumière ne sont pas toujours ceux qui laissent passer le plus de calorique rayonnant; les rayons de calorique ne traversent pas tous les corps avec une égale facilité, alors même qu'ils présentent d'égales conditions de transparence et d'épaisseur. Quoi qu'il en soit, la propriété diathermane des liquides et des solides explique pourquoi la vue d'un foyer ardent fatigue plus l'œil que l'impression de la lumière, et pourquoi la lumière de la lune nous semble molle et douce au regard ; la lune n'émet point de calorique rayonnant, tandis qu'il en passe une grande quantité avec le rayon solaire à travers les membranes et les humeurs translucides de l'œil. Toutefois la radia-

____

(1) *Voyage aux régions équinoxiales.* Paris, 1814, in-4, p. 471. — Prichard, *Histoire naturelle de l'homme*, traduit de l'anglais par F. D. Roulin, Paris, 1843, t. II, p. 228.

tion lumineuse est seule en jeu dans les résultats de coloration cutanée; la chaleur produit l'hypérémie de la peau, mais elle n'influe point sur la formation du pigmentum : les cuisiniers, les chaufourniers, les ouvriers travaillant dans les étuves, ne contractent point le hâle, pas plus que les femmes de l'Orient, abritées contre le soleil dans la demi-obscurité des harems, bien que les uns et les autres soient exposés à des températures trés-élevées.

Les rayons solaires, si nécessaires au jeu des forces nutritives, ont aussi leur danger quand ils frappent trop vivement les organes. Nous avons mentionné en partie les effets nuisibles qu'ils produisent dans certaines circonstances sur les organes de la vision. Outre l'érythème dit *coup de soleil*, et les éphélides, ils font naître d'autres éruptions. Quand ils tombent directement sur la tête, ils déterminent des accidents plus graves, tels que des céphalalgies intenses, des érysipèles de la face et du cuir chevelu, accompagnés de délire : nous en avons observé plusieurs exemples en Corse; tels encore que des apoplexies, des tétanos, des méningites, des aliénations mentales. Esquirol a noté 12 cas d'aliénation mentale par insolation sur 1266 cas (1); sur 110 sujets atteints d'arachnitis, Martinet n'en a compté que deux dont la maladie pût être attribuée à l'insolation; mais ces praticiens ont observé dans notre climat. L'extrême fréquence des accidents cérébraux dans les maladies des pays chauds accuse plus haut l'influence des rayons solaires : à Rome (1851), les praticiens expérimentés de notre corps d'occupation recommandaient instamment d'éviter, même en novembre, l'irradiation solaire; dans l'Afrique française, on a vu, pendant les expéditions d'été, des soldats tomber comme foudroyés par l'action d'un soleil intense; le soin que prennent les Arabes de se garantir la tête contre le soleil est sans doute justifié par une expérience séculaire. Sous les latitudes équatoriales, la population se tient à l'ombre ou fait la sieste aux heures d'insolation la plus intense; la mesure de consigner les troupes dans leurs casernes pendant ces mêmes heures est une de celles qui contribuent le plus au maintien de leur santé dans les contrées méridionales. Nous en avons observé l'excellent résultat en Corse et en Morée.

Il reste beaucoup à apprendre sur l'influence intime de la lumière dans la série des actes qui concourent à la formation et à la nutrition de l'organisme : mais la nier est impossible, et d'après l'ensemble des faits qui s'y rapportent, elle se caractérise par une stimulation du système nerveux et par des modifications chimiques dont les phénomènes daguerriens sont comme un reflet dans un autre ordre de combinaisons : où la lumière manque, toutes les causes débilitantes acquièrent plus d'énergie et amènent plus rapidement cette altération du sang qui est propre aux diverses espèces d'anémies; partout où elle abonde, elle ajoute à l'effet des causes d'excitation ambiantes ou intrinsèques.

____

(1) Esquirol, *Des maladies mentales*, Paris, 1838, t. II.

III. — *Température.*

La sensation de la chaleur est relative, et l'intensité de la cause qui la fait naître varie suivant la constitution, l'âge, le sexe, l'habitude, et surtout comme nous le verrons plus tard, suivant les climats. Dans le nôtre, en général, l'air fait sur nos organes l'impression d'un corps chaud, dès qu'il approche de 25 degrés centigrades (1); cette température paraîtrait froide à l'indigène du Sénégal, tandis que nous la trouverions trop élevée, si nous y remontions sans gradation du 6e ou du 8e degré au-dessous de zéro. Les phénomènes que la chaleur ou l'absence de la chaleur, c'est-à-dire le froid, dispensée en différentes proportions, détermine dans l'organisme humain, ne peuvent être compris sans la connaissance des actions par lesquelles il se maintient à une température à peu près uniforme au milieu des fluctuations de l'atmosphère, par toutes saisons et par toutes latitudes. Comment l'homme résiste-t-il à la loi qui établit entre les corps inégalement chauffés un échange proportionnel dont le résultat est l'équilibre ou l'égalité de température? Comment réussit-il tantôt à conserver une chaleur supérieure à l'atmosphère, tantôt à maintenir sa température au-dessous de celle du milieu ambiant. Propriété merveilleuse dont on a fait autrefois une fonction spéciale sous le nom de caloricité, et qui est le résultat complexe de plusieurs actes physiologiques et physiques; question qui domine l'étude des rapports physiques de l'homme avec le monde extérieur, et dont la solution peut seule nous rendre compte de l'action des saisons et des climats.

La respiration est considérée comme la source principale de la chaleur animale : cette théorie s'appuie sur les recherches de Lavoisier, Crawfort, Delaplace, Dulong, Despretz, Edwards, etc. Dans l'impossibilité d'en consigner ici les résultats, rappelons seulement que les nombreuses expériences de W. Edwards sur ce sujet ont montré, entre l'étendue des mouvements respiratoires et circulatoires, la consommation de l'oxygène et le développement de la chaleur animale, une liaison si constante, si étroite, qu'on est conduit à subordonner les deux derniers phénomènes au premier. La physiologie comparée confirme cette conclusion : si les oiseaux ont une température plus élevée que les mammifères, ils l'emportent aussi sur eux par l'amplitude de leur surface respiratoire. Le poumon des reptiles présente moins de surface cellulaire que celui des animaux à sang chaud ; l'hibernation, qui ralentit l'activité respiratoire, entraîne aussi un abaissement de la température du

---

(1) Réaumur a remarqué que tous les changements thermométriques de cinq degrés affectent la sensibilité de nos organes : « Cinq degrés du thermomètre produisent » exactement, sur la sensibilité générale de la peau, le même effet qu'un ton sur la » sensibilité spéciale de l'ouïe. » (*Mémoires de l'Académie des sciences*, 1758, p. 387.) L'expérience de tous les jours justifie l'exactitude de cette observation, qui peut ainsi servir à graduer nos sensations sur l'échelle du thermomètre.

corps, etc. Une autre preuve presque vulgaire, et sur laquelle sont fondées des applications d'hygiène, c'est qu'on absorbe plus d'oxygène et l'on dégage plus d'acide carbonique en hiver qu'en été, la calorification devant être plus énergique pendant la saison froide. Les recherches de Despretz, répétées deux cents fois, ont démontré que, dans aucun cas, la respiration ne produit moins de 7/10es ni plus de 9/10es de la chaleur totale émise par l'animal dans un espace de deux heures, et ce chiffre a constamment été plus élevé pour les herbivores que pour les carnivores. Quant à la différence de chaleur (de 1 à 3 dixièmes) que n'explique point la respiration, Despretz la croit produite par l'assimilation, par le mouvement du sang, par le frottement des diverses parties. A ces conclusions, deux autres chimistes, Regnault et Reiset, objectent : 1° que c'est par une coïncidence fortuite que les quantités de chaleur dégagées par un animal se sont trouvées, dans les expériences de Lavoisier, Dulong et Despretz, à peu près égales à celles que donneraient, en brûlant, le carbone contenu dans l'acide carbonique produit et l'hydrogène; 2° que l'on dose celui-ci au moyen d'une hypothèse gratuite, en admettant que la portion d'oxygène consommée et non retrouvée dans l'acide carbonique a servi à le transformer en eau. Regnault et Reiset critiquent les données numériques de ces expériences, où les quantités d'acide carbonique ont été trouvées trop petites; ils ont d'ailleurs trouvé souvent plus d'oxygène dans l'acide carbonique dégagé qu'ils n'en ont fourni à la respiration : résultat qui, à lui seul, démontre l'inexactitude des recherches précitées. Et cependant nul doute que la chaleur animale ne soit produite entièrement par les réactions chimiques qui s'opèrent dans l'économie; mais le phénomène leur paraît trop complexe pour pouvoir être calculé d'après la quantité d'oxygène consommée. On ne peut apprécier la chaleur qui se dégage des combustions respiratoires comme celle que produiraient, en se brûlant, le carbone et l'hydrogène, supposés libres. D'ailleurs, les substances qui se brûlent par la respiration ne se détruisent pas complétement; une partie se convertit en d'autres substances qui jouent des rôles spéciaux dans l'organisme, ou qui s'échappent, dans les excrétions, sous forme de produits très-oxydés (urée, acide urique). Or, dans toutes ces transformations et dans les assimilations qui s'effectuent dans les organes, il y a dégagement ou absorption de chaleur; mais comment soumettre au calcul une telle complexité de phénomènes (1)? Cette réserve, digne de remarque, indique la limite de la science et de l'hypothèse : Liebig place la source de la chaleur animale dans l'action réciproque des principes alimentaires et de l'oxygène transporté dans l'organisme par l'effet de la circulation : « Peu importent, dit-il, les formes que prennent peu à peu les aliments sous l'influence des organes; peu importent leurs transformations directes; en définitive, leur carbone se trouve toujours transformé en acide carbonique, leur hydrogène en eau ; l'azote et le charbon non brûlé sont évacués par les urines et les excré-

(1) *Annales de chimie et de physique.* Paris, 1849, t. XXVI.

ments solides (1). » Ce qui est incontestable, c'est qu'une source puissante de chaleur existe dans la respiration ; l'étude de cette fonction dans toute la série animale, dans toutes les périodes de l'évolution organique, dans les conditions physiologiques les plus variées, démontre qu'elle se proportionne constamment à la nécessité d'équilibrer la production de chaleur avec le degré d'énergie des causes ultérieures de refroidissement ; mais elle n'est point l'unique foyer de la température animale : celle-ci se produit et s'entretient par des actions chimiques complexes qui s'accomplissent dans l'économie et qui ne sauraient se déduire intégralement du chiffre de l'oxygène absorbé dans la respiration ; outre l'acide carbonique et l'eau qui s'échappent dans l'air expiré comme un produit des combustions interstitielles, et représentent une partie de la chaleur développée dans le corps, il s'y forme un certain nombre de substances très-oxydées (urée, acide urique, acide sudorique, etc.) qui sont éliminées par les appareils d'excrétion, et dont la production donne lieu tantôt à un dégagement, tantôt à une absorption de chaleur.

La température du corps humain peut être évaluée à 37 degrés centigrades. Liebig l'estime à 38°,5 centigrades pour les adultes, et à 39 degrés pour les enfants, dont la respiration est plus active. John Davy l'évalue à 98 degrés F. = 37°,22 centigrades. Despretz a trouvé pour la température moyenne de neuf hommes âgés de trente ans, 38°,14 centigrades ; pour celle de quatre hommes âgés de soixante-huit ans, 37°,13 centigrades ; enfin, pour celle de quatre jeunes gens de dix-huit ans, 36°,99 centigrades. Suivant J. Davy, la chaleur des diverses races d'hommes, toutes choses égales d'ailleurs, ne présente point de différences sensibles ; mais la chaleur extérieure pouvant élever la température propre de l'homme, celle-ci s'accroît par fractions de degré du pôle à l'équateur. En expérimentant la chaleur des Européens à leur passage sous la ligne, il a reconnu que, dès leur arrivée près de l'équateur, elle avait gagné un demi-degré, et qu'à la hauteur de 12 degrés de latitude sud, elle avait augmenté d'environ 1°,1 centigrade (2). Il y a plus, les différentes parties du corps n'accusent point le même degré d'échauffement. D'abord, le sang artériel est plus chaud que le sang veineux, et l'un et l'autre le sont d'autant plus qu'on les examine plus près du cœur : ainsi le sang de la carotide a 0°,15 de plus que celui de l'artère crurale ; le sang de la veine jugulaire a 0°,30 de plus que celui de la veine crurale. Contrairement aux observations de J. Davy, faites sur des agneaux morts d'hémorrhagie, Cl. Bernard et Walferdin (3) ont constaté à l'aide de thermomètres métastatiques à mercure, assez petits pour pénétrer directement dans les vaisseaux de l'animal vivant sans arrêter la circulation et assez sensibles pour traduire à

(1) Liebig, *Chimie organique appliquée à la physiologie, etc.*, 1842.
(2) *Annales de physique et de chimie*, t. III, 1816.
(3) Gavarret, *De la chaleur produite par les animaux vivants, etc.* Paris, 1855, p. 108 et suiv.

l'œil nu un vingtième de degré, que le sang du ventricule droit du cœur chez les animaux vivants est plus chaud que celui du ventricule gauche ; les viscères rapprochés du cœur sont presque à la même température que lui ; mais, dans les parties éloignées du diaphragme, la chaleur décroît sensiblement. La température des membres est moins élevée que celle du tronc ; les parties superficielles sont moins chaudes que les parties profondes. Hunter a trouvé une différence de 1 à 2 degrés de l'orifice de l'urèthre à sa profondeur. Becquerel et Breschet ont obtenu pour la chaleur moyenne des muscles, chez trois jeunes gens âgés de vingt ans, + 36°,77 centigrades ; le tissu musculaire leur a offert jusqu'à + 1°,25 et même 2°,25 centigrades de plus que le tissu cellulaire sous-cutané. Ils ont observé qu'une immersion de quinze minutes dans un bain à + 49 degrés centigrades élève la température des muscles d'un cinquième à deux tiers de degré. Tous ces faits démontrent : 1° que le corps humain tend à l'équilibre de température avec les corps extérieurs ; 2° que cette tendance se manifeste plus dans les tissus périphériques que dans les tissus profonds. S'ils laissent voir que la chaleur humaine oscille dans des limites restreintes, ils prouvent qu'elle n'est pas aussi stable que les physiologistes l'ont avancé, et, en définitive, la fixité réelle de température n'appartient qu'aux organes centraux. Entre les autres parties du corps il existe une fluctuation continuelle de température, nécessitée par les mouvements qu'elles exécutent et par l'impression des agents atmosphériques (1).

Il importe de préciser dans quelles limites l'homme peut résister avantageusement à l'action de la chaleur et du froid ; elles doivent varier suivant les mêmes conditions qui influent sur l'énergie de la respiration, source principale da la calorification. Or nous avons vu (*Ages, Sexes*) que l'intensité de la respiration exprimée par la quantité d'acide carbonique qui sort des voies aériennes est subordonnée à l'âge, au sexe, à la constitution, etc.

RÉSISTANCE A LA CHALEUR. — Les faits ont depuis longtemps démenti la célèbre proposition de Boerhaave : « *Observatio docet nullum animal quod pulmones habet, posse in aere vivere, cujus eadem est temperies cum sanguine suo.* » Les expériences ont pour ainsi dire forcé la démonstration du contraire ; on a vu des individus supporter dans des étuves sèches, pendant un certain nombre de minutes, une température de 60, 80, 100 et 115 degrés centigrades. On connaît l'histoire de ces servantes d'un boulanger, qui pou-

(1) Longet estime ainsi les écarts entre la plus haute et la plus basse température des animaux, sans qu'ils s'éloignent trop de leur état physiologique :

80°	à	100°	pour certains infusoires ;
45	à	50	pour les invertébrés ;
35	à	40	pour les reptiles et les poissons ;
30	à	35	pour les mammifères et les oiseaux hibernants ;
12	à	15	pour les mammifères et les oiseaux non hibernants ;
6	à	8	pour l'homme.

(*Physiologie*, t. II, 3ᵉ édition, p. 524.)

vaient séjourner sans incommodité, pendant près de douze minutes, dans un four chauffé au point nécessaire pour la cuisson du pain (1). Duhamel et Tillet eurent peine, en la racontant, à en accréditer la réalité ; depuis, cette expérience a été répétée publiquement à Londres par Fordyce et Blagden (1775), à Liverpool par Dobson, et à Paris par Berger et Delaroche. D'un autre côté, le thermomètre a atteint à Pondichéry 44°,7 centigrades, à Madras 40 degrés, au cap de Bonne-Espérance 43 degrés, à Paris même 38°4, etc. (2), températures supérieures à celle de l'homme, et qui néanmoins ont été supportées. Comment? — Par la vaporisation de l'eau provenant tout à la fois du poumon et de toute la surface cutanée : c'est ici la simple application de cette loi de la physique qui ne permet à l'eau de passer à l'état de vapeur qu'en absorbant une quantité considérable de calorique, et l'uniformité de la chaleur animale s'entretient par les variations continuelles dans la quantité de vapeur aqueuse qui se forme dans les poumons et à la surface de la peau. C'est ce qui résulte des expériences de W. Edwards, qui a vu la faculté productrice de la chaleur augmenter pendant l'hiver et diminuer durant la saison chaude. Franklin, un des premiers, appliqua cette loi à l'économie animale ; il y fut conduit un jour par l'observation de la chaleur de son propre corps qui marquait 35°,50, le thermomètre étant à 37°,70. Les expériences de Berger et Delaroche ont montré jusqu'à l'évidence que l'évaporation pulmonaire et cutanée est la seule cause qui détermine le refroidissement des animaux exposés à une forte température ; qu'en supprimant ce phénomène tout physique, on s'oppose au refroidissement, et l'on voit les animaux acquérir une température égale ou supérieure à celle du milieu environnant jusqu'à la limite compatible avec la vie. La transpiration pulmonaire et la transpiration cutanée sont donc les régulateurs de la température du corps humain ; la perte qui s'opère journellement par ces deux voies est évaluée à 15 onces pour la première et à 30 onces pour la seconde (Lavoisier et Séguin); il doit en résulter pour l'économie une énorme déperdition de calorique, les 45 onces de vapeur exhalées par le poumon et par la peau renfermant, en effet, à l'état latent, une proportion de chaleur capable d'élever de 814 degrés et demi un poids égal d'eau à zéro (3). Que l'on juge, d'après ces données, de la soustraction

(1) *Mémoires de l'Académie des sciences*, 1764.

(2) *Annuaire du Bureau des longitudes*, 1825.

(3) La quantité d'eau évaporée par un homme dans les vingt-quatre heures, par les effets réunis de la transpiration cutanée et de la transpiration pulmonaire, peut s'élever, d'après les expériences de Séguin, jusqu'à 8 0 et même 1000 grammes environ. Les évaluations de Dumas l'ont conduit à des nombres qui diffèrent peu des précédents. Ces 800 grammes de vapeur aqueuse peuvent saturer un volume d'air sec d'environ 60 mètres cubes pour la température de 15 degrés, et de 80 mètres cubes pour la température de 10 degrés centigrades. Si l'air était déjà à demi saturé, il faudrait un volume double, soit 120 mètres cubes à + 10 degrés centigrades, et 160 + 15 degrés centi-

de calorique que subit le corps humain dans les abondantes transpirations provoquées par l'été ou habituelles dans les climats chauds. La perspiration pulmonaire augmente d'autant plus que la différence entre la température de l'air inspiré et celle de l'air expiré est plus grande; elle est au contraire en proportion inverse de la quantité de vapeur dissoute dans l'air, et comme l'hiver réunit au plus haut degré les deux conditions de sécheresse et de froid, c'est aussi dans cette saison qu'elle atteint son maximum. Toutefois l'influence de l'état atmosphérique de l'air diminue en raison de la température qu'il acquiert en pénétrant dans le poumon. La quantité de vapeur qui s'exhale est encore proportionnelle, d'une part à la température de cet organe, qui est à peu près constante, d'autre part à l'étendue de l'espace dans lequel il peut se développer; or cet espace est déterminé par les volumes d'air inspiré : il faut donc ajouter que la transpiration pulmonaire est proportionnelle à la capacité pulmonaire et aux phénomènes dits mécaniques de la respiration. Enfin, indépendamment de la réfrigération qui s'effectue par la double vaporisation périphérique, l'homme émet du calorique par rayonnement et par conductibilité, mais seulement dans un milieu dont la température est inférieure à la sienne. En somme, dans l'acte de refroidissement continu par lequel l'organisme lutte contre les fortes chaleurs de l'air, la peau joue le rôle le plus efficace, et la résistance sera d'autant mieux soutenue, que l'air sera plus sec et plus agité, la ventilation ayant pour effet d'apporter au contact de la peau des volumes d'air nouveau et non encore saturé d'humidité; aussi supportons-nous, au soleil et en plein air, une température qui nous paraîtrait accablante dans une atmosphère humide et sans mouvement.

RÉSISTANCE AU FROID. — L'homme résiste à des froids extraordinaires. Delisle a vu, en 1738, à Kirenga, en Sibérie, les hommes et quelques animaux supporter un froid de — 70 degrés de son thermomètre (= 46 degrés 1/3 centigrades). Dans leurs expéditions aux régions polaires, les capitaines Ross et Parry ont enduré des froids de — 42 et de 47 degrés centigrades; mais, sous l'action de ces températures extrêmes, le mouvement est nécessaire à l'homme pour l'entretien de la vie; dans l'inertie, il ne tarderait pas à céder au sommeil, sommeil irrésistible et fatal dont s'endormirent à jamais deux mille soldats de Charles XII dans l'hiver de 1709 et tant de nos braves compatriotes dans la campagne néfaste de Russie. C'est aussi dans les attitudes peu mobiles et dans l'inertie des gardes de tranchées, ou pendant la nuit, sous l'abri incomplet des tentes portatives, que plus de 6000 cas de congélation partielle se sont produits dans notre armée de Crimée pendant l'hiver de 1854-55. La faculté que possède l'homme d'endurer le froid est en rapport avec son pouvoir calorifique; celui-ci augmente avec l'intensité des causes qui tendent à refroidir le corps, et comme la source principale de la chaleur humaine est dans la respiration, il faut que cette fonction s'active et s'exagère : c'est ce qui a lieu.

grades. (*Recherches sur la composition de l'air confiné*, par F. Leblanc, *Annales de physique et de chimie*, 1842, t. V, p. 228.)

En hiver et dans les climats froids, la consommation d'oxygène s'accroît, comme le prouve l'augmentation d'acide carbonique qui se dégage des voies pulmonaires, la différence est de 1/5e environ (1); d'un autre côté, une grande cause de réfrigération a cessé ou diminué, la peau ne produit plus de sueur. Il est d'ailleurs remarquable que les animaux à sang chaud, non hibernants, se refroidissent moins, ou, ce qui revient au même, développent plus de chaleur en hiver qu'en été ; des animaux soumis pendant l'été à un froid artificiel, perdent 3 à 6 degrés centigrades. La même expérience faite pendant l'hiver abaisse à peine leur température de 4 dixièmes de degré (Edwards, *op. cit.*). Cette force de résistance ne se manifeste point d'emblée. car l'application brusque et subite d'un froid intense réduit plutôt qu'elle n'augmente notre pouvoir de calorification ; aussi sommes-nous plus sensibles aux premiers froids, notre économie ne développant que graduellement sa puissance de réaction contre leur atteinte. L'habitude exerce encore ici son influence; les plus faibles alternatives de température affectent ceux qui s'enferment dans des appartements trop chauffés ou qui s'enveloppent de vêtements épais. Mais c'est surtout l'âge et le caractère général de l'organisation qui font varier la faculté de résister au froid; elle est moindre chez les sujets nerveux, lymphatiques, et par conséquent chez la femme, en qui se réunissent d'ordinaire les traits de ces deux tempéraments. Quant à l'âge, d'abord la chaleur des animaux nouveau-nés est généralement moins élevée que celle des adultes; ce fait a été démontré par les recherches de W. Edwards (2) et de Despretz (3); trois enfants mâles, examinés par ce dernier, n'accusèrent au thermomètre que 35°,06 centigrades. Ensuite W. Edwards a vu que les animaux nouveau-nés (chiens, chats, lapins), exposés à un air peu froid, perdent successivement 10, 15, 20 degrés de chaleur, et finissent par équilibrer peu à peu leur température avec celle du milieu ambiant. Toutefois le fœtus humain, parvenu à terme, jouit déjà, quoique à un moindre degré que l'adulte, de la faculté d'entretenir une température propre. Dans la période de déclin, la chaleur du corps baisse et peut tomber de plusieurs degrés au-dessous de celle de l'âge adulte ; suivant W. Edwards, elle est de 35 à 36 degrés centigrades chez les vieillards de soixante ans et de 34 à 35 degrés chez les octogénaires. John Davy, tout en admettant que l'âge très-avancé diminue la force de résistance au froid, tire de huit expériences faites sur les vieillards (4) la conclusion que, chez eux, la température des parties profondément situées (base de la langue) est plutôt supérieure qu'inférieure à celle de l'âge moyen (36°,6 centigrades). Ce phénomène, selon lui, tiendrait à ce que la majeure partie des aliments que les vieil-

(1 *Annales de chimie et de physique*, février 1849 : *Statique chimique du corps humain*, par Barral, p. 170.

(2) W. Edwards, *Influence des agents physiques, etc.*, p. 235.

(3) Despretz, *Annales de physique et de chimie*, 1824, t. XXVI.

(4) *Annales de chimie et de physique*, 3e série, 1845, t. XIII, p. 181,

lard ingèrent sert à la consommation respiratoire, la plus faible portion étant employée à subvenir aux pertes qu'éprouve le corps. Quand la faiblesse, au lieu d'être le résultat de l'âge, provient du manque d'alimentation, elle détermine aussi, d'après Hunter, un abaissement de la température animale, fait confirmé par les recherches de Chossat (voyez tome II, *Inanitiation*). Toutefois la résistance de l'homme au froid aurait des limites restreintes sans le secours des vêtements. Résumant les recherches de Lavoisier, de Boussingault et de Barral, et s'aidant des travaux de Favre et de Silbermann pour évaluer en nombre précis les chaleurs de combustion du carbone et de l'hydrogène et la chaleur latente de la vapeur d'eau, Gavarret est arrivé à démontrer (1) que, sous le climat de Paris, l'homme, entre trente et quarante ans, par kilogramme et par heure, produit en moyenne 2300 calories, et perd par l'évaporation pulmonaire et cutanée, 0,437 ; il ne peut donc, en réalité, disposer que de 1863 calories par kilogramme et par heure, dans l'état de repos, après avoir suffi aux besoins de l'évaporation pulmonaire et cutanée. Cette faible quantité de chaleur, à peine suffisante pour élever de 2 degrés la température de son corps, ne lui permettrait pas de la maintenir invariable, de compenser incessamment les effets réfrigérants du rayonnement et du contact incessant des gaz atmosphériques dans les contrées même tempérées de l'Europe où la température moyenne de l'année est de 20 à 30 degrés inférieure à celle de son corps. Force lui est de chercher dans les vêtements l'abri que la nature a procuré aux animaux sous leur fourrure d'autant plus riche qu'ils habitent des climats plus froids. Sans la ressource des vêtements, l'homme ne pourrait ni vivre ni se développer librement à la surface du globe.

Il nous reste à étudier l'influence de la température atmosphérique sur l'économie ; le froid et la chaleur ne paraissent pas agir autrement sur elle que l'air sec, chaud ou froid; pour éviter les répétitions, nous exposerons donc ici les effets de l'atmosphère considérée dans ces conditions, rappelant toutefois les modifications que l'état de sécheresse de l'air imprime à la transpiration : « En appliquant à l'homme les résultats des expériences faites sur les vertébrés, nous dirons que les états relatifs de sécheresse de l'air, comparés à l'humidité extrême, augmentent considérablement la transpiration dans certaines limites de température... Des degrés de sécheresse modérée peuvent rendre les pertes de poids par la transpiration six ou sept fois plus grandes que dans les cas d'humidité extrême, et même aller beaucoup au delà. » (Edwards, page 324.) Il est inutile d'insister sur l'impossibilité d'établir d'une manière absolue l'influence des différents degrés de température atmosphérique sur le corps humain; nous avons déjà signalé les principales circonstances qui la font varier, telles que l'âge, l'habitude, la force de la constitution; il faut y ajouter les différences de vêtement, le degré de nudité; mais cette influence change surtout suivant qu'on la subit à l'air libre, en se livrant à l'exercice, et protégé

(1) Gavarret, *De la chaleur produite par les animaux*. Paris, 1855, p. 514.

par de bons vêtements, ou que l'on s'y expose immobile, à l'ombre, peu habillé ou même sans habits. Dans ce dernier état, on ne supporterait pas très-longtemps une température de $+$ 16 degrés centigrades, tandis que dans le premier, l'homme sain se trouve entre chaleur et froid à la limite de 15 à 16 degrés centigrades. Pour préciser les effets des divers degrés de chaleur et de froid, Gerdy a eu recours aux bains, et il a reconnu que la température indifférente au contact de la peau y flotte entre 30 et 36 degrés centigrades. Mais ces expériences sont indirectes quant à l'action de l'air, qui, à ces températures, nous paraît accablant, et nous devons rechercher ici les effets de la chaleur, non dans un milieu spécial, mais dans les conditions les plus ordinaires de la vie qui sont exprimées par le mouvement à l'air libre, avec les moyens vulgaires de résistance que nous possédons contre l'atteinte des températures prononcées (1).

ACTION DE L'AIR SEC ET CHAUD. — L'air sec et chaud détermine à la fois en nous des phénomènes physiques et vitaux : les premiers consistent dans l'expansion des fluides et dans la dilatation des solides; les autres se rapportent pour la plupart à la manière dont le cerveau est affecté par la chaleur. Ces deux ordres de phénomènes se mêlent.

Les manifestations de la vie universelle sont en rapport avec la quantité de calorique répandue dans l'air; elles obéissent à une impulsion centrifuge ou centripète, suivant que la température du milieu général est ou très-élevée ou très-basse. L'homme subit cette alternative. Sous l'influence d'un air chaud et sec, les organes périphériques s'exaltent, les organes centraux s'affaiblissent. La peau subit les modification les plus promptes et les plus directes : colorée, gonflée par l'afflux des fluides, elle sécrète avec abondance : la sueur qui l'arrose représente l'excédant du liquide qui ne peut s'évaporer à cause de la saturation de l'air ambiant; le mouvement augmente cette exhalation, et par une température excessive, le repos ne l'arrête point. Par compensation, les urines sont rares, les surfaces muqueuses se dessèchent. La respiration consomme moins d'oxygène et dégage moins d'acide carbonique; la quantité de charbon brûlé dans la respiration est en raison inverse de l'élévation de la température. Il est important de remarquer que si la respiration devient anxieuse dans une étuve chauffée à $+$ 60 degrés, elle reste facile et régulière lorsque l'étuve, en forme de boîte ou de siége à sudation, s'arrête au cou et laisse la tête en contact avec l'air libre et frais. Un seul appareil d'élimination participe à l'exagération fonctionnelle de la peau : c'est le foie, dont le fluide abonde

(1) À Paris, le terme moyen de la température sensible correspond à 10 ou 15 degrés; entre ces deux limites thermométriques, dans une atmosphère calme, pour un exercice modéré, nous n'éprouvons à l'ombre ni froid ni chaud. Au-dessus et au-dessous de 10 à 15 degrés, la température se décide. La chaleur, encore modérée de 15 à 23 degrés, devient forte de 23 à 30, excessive au delà de 35 degrés. Le froid, déjà sensible de $+$ 10 à 5 degrés, nous paraît rude de $+$ 3 à $-$ 3 degrés, rigoureux de $-$ 3 à $-$ 8 degrés, excessif de $-$ 9 ou $-$ 10 degrés et au-dessous.

dans le tube digestif, pénètre dans la masse sanguine, et va nuancer la teinte cutanée. C'est qu'il supplée avec la peau à l'insuffisance de la respiration pour la décarbonisation du sang; organe d'hématose, il contribue à donner au fluide nourricier la composition qui le rend apte à réparer et stimuler toutes les parties du corps. Le pouvoir calorifique perd de son énergie; car ainsi que nous l'avons répété d'après W. Edwards, un égal degré de réfrigération artificielle enlève aux animaux à sang chaud six fois plus de calorique en été qu'en hiver; mais en même temps l'organisme devient plus perméable au calorique du dehors, et c'est ce qui explique pourquoi J. Davy a vu la température humaine s'élever de 0°,5 à 1 degré centigrade entre les tropiques, en descendant d'une contrée montagneuse froide dans un pays bas et chaud. Les mêmes oscillations se produisent sous l'influence de l'air pris à divers degrés de température dans les appartements des pays que nous habitons (1). L'élévation de la température extérieure tend à élever la température de la surface de notre corps et des parties qui l'avoisinent dans un rapport plus considérable que celle des organes profonds; tandis que sous l'action du froid atmosphérique, la température de ceux-ci tend à s'élever, et celle des parties périphériques subit des réductions irrégulières. Sous l'influence d'une température très-élevée les mouvements respiratoires s'accélèrent, parce qu'ils importent dans les poumons, sous un volume donné d'air, une moindre proportion d'oxygène; la circulation acquiert une vitesse proportionnelle à celle des mouvements respirateurs; pour s'en assurer, il suffit d'explorer le pouls dans un appartement chauffé et à l'air froid. Est-il habituellement plus fréquent dans la saison chaude et dans les pays chauds? Les expériences de Poiseuille ont démontré que la vitesse de la circulation capillaire est éminemment influencée par la température et s'accroît avec elle; ce phénomène est-il dû à la moindre épaisseur, par l'élévation de la température, de la couche immobile de sérum qui adhère aux parois vasculaires en vertu de leur affinité pour ce liquide? Nous l'attribuons plutôt au relâchement des vaisseaux capillaires qui, livrant au sang un passage plus facile des artères dans le système veineux, a pour conséquence l'affaiblissement de la tension artérielle, et comme la fréquence des contractions du cœur est en raison inverse des obstacles à vaincre pour la systole ventriculaire, comme tous ces obstacles se résument dans la pression du sang sur les valvules sigmoïdes, c'est-à-dire dans la tension artérielle, il s'ensuit que, dans les climats chauds, on observe ce que détermine l'état fébrile, une accélération des battements du cœur, sans qu'il y ait pour cet organe un surcroît d'activité réelle (2). La diminution de l'eau dans la salive comme dans toutes les humeurs de l'économie, rend la bouche visqueuse, l'appétit baisse, les digestions languissent, la constipation est habituelle; la soif, exaspérée par les incessantes déperditions de la peau, exige l'ingestion de boissons aqueuses qu'une absorp-

(1) *Annales de chimie et de physique*, 3ᵉ série, t. XIII, p. 185.
(2) Marey, *Comptes rendus de la Société de biologie*, 3ᵉ série, 1860.

tion rapide fait passer dans le sang et qui se dissipent presque aussitôt en sueurs. Sous l'influence de l'excitation trop grande du système nerveux, la nutrition s'accomplit mal; le tissu graisseux disparaît en partie par résorption, les formes se réduisent : l'été fait maigrir, comme on dit vulgairement. Sous une température non excessive, les personnes molles, d'une complexion humide, profitent de l'air sec et chaud, elles éprouvent de l'appétit, digèrent mieux, conservent de l'embonpoint : il semble que la chaleur atmosphérique élève la vitalité de leurs appareils organiques au degré nécessaire pour en régulariser le jeu.

L'état pléthorique qui survient chez certains individus vers la fin de l'hiver sous l'influence des premières chaleurs, ou que détermine brusquement l'exposition à une température élevée, trouve son explication dans la dilatabilité plus grande des fluides par le calorique; mais nous ne rapporterons pas entièrement à cette cause physique les accidents que peuvent éprouver les gens exposés à un soleil ardent, accidents caractérisés par une grande anxiété, par une gêne considérable de la respiration, par des étourdissements, par une céphalalgie intense. On a vu en Afrique, des soldats parcourant une longue route sous les rayons d'un ciel brûlant être pris subitement de délire avec tendance au suicide, ou tomber sans vie; les suicides sont fréquents en Afrique pendant les chaleurs(1). Les cas de mort subite ne sont pas rares parmi les moissonneurs, au milieu des champs où ils travaillent sous un soleil ardent. Ces terribles effets de la température et de la lumière ont été attribués à l'asphyxie; ils proviennent d'une congestion cérébrale avec état semiasphyxique, qui s'est opérée plus ou moins rapidement et dont les premiers symptômes sont d'une observation commune en été; mais cette congestion a pour élément un sang modifié dans sa composition. Quelle est, en effet, l'action des chaleurs sur le système nerveux, et, par suite, sur le système musculaire? La tête s'appesantit; l'intelligence est comme opprimée, incapable d'une contention de quelque durée; les réponses sont lentes; il y a répugnance au mouvement, propension au sommeil, faiblesse musculaire extrême. Quelquefois, il est vrai, la chaleur excite le cerveau et cause l'insomnie, comme on l'observe pendant les plus chaudes nuits d'été. Dans l'un et l'autre cas, le cerveau commence à s'hypérémier sous l'influence des impressions qui lui sont transmises par les extrémités nerveuses cutanées. Attribuer l'affaiblissement de l'innervation cérébrale à l'excessive déperdition qui s'opère par la perspiration cutanée, c'est n'expliquer qu'une partie des cas. Sans doute les sueurs débilitent; mais n'a-t-on pas exagéré les conséquences de cette perte, puisqu'on peut tirer plusieurs livres de sang sans jeter l'organisme dans une égale prostration? D'ailleurs le repos, qui réduit à peu de chose la transpiration de la peau, ne garantit pas contre l'abattement que la chaleur occasionne. Chez les animaux qui ont succombé sous l'influence d'une température trop

____

(1) *Mémoires de médecine et de chirurgie militaires*, t. LII, p. 179.

élevée, Magendie a constaté par l'analyse du sang une diminution notable de quantité et de consistance de la fibrine, l'infiltration sanguine du foie, des reins, des poumons, des taches ecchymotiques qui dénotent l'altération du sang, toujours diffluent et noir. En franchissant (1851) le col de Sfa, entre l'oasis d'Outaya et Biskara, par une température de 48 degrés, j'ai éprouvé les troubles caractéristiques de l'hypérémie encéphalique, due à l'irradiation solaire prolongée ; mais ce qui prouve en même temps la spécialité de leur cause matérielle, c'est le soulagement immédiat que m'a procuré l'ingestion d'une petite quantité d'eau légèrement alcoolisée.

Quoique notre espèce ait le privilége d'une fécondité constante, l'activité des organes génitaux ne parait pas soustraite entièrement aux influences périodiques qui agissent irrésistiblement sur les plantes et sur les animaux. L'époque de la floraison pour les unes et de l'accouplement pour les autres est marquée par le retour d'une température douce ; l'homme participe alors à la turgescence vitale de tous les êtres, et sa force créatrice se subordonne en partie, comme celle de la nature, à la marche du soleil : le plus grand nombre des naissances arrive au mois de février, ce qui reporte au mois de mai le maximum des conceptions. Mais si une chaleur tempérée favorise l'exercice des fonctions génitales, en est-il de même des températures élevées ? et tandis qu'elles énervent les facultés intellectuelles et brisent le ressort musculaire, suscitent-elles d'une manière insolite le goût des jouissances vénériennes et la puissance de le satisfaire ? On invoque la précocité méridionale et les lascivetés de l'Orient : cette question est complexe ; sans nier que l'excitation de la peau par le soleil se propage sympathiquement au sens génital, il faut reconnaître que le mode de civilisation intervient ici plus encore que le climat : c'est une observation déjà faite par Hippocrate que l'omnipotence du climat fléchit sous l'influence des mœurs et des institutions. — Au demeurant, les effets de la chaleur atmosphérique varient suivant son degré thermométrique : entre + 15 et 25 degrés centigrades environ, elle stimule modérément ; entre 25 et 35 degrés, elle débilite ; au delà de 40 degrés, elle exerce une action délétère sur la composition du sang, dont elle diminue la fibrine et la plasticité, et elle produit dans le systène nerveux des troubles qui traduisent une surexcitation bientôt suivie de collapsus.

Action de l'air sec et froid. — La sensation du froid est négative ; elle indique que nous sommes en présence de corps moins échauffés que nous, et que l'équilibre du calorique s'établit à nos dépens. La limite thermométrique où cette sensation nous saisit n'a rien de fixe : dans nos climats, on l'éprouve en général quand la température descend à 6 degrés centigrades, la sensation de froid augmente à mesure que la colonne thermométrique se contracte jusqu'à — 6 et — 7 degrés centigrades, moyenne de nos froids d'hiver, quoiqu'elle soit descendue jusqu'à — 12 et — 15 degrés et au delà. L'intensité de la sensation du froid dépend principalement des caractères de la transition qui s'est opérée d'une température à l'autre. Les mois d'avril et d'octobre présentent en nos climats la même moyenne thermométrique; cependant, au sortir de l'hiver, nous trouvons la température d'avril très-douce, tandis qu'après les chaleurs d'août et de septembre, le mois d'octobre nous paraît plus que frais. Dans le fort de l'été, nous sommes très-sensibles à l'abaissement de température qui succède à une pluie d'orage; dans le Midi, les belles soirées d'été produisent une impression de froid après les ardeurs de la journée. On s'explique aussi comment le capitaine Ross et les gens de son équipage ont pu ressentir une agréable impression de chaleur par une température de — 24 à — 29 degrés centigrades, le thermomètre étant remonté brusquement à ce degré de — 47 degrés centigrades qu'il avait indiqués la veille. Il ne peut être question ici que des degrés inférieurs au terme de la glace fondante; car au-dessus de zéro il existe encore dans l'air une trop grande proportion de vapeur aqueuse pour que la constitution atmosphérique soit au froid sec.

L'action du froid sec sur l'économie diffère suivant deux ordres de causes, dont les unes sont extérieures et les autres propres au sujet qui y est soumis. Ces dernières sont la constitution, le tempérament, l'âge, le sexe, l'état moral, le régime, le repos ou le mouvement. Les constitutions fortes, caractérisées par la prédominance du système sanguin, par la fermeté des chairs, par la coloration de la peau, par la souplesse des mouvements et la gaieté de l'esprit, résistent beaucoup mieux à l'influence du froid que les individus dont les tissus sont pâles et flasques, l'aspect lymphatique, les allures lentes, l'humeur mélancolique. Cette observation, faite par J.-D. Larrey (1), a été confirmée plus récemment par le capitaine Ross, qui pour les expéditions polaires recommande le choix d'hommes plus aptes que d'autres à produire de la chaleur. A quoi bon, s'écrie-t-il, couvrir de vêtements celui qui par lui-même est incapable de produire de la chaleur? Les gens à grand appétit, à digestion active, à caractère énergique et confiant, lui paraissent offrir les garanties d'une suffisante calorification ; il avait, en outre, adopté pour le choix des matelots ce mode d'épreuve : il leur faisait poser un pied nu sur la glace; ceux qui ne tremblaient ni ne pâlissaient, il les prenait; il refusait les autres. « J'ai remarqué, dit J. D. Larrey, que les sujets bruns et d'un tempérament bilioso-sanguin, presque tous des contrées méridionales de l'Europe, résistaient plus que les sujets blonds, d'un tempérament phlegmatique et presque tous du Nord, aux effets de ces froids rigoureux, ce qui est contraire à l'opinion généralement reçue... Ainsi nous avons vu les Hollandais du 3ᵉ régiment des grenadiers de la garde, composé de 1787 hommes, périr presque tous sans exception, car il n'en était rentré en France, deux années après, que 41; tandis que les deux autres régiments de grenadiers, composés d'hommes presque tous nés dans les provinces méridionales de la France, ont conservé une assez grande partie de leurs soldats. » Les médecins restés à Wilna ont assuré à J. D. Larrey que le froid avait tué plus d'individus de la coalition

(1) J. D. Larrey, *Mémoires et campagnes de chirurgie*, t. IV, p. 125.

que de Français, quoique les premiers eussent plus de moyens de protection contre cette influence funeste que nos malheureux compatriotes, dépouillés par les Cosaques et forcés souvent de passer d'un lieu à un autre dans un état de nudité plus ou moins complète; mais le courage et l'industrie leur tenaient lieu d'autres ressources. Les Français, les Portugais, les Espagnols et les Italiens, sont encore ceux qui supportèrent le mieux les vicissitudes du froid et du feu des bivouacs, ainsi que la transition des frontières de la vieille Prusse au fond de la Sibérie : nouvel argument, ajoute J. D. Larrey (page 136), contre l'assertion de l'*Esprit des lois*, nouvelle preuve que les habitants de ces contrées méridionales ont plus d'énergie et de moyens de résistance à l'action du froid que les peuples du Nord. En Algérie, les Arabes couchent en plein air, roulés dans leurs burnous; au siége de Sébastopol, nos troupes indigènes d'Afrique ont mieux résisté que les autres. Ch. Martins et Bravais, en septembre 1839, couchaient par 0 degré centigrade dans les granges de la Finlande, tandis que les paysans du pays, étendus sur les poêles, s'entassaient dans des chambres chauffées à 25 degrés centigrades (1). Quant à l'âge, nous avons déjà fait remarquer que le pouvoir calorifique est moindre chez les vieillards que chez les adultes ; néanmoins, si les adultes supportent mieux des températures très-basses, les enfants se rétablissent plus complétement après avoir été refroidis, pourvu que la soustraction de calorique ne soit point portée trop loin. Le régime modifie puissamment les effets du froid. Tout le monde sait que les naturels des pays froids mangent beaucoup; les Esquimaux, en butte à la température la plus rigoureuse, se font remarquer par la voracité de leur appétit, par l'énormité de leurs repas et l'énergie de leurs digestions. Hayes, chirurgien de la deuxième expédition des États-Unis au pôle arctique, les a vus manger habituellement 6 à 8 kilogrammes de chair crue (dont un tiers de graisse) de morse, veau marin, narval, saumon, ours, etc., avaler avec délices des morceaux d'huile de baleine gelée, et, grâce à ce régime, bien que mal vêtus et presque sans feu, se conserver en bonne santé, à l'abri du scorbut et des maladies tuberculeuses. Les marins de l'expédition ne purent lutter contre le froid excessif de ces régions qu'en adoptant cette nourriture, qui finit par entrer dans leurs goûts. Le capitaine Ross a vu la santé de son équipage varier en proportion des provisions dont il pouvait disposer; aussi prescrit-il d'augmenter considérablement les rations de vivres pour les expéditions polaires, et de régler en partie le choix des matelots sur la vivacité de leur appétit et l'étendue de leurs forces digestives. Dans la retraite de Russie, le froid faisait périr en plus grand nombre les personnes amaigries par l'abstinence et privées d'aliments nourrissants (2). A défaut d'alimentation substantielle, un peu de vin ou de café contribuait à soutenir les forces et calmait la

(1) Ch. Martins, *Du froid thermométrique, et de ses relations avec le froid physiologique* (*Mém. de l'Acad. des sciences de Montpellier*, 1859, t. IV).

(2) Larrey, *loc. cit.*, p. 133.

soif et la faim; c'est dans ces circonstances que Larrey, épuisé par trois jours de privation presque absolue et en proie aux tortures de la faim, confirma sur lui-même la vérité de l'aphorisme : *Famem vini potio solvit* (1). Mais l'abus des spiritueux est fatal : à Kowno, l'armée française perdit beaucoup de jeunes gens par l'ivresse (Larrey, page 111). Le capitaine Ross attribue à son abstinence des liqueurs alcooliques, d'avoir échappé aux maux d'yeux qui affectèrent tous les hommes de son équipage. La neige et l'eau glacée, prises dans le but d'apaiser la soif ou la faim, hâtaient la mort chez nos soldats dans la retraite de Russie, en absorbant la chaleur qui restait dans les viscères. Les chevaux mêmes, après avoir mangé de la neige, périssaient promptement; il fallait, pour les conserver, leur faire boire une petite quantité d'eau provenant de neige ou de glace fondue dans des vases au feu des bivouacs. Le danger du repos tient au ralentissement de la circulation du sang, véhicule de la chaleur animale : « Quiconque s'assied, s'endort; et qui s'endort ne se réveille plus. » Cet avertissement laconique a été donné par Solander à ses compagnons de voyage. « L'exercice habituel, dit Larrey (page 91), prévenait l'engourdissement des membres, entretenait la calorification et le jeu des organes, tandis que le froid, saisissant les individus portés sur des chevaux ou dans des voitures, les jetait bientôt dans un état de torpeur et d'engourdissement paralytique qui les portait à s'approcher d'autant plus des feux des bivouacs, qu'ils ne sentaient pas les effets de la chaleur sur les parties gelées : c'est ce qui provoquait la gangrène dont j'ai eu le bonheur de me préserver en marchant continuellement à pied, et en me privant entièrement du plaisir de me chauffer. » L'exercice doit être général : chez les cavaliers, la congélation menace pieds et jambes; chez les piétons, mains et bras. Il est remarquable que tant que notre armée avait été en marche, malgré l'excès du froid, les fatigues et les privations, il ne s'était point déclaré de maladies internes; les soldats n'étaient obligés de s'arrêter en chemin que pour des congélations partielles; mais arrivés dans la vieille Prusse où l'armée eut quelques jours de repos, des aliments à discrétion et des asiles chauds, elle fut frappée par une épidémie que Larrey désigne sous le nom de *méningite catarrhale de congélation* (page 139), et qui, parvenue au troisième degré, devenait contagieuse, surtout quand elle se compliquait de gangrène des extrémités (2).

Les causes extérieures qui font varier l'action du froid sont, indépendamment de sa durée et de son intensité, la pureté de l'air, les courants d'air, l'élévation du sol. Plus l'air est transparent, plus le rayonnement de la terre vers les espaces célestes s'opère avec énergie; c'est pendant la nuit, le ciel étant pur et l'air peu agité, qu'il atteint son maximum : les corps placés à la surface de la terre perdent par cette voie la chaleur qu'ils possèdent : aussi Larrey, chez qui l'esprit d'observation suppléait souvent la science, a-t-il noté

(1) Hippocrate, traduit par E. Littré, t. IV, p. 477, section 2, aphor. 21.
(2) Il s'agissait évidemment du typhus à forme cérébrale.

qu'hommes et animaux succombaient en plus grand nombre pendant la nuit au bivouac. Le capitaine Ross avait appris, par des observations réitérées, à redouter un ciel clair et brillant. Les abris, quels qu'ils soient, neutralisent en partie la funeste influence du rayonnement nocturne. Ross et ses compagnons, à l'exemple et avec l'aide des Esquimaux, se construisaient des huttes en forme de dôme et hautes d'environ 1ᵐ,22, avec des morceaux carrés de neige gelée et cimentés avec de l'eau, entourées à l'intérieur de bancs de neige bien nivelée qui, recouverts de peaux, servaient de lits; une lampe alimentée avec de l'huile de poisson et de la mousse, éclairait, chauffait ce réduit et permettait de cuire les aliments; une galerie longue et sinueuse précédait l'entrée de la hutte. C'est là que ces hardis explorateurs dormaient chaudement par —26°,11, l'air extérieur étant à — 34°,44 (1). L'expérience populaire, précurseur des découvertes scientifiques, a signalé de tout temps la rigueur des nuits d'hiver sereines et lumineuses par la scintillation stellaire; ce n'est point que le rayonnement nocturne des corps soit plus considérable en hiver qu'en été : les recherches de Melloni (2) ont prouvé qu'un corps exposé pendant la nuit à l'action d'un ciel également pur et serein se refroidit toujours de la même quantité, quelle que soit la température de l'air; mais cette déperdition est plus sensible par les temps froids. Si les brouillards augmentent la conductibilité de l'atmosphère pour le calorique, ils s'opposent au rayonnement et à la transpiration du corps, ce qui dépasse la compensation. Les courants d'air augmentent le danger des basses températures. Parry et ses compagnons n'ont pas souffert d'un froid de — 42 degrés, grâce à la tranquillité de l'air; le capitaine Ross et les gens de son équipage ont pu faire des excursions hors du navire par un froid calme de — 41 degrés, tandis qu'ils furent forcés de se renfermer par un froid de — 29 degrés accompagné d'une légère brise. Sur les hauteurs, les effets du froid redoublent, et c'est là que surviennent plus particulièrement certains accidents, tels que l'émission spontanée des urines, des hémorrhagies nasales, observées par Larrey sur les hauteurs de Mieneski, un des points les plus élevés de la Russie.

Le mécanisme de l'action du froid est éclairé par les belles expériences de Poiseuille (3) : il a constaté que les vaisseaux sont enduits à l'intérieur d'une couche mince de liquide dont l'épaisseur augmente à mesure que la température s'abaisse; de telle sorte qu'il en résulte un obstacle toujours croissant à la progression des globules sanguins. On savait déjà que le cours des liquides se ralentit dans les tubes capillaires, sous l'influence de la diminution de la chaleur. Mais on ne peut attribuer à ces causes physiques tous les effets pro-

(1) Ross, *Narrative of second voyage*, etc., p. 165.

(2) Melloni, *Annales de chimie et de physique*, février 1848, p. 160.

(3) Poiseuille, *Recherches sur les causes du mouvement du sang dans les vaisseaux capillaires* (*Mémoires des savants étrangers à l'Académie des sciences*, t. VII, 1835). — *Recherches expérimentales sur le mouvement des liquides dans les tubes de très-petits diamètres* (*Mémoires des savants étrangers à l'Académie des sciences*, t. IX, 1844).

duits par le froid. Guérard, auteur d'un excellent article sur ce sujet (1), est tombé dans l'exagération opposée à celle de Larrey et de Georget, qui rapportent presque tous les phénomènes, l'un aux propriétés sédatives du froid sur le cerveau, l'autre aux sensations perçues par ce viscère. Le froid agit tout à la fois d'une manière physique et vitale ; mais, suivant son intensité et les dispositions individuelles, il produira plus ou moins rapidement des phénomènes de l'une ou de l'autre espèce. Bernouilli dans la Newa, et le prince Poniatowski dans la rivière de l'Elster, périrent de convulsions. De vives douleurs se font sentir parfois dans les membres engourdis par le froid; nous les avons observées sous forme épidémique à l'armée d'Orient (1854-1855). Georget a remarqué que le froid et toutes les variations brusques de la température agitent un grand nombre d'aliénés (2) ; un médecin de l'hôpital de Wilna a rapporté que beaucoup de nos compatriotes perdirent la raison dans la retraite de Russie. Voilà des effets qui mettent en évidence l'influence du froid sur le système nerveux, s'ils ne sont dus en partie aux émotions d'une calamité publique. Les observations de Poiseuille rendent compte de la stase du sang à l'extérieur, et, par suite, de l'engorgement des vaisseaux dans les organes internes ; il a prouvé que le dernier phénomène n'est point consécutif au resserrement des vaisseaux périphériques : quel que soit le degré indiqué par le thermomètre, il n'a jamais vu les vaisseaux capillaires changer sensiblement de volume ; leur diamètre restait constant, et le repos des globules était dû à l'augmentation, par le froid, de l'épaisseur de la couche immobile de sérum qui tapisse intérieurement les vaisseaux, et peut-être de l'atmosphère de sérum qui entoure chaque globule ; les refoulements du sang sur les viscères profonds, les hypérémies pulmonaires et encéphaliques sont donc la conséquence de la gêne croissante de la circulation périphérique. Quand le froid est intense, ce dernier effet est immédiat, et la peau se décolore instantanément ; la circulation tend alors à s'arrêter et la congélation est imminente. La congestion suivie de stase paraît s'opérer d'abord sur le cerveau, quand la tête est dégarnie de cheveux ou n'est point protégée par des bonnets fourrés (Larrey) ; mais alors même qu'elle porte simultanément sur les poumons et le cerveau, les symptômes partent surtout de ce dernier viscère ; son action s'affaiblit, les opérations intellectuelles s'embarrassent, la conscience diminue, les sens se troublent, les mouvements deviennent de plus en plus difficiles : dans cet état, quelques-uns de nos infortunés soldats, en 1812, marchaient encore conduits par leurs camarades; mais bientôt, l'engourdissement cérébral faisant des progrès, ils chancelaient comme des hommes ivres et finissaient par tomber sur le sol dans un état d'insensibilité complète : « La marche non interrompue et rapide des soldats réunis en masse obligeait ceux qui ne pouvaient la soute-

<hr>

(1) Guérard, *Dictionnaire de médecine.* — *Considérations sur l'hygiène et mémoire sur les accidents qui peuvent succéder à l'ingestion des boissons froides lorsque le corps est échauffé. (Annales d'hygiène,* 1842, t. XXVII, p. 43.)

(2) Georget, *De la physiologie du système nerveux.* Paris, 1821, t. I, p. 370.

nir à quitter le centre de la colonne pour se porter sur les bords du chemin et le côtoyer; séparés de cette colonne serrée et abandonnés à eux-mêmes, ils perdaient bientôt l'équilibre et tombaient dans les fossés remplis de neige, d'où ils pouvaient difficilement se relever; ils étaient frappés aussitôt d'un engourdissement douloureux, passaient ensuite à un état d'assoupissement léthargique, et en peu de moments ils avaient terminé leur pénible carrière. » (Page 127.)

La brusque élévation de la température, qu'elle soit artificielle ou spontanée, devient une cause d'accidents funestes, ou précipite les effets du froid, au lieu d'y porter remède. Les soldats qui, déjà frappés d'un commencement d'insensibilité périphérique, s'approchaient de trop près d'un grand feu de bivouac ou entraient dans une chambre chauffée, couraient risque de gangrène aux extrémités ou mouraient asphyxiés (Larrey, page 431); d'autres tombaient roide morts, comme par sidération, ou se précipitaient en délire au milieu des flammes (Desgenettes). Ainsi succomba le pharmacien en chef de l'armée, Sureau, qui, affaibli par le froid et l'abstinence, reçut l'hospitalité dans une chambre très-chaude de l'hôpital de Kowno ; au bout de quelques heures, ses membres, qu'il ne sentait pas à son arrivée, se tuméfièrent, et bientôt après il expira, sans avoir proféré une parole. Pendant la campagne d'Eylau, la température monta subitement de — 19 degrés centigrades à + 6 degrés, et beaucoup de nos soldats qui avaient passé impunément cinq jours et une grande partie des nuits dans la neige, furent atteints de douleurs vives dans les pieds, d'engourdissement, de fourmillement, de phlyctènes, de gangrène, et les plus maltraités furent ceux qui s'étaient exposés à l'action du feu (1). Les mêmes faits se sont reproduits dans notre armée de Crimée.

Ce qui précède se rapporte à l'atteinte prolongée du froid sec porté à un degré rigoureux. S'il agit passagèrement, avec moins d'intensité, il excite les tissus d'une manière non équivoque; mais cette excitation, quoique en rapport avec la durée et l'énergie de la réfrigération, dépend surtout de la réaction individuelle; elle est un effet secondaire et peut s'exalter jusqu'à l'irritation; elle peut se développer, sous différentes nuances, dans les organes mêmes qui n'ont pas subi l'action directe du froid, et en considérant toutes les circonstances où le froid peut irriter l'organisme, on arrive à poser les cas suivants. 1° Il provoque une réaction excessive dans les parties mêmes qu'il a frappées directement (érysipèles phlegmoneux, engelures). 2° Il refoule le sang d'un organe et l'accumule dans les vaisseaux d'un autre plus ou moins éloigné. 3° Le rhumatisme produit directement par le refroidissement des parties s'explique par l'arrêt de la circulation capillaire, dû lui-même au froid que détermine l'évaporation de la transpiration cutanée (Poiseuille). 4° Le froid suspend la fonction d'un organe sécréteur et détermine dans un autre, par voie de solidarité fonctionnelle, une supersécrétion, ou bien à cet arrêt de

____

(1) J. D. Larrey, t. III, p. 62.

sécrétion succède l'irritation d'un organe sécréteur. 5° Il peut supprimer un écoulement de sang physiologique ou morbide, mais devenu habituel et lié à un état du corps qui fait de sa brusque disparition un danger. 6° Une irritation existant sur un point, le froid peut l'y faire cesser; mais elle se reporte sur un autre organe, et constitue ce que l'école appelle une *métastase*. Ces différents modes d'action du froid, bien compris en partie par Rulh (1), résument l'imminence morbide qui en résulte. Quant à la fréquence hivernale des inflammations, si rares dans les saisons chaudes, on est porté à la rattacher, avec Poiseuille (2), aux difficultés plus grandes de la circulation capillaire sous l'influence d'une température basse; l'activité plus grande des combustions respiratoires en hiver doit y contribuer. Remarquons encore l'impunité de certaines transitions rapides d'une température chaude à un froid excessif : dans son ascension aérostatique qui eut lieu au mois d'août, Gay-Lussac passa en quelques minutes de + 30°,7 à — 9°,5, sans en ressentir aucun trouble sérieux.

IV. — *Humidité.*

Le degré d'humidité de l'air indiqué par l'hygromètre est, après la température, la condition extérieure qui influe le plus sur les fonctions de l'économie; en effet, la quantité de vapeurs actuellement contenue dans l'air est une des causes principales qui modifient la transpiration pulmonaire et cutanée. Des grenouilles ont perdu terme moyen, 0,0023 du poids de leur corps quand l'hygromètre marquait 100 degrés, 0,0178 quand il marquait de 54 à 58 degrés (3). Des cochons d'Inde ont éprouvé une perte de 0,0013 par heure dans l'air humide, et de 0,0025 dans l'air sec. Le poids du corps peut même augmenter par le séjour dans une atmosphère chargée de vapeur d'eau. D'après Lehmann, l'exhalation de l'acide carbonique par les poumons est plus active dans l'air humide que dans l'air sec, ce qu'il attribue à la profondeur des inspirations plus grandes dans le premier cas que dans le second (4). Mais aux effets de l'humidité ou de la sécheresse de l'air s'ajoutent nécessairement ceux de sa température : il faut donc les étudier ensemble.

Air chaud et humide. — Cet air a perdu de sa pesanteur, de son élasticité; il est raréfié et par le calorique, et par l'interposition de la vapeur aqueuse : aussi présente-t-il, sous un volume donné, le moins d'air respirable. Hippocrate en a résumé les effets dans l'aphorisme 17, section 3. L'air chaud et humide exerce sur l'ensemble des fonctions une action débilitante; il émousse l'appétit, il ralentit les élaborations digestives; la respiration s'exécute péniblement, le sang artériel semble moins vivifiant ou renouvelé dans une proportion

(1) Rulh, *Thèse.* Paris, 1836, n° 67.
(2) Poiseuille, *Mémoire cité*, p. 65.
(3) W. Edwards, *op. cit.*, p. 189.
(4) Milne Edwards, *Leçons sur la physiologie et l'anatomie comparées*, 1857, t. II, p. 555 et 608.

insuffisante ; les contractions du cœur sont faibles, le pouls moins vif, moins fréquent ; la circulation capillaire devient languissante et favorise les hypérémies passives des organes ; le poids du corps augmente par l'absorption pulmonaire (expériences de Fontana et de Keil): on a évalué à une livre l'augmentation de poids que le corps acquiert en une heure, en passant d'un air sec dans un air humide ; les appareils de sécrétion et d'exhalation perdent de leur activité, et la somme totale des produits qu'ils éliminent éprouve une forte diminution ; les urines augmentent, il est vrai, mais pas assez pour compenser le ralentissement de la transpiration ; la peau laisse s'accumuler dans les vaisseaux périphériques une partie des fluides qu'elle est chargée d'éliminer ; l'air, saturé d'eau, s'oppose à l'évaporation de la sueur, qui se réunit en gouttelettes et finit par inonder la surface du corps ; celui-ci ne se débarrassant plus par cette voie de l'excès de calorique, paraît dans un état de gonflement produit par la force expansive du calorique et par l'afflux, dans les tissus sous-cutanés, des fluides, qui ne sont point excrétés en quantité normale. Le volume apparent du corps pourrait faire croire à l'activité de la nutrition, mais cette fonction participe à l'atonie générale ; il est vrai que chez l'homme, comme chez les animaux, l'humidité chaude favorise la séparation de la graisse ; mais l'accumulation de ce produit dans le réseau du tissu cellulaire ne traduit point l'énergie de la réparation organique ; elle se lie en général à un état de faiblesse de toute l'économie, et l'on sait que les animaux que l'on veut engraisser promptement sont soumis à des saignées répétées. L'air humide et chaud exerce sur les centres nerveux une influence dépressive qui se manifeste, non-seulement par l'état du moral et de l'intellect, mais encore par la lenteur et la pesanteur des mouvements : aussi dit-on alors que l'air est lourd, quoique en réalité il ait perdu en se raréfiant une partie de sa pesanteur spécifique.

L'air humide et chaud agit encore sur l'organisme par les principes délétères dont il est le conducteur par excellence. La chaleur réunie à l'humidité provoque dans les substances organiques privées de vie un mouvement de fermentation putride, et par suite, le dégagement d'effluves et de miasmes toxiques. Une fois formés, ces principes trouvent dans la vapeur d'eau qui sature l'air un véhicule que les courants atmosphériques lancent au loin dans des directions variables suivant les localités. Dans les villes, en été, s'il survient une douce pluie après une longue sécheresse, le pavé répand une odeur fétide presque aussitôt qu'il est humecté : c'est que la poussière dont il était couvert contenait des matières végétales et animales qui, longtemps triturées, divisées, se décomposent rapidement aux premières gouttes d'une pluie chaude. Les faits relatifs à la viciation miasmatique de l'air se présenteront plus loin. Remarquons seulement que les causes d'insalubrité se rencontrent au maximum dans l'air chaud et humide ; par son action directe, il débilite, il détend les ressorts de l'organisme et le livre désarmé aux atteintes morbifiques ; puis il favorise la putréfaction des matières organiques, et il se charge de leurs produits gazeux dont l'absorption détermine une véritable intoxication. C'est donc avec raison qu'Hippocrate a dit : « Parmi les constitutions de l'année, les temps secs sont, en général, plus salubres que les temps humides, et la mortalité y est moindre (1). »

Air froid et humide. — Cet air enlève plus de chaleur au corps que l'air froid et sec, parce que l'eau qu'il contient augmente sa conductibilité pour le calorique ; de là l'incommode sensation du froid pénétrant que déterminent les brouillards par une température basse : il semble que l'air humide s'applique plus exactement à la surface cutanée. Il produit des effets qui n'ont lieu par un froid sec qu'à une température beaucoup plus basse : le givre qui glace les parties découvertes, la pluie qui se convertit en verglas par le contact d'un sol plus froid que l'atmosphère, occasionnent des engelures et des congélations partielles. L'humidité froide réduit à son minimum la transpiration cutanée ; elle ne produit point sur les organes les effets toniques d'un froid modéré ; elle relâche les tissus et déprime toutes les fonctions, excepté les sécrétions des membranes muqueuses et celles des urines, lesquelles sont augmentées. L'appétit diminue, les digestions sont lentes et pénibles, les selles abondantes et moins sèches ; la circulation moins active, la respiration semble moins efficace par la transmutation du sang veineux en sang artériel ; l'humidité extérieure est absorbée, la perspiration cutanée est réduite ; aussi le poids du corps augmente, circonstance qui, jointe à la diminution de la contractilité musculaire et de la force d'innervation, explique le sentiment de pesanteur générale : « *Fibræ laxantur, non roborantur, et pondus perspirabilis retenti lædit et sentitur* (2). » Le phénomène le plus notable que présente l'organisme sous l'influence passagère d'un air humide et froid, c'est un malaise déterminé par la soustraction rapide du calorique et par l'irrégularité des actes fonctionnels. Il est difficile de préciser la modification intime que subit chaque appareil ; mais on peut dire que l'action combinée du froid et de l'humidité est essentiellement perturbatrice de l'ordre naturel des mouvements organiques ; et quand elle sévit d'une manière habituelle, comme il arrive dans certaines localités, elle finit par altérer l'hématose et la complexion des tissus ; elle développe alors une condition organique qui prédispose aux affections catarrhales, scorbutiques, rhumatismales, vermineuses, aux hydropisies, etc. Cette forme de constitution se propage par voie d'hérédité et caractérise des populations entières : aussi les effets de l'état atmosphérique dont il s'agit ressortent-ils mieux de l'étude des endémies de certaines localités que d'une analyse fonctionnelle. Il n'est pas démontré, malgré l'opinion de Baudelocque, que l'air humide et froid joue un rôle marqué dans la production des scrofules. Lebert lui objecte, entre autres données statistiques, la fréquence de cette affection dans les cantons de Vaud et de Genève (3). La dernière

(1) Hippocrate, traduit par E. Littré, t. IV, p. 493, section 3, aphor. 15.
(2) Sanctorius, aphor. 8, section 2.
(3) Lebert, *Traité prat. des maladies scrofuleuses et tuberculeuses.* Paris, 1849, p. 74.

campagne d'Orient a fait ressortir les effets que nous attribuons à l'impression prolongée du froid humide. La plupart des congélations partielles qui y ont été observées en si grand nombre, ont affecté les soldats pendant leur service dans les tranchées presque toujours remplies en partie d'eau pluviale, de neige fondue et de boue liquide. Le froid humide a été le caractère dominant de l'hiver de 1854-1855 en Crimée comme à Constantinople : de là l'énorme proportion de rhumatismes, de névralgies, d'acrodynies; de là avec l'accession d'autres causes, telles qu'une nourriture salée ou trop uniforme, la privation fréquente de viandes fraîches, le manque de légumes frais, les fatigues, les gardes de nuit trop répétées, etc., des états morbides où l'anémie, les hydropisies, l'épuisement du système nerveux, des complications catarrhales pulmonaires, des diarrhées chroniques interminables, etc., s'entremêlaient et finissaient par déterminer une cachexie profonde, expression sommaire de la combinaison des influences morbifiques du climat et de la saison avec celles qui sont inhérentes aux grandes agglomérations militaires en campagne et dérivent des conditions de la guerre. On a pu comparer, à court intervalle, en Crimée, les effets du froid humide et ceux du froid sec. En novembre et décembre 1854, pluies froides et abondantes, sol détrempé, tranchées pleines d'eau; soldats encore mal vêtus, toujours mouillés : on observe alors, dit Quesnoy (1), des embarras gastriques, des diarrhées cholériformes, de la faiblesse générale, des douleurs dans les membres, une coloration rouge plus ou moins foncée des orteils succédant à leur décoloration avec flétrissure, engourdissement, chaleur cuisante, gonflement, quelquefois gangrène de ces parties, mais non primitive et due à un travail de lente réaction. En janvier 1855, froid sec, vent violent du nord et rafales engourdissantes; tendance extrême au sommeil, mouvements difficiles, vue obscurcie, facultés comme anéanties; coloration presque toujours immédiate en rouge foncé des parties frappées par le froid le plus violemment; gonflement, œdème du pied et souvent du bas de la jambe, gangrène imminente, primitive, rapide. Beaucoup de ces congélations se produisaient d'emblée, et tuaient en quelques heures; c'est pendant la nuit que mouraient ainsi un grand nombre d'hommes et d'animaux, même à peu de degrés au-dessous de zéro, mais sous le souffle glacial des vents du nord. En décembre 1856, une seule nuit tua plusieurs centaines de buffles de trait et de bœufs des parcs de l'armée.

Ne terminons pas cette étude incomplète des effets de l'humidité, sans signaler l'action irritante de certains brouillards dans les grands centres de population. A certaines époques de l'année, l'atmosphère de Paris, Londres, etc., s'obscurcit au milieu du jour par l'invasion de brouillards denses, et souvent doués d'une odeur assez pénétrante pour affecter les organes respiratoires. Outre la part qui en revient à leur degré d'ozonisation, il faut tenir compte des vapeurs fuligineuses qu'ils tiennent en suspension, et de la propor-

______

(1) Quesnoy, *Recueil de mémoires de médecine militaire*, 2e série, t. XXII, p. 234.

tion d'ammoniaque que l'on trouve dans leur eau de condensation : Boussingault y a contaté trois fois plus d'ammoniaque que dans l'eau provenant du brouillard observé à la campagne.

En résumant les influences météorologiques que nous venons d'étudier, disons que dans une mesure non excessive, l'électricité agit par stimulation sur le système nerveux, la lumière sur l'hématose et la plasticité, la chaleur sur la peau, sur l'appareil hépatique dont elle suractive la sécrétion, et sur le cerveau qu'elle agace jusqu'à l'irritation ; que le froid favorise l'hypérémie par l'activité de la respiration, de la digestion et de la nutrition ; que l'humidité modifie le tissu cellulaire et les membranes muqueuses et tend à faire prédominer les fluides blancs ; que la sécheresse entretient le ton de la fibre musculaire, facilite l'évaporation cutanée et contribue à l'harmonie de l'action nerveuse. Ces influences se croisent, se mêlent, se combinent, et à l'observation de leurs résultats organiques et fonctionnels doit s'ajouter constamment celle de l'état des forces vitales.

V. — *Pression.*

On a calculé que la pression atmosphérique supportée par l'homme adulte équivaut à 17 990 kilogrammes ; et c'est ce degré de pression représenté sur le baromètre par une colonne mercurielle de 756 millimètres, qui convient le mieux à sa santé. Loin de fléchir sous le poids énorme de l'atmosphère, il n'en a pas conscience, et il exerce en toute liberté les mouvements nécessaires à la vie ; la raison de cet équilibre est dans l'égale distribution de la pression atmosphérique sur tous les points de la surface du corps, de telle sorte que la colonne d'air qui pousse de haut en bas un membre étendu, est contre-balancée par celle qui le pousse de bas en haut ; de plus, les organes sont pénétrés de liquides incompressibles ou contiennent des fluides élastiques dont la tension égale celle de l'air extérieur. C'est par le bénéfice de ces conditions que des poissons vivent dans la mer, à 3000 pieds au-dessous de la surface de l'eau, et qu'ils s'y meuvent avec autant d'agilité que dans la couche d'eau la plus superficielle, quoiqu'ils soient chargés d'un poids 94 fois plus lourd que le poids de l'atmosphère.

La pression atmosphérique agit immédiatement sur l'enfant dès qu'il sort de l'utérus ; il est même probable qu'il commence à la sentir directement aussitôt que, par la rupture de la poche des eaux, il cesse d'être plongé dans le liquide amniotique. La tête une fois sortie, tandis que la poitrine reste encore engagée dans le vagin, la respiration s'établit et la pression se fait sentir dans les poumons, par conséquent aussi dans l'appareil circulatoire ; le cœur est refoulé de haut en bas par l'abaissement du diaphragme, et à gauche par l'ampliation plus considérable du poumon droit.

Suivant Mende, l'air se précipite, dès la naissance, dans l'estomac et même dans la partie supérieure du duodénum ; il est porté avec le sang dans toutes les parties et jusque dans l'épaisseur de certains os, (frontal, ethmoïde, sphénoïde, apophyse mastoïde). En même temps, la pression atmosphérique agit à la surface extérieure, du nouveau-né, elle réduit presque instantanément l'afflux sanguin qui s'opérait vers la peau pendant la vie fœtale et que l'accouchement avait encore augmenté; la rougeur se dissipe en quelques jours; la bouffissure de la peau, l'enflure des téguments de la tète, disparaissent vingt-quatre heures après la naissance. Pendant la vie extra-utérine, la pression de l'air retient les fluides dans les vaisseaux et les empêche de s'en échapper; elle joue un rôle dans la circulation veineuse ; l'influence des mouvements respirateurs sur la circulation avait fait penser à un médecin anglais, Barry, que la pression atmosphérique était à la fois la cause qui faisait mouvoir le sang dans les veines et celle qui préside aux absorptions. L'inspiration, dit-il, produit dans la poitrine un grand vide qui a pour effet l'afflux énergique de tout le sang veineux, et comme le système de ce nom présente un canal partout continu, cette action aspiratoire s'exerce non-seulement sur les troncs veineux les plus rapprochés du cœur, mais encore jusque sur les radicules de ce système : or à quelle cause attribuer cet appel du sang veineux, si ce n'est à la pression de l'atmosphère sur la surface du corps, pression qui cesse alors d'être contre-balancée? Déjà cet appel du sang au cœur avait été indiqué par Haller et démontré expérimentalement par Magendie, qui le nomme inspiration du sang veineux; l'état anatomique des veines du thorax, signalé par Bérard aîné (1), vient à l'appui des conclusions de Barry (2). Toutefois elles vont trop loin ; Poiseuille a démontré que la pression atmosphérique et les mouvements respiratoires sont des causes accessoires au cours du sang et dans les veines et dans les artères (3); ses expériences l'ont conduit à émettre, avec Barry, que la poitrine aspire au moment de l'inspiration, dans les gros troncs veineux qu'elle contient, le sang des veines qui s'y rendent; mais il a prouvé que cette aspiration n'est point la cause principale du mouvement du sang veineux, car elle diminue graduellement à mesure que l'on s'éloigne de la poitrine; à peine sensible dans les veines brachiales, elle devient tout à fait nulle à une certaine distance de la poitrine, même dans les plus grands efforts d'inspiration et d'expiration; enfin la circulation se maintient, lors même qu'on ouvre la poitrine et qu'on entretient la vie par une respiration artificielle. Une expérience de Magendie infirme en apparence tous les résultats observés quant à l'influence de la pression : une grenouille est fixée dans le porte-objet pneumatique de Poiseuille, et soit qu'on y fasse le vide, soit qu'on y accumule plusieurs atmosphères, la circulation ne s'interrompt pas un instant dans les vaisseaux pulmonaires; mais la grenouille ne respire pas, comme nous, en dilatant sa poitrine; elle avale l'air par une véritable déglutition; elle vit même après l'arrachement de ses poumons, et W. Edwards, ayant scellé dans le plâtre

(1) Bérard aîné, *Archives générales de médecine.* Paris, 1830, t. XXIII, p. 169.
(2) Barry, *Recherches sur les mouvements du sang.* Paris, 1825.
(3) Poiseuille, *Mémoire sur la circulation veineuse.* Paris, 1839, in-4.

quelques-uns de ces animaux, les y trouva vivants après plusieurs heures d'incarcération. Un des résultats les plus intéressants des recherches de Poiseuille, c'est l'explication de l'intégrité de la circulation, toutes choses égales d'ailleurs, chez les animaux qui, par la nature du milieu qu'ils habitent, supportent une pression plus ou moins considérable; la couche immobile de sérum qui revêt les parois capillaires, ne varie point d'épaisseur, et les contractions du cœur conservent leur rhythme, quelle que soit la pression ambiante.

1° *Effets de l'augmentation de pression atmosphérique.*

Des expériences plus directes, puisqu'elles portent sur l'homme lui-même, ont mis en évidence les effets physiologiques que détermine l'augmentation ou la diminution de la pression atmosphérique. On connaissait peu jusqu'en ces derniers temps les phénomènes qui résultent de l'augmentation de densité de l'air ambiant; l'observation vulgaire avait constaté une coïncidence entre l'élévation du baromètre et une sensation de bien-être et d'énergie vitale. W. Edwards a fait voir que l'altération de l'air expiré augmente en général avec la pression de l'air et le froid, et diminue avec la chaleur et la dilatation qu'elle détermine : des oiseaux, emprisonnés dans un volume d'air limité, en consomment plus l'hiver que l'été. Crawford, ayant placé des cochons d'Inde dans de l'air à 8 degrés et à 55 degrés, a recueilli, après le même laps de temps, plus d'acide carbonique dans le premier cas. D'après ces faits, on peut affirmer que par une forte pression, mais qui ne dépasse point 0^m,76, la respiration devient plus grande, plus aisée, plus efficace pour la sanguification; de là pour tous les organes un surcroît d'incitation et de force, une réparation plus prompte des pertes qu'ils éprouvent, une plus grande aptitude aux mouvements, une énergie supérieure de réaction. Mais comment agit une colonne d'air plus pesante que celle qui élève la colonne barométrique à 0^m,76? C'est là ce qu'on ignorait avant les recherches de Junod, Tabarié et Pravaz (1), car dans les mines et autres localités situées au-dessous du niveau de la mer, où l'air plus comprimé devrait présenter, sous un volume égal, un plus riche aliment à la respiration, les avantages de la densité du fluide atmosphérique sont annihilés par un certain nombre d'influences délétères. Toutefois l'application de l'air comprimé au creusement des puits des fondations des piles de ponts, des mines, a donné lieu à des observations multipliées dont nous profiterons ici (2).

Lorsqu'on augmente de moitié la pression naturelle de l'atmosphère sur le

(1) Pravaz, *Essai sur l'emploi de l'air comprimé.* Paris, 1850. — Berlin, *Étude clinique de l'emploi du bain d'air comprimé.* Paris, 1855.

(2) Voy. dans *Annales d'hygiène*, 2e série, t. I, 1854, le mémoire de Pol et Watelle, et la *Note sur les effets physiologiques et pathologiques de l'air comprimé*, par A. Guérard.

corps de l'homme placé à l'intérieur du récipient de l'appareil inventé par le docteur Junod, on observe les phénomènes suivants. La membrane du tympan, refoulée vers l'oreille interne, devient le siége d'une pression incommode qui se dissipe graduellement à mesure que l'équilibre se rétablit, sans doute par la pénétration de l'air condensé dans la caisse du tympan à travers la trompe gutturale. La respiration s'exécute avec une facilité nouvelle; les inspirations sont grandes et moins fréquentes que dans l'état ordinaire; au bout de quinze minutes, on éprouve dans la poitrine une chaleur agréable : on dirait que les vésicules pulmonaires, qui depuis longtemps étaient devenues étrangères à l'air, se dilatent de nouveau pour l'admettre, et toute l'économie puise dans chaque inspiration une nouvelle dose de vigueur. Toutefois, d'après les recherches de Paul Hervier (1), l'exhalation de l'acide carbonique dans le bain d'air comprimé ne s'élève au-dessus des proportions de l'état normal que jusqu'à la pression de 773 millimètres ; au-dessus de cette limite, le poumon exhale moins d'acide carbonique qu'avant le bain ; mais au sortir du bain d'air comprimé, l'acide carbonique est expiré en quantité plus forte qu'à l'état normal, et avec cet effet qui dure pendant plusieurs heures, coïncident l'exaltation de la puissance musculaire et une remarquable augmentation de l'appétit. Le pouls est plein, résistant, fréquent : le calibre des vaisseaux veineux superficiels diminue et peut même s'effacer complétement, de sorte que le sang, dans son retour vers le cœur, suit la direction des veines profondes; il se porte en plus grande abondance vers le système artériel, ainsi que vers les principaux centres nerveux, notamment au cerveau, qui est soustrait par la résistance de sa boîte osseuse à toute pression directe de l'atmosphère : aussi les fonctions intellectuelles sont-elles excitées ; l'imagination est vive, et chez quelques personnes il se manifeste une sorte de délire, d'ivresse. Les mouvements sont faciles, énergiques et semblent plus assurés. Les actes de la digestion, toutes les sécrétions, et particulièrement celles de la salive et de l'urine, s'accomplissent avec aisance. On dirait que le poids du corps est diminué de beaucoup : telle est du moins la sensation qu'éprouve la personne renfermée dans l'appareil.

Pour épuiser les eaux d'un puits de mine établi au milieu des alluvions de la Loire, Triger à dû faire opérer les ouvriers dans un air comprimé à *trois atmosphères* : c'est en 1839 qu'il appliqua pour la première fois ce procédé ingénieux et hardi dans les mines de charbon situées près de Chalonnes (Maine-et-Loire); en 1846, il fut employé avec quelques modifications dans les mines de Douchy (Nord), où la pression a été portée à 4 1/2 *atmosphères*. Voici la marche des phénomènes observés :

Dès les premiers coups de piston, douleur dans les oreilles ; elle cesse dès que le mercure s'est élevé de quelques pouces dans le manomètre, c'est-à-

(1) Paul Hervier, *Sur la carbonométrie pulmonaire dans l'air comprimé* (*Gazette médicale de Lyon,* 1849). — *Annuaire de chimie.* Paris, 1849, p. 598.

dire dès que l'équilibre de pression s'est établi entre l'air comprimé de l'appareil et l'air renfermé dans l'oreille moyenne (Triger) : aussi les mouvements de déglutition de la salive la font disparaître en faisant arriver de l'air dans la cavité du tympan par la trompe d'Eustache. La transition de l'air comprimé à l'air libre peut ramener cette douleur ; l'air comprimé, en s'échappant par la trompe, y entraîne le mucus qu'il avait refoulé dans la caisse du tympan lors du passage de l'air libre à l'air comprimé; de là l'idée conçue par le docteur Hamel, réalisée par Pravaz, de guérir par l'usage des bains d'air comprimé les cas de surdité dus à l'obstruction de ce conduit : le succès a couronné ces tentatives. Pravaz remarque que l'air comprimé ne refoule pas seulement la membrane du tympan, mais qu'il exerce aussi une action déplétive sur le réseau capillaire de la membrane muqueuse de la trompe et de la caisse. La densité plus grande de l'air rend la voix plus retentissante et lui imprime un timbre métallique; sous une pression de 3 atmosphères, la faculté de siffler fait défaut et la voix devient nasonnée ; chez quelques individus le goût et l'odorat diminuent et même se perdent ; le toucher a moins de précision et de finesse. Du côté de la peau, Foley (1) a noté chez les ouvriers du pont d'Argenteuil une sensation de chaleur générale, agréable et passagère ou plus intense et suivie de sueurs; parfois une chaleur sèche et mordicante qui finit par une transpiration profuse; enfin, dans les cas de grande compression de l'air, un prurit pénible, brûlant, intolérable, qui les oblige à se gratter à deux mains avec anxiété, fureur, délire. Les ouvriers nomment *puces* cette horrible souffrance qui rarement se dissipe sans l'intervention d'une sorte de suette. La circulation se ralentit et se régularise, d'après Tabarié et Pravaz, sous une pression augmentée de 3/4 d'atmosphère ; le dernier estime à 2/5 la réduction de la vitesse des battements. Pol n'a constaté sur lui-même, après une heure de séjour dans un air comprimé à 2,6 atmosphères qu'une légère diminution du pouls; le contraste entre la petitesse du pouls et la coloration plus forte de la peau s'explique par la dilatation des réseaux capillaires et l'oxygénation plus complète du sang. Pendant la construction du pont de Kehl, des accidents divers ont fourni l'occasion de constater que le sang des veines est aussi rutilant que celui des artères. Le développement de la cavité de thorax est secondé par l'inspiration souvent répétée de l'air comprimé. Pravaz, qui a mis ce fait en évidence, résume ainsi ses observations : 1° L'étendue de l'inspiration forcée, ou le développement du poumon, croît avec la pression atmosphérique jusqu'à une certaine limite qui paraît déterminée en général par la vigueur des sujets; la pression atmosphérique cesse de favoriser l'ampliation des organes respiratoires, lorsqu'elle arrive à dépasser la différence toujours décroissante qui existe entre l'effort des muscles inspirateurs et l'élasticité des parois thoraciques. Sous une pression de *trois atmosphères*, Triger a vu les ouvriers de Chalonnes s'essouffler moins qu'à l'air libre en montant les

---

(1) Foley, *Du travail dans l'air comprimé.* Paris, 1863, grand in-8 avec atlas.

échelles. Les faits observés à Douchy tendent à prouver l'accroissement de la combustion interstitielle (Guérard); plusieurs ouvriers ont perdu de leur embonpoint, tout en prenant des forces et des couleurs. Hervier et Saint-Sager ont constaté que la quantité d'acide carbonique expectoré dans le bain d'air comprimé, dépasse la limite normale jusqu'à la pression de 10 à 12 centimètres ; au-dessus de cette limite, elle est moindre qu'avant le bain. 2° A la sortie du bain d'air comprimé l'exhalation de l'acide carbonique augmente pendant plusieurs heures et n'atteint son maximum qu'un certain temps après le bain. La musculation est plus facile; à Douchy, à Chalonnes, les ouvriers se font remarquer par leur agilité ; le docteur Hamel admirait l'adresse des ouvriers travaillant au fond de la mer. Quant aux douleurs rhumatoïdes accusées par beaucoup de personnes qui ont pénétré dans les mines précitées, il faut se rappeler qu'au moment de la détente de l'air dans le *sas*, un brouillard épais se manifeste et donne lieu à une sensation de froid glacial. D'après Foley, un travail même médiocre sous une pression modérée, est suivie de courbature ; sous une pression plus forte et à la suite d'un travail spécialisé, des douleurs occupent les muscles les plus exercés. Si la pression atteint 3 atmosphères, on voit survenir ce qu'il appelle l'empâtement péri-articulaire avec douleur étrange, conquassante, puces au coude, à l'épaule, au jarret, suivant le genre de travail.

Les conclusions suivantes découlent des observations de Pol, de Watelle, du docteur François (1), de Foley : 1° Le séjour dans un air modérément comprimé profite aux chlorotiques, aux anémiques, aux sujets qui ont la poitrine faible, la respiration incomplète, etc. 2° L'air comprimé à 4 1/4 atmosphères, est aisément supporté, et beaucoup mieux qu'un air raréfié dans une proportion notablement moins forte. 3° Le danger est dans le retour à la pression normale, retour souvent accompagné de troubles graves et quelquefois suivi de mort subite; ce danger est en raison directe de la rapidité de la transition, on le diminue en graduant la décompression. 4° Les mineurs qui ont péri en sortant des puits comprimés ont présenté des congestions viscérales, et en première ligne, des congestions pulmonaires et cérébrales. 5° On y est d'autant plus exposé qu'on est plus avancé en âge; c'est de dix-huit à vingt-six ans qu'on résiste le mieux aux effets de la décompression. 6° Certains symptômes (toux, phénomènes gastriques) qui affectent les mineurs dans les puits comprimés, sont dus à la fumée des lampes. Au pont de Kehl, les ouvriers travaillaient munis de bottes imperméables, car ils étaient dans l'eau jusqu'à mi-jambe, et il s'agit ici d'une expérience dans l'air comprimé et humide : bourdonnements d'oreilles, otalgie, obtusion de l'ouïe pendant les premières minutes; respira-

(1) Voy. François, *Annales d'hygiène publique et de médecine légale*, octobre 1860, p. 290. Le docteur François n'indique pas le degré de condensation atmosphérique dans les chambres où travaillaient les ouvriers; mais il résulte de son exposé que la pression a été portée à 3 atmosphères.

tion aisée, plus profonde, moins fréquente, ampliation de la capacité pulmonaire ; circulation d'abord accélérée, puis ralentie ; au début, augmentation, et plus tard, par une pression plus forte, diminution de l'appétit chez la plupart des ouvriers ; amaigrissement chez eux et chez les employés qui descendaient souvent et séjournaient longtemps dans les piles. A la sortie des caissons (éclusement), ils éprouvaient une sensation de froid, un bruit de glouglou lent dans le conduit auditif et dû à l'échappement de l'air condensé, des otalgies parfois intolérables, des douleurs musculaires et arthritiques, des prurits incommodes, des congestions vers la tête, des hémoptysies, des épistaxis, etc. Les congestions surviennent non immédiatement après l'éclusement, mais au bout de quelques heures ; des ouvriers qui venaient d'être soumis au maximum de pression ont pu parcourir une distance de plusieurs centaines de mètres, et tombaient ensuite comme par sidération. Ces accidents se passaient assez rapidement ; ils ont cependant coûté la vie à un ouvrier. C'est la sortie des caissons qui, d'après le docteur François, est le moment le plus critique, le plus fertile en effets morbides (1 sur 8), non pour les employés supérieurs, toujours circonspects, mais pour les ouvriers qui ne savaient ou ne voulaient point graduer leur retour à l'air libre. Un d'eux, travaillant sous une pression de 2 atmosphères 3 dixièmes, fut pris, au sortir des caissons, d'un bégayement qui cessait dans l'air comprimé et dans son lit, et qui s'est dissipé spontanément en quelques jours. Au nombre des accidents consécutifs au séjour dans les tubes à air comprimé, Foley signale des douleurs très-aiguës dans le conduit auditif externe, de la surdité ou l'exagération de l'ouïe, la tuméfaction des fosses nasales jugée par des coryzas, celle des amygdales, des cordes vocales avec enrouement plus ou moins complet. — Tous les observateurs s'accordent à ne signaler comme périlleux que le moment du retour à l'air libre, et ce danger consiste dans une congestion trop violente, et c'est vers la peau que, d'après Foley, se fait sentir le premier effet du choc en retour qui succède à la décompression du système circulatoire ; tendance heureuse qu'il convient de favoriser en activant la diaphorèse ; aussi repousse-t-il les affusions froides conseillées par François contre les douleurs articulaires et musculaires.

Le plus sûr moyen de prévenir ou d'atténuer ces troubles et ces accidents, est de graduer la décompression, de la rendre d'autant moins prompte qu'elle a été plus forte ; Foley trouve qu'un travail de huit heures par jour en deux séances, sous une forte pression, dépasse la durée hygiénique, et il limite à six semaines la période totale du séjour des ouvriers dans les tubes.

L'air comprimé des caissons a été analysé : il avait sa composition normale sans trace d'ozone. C'est entre dix-huit et vingt-cinq ans qu'ils supportent le mieux l'air comprimé ; les lymphatiques et les scrofuleux s'y adaptent plus facilement et en profitent ; les sanguins, les congestionnés, les gens à lésions cardiaques et vasculaires, y sont compromis. Il y faut entrer avec des vêtements chauds pour s'en couvrir au moment de l'éclusement ; inutile de se bourrer les oreilles de coton : les douleurs d'oreilles cèdent à l'instillation de l'huile de jusquiame, la surdité à celle de l'éther sulfurique, les myodynies et les arthralgies aux sudations.

2° *Effets de la diminution de pression.*

Pour les étudier avec méthode, il convient d'examiner successivement divers cas que l'on a confondus jusqu'à présent et qui présentent une complexité croissante d'éléments étiologiques.

I. Le plus simple est celui de la diminution de pression atmosphérique dans l'intérieur de la cloche de Junod ; l'homme qui s'y trouve installé traduira l'effet unique et vrai de cette cause par les phénomènes qu'il ne tardera pas à ressentir. Pression diminuée d'un quart : La membrane du tympan est relâchée, d'où résulte une sensation passagère analogue à celle qui est causée par la compression; la respiration est gênée, les inspirations sont courtes et fréquentes; au bout de quinze à vingt minutes, il survient une véritable dyspnée. Le pouls est plein, dépressible et fréquent; tous les ordres de vaisseaux superficiels sont dans un état d'évidente turgescence; les paupières et les lèvres sont distendues et boursouflées ; assez fréquemment il survient des hémorrhagies avec tendance à la syncope; une chaleur incommode se fait sentir à la peau, la perspiration est abondante. Les sécrétions glandulaires semblent suspendues; on éprouve un sentiment de faiblesse générale et d'apathie complète. Si l'on fait alterner à diverses reprises la compression avec la raréfaction de l'air sur le même individu, tous les phénomènes produits par ces deux opérations contraires deviennent de plus en plus manifestes. La voix subit des modifications particulières, soit par la condensation, soit par la raréfaction de l'air. A mesure que la pompe joue pour raréfier l'air, la voix perd de son intensité et acquiert, sous l'influence de la paroi vibrante qu'elle traverse, un caractère étrange. Dans le cas de condensation, elle prend au contraire un éclat, un timbre métallique non moins prononcés (1). Il faut ajouter que la transpiration cutanée augmente dans l'air raréfié. Des grenouilles transpiraient par heure, en moyenne, 0,0020 du poids de leur corps à l'air, et 0,0076 sous le récipient de la machine pneumatique (2).

II..— Les ascensions aéronautiques portent brusquement les voyageurs dans les couches supérieures de l'air en ménageant la dépense des forces musculaires presque autant que la simple entrée dans la cloche de Junod ; mais à de grandes hauteurs, l'action du froid s'ajoute à celle de la pression diminuée de l'air; l'état moral complique ces effets, ainsi que la forte tension des esprits appliqués sans relâche à diriger, à observer, à écarter des périls. Le 24 août 1804, Biot et Gay-Lussac s'élevèrent en ballon, à dix heures du matin, le baromètre était à 0ᵐ,765; — à 2724 mètres, les animaux qu'ils avaient logés

______

(1) *Rapport à l'Académie des sciences.*

(2) Edwards, *Influence de la vie*, p. 584.

dans leur nacelle ne donnaient aucun signe de souffrance ; le thermomètre marquait encore + 13° cent. Laissons parler Biot : « Nous étions très-surpris de ne pas éprouver de froid, au contraire, le soleil nous échauffait fortement ; nous avions ôté nos gants que nous avions mis d'abord et qui ne nous ont été d'aucune utilité. Notre pouls était fort accéléré; celui de M. Gay-Lussac, qui bat ordinairement 62 pulsations par minute, en battait 80; le mien, qui donne ordinairement 79 pulsations, en donnait 111. Cette accélération se faisait donc sentir pour nous deux à peu près dans la même proportion. Cependant notre respiration n'était nullement gênée, nous n'éprouvions aucun malaise et notre situation nous semblait extrêmement agréable. » Au terme de leur ascension, à 3898 mètres, limite bien supérieure à celle des neiges éternelles, par la latitude de Paris, ils n'ont pas noté sur eux-mêmes d'autre trouble que l'accélération du pouls.

Le 29 septembre de la même année, Gay-Lussac s'élève du Conservatoire des arts et métiers à 9 heures 40 du matin, le baromètre marquait 765^{mm},25, et le thermomètre 27°,75. Six heures après, il avait atteint la hauteur de 7016 mètres et il retrace ainsi ses propres sensations : « Quoique bien vêtu, je commençais à sentir le froid, surtout aux mains que j'étais obligé de tenir exposé à l'air; (— 9°,5 c.). Ma respiration était sensiblement gênée; mais j'étais encore bien loin d'éprouver un malaise assez désagréable pour m'engager à descendre. Mon pouls et ma respiration étaient très-accélérés; aussi, respirant très-fréquemment dans un air très-sec, je ne dois pas être surpris d'avoir eu le gosier si sec qu'il m'était pénible d'avaler du pain. Avant de partir, j'avais un léger mal de tête provenant de fatigues du jour précédent et des veilles de la nuit, et je le gardai toute la journée sans m'apercevoir qu'il augmentât. Ce sont là toutes les incommodités que j'ai éprouvées. »

Le 27 juillet 1850, Barral et Bixio, partis à 4 heures du soir, se trouvaient dès 4 heures 50, entre 7016 et 6753 mètres de hauteur : « Nos doigts sont roidis par le froid, mais nous n'éprouvons aucune douleur d'oreilles, et la respiration n'est nullement gênée. » Nous mentionnons, d'après Le Roy de Méricourt, l'ascension de Glossher, en septembre 1862, la plus haute qui est eu lieu, entre 9 et 10 000 mètres, et qui a failli lui coûter la vie, ainsi qu'à son compagnon : un peu avant de perdre connaissance, il avait enregistré sa dernière observation au baromètre (0^m,40) et au thermomètre (— 38°,5).

III. — Dans l'ascension des montagnes, la pression de l'air diminue avec une gradation réglée par le pas des voyageurs; ils s'arrêtent où il leur plaît, ils séjournent plus ou moins longtemps dans les stations intermédiaires ; la locomotion sur les pentes plus ou moins roides intervient ici dans la production des phénomènes observés et s'ajoute aux effets du froid et de la raréfaction de l'air, subordonnés eux-mêmes aux diversités de latitude, de localité, des conditions du voyage et de celles de l'individualité.

S'agit-il de l'habitation sur des montagnes d'élévation moyenne l'organisme s'adapte aisément à une diminution peu considérable de l'air atmosphérique;

à peine la respiration s'y accélère-t-elle, sans perdre de son ampleur ; une circulation plus active entretient dans les organes l'excitation nutritive et fonctionnelle, et donne au visage de vives couleurs ; l'appétit est énergique, la digestion facile ; mais le besoin de l'activité et la promptitude des mouvements restreignent l'embonpoint. Les montagnards présentent ces caractères : leur agilité, leur souplesse, leur courage, leur esprit remuant, inquiet, ardent à l'indépendance, sont autant de traits historiques qui les distinguent des habitants des plaines ; ces différences proviennent sans doute de plusieurs causes, notamment de la configuration et des productions du sol ; mais la plus considérable de ces causes est l'air plus sec, plus froid, plus pur, et par conséquent plus riche de principes vivifiants, quoique relativement moins dense que l'air des plaines, chargé de vapeur aqueuse et d'émanations de toute nature. Beaucoup de faits prouvent que les vicissitudes modérées de pression agissent d'une manière presque insensible sur l'organisme : les chasseurs de chamois passent le même jour, et alternativement, des vallées aux sommets des Alpes, sans en être incommodés. De Sixt aux Fonds, la différence de pression est d'environ 22 lignes ; or les femmes d'un village voisin de Sixt vont, pendant l'été, passer la nuit aux Fonds pour y traire leurs vaches et redescendent chaque matin pour assister leurs maris dans les travaux d'agriculture : elles subissent donc chaque jour et sans inconvénient le maximum et le minimum de pression qui s'observent à de longs intervalles de temps dans le même lieu. Burdach fait ressortir le peu d'influence qu'exercent à nos latitudes les variations de pression atmosphérique, et il ajoute : « Quiconque est au courant des résultats récents de la météorologie sait que le baromètre n'est point, dans les zones tempérées, l'instrument propre à indiquer la marche régulière des phénomènes du temps pendant le cours de la journée et de l'année (1). »

Quant à l'ascension des hautes montagnes, elle a été tentée par un grand nombre de savants et de gens du monde qui nous ont laissé l'histoire discordante de leurs sensations et beaucoup moins d'observations exactes (2). Rapide, elle détermine, comme toute série d'efforts, une grande fréquence dans les

(1) Burdach, *Traité de physiologie considérée comme science d'observation*, traduit de l'allemand sur la 2ᵉ édition, par J. A. L. Jourdan. Paris, 1839, t. V, p. 310.

(2) Voy. de Humboldt, *Nouvelles Annales de voyages*, 3ᵉ série, t. XX. — D'Orbigny, *Voyage dans l'Amérique méridionale*, t. II. — Roulin, *Fréquence du pouls dans les montagnes* (*Journal de Magendie*, t. VI, p. 1). — Jacquemont, *Correspondance*, t. I. — De Saussure, *Voyages dans les Alpes*, t. II à IV. — Shervill, *Bibliothèque universelle*. — Désor et Agassiz, *Relation d'une ascension à la Jungfrau*. — Rey, *Influence sur le corps humain des ascensions sur les hautes montagnes* (*Revue médicale*, décembre 1842). — Lepileur, *Mémoire sur les phénomènes physiologiques dans les Alpes* (*ibid.*, 1845). — Lombard, *Les climats de montagnes*, etc. 3ᵉ édition, Genève, 1873. — Jourdanet, *Les altitudes de l'Amérique tropicale*, etc. Paris, 1861. — Léon Coindet, *Lettres sur le Mexique*, in *Gaz. hebdom. de méd. et de chirurg.* 1863-1864. — Le Roy de Méricourt, art. ALTITUDES du *Dict. encycl. des sciences méd.* Paris, 1865.

battements du pouls, une disposition aux nausées (mal des montagnes), un sentiment général de malaise, une lassitude telle que la force de marcher manque ; il faut s'arrêter souvent pour respirer, si l'on s'arrête quelque temps, on s'endort. Suivant Weber (1) et de Humboldt (2), cette lassitude musculaire provient en partie de ce qu'une moindre pression extérieure de l'air soutient moins la cuisse dans l'articulation coxo-fémorale. Le bourrelet orbiculaire et ligamenteux fait office de soupape ; aussi la jambe, que la section des muscles et de la membrane capsulaire ne fait point tomber sur un cadavre, tombe aussitôt que la cavité cotyloïde reçoit l'air extérieur, sans que le ligament rond ni la membrane capsulaire aient été intéressés. Les phénomènes mentionnés surviennent à des hauteurs qui varient suivant les dispositions individuelles et les circonstances de l'ascension; la fatigue, l'émotion des périls qui se révèlent y entrent pour une part. De Saussure, qui n'éprouvait un commencement de malaise qu'à 11 400 pieds, a eu des guides, d'ailleurs très-robustes, qui souffraient déjà à 9000 pieds, d'autres à 7000, quelques-uns même à 5000. Agassiz et Desor, qui gravirent la Jungfrau le 28 août 1841, n'ont éprouvé aucun accident pendant plusieurs semaines qu'ils vécurent à une hauteur de plus de 8000 pieds. Un voyageur anglais, Moorcroft, un peu au-dessous du Niti-Ghôt, dans l'Himalaya, sentit sa respiration s'accélérer à 15 600 pieds, et il était contraint de s'arrêter de cinq pas en cinq pas. Sur le col de Ghôt, la difficulté de monter redoubla; il succombait au besoin de dormir; enfin, une forte angoisse l'obligeait à respirer fréquemment et profondément. Le capitaine Web, dans les mêmes lieux, ressentit les mêmes symptômes et une tendance à l'apoplexie, et il a observé que les chevaux et les yaks (taureaux du Thibet) ne sont point exempts de ces troubles. Une fatigue extrême, une grande faiblesse, de violents maux de tête, voilà ce qu'éprouvèrent le lieutenant Gérard et ses gens dans trois expéditions en trois endroits différents de l'Himalaya, à 15 600, à 17 500 et à 18 500 pieds. Dans leur tentative d'ascension à la cime du Chimborazo (juin 1803), de Humboldt et Bonpland, après avoir grimpé une heure en partant d'un point dont la hauteur avait été déterminée à 17 160 pieds, commencèrent à sentir une envie de vomir accompagnée de vertiges et beaucoup plus pénible que la difficulté de respirer; ils avaient en même temps les lèvres et les gencives saignantes, la conjonctive oculaire gorgée de sang. Une fois sur le volcan du Pichincha, élevé seulement de 13 800 pieds, de Humboldt, quoique exempt d'hémorrhagie avait ressenti un si violent mal d'estomac avec vertiges, qu'on le trouva étendu à terre sans connaissance au moment où il venait de quitter ses compagnons pour faire des expériences électrométriques. Dans une nouvelle tentative pour atteindre la cime du Chimborazo (1831), Boussingault et le colonel Hall s'arrêtèrent à une hauteur de 18 500 pieds, par une température

(1) Weber, *Encyclopédie anatomique.* Paris, 1843, t. II, p. 237 et suiv.
(2) Humboldt, *Académie des sciences,* 23 janvier 1837.

de $+ 7°,8$ et le baromètre indiquant 13 pouces 8 lignes et demie : obligés de s'asseoir, ils se relevaient presque aussitôt et ne souffraient que pendant le temps qu'ils étaient en mouvement. De même, au mont Blanc, Saussure ne pouvait avancer de quinze pas sans s'asseoir pour reprendre haleine. Au repos, il ne lui restait qu'un peu d'oppression précordiale ; mais le moindre mouvement ou la simple contention de l'esprit l'obligeait à s'arrêter de nouveau et à haleter pendant quelques minutes encore, la face tournée au vent. Mêmes symptômes éprouvés plus récemment au mont Blanc par le capitaine Sherwhill, le docteur Barry, Atkins et mademoiselle Dangeville ; à 4500 mètres, et à 4660 mètres d'élévation, Martins, Bravais et Lepileur, faisaient d'abord sans reprendre haleine, 80 pas, puis 70, et enfin, entre les Petits-Mulets (4660 mètres) et la cime du mont Blanc (4811 mètres), seulement 30 à 40 pas. Il importe de considérer que sur le sommet du mont Blanc, à 14 700 pieds, ces explorateurs se trouvaient plus haut que de Humboldt à 18 200 et Boussingault à 18 500 dans des Cordillères, et que Moorcroft et Gérard à 18 500 dans l'Himalaya, puisqu'en Europe les limites de la neige fondante sont à 8000 pieds environ au-dessus des mers, tandis qu'elles commencent à 14 600 pieds en Amérique et à 15 700 pieds en Asie. Sur le col du Géant, à 687 toises au-dessous de la cime du mont Blanc, Saussure et ses compagnons éprouvèrent une excitation du système nerveux qui les rendait irritables, impatients : « Près de la cime, l'air est si rare, que je ne pouvais faire que 15 à 16 pas sans reprendre haleine ; j'éprouvais même de temps en temps un commencement de défaillance qui me forçait à m'asseoir. Tous mes guides, proportion gardée de leurs forces, étaient dans le même état... Arrivé sur la cime, quand il fallut me mettre à disposer mes instruments et à les observer, je me trouvai à chaque instant obligé d'interrompre mon travail pour ne m'occuper que du soin de respirer... Toute observation faite dans cet air rare fatigue, parce que sans y penser on retient son souffle, et, comme il faut suppléer à la rareté de l'air par la fréquence des inspirations, cette suspension me causait un malaise sensible... Le genre de fatigue qui résulte de la rareté de l'air est absolument insurmontable ; quand elle est à son comble, le péril le plus imminent ne vous ferait pas faire un pas, etc. » Lepileur, Martins et Bravais, sur la cime du mont Blanc, n'ont point éprouvé ces sensations en observant leurs instruments, et ils n'y ont souffert que du froid. Martins eut quelques nausées, il vomit quelques grains de raisin sec pris une heure auparavant : il compara son malaise avec le mal de mer ; leur appétit n'était pas nul : Lepileur ne recouvra complétement le sien qu'en descendant à la hauteur de 3046 mètres, et sa soif devint alors plus vive qu'au Grand-Plateau. Rey rapporte, suivant le témoignage du capitaine Sherwhill, qu'après les rochers nommés les *Grands-Mulets* (3046 mètres), la soif devint intolérable pour sa nombreuse escorte. On ne pouvait plus parler sans prendre de la neige mêlée à du raisin sec pour se rafraîchir la bouche et s'humecter le gosier, tandis que le besoin de manger fut à peu près nul. Lepileur et ses compagnons avaient tous la langue blanche; celle des guides l'était moins. En 1837, Atkins emmena avec lui, au sommet du mont Blanc, le chien de son guide; cet animal partagea les souffrances de ses maîtres : il tombait pour s'endormir aussitôt; il regardait autour de lui avec une expression d'inquiétude; à la différence des hommes, il ne perdit point l'appétit, mais il eut des vomissements continus. Sherwhill, de Tilly et Atkins parlent d'une sensation de légèreté extraordinaire qu'ils ont éprouvée en descendant ou à l'état de repos; Lepileur, Bravais et Martins ne l'ont point éprouvée. Sur le sommet du mont Blanc, le pouls de trois personnes, de Saussure, de son domestique et de son guide, donnait pour moyenne 100,3 pulsations par minute : le jour suivant, à Chamounix, la moyenne fut de 60,3; la différence est donc de 40 pulsations pour une différence de pression atmosphérique égale à 7176 livres. Lepileur (trente-quatre ans) a observé sur lui-même la marche suivante du pouls : à 802 mètres au-dessus de la mer, 63 pulsations; à 1050 mètres, 60 pulsations; à 2069 mètres, 82 pulsations; à 3046 mètres, 92 pulsations; à 3911 mètres, 90 pulsations; à 4811 mètres, 88 pulsations. A Guaduas, situé à 1032 mètres, Roulin a constaté les moyennes suivantes chez lui-même et deux compagnons : 86, 81, 102; à Santa-Fé (2643 mètres), 96, 86, 100. Ainsi l'accélération du pouls est l'effet constant de l'ascension à partir d'un certain niveau. Quant aux hémorrhagies, Guérard les attribue à l'expansion des gaz qui, en raison du raccourcissement de la colonne barométrique, ne restent plus en dissolution dans le sang et s'échappent en chassant le sang hors de ses vaisseaux; explication reproduite par Gavarret (1). Toutefois, on n'a guère observé dans les ascensions que des saignements de gencives et de lèvres par gerçures, par sécheresse extrême; l'injection de la face et des conjonctives provient de la congestion que détermine vers les téguments la réverbération du soleil par les neiges. Breschet et Becquerel se sont assurés que la température du corps est la même au Saint-Bernard et dans la plaine, fait déjà signalé par de Saussure à une élévation presque double. On sait enfin que sur les très-hautes cimes, la détonation d'une arme à feu est à peu près nulle, et qu'au mont Blanc aucun bruit ne peut trouver d'écho; mais le son se propage assez loin : à 300 mètres de distance, Lepileur et ses compagnons entendirent les voix de leurs guides qui causaient entre eux, et le bruit du crayon qui frappait le vernier du baromètre était perçu à quinze et vingt pas.

Les phénomènes qu'on observe à de grandes hauteurs sur le globe ont une origine complexe, et quelques-uns se rapportent aux dispositions individuelles (saignement scorbutique des gencives observé par Bouguer, imminence d'hémoptysie chez le docteur Clark et d'apoplexie chez Moorcroft, épistaxis chez d'Orbigny, etc); d'autres à des circonstances accessoires : tels sont la somnolence, un peu de congestion vers la tête, l'état pâteux de la bouche, qui résultent d'un exercice musculaire violent avec privation de sommeil pendant une

____

(1) Gavarret, *Dict. encyclop. des sciences médic.* Art. ATMOSPHÈRE.

ou deux nuits ; l'abus des alcooliques chez les guides et souvent chez les voyageurs, ajoute aussi ses effets à ceux de la raréfaction de l'air. Mais, déduction faite de ces influences, il reste un ensemble de phénomènes qui constitue le mal des montagnes. Bouguer l'attribue à la fatigue, oubliant qu'elle provient elle-même en partie de la difficulté de respirer dans un air raréfié ; de Saussure, au relâchement des vaisseaux par suite de la diminution de la pression atmosphérique ; Rey, au mouvement plus pénible et moins habituel des membres abdominaux pendant l'ascension. D'après Brachet (1), les muscles en contraction désoxygénant le sang qui les traverse plus que pendant le repos, la respiration est accélérée par le mouvement dans un air raréfié ; pendant les haltes, le sang demande moins d'oxygène aux poumons et en laisse moins dans les muscles locomoteurs, et comme ceux-ci ne se peuvent contracter que sous l'influence du sang artériel, il s'ensuit qu'arrosés pendant les haltes par un sang presque veineux, ils sont moins aptes au mouvement : ainsi s'expliquent et l'anhélation et la lassitude, éléments principaux du mal des montagnes. Lepileur objecte à cette théorie, que tel s'arrête par essoufflement, tel autre par fatigue, et que l'anhélation presque toujours permettrait encore quelques pas quand déjà les jambes défaillent ; dans la production de cette fatigue douloureuse, il fait pourtant intervenir la congestion sanguine des muscles en action, congestion proportionnelle à leurs efforts et d'autant plus rapide que le pouls s'accélère lui-même dans un air raréfié ; aussi bien le repos rétablit l'équilibre, et les hommes qui ont le plus exercé leurs muscles sont aussi les derniers à ressentir la fatigue locale des montagnes. Quant à la disposition nauséeuse avec inappétence, à l'imminence syncopale, à la céphalalgie violente pendant la marche et cédant au repos, ces troubles succèdent à toute série d'efforts non interrompus, à un exercice gymnastique de six à huit minutes, à l'ascension rapide d'un escalier, etc. ; et pour peu que les efforts continuent, on observe le trouble de la vue, des vertiges, une lassitude douloureuse dans les membres, la prostration des forces ; que si l'on s'arrête pour prévenir les effets de l'hypérémie cérébrale et pulmonaire, le sang reflue vers le cœur, la face pâlit et la défaillance s'annonce, Sur les hauteurs, mêmes phénomènes à marche plus rapide, l'afflux considérable du sang vers le cerveau comprimant les forces motrices et sensitives, comme son reflux trop brusque les laisse dans un état de collapsus : de là mal de tête, battement des carotides, impuissance à se mouvoir, inclinaison instinctive du corps et de la tête en avant et syncope imminente, lorsqu'en érigeant la tête on facilite le reflux du sang vers le cœur. Le malaise de l'estomac, très-analogue au mal de mer, est sans doute sympathique de l'hypérémie encéphalique, à moins qu'il ne soit dû à un effet de la tension gazeuse de l'estomac et des intestins, augmentée sous une pression décroissante de l'atmosphère (2).

(1) Brachet, *Revue médicale*, novembre 1844.
(2) Voy. Maïssiat, *Mémoires de physique animale*. Paris, 1843, p. 259 et suiv. — Les

Gavarret, reprenant l'idée de Brachet et la précisant à l'aide des observations de Joule, Hirn et Béclard, rattache le *mal des montagnes* à une intoxication par l'acide carbonique dissous en trop forte proportion dans le sang. L'homme adulte brûle en une heure 12 grammes de carbone en dégageant 22 litres d'acide carbonique par les voies respiratoires ; la chaleur produite par cette transformation du carbone représente les 8/10 de la chaleur totale due aux réactions chimiques qui s'opèrent dans les réseaux capillaires ; les 2/10 restants sont fournis par la combustion de l'hydrogène des matériaux organiques du sang. L'intensité de ces combustions respiratoires est en raison directe de la dépense des forces : toutes les fois que l'homme élève un kilogramme à 425 mètres de hauteur ou 425 kilogrammes à 1 mètre de hauteur, il brûle dans ses capillaires généraux plus de matériaux organiques que n'exige le maintien de sa température propre, et cet excès de combustion dont l'effet thermique est nul, représente une quantité de chaleur transformée en force mécanique, capable d'élever de 1 degré cent. la température d'un kilogramme d'eau. L'adulte, que nous supposons du poids de 75 kilogrammes, s'il a monté à pied au sommet d'une montagne de 2000 mètres de hauteur, a exécuté un travail utile de 150 000 kilogrammètres, représentant 353 unités de chaleur sans effet thermique, mais transformées tout entières en force mécanique et fournies par les combustions respiratoires. Les 8/10 de cette chaleur transformée étant fournis par la combustion du charbon, il a fallu, pour créer la force mécanique correspondant au travail utile de l'ascension, produire 65 litres d'acide carbonique, en sus des 22 litres par heure nécessaires au maintien de la température du corps. Conséquences : dépense énorme de matériaux organiques, épuisement des forces, accélération des mouvements respiratoires et circulatoires, et pour absorber tout l'oxygène que nécessitent des combustions si énergiques, et pour expulser un tel excès d'acide carbonique ; sinon, le sang en demeure surchargé, et l'anxiété respiratoire, la céphalalgie, les vertiges, la somnolence sont les symptômes de cette intoxication.

Le mal des montagnes ne se fait sentir qu'à la limite des neiges perpétuelles, quelle qu'en soit la hauteur absolue. Cette règle ne s'applique qu'aux régions situées en deçà du 55e ou du 60e degré de latitude, et, malgré les exceptions dont elle est passible, on peut l'admettre d'après la plupart des relations de voyages dans les Andes, l'Himalaya et les Alpes. Lepileur l'explique naturellement en rappelant que le voyageur, parti des pays les moins élevés, séjourne toujours un peu dans la région de la grande végétation, parallèle à celle des neiges persistantes, avant de s'élever dans le désert de la montagne ; il a donc eu le temps de s'habituer graduellement à l'air plus ou moins raréfié que l'on respire à la limite du séjour de l'homme ; mais de cette limite à une nouvelle hauteur de 12 à 1500 mètres, la transition est brusque et l'on atteint un point où les effets de la raréfaction atmosphérique se prononcent.

mémoires V et VI contiennent les éléments d'une théorie physique des effets de la raréfaction de l'air ambiant.

Parmi ces effets, le froid est encore celui qui éprouve le plus les voyageurs qui séjournent à de grandes hauteurs. Bouguer (1) et de Saussure (2) ne pouvaient se rendre exactement compte des causes qui le produisent; aidé des progrès de la physique moderne, Ch. Martins les a mieux précisées (3). L'atmosphère absorbant une partie de la chaleur solaire, le rayon calorifique qui frappe un sommet élevé de 3000 mètres traverse une moindre épaisseur de couches d'air que celui qui tombe sur une plage au niveau de la mer; il doit donc être plus chaud que ce dernier. Des expériences faites simultanément (18 août 1844) sur le grand plateau du mont Blanc et à Chamounix par Ch. Martins, Aug. et Camille Bravais, ont montré qu'à une différence de niveau de 2890 mètres, et quoique la température de l'air fût de 22°,2 inférieure à celle de la vallée, la chaleur due au soleil était dans celle-ci de 1°,09 et sur le grand plateau de 1°,22. Le sol des montagnes s'échauffe beaucoup plus relativement que l'air, tandis que dans la plaine la température moyenne de l'air dépasse presque toujours celle du sol. Le maximum moyen de neuf jours d'expériences a été pour le sol de la montagne, à 1 décimètre de profondeur, de 13°,07; à sa surface, de 19°,48, et pour l'air, seulement de 8°,99. Ces phénomènes se continuent dans l'arrière-saison : du 21 septembre au 1er octobre 1844, la température moyenne de l'air a été de 3°,15, celle de la surface du sol 5°,89, et à 0m,25 de profondeur, 5,48. C'est cet échauffement du sol qui explique dans les Alpes la variété d'espèces végétales et le nombre d'individus qui y fleurissent à la limite même des neiges éternelles ; ces plantes sont plus chauffées par la terre qui les porte que par l'air qui les baigne; au Spitzberg, au contraire, malgré la persistance du jour pendant tout l'été, la végétation est indigente et rare, les rayons obliques du soleil étant absorbés en partie par la grande épaisseur de l'air qu'ils traversent et n'ayant plus le pouvoir d'échauffer cette terre glacée (Martins). Et cependant, sur les Alpes comme sur toutes les hauteurs, l'air s'échauffe moins et se refroidit infiniment plus que l'air des plaines: raréfié, il absorbe moins que l'air dense des plaines les rayons directs ou réfléchis du soleil; le sol se refroidit la nuit par rayonnement plus que l'air; dans les deux saisons (été et automne), Bravais et Martins ont constaté que le refroidissement nocturne de la surface du sol s'élève au double de celui de l'air ; ce qui s'explique en partie par l'immersion des sommets dans l'océan aérien, l'air raréfié qui l'entoure de toutes part favorisant encore l'émission de la chaleur. Sont-ils couverts de neige, ils rayonnent avec plus d'intensité. La neige à l'état pulvérulent refroidit énormément les corps solides qu'elle touche, l'air qui la baigne et celui vers lequel elle rayonne : un thermomètre déposé à la surface de cette neige, et légèrement recouvert par elle, marquait 12°,30 au-dessous de celui qui était exposé à l'air libre. A minuit, dans les

(1) Bouguer, *Voyages au Pérou*, p. 51.
(2) Saussure, *Voyages dans les Alpes*, chapitre xxxv.
(3) Charles Martins, *Annales de chimie et de physique*, 3e série, 1860, t. LVIII, p. 209.

quatre nuits des 28, 29, 30 et 31 août, il était descendu en moyenne à — 19°,20, l'air étant à — 6°,45. La neige floconneuse qui tapisse en hiver le sol des contrées boréales n'a point le pouvoir émissif de la neige poussiéreuse; tassée et fondant en partie, elle ressemble à celle qui, dans les Alpes, est à l'état de *névé*, c'est-à-dire en fusion le jour et regelant la nuit. Une moindre pression sur les montagnes a pour effet d'activer l'évaporation qui est un cause de réfrigération pour l'air et pour le sol, en même temps qu'elle détermine le phénomène appelé par Peltier le *fumage des montagnes*. C'est par les beaux jours que cette évaporation s'effectue et donne lieu à des sécheresses d'air inconnues dans la plaine; mais quand il pleut ou que le sommet est coiffé de nuages, l'humidité est au moins égale à celle des régions basses. Enfin, une dernière cause de refroidissement sur les montagnes est due à la dilatation de l'air des courants ascendants. Favre et Silbermann ont trouvé que le décroissement de la température avec la hauteur étant de + 10 degrés centigrades pour 180 mètres, la fraction due à la dilatation de l'air serait de 0°,32. Ajoutez pour l'homme qui s'aventure à ces hauteurs l'action des vents et des rafales qui y soufflent, quand pas une feuille ne tremble aux arbres de la vallée, la basse température de la neige sur laquelle on marche à 3000 mètres d'élévation (— 8°,2), la compression des orteils par le cuir gelé et rigide des chaussures, l'effet plus dangereux encore de la neige fondante qui imprègne les chaussures les plus imperméables, la sécheresse de l'air activant les transpirations pulmonaire et cutanée, ou l'humidité glaciale des nuages, l'insuffisance de l'hématose dans un air raréfié, etc. (1).

Le caractère essentiel de l'organisation humaine, au point de vue hygiénique, est de s'adapter à une grande variété d'influences extérieures et de se familiariser par l'habitude avec les conditions les plus opposées en apparence à sa conservation : c'est ainsi que des masses d'ouvriers vivent et travaillent dans les galeries des mines très-profondes, sous une pression beaucoup plus forte que celle de l'atmosphère. A une hauteur de 9808 mètres au-dessus du niveau de la mer, Quito, dans la république de l'Équateur, présente une population florissante de 70 000 habitants; dans la Bolivie, la ville de Potasi, qui comptait au xviiᵉ siècle une population de 150 000 âmes, monte dans ses quartiers les plus élevés à 4166 mètres; dans les Andes péruviennes, la métairie d'Antisana prospère à 4101 mètres, etc. A part les différences tranchées de pression atmosphérique que l'homme s'accoutume à supporter d'une manière permanente, ses fonctions continuent de s'exercer avec régularité sous l'empire des variations barométriques qui s'observent dans notre atmosphère pendant les phases du jour et de l'année. Il est même probable que

(1) Au bord de la mer, sous la pression de 760 millim. de mercure, un demi-litre d'air, ration moyenne de chaque inspiration, pèse 0ᵍʳ,65, et contient en poids 0ᵍʳ,16 d'oxygène; sous une pression de 475 millim. il pèse 0ᵍʳ,40, et ne contient plus que 0ᵍʳ,10 d'oxygène; au sommet du mont Blanc, où la pression est de 420 millim., chaque inspiration n'introduit dans le poumon que 0ᵍʳ,09 d'oxygène. (Ch. Martins.)

ces oscillations sont liées à une loi conservatrice des êtres organisés, et que pour les fonctions influencées directement par l'air, comme pour les fonctions nutritives, la règle est dans une certaine variété de modifications. La sensation de malaise et d'accablement, la gène de la respiration que l'on éprouve aux approches des orages, sont attribuées, à tort, tantôt à l'augmentation, tantôt à la diminution de la pression atmosphérique. Guérard, a pu se convaincre que ces phénomènes dépendent de l'influence de l'électricité. Quand le baromètre subit une dépression brusque et forte, les fluides font effort contre les parois des vaisseaux, les veines de la périphérie se gonflent, une fausse pléthore se prononce; il y a menace de congestion vers la tête, abattement et pesanteur du corps : ce qui fait dire vulgairement que l'air est lourd, quoiqu'il soit rare et par conséquent plus léger. Si la variation affecte plusieurs degrés barométriques, des accidents peuvent survenir : au mois de décembre 1747, Duhamel vit en moins de deux jours le baromètre tomber à 1 pouce 4 lignes, ce qui équivalait à une diminution de 1400 livres dans le poids de l'atmosphère; aussi y eut-il beaucoup de morts subites.

3° *Action des vents.*

Les vents, considérés d'une manière générale, agissent sur l'homme : 1° par la quantité de mouvement qu'ils communiquent aux couches d'air ébranlées; 2° par les qualités météorologiques de cet air; 3° par les propriétés qu'ils empruntent aux surfaces qu'ils ont parcourues; 4° par les matières qu'ils lancent dans une direction déterminée; 5° par leurs variations. Les courants d'air, qui se brisent dans une atmosphère médiocrement agitée, peuvent être comparés aux vagues de la mer quant aux percussions qu'ils exercent sur les corps; modérés, ils sont des douches d'air. On connaît peu les effets de ces chocs répétés; on a dit qu'ils sont toniques : le bain d'air, comme dit Hufeland (1), ne doit pas seulement son utilité à l'action mécanique de l'air en mouvement; on comprend sans peine qu'elle fortifie les tissus cutanés et y favorise peut-être la circulation. Les vents plus forts compriment comme si le poids de l'air était augmenté. Les vents qui ont une grande impétuosité produisent une commotion dans les parties qu'ils frappent brusquement; celles-ci, indépendamment d'une rapide soustraction de calorique et d'humidité, subissent une atteinte véritablement traumatique. Plus la percussion est violente, plus la réaction consécutive aura d'intensité; le sang, brusquement refoulé, revient avec force dans les parties frappées, et, suivant la délicatesse de leur texture et leur sensibilité, il s'y manifestera des phénomènes d'irritation plus ou moins grave. Les qualités météorologiques de l'air sont en quelque sorte

---

(1) Hufeland, *Éducation physique des Enfants*, publié à la suite de : *La macrobiotique, ou l'art de prolonger la vie de l'homme*, traduit de l'allemand par A. J. L. Jourdan. Paris, 1838, p. 459.

exagérées par la vitesse du mouvement qui lui est transmis : l'air froid, mais en repos, nous impressionne beaucoup moins que ce même air agité par le vent ; même par une température douce, nous sentons les moindres courants d'air. Cela tient à ce que le vent projette incessamment au contact de notre corps des masses d'air nouvelles qui lui enlèvent de nouvelles quantités de calorique ; cette déperdition s'accélère encore quand le vent est humide. L'air chaud semble faire exception, car la ventilation en tempère les effets ; mais ce phénomène ne diffère point du précédent quant à sa cause : si l'air chaud et immobile nous paraît étouffant, c'est que la même couche d'air baignant notre peau ne tarde point à se saturer d'humidité, et dès lors s'oppose à l'évaporation des produits de la transpiration pulmonaire et cutanée, tandis que le plus faible courant nous apporte au contact de la peau de nouveaux volumes d'air avides d'eau et qui nous rafraîchissent en activant la vaporisation dermique. Des grenouilles placées à l'embrasure d'une fenêtre fermée éprouvèrent par heure une perte moyenne de 0,0167 du poids de leur corps ; d'autres grenouilles placées à l'embrasure d'une fenêtre ouverte perdirent 0,0530 ; des lézards transpirèrent dans le premier cas, 0,0041, dans le second, 0,0087 [1]. Dans un air calme et chargé d'humidité, la transpiration se trouve réduite à son minimum, c'est-à-dire qu'elle devient cinq à dix fois moins abondante que dans l'air sec et en mouvement. Lorsque les vents ont une certaine durée, la nature des terrains et l'espèce de climat qu'ils traversent, leur communiquent des propriétés caractéristiques : ainsi, dans notre France, les vents du nord-est sont froids et secs ; ils ont parcouru la Sibérie, la Russie et une partie de l'Allemagne ; ils doivent donc participer à la température de ces contrées, et ils deviennent d'autant plus secs que, passant sur des zones de moins en moins froides, ils restituent à l'état latent la petite quantité de vapeur qu'ils contenaient. Les vents du sud et du sud-est soufflent de l'intérieur de l'Afrique ; en roulant sur la Méditerrannée, ils se chargent de vapeurs abondantes : aussi, lorsqu'ils atteignent les côtes de Provence, possèdent-ils au plus haut degré les propriétés de l'air chaud et humide. Les habitants de cette partie du Midi en connaissent l'influence déprimante ; tant qu'ils soufflent, la prostration est universelle : ils les appellent généralement *sirocco*. En Algérie, ce vent est justement redouté. Félix Jacquot, qui l'a enduré pendant trois jours dans le désert, en a vivement retracé l'effet. L'air est aride, lourd, énervant, la respiration saccadée et sonore ; la poitrine oppressée et aspirant, par des efforts d'ampliation, le plus grand volume de cet air dilaté ; barre frontale, éblouissement, bruissement d'oreilles, constriction à la gorge et à l'épigastre, lèvres et narines crevassées par la poussière ardente que fouette le vent ; marche chancelante ; par intervalles, bouffées de chaleur à la face, suivies quelquefois de vagues frissons et d'un surcroît de défaillance voisin de la syncope ; visage d'ailleurs vultueux, lèvres cyanosées, pouls fort et rebondissant, ou faible et

____

[1] Edwards, p. 590 et 603.

irrégulier, parfois plein, souple et lent; intelligence obtuse, sens paresseux et peu sûrs; répugnance au mouvement, anxiété, agitation; on étouffe sous la tente; en plein air, la rafale brûlante suffoque; on ne peut se tenir debout, et l'on craint de se coucher, à cause de la température plus forte des couches inférieures de l'atmosphère échauffées par le sable; le contact du sol brûle la main, la sueur coule à flots, la soif est insatiable, et quand l'estomac est distendu par l'eau ingérée, la dyspnée augmente avec le malaise général et l'anxiété épigastrique. C'est avec raison que F. Jacquot rapproche ces accidents de la calenture, et qu'il les explique par l'hypérémie cérébrale, souvent compliquée d'un état semi-asphyxique (1). Les vents de l'ouest, saturés des vapeurs qu'ils balayent sur l'Océan, sont ordinairement pluvieux, surtout quand ils surviennent par une température froide qui précipite leurs vapeurs en pluies. On conçoit d'ailleurs que ces effets sont subordonnés aux conditions et aux rapports des localités très étendues : ainsi, dans le Dauphiné et sur les côtes de la Méditerranée, le vent du nord-est, appelé *tramontana*, est propor-tionnellement plus froid que pour les autres parties de la France, différence qui provient du voisinage des Alpes. Le vent du nord-ouest est sec en Provence, où on le nomme *mistral*; il est humide sur les côtes de l'Océan voisines de l'Espagne : c'est que, dans ce dernier cas, il souffle immédiatement au-dessus de l'Océan, tandis qu'il n'atteint la Provence qu'après avoir traversé l'Angleterre et la France. La différence des régions intermédiaires que traverse le même vent peut influer sur la moyenne annuelle de la température dans les contrées où il arrive : c'est ce qui fait que l'Afrique occidentale est beaucoup plus chaude que l'Afrique méridionale, quoique le soleil leur déverse une égale quantité de chaleur. Mais le vent d'est qui règne dans l'une et dans l'autre leur vient par une région différente : tandis qu'il souffle de la mer sur l'Afrique occidentale, il traverse, pour arriver à l'autre Afrique, la plaine méridionale du Grand-Désert, et tant qu'il règne, du Sénégal à Podhor, l'air est obscurci par des nuées d'insectes, les campagnes se couvrent de sauterelles, les plantes se flétrissent, les verres se fendillent, les meubles s'écartent, une poussière très-fine pénètre de toutes parts; la sécheresse est excessive, et la chaleur qui embrasse l'atmosphère semble le rayonnement d'un four incandescent. Ainsi le même vent est très-froid au Malabar, où il se précipite des hautes montagnes qui l'avoisinent; il est brûlant au Sénégal et sur la côte de Coromandel, qui le reçoit de longues plaines sablonneuses (2).

Les vents agissent encore par les matières dont ils sont les véhicules : ceux qui rasent les déserts de l'Afrique se chargent d'une poussière sablonneuse et brûlante qu'ils déposent sur tous les objets et chassent souvent à de grandes distances; cette poussière s'insinue dans les habitations par toutes les ouvertures, et contribue au développement des ophthalmies endémiques. Suivant le

(1) Félix Jacquot, *Gazette médicale*, 1846, p. 718 et suiv.
(2) Thévenot, *Maladies des pays chauds*, Paris, 1840, p. 56.

témoignage des voyageurs, les vents du nord emportent une poussière de glace qui fatigue douloureusement les yeux et déchire le visage; quelques-uns assurent qu'elle est une cause de congélation des pieds et des mains, mais le seul effet du vent du nord y suffit. Ailleurs, les vents servent de véhicule aux émanations délétères qui se dégagent des eaux stagnantes, des terres humides et incultes, des foyers pestilentiels que développent certaines industries. Le marais de la Djalowa est distant d'environ deux lieues de Navarin (Morée); chaque fois que le vent se levait dans la direction des marais, les fièvres intermittentes et rémittentes apparaissaient parmi les troupes françaises qui occupaient le fort de cette petite ville. C'est par le transport des miasmes que l'on s'explique le développement des fièvres intermittentes dans des localités très-élevées de la Grèce et de la Corse (voy. *Marais*). Les vents et les ouragans, dit Boussingault (1), les courants ascendants dus aux inégalités de température, les volcans par l'émission continue de gaz, de vapeurs et de cendres tellement divisées que souvent elles vont s'abattre à des distances prodigieuses, portent et maintiennent dans les plus hautes régions de l'air des corpuscules enlevés à la surface du sol ou arrachés à la partie interne du globe. La permanence de ces substances si diverses et si tenues dans l'atmosphère se dénonce à l'œil, dès qu'un rayon solaire immerge dans un lieu obscur, et fait poudroyer ce que Berghmann appelle énergiquement les immondices de l'air. Ces poussières que nous respirons sans cesse, ajoute le même savant, établissent pour ainsi dire le contact entre les individus les plus éloignés des uns et des autres, et « bien que leur proportion, leur nature et, par conséquent, leurs effets soient des plus variés, ce n'est pas s'avancer trop que de leur attribuer une partie de l'insalubrité qui se manifeste habituellement dans les grandes agglomérations d'hommes ». Enfin, les vents deviennent nuisibles quand ils se remplacent brusquement: leurs variations soudaines agissent, mais avec plus d'intensité, comme les alternatives instantanées de chaud et de froid qui ont lieu dans le même jour. Mais les vents ont aussi leur utilité, et elle est immense : sans parler du transport et de la répartition des nuages qui fertilisent, en s'épanchant, les terres des différents climats, sans mentionner leur rôle dans la fécondation des végétaux unisexuels, n'ont-ils point pour effet général de modérer les chaleurs, de brasser l'atmosphère, et d'en maintenir l'uniforme composition sur tous les points du globe, de la dépouiller des vapeurs et des miasmes ? Les ouragans même les plus désastreux sont des ventilateurs puisssants qui secouent l'atmosphère, divisent et propulsent au loin dans l'abîme océanique les produits qu'elle reçoit incessamment par l'évaporation du globe et par le commerce des deux règnes organiques. On a dit avec raison que l'air immobile est aux êtres qui vivent à la surface du sol ce que l'eau bourbeuse des marais est aux poissons de rivière (2). La succession régulière des vents n'est pas moins

(1) Boussingault, *Annales de chimie et de physique*, 3e série, 1854, t. XL, p. 151.
(2) Tourtelle, t. I, p. 303.

nécessaire : « Elle correspond aux besoins des divers climats, et, en prononçant l'effet des températures, elle exerce plus énergiquement la puissance de réaction de l'économie animale. Cette influence ne se borne point au corps, elle s'étend au moral : les secousses fréquentes que donne le climat mettent dans le caractère la rudesse, et y éteignent la douceur et l'aménité. C'est pour cela, je pense, que les habitants de l'Europe sont plus courageux que les habitants de l'Asie (1). »

VI. — *Composition chimique.*

La respiration dépend essentiellement de la composition chimique de l'air : or la respiration imprime aux matériaux importés dans l'économie par la digestion les propriétés qui les rendent aptes à se combiner avec nos tissus : par le rôle qu'elle joue dans la formation du sang, elle domine les fonctions de la vie animale et de la vie plastique. D'un autre côté, le degré d'altération que subit l'air inspiré est en rapport, comme nous l'avons vu, avec l'âge, le sexe, la constitution ; il l'est encore avec l'état de repos ou l'exercice, avec l'activité de la digestion et de la plupart des sécrétions, notamment de la peau, des reins et du foie. Enfin, il varie suivant la température et la pression. A tous ces titres, il importe de déterminer la nature et la quantité des échanges qui s'opèrent entre l'homme et l'air atmosphérique. Cette donnée nous sera encore indispensable pour la solution des questions qui se rattachent aux habitations publiques et privées.

Le phénomène capital de la respiration, sous le rapport de la composition chimique de l'air, consiste dans l'absorption d'une certaine quantité d'oxygène et dans l'exhalation d'une quantité à peu près équivalente d'acide carbonique; les expériences qui ont été faites pour déterminer le rapport des gaz expirés s'accordent sur ce point (2). Quelle est donc la proportion de carbone consommée par la respiration? D'anciens observateurs l'ont portée à 14 grammes par heure, ce qui ferait 340 grammes par jour. Dumas a expérimenté sur lui-même (3) : chacune de ses inspirations introduisant un tiers de litre dans ses poumons, et chaque minute donnant quinze à dix-sept inspirations, l'air expiré renfermait de 3 à 5 pour 100 d'acide carbonique; il avait perdu de 4 à 6 pour 100 d'oxygène. Ces bases fournissent pour chaque jour de vingt-quatre heures :

16 inspirations + 1/3 litre =   5 litres, 3 air expiré par minute.
318   —   air expiré par heure.
7636   —   air expiré par jour de 24 heures.

En admettant comme moyenne 4 pour 100 d'acide carbonique dans cet air, on

(1) Hippocrate, *Œuvres complètes*, traduction nouvelle avec le texte en regard, par E. Littré. Paris. 1840, t. II, p. 85.
(2) Magnus, *loc. cit.*, p. 86.
(3) Dumas, *Essai de statique chimique*, p. 82.

aurait $12^{lit},7$ acide carbonique à l'heure, $305^{lit},8$ par jour : ce qui donne en poids 166 2,3 grammes de carbone brûlé par jour ; 55 5,9 grammes de carbone qui représenteraient l'hydrogène brûlé par jour ; total brûlé en 24 heures, 212 2/9 de carbone = 9 grammes par heure, soit de carbone, soit de son équivalent en hydrogène. Dumas considère la consomma ion de 10 grammes à l'heure comme la plus près de la vérité pour la masse commune des hommes, et il l'estime à 15 pour les individus qui font exception par leur stature, par le développement de leur poitrine, par leur appétit, etc. Andral et Gavarret, qui ont prolongé chacune de leurs expériences pendant une heure, ont fixé la consommation du carbone, pour l'âge de vingt à trente ans, à 12 grammes l'heure, proportion qui varie peu de trente à quarante. On voit que le calcul a fourni à Dumas une approximation qui peut être acceptée comme moyenne générale.

En effet, Andral et Gavarret ont fait voir que la consommation de carbone par la respiration virile est portée progressivement de 5 à 12 grammes à l'heure, de l'âge de cinq à dix ans, pour revenir ensuite de 12 à 5 dans la période de quarante à cent ans ; de plus, les femmes les mieux constituées ne consomment que 6^{gr}, 4 jusqu'à l'époque de la ménopause. Le chiffre 9, posé par Dumas, résume donc les inégalités de la consommation suivant les âges, les sexes, les constitutions, l'état de santé, etc., et il peut servir de base à des évaluations qui portent sur les masses. Étant admis, d'après cette donnée numérique, que chaque inspiration épanche un tiers de litre d'air dans les poumons, il reste à discuter la quantité du mouvement respiratoire. Séguin évalue le nombre des respirations de 11 à 20, Laennec de 11 à 15, Dalton à 20, Davy à 26, Allen et Pepys à 19, Magendie à 15, Dumas de 15 à 17 (sur lui-même) ; ce qui donne une moyenne de 18. — On trouvera donc, d'après ces bases, que

15 resp. par minute = 21,600 resp. par 24 h. = 7,200	d'air respiré en 24 h.		
16 — 23,040 — 9,68	—		
17 — 24,480 — 8,16	—		
18 — 25,920 — 8,64	—		
19 — 27,360 — 9,12	—		
20 — 28,800 — 6,60	—	(1).	

L'azote est-il absorbé ou exhalé ? Est-il tour à tour rejeté ou puisé dans l'atmosphère suivant les besoins de l'individu ? Les expériences de Dulong et Despretz présentent une exhalation d'azote notable et constante ; deux expériences seulement sur dix-sept, faites par Dulong, n'ont donné ni exhalation

(1) Les auteurs sont loin de s'accorder sur la quantité d'air consommé dans chaque respiration. Nous avons cru devoir adopter la donnée de Dumas, puisqu'elle confirme par le calcul le résultat des recherches d'Andral et de Gavarret, recherches dont ce dernier nous a démontré l'exactitude sur l'appareil même qui a servi à les faire. Davy évalue la quantité d'air inspiré et expiré dans chaque respiration de 10 à 13 pouces cubes d'air $= 0^{m.c}$, 000,98 à 257 ; Dalton, à 30 pouces cubes $= 0^{m.c}$, 000594 ; Allen et Pepys, à 16 1/2 $= 0^{m.c}$, 000326 ; Menzies, à 40 $= 0^{m.c}$, 000782. Burdach (*Traité de physio-*

ni absorption; l'exhalation d'azote a été constatée dans deux cents expériences au moins par Despretz, qui en fait une loi générale. Ainsi on ne peut affirmer que la respiration enlève de l'azote à l'air; mais il est certain qu'elle en dégage. Berthollet, Nysten, Treviranus avaient été conduits à cette opinion par leurs expériences avant Despretz, et elle est confirmée indirectement par les recherches de Boussingault, qui ont prouvé qu'on ne retrouve pas dans les excréments ni dans les urines la totalité de l'azote fourni par les aliments. Les belles recherches de Regnault et Reiset (1), en Allemagne celles de R. F. Marchand (2), sont venues confirmer l'opinion d'Edwards, qui admet que le dégagement et l'absorption d'azote coïncide toujours pendant la respiration, et que l'on n'observe jamais que la résultante de ces deux effets contraires; les deux expérimentateurs ont vu que les mammifères, soumis à leur régime alimentaire habituel, dégagent toujours de l'azote, mais en très-petite quantité, presque toujours moins d'un centième du poids de l'oxygène total consommé : sous l'influence de l'inanition, l'absorption d'une proportion équivalente d'azote s'observe presque constamment chez les oiseaux, très-rarement chez les mammifères. Si, après plusieurs jours d'inanition, l'animal passe à une alimentation très-différente de son régime habituel, il absorbe souvent encore de l'azote pendant quelque temps; le fait constaté chez des poules, se répète chez l'animal souffrant par suite du régime auquel il est soumis.

Tels sont les changements principaux que subit par l'acte de la respiration le mélange d'oxygène, d'azote et d'acide carbonique qui constitue l'air atmosphérique. Respirés isolément, ces trois gaz sont impropres à l'entretien de la vie. 1° L'oxygène peut être respiré par l'homme pendant près de dix minutes; il accélère la circulation et procure une sensation de bien-être et de chaleur dans la poitrine; les animaux y meurent plus tardivement que dans l'air non renouvelé. La théorie porte à supposer que l'exhalation d'acide carbonique doit augmenter quand la respiration a lieu dans l'oxygène: c'est ce qui résulte en effet des premières expériences de Spallanzani et de Allen et Pepys; mais ces mêmes observateurs sont arrivés depuis à des résultats différents. Davy, après une expiration prolongée et faite avec effort, respira pendant une demi-minute et par sept inspirations profondes, 102 pouces cubes de gaz oxygène; il expira 5,9 pouces cubes d'acide carbonique, tandis qu'après une seule inspiration ordinaire de 100 pouces cubes d'air atmosphérique, il expirait 4,5 pouces cubes du même acide. La respiration des animaux des diverses classes, dans une atmosphère renfermant deux ou trois fois plus d'oxygène que l'air

logie, t. IX, p. 498 explique ces différences par celles des sujets mis en expérience; ce qui nous paraît forcé, car les différences d'âge, de vigueur musculaire, etc., ne peuvent faire varier le résultat de 10 à 40. Lui-même s'arrête au terme moyen de 18 pouces cubes $= 0^{m.c.},000356$; calculée d'après cette moyenne, la respiration ferait passer en 24 heures, à travers les poumons, 466 000 pouces cubes d'air $= 9^{m.c.},223800$.

(1) Regnault et Reiset, *Annales de chimie et de physique*, 1849, t. XXVI, p. 510.
(2) R. F. Marchand, *Journal für practische Chemie*, t. XLIV, 1848.

normal, ne présente aucune différence avec celle qui s'exécute dans l'atmosphère terrestre; même consommation d'oxygène, même rapport entre l'oxygène contenu dans l'acide carbonique et l'oxygène total consommé; même exhalation d'azote : que deviennent, à côté de ces faits constatés par un expérimentateur tel que Regnault, les spéculations hygiéniques et thérapeutiques de Deslandes (1) sur l'emploi hygiénique et thérapeutique d'un air plus chargé d'oxygène que l'air ordinaire? La diminution, dans certaines limites, de la quantité d'oxygène inspiré est également sans influence sur la respiration, les globules sanguins s'emparant de tout l'oxygène qu'ils peuvent enlever à l'air, pourvu que celui-ci ne contienne pas un excès d'acide carbonique. Sur les plateaux de l'Amérique centrale et sur le littoral de la mer, les phénomènes chimiques de la respiration sont identiques, et cependant dans les villes de Puno et de Potosi, situées à 4000 mètres au-dessus du niveau de la mer, les 12 000 habitants de la première de ces villes et les 30 000 habitants de la seconde n'introduisent dans leurs poumons, à chaque inspiration, que les deux tiers environ de la quantité d'oxygène que l'on respire sur les côtes de l'Océan (Liebig). 2° Les expériences de Spallanzani, de Humboldt et Provençal, Collard de Martigny, Nysten et Coutanceau, prouvent que, par la respiration du gaz azote, il s'exhale de l'acide carbonique : ces deux derniers, après avoir respiré de l'azote pur, ont toujours trouvé dans l'air qu'ils expiraient 0,04 à 0,05 (2 à 2,5 pouces cubes) d'oxygène. Néanmoins la mort arrive promptement dans le gaz azote; et si quelques gorgées seulement de ce gaz peuvent être respirées sans péril, les chiens y périssent au bout de cinq minutes (Nysten). 3° Le gaz acide carbonique, lorsqu'il est inspiré pur, entraîne promptement l'asphyxie; de plus, les expériences de Nysten ont fait voir qu'il renverse les phénomènes chimiques de la respiration; en effet, ayant asphyxié au bout de deux minutes un chien avec 1056 centimètres cubes de ce gaz, Nysten trouva que 346,08 avaient été absorbés, qu'il avait été exhalé au contraire 9,86 d'oxygène et 266,22 d'azote. Si l'on inspire de nouveau de l'air qui vient d'être expiré, et qui est par conséquent chargé d'acide carbonique, l'exhalation de ce dernier gaz diminue (expériences de Davy, Allen, Pepys et Nysten). Conclusion : le mélange de ces gaz dans les proportions indiquées plus haut est indispensable à l'entretien de la respiration : l'homme meurt dans l'azote et dans l'acide carbonique, moins par l'action de ces gaz que par l'absence de l'oxygène (2); car, quand même l'acide carbonique est absorbé au fur et à mesure de sa production, la gêne de la respiration augmente en raison inverse de la quantité d'oxygène qui reste (Edwards, p. 200); mais l'oxygène

(1) Deslandes, *Dictionnaire de médecine et de chirurgie pratiques*, t. XII, art. OXYGÈNE.

(2) Toutefois les expériences de Collard de Martigny ont confirmé l'opinion de Lavoisier sur les effets délétères du gaz acide carbonique; ces effets se font sentir par le simple contact avec la surface de la peau, les organes respiratoires recevant d'ailleurs de l'air pur.

lui-même doit être divisé par l'interposition des molécules de l'azote qui lui sert d'excipient, comme l'eau sert de véhicule à l'air nécessaire à la respiration des poissons, comme les principes alimentaires qui sont ingérés dans l'estomac ont besoin d'être enveloppés et divisés par une juste proportion de matières non nutritives.

Le sang subit à son tour des modifications essentielles : de noir il devient vermeil ; phénomène qui paraît avoir son siége dans les globules dont la quantité augmente dans le sang artériel (Lecanu) ; il en est de même de la fibrine, qui s'accroît et s'élabore par la respiration. Le sang artériel contient moins d'eau proportionnellement à ses matériaux solides ; il présente moins d'albumine, d'extractif, de matière grasse et de sels (Lecanu, Denis) : diminution, qui, toutefois, n'a pas lieu d'une manière constante. Le sang artériel diffère encore du sang veineux quant à la proportion des gaz que l'on en peut tirer. D'après Magnus (1), le gaz fourni par le sang veineux donne 1 oxygène et 3 à 4 acide carbonique ; tandis que le gaz tiré du sang artériel se compose d'oxygène pour un tiers et presque pour la moitié. Collard de Martigny a constaté chez des animaux qui avaient respiré librement deux fois plus d'acide carbonique dans le sang veineux que dans le sang artériel ; mais quand l'élimination de cet acide était suspendue par la ligature de la trachée-artère, il abondait en proportion égale dans les deux sangs (2). Ces faits ont conduit à penser que l'acide carbonique ne se produit point dans les poumons, et que la respiration avait pour seul effet de le séparer du sang ; l'oxygène inspiré serait absorbé par les poumons, entraîné avec le sang artériel dans les différentes parties du corps, et après avoir servi, dans les vaisseaux capillaires, peut-être à une oxydation (Magnus), mais certainement aux actes les plus importants de la nutrition, il reviendrait s'exhaler sous forme d'acide carbonique dans l'air expiré. On s'explique ainsi comment la respiration dégage de l'acide carbonique même en s'effectuant dans un gaz qui ne contient pas d'oxygène, et comment la quantité d'eau et d'acide carbonique expirés peuvent augmenter dans l'air raréfié et chaud qui renferme moins d'oxygène.

Chez les animaux inférieurs, la peau est la surface de respiration ; chez les poissons, les batraciens et les sauriens, cette fonction s'accomplit et par la peau et par les poumons : de là l'opinion qu'il s'opère à la surface cutanée de l'homme un échange de gaz analogue à celui qui s'effectue par la respiration. La peau humaine absorbe 1/50 ou 1/60 de la quantité d'oxygène que prend le

(1) Magnus, *Annales de chimie*, t. LXV, p. 185. Il est intéressant aujourd'hui de rappeler que, dans son *Essai sur la physiologie du sang*, publié en 1823, Krimer signalait dans le sang l'existence d'une vapeur composée de 52,7 de gaz oxygène, de 27,3 de gaz acide carbonique et de 20,0 de gaz hydrogène : la première de ces évaluations s'éloigne peu de celle de Magnus pour l'oxygène du sang artériel (*Versuch einer Physiologie des Blutes*, p. 177-185 Leipzig, 1823.)

(2) Collard de Martigny, *Journal de physiologie*, par Magendie, t. X, p. 27.

poumon (Robin et Verdeil). Ingenhousz paraît avoir le premier observé une exhalation d'azote par la peau de l'homme (Vienne, 1782). Jurine, ayant emprisonné son bras dans un cylindre hermétiquement fermé, y trouva au bout de deux heures 0,08 d'acide carbonique. Abernethy tint pendant cinq heures sa main plongée dans l'air d'une cloche placée sur la cuve à mercure, et s'assura qu'au bout de ce temps 1/6 de l'oxygéne de cet air avait disparu; les observations de Cruikshank, Gattoni, Nysten, etc., ne sont pas moins concluantes, et sont confirmées par celles que Collard de Martigny a faites plus récemment. Lorsqu'on se met au bain ou que l'on tient sa main sous du mercure, il se dégage d'abord des bulles provenant de l'air qui adhérait à la peau et que ces liquides en détachent par le frottement. Après quelque temps de séjour dans l'eau, surgissent d'autres bulles formées par des gaz que la peau exhale ; leur composition varie suivant le régime adopté par l'individu : Il se dégage tantôt de l'azote en proportion variable et de l'acide carbonique, tantôt de l'acide carbonique pur. Toutefois, et Collard le reconnaît lui-même, cette exhalation n'a pas lieu constamment; aussi a-t-elle été niée par Gordon, Woodhouse et Adelon. De même que la respiration d'un air déjà respiré dégage moins d'acide carbonique par les voies pulmonaires, ainsi l'exhalation gazeuse de la peau diminue dans l'air renfermé; d'après Abernethy, elle augmente quand la circulation s'accélère modérément, et elle diminue quand, par le mouvement du corps, la transpiration aqueuse de la peau devient plus abondante : cette remarque a été faite aussi par Collard de Martigny. Enfin cet expérimentateur assure que la peau expire plus d'acide carbonique par une température élevée qu'au froid. Plus récemment, Regnault (1) a démontré que chez les mammifères et les oiseaux, l'acide carbonique dégagé par la peau et par le canal intestinal ne s'élève en moyenne qu'aux 8 millièmes de celui que produit l'animal tout entier.

ACTION DE L'OZONE.

L'action de l'ozone dans l'organisme, à titre de modificateur météorologique, est encore bien controversée; mais ses effets immédiats sont très-marqués et rappellent ceux du chlore : le plus apparent est l'irritation ou l'inflammation des membranes muqueuses. Schœnbein, ayant placé pendant une heure un lapin adulte et vigoureux dans un air artificiellement ozonisé, l'a vu périr quelques heures après l'expérience avec des symptômes de phlegmasie des muqueuses. La quantité d'ozone consommée par l'animal s'était élevée tout au plus à 2 milligrammes, Schœnbein en conclut que l'ozone doit être un gaz des plus délétères. Un médecin américain, E. S. Gaillard, a cherché une liaison entre la présence de cet élément dans l'atmosphère et la production des fièvres intermittentes, si bien expliquée par l'intoxication palustre. Billiard

____

(1) Regnault, *Annales de physique et de chimie*, t. XXXVI, p. 479.

à Corbigny, Schœnlein le clinicien de Berlin, Wolf à Berne, Boeckel à Strasbourg, Bérigny à Versailles, et Silbermann à Paris, ont constaté que, pendant le règne du choléra, l'ozone a fait complétement défaut dans l'atmosphère des villes où ils faisaient leurs observations. Schœnlein a noté l'existence d'une forte quantité d'ozone dans l'air de Berlin pendant une épidémie de grippe, sous une constitution médicale qui prédisposait aux affections de poitrine, et un état inverse de l'air sous le règne d'une constitution gastrique. Bérigny installa en août 1855 des papiers ozonométriques dans les services des blessés, des fiévreux et des vénériens de l'hôpital militaire de Versailles, les fenêtres restant ouvertes toute la journée, et d'autres papiers de même nature dans la cour de cet établissement : les premiers, exposés pendant douze, vingt-quatre, trente-six, quarante-huit heures et même quinze jours, n'ont révélé aucune trace d'ozone ; les autres, placés aux quatre angles de la cour, en ont fourni des indices, aussi prononcés que l'ozonomètre de l'observatoire météorologique de la ville, installé sur l'église Saint-Louis. Les papiers réactifs, retirés des salles et mis en expérience dans la cour de l'hôpital, s'y sont montrés aussi sensibles à l'ozone que des papiers nouveaux installés simultanément dans la cour. Dans une salle vaste et bien éclairée qui avait été occupée par des scorbutiques, mais qui depuis un mois était restée vide, le papier ozonométrique s'est comporté comme dans la cour. Un autre chimiste, James, a obtenu à Sédan des résultats semblables : tandis qu'il obtenait la nuance 8 sur l'ozonomètre dans son jardin, il n'obtenait que la nuance 6 dans la cour de l'hôpital militaire, et malgré l'ouverture des fenêtres, nulle trace d'ozone dans les salles de cet établissement qui existe isolé sur le lieu le plus élevé de Sedan. Est-ce l'acide carbonique expectoré par les malades qui s'oppose à la manifestation de l'ozone dans les hôpitaux? Bérigny est porté à le croire.

Depuis plusieurs années, Boeckel, praticien distingué de Strasbourg, a institué des observations journalières sur l'ozone atmosphérique et en varie les conditions; il a bien voulu nous en communiquer les résultats : 1° L'ozone, en quantité normale, ne donne lieu à aucun phénomène pathologique chez les individus en santé; il agit sur eux comme la lumière, par la stimulation de la vie. 2° S'il est en excès (nuance bleu violet plus ou moins foncée de l'ozonoscope), il impressionne d'abord les voies respiratoires, et les bronchites se multiplient jusqu'à former une véritable épidémie. Que cette excitation continue, qu'elle soit renforcée par d'autres circonstances météréologiques, telles que vents du nord, nord-ouest, chute de neige, il s'établit une constitution médicale inflammatoire avec le cortége de ses maladies caractéristiques : en faisant respirer à des animaux un air fortement ozonisé, Boeckel fils a déterminé chez eux des pneumonies lobulaires. 3° L'ozone faisant défaut dans l'air, ce sont les maladies gastriques qui prédominent; sur ce point, les relevés statistiques de Boeckel, d'accord avec les observations de Schœnlein (de Berlin), ne laissent aucun doute. Si des miasmes viennent à se développer, l'ozone n'est plus là pour les détruire, et voilà sans doute ce qui se passe lors de l'apparition du choléra. L'observation prouve, dit Boeckel, que dans l'air chargé d'émanations paludiques, l'ozone ne se produit point. Or, des expériences directes ont démontré le pouvoir désinfectant de l'ozone ; des chairs putréfiées perdent leur odeur et se purifient complétement dans une atmosphère ozonisée. La décroissance du choléra a toujours coïncidé avec le retour de l'ozone.

A une certaine distance de la surface terrestre, l'ozonoscope indique toujours une proportion relativement beaucoup plus grande d'ozone. Sur la plate-forme de la cathédrale de Strasbourg, Boeckel l'a vu constamment se soutenir au-dessus de la moyenne, tandis qu'en ville, où régnait le choléra, il marquait le plus souvent zéro. Ce n'est point que l'altitude soit le régulateur absolu du degré d'ozonisation de l'atmosphère, car l'ozone a fait défaut dans des lieux plus élevés que la plate-forme de la cathédrale de Strasbourg ; mais Boeckel en conclut que l'ozone se produit d'autant plus constamment, que le point d'exploration est plus éloigné de la surface du globe ; suivant lui, les miasmes qui empêchent l'ozone de se produire ne s'élèvent guère à plus de 60 à 70 mètres au-dessus de leur lieu d'origine, et c'est ce qui explique l'apparition du choléra dans des localités que leur altitude semblait devoir en préserver.

Après dix-huit années de recherches et d'observations, l'auteur de la découverte de l'ozone, résumant et discutant tous les faits produits, conclut que l'ozone constitue une partie intégrante et normale de l'atmosphère, et qu'en vertu de son pouvoir éminemment oxydant, il agit chimiquement sur les gaz et les vapeurs oxydables qui se dégagent des substances terrestres. Tout le monde sait que la putréfaction des matières organiques azotées donne naissance à des produits vaporeux d'une odeur désagréable qui se diffusent dans l'atmosphère : *l'ozone naturel, comme l'ozone artificiel,* quelle que soit leur nature chimique encore mal définie, a la propriété de les détruire, à l'instar d'autres agents oxydants tels que les permanganates, les hypochlorites, etc. Si nous ignorons comment les miasmes portent atteinte à la santé, à la vie, personne n'ignore la haute valeur hygiénique d'un air pur et la nocuité certaine d'un air chargé de ces miasmes : l'ozone, signe constant de l'un et toujours absent de l'autre, nous apparaît donc comme un agent de purification et d'assainissement. D'après un ancien élève de Schœnbein, Scharr (de Berne), les infusoires sont tués immédiatement par le contact des substances ozonées, comme par les permanganates et les hypochlorites, et cet effet, il l'attribue à l'action de l'oxygène actif sur les matières albumineuses contenues dans ces animalcules : l'ozone n'agirait-il pas de la même manière sur les germes animés de certaines maladies, sur les animalcules microscopiques qui s'introduisent dans l'organisme par les voies respiratoires ? Et pour passer de l'hypothèse à la réalité vulgaire, d'où procède le bien-être, le salubre épanouissement du citadin qui se dérobe aux rues et ruelles de la grande ville, dès qu'il atteint sa villa à la campagne, son cottage entouré de verdure? Soucis, labeurs, passions l'y suivent; son régime y est le même qu'à Londres, à Paris; cherchez bien : une seule différence se révélera à votre enquête : l'air de la campagne est ozoné, celui de son habitation urbaine ne l'est point.

Au point de vue hygiénique, on doit tenir compte du degré d'ozonisation des substances qui entrent dans notre régime ou dans nos modificateurs : les huiles essentielles, les huiles grasses, les éthers, le chloroforme, etc., sont ozonisés par leur exposition à la lumière solaire. Mais l'application la plus efficace que suggèrent les faits précédents, consisterait à ozoniser fortement l'atmosphère quand cet élément y manque, pour détruire les miasmes : Boeckel n'a pas réussi à développer artificiellement beaucoup d'ozone dans une salle de cholériques. Choisir une habitation sur des lieux élevés, rechercher le soleil, qui est un excitateur de l'ozone, respirer les émanations balsamiques des végétaux qui ont un pouvoir ozonisant, vivre sur les bords de la mer dont l'évaporation déverse incessamment de l'électricité positive vivifiante, etc., telles sont, avec quelques modifications appropriées du régime, les règles hygiéniques qui se déduisent des données les mieux acquises sur le rôle de l'ozone atmosphérique; elles ne diffèrent pas de celles que suggère l'étude de l'électricité, parce que l'ozone n'est qu'une forme de l'oxygène électrisé et marche parallèlement à cet impondérable. Les variations de l'ozone étant liées, comme celles de l'électricité, aux conditions de température et d'humidité, il s'ensuit qu'on est exposé à lui imputer des effets physiologiques et pathologiques qui procèdent d'une étiologie complexe, bien que totalement météorologique. La constitution inflammatoire que Boeckel attribue à l'excès d'ozone, d'autres la rapporteront au froid sec qui coïncide avec ce développement d'ozone. Malgré ces équivoques et ces confusions, l'intérêt qui s'attache aux études sérieuses de météorologie nous a porté à relater les faits et les opinions les plus plausibles au sujet de l'ozone. La science a ses pressentiments, et la question de l'ozone lui offre un point d'appui pour des recherches qui ne manquent ni de précision ni de portée.

VII. — *Périodicité météorologique.*

Nous avons vu que les phénomènes météorologiques sont soumis pour la plupart à une loi de périodicité nychthémère; beaucoup d'actes organiques présentent également des alternatives régulières d'augmentation et de décroissance, une sorte de flux et de reflux qui n'est peut-être pas sans liaison avec les marées aériennes et océaniques. Les phénomènes pathologiques suivent nécessairement les vicissitudes des fonctions auxquelles ils se rapportent. Pendant la nuit, la digestion se fait plus lentement; la respiration est plus faible, plus rare; sa fréquence peut tomber de vingt à quinze inspirations par minute; d'après Proust, c'est de dix heures du matin à deux heures après midi qu'il s'échappe le plus d'acide carbonique par les voies respiratoires, et c'est la nuit qu'il s'en dégage le moins : de là le soulagement que la nuit procure dans les affections inflammatoires des poumons. D'après Hervier et Saint-Lager [1], il existe dans l'exhalation de l'acide carbonique des variations horaires coïncidant avec celles du baromètre, ayant, comme ces dernières, deux maxima, l'un vers neuf heures du matin, l'autre à onze heures du soir, et deux minima, l'un vers trois heures du soir et l'autre à cinq heures du matin. Le maximum du matin est plus grand que celui du soir. Collard de Martigny a constaté que c'est le matin que la peau exhale le plus de gaz [2]. Le pouvoir calorifique augmente dans la matinée; il atteint son maximum vers le soir pour diminuer pendant la nuit; la température humaine baisse alors de plus d'un demi-degré Réaumur. Chossat [3] a constaté que cette oscillation de la chaleur animale ne se rattache ni à une variation de la température de l'air ambiant entre le jour et la nuit, ni au refroidissement général de l'atmosphère qui résulte du changement des saisons. Les mouvements respiratoires subissent une variation analogue à celle de la chaleur animale. Suivant Robinson, le pouls a son minimum de fréquence (65 à 70 pulsations) vers huit heures du matin, et son maximum (77 à 84) de quatre à six heures du soir; Pélissier rapporte le minimum de fréquence à huit heures du matin (70 pulsations), et le maximum de fréquence à quatre heures du soir (81 pulsations). Les exacerbations des maladies caractérisées essentiellement par l'accélération du pouls et par l'accroissement de la chaleur, doivent donc coïncider avec les heures du soir, et c'est ce qui a lieu. Vers le matin, les affections pyrétiques et inflammatoires présentent une rémission; à mesure que le soleil monte sur l'horizon, le cours du sang s'accélère et les maladies vont s'aggravant jusqu'au paroxysme du soir qui correspond au maximum de vitesse du pouls. La nutrition prédomine pendant le sommeil de nuit; non qu'elle ait acquis plus d'énergie, mais la dépense est réduite et la décomposition interstitielle est ralentie. L'activité des sécrétions dépend en général de celle de la circulation sanguine; elles augmentent le matin et diminuent la nuit. La transpiration est plus abondante le matin, ordinairement vers sept heures du matin; elle atteint son maximum avant midi; elle est alors deux ou trois fois plus abondante qu'après midi; ensuite elle va un peu en diminuant, augmente de nouveau vers le soir, et se ralentit enfin aux approches de la nuit : son minimum correspond vers minuit (C. Reil, cité par Burdach). La quantité d'urine rendue pendant la nuit, comparée à celle qui est éliminée le jour dans le même espace de temps est, terme moyen, pour toute l'année de 1 : 1,20 selon Keill, et de 1 : 1,07, suivant Linning. La sécrétion de mucosités dans les voies aériennes, suspendue pendant la nuit, devient plus abondante vers le matin. On a remarqué depuis longtemps que c'est le soir et pendant la nuit que le corps subit plus rapidement l'atteinte des

(1) Hervier et Saint-Lager, *Annuaire de chimie*, par Millon et Reiset, 1849, p. 599.

(2) Collard de Martigny. *Journal de physiologie*, par Magendie, t. X, p. 166.

(3) Chossat, *Recherches expérimentales sur l'inanition*. Paris, 1843, p. 103.

émanations délétères, telles que les principes odoriférants des fleurs, la vapeur de charbon, les miasmes des marais, sans en excepter les diverses causes de contagion; il ne faudrait pas en conclure que l'absorption est plus active à cette époque, tout au contraire; mais la force de résistance organique et d'élimination est moindre. Pratiquées le soir, les frictions médicamenteuses produisent moins d'effet que lorsqu'on les fait le matin, époques où l'absorption a plus d'énergie. La périodicité diurne n'exerce pas moins d'influence sur les fonctions encéphaliques; le matin, les sens sont plus ouverts, les facultés de perception plus vives : « Les traits heurtés sous lesquels la lumière du jour nous faisait apercevoir la réalité, s'adoucissent et se fondent à la lueur incertaine du crépuscule; les sens externes reçoivent moins du dehors ; la faculté créatrice passe au service du sens interne, et l'imagination enfante ce qui doit être mûri dans la matinée suivante; l'esprit tourne à la poésie, les affections deviennent plus vives, les désirs prennent une teinte plus passionnée, la convoitise s'allume, l'amour s'exalte, et l'hypochondriaque ou le mélancolique s'enfonce plus avant dans sa tristesse. La nuit ramène le sentiment de l'isolement et affaiblit l'énergie de la vie; mais au milieu du calme qu'elle amène, l'œil plonge dans l'immensité des mondes, et l'âme se trouve entraînée vers les idées religieuses (1). » L'instinct génital s'éveille le matin et le soir, aux deux époques où la circulation augmente de vitesse. Enfin la forme générale présente des différences dans ses diamètres; suivant qu'elle est mesurée le jour ou la nuit; elle perd de sa turgescence pendant la nuit, et regagne progressivement du matin au soir : chacun sait, par le degré de compression qu'exercent les diverses pièces de l'habillement, que le volume des parties est plus considérable au déclin du jour. On a constaté, à l'aide d'une mensuration souvent répétée, que la poitrine se rétrécit d'environ huit lignes pendant la nuit, après un sommeil tranquille; la veille produit un résultat inverse.

Nous ne voudrions pas exagérer ces relations de coïncidence entre les vicissitudes diurnes de l'atmosphère et celles de l'économie vivante, considérée dans sa fonctionnalité; mais elles offrent, dans une certaine limite autant de réalité que d'intérêt. De même que les phénomènes météorologiques suivent une marche ascendante et reviennent ensuite, par une gradation ménagée, à leur plus faible expression, ainsi l'on peut établir, d'après le mouvement et la coordination des actes organiques, une échelle d'oscillations comprises entre deux points extrêmes qui correspondent aux deux termes extrêmes de la périodicité extérieure. Les changements fonctionnels que l'organisme déroule pendant le jour se résument dans un mouvement d'expansion, et ceux qu'il offre la nuit, dans un mouvement de concentration; midi et minuit sont dans les deux phases les moins stationnaires; le matin et le soir présentent les transitions de l'une à l'autre phase, et le passage s'opère avec une certaine acuité: c'est à ces deux époques que la circulation augmente de vitesse et que les principales fonctions

(1) Burdach, *Traité de physiologie*, t. V, p. 244.

de la vie plastique et de la vie de relation redoublent d'intensité. L'hygiène doit profiter de ces indications.

VIII.

La périodicité mensuelle ou, pour parler plus exactement, quadriseptimanaire (de quatre semaines) a peu de liaison avec l'état fonctionnel de l'organisme. La menstruation survient indistinctement à toutes les phases de la lune; l'influence attribuée aux néoménies sur l'écoulement du sang cataménial chez les vierges, est de pure imagination; on peut en dire autant de celle des pleines lunes sur les attaques d'apoplexie, d'épilepsie, de manie, etc. Laissons Schnurrer énumérer complaisamment les faits de coïncidence plus ou moins démontrés entre les vicissitudes d'aggravation et de mortalité des épidémies et les phases de la lune, afin de faire ressortir l'influence de cet astre sur la marche des maladies contagieuses. C'est en ce sujet qu'on a fréquemment abusé du sophisme : *Post hoc, ergo propter hoc*. Nous avons parlé plus haut des dérangements mensuels qui, suivant Sanctorius et Gall, surviennent dans la santé des hommes d'un certain âge. La température et l'état hygronométrique de chaque mois sont des causes plus réelles de modifications dynamiques et statiques.

ARTICLE II.

HYDROLOGIE.

DES EAUX.

L'air et l'eau sont les deux fluides universels de la nature, et leur étude est d'une égale importance pour l'hygiène. L'état de l'un est intimement lié avec celui de l'autre; ce que l'air recèle, l'eau peut l'absorber; et ce que l'eau absorbe ou dissout, elle peut aussi l'abandonner à l'air. L'hydrologie fournit les renseignements les plus certains sur la salubrité des climats et des localités et, tandis qu'un grand nombre de causes qui altèrent la constitution de l'air échappent encore à nos moyens d'analyse, nous parvenons à nous rendre compte assez exactement du mode d'action des eaux sous le double rapport de leur composition et de leur distribution à la surface du sol. La quantité des pluies annuelles qui se déchargent sur une région du globe, le mode suivant lequel elles lui sont dispensées, le système d'irrigation naturelle qui en résulte, le parcours des eaux et leur écoulement, les réservoirs qu'elles forment, la surface totale d'évaporation qu'elles présentent, les matières qu'elles charrient ou qu'elles déposent, etc., exercent l'influence la plus directe et la plus énergique sur la fécondité de la terre, sur la variété et les qualités de ses productions, sur l'aspect extérieur et la santé des races animales qui l'habitent. Hippocrate a dit : Ου γάρ οἷόν τε ἑτέρον ἑτέρῳ ἐοιχέναι υδωρ, une eau ne ressemble point, à une autre eau (1); ajoutons qu'à ces différences de la nature des eaux correspondent des différences profondes dans la nutrition et la vitalité des êtres organisés qui s'en abreuvent ; aussi le médecin de Cos, s'il a parfois erré dans l'explication des causes, a largement compris les effets produits par les diverses espèces d'eaux.

L'homme en particulier subit l'influence des eaux par plusieurs voies : 1° en imprimant les qualités spéciales aux produits du règne organique, elles modifient consécutivement sa nourriture, et par conséquent la composition de son fluide nourricier ; 2° ingérées sous forme de boisson, elles passent directement dans la masse liquide de son organisme ; 3° épanchées dans l'air sous forme de vapeur, elles sont en contact avec sa surface tégumentaire qui s'en imprègne, et elles agissent sur l'absorption pulmonaire et cutanée. De toutes ces manières elles établissent entre le sol et lui une circulation jamais interrompue. Enfin, leurs cours naturels, les rivières, les lacs, les fleuves, les mers qu'elles forment par leur répartition sur le globe, en même temps qu'elles représentent l'un des éléments les plus énergiques de la climatologie, servent aux communications des hommes réunis en société ; elles ont été les premiers conducteurs des échanges du commerce, les premiers moteurs de l'industrie et les artères naturelles de la civilisation.

Répandue dans les trois règnes, l'eau constitue à l'état solide les masses éternelles des glaces accumulées sur les régions polaires, et les neiges qui, de l'équateur aux pôles, couronnent, à des hauteurs inégales, les sommités de notre planète. Les glaces annuelles ont aussi leur utilité : dans les mers du Nord, elles offrent presque tous les hivers une voie commode et rapide de communication entre des rivages éloignés ; le fleuve Saint-Laurent envoie, chaque année, dans l'Atlantique, une flotte chargée de glaces qu'attendent les populations des régions intertropicales. Liquide, elle emplit le vaste bassin des mers : les recherches de Rigaud, d'Oxford, ont montré que l'étendue de la surface du sphéroïde terrestre non recouverte d'eau est à l'étendue que baignent les mers dans le rapport de 100 à 270. L'eau est le principal agent des changements qui s'accomplissent incessamment dans la croûte solide de notre globe, changements dont les uns sont le résultat de son action mécanique et dont les autres sont dus à sa puissance chimique. A-t-elle dissous un peu d'oxygène, un peu d'acide carbonique, des traces d'acide phosphorique ou d'acide azotique, c'est assez pour qu'elle désagrége lentement les minéraux dont se composent les granites, les porphyres, les basaltes, pour qu'elle enlève à toutes les roches cristallines l'acide silicique, les alcalis, les bases terreuses ; elle portera ensuite aux plantes, aux animaux, des matières que la vie transforme en tiges végétales, en carapaces, en squelettes. La semence jetée dans le sol ne peut devenir plante avec fleurs et graines sans le secours de l'eau, dont elle fixe l'hydrogène pour la production des matières grasses ou des huiles

(1) Hippocrate, *Traité des airs, des eaux et des lieux* (*Œuvres complètes*, trad. de M. Littré, t. II, p. 38).

volatiles; la masse presque entière de la charpente du végétal, formée par du tissu cellulaire, du tissu ligneux, de l'amidon ou des matières gommeuses, se représente par 12 molécules de charbon unies à 10 molécules d'eau (Dumas). La présence de l'eau dans les tissus de la plante et de l'animal leur communique la plupart de leurs propriétés physiques; elle est l'excipient de leurs principes nourriciers, la base de la sève et du sang, le véhicule par lequel s'opèrent les échanges de décomposition et de recomposition; elle-même entre comme élément essentiel dans la formation de la trame organique.

S'il est vrai que l'état de la surface du globe influe, suivant sa transparence ou son opacité, sur la distribution de la chaleur solaire; s'il est vrai que deux fluides, l'air et l'eau, contribuent à rendre cette distribution plus uniforme, et à compenser les inégalités des pouvoirs absorbants et des pouvoirs émissifs du calorique qui différencient les continents, on comprend tout de suite le rôle immense que doit jouer l'eau dans la détermination des températures et des climats. Les eaux du globe présentant à l'action du soleil une aire trois fois plus étendue que les terres soulevées au-dessus du niveau maritime, la température totale de l'atmosphère, que l'on peut regarder comme le résultat de toutes les températures partielles de la surface du globe, est plus puissamment modifiée par le bassin des mers que par les parties solides ou continentales (1). Non-seulement la portion liquide du globe influe, en raison de son étendue, par un plus grand nombre de points sur la répartition de la chaleur solaire; mais encore l'action qu'elle exerce est plus uniforme, grâce à l'homogénéité de sa surface et à l'égalité de courbure qu'elle conserve à l'état d'un équilibre stable; aussi le navigateur qui parcourt l'immensité des mers a-t-il à supporter des transitions de températures moins brusques que le voyageur qui explore les terres intérieures; ou, pour nous servir du langage de Humboldt, à travers la surface d'une vaste mer qui sépare deux continents, les inflexions des lignes isothermes sont moins prononcées, moins irrégulières, et elles s'écartent moins de la coïncidence primitive avec les parallèles à l'équateur que dans l'étendue des continents.

Dans l'exploration hygiénique des climats et des localités, il est donc essentiel de déterminer le rapport de surface entre le sol et les eaux, entre la masse solide, opaque, et la masse liquide et diaphane. Plus ce rapport est inégal, plus la température habituelle et la marche des saisons en seront modifiées. La proximité d'une grande collection d'eau tempère par son action sur les vents les ardeurs de l'été le froid de l'hiver : en été, la vaporisation qui s'opère incessamment à sa surface, absorbe une partie du calorique dont l'atmosphère est imprégnée; en hiver, elle conserve une quantité considérable de la chaleur qu'elle a acquise pendant l'été. Comme les températures des mers ne varient que dans une médiocre limite, il en résulte que la chaleur

(1) De Humboldt, *Asie centrale : Recherches sur les chaînes des montagnes, et la climatologie.* Paris, 1843, t. III.

tend à s'y distribuer d'une manière égale entre les différentes saisons de l'année ; de là l'opposition entre le climat qui règne dans l'intérieur de vastes continents et le climat dont jouissent les îles, les contrées littorales et les continents péninsulaires, opposition dont les phénomènes variés influent sur la force de la végétation, sur la transparence du ciel, sur le rayonnement du sol et sur la hauteur où se porte la courbe des neiges perpétuelles. L'Europe présente un exemple remarquable des effets qui proviennent de la proportion des eaux et des terres, abstraction faite de ceux de l'orientation des côtes ou de leur exposition à tel ou tel vent prépondérant : à cette cause seule sont dus la différence minime des températures moyennes de l'année et le décroissement extrêmement lent de la chaleur depuis Orléans et Paris jusqu'à Londres, Dublin, Édimbourg et Franecker en Hollande, malgré l'augmentation de latitude de plus de 4 à 6 degrés, tandis qu'un seul de ces degrés détermine dans le système de climats exclusivement continentaux de l'Europe, entre les parallèles de 45 et 55 degrés, un changement de température annuelle de 0,62 (Humboldt).

La mer est l'inépuisable réservoir où sont puisées les eaux qui sillonnent le sol ou s'y rassemblent en lacs et en marais ; l'évaporation immense dont elle est le siége, activée par le soleil et par les courants atmosphériques, engendre les nuées, que les vents dispersent dans toutes les directions et qui s'épanchent en pluies, infiltrent les terres, forment de petits cours d'eau dans les profondeurs du sol, s'étendent en nappes souterraines, alimentent les sources, jaillissent en fontaines, se réunissent en ruisseaux ou torrents, coulent en rivières, et, par une circulation nécessaire, retournent sous forme de fleuves dans le bassin océanique.

Le système hydrographique d'une contrée comprend l'ensemble des canaux et des réservoirs, soit souterrains, soit superficiels, au moyen desquels les eaux se déversent et circulent sur toute l'étendue de son territoire. Les lignes suivant lesquelles les eaux se divisent en abordant le sol, représentent pour chaque contrée un réseau plus ou moins compliqué dont les courbes, continues entre elles, la partagent en un certain nombre de bassins. Sous cette dernière dénomination on désigne, lorsqu'on l'applique à une mer, l'ensemble des surfaces plus ou moins régulièrement réparties autour de cette mer, et qui lui portent leurs eaux ; lorsqu'il s'agit d'une rivière, le bassin est constitué par l'ensemble des plans inclinés dont les eaux concourent vers son *thalweg*, et se rendent à la mer par son canal. Tout grand bassin se décompose en un certain nombre de bassins secondaires qui lui apportent leur tribut. Les *versants* représentent l'ensemble des surfaces comprises entre le littoral de chaque mer et le contour polygonal formé par les diverses lignes qui délimitent le partage des eaux. Il n'existe pas un rapport constant entre l'orographie d'une contrée et la distribution de ses eaux ; si le relief extérieur du sol traduit les grands accidents géologiques, des causes beaucoup moins énergiques et des circonstances parfois très-secondaires interviennent dans le régime des eaux superficielles. « Les lignes géologiques qui déterminent les contours des masses minérales, dessinent en quelque sorte le squelette d'une contrée, tandis que les lignes hydrographiques ne présentent que ces traits purement extérieurs qui, sur un même visage, varient avec les années (1). » C'est d'après ces définitions et ces considérations que l'on a établi une classification très-rationnelle des cours d'eau de la France (2), dont nous réproduisons le tableau. Ce système hydrographique de notre pays se compose de quatre versants correspondant aux quatre réservoirs maritimes qu'ils reçoivent, de six grands bassins et de dix subdivisions hydrographiques secondaires :

I. Versant du N.-E. ou de la mer du Nord, ou versant Rhénan...	2 bassins de premier ordre	Rhin. Meuse.
	1 subdivis. secondaire .	Escaut.
II. Versant du N.-O. ou de la manche, ou versant Séquanien. .	1 bassin de premier ordre..	Seine.
	3 subdivis. secondaires .	Somme. Orne. Côtes septentr. de la Bretagne.
III. Versant de l'O. ou de l'Océan, ou versant Girondo-ligérien.....	2 bassins de premier ordre	Loire. Gironde.
	3 subdivis. secondaires..	Côtes méridion. de la Bretagne. Sèvre Niortaise et Charente. Adour.
IV. Versant du S. ou de la Méditerranée, ou versant Rhodanien..........	1 bassin de premier ordre	Rhône.
	3 subdivis. secondaires .	Pyrénées-Orientales. Aude, Hérault, Montagnes de l'Esterel et Var.

§ 2. — Des différentes espèces d'eaux et de leur atmosphère (3).

I. — *Eaux pluviales.*

Les pluies, soit qu'elles proviennent des combustions électriques qui s'opèrent par les temps d'orage dans les régions élevées de l'air, soit que, par un simple effet de condensation, elles précipitent les quantités de vapeur aqueuse qui excèdent la mesure de saturation de l'atmosphère, agissent directement sur la salubrité des climats, sur l'état du sol, sur la marche de la végétation, etc. Cette influence dépend à la fois et de leur quantité et de leur mode de dispensation. Quant à la quantité des eaux pluviales, elle est proportionelle à la latitude et à la hauteur ; elle augmente des pôles à l'équateur, parce que la capacité de l'air pour l'eau est en raison directe de la température moyenne des climats : c'est ce qui ressort du tableau suivant, où l'on a indiqué les

(1) Dufrénoy et E. de Beaumont, *Explication de la carte géologique de la France,* t. I, p. 8.

(2) *Annuaire des eaux de la France.* Paris, 1851, p. 27.

(3) Il ne s'agit ici de l'eau qu'à titre d'agent climatologique; pour l'eau comme boisson, voy. t. II.

quantités moyennes de pluie que reçoivent annuellement différentes parties du globe.

	Centimètres cubes.		Centimètres cubes.
Cap français (Saint-Domingue) ...	308	Lyon	89
La Grenade (Antilles)	204	Liverpool	86
Bombay..........................	208	Manchester.	84
Calcutta	205	Venise	81
Kendal (en Angleterre)	156	Lille..........................	76
Gênes	140	Utrecht	73
Charlestown.....................	130	La Rochelle....................	66
Pise	124	Londres........................	53
Naples..........................	95	Paris..........................	53
Douvres	95	Marseille......................	47
Milan...........................	94	Pétersbourg	46
Viviers.........................	92	Upsal....	43

La hauteur semble agir comme la latitude, car il tombe plus d'eau sur les montagnes que dans les plaines, et cette différence s'explique par l'attraction qu'exercent les lieux élevés sur les nuages, par la température basse qui y règne et y favorise la formation de la pluie; néanmoins, dans une même localité, la quantité de pluie diminue suivant l'élévation : ainsi l'udomètre placé dans la cour de l'Observatoire de Paris a recueilli plus d'eau pluviale que l'udomètre établi sur la terrasse ; le même fait a été vérifié par Boussingault en Amérique, et par Heverden et Philips en Angleterre. Ce dernier, par une série d'observations, est arrivé aux conclusions suivantes : 1° Le volume des gouttes de pluie augmente dans leur chute par la condensation des vapeurs qu'elles rencontrent; 2° l'augmentation suit une progression plus rapide que la distance entre le sol et le point d'où part chaque goutte; 3° la proportion de cette augmentation varie suivant les saisons. Plus un continent s'élance au-dessus du niveau des mers, plus il s'éloigne de la sphère d'évaporation des mers; aussi les sommets des montagnes très-élevées sont-ils le siége d'une sécheresse extrême, et les nuages qui roulent sur leurs flancs, les vapeurs promenées par les vents dans les couches inférieures de l'atmosphère, ne troublent point la sérénité des hauteurs où surgissent les pics chargés de neiges éternelles.

Les autres circonstances qui déterminent l'état hygrométrique des localités sont le voisinage ou l'éloignement des forêts et des grandes masses d'eau, la direction des vents et les espaces intermédiaires qu'ils parcourent : c'est ainsi qu'il tombe plus d'eau météorique sur les côtes que dans l'intérieur des continents ; c'est ainsi que le département de l'Ain, côtoyé par le Rhône et la Saône, reçoit par an 45 pouces de pluie, tandis que Paris n'en reçoit que 22. Les vents du sud et d'ouest entraînent sur l'Europe les vapeurs de l'Océan et de la Méditerranée. La Norvége, les côtes orientales et occidentales de l'Afrique doivent à la double proximité des forêts et des montagnes leur ceinture de brouillards et l'abondance de leur pluie. Madrid, assis sur un plateau élevé et loin de la mer, se fait remarquer par sa sécheresse.

Le mode d'après lequel les pluies sont dispensées aux différentes contrées du globe permet de les distinguer en pluies climatériques ou régulières, et en pluies accidentelles ou irrégulières ; ces dernières appartiennent plus particulièrement aux zones tempérées, et dépendent en grande partie de la versatilité des saisons et de l'action des conditions locales. En général, il tombe une plus grande quantité d'eau dans les saisons chaudes que dans les saisons froides. Sous la zone torride, les pluies commencent lorsque le soleil passe par le zénith en s'avançant vers le solstice d'été : elles se terminent quand il repasse par la même verticale ; modérées encore en juillet, elles redoublent en août et en septembre pour se ralentir en octobre, qui est le dernier mois pluvieux. Généralement, c'est en automne que les pluies se montrent le plus abondantes : en Égypte, elles tombent depuis le mois d'octobre jusqu'au mois de décembre. Du 33e au 45e degré de latitude (Grèce, Italie, Espagne, Provence), c'est encore en automne qu'il pleut le plus ; mais les chaleurs intenses du printemps et de l'été sont tempérées par de copieuses rosées. Du 45e au 50e (France, Autriche, Hongrie), le printemps amène les pluies les plus fortes ; mais du 50e au 55e (Belgique, Allemagne septentrionale), c'est encore l'automne qui est la saison des pluies et des brouillards. Du 55e au 68e (Danemark, Suède, Norvége, etc.), la plus grande quantité tombe au printemps, dont la durée est d'ailleurs très-courte. Enfin, du 60e au 70e (Laponie, Spitzberg, Kamtchatka), les pluies et les brouillards surviennent pendant l'été. En Europe, il tombe plus d'eau le jour que la nuit ; le contraire a lieu dans les régions équinoxiales. Nous appelons ces pluies *climatériques,* parce qu'elles caractérisent par leur apparition et par leur durée l'ordre des saisons suivant les latitudes ; mais on observe encore des pluies accidentelles, c'est-à-dire survenant hors de la saison pluvieuse : très-rares sous le tropique, elles sont beaucoup plus communes dans les zones tempérées ; c'est pourquoi celles-ci comptent annuellement un nombre plus considérable de jours de pluie que les régions intertropicales, encore qu'elles reçoivent une moindre quantité moyenne d'eau par an. Or, les pluies ménagées, quoiques moins abondantes, impriment à la constitution atmosphérique un cachet d'humidité durable et pénétrante, tandis que les pluies torrentielles de la zone torride, accumulées sur un petit nombre de jours, constituent une phase passagère de l'année. Toutefois l'influence décisive des localités se fait sentir encore ici. Les observations faites au Sénégal pendant deux ans par Thévenot (1), prouvent qu'il y pleut beaucoup moins que dans des pays plus éloignés de la ligne ; d'un autre côté, il pleut huit à neuf mois de l'année à Cayenne, qui reçoit par an 108 pouces d'eau ; à Bourbon, qui en reçoit 39 ; aux Antilles, qui en reçoivent 78. Mais la plus grande masse d'eau tombe dans la plus courte portion de l'année ; aussi les pluies de la bonne saison, ou pluies accidentelles, ne sauraient se comparer aux averses diluviales de l'hivernage.

Voici comment les quantités moyennes d'eau qui tombent à Paris se distribuent sur les différents mois de l'année :

(1) Thévenot, *loc. cit.*, p. 76.

	Millimètres cubes.			Millimètres cubes.
Janvier	38		Juillet	69
Février	41		Août	51
Mars	28		Septembre	51
Avril	53		Octobre	37
Mai	60		Novembre	47
Juin	61		Décembre	38

L'eau de pluie est douce, limpide, légère; elle contient en dissolution, à + 10 degrés centigrades et à 76 centimètres de pression, environ la 25ᵉ partie de son volume d'un mélange d'azote et d'oxygène (azote, 60; oxygène 40); l'eau distillée et qu'on agite à l'air, ne contient que 33 oxygène; l'eau de Seine n'en a que 31,9. Péligot (1), dans de l'eau de pluie qu'il a recueillie directement dans un jardin, au mois de mai 1856, a trouvé, par litre, 23 centimètres cubes de gaz, 100 volumes de ce gaz ont donné 32 d'oxygène et 68 d'azote, après déduction de 2,4 d'acide carbonique. Par l'élévation de la température, ou, ce qui revient au même, par la diminution de la pression, ce mélange gazeux va diminuant; d'où il résulte que les eaux pluviales, comme les eaux courantes, en retiendront des proportions variables suivant la hauteur des lieux qu'elles sillonnent. Boussingault a constaté qu'au niveau des mers l'eau renferme 35 d'azote et d'oxygène mêlés dans la proportion mentionnée ci-dessus; à Santa-Fé de Bogota, située à 2640 mètres au-dessous du niveau des mers, l'eau n'en offrait plus que 14; au torrent de Basa (3000 mètres), la proportion se trouvait réduite à 11. Le gaz acide carbonique varie de même suivant les hauteurs dans les eaux pluviales; elles fournissent des traces de chlorure de sodium dans le voisinage des lacs salés et des mers. Quand elles sont précipitées sur un sol desséché par des chaleurs de longue durée, elles entraînent des matières pulvérulentes, des larves d'insectes, des animalcules, des débris végétaux qui nuisent à leur conservation : aussi peut-on garder plus longtemps l'eau de pluie recueillie en pleine mer. Smith (2), qui a recueilli et analysé de grandes quantités de pluie, est convaincu qu'il tombe avec les eaux de pluie les plus pures une poussière variable dans sa composition suivant les localités; en Angleterre, elle consiste en cendres de houille. On s'explique ainsi la quantité de sulfites et de chlorures que contient l'eau de pluie; celles-ci est souvent alcaline, probablement à cause de l'ammoniaque de la houille brûlée, et qui neutralise l'acide sulfurique que l'on y rencontre si fréquemment : à Manchester, l'eau de pluie est environ de 2 1/4 moins pure que celle qui provient des collines environnantes, différence qui résulte des corps étrangers qu'elle emprunte à l'atmosphère de la ville.

Boussingault a constaté, par une série d'expériences, la présence du carbonate et du nitrate d'ammoniaque dans les eaux des pluies. La quantité moyenne d'ammoniaque dans la pluie mesurée au Liebfrauenberg, depuis le

(1) Péligot, *Annales de physique et de chimie*, 1857, 3ᵉ série, t. LI, p. 369.
(2) Smith, *L'Institut*, nᵒ 779, p. 378.

26 mai jusqu'au 8 novembre 1853 (77 pluies), a été de 0$^{\text{milligr.}}$, 52 pour un litre d'eau météorique, quantité minime, mais supérieure à celle qu'il a dosée dans les eaux de rivières et de sources. Le carbonnate d'ammoniaque, soluble et volatil, émane du sol dans l'atmosphère et lui est restitué par les pluies : c'est une alternative continue d'émissions à l'état de vapeur et de retours à l'état de dissolution. Quant au nitrate, les expériences de Cavendish expliquent sa présence dans les pluies d'orage : il se forme au sein des nuages orageux par l'excitation de l'étincelle électrique; mais Henri Ben Jones, en Angleterre, et Barral, en France, l'ont signalé dans les pluies recueillies à toutes les époques de l'année; et comme il est un sel fixe, Boussingault admet qu'il doit avoir fait partie des poussières tenues en suspension dans l'air, comme les iodures, comme le sel marin, et généralement toutes les matières solubles et non volatiles qu'on décèle dans les eaux météoriques. Aussi la pluie en contient-elle plus à son début que vers sa fin.

II. — *Mer.*

La mer occupe plus des deux tiers de la surface du globe; dans l'hémisphère boréal, elle est à la terre comme 1000 à 419, et dans l'émisphère austral comme 1000 à 129 ; ses profondeurs constatées varient entre 3000 et 10 000 mètres. La profondeur moyenne de l'Atlantique est d'environ 4000 à 5000 mètres. Limpide et légèrement verdâtre près des rivages et sur les basfonds, elle prend un aspect bleu noir là où elle offre le plus de profondeur; elle n'a point d'odeur ; celle que l'on perçoit sur les rivages provient des varechs. L'eau de mer a une saveur à la fois salée, amère et nauséeuse; sa pesanteur moyenne, plus forte que celle de l'eau douce, est, d'après Gay-Lussac, de 1,0286 ; selon de Humboldt, sa densité augmente depuis les côtes de la Galicie jusqu'aux îles Canaries, puis elle diminue du 22e au 18e degré de latitude ; l'évaporation augmentant avec la température, on admet généralement que la pesanteur spécifique de la mer va croissant du pôle à l'équateur. Voici, d'après Marcé, les chiffres qui en expriment les variations :

Mer Glaciale	1,00057		Mer de Marmara	1,01915
Mer Baltique	1,01523		Mer Jaune	1,02291
Mer Blanche	1,01901		Méditerrannée	1,02930
Mer Noire	1,01418			

Neumann a établi que la plus forte densité de l'eau douce correspondant à + 4° cent., l'eau de mer n'atteint son maximum de poids qu'à moins de 2 degrés au-dessous du point de glace. A l'embouchure des fleuves, l'eau douce, plus légère, surnage et la salure de la mer se prononce moins. Les eaux de la mer s'échauffent moins à leur surface que le sol, parce que les rayons solaires qui la frappent avant de s'éteindre entièrement, pénètrent à une plus grande profondeur. L'eau possède un pouvoir rayonnant très-considérable, et la surface de la mer se refroidirait à la fois par rayonnement et par évaporation, si, en raison de leurs molécules, les couches d'eau ne tendaient sans cesse à se diriger vers le fond de la mer, à mesure que leur densité augmente par le refroidissement. La température de l'eau de mer est plus élevée que celle de l'eau ordinaire; elle varie suivant ses latitudes; et là où il n'existe ni courant ni bas-fonds, elle indique à peu près la température moyenne de la latitude où l'on se trouve. L'océan équinoxial atteint très-rarement le maximum de 28 degrés, on ne l'a pas vu jusqu'ici au-desus de 36°,6. Dans de larges bandes de la zone équinoxiale, la surface de la mer perd une partie de sa température à cause des courants qui amènent de l'eau froide de latitudes plus élevées : cette perte est telle que dans l'océan Atlantique, à l'ouest et au sud-ouest des côtes de Guinée, l'eau de la surface s'abaisse jusqu'à 20°,6 et 22 degrés, et le long des côtes péruviennes, jusqu'à 15°,4, et 19 (Humboldt). Sur les bas-fonds, la mer est plus froide qu'au large. La température de la mer, prise à la surface, est plus faible à midi que celle de l'atmosphère observée à l'ombre; elle est plus élevée après midi : le matin et le soir, l'une et l'autre sont à peu près égales (Davy). Vers le 50ᵉ degré de latitude, les eaux de la mer se congèlent près des rivages; vers le 60ᵉ, la glace se présente au large, de plus en plus abondante; enfin les glaces fixes apparaissent vers le 80ᵉ. La température de l'Océan décroît de la surface au fond : des sondages thermométriques ont signalé, à 3000 et à 4000 mètres de profondeur, des températures voisines de 2 degrés centigr. pour des points équatoriaux où les eaux superficielles marquaient 26 et 27 degrés au thermomètre. A bord de la *Bonite*, à une profondeur de 1600 brasses, la température de l'air étant de + 26°, le thermométrographe rapporta un minimum de + 6°,7 (1). Les expériences faites à bord de la *Zélée* et de l'*Astrolabe* ont établi que jusqu'à une petite profondeur, la température de la mer augmente, mais qu'au delà, elle baisse, sans que cette décroissance soit en rapport régulier avec le degré de profondeur. Dans l'une de ces séries d'explorations, la mer, donnant + 19°,5 à sa surface, a révélé par les sondes :

A 53 brasses.......... 20°,6   A 153 brasses .... 15°,5
   85   —   .... 20°,5   185   —   .. .. 15°,0

James Ross, l'un des premiers, a constaté la loi de décroissance de la température dans le sens vertical de la mer; d'après lui, les couches liquides des mers équatoriales se refroidissent graduellement jusqu'à 2200 mètres, profondeur qui marque seulement 4 degrés centigrades.

Nous donnons ici l'analyse des eaux de la Méditerranée par Usiglio (2), et celle des eaux de l'Océan par Fauré. Le premier a trouvé, pour un litre d'eau de mer de la Méditerranée (à 3500 mètres de la côte de Cette et à un mètre de profondeur) :

(1) Fonssagrives, *Hygiène navale*, 2ᵉ édition, Paris, 1877, p. 474.
(2) Usiglio, *Annales de physique et de chimie*, septembre 1849, p. 107.

	Gram.
Oxyde ferrique	0,003
Carbonate calcique	0,118
Sulfate calcique	1,392
Sulfate magnésique	2,541
Chlorure magnésique	3,302
Chlorure potassique	0,518
Bromure sodique	0,570
Chlorure sodique	30,182
Eau	987,175
Poids total du litre	1025,800

Les analyses des eaux de l'Océan, faites par Fauré (1) ont donné :

SUBSTANCES CONTENUES DANS UN LITRE D'EAU.	EAU DE MER RECUEILLIE		
	A ARCACHON. Très-limpide.	A CORDOUAN. Très-claire.	A ROYAN. Couche de Foncillon, un peu opaline.
Chlorure de sodium	27,965	27,265	25,650
— de magnésium	3,785	2,892	2,365
— de calcium	0,325	0,630	0,502
Iodure et bromure	indéterm.	indéterm.	indéterm.
Sulfate de magnésie	5,775	4,210	3,135
— de chaux	0,225	0,315	0,295
— de soude	0,485	0,225	0,185
Carbonate de chaux	0,315	0,325	0,364
— de magnésie			
Silicate d'alumine	»	»	»
Oxyde de fer	»	»	»
Matière organique animalisée	0,052	0,052	0,054
Vase	»	»	»
TOTAL	38,727	35,905	32,550

Bischof a reconnu que les sels de chaux sont relativement plus abondants dans la Manche que dans la Méditerranée; ce qui provient peut-être de la prépondérance des côtes calcaires qui constituent le premier de ces bassins; au contraire, l'eau de la Méditerranée contient une plus forte proportion de sels magnésiens.

Fauré a suivi, au moyen de 20 analyses, la marche de l'eau de mer jusqu'à sa disparition complète dans la Garonne. Un litre d'eau de mer a laissé pour résidu sec :

(1) Fauré, *Mémoire sur les eaux du département de la Gironde.*

	Gram.
A Cordouan, haute mer	35,905
A la pointe de Grave, le même jour	34,250
A Richard, au large, haute mer	33,105
A la Maréchale, haute mer	13,767
Vis-à-vis de Pauillac, haute mer	8,974
Vis-à-vis de Blaye, haute mer	5,298
Vis-à-vis de la Roque, haute mer	2,107
Au bec d'Ambès	0,545
A Lormont, le même jour	0,152

A Pauillac, l'eau de la Garonne ne peut plus servir aux irrigations : elle contient une proportion de sel qui nuirait à tous les végétaux autres que les plantes marines.

On évalue en moyenne à 34,40 la quantité moyenne de tous les sels ou la salinité des eaux marines. Chaque mer a sa proportion de sels, qui dépend de celle des substances dissoutes, du taux de l'évaporation, des apports d'eau douce ou plus salée, des courants et des contre-courants, de la distance des glaces polaires; celle de la Baltique, de peu de profondeur, n'atteint pas 5 millièmes, alors que la mer Rouge qui ne reçoit pas un seul cours d'eau permanent, en a 43. La mer du Sud et l'océan des Indes, vaste chaudière, ont environ 1 millième de salinité de moins que l'Atlantique, la mer la plus alimentée d'eau douce; on suppose que cette différence provient de l'énorme quantité de glaces charriées par les courants entre l'Afrique et l'Australie.

L'élément caractéristique de la composition chimique des eaux marines est le chlorure de sodium, qui constitue les 3/4 de ses matières salines. Les divers corps simples, extraits jusqu'aujourd'hui de la mer ou des plantes qu'elle nourrit exclusivement, sont au nombre de 28 : oxygène, hydrogène, chlore, azote, carbone, brome, iode, fluor, soufre, phosphore, silicium, sodium, potassium, bore, aluminium, magnésium, calcium, strontium, baryte; on a trouvé du cuivre, du plomb, du zinc dans les cendres du *Fucus vesiculosus*, du cobalt, du nickel, du manganèse dans celles de la *Zostera marina*, etc.

B. Lewy a démontré (1) que l'eau de mer, à sa surface, contient sur $4^{\text{lit}},45$, en moyenne, à peu près 92 centimètres cubes de gaz à la pression de $0^{\text{m}},76$. Ce gaz est, en moyenne, un mélange de 14 centimètres d'acide carbonique, 26 d'oxygène et 52 d'azote, plus un peu d'hydrogène sulfuré; l'oxygène se montre un peu plus fort le soir que la nuit, et l'acide carbonique marche en sens inverse; l'action de la lumière sur les matières organiques joue le principal rôle dans ses variations.

L'eau de mer abonde en substances organiques; chaque goutte de ce liquide nourrit une population d'animalcules d'une structure aussi délicate que variée : les abîmes de l'Océan représentent les laboratoires les plus curieux de la vie, dont ils abritent les formes les plus étranges et les plus diversifiées. Une si prodigieuse densité d'êtres qui vivent et meurent, explique la putridité que

(1) B. Lewy, *Sur la composition des gaz que l'eau de mer tient en dissolution* (*Annales de physique et de chimie*, 3e série, 1846, t. XVII, p. 5.)

l'eau de mer développe dans les ports de la Méditerranée où elle ne se renouvelle pas par les marées, dans les dépressions des plages où elle laisse en défer-
lant des flaques dormantes, dans les vases et les cales de navires où elle a
séjourné longtemps. Humboldt a merveilleusement exprimé cette fermentation de la vie océanique (1) : « Sous une surface moins variée que celle des
continents, la mer contient dans son sein une exubérance de vie dont aucune
autre région du globe ne pourrait donner l'idée. Charles Darwin remarque
avec raison, dans sont intéressant *Journal de voyage*, que nos forêts terrestres n'abritent pas, à beaucoup près, autant d'animaux que celles de l'Océan.
Car la mer aussi a ses forêts : ce sont les longues herbes marines qui croissent sur les bas-fonds, ou les bancs flottants de fucus que les courants et les
vagues ont détachés, et dont les rameaux déliés sont soulevés jusqu'à la surface, par leurs cellules gonflées d'air (mers de varechs). L'étonnement que
fait naître la profusion des formes organiques dans l'Océan, s'accroît encore
par l'emploi du microscope ; on sent alors avec admiration que là le mouvement et la vie ont tout envahi. A des profondeurs qui dépassent la hauteur
des plus puissantes chaînes de montagnes, chaque couche d'eau est animée
par des vers polygastriques, des cyclidies et des ophrydines. Là pullulent les
animalcules phosphorescents, les *Mammaria* de l'ordre des acalèphes, les
crustacés, les péridinium, les néréides qui tournent en cercle, dont les innombrables essaims sont attirés à la surface par certaines circonstances météorologiques, et transforment alors chaque vague en une écume lumineuse. L'abondance de ces petits êtres vivants, la quantité de matière animalisée qui résulte
de leur rapide décomposition est telle, que l'eau de mer devient un véritable
liquide nutritif pour des animaux beaucoup plus grands. »

Nous ne pouvons que mentionner le phénomène de la phosphorescence de
la mer, due tantôt à une sorte de crasse marine, mucus, frai de poisson,
cadavres de mollusques ou de zoophytes, etc., tantôt à des animalcules pyro-
phores, mammaria, noctiluques, etc. (Ehrenberg, Quatrefages), qui, par un
temps calme avec houle et surcharge électrique de l'atmosphère, se présentent
à la surface de la mer. Les colorations accidentelles de la mer sont un phénomène de même origine : des végétaux microscopiques, tels que le *Trichodesmium erythreum* (mer Rouge et mer de Chine), le *Trichodesmium Hindsii*
(Brésil, côte occidentale du Guatemala), le *Protococcus atlanticus* (embouchure du Tage), si petit que, d'après Montagne (1846), 40 000 individus de
cette algue couvriraient à peine une surface d'un millimètre carré ; des crustacés de l'ordre des laxipodes (Plata, Chili), certains décapodes macroures
(côtes de l'Amérique du Sud), des noctiluques, des biphores, trouvés par
Quoy et Gaimard au sud du cap de Bonne-Espérance, tels sont les éléments de
ces colorations pélagiques dont la plus curieuse, observée le 5 février 1842, à
bord de la *Favorite*, par Leclancher, sorte de peinture d'ocre rouge et de

____

(1) De Humboldt, *Cosmos*, traduction de Faye. Paris, 1855, t. I, p. 365.

vermillon détrempés, s'étendaient jusqu'à l'horizon, et par bancs immenses, à 40 milles environ de Mascate. Quand la corvette coupait ces bancs rouges, il s'en dégageait une odeur de vase marine; le soir, une vive phosphorescence, un peu verdâtre, illuminait la carène de la *Favorite*. Les mouvements de la mer n'ont que des relations secondaires avec notre sujet : on ne croit plus, comme au temps d'Aristote, que la mortalité augmente avec le reflux; mais on comprend que le retrait des eaux, laissant à nu des plages marécageuses et recouvertes de substances organiques en putréfaction, peut exercer quelque influence sur la production des maladies. Les fluctuations qu'impriment aux mers les vents et les courants particuliers, les remous, les moussons, corrigent en partie les effets du rayonnement, et compensent, sous la zone torride, l'accroissement de la température. Enfin, le grand courant qui se dirige continuellement, entre les tropiques de l'est à l'ouest, contre le mouvement de rotation diurne de notre planète, est cause que les mers accumulent des sables et des limons sur les côtes orientales des continents, tandis que les côtes occidentales sont la plupart creusées à pic, escarpées et profondes : ici des atterrissements, là des érosions ; ce travail séculaire des flots semble indiquer une tendance de l'Océan à déplacer son lit; des villes jadis baignées par la mer, s'en trouvent éloignées aujourd'hui de plusieurs lieues : c'est ainsi que le temps transforme des localités et fait mentir les topographies anciennes.

Les courants océaniques sont dûs à l'action simultanée d'un grand nombre de causes : propagation successive de la marée dans son mouvement autour du globe, force et durée des vents régnants, variations de la pesanteur spécifique des eaux suivant les latitudes, leur profondeur, leur température et leur degré de salure, variations honoraires de la pression atmosphérique, qui, régulières sous les tropiques, s'étendent successivement de l'est à l'ouest; les causes générales de la circulation océanique, la détermination des courants dans les divers bassins des mers et dont la carte a été dressée par Maury pour l'Atlantique nord, les études moins avancées sur ceux de l'Atlantique sud, de la mer des Indes et du Grand Océan, les résultats des sondages faits à de grandes profondeurs à l'instigation de l'illustre Américain, sont résumés avec netteté et présentés avec charme dans le chapitre V de l'ouvrage de Marié-Davy, auquel nous renvoyons nos lecteurs (1). Les courants, dit Humboldt (2), traversent l'Océan comme des fleuves dont les rives seraient formées par les eaux en repos. Le courant équatorial, ou courant de rotation, déterminé entre les tropiques par la marche progressive des marées et les vents alizés, a une vitesse de 10 milles marins français de 1856 mètres par vingt-quatre heures, et sa direction varie suivant la résistance que lui opposent les côtes orientales des continents. Des courants océaniques, les uns portent les eaux chaudes vers

(1) Marié-Davy, *Météorologie, les mouvements de l'atmosphère et des mers, etc.* Paris, 1866, p. 126 et suiv.
(2) *Cosmos*, t. I, p. 360 et 363.

les hautes latitudes, les autres ramènent les eaux froides vers l'équateur. « Le Gulf-stream, dit Humboldt, déjà connu au XVIe siècle, commence au sud du cap de Bonne-Espérance, traverse la mer des Antilles et le golfe du Mexique, et débouche par le détroit de Bahama; puis, se dirigeant du sud-sud-ouest au nord-nord-est, il s'éloigne de plus en plus du littoral des États-Unis, s'infléchit vers l'est au banc de Terre-Neuve, et va frapper les côtes d'Irlande, des Hébrides et de la Norvége, où il porte des graines tropicales (*Mimosa scandens, Guilandina bonduc, Dolichos urens*). Son prolongement du nord-est réchauffe les eaux de la mer et exerce sa bienfaisante influence jusque sur le climat du promontoire septentrional de la Scandinavie. A l'est du banc de Terre-Neuve, le Gulf-stream se bifurque et envoie, non loin des Açores, une seconde branche vers le sud... On voit que ce courant appartient presque tout entier à la partie septentrionale du bassin de l'Atlantique; il côtoie trois continents : l'Afrique, l'Amérique et l'Europe. Un second courant, dont j'ai reconnu la basse température (1802), règne dans la mer du Sud, et porte ses eaux froides des hautes latitudes australes vers les côtes du Chili; il longe ces côtes et celles du Pérou, en se dirigeant d'abord du sud au nord; puis, à partir de la baie d'Arica, il marche du sud-sud-est au nord-nord-ouest. Entre les tropiques, sa température n'est que de 15°,6, en certaines saisons de l'année, pendant que celle des eaux voisines en repos monte à 27°,5, et même à 28°,7 (1). » A quelle profondeur s'arrête le mouvement des masses d'eaux chaudes ou froides, entraînées par les courants? Un fait autorise à croire qu'il atteint les couches les plus basses, c'est la réflexion du courant de la côte méridionale de l'Afrique sur le banc de Lagullas, situé à une profondeur de 70 à 80 brasses. La navigation tire parti de la notion des courants, et la rapidité de ses échanges intéresse aussi, de plus d'une manière, le bien-être, c'est-à-dire l'hygiène des populations. La première étude de Maury avait porté sur la route des États-Unis à l'équateur, parcourue par tous les navires à voiles qui se rendent des États-Unis dans l'hémisphère austral, à destination du Pacifique, de la mer des Indes ou de l'Atlantique; c'était une traversée de 41 jours; du premier coup, il la ramena à 25, puis à 20 et à 18. Celle des États-Unis en Californie exigeait en moyenne 180 jours; Maury la réduisit à 135, puis à 100 jours. D'Angleterre à Sidney, l'aller et le retour s'effectuaient moyennement en 250 jours : pour s'assurer la coopération des navigateurs anglais, Maury leur promit l'économie d'un quart dans la durée de ce double voyage; il dépassa son programme et quand, sa nouvelle carte sous les yeux, il leur prescrivit de se rendre en Australie par une véritable circumnavigation du globe en doublant le cap de Bonne-Espérance et en revenant par le cap Horn, il leur procura une économie de 130 jours sur 250, soit 50 pour 100. On a évalué en argent le bénéfice de ces nouveaux itinéraires, tracés par le

______

(1) *Cosmos*, t. I, p. 363.

science et par le génie : c'est par centaines de millions qu'il se traduit au profit de tous les marins du monde.

Les sondages opérés avec des instruments perfectionnés ont permis de dresser la carte de l'Atlantique et ont révélé du cap Raze, sur l'île de Terre-Neuve, au cap Clear, en Irlande, un vaste plateau égal et uni, plateau télégraphique comme on l'a surnommé, et que sillonne aujourd'hui le câble conducteur de la pensée entre l'Amérique et l'Europe. C'est aussi aux mêmes sondages que l'on doit les premiers échantillons du fond de l'Océan, recueillis par l'appareil Brooke et examinés au microscope par Bailey, professeur à l'École militaire de West-Point (États-Unis) ; ils étaient constitués par des coquilles microscopiques, parfaitement conservées, presque toutes calcaires et de la famille des *Foraminifères*; un petit nombre, siliceuses, appartenaient aux *Diatomacées*. Dans l'océan Indien et dans la mer de Corail, entre l'Australie et la Nouvelle-Guinée, des échantillons extraits d'une profondeur de 3900 mètres, se composaient principalement de spicules d'éponges incrustées de silice, en forme de fuseaux et d'aiguilles, terminées en têtes d'épingles, quelques-unes en fer de lance. Ainsi se forment, au fond des mers, des terrains avec les débris microscopiques d'animaux qui vivent presque à leur surface, et des terrains de même origine se montrent, à plusieurs centaines de mètres de profondeur, sur les sommets des plus hautes montagnes du globe, avec cette différence que les coquilles, presque de mêmes dimensions dans la craie, deviennent de plus en plus volumineuses à mesure qu'on les examine dans des couches plus profondes d'une époque plus reculée.

Atmosphère maritime. — Les différences qui existent entre l'air maritime et l'atmosphère terrestre sont purement négatives; il n'est point chargé des effluves qui se dégagent des matières animales et végétales, des eaux stagnantes, des innombrables foyers d'infection dont la terre est couverte. La lumière s'y répand en liberté, tandis qu'elle ne pénètre dans les couches inférieures de l'atmosphère terrestre que brisée, réfléchie par des obstacles naturels du sol ou par ceux qu'élève la main des hommes. Forget (1) remarque avec raison que relativement à la pesanteur, l'air marin présente les meilleures conditions, la hauteur normale du baromètre étant basée sur le niveau de la mer. Sous la même latitude, la température est d'une moindre intensité à terre que sur mer ; dans la région tropicale, l'air qui repose sur les terres fermes est plus chaud de $+ 2°,2$ que l'air qui, loin des côtes, couvre l'Océan; l'air continental marque $+ 27°,7$ centigrades, l'air océanique $25°,5$ (de Humboldt). La mer, incessamment remuée à sa surface, a moins de pouvoir rayonnant que le sol; la plupart des rayons solaires sont absorbés par elle, et tandis qu'ils n'échauffent point la terre au delà de 20 pieds, limite où la glace se conserve, leur chaleur est encore accusée par le thermomètre immergé dans

____

(1) *Médecine navale*. Paris. 1832, t. I, p. 164. — Voyez surtout l'excellent ouvrage de Fonssagrives, *Traité d'hygiène navale*. 2e édition, Paris, 1877.

la mer à 150 pieds de profondeur. L'agitation des eaux de la mer, le roulement perpétuel de leurs molécules, les mouvements du vaisseau, l'action des voiles qui réfléchissent la brise, sont autant de circonstances qui contribuent à tempérer la chaleur ; il est rare qu'en pleine mer elle s'élève au-dessus de 30 degrés centigrades. La température du jour contraste beaucoup moins avec celle de la nuit en pleine mer que sur la terre; les différences vont croissant à mesure qu'on se rapproche de l'équateur, elles augmentent au contraire à terre. La mer occupe la région la plus basse du globe ; de là une augmentation de densité de l'air maritime (8 millimètres), et comme la capacité de l'air pour le calorique est en raison de sa densité, c'est une raison de plus pour que le froid se fasse moins sentir à latitude égale à la mer que sur terre. Les qualités hygrométriques des vents qui soufflent de la mer indiquent que l'air maritime est humide; néanmoins beaucoup de localités terrestres le sont davantage, notamment le voisinage des lacs, des marais, des plaines inondées, les vallées circonscrites par des montagnes boisées qui arrêtent les vapeurs aqueuses et les condensent en pluies; en pleine mer, la brise les disperse dans toutes les directions et les répartit d'une manière uniforme dans l'espace : aussi la sérénité du ciel est-elle la même au large que sur le continent, et l'hygromètre s'y maintient au même degré. Kaemtz a constaté, par une série d'expériences faites sur l'eau de la mer à diverses températures, qu'elle émet autant de vapeur que l'eau douce, à volume égal, mais celle-ci étant plus froide de 3°,5, en réalité elle se vaporise moins vite que l'eau douce. L'humidité de l'atmosphère pélagique dépend surtout de la latitude : dans l'archipel des Antilles, elle marque, le matin 92 degrés à l'hygromètre de Saussure, à midi 80 degrés, le soir 87°,5; le maximum a lieu à six heures du matin, le minimum à deux et trois heures de l'après-midi; la moyenne de chaque jour flotte entre 86 et 87 degrés, tandis qu'elle est à Paris de 74 à 76 degrés (Godineau). A la Vera-Cruz, les oscillations de l'hygromètre sont comprises entre 60 et 100 degrés (Malher) ; elles sont à peu près les mêmes sur la côte occidentale d'Afrique (Fonssagrives). L'humidité est moindre au large que sur les côtes; et c'est là qu'on rencontre les brumes plus ou moins épaisses que Kéraudren attribuait au conflit des deux atmosphères terrestre et maritime. Il pleut aussi plus sur les bords de la mer qu'au large et dans l'intérieur des continents.

Le chimiste qui s'est le plus occupé de la composition de l'air marin, B. Lewy, l'avait trouvé en 1842 moins riche en oxygène que l'air du continent ; avec les procédés de Dumas et Boussingault, il avait obtenu pour moyennes et en poids les proportions d'oxygène suivantes :

A Copenhague.. 2299 sur 10,000
Sur la mer mer du Nord, entre 54° et 57° latit., à 12 lieues de Copenh. 2257,5   —
Au château de Kronborg, au bord de la mer et à 35 pieds au-dessus
   de son niveau......................... 231,6   —

Ce dernier chiffre est identique avec celui que l'air de Paris a fourni à Dumas et à Boussingault. Neuf ans après, B. Lewy a étendu ses recherches (procédés de Regnault et Reiset, analyse par volumes) à l'atmosphère de l'Atlantique et du Nouveau Monde, au niveau de la mer et à 3000 mètres d'altitude à la Nouvelle-Grenade, à Bogota : concordantes, quant à la proportion de l'oxygène et de l'azote, elles ont mis en lumière un fait nouveau, l'augmentation diurne de la quantité d'oxygène et d'acide carbonique, les rayons solaires faisant dégager une partie des gaz en dissolution dans l'eau de mer et plus riches d'oxygène et d'acide carbonique que l'air atmosphérique.

Les plus récentes analyses ont montré qu'il contient un peu moins d'oxygène. Lewy a trouvé que sa composition variait aux diverses heures de la journée.

Air recueilli sur l'océan Atlantique, le même jour, à 400 lieues des côtes et par le même vent.

1re épreuve. — 5 heures du matin.		2e épreuve. — 5 heures du soir.	
Acide carbonique......	3,346	Acide carbonique......	5,420
Oxygène	2,096,139	Oxygène	2,106,099
Azote	7,900,515	Azote	7,888,481
Volume	10,000,000	Volume	10,000,000

La différence se réduit à 2074 pour l'acide carbonique et à 9960 pour l'oxygène sur 10 000 volumes. Nous la signalons, parce qu'en pareille matière, rien n'est indifférent à la science ni absolument improductif pour l'avenir de l'hygiène.

La marche de l'ozone étant celle de l'électricité, on en a conclu que l'air marin en contient moins que l'atmosphère terrestre; l'amiral Fitz-Roy admet, au contraire, qu'il y a plus d'ozone au voisinage de la mer et que les vents qui soufflent du large en contiennent le plus. Les observations faites dans l'Inde. sur l'océan Atlantique et à Alger par le capitaine anglais Jansen et le docteur Mitchell d'Edimbourg, ont aussi constaté beaucoup d'ozone en mer et loin des côtes, plus sur les montagnes exposées au large que dans les vallées, le minimum dans l'air des villes et des localités de l'intérieur. En France, Jacolot, médecin de première classe à bord de la *Saône*, où il a fait ses expériences en pleine mer, n'a pas confirmé ces résultats. Dutroulau et Zandyk se sont concertés pour faire des observations sur la côte nord de la France, le premier à Dieppe, le second à Dunkerque, pendant le trimestre d'été de 1862 et de 1863; tandis que l'ozonoscope (échelle de Bérigny) donnait 3,7 et 2,8 dans ce dernier port, à l'extrémité de la jetée, presque en pleine mer, il accusait 8 et 8,2 à Dieppe à 100 mètres de la plage. — De nouvelles investigations sont ici nécessaires.

L'air marin contient-il quelque principe balsamique, comme le pensait Gilchrist? une substance délétère, comme l'admettait Walther? La chimie n'y a démontré rien de semblable, pas plus qu'elle n'a démontré la vaporisation des matières salines, annoncée par Mead. Cette dernière erreur est sainement expliquée par Forget : « Lorsqu'on se promène sur le pont d'un navire sous voiles, on perçoit, en passant la langue sur les lèvres, une saveur salée ; les objets environnants se couvrent d'une poudre blanchâtre, saline ; ces phénomènes, que l'on pouvait attribuer à la précipitation des molécules volatilisées, sont dus simplement aux gouttelettes d'eau de mer que le vent ou les secousses du navire font rejaillir sur le pont. Toutefois, suivant l'observation de Boussingault (1), les vents impétueux enlèvent des particules d'eau de mer à peine pondérables à la buée que la vague, en se brisant, fait naître sur les récifs ; ces molécules liquides, ces poussières de l'Océan, comme les appelait Arago, ne tardent pas à livrer à l'air, en se desséchant, des molécules de chlorure plus ténues encore : c'est ce qui explique pourquoi la pluie qui tombe loin des côtes, contient souvent, si ce n'est toujours, des traces très-appréciables de sel marin.

III. — *Des eaux courantes (sources, rivières, torrents, canaux).*

Les eaux pluviales, produits d'une sorte de distillation naturelle, se précipitent annuellement sur les continents dans une proportion qui varie avec la latitude. En France, elles suffiraient pour couvrir le sol d'une couche liquide de 20 pouces de hauteur. Pour les dissiper, la nature emploie trois moyens : l'évaporation, l'écoulement, l'infiltration, la succion des plantes. Repompées par l'atmosphère, elles retournent grossir, sous forme de vapeurs, le trésor des provisions météoriques ; déversées par les pentes compactes et rapides du globe dans les bassins inférieurs, elles forment des torrents plus ou moins éphémères, vont augmenter les cours d'eau et renouveler périodiquement le fléau des inondations ; absorbées par les couches perméables des terrains secondaires et tertiaires qui se montrent à nu sur les flancs et les sommets des collines, elles en parcourent les déclivités et font marcher au-devant d'elles, par l'effet de leur pression, l'eau qui s'y est infiltrée antérieurement, comme elles seront chassées à leur tour, dans des directions horizontales, par de nouvelles colonnes de liquide. Ce dernier mode d'épuisement des eaux météoriques donne lieu à la formation des rivières souterraines : épanchées en nappes sur des étendues variables, étagées les unes sur les autres à différentes profondeurs, stationnaires ou courantes, isolées ou communiquant entre elles, ces collections d'eaux occupent les intervalles que laissent entre elles les stratifications des massifs minéralogiques ; comprimées par les colonnes d'eaux supérieures qui agissent sur elles parfois avec un poids énorme, refoulées dans toutes les directions, elles se frayent des voies multiples entre les couches de terrains impénétrables, s'insinuent par les fissures, et courent produire, à la surface du globe, cette infinie variété de sources dont les unes sont froides, parce que, issues d'une médiocre profondeur, elles n'ont acquis que la température moyenne du

____
(1) Boussingault, *Annales de chimie et de physique*, 1854, 3e série, t. XL, p. 151.

climat, et dont les autres présentent le caractère thermal, parce qu'elles ont enlevé du calorique aux couches plus centrales de la terre, ou parce qu'elles ont provoqué sur leur passage des réactions chimiques, comme cela arrive dans les terrains pyriteux, etc. (1). Ces circonstances expliquent pourquoi la température des sources, quoique en rapport nécessaire avec le climat des contrées, n'en est cependant point l'expression constante. Thurmann a constaté qu'en descendant du Jura dans les plaines voisines, on voit les températures des sources s'abaisser, contrairement à la loi générale de leur refroidissement progressif, en raison directe de l'ascension verticale. Quant à leur composition chimique, elle est influencée par leur trajet souterrain ; en pénétrant dans les couches inférieures de l'atmosphère et dans le sol, les eaux pluviales exercent une action dissolvante sur l'air confiné dans la terre végétale. Celle-ci, riche en matières organiques qui, par leur combustion lente, dégagent de l'acide carbonique, possède une atmosphère propre où Boussingault et Lewy ont trouvé jusqu'à 250 fois plus d'acide carbonique que dans l'air libre : en tombant sur le sol, les eaux pluviales se chargent donc de ce gaz, en proportion directe de leur pression et de leur température ; à son tour, l'acide carbonique qu'elles ont emprunté à l'atmosphère du sol leur permet de dissoudre les carbonates terreux et métalliques des terrains où elles s'infiltrent et qu'elles traversent sous forme d'eaux courantes ; elles leur enlèvent encore des chlorures, des sulfures alcalins, des sulfates, de la silice même. Il faut tenir compte de la nature du véhicule qui permet à l'eau de se charger de certaines matières insolubles par elles-mêmes : ainsi les carbonates terreux ne s'y dissolvent que par un excès d'acide carbonique ; aussi, pour apprécier la nature et la quantité de sels incrustants d'une eau, convient-il de recueillir séparément, à l'exemple de H. Deville, le dépôt obtenu après une ébullition suffisante pour chasser tout l'acide carbonique en excès. Ebelmen a démontré que l'acide carbonique des eaux de pluie ou de sources décompose lentement les roches silicatées, et en entraîne les bases à l'état de carbonates ou de bicarbonates. Les expériences directes de Damour ont fait voir que l'eau distillée dissout très-sensiblement les silicates hydratés et chauffés, etc. Les azotates, plus fréquents qu'on ne l'a pensé dans les eaux, intéressent l'agriculture. On sait le rôle que Grange fait jouer, dans la production du goître, aux sels magnésiens des eaux d'infiltration ; Chatin revendique pour la prophylaxie du goître les iodures dont il a démontré l'existence dans la plupart des eaux douces

(1) En 1841, après sept années de travaux continus, la sonde de Mulot, ayant pénétré à la profondeur de 548 mètres, dans les sables verts, sous les argiles du gault, dans l'abattoir de Grenelle, fit jaillir une masse d'eau de 800 à 1000 mètres cubes par vingt-quatre heures, s'élançant à 38 mètres au-dessus du niveau du sol, et marquant 28 degrés centigrades. L'opinion de Walferdin, généralement admise, est que l'eau de la fontaine de Grenelle provient de l'eau pluviale qui, s'infiltrant dans les sables verts aux environs de Troyes, à une hauteur de 125 mètres au-dessus du niveau de la mer, ressort par le trou de sonde de l'abattoir de Grenelle.

naturelles. En reparaissant à la surface du globe, les eaux de sources restituent à l'air leur acide carbonique, et par le triple effet du refroidissement, de la diminution de pression et de l'action chimique de l'air, une partie des sels terreux qu'elles contiennent se précipite en couches plus ou moins épaisses, et leur communique le caractère des eaux *dures* ou *séléniteuses* (décomposant le savon et ne pouvant servir à la cuisson des légumes); elles se purifient par une exposition plus ou moins prolongée à l'air, à moins que les matières qu'elles tiennent en dissolution ne puissent être modifiées, quant à leur solubilité, par l'abaissement de la température, par la diminution de la pression, par la puissance chimique de l'air : tels sont le carbonate de soude, le sulfate de chaux, de magnésie ou de soude, etc. La proportion des substances organiques varie dans les eaux courantes; elle dépend surtout de la quantité des immondices qu'elles reçoivent en traversant les centres de population; elle peut même varier d'une rive à l'autre de la même rivière, du même fleuve, suivant la disposition des égouts, des usines et ateliers qui y déversent leurs résidus, etc. Poggiale a constaté que l'eau de la Seine, au pont d'Austerlitz, est beaucoup plus chargée d'ammoniaque et de matières fixes sur la rive gauche qui a reçu l'immonde affluent de la Bièvre, que sur la rive droite, à tel point que la moyenne des trois expériences a donné pour les deux rives (1) :

	Rive gauche.	Rive droite.
Ammoniaque.....	135 centièmes de milligr.	20 centièmes de milligr.
Matières fixes....	294 milligrammes.	247 milligrammes.

Les sources, en se réunissant, donnent naissance aux ruisseaux et aux rivières : aussi ces derniers participent-ils, à leur origine, aux propriétés et à la nature des sources; mais, dans leur trajet, les eaux acquièrent un degré de pureté qui leur manquait à l'état de source; elles perdent les gaz acide carbonique et sulfurique, se dépouillent des carbonates terreux, absorbent de l'oxygène, se mélangent avec les eaux d'autres rivières et se saturent réciproquement par la précipitation d'un certain nombre de leurs principes minéraux. L'écoulement superficiel d'une certaine quantité d'eaux pluviales contribue à les grossir et à les sanifier. Dupasquier a montré que si, grâce à l'agitation et au contact de l'air, les eaux de rivière contiennent peu de carbonate de chaux, elles peuvent retenir des quantités assez considérables de sulfate de chaux et de chlorure de calcium et de magnésium (2); d'après les analyses de Colin, les eaux de la Beuvronne, rivière des environs de Paris, et celles de la Bièvre, avant son entrée dans cette ville, sont dans ce cas. Souvent même, lorsque deux rivières confondent leurs eaux, on y peut reconnaître encore sur un assez long trajet les éléments qui distinguent chacune d'elles; les deux rives de la Seine

(1) Poggiale, *Recherches sur la composition de l'eau de Seine*, travail lu à l'Acad. de médecine en août 1855.

(2) Dupasquier, *Des eaux de source et des eaux de rivière*.

fournissent encore un exemple de ce fait : sur la rive gauche, les sels calcaires dominent ; sur la rive droite, les sels magnésiens, mélangés avec une partie des matières que la Marne entraîne de son lit formé par un terrain meuble. La proportion de matière terreuse que contiennent les eaux varie suivant la nature des fleuves ; dans la Seine, à Paris, elle est d'environ 1 partie sur 2000 : ainsi, celui qui ingère dans son estomac 3 litres de cette eau, le charge en même temps de 1 gramme 1/2 de limon. A Bordeaux, l'eau de la Garonne n'est pas encore clarifiée au bout de dix jours. Les recherches de Dupasquier (*loc. cit.*, page 185) prouvent que les eaux courantes sont plus chargées de sels terreux en hiver qu'en été, et qu'à Lyon, l'eau de source en contient une quantité plus considérable que l'eau du fleuve. En général, les eaux courantes abandonnent dans leurs parcours une partie de leurs matières salines; il en est ainsi particulièrement des eaux de source qui, amenées de distances plus ou moins considérables, déposent insensiblement, dans les canaux où elles coulent, une matière calcaire qui peut devenir pour des conduits de très-petit diamètre une cause d'obstruction totale. De là l'utilité d'examiner les eaux des rivières sur des points avancés de leur parcours, et surtout en amont et en aval des grands centres de population. L'eau de Seine, à Rouen, contient moins de sels minéraux qu'à Paris, particulièrement moins d'acide silicique et de carbonate de chaux (Girardin et Preisser). Au sortir de Nantes, l'eau de la Loire a présenté à Bobierre et Moride moins de matières minérales, principalement moins d'acide silicique et d'alumine, et une augmentation marquée de sels calcaires, alcalins et de principes organiques. En passant sur des plaines marécageuses ou tourbeuses, elles perdent la presque totalité de leur oxygène et contractent un goût et une odeur désagréables. La proportion des sels solubles est modifiée par des influences périodiques : le Rhône présente en hiver son minimum de volume et son maximum de transparence et de sels minéraux solubles; la Saône, et la Seine à Rouen, offrent dans la même saison une condition diamétralement opposée. Il importe de déterminer les gaz normaux et accidentels que contient l'eau de rivière : selon de Humboldt et Provençal, elle renferme tout au plus 0,0287 d'air; mais cet air est plus riche en oxygène que celui de l'atmosphère, car il en contient jusqu'à 0,315; en général, l'air qui est en dissolution dans l'eau contient 32 pour 100 d'oxygène. Les réactions qui surviennent entre les gaz oxygénés et les matières hydrogénées et carbonées peuvent donner naissance à un dégagement d'acide carbonique, d'oxyde de carbone, d'hydrogène sulfuré. On connaît le fait observé par Berthier, d'une pièce de fer retirée de la Seine et tapissée de cristaux de fer sulfuré. C'est que même dans les eaux de rivière, la désoxydation des sulfates s'opère sous l'influence des matières organiques qu'y épanchent les égouts d'une grande ville. Hippocrate attachait une grande importance à l'exposition des eaux : pour lui, celles dont la source regarde le levant sont les meilleures ; les pires sont celles qui sont tournées au midi et celles qui regardent entre le lever et le coucher d'hiver ; les vents du midi, ajoute-

t-il, en augmentent les mauvaises qualités; les vents du nord les atténuent (1).

Au demeurant, les circonstances qui influent sur la salubrité des cours d'eau
sont la masse du liquide, l'étendue de leur parcours, la vitesse du courant, la
qualité des terrains sur lesquels elles roulent, le degré d'agitation qu'elles
reçoivent des accidents de leur lit et du libre accès des vents, la disposition
des rivages, les débris des végétaux qu'elles en détachent, les plantes qui
croissent sur leur fond, les déjections qui les souillent dans leur passage par
les centres des populations, leur aérage, leur insolation (2). Le Mississipi, dans
un cours de plus de 100 lieues, se débarrasse si bien des matières organiques
et des gaz nuisibles, que dans sa partie inférieure, à la Nouvelle-Orléans, ses
eaux sont douces et potables; elles font de longs circuits dans un pays plat et
se purifient par la lenteur même de leur cours.

Sous le rapport climatologique, les cours d'eau, fleuves et rivières, agissent:
1º par leur température; 2º par leur surface d'évaporation; 3º par leurs
inondations; 4º par les effluves qui s'en dégagent; 5º par la direction qu'ils
impriment aux vents accidentels ou de localité; 6º enfin, par leurs rapports
avec la fertilité du sol et les genres de culture. Quant à l'atmosphère des
fleuves, des rivières, s'ils sont bien entretenus, si leur bassin est ouvert aux
vents, elle est peut-être moins humide que celle des forêts où les arbres
exhalent sans cesse de la vapeur d'eau et abritent le sol contre les vents.

En l'absence de toute nappe souterraine venant s'ouvrir directement à la
mer, le débit annuel d'un fleuve représente l'excès des eaux pluviales tombées à la surface du bassin drainé par ce fleuve sur la quantité d'eau que l'air
et les plantes évaporent annuellement à la surface du bassin. Le débit des cours
d'eau descend au minimum en été; l'abondance des pluies de la saison ne profite ni aux sources ni aux rivières, à cause de l'extrême sécheresse du sol
dont les couches superficielles absorbent une grande partie des eaux pluviales.
La nature des terrains intervient ici : les perméables (entre autres, oolithi-
ques, craie proprement dite, plateaux tertiaires de la Beauce) les boivent au
moment même de leur chute et presque en totalité, si elle n'a lieu avec
trop de violence. Les imperméables (granits, lias, grès verts, terrains tertiaires les plus accidentés de la Brie et de la Puisaye) laissent écouler à leur
surface une grande partie de ces eaux, même quand elles tombent avec peu
d'abondance; toutefois les uns deviennent imperméables par l'effet de leur
déclivité, et les autres, fissurés par une longue sécheresse, absorbent beaucoup d'eau. Dans les cours d'eau à versants perméables, les crues sont lentes,
régulières, de longue durée (de trois semaines à un mois); dans ceux qui sont
à parois imperméables de médiocre étendue, les crues présentent deux parties:
la première courte et haute, formée par les eaux torrentielles glissant sur le

(1) Hippocrate, *Œuvres*, trad. de Littré, t. II, p. 31 (des airs, des eaux et des lieux).
(2) Marié Davy, *loc. cit.*, p. 326 et suiv.

sol, la seconde provenant de *l'égoutture* des terres et des sources, donnant lieu à une longue crue moyenne qui décroît avec lenteur et régularité (1). On a défini les torrents des cours d'eaux à crues violentes et subites qui *affouillent* dans une partie de leurs cours, qui *déposent* dans une autre partie, et qui *divaguent* par suite de ce dépôt (2). Surell admet trois genres de torrents : 1° ceux qui partent d'un col et coulent dans une véritable vallée; ils ont un canal d'écoulement long et profondément encaissé et un vaste bassin de réception ; 2° ceux qui, descendus d'un faîte suivant la ligne de la plus grande pente, ont un bassin de réception peu étendu, formé par une ondulation de la cime des montagnes et creusé sur les revers; 3° enfin, ceux qui, nés au-desous d'un faîte et sur le flanc de la montagne, n'ont pour bassin de réception qu'une large fondrière creusée par quelques ravins. Nés de la fonte des neiges ou des pluies périodiques, ils roulent des eaux dont les qualités diffèrent suivant les lieux qu'ils ravinent et dégradent; descendus des montagnes, ils entraînent, avec d'immenses laves de cailloux stériles, la terre végétale qui recouvre les pentes, surtout si leur impétuosité n'est pas amortie, brisée par les tiges des arbres et des arbustes qui servent encore à fixer le sol par l'entre-croisement de leurs divisions radicellaires. Le limon charrié par les torrents se dépose sur leur passage à travers les champs; ils sèment ainsi sur leur route des foyers de décomposition putride. Quand ils se versent dans les fleuves, ce limon va former à leurs embouchures des atterrissements successifs qui finissent par constituer des îlots, des barrages au milieu desquels les eaux sont retenues et se changent en véritables marais; même phénomène le long des rivages de la mer qui se laisse envahir, à ses bords, par le dépôt croissant des eaux bourbeuses que lui envoient des côtes en pente, naturellement arides ou dévastées par le déboisement. De là ces plages par alluvion, entrecoupées d'eaux croupissantes, qui forment une partie de notre littoral sur l'Océan et sur la Méditerranée, et dont la côte de Naples et de Gênes déroule aussi de funestes échantillons. Les ravages qui font les torrents, l'affouillement de leur lit, le transport des matières qu'ils en arrachent, les débordements qu'ils occasionnent, sont toujours le produit de leur masse multipliée par leur vitesse combinée avec la friabilité du lit sur lequel ils coulent (Gras). Toutes les fois, dit le même ingénieur, qu'un torrent charrie beaucoup de débris, on trouve, en remontant à son origine, qu'ils proviennent de la dégradation d'un grand rocher escarpé dont la base tendre et friable n'est protégée ni par des amas de débris ni par la végétation. Et réciproquement, toutes les fois qu'un grand escarpement facilement destructible n'est pas recouvert par des débris ou par la végétation, il se forme des torrents à lit de déjection dont les ravages sont proportionnels à l'étendue du bassin de réception taillé dans les flancs de

(1) Dupasquier, *Des eaux de source et des eaux de rivière comparées, etc.* Paris, 1840, p. 65 et suiv.

(2) *Recherches sur les causes géologiques de l'action des torrents* (*Comptes rendus de l'Académie des sciences*, t. XXIV, p. 100.

l'escarpement. Le déboisement, les défrichements et la dépaissance sont les causes de la formation des torrents (voy. *Sol*); mais l'orientation des cimes et des bassins de réception influe sur le régime des eaux pluviales : de deux entonnoirs de montagne de même capacité, avec mêmes pentes et creusés dans le même terrain géologique, l'un, dont les parois sont opposées à la direction des vents pluvieux, arrêtera les nuées dont la condensation donnera lieu à des pluies diluviennes, à des crues soudaines et dangereuses ; l'autre, qui regarde la direction opposée, aura le bénéfice des pluies calmes, prolongées et réglées.

Les canaux marquent en quelque sorte la transition entre les eaux courantes et les eaux immobiles. Ce sont des cours d'eau artificiels, creusés par la main des hommes pour faciliter à des distances plus ou moins considérables les échanges du commerce et de l'industrie. Prolongés dans une position à peu près horizontale, ils sont alimentés par l'eau d'une ou de plusieurs rivières, laquelle ne tarde point à y perdre son impulsion initiale, et se rapproche, quoique incomplétement, de la condition des eaux stagnantes. De plus, tout canal reçoit les substances en suspension ou en solution dans les eaux qui y affluent : de là l'exhaussement graduel de son fond, de là des envasements et des atterrissements qui finissent par porter obstacle à la navigation ; les crues des eaux, charriant une quantité considérable de terre, accélèrent ce résultat; l'exploitation commerciale y contribue à son tour par le mouvement des bateaux qui apportent avec eux des matières propres à augmenter l'envasement, par le déchirage des trains, par le lavage des bois, par le déchargement des tourbes, houilles, charbons de terre, pierres, etc. A ces causes d'engorgement des canaux, il faut ajouter les déjections des mariniers pendant le trajet, et qui se composent des cendres provenant de la cuisine, du détritus des chargements appelés fonds de bateaux, etc. Chevalier(1) et H. Gaultier de Claubry(2) ont fait des recherches sur l'état et la nature des envasements du canal Saint-Martin et de ses différents bassins. Ce dernier a examiné en détail les substances extraites au moyen de la drague ; elles se partagent en substances grossières formées de gravier, charbon de terre, coquillages, fragments de bois, de pierres, etc.; en sable, substances végétales et en matières divisées, noires, boueuses, exhalant une forte odeur, quelquefois celle de marécage, et perdant de 8 à 38 pour 100 par calcination. Chevallier a trouvé en plusieurs endroits du canal une boue noire très-fétide, communiquant à l'eau une couleur noirâtre et une odeur des plus infectes lorsqu'elle est mise en mouvement soit par le passage des bateaux, soit par l'agitation des orages et des pluies ; ayant fait extraire une partie de cette matière, il y reconnut une odeur dominante d'hydrogène sulfuré. Il n'hésite point à considérer cet état du canal comme dangereux pour la santé publique, et il attribue l'impureté des eaux à l'amoncellement des boues qui recouvrent

(1) *Annales d'hygiène et de médecine légale*, 1re série, t. VII, p. 59.
(2) *Ibid.*, 1re série, t. XXI, p. 295.

le fond, et qui, par leur fermentation, laissent échapper des gaz infects ; le savonnage du linge qui s'effectue sur le bord, à défaut de lavoirs publics, et la putréfaction des cadavres d'animaux qui sont jetés dans les eaux, concourent à les rendre délétères. Tous les canaux n'offrent point ces causes d'insalubrité qui se produisent ordinairement sur leur trajet à travers les villes ; et le même canal, s'il se déroule sur une étendue de plusieurs lieues, peut en être exempt dans une grande partie de son parcours. En général, il faut considérer la nature de leur lit, la masse des eaux, le degré d'impulsion qui leur est communiqué, la proportion de leur renouvellement par le moyen des écluses. Une couche sableuse transforme le fond d'un canal en une sorte de lit de rivière ; il importe que, sous la couche de sable ou de gravier, le radier ait un revêtement assez compacte pour résister au choc des instruments de navigation ; le bétonnage employé pour le canal Saint-Martin prévient les dégradations, qui seraient promptement suivies de l'infiltration des eaux. La stagnation des eaux favorise la décomposition des matières animales et végétales qui y sont immergées, et, par suite, le dégagement d'émanations qui exercent sur l'économie une influence morbide spécifique ; mais s'il existe un courant assez rapide, les substances en question sont entraînées, ou les produits de leur altération putride, dispersés incessamment dans une grande masse de liquide, perdent de leur activité délétère : or, l'eau se renouvelle dans les écluses, et l'on peut calculer l'opération de telle manière que la totalité de l'eau se trouve remplacée dans un nombre déterminé de jours. Enfin, la situation plus ou moins élevée des canaux relativement aux lieux qu'ils traversent, influe beaucoup sur la nature de leurs effets hydrologiques : creusés à mi-côte, ils dominent la partie la plus basse des vallées et n'ont avec elles aucune solidarité ; mais si leur cours a été tracé dans la partie la plus déclive des terres, aux dépens du sol des prairies, il peut arriver que les eaux naturelles qui submergent celles-ci se trouvent de niveau avec les eaux du canal, circonstance qui se rencontre en beaucoup de localités ; et quand le canal est mis à sec, les eaux qui couvrent le sol circonvoisin, n'étant plus retenus par la pression latérale des eaux du canal, affluent dans son lit et laissent à nu des champs vaseux, couverts de tous les éléments d'une fermentation putride qui n'attend que le rayon incitateur du soleil ; il survient alors ce que l'on oberve en abaissant les eaux des étangs, en laissant évaporer des flaques d'eaux croupissantes : la production d'une cause spéciale de maladies se manifestant avec rapidité sous forme d'endémie.

IV. — *Des eaux stagnantes.*

Nous comprenons sous cette dénomination toutes les variétés d'eaux plus ou moins immobiles qui peuvent nuire à la santé de l'homme par les produits de leur évaporation, lacs, étangs, marécages, marais salants, marais salés, ports, fossés, mares, lais et relais. Les détails dans lesquels nous allons entrer sont justifiés par le rôle immense que jouent les eaux stagnantes de différentes espèces dans la pathogénie des pays chauds et tempérés, et par les larges indications d'hygiène publique qui en découlent.

Peu de régions du globe échappent complétement à cette funeste influence; là même où la civilisation semble avoir atteint son apogée, les marais couvrent une vaste étendue du sol; celle qu'ils occupent en France est difficile à évaluer, même d'après les documents officiels. La *Statistique de la France* fournit, dans les deux séries de tableaux relatives aux diverses espèces de sols et à la division agricole du territoire, les renseignements suivants :

	Hectares.
Oseraies, aulnaies et saussaies.	64 490
Landes, pâtis et bruyères.	1 799 672
Étangs, marais, canaux d'irrigation.	369 432
Sol limoneux ou marécageux.	284 464

Ce qui donne déjà une superfice totale de 8418 058 hectares de différents sols marécageux; mais le département de l'Ain, couvert de marais et d'étangs, figure ailleurs pour une surface de 214 000 hectares dans les sols argileux dont l'étendue n'est pas moindre de 2 232 885 hectares en France.

On porte à 60 000 le nombre de victimes que fait annuellement la fièvre des marais dans les États romains, dans les maremmes de la Toscane et sur tout le littoral de l'Italie; les maladies qui dominent dans le delta du Danube, dans les possessions françaises de l'Afrique, dans les Antilles, au Sénégal, dans les Indes, etc., sont dues en grande partie à l'action des marais. Le seul hôpital de Bone a reçu, du 16 avril 1832 au 16 mars 1835, 22 330 malades, dont 2 513 ont succombé; le docteur Annesley assure que la mortalité des Européens dans les contrées tropicales résulte, pour plus des deux tiers, de l'influence palustre. L'existence des marais est donc à la fois une des causes pathogéniques les plus répandues et les plus redoutables; la médecine est appelée à combattre les manifestations aussi variées qu'insidieuses de cette cause toujours la même, soit qu'elle développe en Hollande de simples fièvres d'accès, en Afrique des fièvres rémittentes et continues avec des exacerbations pernicieuses, peut-être la fièvre jaune dans les Antilles, et le choléra dans le delta du Gange; mais c'est à l'hygiène à renouveler le prodige mythologique, en étouffant cette hydre à mille têtes qui décime les populations du globe. C'est ici surtout qu'on a meilleure chance à prévenir qu'à guérir; car le nécrologue des contrées palustres prouve combien est erronée l'opinion que les fièvres pernicieuses sont facilement curables, et si le quinquina agit héroïquement contre le danger des accès, il ne peut rien contre les effets lents de l'atmosphère marécageuse, contre les effets consécutifs des fièvres qu'elle développe, il ne prévient les rechutes et récidives que dans une certaine limite: l'hygiène seule peut arrêter la dégénérescence des populations qui y vivent plongées, et leur restituer le bénéfice de la moyenne ordinaire de longévité.

L'Asie paraît moins infestée de marais que d'autres parties du globe ; ses principaux sont le lac Elton, à l'est du Volga, et dont l'exploitation fournit les deux tiers du sel employé en Russie; la mer d'Aral, le lac d'Urmia en Perse; le lac Balkalinor, le lac Lopnor; la mer Caspienne est cernée de lacs salins; le Gange circonscrit par ses atterrissements des marais nombreux; du Tanaïs à la mer de Crimée s'étendent les Palus-Méotides; au fond de la mer Noire se trouve la Mingrélie, où se traîne le Rion, autrefois appelé le Phase : Αὐτός δε ὁ Φᾶσις στασιμώτατος πάντῶν τῶν ποταμῶν καί ῥέων ἠπιώτατα (« le Phase lui-même est de tous les fleuves le plus stagnant, et celui qui coule avec le plus de lenteur ») (1). Les pluies tropicales, qui tombent en Afrique pendant l'hivernage, gonflent périodiquement les fleuves et les cours d'eau, et produisent des débordements. Le Sénégal, dont les sources circonscrivent, sous le 11° degré de latitude, un domaine de 50 lieues en largeur, et qui reçoit dans son cours supérieur un grand nombre d'affluents, parcourt, après avoir formé les cataractes de Jovina, celles de Felow et beaucoup d'autres, un trajet de plus de 200 lieues jusqu'à son embouchure. Ses eaux, sans cesse repliées, s'égarent en méandres si multipliés, qu'il ne fait jamais 5 lieues en ligne droite, jusqu'aux lacs de Cayar et de Panié-Foule, à 60 lieues de la mer. Quand, après le solstice d'été, les eaux tombées dans le haut pays ont fait grossir le fleuve, il se précipite avec fracas du haut des cataractes, enfle ses eaux à 38 et 40 pouces au-dessus de son niveau ordinaire et les épand au loin sur les terres; les deux lacs s'emplissent; les bassins latéraux, jusqu'alors à sec, se transforment en canaux dits marigots, qui propagent les eaux dans l'intérieur : c'est alors le même spectacle que dans le delta du Nil, inondé par le débordement du lac Mœris ; mêmes conséquences après la crue, quand le manque d'inclinaison du sol contrarie l'écoulement des eaux et convertit le pays entier en un vaste marais. Tout le littoral, du cap Vert à Sierra-Leone, présente pendant quatre mois cet aspect. Les eaux du Nil laissent en se retirant des marais infects, des amas de matière organique en putréfaction qui infestent le delta. Les bords du Niger sont mortels aux Européens par leurs émanations. Les côtes de l'Algérie et des Régences barbaresques sont entrecoupées d'eaux stagnantes. Le défaut de culture, l'absence d'un système d'irrigation, les torrents dont les eaux se perdent dans les terres, le cours irrégulier des rivières et leurs débordements contribuent à entretenir à l'état marécageux une grande partie de nos possessions en Afrique, notamment la plaine de la Seybouse près de Bone, et celle de la Mitidja, qui a une longueur de 22 lieues sur une largeur moyenne de 4 à 5 lieues, et que l'Harrach et la Chiffa rendent marécageuse dans presque toute son étendue.

Les marais de l'Amérique ont inspiré une admirable page à Buffon ; il dépeint ces fleuves d'une largeur immense, l'Amazone, la Plata, l'Orénoque, débordant en toute liberté et envahissant les terres, les savanes,

(1) Hippocrate, *Œuvres*, trad. de Littré, t. II, p. 61. (Des airs, des eaux et des lieux.)

les plages, alternativement sèches et noyées, servant de repaire aux reptiles, aux insectes, « à toute cette vermine dont fourmille la terre, etc. » Le Mississipi offre à son embouchure une île de 20 lieues couverte par les eaux stagnantes; tous les fleuves de l'Amérique du Sud donnent lieu à ce phénomène des atterrissements, cause inévitable du croupissement des eaux. Dans l'Amérique septentrionale existent un grand nombre de lacs qui tendent à décroître et dont les bords sont marécageux, le lac Raines, le lac des Bois, le lac Winipig, le lac de l'Esclave, le lac Supérieur, appelé par les Indiens *le Père des lacs*, etc., gigantesques réservoirs d'eaux dormantes, exhaussées au-dessus du niveau des mers. La Guadeloupe, la Martinique, ont leurs palétuviers; tout est marais autour de Cayenne; la Guyane, qui attend encore la hache des pionniers, présente au fond de ses forêts vierges un sol fangeux qui fermente incessamment, et sur le bord de ces cours d'eau une dangereuse série de marécages.

L'Europe nous présente une quantité considérable de marais en Danemark, aux environs de la mer Baltique; presque toutes les provinces de Russie en renferment; de Pétersbourg à Moscou, la route est souvent pontée et côtoyée par des plaines marécageuses. Il existe des marais en Sibérie, dans la Finlande, dans la Lithuanie. La Poméranie, le Hanovre, la Hollande, sont constitués par des terres basses semées de lacs et de marais. La Hollande semble une création de l'homme qui en dispute le sol aux inondations par les digues, par les canaux, sans réussir à empêcher la formation d'un grand nombre de marais. Amsterdam, la Haye, Rotterdam, construits sur pilotis, sont infectés pendant la saison chaude par l'évaporation de leurs canaux, dont les eaux sont vainement fatiguées par des moulins; les polders qui avoisinent les bouches de l'Escaut, l'Over-Issel, l'île de Walcheren, sont fameux entre toutes les localités à marais. L'agriculture a délivré l'Angleterre de la plus grande partie de ses marais; mais le nord de l'Écosse possède des lacs et des flaques d'eau; l'Irlande voit encore une étendue de 11 000 acres couverte par les marais de Sloggau. Les lacs de Neuchâtel, de Bienne et de Morat, en Suisse, sont séparés par des plaines marécageuses. Au midi de l'Europe existent quelques marais sur le littoral de la Sardaigne, sur celui de la Morée (marais de la Djalowa près de Navarin); en Italie, ceux de Sienne (Grotanelli, Palmi), ceux que forme l'Arno dans la Toscane; les marais de Mantoue, les lagunes de Venise, les lacs de Como, d'Iseo, d'Idreo, le lac Majeur, le lac de Garda; enfin les marais Pontins, qui couvrent de Cisterna à Terracine une étendue de 42 milles de long sur 18 milles de large. L'Espagne a moins de marais; il en existe cependant près de Cadix, Malaga et Gibraltar, et beaucoup de localités, telles que le Guadarram, sans avoir de marais-types, réunissent à certaines époques de l'année les conditions propres à donner naissance aux effluves paludiques; aussi les fièvres intermittentes, mêlées de cas pernicieux, y sévissent depuis le mois de juillet jusqu'à la fin d'octobre (1).

(1) Valery Meunier, *Mission médicale au Guadarrama* (Espagne), thèse de Paris, 1863, n° 29, p. 20.

La France est désolée par des marais aussi nombreux qu'étendus : celui de la Courche, dans l'Aisne, a 5500 hectares d'étendue; celui des Echils, dans l'Ain, 1150; celui de Marans, dans la Charente-Inférieure, 4900; celui de Blaye (Gironde), 4600; celui de Sarguinet (Landes), 5000; celui de Saint-Joachim (Loire-Inférieure), 7700; celui de Mariano, en Corse, 3000; l'étang de Berre, dans les Bouches-du-Rhône, 13 617, etc. On en rencontre sur notre littoral de l'Océan, depuis les Landes jusqu'à la Somme; sur notre littoral de la Méditerranée, depuis Aigues-Mortes jusqu'aux bouches du Rhône, où le dépôt limoneux de ce fleuve a formé l'île marécageuse de la Camargue, type des formations géologiques de cette espèce. Nos départements se classent dans l'ordre suivant quant à l'étendue de leurs terrains recouverts par les eaux stagnantes :

	Hectares.		Hectares.
Bouches-du-Rhône	53 700	Manche	12 800
Vendée	49 600	Corse	12 500
Charente-Inférieure	44 800	Somme	8 000
Gironde	37 000	Deux-Sèvres	700
Loire-Inférieure	29 500	Oise	700
Ain	19 500	Hérault et Basses-Alpes	6 500
Landes	19 000	Isère et Marne	5 500
Gard	18 000	Maine-et-Loire	5 000
Aude et Morbihan	15 000	Loiret et Calvados	3 500
Cher	13 700	Eure et Finistère	3 500
Aisne	13 500		

L'Allier, l'Ardèches, les Ardennes, l'Ariége, l'Aveyron, les Côtes-du-Nord, la Creuse, la Haute-Garonne, le Gers, la Mayenne, le Puy-de-Dôme, la Sarthe, le Tarn, la Haute-Vienne, les Vosges, l'Yonne, sans être exempts de marais, ne peuvent être classés dans les régions vraiment palustres.

Les causes productrices des marais sont : 1° Le défaut d'écoulement des eaux naturelles, provenant des sources ou des pluies; le peu d'inclinaison du sol, les dépressions qu'il présente en forme de bassin ou de réservoir naturel, empêchent les eaux météoriques de se déverser sur les pentes inférieures et de se dissiper en torrents ou ruisseaux qui affluent dans les cours d'eau réguliers. 2° L'existence de bassins naturels au voisinage des fleuves ou de la mer, et au-dessous du niveau de leurs eaux : quand celles-ci viennent à déborder, elles sont recueillies et conservées par la disposition du sol, qui ne peut plus s'en débarrasser que par voie d'infiltration ou d'évaporation. 3° La disproportion de la surface évaporatoire du sol avec la quantité d'eau qu'il reçoit; l'excédant du liquide formera des flasques ou des marais. 4° L'imperméabilité plus ou moins complète du sol : telle est l'origine des marais Pontins; le tuf imperméable qui forme le sol de Rome et de la campagne environnante, arrête à des profondeurs inégales les eaux des pluies et celles qui ont été détournées de leur cours par l'oblitération de nombreux canaux et aqueducs : tel est l'état de la Brenne (Indre), bassin sans déclivité dont le fond est un mélange de débris organiques et d'argile. 5° Les atterrissements qui s'affectuent à l'embouchure des fleuves, la résistance que la mer oppose aux eaux affluentes ayant pour effet la précipitation des matières que celles-si charrient dans leur cours. Les fleuves et les rivières dissolvent dans leurs eaux les éléments solubles qu'ils rencontrent, corrodent certains terrains qu'ils parcourent. entraînent des débris qu'ils abandonnent ensuite, quand des obstacles ralentissent leur vitesse ; ils apportent donc continuellement à la mer des matériaux solides, débris des continents, et de là des atterrissements qui finiraient par niveler la surface du globe, si les révolutions, les mouvements de la croûte terrestre, l'action des vagues et des courants, ne refoulaient ça et là les dépôts solides, et ne modifiaient, par des élévations successives, la configuration des rivages. On a cherché à déterminer la proportion de substances solides que roulent les grands cours d'eau : on admet en moyenne 1/60e pour le Pô, 1/160e pour le Nil, 1/100e pour le Rhin, etc. La plupart des grands fleuves ont leur delta constitué par le dépôt successif du limon qu'ils entraînent : ainsi s'est formée à l'embouchure du Rhône, entre Trinquetaille et Fourques, l'île de la Camargue, dont la surface, évaluée à 72 lieues carrées, sauf un sixième de bonnes terres, ne présente que marais pestilentiels et pâturages salés. Le déboisement des côtes élevées qui envoient leurs eaux à la mer contribue à l'exhaussement progressif du fond de la mer au voisinage du littoral, auquel s'ajoute une nouvelle bande de sol marécageux. 6° Quand les cours d'eau n'ont à leur embouchure qu'une pente médiocre ou presque nulle, et sont d'un niveau très-inférieur à celui de la mer, ils s'y dégorgent difficilement et tendent à déborder en amont : le Tibre, qui ne décharge qu'à peine ses eaux vasseuses dans la Méditerranée, en inonde souvent les terres voisines de son cours. 7° Si la disposition du littoral est telle qu'il s'abaisse par une ondulation insensible et semble de niveau avec la surface de la mer, celle-ci, battue par les vents et les tempêtes, se rue avec violence sur le rivage, le couvre au loin de ses vagues dont le retrait ne se fait point complétement ; de là, le long de certaines côtes, des flaques d'eaux stagnantes qui se dessèchent, à l'époque des fortes chaleurs, par un calme prolongé, et qui se renouvellent pendant les gros temps, quand la mer déferle avec furie. La Corse déroule ainsi sur son littoral, aux yeux du voyageur, une ceinture de marais qui abondent particulièrement de Calvi à Saint-Florent, et que la mer approvisionne de son tribut périodique. 8° Dans l'intérêt du commerce, de la navigation, de la défense territoriale ou seulement de son plaisir, l'homme creuse ici des ports, des docks, des canaux ; là, des fossés, des citernes, des étangs, des bassins d'arrosage, des égouts, etc. (1), et, par ces travaux variés, il circonscrit des masses d'eau sans mouvement continu, qui ne se renouvellent point ou se renouvellent dans une mesure insuffisante ; souillées par les déjections ou viciées par la fermentation spontanée des végétaux qui s'y développent et y meurent, elles se rapprochent plus ou

____

(1) A. Chevalier, *Notice historique sur le nettoyage de la ville de Paris* (*Annales d'hygiène*. Paris, 1849, t. XLII, p. 262).

moins des conditions générales des marais, et deviennent comme eux des foyers d'insalubrité dont la sphère est plus ou moins étendue. 9° A ces causes il faut ajouter les travaux d'établissement des chemins de fer dans certaines contrées à sous-sol plus ou moins imperméable; les excavations pratiquées des deux côtés de la voie pour fournir aux remblais qu'elle nécessite (chambres d'emprunt), deviennent autant de réservoirs pour les eaux pluviales et d'infiltration superficielle du sol; elles s'y réunissent en flaques, bras morts, etc. Et delà, pour une foule de localités indemnes de fièvres jusqu'alors, un développement endémique de ces maladies. De Madrid à l'Escurial, 50 kilomètres; sur la première moitié de ce parcours, à sol diluvien et sablonneux, point de malades; sur la seconde (de Torrelodones jusqu'à l'Escurial), sol granitique et schisteux, toutes autres conditions égales, la fièvre n'a épargné personne, et divers services ont chômé en 1863, faute d'hommes valides (1).

Les marais se partagent en deux grandes catégories, suivant qu'ils sont constitués par l'eau douce provenant des pluies, des sources, des rivières, ou par l'eau de la mer; ces derniers sont encore distingués en marais salants et en marais salés. Également entretenus par la mer, ceux-ci sont dus à la disposition basse et déclive du sol qui reçoit l'eau des hautes marées; ceux-là sont créés généralement par l'industrie, et consistent en de vastes bassins dont le fond est nivelé et battu avec la terre glaise pour s'opposer à l'infiltration de l'eau salée qu'on y livre à la vaporisation du soleil : tels sont les marais salants qui existent sur les côtes du Languedoc, et sur celles de l'Océan, dans le bas Poitou, la Bretagne et la Normandie; l'étang des Martigues, entre Marseille et le Rhône, offre sur ses bords des marais salants naturels. Le marais salant (salin, saline) se compose d'une série de compartiments que l'eau parcourt en se concentrant de plus en plus; à 15 ou 16 degrés, elle dépose les carbonate et sulfate calciques ; à 27 degrés, le chlorure de sodium : vers 23 degrés environ, elle prend une teinte d'abord rosée et qui se prononce par degrés jusqu'au rouge de sang ; elle exhale alors une odeur de violette. Joly s'est assuré que ces phénomènes sont dus au développement d'un infusoire (*Monas Dunalii*) qui prend naissance aussi dans certains lacs et dans quelques mers. Mélier (2) se demande si cet animalcule joue dans les salines le même rôle que les substances végétales et animales dans les marais ordinaires, en favorisant la décomposition des sulfates. Les marais salants de l'Ouest exigent une plus grande complication de pièces et d'opérations, et l'extraction du sel, qui, sur le littoral de la Méditerrannée, s'opère par le seul

(1) Valery Meunier, thèse citée, p. 20.
(2) Voyez, pour de plus amples détails sur l'importante question des marais salants, l'étude si complète, si lucide, qu'en a fait le docteur Mêlier, et qui rappelle les beaux travaux de Parent-Duchâtelet sur l'hygiène publique. (*Rapport sur les marais salants, etc*, avec 4 planches gravées, dans les *Mémoires de l'Académie de médecine.* Paris, 1847, t. XIII, p. 611 et suiv.)

contact prolongé de l'air et des eaux marines, exige ici les soins d'un art laborieux, quoique très-imparfait encore. Il résulte des recherches de Mélier, que les marais salants bien entretenus, loin d'être un foyer d'insalubrité, assainissent les localités en submergeant des plages plus ou moins basses, inégales, vaseuses, parsemées de flaques d'eaux pluviales et d'excavations qui s'emplissent d'un liquide saumâtre et de débris organiques. Un marais salant dont les eaux sont incessamment renouvelées est bénéfice d'hygiène quand il se substitue à un marais ordinaire; deux communes situées près de Montpellier ont dû à une transformation de ce genre une sensible diminution de maladies et de mortalité. On objecte la coïncidence de l'apparition des fièvres avec le levage du sel qui met à nu la sole des marais : c'est imputer à cette opération ce qui est le produit de la saison, car elle a lieu vers la fin de l'été. Les ouvriers qui effectuent le levage, et qui, toujours sur les tables, en piétinent du matin au soir la vase, fébricitent moins que les douaniers postés autour des marais salants, sur les bords du fossé d'enceinte, presque partout mal entretenu. Dans les salines de l'Est, alimentées par des sources ou des puits salés, il n'y a point de fièvres; la santé des ouvriers est excellente et leur longévité remarquable. Ce n'est point sur la saline même, mais aux alentours de l'établissement, au voisinage des eaux croupissantes, que règnent les fièvres. Des marais salants bien établis, bien exploités, bien entretenus, sans chômage, seront plus souvent une création utile qu'une cause d'insalubrité ; mais l'État ne préside point à leur création, ne dirige point leur exploitation, n'assure point leur activité : on les construit aujourd'hui comme aux VIIIe et IXe siècles, temps d'ignorance et d'essais; l'intérêt privé règle l'exploitation, détermine le chômage et souvent l'abandon des marais. Quand ils communiquent entre eux, le délaissement de l'un entraîne la ruine de l'autre : alors canaux de circulation, fossés d'écoulement, réservoirs, rigoles, tables de cristallisation, tout se détériore, s'envase, s'encombre ; eaux douces et salées se mêlent, la fermentation se développe et l'infection règne.

Les marais mouillés sont ceux qui ne se dessèchent jamais, par opposition aux marais qui, à certaines époques, perdent leurs eaux par évaporation; les premiers sont moins nuisibles, et si leur vase est constamment noyée par une grande masse d'eau, ils n'exercent guère d'influence. Il en est ainsi d'un grand nombre d'étangs; on appelle de ce nom les pièces d'eau plus ou moins considérables, entretenues par les soins de l'homme et qui sont si multipliées dans la Bresse. Le danger des étangs est en raison directe de leur surface et en raison inverse de leur profondeur. Plus leur masse d'eau est considérable, moins les rayons solaires en échauffent le fond; celui-ci n'est pas toujours vaseux, et dans beaucoup de bassins de la Bresse, une eau limpide, quoique lourde et désoxygénée, séjourne sur un sol imperméable, parfois revêtu d'une couche mince de terre végétale. Le desséchement partiel par évaporation ou par la retraite des eaux, rapproche les étangs de l'état de marais : aussi, quand ils présentent une surface fangeuse en contact presque immédiat avec l'air, ils développent les mêmes effets pathologiques; dans ces conditions ils sont appelés *grenouillards* dans la Bresse. Les grands étangs du département de l'Hérault sont des bassins naturels, peu profonds, entrecoupés de marais, de vastes fossés pleins d'eau, de terres grasses et couvertes de joncs, fréquemment noyées par le retour des pluies ou par l'élévation plus grande des eaux de la mer; retenues par les digues naturelles et par les sables que la mer accumule sur ses bords, leurs eaux tendent à envahir les terres voisines dont le niveau se confond avec celui des étangs (1).

Les étangs, comme les marais, sont formés par l'eau douce ou par l'eau de mer; ces derniers, inondés en hiver, se dessèchent généralement en été. Les étangs qui sont définitivement convertis en marais sont les plus dangereux; ceux de Candillargues (Hérault) infectent les environs; Frontignan et le village de Vic doivent à pareille cause l'atmosphère délétère qui les enveloppe.

La constitution physique des marais varie suivant les climats; ils ne se ressemblent ni par leur aspect, ni par la nature de leur fond; leur caractère commun est de favoriser le développement d'une certaine végétation et de servir de réceptacle aux doubles produits d'une pullulation organique sans fin et d'une incessante putréfaction : mystérieux laboratoires de la vie et de la mort, ils servent à la fois de berceau et de sépulture à d'innombrables générations de plantes (2) et d'animalcules; ils présentent le contraste de l'immobilité de leurs eaux dormantes avec l'agitation de tant d'êtres divers qu'ils abritent, et comme pour protéger l'orgie d'une création immonde, ils repoussent l'homme et font autour de leurs bords la solitude par l'infection et la maladie. Les eaux stagnantes reposent en général sur un sol argileux, alumineux, à nu ou tapissé par une couche plus ou moins épaisse de terre végétale, ou recouvert par un lit de vase, mélange de matières terreuses et de détritus organiques. La structure argileuse du sol est peut-être la cause la plus universelle de la stagnation des eaux. Dès lors on comprend que ce terrain tertiaire doit servir de substratum au plus grand nombre de marais : tel est le fond des marais du bas Poitou, du Mantouan, de la Hongrie, etc. Les étangs du département de l'Ain présentent pour fond, sous une couche d'humus de quelques centimètres d'épaisseur, une argile compacte, jaunâtre, dure, mélangée d'oxyde de fer; quelques-uns ont un fond bitumineux. Ribond a trouvé dans les marais de Vial, en Bresse, une couche de tourbe d'inégale épaisseur, une seconde couche semblable, mais pétrie avec du sable fin, une troisième composée de cailloux et d'une terre légère, une quatrième de terre mélangée plus compacte, le tout assis sur des bancs d'argile ou de marne. D'après Buffon, beaucoup de marais de la Hollande, de la Frise, de la France, de la Savoie et

(1) Monfalcon, *Histoire médicale des marais*, 2e édit. Paris, 1826, p. 148.
(2) On trouve, dans l'*Annuaire des eaux de la France* pour 1851 (p. 19 et suiv.), le catalogue très-étendu des plantes les plus habituelles aux terrains submergés ou marécageux de la France.

de l'Italie siégent sur un sol où se trouvent enfouis une énorme quantité d'arbres. Dans les maremmes toscanes, les marais malsains se dénotent par la proportion considérable de sels qu'ils tiennent en solution, et qui proviennent, soit des eaux de la mer, soit du terrain même anciennement occupé par les eaux marines : ce sont pour la plupart d'anciens petits golfes d'abord changés en bas-fonds par les atterrissements des fleuves, puis plus ou moins séparés de la mer par des barrages de sables annoncelés par les vents et les flots ; d'autres, sans aucune communication avec la mer, ont un fond formé de boues marines; leur origine se reconnaît aux coquilles et aux feuilles d'algue que l'on y rencontre en creusant; en été, ces marais sont à sec et leur sol se couvre d'efflorescences salines (1). La tourbe qui couvre le fond de la plupart des marais est le produit de la décomposition de plantes herbacées agglomérées en masse ; la sphaigne à larges feuilles, qui se multiplie outre mesure dans les eaux stagnantes, et qui s'y développe par masses compactes, contribue plus que toute autre plante aquatique à la production de la tourbe et à l'exhaussement de la vase. Celle-ci sert de litière à une autre végétation, toujours inondée, et dont le détritus formera à son tour la couche d'une végétation d'un nouvel ordre : ainsi naissent les joncs, les scirpes, les roseaux, les ményanthes; puis les ombellifères, les lysimachies, les salicaires, les laîches, les renoncules, les alismacées, qui sollicitent un peu moins d'inondation. Sur le dépôt limoneux qui résulte de la décomposition de ces plantes, s'étage une autre végétation composée d'arbustes à racines submergées, des ledums, des airelles, des myricas, qui fournissent leur contingent de débris fermentescibles à cet immense magasin de vase et de détritus organiques. Parmi les végétaux des marais, quelques-uns ont des propriétés toxiques ou caustiques, la renoncule scélérate, l'iris, l'arum, la ciguë, etc.; d'autres sont alimentaires, tels que la châtaigne d'eau (*Trapa natans*, onagrariées, Juss.), la zizanie des marais (*Zizania palustris*, graminées, Juss.). Si quelques individus de la flore palustre semblent révéler une influence malfaisante par leur aspect sinistre ou leur odeur repoussante, comme l'arum, les glaïeuls, l'ellébore fétide, etc., il en est qui charment les yeux ou l'odorat, tels que plusieurs typhas, le nénuphar, appelé le lis des étangs, la sagittaire, le *Parnassia palustris*, etc. Nous signalons cette opposition entre les productions des marais, parce que nous aurons à discuter la valeur de quelques inductions que leur nature a suggérées : elles ne sont pas les mêmes, d'ailleurs, dans les eaux qui stagnent dans les lieux bas ou élevés, dans celles qui sont douces ou salées, situées sous les climats chauds ou froids. Les prairies maritimes, inondées par le flux et laissées ensuite à sec, ont une végétation à part. Sur les côtes de l'Océan, on rencontre le *Carex extensa*, les *Spartina*, le *Festuca maritima*, le *Triglo-*

(1) Savi, *Considérations sur l'insalubrité de l'air dans les Maremmes*, Mémoire lu au Congrès scientifique de Pise en octobre 1839 (*Nuovo Giornale dei litterali*, nos 106 et 107, et *Annales de chimie*, 1841, t. III).

chin maritimus, le *Statice dichotoma*, l'*Aster trifolium*, les *Salsola* ; près des eaux saumâtres, le *Statice limonium, occidentalis*, l'*Adenarium peploides*, l'*Arenaria marginata*, le *Glaux maritima*, le *Plantago maritima*, etc. Cette végétation se retrouve en partie dans les marais des salines de Vic, Dieuze, Saint-Nectaire. Les marais saumâtres du midi de la France présentent les *Salsola, Salicornia, Hordeum maritimum, Inula erythmoides, Juncus maritimus, Poa littoralis, Polypogon maritimus*, etc. Le *Saccharum Ravennæ* se rencontre dans les marais de la Provence exclusivement.

La zoologie des marais diffère, comme leur flore, suivant les circonstances précitées. Il serait long d'énumérer les légions d'infusoires, de zoophytes, de vers, de mollusques, de reptiles, de poissons, d'oiseaux, qui vivent et pullulent dans ce milieu, et dont les cadavres s'y ajoutent par myriades à la masse de substances en décomposition. Les marais ont pour habitants fidèles les vers annélides, helminthides, au nombre de cinq cents espèces au moins, les trois quarts de mollusques nus, univalves ou bivalves, presque tous les crustacés dont on connaît plus de mille espèces, beaucoup d'espèces de batraciens, des raines, des protées, des salamandres, des sirènes, des tritons, des tortues, des lézards aquatiques, des serpents pythons, etc. Le microscope a surpris dans l'eau des marais une multitude de ces êtres infusoires dont le professeur Ehrenberg a constaté la prodigieuse force de génération, des *Monas termo, atomus* et *uva*, le *Cercaria cyclidium*, l'*Enchelys ovulum*, le *Trichoda comata*, le *Trichoda cimex*, le *Proteus diffluens*, le *Volvox vegetans*, l'*Enchelys farcimes*, etc. Telle est la multiplicité de ces animalcules, que Virey les envisage comme la cause principale, sinon unique, de l'insalubrité des eaux stagnantes.

La surface des marais offre le plus souvent une croûte formée par l'entrelacement des débris végétaux, qui confond leurs bords avec les prairies environnantes, ou un tapis verdoyant composé de conferves, d'une multitude d'infusoires appelés *Monas pulvisculus*, de lenticules auxquelles on a attribué, à tort, la propriété de purifier l'atmosphère des eaux stagnantes. Ailleurs, comme dans la Dombes, elles déroulent leurs nappes grisâtres jusqu'aux lignes extrêmes de l'horizon, entrecoupées d'espace en espace par des forêts humides, par des terres fangeuses dont les limites se perdent, indécises, dans celles des étangs. Mais, quel que soit leur aspect, limpides ou troubles, dépourvues de leur ceinture habituelle d'aunes et de saules, ou déguisées sous le luxe perfide d'une verdure exubérante, les collections d'eaux stagnantes sont toujours le foyer d'une fermentation putride dont les produits n'échappent point entièrement à l'analyse.

Alexandre Volta, agitant avec un bâton la surface du lac Majeur, observe le dégagement abondant de bulles d'un gaz inflammable : c'est le gaz des marais, formé par l'hydrogène protocarboné, mêlé de 14 à 15 centièmes d'azote et d'une proportion variable d'acide carbonique, d'hydrogène sulfuré, parfois avec des traces d'hydrogène phosphoré qui, provenant de la putréfaction des matières animales, s'enflamme et donne lieu aux phosphorescences nocturnes des marais. Thenard et Dupuytren voient le gaz des marais déposer dans l'eau par laquelle on le fait passer une matière particulière très-putrescible. Moscati condense, au moyen de globes de verre déposés à trois pieds du sol, les vapeurs d'une rizière ; le liquide obtenu laisse surnager, au bout de quelques jours, une substance muqueuse d'une odeur cadavérique, analogue à celle que fournit la condensation de la vapeur répandue dans la salle du grand Hôtel-Dieu de Milan. Brocchi trouve des flocons albumineux dans l'eau qu'il recueille de la même manière aux lieux les plus signalés par leur insalubrité. Rigaud de l'Isle, par un appareil très-simple qu'il établit sur les marais Pontins, condense la vapeur qui s'en exhale, et il se procure ainsi deux bouteilles d'un liquide que Vauquelin analyse : ce chimiste y constate une matière animale qui s'est séparée dans les bouteilles mêmes sous forme de flocons; la liqueur donne une réaction alcaline, quelque peu ammoniacale, et un résidu jaune qui noircit au feu. En agitant la vase du lac de Rimigliano, Savi (1839) détermine le dégagement d'émanations fétides qui, d'après l'analyse, se composent de gaz hydrogène sulfuré et d'une substance organique particulière (*putérine*).

L'analyse de l'air qui repose sur les marais (*aria cattiva, malaria*) n'a point fourni jusqu'en ces derniers temps des résultats aussi notables que celle de leurs vapeurs condensées par réfrigération. L'eudiomètre, manié avec la plus sévère exactitude par Jules-César Gattoni, a montré l'air des marais pestilentiels du fort de Fuentès aussi pur que l'air pris sur le sommet neigeux du mont Legnone, élevé de 1440 toises au-dessus du niveau de la mer ; même résultat fourni par l'analyse de l'air recueilli dans onze autres localités à marais et comparé avec celui de montagnes couvertes de végétation. Julia, dont l'Académie de Lyon a couronné les recherches, proclame l'absolue pureté de l'air des marais, aussi bien que de l'air des égouts, de latrines, des étables, etc. Hâtonsnous d'ajouter que ces expériences ont eu lieu sur des quantités d'air trèslimitées et exprimées en volume, non en poids; les procédés de Théodore de Saussure, Boussingault, etc., comportent plus de précision; ce dernier, opérant sur l'air des marais en Amérique, y a démontré : 1° par le sulfate hydrique, la présence d'une matière organique; 2° par la combustion des miasmes, l'existence d'une forte proportion d'hydrogène, converti en eau dans le procédé employé; depuis il a démontré le dégagement d'une certaine proportion d'oxyde de carbone par les plantes aquatiques (1). F. Daniell (2) a constaté le dégagement de l'hydrogène sulfuré dans les eaux de la côte occidentale d'Afrique et d'autres localités ; avant lui, Chevreul et Savi (3) avaient fixé l'attention sur la production du même gaz par l'action réciproque des sul-

(1) *Comptes rendus de l'Académie des sciences*, 1861, t. LIII, p. 883.
(2) F. Daniel, *Annales de chimie et de physique*, 1841, t. III, p. 331.
(3) Chevreul et Savi, *ibid.*

fates et des matières organiques, et avaient signalé cette réaction comme une des causes les plus influentes de la malaria. Ainsi donc, outre les gaz que l'on dégage abondamment par l'agitation de l'eau des marais, et dont on retrouve des traces dans l'air, il est incontestable qu'une matière organique s'échappe par volatilisation des eaux stagnantes et se mêle à leur atmosphère, soit directement (Humboldt), soit en suspension dans la vapeur aqueuse (Moscati, Brocchi, Rigaud). Animale, végétale ou mixte, c'est très-probablement cette émanation qui détermine l'odeur spécifique de marécage qui dénonce la proximité des eaux dormantes ; odeur variable suivant les climats, la nature des marais, etc. Probablement le gaz des marais entraîne avec lui les miasmes organiques dont la production coïncide avec la sienne, et s'opère dans le même milieu ; l'expérience de Thenard et Dupuytren conduit à l'admettre, et si la chimie isole les produits de la fermentation des marais, on ne peut concevoir cet isolement dans la nature : on sait d'ailleurs que l'acide carbonique qui s'obtient par la fermentation des matières sucrées emporte de l'alcool.

Pour rassembler toutes les données qui peuvent éclairer sur l'action des eaux stagnantes, il faut considérer les objets placés dans leur sphère; ce que les plantes et les animaux y deviennent fournira des éléments d'induction pour l'homme. Si la végétation inhérente au marais y prospère et s'y développe avec vigueur, il n'en est pas de même de la végétation extérieure ; celle-ci languit, les arbres sont rabougris, leurs fruits mûrissent difficilement, et manquent d'arome et de saveur : la Bresse, la Brenne, la Sologne sont pauvres de végétaux; elles ont peu de froment, d'orge et de maïs ; les céréales s'y montrent de qualité inférieure; les plantes légumineuses sont gorgées de sucs aqueux, froides et moins nutritives; les rares vignobles qu'on y rencontre donnent un vin sans force et sans goût. Les terrains desséchés des maremmes toscanes, efflorescents de sel marin en été, se refusent à la végétation de la plupart des plantes qui réussissent dans des terrains sains, et lorsqu'ils s'étendent, la végétation des terrains contigus devient languissante et se détruit. « Les fruits que la contrée (du Phase) produit viennent tous mal, et sont de qualité imparfaite, sans saveur, à cause de l'abondance de l'eau qui les empêche de mûrir complétement, et qui, en outre, répand sur le pays des brumes continuelles (1). » Dans la province de Bone, l'influence des émanations marécageuses se prononce dans la constitution des animaux comme dans celle de l'homme : les bœufs, les chevaux, tous les quadrupèdes sont grêles, maigres, chétifs; ils ont peu de vivacité dans les mouvements, peu d'élasticité dans les allures. Les quadrupèdes de grande espèce dépérissent dans les contrées marécageuses; dix ans suffisent au renouvellement des races, dit Monfalcon (2),

---

(1) Hippocrate, *Œuvres*, trad. par E. Littré (*Des airs, des eaux et des lieux*). Paris, 1840, t. II. p. 61.

(2) Monfalcon, *Histoire des marais*, Paris, 1824, p. 113.

et elles s'abâtardissent dès la première génération : le bœuf, la vache, le mouton languissent et se détériorent par le pâturage des marais; leur chair devient insipide, aqueuse, moins nourrissante. Le poisson même, seule richesse des étangs de la Bresse, y contracte un goût de vase, et livre à la consommation une chair moins savoureuse, moins digestible. Que devient l'homme lui-même, triste roi de cette nature dégénérée? C'est ce que nous allons examiner.

§ 2. — De l'action des modificateurs hydrologiques.

I. — *Eaux pluviales.*

Le degré de sécheresse ou d'humidité des climats et des localités dépend en grande partie de la quantité des eaux météoriques qu'ils reçoivent, et du mode d'après lequel elles leur sont départies; ces deux conditions sont elles-mêmes subordonnées à la latitude, à la hauteur et à l'exposition des lieux. Par l'époque de leur précipitation et par leur ordre de succession, les pluies différencient les climats entre eux, et servent avec la température à caractériser la marche des saisons. Soit qu'elles grossissent les fleuves et les collections d'eaux immobiles, soit qu'elles s'infiltrent dans le sol et déterminent sur une étendue plus ou moins vaste le régime des eaux courantes, elles influent notablement sur la salubrité des pays, et leur communiquent ou leur ôtent ce que l'on peut appeler la tolérance pour l'espèce humaine. Leur durée, leur intermittence ou leur continuité impriment à l'atmosphère des qualités stables ou passagères qui modifient transitoirement le jeu physiologique des organes, ou transforment l'ensemble de l'économie. Indépendamment de ces effets généraux, elles ont une action particulière suivant les saisons et les climats; les averses d'été répandent une fraîcheur agréable, et procurent aux individus surexcités par les chaleurs une sensation de détente, aux individus énervés par les sueurs une diminution d'activité cutanée; les pluies froides de l'automne portent rapidement l'atmosphère à son maximum d'hygrométrie et produisent tous les effets du froid humide. Les eaux pluviales rendent une activité funeste aux marais temporaires, qui, tour à tour secs et mouillés, deviennent le siège d'une fermentation plus énergique; sous l'influence des chaleurs d'été, leur flaque centrale se rétrécit, s'amincit par évaporation, et laisse à nu une zone périphérique formée d'un opulent terreau, de détritus végéto-animaux, et recouverte le plus souvent d'une végétation vivace et spéciale où pullulent les innombrables espèces d'une faune éphémère. Ailleurs, les thalwegs, seuls indices du cours des ruisseaux desséchés, les lits d'anciens torrents, présentent des conditions plus ou moins analogues; d'immenses terrains recouverts d'une litière végétale, brûlés par les chaleurs caniculaires, accumulent à la surface les débris des plantes et d'animaux momifiées; la sécheresse torride de l'été arrête leur décomposition. Viennent des pluies alternées avec des jours de soleil, et tous ces foyers à l'état d'attente, toutes ces surfaces de dégagement miasmatique entrent en activité ; on voit alors, dans des régions qui semblent exemptes de marais, l'apparition des fièvres coïncider avec les pluies chaudes. Celles du printemps n'ont pas la même efficacité, les foyers étant encore noyés par suite des pluies d'hiver, et les bandes de terrains ambiantes n'étant pas encore pourvues du détritus fermentescible. C'est en automne que la putréfaction végéto-animale acquiert son maximum d'intensité, c'est alors que la terre fermente sous l'action des eaux pluviales, et que l'insalubrité se révèle dans les gorges des montagnes et jusque sur leurs rampes par la condensation nocturne des brouillards miasmatiques.

II. — *Mer, atmosphère maritime.*

Nous avons déjà indiqué l'influence climatologique qui résulte de la position relative des continents et des mers. Kirwan a signalé le premier la différence de constitution atmosphérique entre les pays coupés de mer et de rivières, en rapport avec une grande masse pélagique libre de glaces, ouverts aux vents d'ouest, et les pays qui, dépourvus de golfes, de méditerranées, s'élargissent vers les pôles ou se prolongent au loin en une croûte solide. « Après l'élévation partielle du sol au-dessus du niveau des mers, dit de Humboldt, la cause la plus puissante qui fait varier la température des lieux placés sous une même latitude, est la proportion relative des masses continentales et des mers, c'est-à-dire des parties de la surface du globe qui, fluides et diaphanes, ou solides et opaques, diffèrent également par leurs pouvoirs absorbants et émissifs, par la quantité de lumière qu'elles absorbent, par la quantité de chaleur qui résulte de cette absorption, comme par les pertes sensibles que le rayonnement leur fait éprouver. Les rapports d'étendue et de configuration entre les masses opaques continentales et des masses fluides océaniques déterminent le plus les inflexions des lignes isothermes, non-seulement en modifiant la température là où elle se développe localement, mais aussi en influant sur les courants atmosphériques. » Quant aux modifications particulières que l'atmosphère maritime imprime à la santé des individus, il faut les étudier chez les marins qui exécutent des voyages de long cours, et qui passent la plus grande partie de leur vie à bord des navires ; mais d'autres causes croisent ici leur action avec celle de la mer, telles que l'habitation spéciale des marins dans les profondeurs méphitiques des vaisseaux, le régime, les travaux, les excès, les habitudes propres à leur état, influences variées et complexes dont nous examinerons ailleurs le résultat (*Profession navale,* tome II). Néanmoins on peut répéter d'une manière générale, avec la plupart des médecins navigateurs, que l'atmosphère océanique est plus salubre que celle des continents et des rivages : « *Docet experientia nautas melius se habere in mari quam in terra* (1). »

(1) Rouppe, *De morbis navigantium*, Leyde, 1764.

En raison de la pression atmosphérique, nous absorbons sur mer, par le même nombre d'inspirations, une plus grande quantité d'oxygène que sur le haut des montagnes, car les quantités d'oxygène inspiré et d'acide carbonique exhalé par les poumons varient suivant la pression barométrique. Riche de lumière, ventilé presque incessamment par les brises, pur de toute espèce d'émanations délétères, moins chaud en été et moins froid en hiver, l'air maritime doit peut-être à l'humidité saline qui imprègne ses couches inférieures des propriétés particulières, jusqu'à présent mal appréciées; il est certain qu'il agit favorablement sur les constitutions molles et lymphatiques, et préservativement contre quelques affections, fait qui ressort de leur fréquence relative à terre et sur mer, toutes autres conditions d'ailleurs égales. Quel médecin, s'il a vécu dans les ports de mer et s'il a été souvent embarqué, n'a été frappé de la rareté des maladies de poitrine parmi les gens de la flotte marchande et militaire? La dysenterie fait peu de ravages à bord des navires de guerre qui visitent le Sénégal, les Antilles, etc., tandis que cette cruelle maladie moissonne dans ces contrées nos garnisons de terre. Des immunités certaines leur sont acquises par le seul fait de leur éloignement de la terre : les dangers d'un climat funeste sont permanents pour l'habitant sédentaire, passagers pour le marin; les foyers d'infection miasmatique qui résultent de l'agglomération des hommes dans les villes mal construites et sans police sanitaire, les effluves des eaux stagnantes, les vapeurs qui s'élèvent sous le feu d'un soleil tropical des campagnes sans culture et des savanes à demi noyées par les pluies, n'ont aucune prise sur la population nomade des vaisseaux, ou ne l'atteignent qu'accidentellement par la propagation des vents. Dans nos colonies, en Morée, sur le littoral de l'Algérie, on a remarqué le contraste que présentent, aux époques d'épidémie, l'état sanitaire des troupes qui occupent les côtes ou l'intérieur des terres, et celui des matelots qui naviguent à une certaine distance des rivages, ou qui sont au mouillage dans une rade spacieuse. Combien l'état sanitaire des équipages de notre flotte dans la mer Noire s'est montré différent de celui de l'armée devant Sébastopol! La mortalité des équipages de nos stations est très-inférieure, dans les pays chauds, à celle des garnisons permanentes ou même des indigènes. Le seul déplacement de la terre sur un vaisseau a suffi pour amender, quelquefois pour guérir des états morbides qui s'aggravaient progressivement dans leur marche; en s'éloignant du sol, on s'éloignait de la cause du mal; et dans beaucoup de circonstances, fuir est le seul remède. Frappé de ces avantages de l'atmosphère maritime, Lind a proposé d'établir à l'embouchure du Sénégal un navire destiné à recevoir les convalescents de Saint-Louis, et même les hommes valides; Thévenot, qui a pratiqué aux mêmes lieux (1), a renouvelé avec autorité ce salutaire conseil : il veut que, pendant l'hivernage, les militaires soient placés en

____

(1) Thévenot, *Traité des maladies des Européens dans les pays chauds*. Paris, 1840, p. 375.

dehors de la barre, dans un grand navire disposé à cet effet, et que le service de la colonie soit confié pendant cette saison aux noirs, qui sont alors peu sujets à la maladie.

Au rapport de Lind, un régiment débarqué à Pensacola y perdit 120 hommes et 12 officiers de la fièvre, tandis que les équipages des navires, qui se tenaient seulement à la distance d'un mille, n'eurent pas un malade. Dans des climats différents, le séjour à la mer procure encore une semblable immunité : Blane assure que les navire mouillés à 6000 pieds de Walcheren durent à cette faible distance d'être épargnés par les fièvres qui ravageaient la garnison de cette île. Pringle remarque aussi que, durant le règne des maladies parmi les troupes qui étaient dans la Zélande, l'escadre de l'amiral Mitchel, mouillée à quelque distance du rivage, jouissait d'une parfaite santé. En 1853, à Varna, durant le règne d'une épidémie meurtrière, j'ai vainement sollicité l'affectation de deux vaisseaux ou frégates au traitement de nos malades. Ce que je n'ai pu faire, les Anglais, informés de mon initiative, l'on fait ensuite avec avantage. Un fait bien digne de remarque, c'est que l'épidémie la plus générale et la plus opiniâtre qui ait sévi sur l'armée d'Orient, le scorbut, s'est montrée d'abord sur nos vaisseaux et a frappé la majeure partie des équipages de la flotte (1); mais il a cédé assez promptement, tandis qu'une fois développé dans les camps, il s'y est enraciné.

Quand il s'agit de prescrire la navigation, le séjour du littoral de la mer à titre de prophylaxie, il faut s'attacher aux particularités des stations maritimes, aux conditions très-diverses d'installation des navires et des itinéraires qui leur sont tracés dans les deux sens par rapport à l'équateur. Les mémoires publiés en 1856 par Jules Rochard (2), en 1859 par Fonssagrives, en 1863 par Le Roy de Méricourt, ont dissipé toute illusion sur le bénéfice que les phthisiques peuvent se promettre des voyages en mer vers les latitutes intertropicales, comme de leur retour dans les hautes latitudes nord; aux embouchures des fleuves, les vastes fermentations de détritus organique, portant au loin l'infection; partout les variations de température, l'agitation de l'atmosphère maritime au large, celle qui règne à bord avec d'inévitables causes de malaise et d'incommodité. La question change, si l'on n'a en vue que de courtes traversées dans les meilleures conditions de comfort élégant et le choix d'une de ces résidences de littoral où tout à été prévu dans l'intérêt des valétudinaires. Le séjour des bords de la mer devient alors une puissante ressource de modifications organiques et de retrempe ; bon nombre d'états cachectiques, de maladies chroniques, de chloro-anémies, de névroses par usure et avec appauvrissement du sang, de formes variées d'hypochondrie et de dyspepsie, y trouveront, avec le secours des distractions sociales et d'un régime approprié,

(1) Marroin, *Histoire médicale de la flotte française dans la mer Noire*, Paris, 1861.
(2) Jules Rochard, *De l'influence de la navigation et des pays chauds sur la marche de la phthisie pulmonaire*. Paris, 1856.

plus de soulagement et d'impulsion curative que dans les monotones limites de la vie ordinaire et dans l'industrie polypharmaque des consultants. Le succès est dans le choix des localités maritimes : « Qu'y a-t-il de commun, au point de vue de l'hygiène, entre cet air humide, froid, brumeux, tourmenté par les vents, qu'on respire sur les côtes d'Angleterre, et l'atmosphère tiède, limpide, lumineuse et calme qui baigne le rivage de la Méditerranée, et l'air embrasé, pestilentiel des côtes occidentales d'Afrique, ou des plages de Madagascar (1) ? »

III. — *Fleuves, rivières, etc.*

Tous les cours d'eau, les lacs, les marais même, exercent sur la température moyenne des localités une influence proportionnelle à la masse de leurs eaux; leur évaporation est une cause frigorifique. Une grande profondeur des eaux diminue le froid de l'hiver aussi longtemps que la glace ne se forme point (Humboldt) : dans les latitudes où la température moyenne de l'hiver dépasse 3°,5 centigrades, les rivières ne se prennent que lorsque le thermomètre exposé à l'air est descendu pendant quelques jours à — 8 ou — 10 degrés centigrades; au contraire, au delà des parallèles de 58 et 60 degrés, le dégel tardif des rivières, des lacs et des marais rend le printemps plus froid. Nous avons mentionné les relations climatologiques des différentes espèces d'eaux courantes avec les lieux qu'elles traversent; nous ajouterons qu'elles communiquent à l'air un mouvement d'autant plus étendu que leur lit offre plus de largeur et leur cours plus de rapidité. La direction des fleuves détermine souvent celle des vents, et par conséquent le transport des miasmes : c'est ce qui explique la propagation continentale de certaines maladies qui, telles que la fièvre jaune, semblent attachées au littoral de la mer. En 1798, on a vu cette affection, suivant le Potomak, pénétrer dans la Virginie jusqu'à Alexandrie et Pétersbourg; en 1805, elle a rayonné dans le Canada jusqu'à Québec; en 1812, dans la province de Murcie jusqu'à Ziescar ; en 1819, en Andalousie jusqu'à Séville, parce que le fleuve Saint-Laurent, la Ségura et le Guadalquivir étendent vers l'intérieur de ces contrées les limites ordinaires de l'atmosphère maritime. Les fleuves, les rivières, les ruisseaux, favorables à la salubrité des habitations, parce qu'ils entraînent les immondices et facilitent les soins de la propreté domestique et publique, peuvent nuire par les inondations, par les infiltrations, par l'abaissement de leurs eaux, par la déposition vaseuse qu'ils opèrent sur leurs rives, etc. C'est ainsi que le Gange, le Mississipi, l'Amazone et le Nil transforment par des atterrissements boueux leurs rivages en de vastes marais, d'où s'épandent, comme d'une coupe empoisonnée, les fièvres pernicieuses, la fièvre jaune et la peste. Dans les pays chauds,

----

(1) Jules Rochard, *Nouveau Dictionnaire de médecine et de chirurgie pratiques.* Paris, 1864, t. Ier, p. 480.

le mouillage dans les fleuves est une cause formidable de mortalité, parce qu'en général, ils présentent sur leurs bords les conditions funestes que nous venons de signaler, Thévenot a calculé que dans les voyages à la mer il périt 1 homme seulement sur 31, tandis qu'il en meurt 1 sur 2 dans les voyages sur les fleuves du Sénégal. Dans nos climats, le séjour sur les eaux courantes ne paraît nuire ni à la santé ni à la longévité; les pêcheurs, les bateliers, sont, en général, robustes, et ne fournissent pas un contingent plus fort de malades que les autres classes ouvrières; il y a plus : Parent-Duchâtelet (1), qui s'est enquis minutieusement de l'état sanitaire des débardeurs, a vu que ces hommes, qui vivent pour ainsi dire dans l'eau, sont peu sujets aux fièvres d'accès, et à part la maladie qu'ils appellent *grenouille*, ils jouissent en général d'une santé excellente. On peut donc conclure que les eaux courantes exercent une influence constante sur la température moyenne annuelle des lieux, et une influence particulière sur les hommes, laquelle varie d'après la conformation de leurs rives, leurs phases périodiques, et principalement d'après la latitude,

IV. — *Eaux stagnantes.*

On peut assimiler l'action des marais aux effets d'une intoxication spéciale, comme l'a fait Audouard. Nous renvoyons, pour l'étude détaillée des états morbides qui en sont le produit, aux monographies, et notamment à l'excellent article de Fournier-Pescay et Bégin, lequel, publié en 1818 (2), présente la substance de la plupart des idées et développements qu'a reçus de nos jours la question de la pathologie paludique. Dans cette étude, il faut le dire, on s'est préoccupé trop généralement de l'intermittence, et même de l'état fébrile ou pyrétique. Pour beaucoup de médecins, la fièvre intermittente proprement dite est encore l'expression complète de l'action des marais ; la rémittence et la subcontinuité sont considérées comme une aggravation accidentelle du type primitif et universel, qui est l'intermittence. Cette manière d'envisager les effets des eaux stagnantes a faussé parfois la pratique médicale des pays chauds et consolidé l'erreur par le langage traditionnel de la science. Il convient de faire entrer dans un seul groupe nosologique toutes les maladies engendrées par les marais, quels que soient d'ailleurs leur type et leur forme : ainsi se trouveront rapprochées pour leur traitement, comme elles le sont par leur origine, les fièvres intermittentes, rémittentes, subintrantes, larvées, pernicieuses, certaines fièvres continues des pays chauds, etc.; sans oublier toutefois que même dans les pays chauds, on rencontre des fièvres continues de leur nature, intermittentes par accident, et qui procèdent d'une étiologie

(1) Parent-Duchâtelet, *Annales d'hygiène publique*, 1830, t. III, p. 245.
(2) Fournier-Pescay et Bégin, *Dictionnaire des sciences médicales*, art. MARAIS, t. XXX, p. 516 et suiv.

mixte. Torti rappelle fréquemment le passage de l'intermittence, non-seulement au type rémittent, mais à la continuité; Monro (1) fait remarquer que la fièvre rémittente, quand elle devient mortelle, se change pour l'ordinaire en fièvre continue. J. Clark (2) a signalé judicieusement le rapport de l'intermittence et de la continuité des fièvres avec l'intensité de la cause morbifique. « Les maladies observées dans les contrées marécageuses, disent Fournier et Bégin, peuvent être rangées sous deux divisions : les unes sont exemptes de réaction fébrile, les autres sont caractérisées par l'état de fièvre. Parmi les premières se rangent quelques diarrhées, des dysenteries, et dans plusieurs cas le choléra-morbus; les fièvres intermittentes et rémittentes simples ou pernicieuses et les fièvres dites ataxiques continues sont les plus remarquables parmi les secondes. » Bailly remarquait, en 1825 (3), que si l'intermittence constituait à elle seule le fond de la maladie, l'expérience n'aurait jamais donné aux médecins qui pratiquent dans les pays marécageux l'idée qu'une maladie dont les symptômes sont continus, peut cependant avoir le fond des *fièvres à quinquina*, et il aime mieux, avec raison, donner cette dénomination que celle d'intermittente à une affection qui peut ne pas l'être. Gaspard Roux (4) ne distingue pas dans la pratique les fièvres intermittentes, rémittentes et continues. Les affections qui résultent de l'intoxication des marais diffèrent, non-seulement par le mode de succession de leurs symptômes, mais encore par leur physionomie propre et par l'ensemble de leurs phénomènes. Qui ne sait sous quelles formes variées se produisent les fièvres des pays chauds et marécageux, formes qu'il nous arrive parfois d'observer sporadiquement dans nos climats pendant la saison des fortes chaleurs! De là les fièvres dysentérique, tétanique, cholérique, comateuse, algide, délirante, etc. On peut voir dans les épidémies d'Hippocrate, que les résultats de l'intoxication des marais n'ont jamais varié ; et Littré, qui a rétabli les descriptions hippocratiques dans leur véritable signification, après avoir démontré l'identité des fièvres que les observateurs modernes constatent aujourd'hui dans la Grèce avec celles qui ont été décrites par le médecin de Cos, s'écrie avec raison : « La Grèce antique et la Grèce moderne sont, à vingt-deux siècles de distances, affligées par les mêmes fièvres; et cela prouve que les conditions climatologiques n'y ont pas essentiellement changé; car l'homme, qui en est un des réactifs les plus sensibles, y donne aujourd'hui, comme alors, la même réaction (5). » En parcourant les ouvrages des épidémistes qui ont observé dans les pays à marais, on rencontre une foule de cas qui, par leurs symptômes, se rapprochent, les uns de la fièvre jaune, les autres du choléra, d'autres encore

(1) Monro, *Médecine d'armée*, trad. de Le Bègue de Presle. Paris, 1769, t. II, p. 321.

(2) J. Clark, *Observ. on the Diseases in long voyages to hot countries*. London, 1773.

(3) Bailly, *Traité anatomo-pathologique des fièvres intermittentes simples et pernicieuses*. Paris, 1825, in-8.

(4) Gaspard Roux, *Histoire médicale de l'armée française en Morée*, 1829.

(5) Littré in Hippocrate, *Œuvres*, trad. par E. Littré, t II, p. 563. (Argument.)

de la peste. Dans les fièvres qui attaquèrent les troupes françaises en Morée, G. Roux observa souvent la douleur à l'hypochondre droit et la coloration ictérique. En août et septembre 1854, nous avons observé sur le littoral de la Bulgarie un grand nombre de cas analogues qui auraient pu en imposer pour des typhus ictérodes, sans le succès significatif de la médication quinique. Notre ami Fauvel a vu céder au même moyen des affections qu'il a observées à Silistrie et à Choumla, et qu'au premier abord il prenait lui-même pour des typhus ictérodes (1). La fièvre jaune, dit Montfalcon (page 330), est l'extrême degré des fièvres pernicieuses; elle naît des mêmes modificateurs et affecte les mêmes organes. La fièvre jaune, dit Gilbert (2), n'est autre chose que le maximum des fièvres rémittentes bilieuses, qui n'entraînent que successivement dans les fonctions les désordres qui sont produits tous ensemble par la fièvre jaune. Chervin a consacré sa vie à la démonstration de l'identité de nature de la fièvre jaune et des fièvres paludiques; et dans son rapport sur le mémoire de Rufz (3), il l'a renouvelée avec une grande force de conviction. La fièvre jaune sévit avec prédilection à proximité des plages marécageuses et de l'embouchure des fleuves; on l'a observée particulièrement à Pensacola, à la Vera-Cruz, à la Havane, sur les rives de Rio-Morte, à Carthagène, à Saint-Pierre de la Martinique et dans toutes les localités intertropicales désolées par des eaux stagnantes; précédée presque toujours ou accompagnée de fièvres intermittentes, elle apparaît aux mêmes époques que celles-ci, et se développe sous les mêmes conditions; et tandis qu'elle moissonne les Européens transplantés, les fièvres intermittentes se montrent parmi les indigènes comme une expression atténuée de la même cause. Rufz a vu la fièvre jaune passer du type continu au type rémittent et intermittent dans l'épidémie qui régna à la Martinique de 1839 à 1840. Il suffit de passer quelque temps aux environs de la Vera-Cruz pour en contracter le germe, tant l'influence des eaux stagnantes, combinée avec celle d'un climat de feu, s'y fait sentir avec une pénétrante énergie. Fusier, qui a passé cinq ans à l'hôpital militaire français de Vera-Cruz, dans l'observation de la fièvre jaune, dont il a été lui-même atteint, et Dutroulau (4), qui a lutté contre elle dans nos Antilles, repoussent la doctrine de Chervin, et attestent l'inefficacité de la médication quinique.

La peste peut-elle être rattachée également, par son étiologie, à la famille des maladies de marais? Quand le Nil inonde l'Égypte, elle disparaît comme par enchantement, de même qu'on voit cesser les fièvres intermittentes par la submersion des marais; mais lorsque le retrait des eaux laisse

(1) A. Fauvel, *Guerre d'Orient, rapports sur les maladies qui ont régné parmi les armées belligérantes en* 1854 (*Recueil des travaux du comité consultatif*, t. III, p. 27, 1854).

(2) Gilbert, *Histoire médicale de l'armée de Saint-Domingue.* Paris an XI.

(3) Rufz, *Bulletin de l'Acad. royale de méd.* Paris, 1842, t. VII, p. 1045 et suiv. *Chronologie des maladies de la ville de Saint Pierre (Martinique)*, Paris, 1869, p. 58.

(4) Dutroulau, *Traité des maladies des pays chauds, etc.* 1868, 2e édit., et note du Dr Fuzier, p. 462.

les terrains couverts d'un limon fangeux, les émanations qui s'en élèvent ne tardent point à ramener le fléau ; le peu de profondeur des sépultures, attaquées par les infiltrations du fleuve débordé, ajoute à son intensité. D'après l'observation de Pugnet (1), l'apparition de la peste coïncide toujours avec l'époque où la vase du Nil est mise en contact avec l'air et le calorique, et la gravité de l'épidémie se proportionne à l'étendue de l'inondation : ainsi elle sévit plus sur les côtes que dans le reste de la basse Égypte, où elle diminue en progressant vers le Delta ou la haute Égypte, qui n'en offre plus de traces. Le choléra serait aux plaines du Bengale inondées par le Gange, ce que la peste est aux bords du Nil et la fièvre jaune à ceux du Mississipi, c'est-à-dire une forme d'intoxication spécifique; hors des régions tropicales on voit éclater l'affection des marais sous une forme qui n'est pas sans analogie avec le choléra : les accès cholériques algides sont fréquents en Algérie (2).

Nous n'avons voulu omettre, dans l'énumération des effets de l'empoisonnement palustre, aucune des formes morbides qu'on s'est appliquée à rattacher à cette source étiologique; mais nous ne devons pas non plus passer sous silence les données d'observation qui militent contre cette synthèse un peu forcée. Les foyers d'impaludation sont disséminés dans tous les climats; la fièvre jaune ne prend naissance que dans la zone tropicale, et sur le littoral de la mer, elle a une durée limitée et une marche réglée, elle ne se reproduit pas après une première attaque: elle n'aboutit point à la cachexie, elle guérit ou tue. Le choléra, par ses pérégrinations, a dérouté tous les rapprochements de l'induction pathogénique. « La dysenterie et l'hépatite sont localisées dans des foyers particuliers qui, pour être moins bien connus que ceux de la fièvre dans leurs caractères géologiques, n'en sont pas moins distincts très-souvent de ceux des autres endémies (3). » Ainsi elles règnent à la Réunion, dont le sol est partout granitique, et qui n'a point de fièvres paludiques comme à Cayenne et aux Antilles, infestées de ces maladies; Biskra et Laghouat, exempts de foyers marécageux et de leurs effets toxiques, sont en proie aux dysenteries et aux hépatites; Taïti n'a point d'endémies. La Guyane et le Sénégal, très-différents par leurs conditions météorologiques, ont le même groupe de manifestations endémiques, fièvres palustres, dysenterie, hépatite, colique sèche, et à des intervalles irréguliers, la fièvre jaune. Les causes hygiéniques et atmosphériques, minutieusement interrogées, n'expliquent point les répartitions de formes endémiques; c'est aux caractères du sol que Dutroulau s'attache pour en éclaircir l'évolution, et l'analyse le conduit à reconnaître qu'elles sont toutes d'origine infectieuse, mais diversement infectieuse, et que chacune d'elles a une spécificité propre.

(1) Pugnet, *Mémoire sur les fièvres de mauvais caractère du Levant et des Antilles,* 1804.

(2) *Mémoires de médecine, chirurgie et pharmacie militaire,* t. XXXV, p. 36.

(3) Voy. Dutroulau, *Traité des maladies des Européens dans les pays chauds,* 2º édition, Paris, 1868.

Ce n'est point ici le lieu de rappeler les épidémies qui se sont développées sous l'influence des émanations marécageuses, et qui ont été observées par Ramazzini, Lanzoni, Lancisi, Flacci, Sennert, Dekkers, le Boë, Blane, Pringle, etc. Les marais ont fait périr plus d'hommes qu'aucun autre fléau ; ils ont détruit plus d'une armée, dépeuplé plus d'un pays, effacé du sol et presque de la mémoire des hommes plus d'une ville jadis florissante. Des épidémies décrites par François le Boë, la seconde (1669-1670) enleva les deux tiers de la population de Leyde ; en 1762, 30 000 nègres et 800 Européens succombèrent, au Bengale, à l'atteinte pernicieuse des marais (Lind) ; en 1741, 12 000 Anglais, sous le commandement de l'amiral Vernon, furent réduits au tiers par la même cause. Pringle raconte que, pendant l'année 1747, en Zélande, les troupes anglaises eurent tellement à souffrir des fièvres de marais, que peu de corps avaient conservé cent hommes valides ; à la fin de la campagne, le *Royal* ne comptait que quatre hommes qui se fussent toujours bien portés. L'île de Walcheren fut deux fois funeste, en 1806 et en 1809, aux troupes anglaises et françaises (Blane, Hamilton) ; en dernier lieu, les deux tiers des deux armées furent mis hors de combat par les fièvres. De semblables désastres se sont fréquemment renouvelés en Afrique : en 1857, une compagnie du 11e de ligne, stationnée à Bouffarick, et composée alors de 82 hommes, passa tout entière à l'hôpital, excepté un sous-officier et l'officier qui la commandait, et qui est mon frère. Coutanceau a décrit l'épidémie de fièvres intermittentes qui ravagea Bordeaux en 1805, lors des travaux de desséchement du marais de la Chartreuse ; en cinq mois, 12 000 personnes en furent atteintes et 3000 succombèrent. Les marais du Brouage ont affligé de vingt épidémies la population de Rochefort, où il mourait, il y a cinquante ans, 1 individu sur 15, tandis que, pour la France, la proportion générale de mortalité est de 1 sur 40. Il est inutile de multiplier les exemples des ravages épidémiques qu'exercent les marais, et auxquels s'ajoutent des épizooties non moins meurtrières. Hippocrate fournit encore ici son témoignage toujours vrai ; après avoir dépeint la constitution de ceux qui vivent près des marais : « Cet état maladif leur est habituel, tant en été qu'en hiver ; en outre, les hydropisies y sont très-fréquentes et très-dangereuses ; car, pendant l'été, les habitants sont affligés par des dysenteries, par des diarrhées, par des fièvres quartes de longue durée, maladies qui, prolongées, se terminent, dans de pareilles constitutions, par des hydropisies et par la mort (1). « L'observation des siècles s'accorde donc à reconnaître que dans les contrées à marais sévissent des maladies différentes de celles qui appartiennent aux localités exemptes de cette source d'insalubrité ; que ces maladies, malgré leur dissemblance symptomatique, malgré la diversité de leurs types et de leurs formes, accusent la même origine, et cèdent au même traitement ; que leur apparition, leur aggravation et la durée de leur règne coïncident avec l'époque, l'abondance

______

(1) Hippocrate, *Des airs, des eaux et des lieux*, trad. Littré, t. II, p. 29.

et la période du dégagement miasmatique des marais ; d'où l'on conclura avec raison qu'entre la présence des eaux dormantes et l'état pathologique de la population, il existe une relation de causalité.

S'il importe de noter cette échelle de manifestations morbides, qui succèdent à l'absorption du miasme, et qui s'élèvent du simple accès fébrile jusqu'à la sidération, de la diarrhée légère jusqu'aux fièvres pestilentielles, l'hygiéniste doit peut-être s'attacher avec plus d'attention encore à l'altération lente et graduelle que subissent les individus dont la vie se passe au milieu des marais, soit qu'elle ait été précédée ou non d'accidents fébriles. Telle est la transformation qui s'opère insensiblement en ceux qu'elle atteint, qu'on serait tenté de les considérer comme une variété misérable de notre espèce. Un voyageur, visitant les pâles habitants du bassin pontin, demandait à l'un d'eux comment ils y pouvaient vivre : « Nous ne vivons pas, nous mourrons. » Cette lugubre réponse peint d'un trait l'état des populations, si nombreuses sur le globe, qui languissent en proie au fléau permanent des émanations palustres.

« Les habitants du Phase, dit le maître immortel de Cos, que nous ne nous lassons pas de citer, occupent une contrée marécageuse, chaude, humide et boisée ; les pluies y sont, dans toutes les saisons, aussi fortes que fréquentes. Ils passent leur vie dans les marais ; leurs habitations de bois et de roseaux sont construites au milieu des eaux ; ils ne marchent que dans la ville et dans le marché ouvert aux étrangers ; mais ils se transportent dans des pirogues faites d'un seul tronc d'arbre, montant et descendant les canaux, qui sont nombreux. Ils font usage d'eaux chaudes, stagnantes, corrompues par la chaleur du soleil et alimentées par les pluies... c'est pour cela que les habitants du Phase diffèrent des autres hommes ; ils sont en effet d'une haute taille et d'un embonpoint si excessif, qu'on ne leur voit ni articulation ni veine ; leur coloration est aussi jaune que celle des ictériques ; leur voix est plus rude que partout ailleurs... ils sont peu propres à supporter les fatigues corporelles. » (*Loc. cit.*, page 61.) Et en parlant des eaux dormantes : « Ceux qui en font usage ont toujours la rate volumineuse et dure, le ventre resserré, émacié et chaud, les épaules et les clavicules décharnées. Les femmes sont sujettes aux œdèmes et à la leucophlegmasie ; elles conçoivent difficilement, et leur accouchement est laborieux. Les nouveau-nés sont gros et boursouflés ; mais pendant la nourriture, ils maigrissent et deviennent chétifs... de sorte que la longévité est impossible avec de pareilles constitutions ; la vieillesse arrive avant le temps. » (Page 29.) Ce tableau a conservé sa vérité ; seulement, les localités en modifient quelques traits. Ce qui contribue le plus à nuancer la physionomie toujours spéciale des populations établies sur les bords des marais, c'est le degré de chaleur inhérent aux climats ; mais si elles représentent, suivant les lieux, des individualités distinctes dont les caractères ne peuvent se fondre dans une description générale, elles ont cela de commun que partout l'ensemble des phénomènes propres à chacune d'elles se résume dans une détérioration profonde de l'économie, dans la décadence prématurée des facultés physiques, intellectuelles et morales. Les habitants de la basse Bresse sont de petite stature, souvent affectés de déformations, soit du tronc, soit des membres; une peau fine et blafarde, des formes molles et sans reliefs musculaires; des tissus sans vigueur et sans élasticité, abreuvés de fluides aqueux, et qui gardent l'empreinte du doigt qui les presse; des cheveux plats et une teinte claire, une barbe rare ; un œil terne et dont le regard tombe avec tristesse, une expression d'idiotisme et d'apathie; le cou maigre et allongé, la poitrine resserrée, le ventre gros et saillant; le pouls mou et petit, une peau toujours sèche, ou couverte d'une transpiration habituelle qui débilite ; une démarche lente et pénible, une voix gutturale et rauque, et dont les sons sont paresseusement articulés : tels se présentent à la fleur de l'âge les habitants d'une partie du département de l'Ain. Frappés au berceau par une cause d'insalubrité qu'ils endurent avec une résignation inerte, ils n'ont connu ni l'enjouement de l'enfance, ni l'alacrité de la jeunesse; valétudinaires jusqu'à la tombe, qui pour eux s'ouvre de bonne heure, ils restent étrangers aux passions généreuses, aux jouissances vives comme aux douleurs aiguës de l'âme; également incapables de regrets et d'espérances, enfants déshérités de la nature qui ne leur a donné qu'un air délétère et des aliments sans force, il faudrait les plaindre entre tous, s'ils avaient conscience de leur misère. Les habitants de la Sologne et de la plaine du Forez se rapprochent des Bressans ; même retard dans le développement, même caducité avant l'âge, même indolence, même débilité radicale, même hébétude du cœur et de l'intelligence; à leur maigreur, à leur teint plombé, jaunâtre ou verdâtre pendant l'automne, on dirait des squelettes ambulants ; vieux à quarante ans, décrépits à cinquante, ils parviennent rarement à la soixantième année ; chez eux nulle sensibilité, et comme dit Fodéré, on ne rit point sur le berceau de celui qui naît, on ne pleure point sur le cerceuil de celui qui meurt. L'habitant de la Brenne apporte en naissant le stigmate de la cachexie de ses parents : « A peine a-t-il quitté le sein de sa nourrice, qu'il maigrit ; une couleur jaune teint sa peau et ses yeux, ses viscères s'engorgent, il meurt souvent avant d'avoir atteint sa septième année. A-t-il franchi ce terme, il ne vit pas, il végète : il reste cacochyme, boursouflé, hydropique, sujet à des fièvres putrides, malignes, à des fièvres d'automne interminables, à des hémorrhagies passives et à des ulcères aux jambes qui guérissent fort difficilement. » (Monfalcon, page 119.) Sa vie est une longue agonie ; dès sa vingtième ou trentième année, il penche vers le déclin; ses facultés se dégradent, et communément la mort vient fermer à cinquante ans cette carrière de souffrances. Au centre des marais Pontins, le spectacle différait peu avant les travaux exécutés par ordre du pape Pie V, et depuis, il s'est médiocrement amélioré. Dans nos possessions d'Afrique, l'action lente des miasmes conduit quelquefois les malades, sans accident notable et par une pente insensible, à la cachexie et au marasme, qui, dans les circonstances ordinaires, clôturent une longue série de récidives pyrétiques. Cet état est caractérisé par l'affaiblissement général, la paleur cutanée, l'infiltration et l'épanchement séreux dans les cavités des viscères et les lames du tissu cellulaire, et l'appauvrissement marqué du sang; la peau est terreuse, écailleuse; le moindre mouvement épuise les forces et détermine des suffocations; les facultés sont engourdies, les sens obtus, l'appétit seul persiste. La cachexie dite africaine, décrite par le docteur Craigie (1), et qui décime la race noire dans les Indes occidentales, principalement dans l'Amérique du Sud, a-t-elle quelque parenté avec celle que l'influence des marais occasionne dans les contrées extra-tropicales? L'analogie de causes, de symptômes et d'altérations anatomiques porte à croire que cette affection est, aux nègres des régions équatoriales, ce que la *traîne* est aux riverains des marais de la Bresse et de la Sologne. La cachexie africaine survient après plusieurs rechutes de fièvre, elle se caractérise par un état de langueur qui dégénère en insensibilité complète, par l'appauvrissement du sang, par la décoloration des lèvres, de la paume des mains et de la plante des pieds, par l'empâtement des tissus cutanés, particulièrement de la face et des extrémités; à une époque avancée, l'appétit se déprave, les fonctions digestives se troublent, la diarrhée s'établit, le foie et la rate se tuméfient, ainsi que les glandes lymphatiques; plus tard encore, les malades rejettent les aliments inaltérés peu d'heures après leur ingestion, etc. La cachexie africaine sévit parmi les nègres esclaves ou libres qui travaillent sur les plantations, c'est-à-dire qui remuent une terre riche en débris organiques, à la surface de laquelle naissent et périssent de nombreux produits, et que l'on voit tour à tour convertie en limon par des pluies diluviales et desséchée par les chaleurs.

Tels sont les effets aigus et lents de l'intoxication des marais. Dans quelles bornes se manifestent-ils? L'expérience a-t-elle permis de circonscrire avec quelque précision la sphère d'activité des eaux stagnantes? Le dégagement des effluves peut avoir lieu dans un air calme ou mobile; dans le premier cas, et pour les pays tempérés, on évalue, en général, à 400 ou 600 mètres cubes le diamètre vertical, et à 300 mètres le rayon horizontal de la sphère dans laquelle ils se propagent; mais une pareille détermination ne peut avoir rien de rigoureux; les variations hygrométriques et barométriques de l'air influent nécessairement sur l'extension des miasmes; elle est surtout subordonnée à la température, qui diffère suivant les saisons et les climats. Comment assigner, d'ailleurs, à l'action des marais des limites presque mathématiques, quand on n'a pour les fixer que les réactions variables de l'organisme ! Tel s'exposera impunément à des distances que tel autre ne pourra franchir sans accuser par une perturbation fonctionnelle le voisinage d'une eau stagnante; l'air, faiblement vicié au delà de 300 ou 400 mètres, ne pourra rien sur des corps robustes ou acclimatés, tandis qu'il produira chez des individus nouveaux venus ou affaiblis des maladies dont le caractère et l'allure ne permettront aucun doute sur leur étiologie, On ne peut énoncer ici que deux propositions con-

(1) Craigie, *Gazette médicale*, 1836, p. 280.

stamment vérifiées par le fait : 1° L'intensité de l'infection miasmatique est en raison inverse de la distance du foyer. 2° Excepté les circonstances où les mouvements de l'air ambiant chassent les miasmes dans une direction déterminée, leur pesanteur spécifique les entraîne vers le sol ; le danger est donc d'autant plus grand que l'on séjourne dans des couches d'air inférieures. C'est là, au rapport de Rigaud de l'Isle, ce qui rend les gorges d'Ardée inhabitables ; c'est là ce qui justifie le conseil hygiénique de ne se coucher jamais à terre au voisinage des eaux dormantes, dans les contrées marécageuses ; ceux qui vivent dans les endroits bas, encaissés, dépourvus de ventilation, sont plus maltraités que les habitants des coteaux et des lieux élevés. Cette observation s'applique aussi à toutes les villes qui se composent d'une partie basse et d'une partie située sur une hauteur : le chiffre de la mortalité est constamment moindre dans la partie élevée de Genève ; nous avons constamment observé moins de fièvres dans les citadelles de Bastia, de Corte, de Calvi, de Navarin, dont la position est élevée, que dans les quartiers bas de ces villes. Dans certains quartiers de Rome, la fièvre atteint inévitablement les habitants de la partie inférieure des maisons ; on s'y soustrait en montant d'un étage. En arrivant en Corse, on est frappé de voir les classes les plus aisées de la population se loger de préférence dans les étages les plus élevés : mais en se familiarisant avec la pathogénie de ce pays, on ne tarde point à sanctionner cet usage. La même sagesse a voulu qu'en Afrique les pièces situées au rez-de-chaussée fussent généralement converties en magasins. Faut-il s'étonner si les épizooties les plus funestes et les plus nombreuses ont paru dans les pays marécageux, pendant les chaleurs de l'été, après des brouillards épais, ou dans le voisinage de mares dont les eaux étaient croupissantes (1) ? Plongés dans les couches infimes de l'atmosphère, où s'accumulent les particules miasmatiques, les animaux les absorbent plus abondamment par des voies respiratoires ; elles pénètrent encore en eux avec les substances dont ils se nourrissent dans les champs, et qui en sont imprégnées. Et comme la gravité des maladies est en raison directe de la quantité de matière miasmatique qui s'insinue dans l'organisme, on comprend que les animaux qui en absorbent beaucoup, et dont le tégument, recouvert de plumes, de laine ou de poils, n'élimine point le poison, présentent, comme expression d'une plus grande intensité de cause, le type continu de l'affection endémique ; dès lors il devient inutile d'agiter la question de savoir si les animaux sont susceptibles de contracter la fièvre intermittente. Le professeur Metaxa (de Rome) n'accorde cette propriété qu'au cheval ; Bailly croit les animaux peu sujets à la fièvre d'accès ; Dupuy, au contraire, a vu périr un grand nombre de bêtes après avoir pâturé dans des marais. Cette discussion peut se traduire autrement : les animaux qui offrent une maladie dans sa forme la plus grave peuvent-ils l'éprou-

____

(1) Guersent, *Dictionnaire des sciences médicales.* Paris, 1815, t. XIII, p. 6, art. ÉPIZOOTIE.

ver à un moindre degré quand la cause agit elle-même avec moins de force? On le voit encore ici, bien poser la question, c'est souvent la résoudre.

Quand l'atmosphère est agitée, les émanations des marais peuvent être transportées à de grandes distances : elles suivent alors la direction du courant atmosphérique, et ne laissent dans tous les autres sens qu'une viciation légère de l'air ; ce courant dangereux se heurte, se divise, s'arrête, se réfléchit sur les obstacles qu'il rencontre, tels que montagnes, coteaux, forêts, habitations : ceux-ci se chargent des miasmes dont il est le véhicule, dans les points où ils supportent l'effort du courant ; alors se produit un effet généralement constaté : c'est l'insalubrité remarquable de la partie moyenne et inférieure de certaines collines, tandis que, entre les élévations et le marais, et plus près de ce dernier, le séjour est infiniment moins périlleux. C'est que la couche d'air dont le déplacement produit le vent n'est pas celle qui confine au sol, et les couches qui sont au-dessous ne se pénètrent, à certaines distances du foyer, que d'une minime proportion d'effluves. Des faits nombreux prouvent la dissémination des miasmes par les vents ; trente personnes de Rome, se trouvant en promenade vers l'embouchure du Tibre, le vent vint à souffler du midi sur des marais infects, et vingt-neuf d'entre elles furent prises de fièvre tierce (Lancisi). Fodéré a été témoin de semblables accidents dans le Mantouan, dans le Ferrarais, aux environs de Montpellier. Aux Indes occidentales, des vaisseaux mouillés à 1500 toises des rivages marécageux furent infectés de fièvres par l'effet du vent. Lancisi attribue l'insalubrité de Rome à la coupe d'une forêt qui l'abritait contre le vent qui souffle des marais Pontins. En 1826, les fièvres de marais, après avoir désolé épidémiquement la Hollande, passèrent la mer à la faveur des vents d'est, et firent subitement invasion en Angleterre, où elles sévirent avec intensité. L'hôpital de Wolwich, où la fièvre intermittente est excessivement rare, en reçut alors jusqu'à 300 cas ; la seule commune de Marston compta 25 décès sur une population de 300 âmes. Il importe de se rappeler l'effet propagateur des vents en présence des fièvres d'accès développées dans des lieux qui, par leur situation élevée ou isolée de tout foyer d'infection, sembleraient devoir en être entièrement affranchis. Il y a des localités en Corse qui, malgré leur éloignement des marais, sont visitées par les fièvres intermittentes, sous l'influence de certains vents ; et Raymond Faure, avant d'imputer à la chaleur solaire la production des fièvres intermittentes qu'il a rencontrées dans quelques parties de la Grèce situées loin des marais, avait à prouver qu'elles n'étaient dues ni à des foyers locaux, ni au transport des émanations palustres par l'intermédiaire des courants atmosphériques, ni à l'action des eaux pluviales sur des terrains desséchés d'une certaine nature. C'est ainsi que l'eau stagnante du lac d'Agnano dégage des effluves délétères qui s'étendent jusqu'au couvent des Camaldules, éloigné d'une lieue, et situé sur une haute montagne ; et c'est ainsi que, malgré l'absence de tout marais, la *malaria* règne avec une pernicieuse intensité, non-seulement dans les vallées basses des environs de Volterra, mais encore sur le flanc des collines, et même à une certaine élévation. Le terrain de ces localités est constitué en grande partie par des marnes argileuses grises, altérées et imprégnées de gypse et de sel marin, soulevées par des roches ignées qui forment les cimes des monts ; desséchés en été, ces terrains fermentent par l'action des eaux pluviales, et dégagent les miasmes fébrifères : ce qui fait dire communément que la terre bout. Brocchi (1) et Savi insistent sur la vérité de cette étiologie populaire des fièvres dans certaines contrées, bien confirmée par l'observation de nos médecins d'Afrique. Suivant Carrière (2), la matière organique qui existe dans l'eau stagnante, à la surface du sol humide et gras, dans l'épaisseur de la litière végétale dont les champs se couvrent en automne, jouerait un rôle dans les conditions de composition de quelques-uns des vents qui prédominent sur la lisière occidentale de l'Italie : là existent, à peu d'exceptions, des marécages d'une puissance nosogène plus considérable, qu'il impute à la prépondérance de la ventilation occiduto-méridionale. Il y a prééminence miasmatique, dit-il, toutes les fois que le sol est exposé aux influences plus ou moins directes de cette ventilation ; ainsi s'expliquerait la nocuité variable d'un même bassin marécageux suivant le repos ou la translation violente des masses aériennes ; et c'est aux vents qui soufflent sur certains marécages qu'est due l'inutilité de tous les travaux exécutés pour les assainir : la terre est soumise au bras de l'homme, l'atmosphère est son maître.

La latitude et la hauteur modifient le rôle pathogénique des marais. On peut appliquer à ces deux conditions climatériques ce que Lancisi a dit de la saison des chaleurs : « *Adaucto vero æstu, febres continuæ, atque etiam exitiales urgent* ». Cet axiome est vrai, soit que l'accroissement de la chaleur dépende de la saison ou de la progression climatérique du pôle à l'équateur : les fièvres de marais augmentent, en effet, de nombre et de gravité, du nord au midi, mais en suivant moins la direction des parallèles que celle des lignes isothermes. Il en doit être ainsi, en raison des conditions du dégagement et de la dispersion des miasmes fébrifères ; ceux-ci ne peuvent s'élever que par l'abaissement des eaux lacustres et marécageuses ; la chaleur produit ce résultat en activant l'évaporation jusqu'à mettre la vase en contact avec l'air ; elle a pour triple effet la fermentation vaseuse, la volatilisation de la matière qui constitue le miasme et la formation d'une certaine quantité de vapeur aqueuse, véhicule ordinaire du miasme. L'influence de la latitude se subordonne donc ici aux inflexions des lignes isothermes ; c'est pourquoi les fièvres intermittentes, rares à Saint-Pétersbourg, qui est cerné de marais et situé par le 59ᵉ degré de latitude N., ne se montrent plus en Asie vers le 57ᵉ, tandis qu'elles règnent en Suède au delà du 63ᵉ de même latitude, et, d'après Mackensie, atteignent même un peu plus à l'ouest les îles Shetland. La limite

(1) Brocchi, *Dello stato fisico del suolo di Roma*. Roma, 1820, p. 276.
(2) E. Carrière, *Le climat de l'Italie sous le rapport hygiénique et médical*. Paris, 1876, p. 308.

boréale des fièvres intermittentes se confond donc avec la ligne isotherme que représente une température moyenne annuelle de 5 degrés centigrades avec une moyenne de zéro en hiver et de 10 degrés en été. Entre les limites extrêmes où leur règne expire, les fièvres paludiques se manifestent avec une fréquence et une intensité proportionnelle à la chaleur atmosphérique : c'est une règle qui, d'après Fournier et Bégin, souffre peu d'exceptions : elle ressort de l'histoire des endémies des différents pays de marais. En Hollande, les fièvres intermittentes quartes, tierces ou quotidiennes attaquent un grand nombre d'individus, mais leur marche est lente, et permet à l'art de les combattre presque à loisir. La forme dite pernicieuse est assez rare dans la basse Alsace, où les fièvres intermittentes abondent annuellement. Passez en Hongrie, et vous verrez déjà ces maladies revêtir fréquemment la forme rémittente, et se compliquer des symptômes de la dysenterie dite putride. Dans le voisinage des marais Pontins, à Rome, et dans les maremmes de la Toscane, l'intermittence tend à s'effacer de plus en plus, les fièvres continues et rémittentes éclatent souvent avec l'appareil phénoménal de l'ataxie. L'Espagne nous laisse voir, dans ses endémies, comme un reflet du fléau qui désole les côtes de l'Afrique et de l'Amérique, vomissements de matières noires, couleur ictérique de la peau, délire violent, etc. Enfin, dans les contrées plus voisines de l'équateur, qui subissent, à certaines époques de l'année, le maximum du dégagement miasmatique, sous la double influence de l'humidité et de la chaleur excessives, c'est la fièvre jaune, c'est la dysenterie putride, c'est le choléra : masques effrayants qui traduisent un certain nombre de conditions spéciales, inhérentes aux localités, mais dont la première est sans contredit la présence d'un principe infectieux dans l'atmosphère des côtes. Il n'échappera point aux observateurs que, dans cette progression des pays tempérés vers les zones brûlantes, les phases de la végétation deviennent à la fois plus puissantes et plus rapides, les races animales plus variées, et surtout la génération des insectes et des reptiles de toute espèce plus abondante. La circulation de la matière est plus rapide dans les régions tropicales : il en résulte que les foyers de fermentation organique y sont plus multipliés, et empruntent peut-être à la nature de leurs matériaux une activité plus délétère.

Dans une même contrée, la succession des saisons répète jusqu'à un certain point les effets de la progression climatérique du pôle à l'équateur. Ainsi, dans les climats tempérés de l'Europe, l'hiver frappe les marais d'impuissance en les couvrant d'une croûte de glace; alors leur voisinage est sans péril. Au printemps, noyés par les eaux qui proviennent des pluies abondantes ou de la fonte des neiges, ils ne peuvent nuire que par l'humidité qu'ils communiquent à l'air. Mais par les fortes chaleurs de l'été, la plus grande partie de la masse liquide s'évapore, le fond vaseux est mis à nu; les plantes, les insectes, les animaux aquatiques de toute espèce qui y pullulent, meurent et se putréfient; les émanations qui s'échappent de ce foyer de décomposition plus ou moins étendu se répandent dans l'atmosphère, et c'est ce moment, c'est-à-dire la fin de l'été et le commencement de l'automne, que signale l'explosion des endémies propres aux pays marécageux de l'Europe. Dans nos possessions de l'Afrique, en Corse et en Italie, la période de salubrité atmosphérique s'étend du mois de janvier au mois de juin; dans cet intervalle, on y observe les maladies propres aux pays tempérés et exempts de marais ; pendant le reste de l'année, et surtout depuis juin jusqu'à la fin d'octobre, on y voit les maladies s'aggraver en proportion de la température, passer de l'intermittence à la rémittence et à la continuité, et simuler les formes pathologiques qui appartiennent aux climats de l'Amérique et de l'Orient. La plus grande mortalité correspond dans les pays marécageux à la période des chaleurs, et dans les localités qui en sont dépourvues, aux mois les plus humides et les plus froids de l'année. Les nombreuses statistiques que nous avons faites de notre service au Val-de-Grâce nous ont toutes fait voir que, du mois de mai au mois d'octobre, le chiffre des maladies et de la mortalité se tient constamment en baisse, et se relève dans une proportion notable depuis novembre jusqu'à la fin de mars ; le contraire a lieu, comme nous l'avons dit, dans nos possessions africaines, et généralement dans les pays chauds.

L'élévation du sol agit, comme la latitude, sur le type, sur la forme et sur la fréquence des fièvres paludiques. Et de même que, dans les deux hémisphères, elles disparaissent au delà d'une certaine latitude, ainsi on les voit s'éteindre complétement à une hauteur très-considérable. La ville de Sezza située à 306 mètres au-dessus du niveau de la mer, brave le voisinage des marais Pontins, et n'offre point de fièvres intermittentes : dans certaines régions marécageuses de l'Afrique, et sur les plages situées au niveau de la mer, les fièvres se développent en été sous le type continu, puis à des hauteurs croissantes elles deviennent successivement rémittentes, puis intermittentes, quotidiennes, tierces, jusqu'à ce qu'elles cessent entièrement à une certaine limite. D'après Carrière (1), la limite ou le mauvais air n'a plus de traces est entre 120 et 150 mètres de hauteur, et les Italiens indiquent, comme il suit, la série décroissante des effets de la *malaria : aria pessima, cattiva, sospetta, sufficiente buona, fina* ou *ottima.* L'influence de l'attitude ressort bien de la statistique du département de l'Ain. Bossi, ancien préfet de ce département, a constaté, pour les années 1802, 1803 et 1804, la progression suivante de mortalité :

Dans les communes de la montagne. .... 1 décès annuel sur 38,3 habitants.
   —   — de rivage. ....   —   —   26,6   —
   —   — de la plaine emblayée.   —   —   24,6   —
   —   — d'étangs et de marais.   —   —   20,8   —

Toutefois, les foyers marécageux se rencontrent jusque sur les plateaux et dans les anfractuosités des montagnes : Humboldt en a vu dans les Andes ; sur

(1) Carrière, *Le climat de l'Italie sous le rapport hygiénique et médical.* Paris, 1876, p. 314.

les sommets les plus élevés des Vosges existent de véritables marais sous forme de tourbières. En Afrique, F. Jacquot (1) a trouvé des nappes stagnantes dans les montagnes, près d'Ain-Temouchent, etc. A défaut de marais les concavités plus ou moins étendues que présentent les flancs des montagnes servent à recueillir les eaux pluviales, et les transforment en menus foyers d'intoxication.

La fièvre jaune et la peste diminuent aussi de fréquence et d'intensité en s'élevant dans les couches supérieures de l'atmosphère; à un niveau déterminé, elles expirent comme les fièvres de marais. D'après Humboldt, la ferme de l'Encero, située à 928 mètres au-dessus du niveau de la mer, marque la limite verticale de la fièvre jaune sur les côtes de la Vera-Cruz. Pendant la durée de notre expédition au Mexique, elle n'a pas dépassé Cordova, situé à 903 mètres d'altitude; le Fortin, Orizaba, Puebla, Mexico, n'ont vu que des cas de fièvre jaune contractée à la Vera-Cruz ou sur des points intermédiaires où elle avait été importée et sévissait accidentellement; aux confins de la terre chaude, Jalapa devait son immunité à son altitude (1320 mètres) à peu près égale à celle d'Orizaba (1270 mètres) (2). Le docteur Brayer assure qu'un village bâti à cinq lieues de Constantinople, sur la montagne d'Alem Dagh, à une hauteur d'environ 500 mètres au-dessus du niveau de la mer, n'a jamais été atteint par la peste. Dans la peste qui frappa notre armée d'Egypte, la citadelle du Caire fut épargnée ; dans celle de 1835, elle jouit de la même immunité (Clot-bey). Pariset, Bally et François, lors de l'épidémie de fièvre jaune qui désola Barcelonne, ont remarqué que la citadelle de cette ville jouissait d'un privilége analogue. La hauteur à laquelle commence l'immunité est déterminée par la loi de décroissement du calorique dans le sens vertical; elle ne peut donc être la même pour les divers climats. Le fait mentionné par Blane semble indiquer qu'aux Antilles la fièvre jaune ne dépasse point une élévation de 550 mètres, tandis qu'aux environs de la Vera-Crux elle ne s'arrête qu'à 928 mètres. Une seule maladie d'origine infectieuse, le choléra indien, se joue de cette loi de propagation suivant la latitude et la hauteur; il a atteint le 65e degré de latitude boréale; en 1852, il sévissait à Erzeroum, dont l'élévation, d'après le voyageur Brown, est égale à celle de l'hospice du mont Saint-Gothard, c'est-à-dire de 2128 mètres au-dessus du niveau des mers.

L'époque de l'année qui favorise le plus l'action des marais est celle qui produit leur desséchement : dans nos climats, elle répond au mois de juillet, août, septembre et octobre, surtout vers le Midi, où ces mêmes mois deviennent alors ordinairement le temps de la plus forte mortalité, tandis qu'ils offrent très peu de décès dans les cantons parfaitement salubres. Dans nos huit départements les plus marécageux, le maximum des décès occasionnés

(1) Félix Jacquot, *Recherches sur les fièvres à quinquina, etc.*, 1848, p. 44.
(2) Fuzier, dans Dutroulau, 2e édit., 1868, p. 464.

par les marais pèse sur le mois de septembre pour les jeunes enfants, et pour la masse des individus qui ont touché au moins leur cinquième année, sur celui d'octobre. L'époque du desséchement des marais, et par conséquent celle des maladies et de la forte mortalité qu'elles déterminent, avance dans le midi de notre hémisphère, et retarde dans le nord. Lorsque la marche des saisons se précipite ou se trouve retardée, lorsque le desséchement des marais se prolonge ou bien est abrégé, les maladies et la mortalité qu'elles produisent se déclarent plus tôt ou plus tard, et se continuent dans l'automne longtemps après les chaleurs, ou disparaissent pendant que celles-ci durent encore. Les années les plus malsaines sont, dans les localités sèches, celles qui sont pluvieuses, et dans les localités humides, celles qui se font remarquer par des chaleurs intenses ou par une sécheresse opiniâtre. Dans les pays chauds, les premières ondées de l'hivernage, succédant à une longue sécheresse, font naître des maladies d'intoxication miasmatique, qui s'éloignent ensuite par la continuité et l'abondance des pluies. Dans les contrées équinoxiales et dans les zones méridionales de l'Europe l'influence des marais sévit le plus à l'époque de l'année où l'hygromètre indique pendant le jour le minimum d'humidité ; dans les régions septentrionales, au contraire, c'est lorsque l'hygromètre marche de nouveau vers l'humidité. Quant aux phases nychthémères de l'activité des marais, on sait qu'elle atteint son maximum aux heures du soir, pendant la nuit et le matin, c'est-à-dire à l'époque diurne du refroidissement et de la plus grande humidité de l'air : tant que le soleil est au-dessus de l'horizon, leurs émanations sont moins à redouter ; au milieu du jour, en l'absence de tout brouillard, leur innocuité est à peu près complète (1).

Les effets fébriles de l'impaludation ne se manifestent quelquefois que long-temps après l'introduction des miasmes dans l'économie. Ferrus (2) a cité un exemple remarquable de cette sorte d'incubation ; beaucoup de militaires qui ont séjourné en Afrique ont eu leurs premiers accès de fièvre à leur retour en France ; nous avons eu sous les yeux des faits de ce genre, notamment chez un chirurgien sous-aide. Les phénomènes d'intoxication antimoniale, si bien étudiés par Millon, expliqueraient d'une manière satisfaisante ces apparentes anomalies, ainsi que les rechutes à long intervalle en des pays salubres, s'il était permis de conclure d'un genre d'intoxication à un autre de nature très-différente. La distribution du poison dans les diverses organes ferait dépendre de leur degré de sensibilité et de leurs affinités sympathiques le mode et l'éner-gie de la réaction fébrile ; l'imprégnation toxique de tout l'organisme donne-rait la clef des cachexies des marais. Les accès ou les rechutes tardives seraient l'expression des efforts d'élimination tardive de l'économie. N'a-t-on pas retrouvé l'émétique dans plusieurs organes et tissus de chiens tués trois mois

(1) Villermé, *De l'influence des marais sur la vie* (*Annales d'hygiène et de médecine légale*, 1re série, t. II, p. 345).

(2) Ferrus, *Dictionnaire de médecine ou Répertoire des sciences médicales*, 1835, t. XII, art. ENDÉMIE, p. 23.

et demie, quatre mois après l'ingestion de cette substance? L'apparente immunité serait-elle autre chose que la concentration des miasmes absorbés sur des parties moins réactionnaires, comme il advient de l'antimoine accumulé particulièrement dans le tissu cellulaire, le foie, les os des chiens, trois et quatre mois après la cessation du régime antimonial? Enfin, le rôle de l'hérédité dans l'état cachectique des populations riveraines des marais est éclairé par la constatation d'une forte quantité d'antimoine dans le foie de petits chiens dont la mère avait pris de l'émétique quinze jours avant de mettre bas.

L'action des marais diffère encore suivant leur nature. Les marais d'eau salée, et ceux qui sont formés par un mélange permanent d'eaux douces et salées, paraissent plus nuisibles. Le mélange accidentel des eaux douces et des eaux salées donne lieu au dégagement le plus énergique d'effluves: ainsi, l'étang nommé Poura, qui reçoit pendant la saison des pluies les eaux de plusieurs ruisseaux, et celui d'Engrenier, près de Martigues (1), dont les eaux sont salées, communiquent ensemble par une galerie souterraine; les endémies les plus funestes se développent fréquemment dans les localités environnantes. Gaetano Giorgini a publié en 1825 plusieurs faits relatifs à des localités d'Italie, et qui montrent les maladies endémiques s'aggravant ou diminuant suivant que les marais d'eau douce communiquaient avec les eaux de la mer, ou en étaient séparés par des écluses. L'influence pernicieuse du mélange des eaux d'origine diverse n'avait point échappé à Hippocrate: « Les unes sont douces, les autres salées et alumineuses; d'autres proviennent de sources chaudes; dans le mélange, leurs propriétés sont en lutte. Ce passage contient la mention d'un fait perdu de vue et que Savi vient de restituer à l'histoire de l'impaludation, à savoir, l'influence nocive du mélange des eaux minérales (sources chaudes) avec les eaux marécageuses. Le lac de Rimigliano, avant 1832, en offrait un exemple : il recevait par la *fossa calda* les eaux minérales et thermales de Caldana, contenant des bicarbonates et des chlorures calciques et magnésiques; sur son fond formé d'une couche noire d'origine marine végétait une seule plante, le *Chara hispida*, et sa vase dégageait du gaz hydrogène sulfuré avec une matière organique. Les eaux minérales détournées et le lac épuisé par écoulement, une végétation florissante a rapidement couvert le sol de cet ancien marais (2). Les recherches du chimiste anglais Daniell sur les eaux de la côte occidentale d'Afrique, celle de Haüy et Balard sur les eaux du port de Marseille (3), et précédemment celles de Caventou (4), prouvent que dans le mélange des eaux douces et des eaux salées, la décomposition des sulfates par la matière organique donne lieu au dégagement de

---

(1) C'est à Martigues qu'expérimentant les succédanées du quinquina, Fodéré fit usage des préparations arsenicales préconisées par Fowler.

(2) *Annales de physique et de chimie*, 1841.

(3 Balard, *Comptes rendus de l'Académie des sciences*, 1845, p. 89.

(4) Caventou, *Considérations chimiques sur les eaux de Seltz*, etc., 1826.

l'hydrogène sulfuré, lié sans doute à des émanations de nature organique. Mélier remarque à cette occasion (1) que beaucoup de marais ordinaires, renfermant aussi des sulfates, présentent au même degré que les marais mixtes ou saumâtres la double condition à laquelle paraît se lier la production des fièvres intermittentes, décomposition des sulfates et destruction de la matière organique : peut-être le danger ou l'innocuité des marais est-elle en proportion des éléments qu'ils fournissent à la production de ces deux séries de phénomènes combinés. Il est intéressant de rapprocher de ces données les inductions que fournit la chimie actuelle sur la fermentation spontanée d'un liquide par l'addition d'un autre liquide (catalyse). Gaultier de Claubry, expérimentant sur les eaux d'une féculerie, les a vues produire par leur mélange avec les eaux et la vase de l'étang de la Briche, une décomposition putride extrêmement forte.

Les maladies qui règnent autour des marais sont-elles dues aux émanations de la végétation spéciale qui s'y développe? Question posée en 1832 par Savi (2), effleurée par Monfalcon (pages 71 et 105) renouvelée par Motard (3) et par Boudin. Suivant cet écrivain, la stagnation de l'eau et la matière végétale décomposée ne produisent le miasme que d'une manière médiate, en favorisant le développement d'une végétation spéciale dont les émanations seraient les causes directes et réelles de l'intoxication des marais. C'est à la diversité de cette végétation dans les différentes parties du monde qu'il est disposé à rapporter la diversité des manifestations pathologiques, peste, choléra, fièvre jaune. Il s'appuie sur l'opinion populaire qui attribue à la flouve (*Anthoxantum odoratum*), plante très-commune dans la basse Bresse, la production des fièvres intermittentes : cette plante fleurit pour la seconde fois au commencement de l'automne, et répand alors une odeur très infecte. Quelques algues, dit encore Boudin, notamment le *Chara vulgaris*, sembleraient douées de la propriété fébrifère, même observation quant au rhizophore et au *Calamus*. Enfin il cite Humboldt, qui voit une cause de la fièvre jaune dans la décomposition d'une grande quantité de fucus, d'ulves et de méduses, mis à découvert par la marée descendante ; Boudin revendique ce fait pour son hypothèse, en écartant les effets de la putréfaction de ces substances. Cette manière de raisonner ne détruit point la signification que Humboldt attache au même fait, tel qu'il le présente lui-même; quant à l'action pathogénique de certaines algues, elle s'explique par la vase qui y adhère ou par leur putréfaction. Elle rappelle un fait intéressant observé en Algérie, savoir, la production des fièvres intermittentes parmi des militaires qui avaient couché dans une cabane improvisée avec des joncs encore souillés du limon des marais. Savi signale des localités, telle que le port de *Vada,* le *Porto nuovo di Piombino,* l'ancien

<hr>

(1) Mélier, *Rapports sur les marais salants,* dans *Mémoires de l'Académie nationale de médecine.* Paris, 1847, t. XIII, p. 691.

(2) Savi, *Recherches physiques et chimiques sur le Chara,* 1832.

(3) Motard, *Traité d'hygiène générale.* Paris, 1868, t. I, p. 466, art. EAUX.

port de *Talamone*, etc., où les fièvres intermittentes et pernicieuses se développent par suite de la putréfaction des amas d'algues baignés par des eaux douces en communication avec celles de la mer; il remarque à cette occasion, que l'algue ne se putréfie point dans l'eau pure, la présence des sulfates dans l'eau étant nécessaire au dégagement de l'hydrogène sulfuré. Le préjugé relatif à la flouve est sans fondement : ainsi pensent des médecins qui ont vécu et observé dans la Bresse même, Nepple et Monfalcon : cette graminée, une des plus répandues dans l'Europe, n'est accusée qu'en Bresse de propriétés malfaisantes. Toutefois nous reconnaissons avec tout le monde qu'il existe des principes toxiques tout formés dans un certain nombre de végétaux palustres, comme dans les renoncules, les ombellifères, les champignons, etc. Les effets spécifiques de ces plantes, et d'autres qui sont étrangères à la flore des marais, ne peuvent être niés, soit qu'ils résultent de l'absorption de particules vénéneuses, soit qu'ils aient lieu par impression nerveuse; mais il y a loin de ces effets accidentels, instantanés, fugaces, aux manifestations morbides, périodiques ou continues, qui constituent les maladies des marais, et qui se déroulent sur la presque totalité du globe avec tant de constance et d'uniformité. Ce qui achève de ruiner l'hypothèse précitée, c'est la propriété qu'ont certains terrains desséchés de produire, sous l'action des eaux pluviales, des émanations fébrifères; c'est encore le fait si connu de la lente bonification des maremmes de Toscane : ces terrains, même après l'écoulement de leurs eaux marécageuses et déjà recouverts par des atterrissements artificiels, restent encore un foyer d'insalubrité, jusqu'à ce que la couche saine superposée ait acquis assez d'épaisseur et de compacité pour soustraire entièrement le terrain marécageux aux influences atmosphériques.

Cette discussion nous conduit à examiner la cause prochaine de l'action délétère des marais. L'influence pernicieuse des marais est hors de doute : « Avec des degrés plus ou moins grands et des différences dans l'intensité des effets, elle est la même dans tous les pays et n'a pas varié depuis les premiers documents que nous fournit l'histoire (1). » Mais quelle en est la cause matérielle? Sans parler des insectes et des animalcules invisibles, admis les uns par Vitruve et Varron, les autres par Lancisi, pour expliquer la production des fièvres, il n'est possible de ne les attribuer ni à l'humidité ni à la chaleur, isolées ou combinées. Au rapport de Lind et de Saint-Clair, Madère, les îles Canaries, les îles Saint-Antoine, Saint-Nicolas, contrées chaudes et humides, mais sans marais, sont affranchies du tribut des fièvres, et possèdent un climat sain ; il en est de même des Barbades, des Bermudes. L'Écosse surtout au voisinage du lac Lomond, les îles Orcades, le Canada, pays humides et froids, présentent des populations saines et de fréquents exemples de longévité. Le gaz que l'on recueille sur les marais, quand il est préparé artificiellement, peut être respiré

______

(1) Orfila et Parent-Duchâtelet, *Influence des féculeries et des émanations marécageuses* (*Annales d'hygiène et de médecine légale*. Paris, 1834, t. XI, p. 251 et suiv.'.

souvent dans des proportions considérables et pendant un temps fort long ; rarement il détermine des accidents, lesquels n'ont rien de commun avec les fièvres de marais (1). Le gaz hydrogène sulfuré existe en forte proportion dans les émanations des *solfatares* et des *lagoni* du Siennois et du Volterrano, et cependant elles ne déterminent point les maladies des Maremmes ; même innocuité de l'air des lagunes de Venise (Savi). Mais le gaz des marais, nous l'avons dit, ne se produit pas isolément ; sa formation semble liée à la cause même de leur insalubrité : avec lui se dégagent des émanations organiques qu'il entraîne, comme elles sont entraînées par la vapeur d'eau qui se forme simultanément à la surface des marais. Le gaz préparé dans les laboratoires ne lui est donc pas identique, et son innocuité ne prouve rien. Le principe qu'il accompagne s'échappe par la volatilisation des substances végétales et animales d'espèces particulières, lesquelles gisent en putréfaction dans la vase des marais : ce principe, Boussingault a pu le saisir dans l'air des plaines dangereuses de l'Amérique, et il en a démontré la nature organique. Plus récemment Bechi (2) a trouvé dans l'air des maremmes de Toscane un peu d'ammoniaque, dans la rosée une matière organique. Sans doute l'analyse de ce chimiste, celle de Vauquelin, l'observation de Dupuytren et Thenard ne témoignent que d'une chose, de la présence d'un principe organique dans l'atmosphère de certains lieux ; et il n'en résulte pas que cette matière soit positivement celle qui, par son introduction dans l'organisme, y développe les phénomènes si singuliers des fièvres intermittentes. Mais l'induction est ici légitime : toutes les probabilités, tous les faits observés, une somme de coïncidences invariables, autorisent à considérer le principe organique qui s'exhale des eaux stagnantes comme le miasme fébrifère. Ajoutons qu'en raison de la constitution même des marais et de la spécialité de leurs effets pathologiques, il est impossible de refuser aux émanations qui s'en élèvent un caractère spécifique. W. Griesinger a adopté cette manière de voir : « On ne saurait expliquer l'endémicité de la fièvre sans admettre l'existence d'un poison miasmatique, matériel, spécifique (3). »

Parmi les conditions individuelles, celles qui font le plus varier l'action aiguë ou lente des marais sont l'âge, l'état de faiblesse primitive ou acquise, le régime, l'habitude. Villermé a démontré, par des recherches statistiques, le fait ignoré jusqu'alors, savoir, que les jeunes enfants succombent en énorme proportion par l'influence des marais. En comparant la mortalité des enfants dans les cantons salubres et dans les huit départements les plus marécageux de la France, il est arrivé à la proportion de 1000 : 1546. Les enfants qui n'ont pas achevé leur première année fournissent moins de décès que les enfants nés

(1) Orfila et Parent-Duchâtelet, *loc. cit.*, p. 368.
(2) Bechi, *Comptes rendus de l'Académie des sciences*, t. LII, p. 853.
(3) W. Griesinger, *Traité des maladies infectieuses*, etc., trad. du Dr G. Lemattre. 2e édition, Paris, 1877, p. 9.

depuis un an jusqu'à quatre, sans doute parce qu'ils sont tenus dans l'intérieur des maisons, et sont ainsi moins exposés aux émanations. Après l'âge de dix ans, l'influence des marais est moins à redouter qu'avant; elle l'est moins encore depuis l'âge de quinze à dix-huit ans jusqu'à celui de vingt-cinq; depuis trente-cinq ou quarante ans jusqu'à cinquante ou cinquante-cinq, cette influence se prononce davantage, mais jamais autant que chez les jeunes enfants. Ce sont les vieillards qui paraissent résister le plus à l'action nuisible des marais, peut-être aussi parce qu'ils sont sédentaires ; en outre, ils ont acquis le bénéfice de l'habitude. L'air marécageux fait périr un grand nombre d'enfants, non-seulement par une sorte d'inoculation des maladies spéciales, mais encore en aggravant les maladies ordinaires de cet âge ; il semble aussi que leur organisation délicate et spongieuse s'imprègne des moindres doses du principe toxique des marais, car leurs émanations affectent ces petits êtres à des distances où elles sont trop mélangées avec l'air salubre pour agir sur les adultes. Quoi qu'il en soit, la diarrhée, la dysenterie, une affection gastro-intestinale aiguë, et en tout temps le carreau, sont les formes morbides que l'empoisonnement palustre revêt ou développe chez eux de préférence. D'après quelques médecins, il est très-difficile de conserver des enfants en Afrique, et en général, l'élève des jeunes animaux y est soumise à de nombreuses difficultés. Les constitutions débiles, usées par les excès, par les souffrances physiques ou morales, résistent moins à l'action des eaux stagnantes; la nostalgie, l'épuisement consécutif aux privations, aux déplétions sanguines, aux fatigues de tous genres, etc., y prédisposent de même. C'est surtout en temps de guerre que l'influence des marais est fatale aux troupes qui exécutent des marches de nuit, et qui ont une nourriture insuffisante, de mauvaise qualité, ou irrégulièrement distribuée. Nos médecins militaires en ont acquis l'expérience dans les campagnes de l'Empire, dans quelques localités de l'Algérie (Bône, Bougie), où les maladies décimèrent nos soldats, et plus récemment dans l'expédition fatale de la Dobrudja. Grâce aux travaux d'assainissement exécutés en Afrique et à une bonne organisation des services administratifs, la mortalité a diminué là, comme elle diminuerait dans tous les pays marécageux, par de semblables améliorations, dont la plus essentielle doit consister dans une alimentation substantielle et tonique. Dans nos cantons les plus infestés par les émanations palustres, on constate une grande différence, quant à la santé et à la longévité, entre les classes mal logées, mal nourries, mal vêtues, et les classes favorisées par l'aisance ; le seul usage d'une boisson fermentée suffit pour atténuer le danger de l'intoxication miasmatique. Le même contraste se reproduit en Afrique et dans les colonies, entre les soldats et les officiers : dans les expéditions, au milieu des camps, les uns et les autres sont soumis aux mêmes influences du sol et de l'atmosphère ; mais le bien-être relatif des officiers, comparé aux privations de la troupe, explique la disproportion du tribut que ceux-là payent aux maladies locales. En outre, les officiers commettent moins d'excès, et savent mieux se défendre des affections morales, qui détruisent toute force de réaction. Indépendamment du degré de résistance organique qui résulte de la constitution, du régime, etc., il est des dispositions individuelles qui modifient les effets des miasmes marécageux. Lind rapporte, et ces cas sont nombreux, que plusieurs personnes ayant été soumises pendant le même espace de temps au souffle infect d'un marais, l'une est morte le premier jour comme par sidération, l'autre, le second jour, d'un accès pernicieux ; quelques-unes ont donné des inquiétudes durant quatre à cinq jours ; d'autres n'ont éprouvé qu'une fièvre simple ou un malaise passager. Enfin il est d'une observation constante que les endémies des contrées insalubres exercent moins de ravages sur les indigènes que sur les nouveaux venus ; et tandis que ceux-ci meurent en grand nombre, les autres ne sont parfois atteints que légèrement. Ces différences sont dues à l'habitude : elle préserve rarement, mais elle amortit l'influence fébrifère. En Afrique, quand le dégagement des miasmes est encore faible, l'Arabe se porte bien, tandis que le Français nouvellement débarqué commence à fébriciter. Quand le dégagement s'active, les fièvres pernicieuses règnent parmi nos troupes, et les fièvres intermittentes simples parmi les Arabes qui sont au service français. Toutefois il ne faudrait pas croire que les indigènes jouissent à un haut degré de cette immunité relative. Dans les saisons épidémiques, la fièvre envahit les tribus, des peuplades entières, et mal combattue, elle laisse sur elles, après d'interminables récidives, la trace certaine de ses ravages. On rencontre chez le pâtre de la Corse, sous la tente de l'Arabe, comme chez nos soldats, les grosses rates, les foies volumineux, diverses formes d'hydropisie, les lésions profondes des fonctions digestives, les diarrhées rebelles, le marasme qui en est la suite. Chargé du service sanitaire de la direction des affaires arabes à Alger, souvent appelé à pratiquer dans les tribus, Périer a vu des indigènes des deux sexes et de tout âge, affligés de cette cruelle série de symptômes, sans avoir jamais ingéré la moindre dose de quinine ; ce qui, soit dit en passant, juge les préventions encore populaires dans l'armée contre le précieux fébrifuge (1). Les personnes qui se croient acclimatées aux marais doivent en craindre d'autant plus les effets que le climat qu'elles ont quitté diffère plus de celui qu'elles abordent. L'émigration d'un pays marécageux dans un autre plus méridional renforce l'imminence morbide. Déjà Lind avait remarqué qu'il est dangereux de quitter un canton marécageux de l'Europe pour le Sénégal ; et Thévenot a vu les fièvres intermittentes contractées à Rochefort, se réveiller sur le sol d'Afrique et se compliquer rapidement d'affections graves, telles que dysenterie, hépatite, Nous avons observé les mêmes effets chez beaucoup de militaires pris en Algérie et débarqués à Varna en 1854.

L'hygiène des contrées palustres se résume dans un grand devoir qui incombe aux gouvernements éclairés, celui de combattre, de supprimer ou de restreindre au moins la source première des endémies qui les désolent. Cer-

(1) Périer, *De l'infection paludéenne en Afrique* (*Journal de médecine* de Beau, mars, 1844, p. 72.

taines précautions du régime, de vêtement, d'habitation, etc., peuvent, comme on l'a vu, en atténuer, en retarder, en éloigner les atteintes réitérées ; mais cette lutte est précaire, elle n'est permise qu'aux classes aisées, et tôt ou tard l'influence qu'elles s'exercent à vaincre deviendra prépondérante. Obvier aux alternatives d'inondation et de sécheresse des sols marécageux, prévenir la stagnation des eaux croupissantes, telle est l'indication à remplir, et cette tâche, supérieure à tous les efforts individuels, sollicite l'intervention active de l'administration. La connaissance de la nature du sol et du sous-sol, de la configuration du territoire, et de la provenance des eaux, sert à fixer le choix des moyens d'assainissement. Si l'eau n'existe qu'à la surface des terrains, le nivellement du sous-sol, l'établissement de fossés, de rigoles ou de canaux souterrains suffiront pour l'écouler. C'est ainsi qu'on était parvenu à assainir la plaine de la Seybouse près de Bône, qui n'est redevenue insalubre en 1852 que par le défaut d'entretien des travaux précédemment exécutés pour l'écoulement des eaux de cette rivière et de la Boudjima. Un canal de ceinture ou un canal central doit recevoir les eaux affluentes, et les porter, soit dans des réservoirs établis sur des points plus bas, soit dans une rivière ou un cours d'eau indépendant du marais et dans une situation également plus déclive que lui. Les terres provenant de ces déblais seront relevées en digue sur les bords du canal. Après avoir intercepté les cours d'eau qui auraient grossi le marais, il s'agit d'écouler celui-ci dans le canal de ceinture ou dans le canal central, pour le diriger vers une partie plus déclive du territoire ; quelquefois il faut percer un obstacle qui arrête leur écoulement, tel que des atterrissements qui se sont formés spontanément dans le cours d'eau naturel de la contrée. En Sologne, le curage des cours d'eau a quelquefois produit cet assainissement. Les marécages si insalubres des environs de Carentan et d'Isigny (basse Normandie) sont dus en grande partie à la résistance qu'opposent au passage des eaux les amas de tangues et les plages sabloneuses qui les séparent de la mer. Un système de rigoles et de fossés parallèles sert à conduire les eaux des marais dans des canaux secondaires ou dans le canal de ceinture, et de là dans des réservoirs particuliers ; on a soin de planter d'arbres les bords de ces fossés, de ces rigoles, de ces canaux, pour dessécher et assainir le sol : les osiers, les frênes, les saules, les aunes, conviennent à cet usage ; ils opposent l'écran de leurs expansions foliacées à la diffusion des miasmes, et par l'intrication ou la multiplicité de leur racines, ils consolident le talus des canaux, etc. A défaut d'écoulement sur le sol, si la couche imperméable du sous-sol n'a pas trop d'épaisseur, on peut la traverser et creuser des puisards qui seront, dans tous les cas, d'utiles auxiliaires pour le desséchement.

Si les eaux stagnantes ne peuvent être dissipées ni à la surface du sol, ni souterrainement, les Hollandais nous ont appris à recourir aux machines élévatoires ; ils ont exécuté de vastes desséchements à l'aide de moulins à vent : le polder de Cohorn, de 1560 hectares, est encore soumis en ce moment (1856) à l'action épuisante de deux moulins à vent de 27 mètres d'envergure, faisant mouvoir deux vis d'Archimède de 2 mètres de diamètre. La mécanique moderne fournit aux ingénieurs des machines hydrauliques d'une grande puissance, les norias, les turbines, les siphons, les machines à vapeur. L'épuisement du lac ou mer de Harlem, commencé en 1830, se poursuit à l'aide de trois machines à vapeur de la force de 400 chevaux ; il est presque achevé et aura coûté 21 millions de francs.

L'atterrissement naturel qui se produit à l'embouchure des fleuves à suggéré l'idée du colmatage, sorte d'alluvion artificielle amenant l'exhaussement des terrains bas et marécageux au moyen des dépôts qu'y laissent, après un séjour plus ou moins prolongé, des eaux bourbeuses détournées de leurs cours et retenues temporairement à leur surface. Le colmatage artificiel est le moyen économique, et le seul praticable, d'amender de vastes étendues de terres arables dont il transforme la composition minéralogique. La nature nous offre elle-même (inondations périodiques du Nil, de la Loire, etc,) des exemples grandioses de ce mode de dénaturation du sol. Ce procédé a réussi dans la Gironde. Proposé par Lacuée à Napoléon pour l'assainissement des maremmes toscanes que l'on a vainement essayé de dessécher par l'évacuation des eaux, il a été appliqué avec persévérance par le grand-duc de Toscane ; il consiste à dériver les eaux limoneuses de l'Ombrone et de plusieurs torrents pour irriguer et colmater les marais près de la ville de Grossetto, et à diriger ensuite vers la mer les eaux dépouillées de leurs matières terreuses. Dans une petite île de la Camargue, on est parvenu à constituer aussi cette sorte de sol nouveau en y conduisant les eaux troubles du Rhône et en les écoulant après la déposition de leur limon.

Quand la disposition du sol en bassin ou d'autres conditions ne permettent ni d'épuiser le marais ni de le colmater, et que son existence ne dépend pas de l'obstruction des cours d'eau réguliers du pays, il faut le maintenir en pleine eau et le noyer en pratiquant des curages et en établissant des berges et des systèmes d'empellement appropriés.

Des écluses bien disposées préviendront le mélange délétère des eaux salées et des eaux douces; l'ingénieur Giorgini a démontré, par des applications dans les maremmes de Toscane, l'efficacité de cette mesure.

Si l'on ne peut ni dessécher ni tenir les marais en pleine eau, un autre ingénieur, de Bellegarde, a établi par des faits empruntés à l'histoire et à l'observation que l'on peut arriver à préserver les habitations exposées aux émanations palustres, en coupant les vents par des rideaux d'arbres serrés et croisés dans les marais, par des plantations faisant obstacle aux vents régnant qui passent sur eux.

Enfin n'oublions pas que dans les contrées à sol argilo-siliceux et à sous-sol imperméable, dans la Sologne, la Dombes, la Gascogne, le déboisement a produit les landes, les bruyères, les marais, les étangs, causes permanentes d'insalubrité et de dépopulation. Le creusement de canaux, l'irrigation, le marnage, le boisement, sont les moyens formulés dans tous les projets d'amélioration de la Sologne; ils ont réussi dans quelques parties de la Bresse et dans les polders de la Hollande, convertis en riches pâturages, en bonnes terres de labour. Ces résultats doivent encourager les entreprises de desséchement, vainement prescrit par les ordonnances de Henri IV, de Louis XIV, par les lois de l'Assemblée constituante et de l'Empire.

Les ouvriers appliqués à ces travaux ne les supporteront guère qu'au printemps et au commencement de l'été; en hiver, les eaux sont trop abondantes; on ne les occupera qu'une ou deux heures après le lever du soleil et jusqu'à une ou deux heures avant son coucher; ils auront besoin d'une nourriture tonique, de vin, de café, de vêtements de laine; ils éviteront les excès; et dès la première manifestation des accidents d'intoxication palustre, on devra les éloigner. Nos soldats ont souvent payé cher en Afrique les remuements intempestifs du sol. (Voy. *Acclimatement dans les pays marécageux.*)

ARTICLE III.

GÉOLOGIE.

DU SOL.

L'influence du sol se combine avec celle de l'air et des eaux pour modifier profondément les produits des deux règnes organiques : l'espèce humaine la subit à son tour, et, pour en apprécier l'efficacité, il suffit de comparer, dans leurs caractères physiologiques et dans leurs allures sociales, les populations groupées sur les hauteurs du globe et celles qui vivent dans les vallées, le pâtre des Pyrénées et le pêcheur des côtes de la Bretagne. La nature et la disposition des terrains indiquent les végétaux qui s'y plaisent, les animaux qui s'y établissent; et comme les uns et les autres fournissent à l'homme sa nourriture, les conditions du sol concourent indirectement à la détermination de son type héréditaire.

L'action puissante que le sol exerce sur l'économie à l'état de santé s'étend à ses manifestations pathologiques. S'il y a une grande exagération à supposer que les maladies sont distribuées sur le globe comme les espèces animales et végétales, il est certain que plusieurs semblent confinées dans la sphère où elles prennent naissance; d'autres, quoique ayant plus d'expansion, ne franchissent point une certaine limite dans leur propagation suivant la latitude, ni dans leur marche ascendante. Il en est qui se transforment dans leur type, et qui se déroulent du nord au midi comme sur une échelle progressive de fréquence et de gravité : un rôle étiologique semble dévolu à la nature du terrain; enfin, ce qui achève l'intimité du sol avec la pathogénie, les produits qu'il donne sont à la fois la substance alimentaire de l'homme et la matière de ses excès.

Est-ce à dire que, malade ou sain, l'homme appartient tout entier aux influences externes, et cette parole d'Hippocrate, dont Montesquieu s'est inspiré : « Tout ce que la terre produit est conforme à la terre elle-même », faut-il l'interpréter comme l'école sensualiste, dont Cabanis s'est fait le physiologiste éloquent? Non, l'homme n'est pas soumis fatalement à des influences dont il ne saurait surmonter aucune. Le Créateur l'a pourvu d'une force d'initiative qui le met en état de réagir sur la nature. S'il ne peut transformer le type général des climats, si ses facultés se brisent contre des obstacles grandioses, s'il ne peut abaisser les cimes alpestres et les découronner de leurs neiges éternelles, il est le maître du terrain qu'il foule, le régulateur des influences de localité ; il peut corriger beaucoup de causes nuisibles, se soustraire à celles qui sont réfractaires à son industrie; par son intelligence et par son travail, il réussit à conquérir ses droits inprescriptibles à la vie et au bien-être là où la nature marâtre a prodigué sous ses pas et sur sa tête comme un luxe d'insalubrité et de mort.

§ 1. — Des modificateurs géologiques.

I. — *Température et électricité du sol.*

La terre possède une température propre; de plus, elle est chauffée à sa surface par l'irradiation solaire; mais les variations annuelles de la température, dans les régions inférieures de l'atmosphère, n'affectent pas de la même manière les couches du globe. Elles vont en décroissant à mesure qu'on s'éloigne de sa superficie dans la direction d'une même verticale; on arrive enfin à une couche où la température est constante. Au delà, elle augmente proportionnellement à la profondeur, mais dans des limites assez étendues (1 degré centigrade d'augmentation pour 14 ou 15 mètres de profondeur jusqu'à 50 ou 60 mètres), suivant la nature du sol et d'autres causes moins connues. Les expériences faites par Arago et Walferdin, pendant le forage du puits de Grenelle, portent l'accroissement de la température dans le sens vertical, avec la profondeur, à 1 degré par 32 mètres, et ce résultat a été rigoureusement confirmé par la thermalité de l'eau qui jaillit de ce puits. Humboldt (1) admet 1 degré centigrade d'augmentation de la chaleur terrestre pour 30 mètres de profondeur, et il fait remarquer que si cette loi s'applique à toutes les profondeurs, une couche de granit sera en pleine fusion à une profondeur de 4 myriamètres (4 à 5 fois la hauteur du plus haut sommet de la chaîne de l'Himalaya. Néanmoins la chaleur interne du globe est à peu près sans influence sur la température de sa surface, vu l'excessive lenteur de son refroidissement, que Fourier évalue à moins de 1/57600ᵉ de degré centésimal pour

(1) Humboldt, *Cosmos*, t. I, p. 196.

un siècle ; aussi n'ajoute-t-elle pas 1/30e de degré à la température de la croûte extérieure du globe : celle-ci est donc presque entièrement due à l'insolation. Pendant le jour, la surface du sol s'échauffe par l'action directe du soleil. Entre les tropiques, elle marque très-communément jusqu'à 52°,3 ; près des cataractes de l'Orénoque, Humboldt a trouvé un sable graniteux blanc à gros grains couvert d'une belle végétation de graminées et de mélastomes à 60°,3 de température, l'air étant à l'ombre à 29°,6. L'astronome Nouet a vu le sable, en Égypte, près de Philœ, à 67°,5. Pendant la nuit, la terre se refroidit par le rayonnement vers l'espace. Dans la saison chaude, la température du sol va diminuant jusqu'à la couche où elle se maintient invariable ; le contraire a lieu dans la saison froide. La profondeur de la couche à température constante varie dans chaque localité, suivant la conductibilité du terrain, et surtout suivant la latitude : dans nos climats tempérés (lat. 48° à 52°), elle se trouve à une profondeur de 24 à 27 mètres ; vers la moitié de cette profondeur, les oscillations du thermomètre sous l'influence des saisons atteignent à peine un demi-degré. Sous les tropiques, la couche invariable se présente déjà à un pied au-dessous de la surface. En somme, la température de la surface de la terre est plus élevée que la température moyenne de l'atmosphère, et celle-ci est supérieure à la température de l'espace.

La terre est électrisée négativement ; une des causes les plus efficaces de cet effet doit être attribuée à l'évaporation de l'immense nappe d'eau chargée de sel qui constitue les océans. Tout corps à la surface de la terre partage sa tension négative, laquelle augmente d'autant plus qu'il forme une plus grande saillie dans l'espace ; aussi les montagnes, les monuments, les arbres, et en général les êtres organisés, ont-il des tensions négatives plus fortes que le sol qui les supporte (1). Parmi les phénomènes magnétiques du globe de nature à intéresser directement l'hygiène des climats où ils se produisent habituellement, nous citerons les aurores boréales et les orages ; ces derniers agissent sur l'air, et peuvent favoriser la destruction des miasmes, en produisant de l'oxygène actif (ozone), qui agit sur eux à la manière du chlore.

II. — *Structure et composition du sol.*

Les mouvements ondulés du sol, les flancs abrupts des montagnes, les rochers amoncelés comme des ruines, les crevasses des volcans, etc., sont autant de témoignages des révolutions qui ont bouleversé la surface du globe. En examinant de près ce chaos apparent de la nature, on reconnaît que les catastrophes qui l'ont remuée jusque dans les entrailles se sont accomplies dans un certain ordre, et que ses forces mises en jeu à chaque époque de crises ont agi dans une même direction. Les escarpements qui bordent les

(1) Peltier, *Annales de chimie et de physique*, 1842, p. 408 et 429.

vallées se montrent le plus souvent constitués par des dépôts de substances diverses, en couches parallèles, d'autant plus relevées à l'horizon qu'elles sont plus près des hautes chaînes ; dans les plaines, au contraire, ces couches s'étendent horizontalement ; sur les versants opposés, même effet, mais en sens inverse : quelle plus forte preuve que la croûte terrestre s'est soulevée à différentes époques pour former les chaînes de montagnes dont elle est parsemée ? Dans les excavations naturelles ou produites par la main des hommes, que voyons-nous ? Des terrains résultant de dépôts d'origine aqueuse, stratifiés en couches horizontales, recélant des débris de végétaux et d'animaux, composés de cailloux roulés, de sable, de diverses espèces de limons et de calcaires ; à de plus grandes profondeurs, les traces de générations animales et végétales qui s'éloignent de plus en plus des types actuels ; les débris dispersés d'une création entièrement différente, et par ses formes, et par ses dimension, de celle qui encadre aujourd'hui l'homme dans son plan ; enfin, des masses granitiques, des roches, des terrains primitifs, et, dans ce dernier ordre de formations, partout les traces de la haute température dont l'action, jadis agrandie et multipliée a pu donner aux contrées voisines des pôles un climat de palmiers, de bambousiers, de fougères arborescentes et de coraux lithophytes (Humboldt). Aussi les terrains les plus anciens ne présentent-ils aucun vestige d'êtres organisés ; l'apparition de ces derniers coïncide avec la formation des terrains de transition : à cette époque, la vie entre en lutte avec la nature morte, lutte tantôt convulsive, tantôt lente, et qui la conduit à dérouler la série de ses transformations dont l'homme paraît être le terme.

Le médecin doit connaître la structure de la croûte superficielle du globe ; mais, pour ne pas usurper sur une autre science, bornons-nous à donner ici l'indication des terrains qui la constituent dans notre Europe. Ils sont divisés en quatre ordres, composés chacun de sous-groupes de formations. Voici leur ordre de superposition, en commençant par les plus récents (1) :

(1) Dufrénoy et Élie de Beaumont, *Explication de la carte géologique de France*, introduction, p. 58.

Tableau général des formations.

ORDRE.	SOUS-GROUPE DE FORMATIONS.	NOMS DES FORMATIONS.
ALLUVIONS.	L'homme existe sur la surface du globe.	Terrains d'alluvion. Volcans modernes, éteints et brûlants. — Les grands volcans des Andes ont été soulevés pendant cette période.
TERRAINS TERTIAIRES.	Les mammifères commencent à paraître à la partie inférieure de ce groupe, et deviennent très-abondants vers son milieu.	**Système de la chaîne principale des Alpes —** Direction E. 16° N. Terrain tertiaire supérieur. { Terrains subapennins, sables des Landes, alluvions anciennes de la Bresse, tuf à ossements de l'Auvergne. Les éruptions de trachytes et de basaltes correspondent, en grande partie, à cette époque. **Système des Alpes occidentales.** — Direction N. 26° E. à S. 26° O. Terrains tertiaires moyens. { Faluns de la Touraine. Calcaire d'eau douce avec meulières contient beaucoup de lignites dans le midi de la France et en Allemagne. Grès de Fontainebleau. **Système des îles de Corse et de Sardaigne.** — Direction N. S. Terrains tertiaires inférieurs. { Marnes avec gypse, ossements de mammifères. Calcaire grossier, pierre de taille de Paris. Argile plastique, lignites du Soissonnais.
	Terrains ou formations crétacées.	**Système de la chaîne des Pyrénées et de celle des Apennins.** — Direction E. 18° S. à O. 18° N. Craie supérieure. { Couches avec silex. Couches sans silex. **Système du mont Viso.** — Direction N. N. O. à S. S. E. Craie inférieure. { Craie tuffeau. Grès vert. Grès et sables ferrugineux, terrain néocomien, formation wealdienne.

ORDRE.	SOUS-GROUPE DE FORMATIONS.	NOMS DES FORMATIONS.
TERRAINS SECONDAIRES.	Terrains de calcaire du Jura. *Abondance considérable de sauriens,* *Calcaire oolithique.*	**Système de la côte d'Or**. — Direction E. 40° N. à O. 40° S. Étage supérieur. { Calcaire de Portland. Argile de Kimmeridge, argile de Honfleur. Étage moyen. { Oolithe d'Oxford, calcaire de Lisieux. Coralrag. Argile d'Oxford, argile de Dives. Étage inférieur. { Corn-brash et forest-marble (calcaire à polypiers), grande oolithe (calcaire de Caen', fuller's-earth (banc bleu de Caen), oolithe inférieure. Marnes et calcaires à Bélemnites, marnes supérieures du lias, lignites dans les départements du Tarn et de la Lozère. Lias ou calcaire à Gryphites. { Calcaire à Gryphées arquées. Grès du lias, ou infraliasique, dolomies.
	Trias.	**Système du Thuringerwald** (les serpentines du centre de la France appartiennent à ce système). — Direction O. 40° N. à E. 40° S. Marnes irisées avec amas de gypse et de sel. Exploitation de lignites en Alsace, en Lorraine et dans la Haute-Saône. Muschelkalk. Grès bigarré. **Système du Rhin**. — Direction N. 21° E. à S. 21° O. Grès des Vosges. **Système des Pays-Bas et du sud du pays de Galles**. — Direction E. 5° S. à O. 5° N. Zechstein (calcaire magnésien des Anglais), schistes à Poissons du Mansfeld, riches en cuivre. Grès rouge : contient des masses de porphyres et des rognons d'agate.

ORDRE.	SOUS-GROUPE DE FORMATIONS.	NOMS DES FORMATIONS.
TERRAINS DE TRANSITION.	Ce groupe est caractérisé par la grande abondance des cryptogames vasculaires, et par l'absence presque complète des plantes dicotylédones ; les animaux vertébrés n'y sont représentés que par quelques empreintes de poissons.	**Système du nord de l'Angleterre.** — Direction S. 5° E. à N. 5° O. Terrain houiller. { Grès, schistes avec couches de houille et de fer carbonaté. / Calcaire carbonifère, ou calcaire bleu, avec couches de houille. **Système des ballons (Vosges) et des collines du bocage de la Normandie.** — Direction E. 15° S. à O. 15° N. Terrain de transition supérieur. { Vieux grès rouge des Anglais (système devonien). / Anthracite de la Sarthe et des environs d'Angers. Terrain de transition moyen. { Calcaire des environs de Brest, calcaire de Dudley. / Schistes (ardoises d'Angers). / Grès quartzite, Caradoc sandstone des Anglais (système silurien). **Système du Westmoreland et du Hundsruck.** — Direction E. 25° N. à O. 25° S. Terrain de transition inférieur. { Calcaire compacte esquilleux. / Schiste argileux (système cambrien).
	Terrains granitiques.	Granit formant la base principale de la croûte du globe.

On a intercalé dans ce tableau les noms de chaque système de montagnes qui s'est soulevé à l'époque correspondante, et a mis fin à la formation qui l'a précédé. C'est ce système qui a imposé à chaque formation la direction qu'elle présente. Un exemple suffira pour donner la clef de ce tableau. Entre les formations crétacées et les terrains tertiaires, on a écrit : *Système de la chaîne des Pyrénées et de celle des Apennins,* direction E. 18° S. à O. 18° N. Il résulte de ce que nous avons dit ci-dessus, que le soulèvement de la chaîne des Pyrénées a eu lieu après le dépôt des formations crétacées et avant le dépôt des terrains tertiaires. En effet, ces derniers terrains s'étendent en couches horizontales au pied des Pyrénées, tandis que les formations crétacées qui y existent ont été fortement redressées sur leurs pentes. En outre, la direction de ces redressements, précisément la même que la direction générale de cette chaîne de montagnes, est orientée de l'E. 18° S. à l'O. 18° N.

C'est un fait remarquable que l'affinité des végétaux pour les divers terrains ; quoique les animaux et l'homme aient des relations moins intimes et moins stables avec le sol, la nature de sa composition ne peut manquer d'agir en quelque chose sur leurs manifestations vitales. Les terrains détritiques et diluviens nourrissent dans leur tourbe fangeuse une végétation particulière, dans laquelle on remarque les *Salix, Ledum, Scirpus, Eriophorum, Acra, Tamarix*, etc. Un fond crayeux se décèle par les résédas, les giroflées, les campanules, les scabiées, etc. Suivant l'observation de de Candolle, les terres argileuses sont, après les rochers, celles qui se montrent les plus réfractaires à la végétation ; leur compacité s'oppose à l'action de l'oxygène atmosphérique; le sable est également contraire aux plantes par sa mobilité et la sécheresse qu'il acquiert sous un ciel ardent : telle est en grande partie la structure du delta d'Afrique, mélange d'argile et de sable que dessèchent un soleil implacable et les vents du désert. Sur les dunes formées par les alluvions sablonneuses, végètent les *Carex*, les *Lymus*, le *Triglochin*, etc. Les terrains pierreux se couvrent de *Sedum*, d'*Asclepias*, de cymbalaires, de clinopodes, etc.

C'est l'humus, constitué par un détritus de matières organiques et minérales, et en partie assimilables, qui sert à la nutrition des végétaux ; sous cette couche existent les éléments minéralogiques du sol provenant de la décomposition des roches : certains sols se sont formés aux dépens des roches ignées, du granit, du micachiste, de la siénite, etc.; d'autres l'ont été aux dépens des terrains de sédiment. Les roches primitives, en se décomposant sous l'atteinte des actions météoriques, fournissent des galets, du sable, de l'argile, etc. L'eau qui s'infiltre dans les fissures de ces roches se dilate en se congelant, et finit par rupturer violemment les masses, dont les débris, entraînés par les cours d'eau, produisent sur leurs bords et à leurs embouchures, des atterrissements dont s'empare la végétation. L'intervention des agents météoriques suffit pour décomposer le feldspath, le mica, l'amphibole, le protoxyde de fer, principes constituants de ces roches ; les deux premières de ces substances, devenues terreuses, friables, se convertissent en une espèce d'argile appelée kaolin ; l'amphibole et le pyroxène subissent une altération analogue par la suroxydation du fer ; moins dures, les masses calcaires cèdent plus facilement aux actions mécaniques et se dissolvent dans les eaux chargées d'acide carbonique. La ségrégation et la décomposition de ces matières fournissent des dépôts de cailloux, de sable et d'argile où se montrent d'abord des plantes qui vivent plus de l'atmosphère que du sol, cactus, mimosas, lichens, mousses, fougères, etc. L'accumulation de leur détritus annuel crée un terrain chargé d'acide humique propre à la culture. Les terrains de cette origine ont pour principes constituants, outre les matières organiques, de la silice, de l'alumine, de la chaux, de la magnésie, de la potasse et de la soude, des oxydes de fer et de maganèse, de l'eau, etc. (1). Les terres de culture sont assez meubles

(1) Boussingault, *Économie rurale considérée dans ses rapports avec la chimie, la physique, la météorologie*, t. 1.

pour que l'eau s'y infiltre sans y séjourner, pour que l'air y circule sans les dessécher, pour que les racines puissent s'y plonger et s'y ramifier : cette qualité dépend des proportions de sable et d'argile. Les phosphates et les sels terreux sont nécessaires pour la production de la fibrine et de la caséine végétales : on a doublé en Angleterre la fertilité des champs destinés à certaines cultures (froment) en y semant des débris d'ossements, ou des engrais phosphatés minéraux.

Les terres arables et susceptibles de produire une végétation peuvent se diviser comme il suit :

1º Sols argileux..........
- Sols d'argile pure.
- Argilo-ferrugineux.
- Argilo-calcaire.
- Argilo-sableux,

2º Sols sableux..........
- Sable pur.
- Sablo-argileux.
- Quartzeux, graveleux et granitiques.
- Volcaniques.
- Sablo-argilo-ferrugineux.
- Sablo-humifères (terre de bruyère).

3º Sols calcaires.... ......
- Calcaires.
- Crayeux.
- Tuffeux.
- Marneux.

4º Sols magnésiens.

5º Sols humifères........
- Tourbeux.
- Marécageux.

Dans le sol on distingue deux parties, l'une active, contenant du terreau et perméable aux influences atmosphériques ; l'autre inerte, sans terreau, non modifiée par l'action de l'atmosphère, et qui échappe à celle du labour. Le sous-sol sur lequel repose la terre végétale agit particulièrement sur la végétation par son degré de perméabilité. Dans les montagnes, le sous-sol présente souvent la même constitution minérale que le sol ; dans les plaines et sur les plateaux étendus, cette analogie de composition n'est plus aussi constante. C'est à la faveur des différences et même des oppositions de propriétés entre les couches superposées et le sous-sol, que celui-ci peut agir utilement sur celles-là par l'adjonction de quelques éléments : des labours profonds, exécutés avec prudence (1), augmentent à ses dépens l'épaisseur des couches arables, à moins que celles-ci ne recouvrent des roches d'une grande cohésion, comme le granit, le porphyre, le micaschiste.

On appelle terres fortes celles qui sont tenaces, peu perméables, lentes à sécher, c'est-à-dire les terres où l'argile domine : un sol est dit argileux quand il contient 40 pour 100 de sable. Les terres légères contiennent beaucoup de sable ; la végétation s'y développe rapidement ; l'engrais leur profite moins parce qu'il s'y dissout et s'y dissipe facilement par les eaux pluviales ; ces terres se dessèchent vite. A 75 de sable sur 100 parties de terre, celle-ci est encore

(1) Boussingault, *op. cit.*, 2º édition, 1851, t, I.

propre à la culture de l'avoine : quand la proportion de sable monte à 90 pour 100, la sécheresse lui ôte toute cohésion, et dans nos climats il devient très-difficile de l'utiliser. La science agricole a réussi toutefois à fixer un sol mouvant en le couvrant de plantations productives. Des forêts de pins et de genêts couvrent aujourd'hui, dans le bassin d'Arcachon, les dunes formées aux dépens des sables rejetés par l'Océan. Les sables mouvants, siliceux ou calcaires qui couvrent de grandes étendues dans l'intérieur des continents, peuvent eux-mêmes être rendus à la culture au moyen d'irrigations, et au milieu des déserts arides, comme dans le Sahara algérien, quelques filets d'eau, qui jaillissent du sol, suffisent pour créer ces oasis où la végétation se développe avec force, et qui nourrissent des tribus entières.

Au demeurant, le règne végétal d'une contrée est déterminé par la composition du sol arable et par les conditions climatériques ; la première dépend 1° de la nature géologique et minéralogique du sous-sol, désagrégé à la longue par les agents atmosphériques, 2° de la disposition topographique des lieux qui permet l'action plus ou moins complète de ces agents et la rend plus ou moins permanente ; 3° du degré d'intensité de ces agents dont l'ensemble constitue le climat proprement dit. Celui-ci est à son tour influencé : 1° par la latitude et l'altitude ; 2° par la direction des vents régnants ; 3° par le voisinage des mers et des montagnes, les premières uniformisant la température par l'effet de la mobilité même de leurs éléments, les dernières provoquant des condensations fréquentes de vapeur dans les vents marins qui viennent frapper leurs massifs refroidissants.

Ainsi, constitution géologique, topographie, conditions climatériques mêlent leurs influences et déterminent, par leurs résultantes, la physionomie naturelle d'une contrée sur laquelle il n'est guère donné à l'homme d'agir que par le desséchement des marais (voy. MARAIS), l'assèchement du sol (DRAINAGE), le déboisement ou le reboisement et le colmatage.

III. — *Configuration du sol.*

Il faut considérer : 1° la forme des limites entre le sol et les masses liquides ; 2° entre le sol et l'atmosphère. Dans le sens horizontal, la terre est diversement configurée par rapport aux fleuves et aux rivières : tantôt ceux-ci roulent leurs eaux dans des lits profondément encaissés et dont les bords sont taillés à pic ; tantôt la disposition des terres riveraines livre un vaste domaine aux inondations : c'est ainsi qu'entre Huningue et Lauterbourg, sur une ligne de 48 lieues, plus de 250 000 arpents sont envahis par le cours du Rhin, ou sans cesse exposés à ses incursions. Les formes que les continents affectent dans leurs points de contact avec les mers offrent la même variété, et n'influent pas moins sur le résultat d'ensemble des influences climatériques. L'ouest de l'Europe, l'Italie, la Grèce et l'Inde en deçà et au delà du Gange se terminent par des côtes sinueuses, pour ainsi dire articulées, offrant de nombreux étranglements et des prolongements péninsulaires dans leurs contours ; au contraire, toute l'Afrique, le nord de l'Asie, le nord-est de l'Europe et la Nouvelle-Hollande, ont une configuration en masses continues, à contours très-simples, non interrompus par des sinuosités profondes. L'étendue littorale des continents les ouvre, dans une mesure proportionnelle, à l'influence de l'atmosphère maritime, et leur fait en partie leur régime météorologique. Humboldt a comparé les continents, quant au développement de leurs côtes ; voici la proportion qu'il établit entre elles :

Europe	1 : 3,03	Nouvelle-Hollande	1 : 1,44
Asie	1 : 2,41	Amérique du Sud	1 : 1,69
Afrique	1 : 1,35	Amérique du Nord	1 : 2,89

Dans le sens vertical, la croûte solide du globe est sillonnée par des ondulations, par des élévations qui dépassent plus ou moins le plan normal, représenté par le niveau de l'Océan. Ces reliefs, sortes de récifs qui s'avancent dans l'océan aérien, présentent aux regards de l'homme un spectacle imposant par l'agglomération bizarre de leurs masses, par la rapidité de leurs pentes, par la hauteur de leurs cimes. Ils ne paraîtront néanmoins que de légères rugosités par rapport au globe, si l'on considère que l'un des plus élevés, le Chimboraço, ne dépasse point de plus de 3350 toises le niveau de la mer. Les continents représentent une série de plateaux qui s'élèvent progressivement au-dessus du niveau de la mer ; leurs centres sont parcourus dans toutes les directions par des chaînes de montagnes qui diversifient les sites et nuancent singulièrement le caractère climatérique des localités, etc. Parmi ces exhaussements qui forment de vastes plateaux, les plus remarquables sont le plateau des Cordillères, qui partage inégalement l'Amérique méridionale, et le plateau de la haute Tartarie, qui, portant le Thibet au centre de son sommet, sépare, d'orient en occident, toute l'Asie dans son milieu. On estime à 7821 mètres la hauteur de la montagne la plus élancée du globe, le Tawahir, et à 10 000 mètres la profondeur extrême de la mer, d'ailleurs peu connue ; ce qui porte à 17 821 mètres la distance entre le point le plus élevé et le point le plus déprimé du globe. Le rayon moyen du sphéroïde terrestre étant de 6 366 397 mètres, le rapport entre le rayon et l'épaisseur de la plus grande aspérité est de 0,001 environ…. C'est bien peu, et pourtant ces inégalités du sol que l'on a comparées aux rugosités d'une orange, ont une influence prépondérante sur la température, l'humidité, les pluies, les vents, les orages des contrées qu'elles circonscrivent.

Les systèmes et les chaînes de montagnes parcourent les continents, les péninsules et les îles en général suivant leur plus grand diamètre, néanmoins ils n'occupent guère que 1/100e de la superficie des terres (Humboldt). La plupart des montagnes ont leur versant incliné de 2 degrés à 6 degrés ; leur pente est rapide de 7 degrés à 8 degrés, très-rapide de 15 degrés à 16 degrés ; à

35 degrés, elle ne peut être gravie qu'à l'aide de gradins entaillés dans le roc; à 45 degrés, elle est impraticable.

Le fond des mers, encore peu connu, répète très-probablement les accidents de configuration spécifiés dans l'orographie terrestre.

IV. — *Propriétés du sol.*

Densité. — La densité d'un terrain étant connue, on peut en déduire approximativement la nature des principaux éléments qui le constituent; de toutes les matières minérales qui entrent dans la composition de la terre arable, les sables calcaires et siliceux sont les plus denses et l'argile la moins dense; l'humus l'est encore moins. Une forte densité de terre (2,50 à 2,60) indique la prédominance de la silice; une faible densité (2 à 2,20) celle de l'humus.

Imbibition ou Fraîcheur. — Les terres s'imbibent, c'est-à-dire retiennent l'eau et l'empêchent de s'évaporer trop rapidement; les sables siliceux et calcaires, ainsi que le gypse, s'imbibent le moins. Un litre d'argile pure, pesant 1^{kil},251 à l'état de complète dessiccation, absorbe 0^{gr},875 d'eau; l'humus pèse, à l'état sec, 0,493 par litre; mouillé, il retient 0^{gr},935 d'eau; le calcaire, sous forme de poudre fine, absorbe 85 d'eau pour 100 parties de terre, tandis qu'à l'état de sable, il n'en prend que 29 pour 100. De ces recherches dues à Schübler (1) il résulte que la plus grande durée d'humectation appartient aux terres végétales riches en humus; ce qui explique leur aptitude à dégager des effluves fébrifères.

Perméabilité. — La nature du sous-sol et le degré d'épaisseur du sol se combinent pour déterminer le degré et la persistance de l'humidité dans les terres; un sous-sol imperméable convient aux terrains légers qui retiennent difficilement l'eau pluviale, si ceux-ci ont une épaisseur suffisante; dans le cas contraire, trop rapproché de la surface, il rend le sol humide en hiver et lui enlève les matières nutritives et l'oxygène fourni par l'air. Un sous-sol perméable recouvert de terres fortes compense, pour la culture et pour la salubrité, les effets d'un climat pluvieux.

Cohésion. — Le degré de cohésion et d'adhérence ou la ténacité des terres n'est point en raison directe de leur facilité d'imbibition; l'humus et le calcaire en poudre, qui prennent plus d'eau que l'argile, ont moins de ténacité; celle-ci, à l'état pur, a le maximum de ténacité représenté en poids par 11^{kil},10 par mètre carré; la terre argileuse 9^{kil},25, l'argile grasse 7^{kil},64, l'humus 0,97, le gypse 0,81 ; le sable siliceux ainsi que le sable calcaire, 0,0.

Dessiccation. — La tendance des divers éléments du sol à la dessiccation intéresse autant l'hygiène que l'agriculture; elle détermine la rapidité de l'évaporation et le retrait des terres, d'où résultent les fissures et crevasses, récep-

(1) Schübler, *Annales de l'agriculture française*, t. XL, 2e série.

tacles d'eaux pluviales et foyers souvent inaperçus de dégagements miasmatiques. Le sable et le gypse sont des substances qui laissent échapper le maximum d'eau dans un temps donné, et l'humus le moins ; mais celui-ci se
rétracte le plus : 1000 parties cubes d'humus se réduisent par dessiccation à
817 ; l'argile pure à 846 pour 1000.

Hygrométrie. — La porosité des terres et leur proportion de sels déliques-
cents donnent la mesure de leur propriété hygroscopique, différente de celle
qui retient dans le sol l'eau qu'il a absorbée ; on peut voir, par les chiffres ci-
dessous que nous empruntons à Schübler, que la faculté d'absorption décroît
à mesure que les terres deviennent plus humides :

Désignation des terres.	500 centigr. de terre étendue sur une surface de 36 millim. carrés, ont absorbé en			
	12 heures. Centigr.	24 heures. Centigr.	48 heures. Centigr.	72 heures. Centigr.
Sable siliceux	0,0	0,0	0,0	0,0
Sable calcaire	1,0	1,5	1,5	1,5
Gypse	0,5	0,5	0,5	0,5
Argile maigre	10,5	13,0	14,0	14,0
Argile grasse	12.5	15,0	17,0	17,5
Terre argileuse	15,0	18.0	20,0	20,5
Argile pure	18,5	21,0	24,0	24,5
Calcaire en poudre fine.	13,0	15,5	17,5	17,5
Humus	40,0	48,5	55,0	60,0

Absorption des gaz. — L'absorption du gaz oxygène, condition essentielle
de la végétation, s'effectue par l'intermédiaire de l'eau et des racines. L'eau,
en pénétrant dans les plantes par les racines, leur apporte avec elle de l'air,
du gaz acide carbonique et d'autres matières que réclame leur nutrition, mais
les terres ont la propriété d'absorber directement divers gaz. Th. de Saussure
a fait des expériences sur le pouvoir absorbant de certains corps pour le gaz
ammoniac, l'acide sulfureux, l'hydrogène sulfuré, l'azote, l'hydrogène, l'oxygène, à la pression ordinaire de l'air ; elles placent en première ligne, sous ce
rapport, le charbon de bois, les roches argileuses. L'argile absorbe des gaz
ammoniacaux et s'en sature ; il en est de même de la marne (calcaire marneux)
et du plâtre : c'est pourquoi le plâtre s'empare des émanations ammoniacales
qui s'échappent des fumiers, en donnant lieu probablement à une double décomposition qui fournit du sulfate d'ammoniaque et du carbonate de chaux.
Les oxydes de fer participent à ce pouvoir absorbant, et, d'après Boussingault,
l'affinité des terres argileuses pour l'oxygène tient à la présence en elles de
l'oxyde de fer au minimum d'oxydation. Enfin l'humus emprunte de l'oxygène
à l'air et le lui restitue en partie sous forme d'acide carbonique,

Conductibilité. — Les terres ne sont pas au même degré conductrices du
calorique ; voici les résultats de Schübler, qui a mesuré ce pouvoir par la
méthode du refroidissement :

Désignation des terres.	Faculté de retenir la chaleur, celle du sable étant 100.
Sable calcaire	100,0
Sable siliceux	95,6
Gypse	73,2
Argile maigre	76,9
Argile grasse	71,1
Terre argileuse	68,4
Argile pure	66,7
Calcaire en poudre fine	61,8
Humus	49,0

On comprend, d'après ces données, pourquoi les terrains sablonneux conservent, en été, une température élevée même pendant la nuit. Au reste, l'échauffement du sol dépend de sa composition, de l'état de sa surface, de la proportion d'eau qu'il retient et de l'incidence des rayons solaires ; pour la même incidence solaire, ce sont la couleur et l'humidité qui influent le plus sur la quantité de chaleur acquise par les terres dans un temps déterminé : les différences qu'elles entraînent vont jusqu'à 14 ou 15 degrés ; l'état de la surface et la composition des terres influent beaucoup moins ; l'obliquité des rayons solaires produit des différences qui s'élèvent à 25 degrés centigrades.

V. — *État de la surface du sol.*

On doit avoir égard : 1° à la nudité du sol ; 2° à l'existence et à la spécialité de la végétation spontannée ; 3° aux changements opérés par la culture ; 4° à la présence ou à l'absence des forêts.

I. — Dans les points où le sol, dépourvu de culture et de végétation naturelle, montre à nu les couches dont il est composé, la quantité des rayons solaires qu'il émet, absorbe ou réfléchit, varie suivant l'état d'agrégation, la couleur et le poli de sa surface. On comprend qu'il doit exister sous ce rapport des contrastes entre les formations blanches de calcaires secondaires ou tertiaires, de grès quartzeux, avec les basaltes, les mélaphyres, les calcaires bleus ou noirs de transition, les micaschistes d'un reflet métallique, etc. « Quelle différence d'effets entre les déserts rocheux ou sablonneux, les savanes couvertes de gazon, les steppes ou plaines herbageuses, offrant des dicotylédonées non frutescentes de six à sept pieds de hauteur, les forêts marécageuses et les pays d'ancienne culture (1). »

Les surfaces dépourvues de végétation sont : 1° les déserts de sables ; 2° les déserts de roches ; 3° les déserts salés ; 4° les déserts de glaces. Les premiers, fait remarquable, se trouvent presque tous dans la partie chaude et tempérée de l'ancien continent ; depuis l'extrémité occidentale du Sahara jusqu'à l'extrémité orientale du Gobi, sur un espace de 132 lieues en longitude, se déroule presque sans interruption une ceinture de déserts passant par le centre de l'Afrique, l'Arabie, la Perse, le Kandahar, le Fehia-chan-Nanlou et

(1) Humboldt, *loc. cit.*, p. 192.

le pays des Mongols. Plus des deux tiers de ces terrains arides appartiennent à la zone la plus voisine du tropique; le seul Sahara d'Afrique occupe une étendue de 194 000 lieues carrées de 20 au degré, ce qui équivaut au double de la Méditerranée, dont la surface est évaluée à 77 300 lieues marines carrées. Si l'on se rappelle que, sous les latitudes rapprochées des tropiques, l'action solaire échauffe le sable à plus de 50 ou 60 degrés, on peut se faire une idée de l'influence de ces vastes étendues de déserts sur la distribution de la chaleur, et par suite sur les vents européens. La mobilité des éléments de leur sol lutte contre la végétation; ils s'enlèvent par tourbillons à tout souffle; pendant trois ou quatre mois de l'année, l'Égypte, balayée par les vents, jette sa poussière au Nil ou dans d'autres directions, et, sans le limon du fleuve qui l'inonde annuellement, elle ne serait qu'un désert. L'absence de grands cours d'eau, de hautes montagnes, de forêts qui représentent de vastes surfaces d'évaporation et contribuent à l'abaissement local de la température s'ajoute à la nature du sol pour expliquer la stérilité des déserts de l'Afrique; mais là où se montre une source, un cours d'eau qui permet l'irrigation, les grains siliceux s'agglutinent, se fixent, et la végétation reparaît avec éclat : avec quel plaisir nous avons salué les oasis d'El-Kantara et de Biskra après des journées de marche au milieu des sables et des galets (1851)! Les dépôts arénacés sont-ils baignés à leur base par des eaux douces, la culture peut s'en emparer, et c'est ainsi qu'en Espagne, dans les environs de San-Lucar de Baromeda, on a fertilisé un sol poudreux, d'une extrême aridité.

Les dunes sont une variété des déserts de sable; elles sont formées par l'amoncellement des sables que rejette la mer. Entre les embouchures de la Gironde et de l'Adour, elles présentent une superficie de 1139 myriamètres carrés (75 lieues) et une hauteur moyenne de 20 mètres. Poussés par les vents d'ouest, elles avancent à l'est d'une quantité qui a été évaluée à 24 mètres par an, mais que les rectifications d'Élie de Beaumont ont réduite au plus à 1 mètre; ce qui ne les empêche pas d'engloutir villages et forêts. Brémontier les a le premier consolidées par une barrière d'utiles plantations. Son procédé consiste à établir un semis de graines de pins et de sapins dans la plage qui s'étend depuis la base des monticules de sable jusqu'à la ligne des plus hautes marées; le sol est recouvert de branchages verts, fixés solidement par des crochets enterrés. Grâce à cet abri, les graines se développent et la végétation marche avec une étonnante célérité. Les racines des pins consolident les *dunes* et les empêchent de céder aux vents. Quand cette plantation, première digue opposée aux sables, a cinq à six ans, on en fait une autre contiguë sur une largeur de 60 à 100 mètres, et graduellement on conduit la végétation jusqu'aux sommets des dunes, dont plusieurs ont une hauteur de 50 mètres. Ainsi a été transformé le bassin d'Arcachon : en 1809, les semis s'y étendaient déjà sur 3600 hectares, et dans un espace de seize ans les pins avaient acquis en hauteur une croissance de 10 à 12 mètres.

Les déserts de roches sont constitués par des roches dénudées, réfractaires aux influences atmosphériques et impropres à former un sol agricole : tels sont les calcaires dénudés des Alpes et de la Suisse, les coulées de laves, etc. Les déserts salés ou terrains recouverts d'efflorescences salines peuvent être rendus à la culture, quand on parvient à leur enlever leur excès de sel au moyen de fossés d'écoulement, etc. Quant aux déserts de glace qui s'étalen dans les contrées polaires et sur les hauts sommets, ce sont des causes perturbatrices d'une grande énergie pour la répartition du calorique solaire et la direction des grands courants atmosphériques ou marins, et ils exercent une influence directe sur le climat des plateaux voisins, des contrées même éloignées dont les vents habituels soufflent du côté de ces puissantes sources de réfrigération.

II. — Parmi les productions spontanées du sol, nous avons déjà signalé la végétation des marais, différente suivant les climats; il en est une qui, d'après l'observation de Humboldt, caractérise l'Amérique: ce sont les savanes, appelées prairies, entre le Missouri et le Mississippi. Telle est la prodigieuse exubérance de ces prairies, qu'elles occupent, dans l'Amérique du Sud, 50 000 lieues carrées de plus que la chaîne des Andes, et que tous les groupes isolés des montagnes du Brésil et de la Parima. La Russie méridionale, la Sibérie, le Turkestan, ont deux formes de steppes : l'une à petites plantes, l'autre à grandes herbes de la famille des composées et des légumineuses. La Corse a ses maquis que parfument les labiées. En général, le nombre des espèces végétales s'accroît depuis le pôle jusqu'à l'équateur; mais cette progression est subordonnée aux ondulations des lignes isothermes. Sous le tropique, la nature répand avec profusion tous les germes de vie, et quoique les contrées tempérées et glaciales aient trois fois l'étendue de la zone torride, celle-ci possède une variété plus grande de types végétaux. La même gradation s'observe dans les climats superposés des hautes montagnes : vers la lisière des neiges éternelles se montre par endroits une végétation avare, composée de mousses, de lichens, de bruyères, d'arbustes nains; plus bas, des graminées réunies en pelouses, des crucifères, des labiées, des ombellifères; sur une bande inférieure, des plantes et des arbrisseaux rosacés, des arbres amentacés ; enfin les forêts hérissent les pentes situées au-dessous, et plus on approche de la base, plus on retrouve les produits du climat général. Dans les Alpes, la zone des arbres verts et du bouleau est remplacée par celle des arbres rabougris; on arrive ensuite au rhododendron, puis aux plantes alpines d'une autre espèce que celles des hautes latitudes, ou plantes vivaces rasant le sol; enfin les plantes alpines s'effacent à leur tour, et l'on ne rencontre plus que des lichens. Cette intéressante échelle de végétation, qui a pour termes le type polaire et le type équatorial, a été vérifiée sur le flanc des Cordillères par Humboldt et Bonpland, à la Jamaïque par Schwartz, et, avant ces observateurs, par Tournefort sur le mont Ararat, qui lui a offert à sa cime les plantes de Laponie; puis successivement, de haut en bas, celles d'Allemagne, de France et d'Italie, et enfin, à son pied, les végétaux propres à la terre d'Arménie.

L'influence des agents géologiques sur la végétation permet de partager la surface du sol en quatre zones principales (1) :

1° Zone équatoriale, étendue d'environ 15 degrés à gauche et à droite de l'équateur, caractérisée par les palmiers et les scitaminées; végétaux ligneux en grand nombre, forêts vertes et peuplées d'arbres gigantesques.

2° Zone tropicale du 15e au 25e degré de latitude : fougères arborescentes, mélastomacées, pipéracées. Dans les terrains siliceux, la végétation, arrêtée par la sécheresse, se ranime avec force pendant la saison pluvieuse : de là les campos du Brésil, les pampas du Paraguay, les llanos de l'Orénoque.

3° Zone tempérée, des tropiques au cercle polaire, et divisée en deux zones secondaires : A, zone juxta-tropicale, de 24 à 36 degrés de latitude, parcourue en son milieu par l'isotherme de 20 degrés; bande de transition, elle mêle les plantes des tropiques avec celles de nos climats ; B, zone tempérée proprement dite, à trois zones tertiaires : I. Tempérée chaude, correspondant aux isothermes de 15 à 10 degrés (Provence, Roussillon); on y trouve encore le palmier, le dattier, le myrte, le grenadier, et en outre les crucifères et quelques espèces de conifères, de cyprès, les pins pignons, les pins d'Alep, les chênes verts, les liéges, les platanes, etc. — II. Tempérée froide, de 10 à 5 degrés (Paris), à température moyenne 10°,8 centigrades; on y trouve en grandes proportions les familles végétales de la zone chaude, mais représentées par d'autres espèces : les conifères, par le pin commun, les sapins, les mélèzes ; les amentacées par les chênes, coudriers, hêtres, bouleaux, aunes, saules qui perdent leurs feuilles en hiver; plus vers le nord, le nombre absolu des espèces diminue ainsi que le nombre relatif de celles de certaines familles; plus de malvacées, de cistinées ni d'euphorbiacées. Sur les côtes de la Scandinavie, le hêtre ne franchit point le 59e degré, et le chêne s'arrête au 61e degré, à la limite de la zone tempérée. — III. Tempérée sous-arctique, de 50 à 60 degrés, peuplée d'arbres verts; le sapin finit au 68e degré, le pin au 70e et le bouleau un peu au delà, où l'on ne rencontre plus que d'humbles arbrisseaux.

4° Zone polaire, divisée en deux secondaires : A, arctique, commençant à l'extrémité de la Laponie, où il ne croît plus que des arbrisseaux très-bas, le bouleau nain végétant jusqu'au 71e degré, le rhododendron ; B, polaire proprement dite, région des plantes alpines (Spitzberg).

III. — Par la culture, l'homme transforme la surface du sol; il dessèche les marais, il fertilise les landes, il défriche les forêts, il couvre de moissons des champs qui semblaient condamnés à une éternelle stérilité. L'insalubrité des terres abandonnées par la main de l'homme augmente en raison de leur richesse et de leur fécondité naturelles; en les soumettant à une exploitation régulière, il assainit les contrées en même temps qu'il en tire des moyens de subsistance. L'agriculture exige une distribution bien entendue des eaux, cir-

(1) Adr. de Jussieu, *Botanique*. Paris, 1875, p. 530.

constance qui profite à la salubrité des localités ; un bon système d'irrigation, en fertilisant les prairies naturelles, et en favorisant la multiplication des prairies artificielles, devient pour des nations entières une source d'abondance et de prospérité, partant de régénération physique et de vigueur héréditaire. Pour retirer du sol de grandes quantités de céréales, il faut des engrais : sans bétail, point de fumier ; sans prairies, point de bétail. Ainsi, la viande et le pain, ces deux bases de l'alimentation, sont aux prix de l'existence des prairies, qui dépendent à leur tour du mode d'arrosage et d'irrigation. D'après les recherches de Nadault de Buffon (1), la France, malgré les innombrables cours d'eau qui la sillonnent, possède moins de prairies que les autres États de l'Europe ; la superficie totale de ses terres irriguées, par des canaux de quelque étendue dépasse peu 100 000 hectares, ce qui égale à peine le cinquième de la surface moyenne d'un département. En Prusse, en Autriche, en Danemark, les prairies naturelles sont dans la proportion d'un hectare contre trois et demi de terre labourable. En Wurtemberg et en Bavière ce rapport monte à un contre deux et demi. En Angleterre et en Hollande, l'étendue des prairies égale, si même elle ne la dépasse, celle des terres consacrées au labourage. Le Piémont et la haute Italie sont desservis par un admirable système d'arrosement : c'est ainsi qu'entre l'Orco et le Tessin, à l'aide des canaux d'Ivrée, de Cigliano, de Saluggia, del Rotto, etc., des terrains, ceux-ci marécageux, ceux-là d'une aridité qui semblait incorrigible, ont été convertis en de fertiles campagnes et rivalisent aujourd'hui avec les plus florissants cantons de l'Europe. Dans la Lombardie, où l'on pouvait disposer des grandes nappes d'eau situées au pied des Alpes, le lac Majeur, le lac Mineur et le lac de Côme, d'où s'épanchent de puissantes rivières, la plaine de 12 000 hectares, comprise entre le pied des Alpes et le Pô, a été couverte d'eau dans ses parties arides, et desséchée par des saignées là où elle était marécageuse : en somme, cette contrée possède aujourd'hui 315 000 hectares supérieurement arrosés, dont 146 000 dans le Milanais proprement dit.

Le caractère cultural du sol, c'est-à-dire l'appropriation la plus complète de la culture au sol, fournit au médecin l'indication sommaire des qualités de la terre et des conditions météorologiques moyennes du climat. De Gasparin admet en Europe cinq divisions agricoles.

I. — La région des oliviers, Sardaigne, Corse, îles Baléares, Grèce, Dalmatie, Crimée, côte orientale de l'Espagne, où l'olivier ne remonte pas au delà du Portugal, tandis qu'il est au premier rang sur sa côte occidentale. Au nord des Pyrénées, ses limites sont, en France, à Arles, Carcassonne, Saint-Pons, Lodève, le Vigand, Saint-Jean-du-Gard, Alais, Joyeuse, Nyons, Sisteron, Digne, etc. Dans les différentes vallées où il se montre, il atteint les altitudes suivantes ; à Bargemont, 602 mètres ; Fayence, 622 mètres ; Grasse, 453 mètres, etc. Dans ces mêmes contrées, le chêne blanc s'arrête à

____

(1) Nadault de Buffon, *Traité sur les irrigations*, 1843.

1000 mètres de hauteur. Dans la région des oliviers, la température ne doit point descendre à 7 ou 8 degrés au-dessus de zéro, ou si elle est inférieure, elle ne doit pas durer plus de huit jours..

II. — Région des vignes. Elle exige un climat tempéré, et une température moyenne estivale et automnale qui permette la maturation du fruit; sa limite à l'ouest s'arrête vers Nantes (latitude 47° 20'), remonte vers Paris (latitude 49 degrés), et plus haut, en Champagne, sur la Moselle et le Rhin, jusque vers le 51ᵉ latitude, puis passe en Silésie au même degré, redescend en Hongrie à 48° 49', se prolonge jusqu'en Crimée et au nord de la mer Caspienne, où elle disparaît entièrement; sa limite méridionale se trouve, dit-on, aux Canaries, vers 27° 48' de latitude, suit le littoral de la Barbarie, et se montre ensuite en Perse par 29 degrés et même 27 degrés. Sur les montagnes de l'Europe, la vigne monte à 300 mètres en Hongrie, à 550 mètres, en Suisse, à 650 mètres sur le versant méridional des Alpes; s'approche de 960 mètres dans l'Apennin méridional et en Sicile. A Ténériffe, elle s'élève jusqu'à 800 mètres.

III. — Région des céréales. Elle borne au nord et à l'est la région précédente et suit sa limite au midi; au nord, elle confine à la région des pâturages ou des forêts; elle laisse en dehors une partie des côtes du Poitou, de la Bretagne, de la Normandie et de la Picardie, qui, par leur climat et leur sol, appartiennent à la région des pâturages; elles exclut encore les côtes de la Belgique, la Hollande, certaines parties de la Westphalie, du Danemarck et de la Norvége : le midi de la Suède et de la Russie entrent dans la région céréale; les îles Britanniques paraissent d'une destination douteuse à de Gasparin, en raison du haut prix de revient du froment. Près du cercle polaire, sous 70 degrés de latitude, comme à Lyngen, près du cap Nord, des récoltes abondantes de blé s'obtiennent dans les lieux abrités des vents de mer, bien que la neige y persiste jusqu'aux premiers jours de juin; mais le jour dure un mois entier, la végétation parcourt ses phases en 72 jours, et la moisson se fait à la fin d'août. En Amérique, les céréales vont jusqu'au 57ᵉ degré à l'ouest, et s'arrêtent entre 50 et 52 degrés de latitude à l'est; la ligne qui délimite leur région au nord dans les deux continents suit donc les mêmes inflexions que les lignes isothermes dans ces régions. Même marche des céréales, suivant l'altitude; l'orge est celle qui se montre dans les latitudes les plus élevées; ensuite l'avoine.

IV. — Région des pâturages. Elle comprend les pays où l'herbe qui nourrit le bétail croît spontanément, c'est-à-dire en France, les parties du Poitou, de la Bretagne et de la Normandie qui avoisinent les côtes; en Angleterre, la moitié des provinces occidentales, l'Irlande, l'Ecosse; la Hollande. On distingue deux sous-régions : celles des pâturages d'hiver (Landes, basse Camargue, littoral de la Corse et de la Sardaigne, maremmes toscanes, plaines de l'Algérie, etc.), et celles qui, couverte de neige en hiver, contient, sous les cimes et les plateaux des montagnes, la Westphalie, le Danemark, la Norvége, la Laponie, la Russie et une partie de la Sibérie jusque vers le 68e degré de latitude. La terre des pâturages pérennes doit renfermer, après trois jours de pluie, plus de 0,23 d'eau ; celle des pâturages d'hiver et d'été possède cette propriété pendant la saison des herbages.

V. — Région des forêts. Elle se compose des parties de toutes les autres régions qui ne peuvent être transformées en pâturages ; elle occupe les parties les plus élancées et les plus escarpées des montagnes, et dans le nord, elle s'étend à tous les pays où la longue durée des hivers empêche les habitants de nourrir avec profit les animaux.

Les végétaux de grande taille forment, par leurs associations, des massifs de verdure qui couronnent les crêtes des montagnes, en tapissent les pentes, se prolongent dans les vallées. Grande est l'influence climatérique des forêts, soit qu'elles exercent une action sur les vents et sur la température, soit qu'elles fonctionnent par leurs sommités comme de vastes appareils de condensation des vapeurs atmosphériques, et, par leurs troncs, comme modérateurs de l'écoulement des eaux torrentielles. Les forêts couvraient jadis la plus grande partie de la surface de l'Europe, comme elles encombrent encore plusieurs régions de l'Amérique et de l'Afrique; elles occupaient en France, il y a quelques siècles, une étendue disproportionnée avec l'accroissement de la population. Tacite nous apprend que le sol de la Germanie n'offrait que forêts et marécages : *Terra et si aliquanto specie differt, in universum tamen sylvis horrida, aut paludibus fœda* (1). L'histoire des défrichements se lie donc à celle de la civilisation ; l'état des terres a toujours été en rapport avec l'état des personnes. Fortifications naturelles des châteaux de la féodalité, les forêts s'éclaircirent plus tard par les déprédations des serfs, par les ravages de la guerre, surtout par l'augmentation progressive de la population ; mais deux causes ont exagéré l'œuvre du déboisement, bien au delà des besoins réels de l'agriculture : la spéculation et l'incurie. Au ixe siècle, quelques précautions d'intérêt public furent prescrites par les capitulaires : il existe des règlements forestiers qui datent du xiiie siècle, mais ils restèrent inexécutés. Sous Louis XIV, Colbert, frappé de l'état de dégradation des forêts par suite des guerres civiles, de l'ignorance et de l'incurie des propriétaires, institua une enquête par le moyen d'une commission chargée de parcourir la France ; mais jusqu'à la fondation de l'école forestière, et à la promulgation du Code forestier de 1827, on a peu fait pour le repeuplement du sol, opération qui seule peut améliorer le régime des eaux, et défendre les vallées contre les

(1) *De moribus Germanorum*, V. Tacite ajoute que le sol de la Germanie se refuse à toute espèce d'arbres fruitiers (*frugiferarum arborum impatiens*,; que le bétail y est communément petit, et les bœufs dégradés, etc. : indices évidents de la détérioration des races animales dans les pays de marais. Comparez la riche et fertile Allemagne du xixe siècle avec celle qui arrachait encore à Tacite cette exclamation : « *Quis porro Germaniam peteret, informem terris, asperam cœlo, tristem cultu adspectuque, nisi patria sit?* »

éboulements et les inondations. La hache du défrichement a continué de dénuder nos montagnes; les forêts communales, mal aménagées, dévastées par la vaine pâture, au lieu de se régénérer, se transforment en rochers nus, en landes stériles. Nos Pyrénées sont aujourd'hui dépouillées des bois séculaires qui faisaient leur ornement et leur richesse ; le roc se montre à nu dans les Cévennes, là où la tradition rapporte que des arbres magnifiques déployaient jadis leurs ombrages; dans les départements du Var et des Basses et des Hautes-Alpes, les torrents causent tous les ans des dévastations terribles depuis qu'on a ravi aux montagnes les forêts tutélaires dont la présence ralentissait la fonte des neiges et le cours des eaux. La voix des administrateurs s'est élevée à différentes époques (Bosson, de Puymaigre, etc.) pour signaler les conséquences de cet état de choses. Le gouvernement s'occupe à y remédier : fructueuse entreprise qui peut, dans un demi-siècle, doubler les revenus des forêts de l'État, dont la valeur est déjà de 50 millions par an ; ses soins devront s'appliquer surtout au reboisement des terrains en pentes rapides, qui sont en grande partie la propriété des communes. Le fléau du déboisement est arrivé à son terme, les terrains qui restent en forêts n'étant pas propres à une autre culture plus avantageuse ; il reste à rendre aux pays élevés et dénudés les forêts qu'on y a détruites, et qui leur étaient d'une utilité si décisive pour le régime des eaux et la résistance aux torrents dévastateurs. Quel contraste entre les Vosges, aux sommets arrondis, couverts de bois, laissant filtrer lentement les eaux pluviales qui forment dans les vallées des ruisseaux limpides, fécondent les prairies, donnent la force motrice aux moulins, aux scieries, aux usines industrielles, et le bassin du Labouret, dans les Alpes, dépourvu de végétation, et dont le fond est occupé par le ravin central du torrent vers lequel convergent tous les sillons secondaires creusés par les pluies dans les montagnes voisines de 1000 à 2300 mètres de hauteur! — La loi du 28 juillet 1860, en prescrivant le reboisement de toutes ces pentes, et les progrès incessants de la viabilité (chemins de fer, canaux, routes), en ouvrant des débouchés à des produits jusqu'ici sans emploi, promettent à ces contrées reculées un meilleur avenir. Le décret qui a déclaré le reboisement d'utilité publique, en facilitera l'exécution en armant l'administration contre les abus tenaces de la vaine pâture communale. Quoique la création des pépinières et des sécheries de graines, et d'autres préparatifs dispendieux aient eu pour effet de ralentir cette colossale opération, on a déjà noté quelques résultats concluants. Lors des crues d'eaux extraordinaires, en septembre 1866, dans les Basses-Alpes, les 35 barrages construits jusqu'à une hauteur de 3 mètres dans le bassin de Combovin (arrondissement de Sisteron), ont été atterris par deux orages, et les eaux pluviales se précipitent, non plus sur la pente qu'offre le lit du torrent, mais sur une série de plans horizontaux qui les déversent en cascades, et favorisent, en retardant leurs cours, le dépôt des matières. Même succès aux bassins de Barrême, de Saint-André. Dans l'arrondissement de Barcelonnette, un orage désastreux (29 juillet 1865) ayant amené la crue de presque tous les torrents, un seul barrage de construction récente dans la partie basse du torrent de Sanières a suffi pour atterrir ce jour-là 1800 mètres cubes de matériaux de transport.

§ 2. — De l'action des modificateurs géologiques.

I. — *Température du sol.*

Puisque la chaleur centrale de la terre influe sur la température de sa surface dans une proportion indifférente à la sensibilité cutanée, il n'y a lieu d'étudier que les effets de l'irradiation solaire : or ils varient suivant l'état de la surface, la configuration et la structure du sol.

II. — *Structure du sol.*

Les terrains compactes non argileux, tels qu'on les rencontre dans les formations anciennes, sont rarement perméables aux eaux; suivant leur couleur et l'état physique de leurs surfaces, ils réfléchissent plus ou moins les rayons solaires; en général, ils sont moins susceptibles de les absorber que les sols pulvérulents.

Nous avons dit à quel degré s'échauffent les terrains sablonneux; à Paris même, Arago a reconnu que, durant les fortes chaleurs, le thermomètre marquant 33 degrés à l'ombre, le sable s'échauffe jusqu'à 43, 50 et 55 degrés. Ce phénomène influe nécessairement sur l'état climatérique d'une vaste région du globe. La poussière de sable, qui s'élève du sol par le frottement des vents s'échauffe plus que l'air et contribue à l'exagération de la température dans les couches inférieures de l'atmosphère.

Les terrains d'alluvions, constitués en grande partie par les matériaux de la putréfaction organique, s'imprègnent de l'humidité atmosphérique ; l'évaporation dont ils sont le siége a pour effet, suivant les saisons, de modérer la chaleur ou d'augmenter le froid. Mais il faut tenir compte de la chaleur dégagée par leur combustion lente qui complique le phénomène, et en renverse souvent le sens, en hiver. De même que les plantes, les espèces animales affectionnent tel ou tel terrain, parce qu'elles y trouvent les circonstances extérieures qu'exige leur organisation. Cette prédilection suscitée par l'instinct conservateur, l'homme la ressent aussi, mais tempérée par la conscience de son élasticité organique.

La nature géologique des terrains n'est pas sans liaison avec la production des maladies. Nous avons indiqué celles qui prennent naissance sur les territoires limoneux, parsemés d'eaux croupissantes, encombrés par l'exubérance de la végétation. Villermé a remarqué, en 1834, la coïncidence des maladies marécageuses avec la présence de l'argile dans le sol (1); la Brenne, la plaine

(1) Villermé, *Annales d'hygiène et de médecine légale.* Paris, 1re série, 1834, t. XI, p. 351.

du Forez, la Bresse, la Sologne, etc., ont un sol argileux. On a vu, en 1826, une épidémie sévir dans toutes les contrées de la Hollande qui reposent sur l'argile, et épargner les terres limitrophes, dont le sol est sablonneux, quoiqu'elles eussent été exposées aux inondations (1). Dans le département de la Charente-Inférieure, les fièvres intermittentes cessent partout où le calcaire remplace accidentellement l'argile, pour reparaître là où l'argile reparaît à son tour dans la structure du sol. Les recherches de Brocchi sur la composition du territoire romain ont prouvé que la superposition de l'argile à un terrain de nature volcanique renforce les conditions qui favorisent la production des fièvres intermittentes. Hors les cas d'inondation, il est rare, d'après Puguet, que la peste se montre dans les lieux sablonneux : cette observation a été confirmée par Gaetani-bey. Clot-bey a constaté, dans l'épidémie de 1835, que les régiments égyptiens campés dans le désert ont été presque entièrement épargnés, malgré l'absence de toute précaution d'isolement. Le choléra a pris son origine dans les deltas du Gange, la peste dans ceux du Nil, la fièvre jaune dans ceux du Mississippi. On a essayé de démontrer que le premier de ces fléaux épargne les contrées où dominent les sables, le silex, la craie, les roches primitives, et ravage celles où existent des terrains d'alluvions, des marnes, des argiles, des formations carbonifères non encaissées, du calcaire grossier (2). Pettenkofer a posé en loi que le choléra ne se propage jamais d'une manière épidémique dans les localités qui ont pour sous-sol une roche calcaire compacte (3) ; on lui a objecté l'épidémie du château d'Avignon (Picard), celle d'Ofen-Pesth (Tormay), de Torgau en 1850 (Riecke), de Helsingfors en 1848, où les parties de la ville bâties sur le granit étaient décimées, tandis que les parties marécageuses et voisines du rivage furent épargnées (4). Nous avons déjà mentionné la coïncidence du goître avec la présence des roches magnésiennes. Ces faits, et d'autres que nous omettons, ont pour l'étiologie une valeur réelle ; il ne faut pas oublier l'influence que peuvent avoir sur la production de ces faits d'autres causes que celle de la structure géologique des lieux où ils ont été observés.

III. — *Configuration du sol.*

Les différences de configuration des côtes maritimes influent sur la douceur ou l'austérité du climat ; la quantité de chaleur annuelle et la distribution de cette chaleur entre les saisons varient suivant que les continents, par leurs dispositions articulées ou en masses continues, ont plus ou moins de contact avec les mers. Celles-ci conservent en hiver une grande partie du calorique absorbé pendant l'été, envoient vers le fond les molécules refroidies à leur surface ; de

(1) *Archives générales de médecine.* Paris, 1828, t. XVII, p. 87 et 261.
(2) Voy. Griesinger, *Maladies infectieuses*, 2e édition, Paris, 1877, p. 588.
(3) Pettenkofer, *Uber Cholera auf Schiffen* (*Vierteljahrsch. für offentl. Gesundh.* 1852).
(4) *Gazette médicale de Paris*, 1849.

plus, en deçà des 70e et 75e degrés de latitude, elles ne se couvrent pas de glaces, ni, par conséquent, de neiges accumulées. Ces circonstances doivent nécessairement mitiger la température d'une île, d'une langue de terre, d'une bande littorale. Une péninsule offre des localités plus tempérées, des hivers plus doux, des étés plus frais, et, en somme, une plus forte moyenne de chaleur annuelle que l'intérieur des terres appartenant à des continents prolongés. Dans le nord-est de l'Irlande, sur les côtes de Glenarm (latitude 54°,56′), situées sur le parallèle de Kœnigsberg en Prusse, le myrte fleurit avec la même vigueur qu'en Portugal. Le mois d'août, qui, dans l'est de l'Europe, par exemple en Hongrie, est de 20 degrés centigrades, ne s'élève à Dublin, sur la même bande isotherme, qu'à 16 degrés; par compensation, le mois de janvier atteint à Dublin jusqu'à $+$ 4°,3, tandis qu'il est de $-$ 2 degrés centigrades en Hongrie, et à peine de $+$ 1 degré en Lombardie, située, avec Padoue, Pavie et Milan, sur une ligne isotherme que représente une moyenne annuelle de 12°,5 à 12°,8.

Les montagnes agissent sur le climat des plaines voisines par leur élévation, par l'inclinaison de leurs parties, diversement exposées à l'irradiation solaire, par l'ombre qu'elles se portent les unes aux autres aux différentes heures du jour et en différentes saisons de l'année, par les inégalités qu'elles déterminent dans le rayonnement nocturne, par l'abri qu'elles fournissent contre des vents prédominants. Leurs masses élancées, opposant au soleil une surface opaque et réfléchissante, échauffent les couches d'air ambiant, et donnent lieu à des courants descendants, qui sont très-froids. Sous le tropique, et dans les pays tempérés, pendant l'été, on rencontre, vers 3000 mètres de hauteur au-dessus des plaines, des couches d'air qui n'ont que 10 degrés centigrades au plus, et qui peuvent être refoulées par les vents obliques le long des pentes. En général, le climat se montre plus rigoureux à proximité des hautes chaînes de montagnes qu'à latitude égale dans les plaines libres et sur des plateaux très-étendus; ce qui tient sans doute : 1° à la rareté de l'air, qui accélère le refroidissement nocturne du sol, surtout lorsque les montagnes s'élancent au-dessus de la région ordinaire des nuages, qui est de 3000 mètres; 2° à la marche plus rapide de l'évaporation, que favorisent sur les montagnes la diminution de la pression, l'agitation de l'air et le développement des surfaces. Les plateaux situés même à une grande élévation s'échauffent davantage pendant le jour; mais ils rayonnent aussi pendant la nuit avec plus d'intensité vers un ciel presque toujours dépourvu de brumes et de nuages : c'est pourquoi la comparaison des températures moyennes des villes bâties sur des plateaux et des villes qui sont étagées sur l'escarpement des montagnes n'a pas donné à Humboldt une différence de plus de 1°,5, à 2°,3 en faveur des premières. Le rapport de l'ascension en ligne directe avec le décroissement de la chaleur atmosphérique ne suit pas une progression uniforme dans toutes les circonstances de saison, de lieux, de repos ou d'agitation de l'air, etc.; dans la zone boréale, le décroissement est beaucoup plus rapide par des vents ouest que par des vents sud-est. En écartant les causes accidentelles qui troublent la progression décroissante de la température suivant une ligne verticale, on trouve qu'en général une élévation d'environ 100 mètres équivaut, pour l'effet thermométrique, au déplacement vers les pôles de 1 à 2 degrés ; que, sous la ligne, 1 degré de froid correspond à une ascension de 219 mètres ; dans la zone tempérée, à 174 mètres ; en hiver, à 70 mètres de moins qu'en été ; à sept heures du matin, à 60 mètres de moins qu'à cinq heures du soir : ainsi, l'élévation du terrain modifie les saisons et les climats. Par 46 degrés de latitude, une hauteur de 2000 mètres réalise les conditions atmosphériques de la Laponie. La série de climats qui va se dégradant de l'équateur au pôle se reproduit verticalement sur les grands reliefs du globe (voy. *Climats*). L'atmosphère où les individus des deux règnes organiques peuvent éclore, vivre et se multiplier, le champ des évolutions de la vie, se trouvent donc resserrés entre la surface du sol et une coupole de glaces éternelles qui en recouvre les hautes sommités, et qui va s'abaissant de l'équateur aux régions polaires.

IV. — *Propriétés du sol.*

Leur influence se confond avec celle de l'état du sol qui dépend essentiellement du degré de densité, de cohésion, etc., des différentes matières dont se compose une terre quelconque. Corenwinder (1) a démontré que le sol émet spontanément dans l'air de l'acide carbonique ; il en est de même des substances organiques et des engrais en voie de décomposition. Boussingault ajoute à cette exhalaison celle de l'oxyde de carbone et d'une minime quantité d'hydrogène carboné par les plantes, et particulièrement par les végétaux aquatiques.

V. — *État de la surface du sol.*

Le règne végétal, composé des produits spontanés du sol et des produits de la culture humaine, n'a pas seulement pour objet de fournir aux animaux les matières nécessaires à leur recomposition organique ; il agit encore sur la composition, la température et l'humidité du milieu général.

« En résumant l'histoire des belles observations qui ont été faites sur la relation des végétaux avec l'atmosphère, on trouve que Bonnet aperçut l'émission de gaz opérée à la surface des feuilles ; que Priestley reconnut que ce gaz est de l'oxygène ; qu'Ingenhousz démontra la nécessité de la lumière pour la réalisation du phénomène ; que Senebier prouva que le gaz oxygène obtenu dans ces circonstances est le résultat de la décomposition du gaz acide carbonique. Ce qui frappe en lisant les mémoires de l'époque, c'est de voir ces importantes observations exciter l'attention des savants bien plus au point de

____

(1) Corenwinder, *Comptes rendus de l'Académie des sciences*, 30 juillet 1855.

vue de l'hygiène qu'au point de vue de la physique végétale. Priestley énonçait sa brillante découverte en disant que les plantes possédaient la faculté de purifier l'air vicié par la combustion ou par la respiration des animaux (1). »

A un siècle d'intervalle, il était réservé à Boussingault de prouver que probablement toutes les plantes, et très-certainement les feuilles des plantes aquatiques, en émettant du gaz oxygène qui améliore l'atmosphère, dégagent aussi l'un des gaz les plus délétères, l'oxyde de carbone; ce gaz et une faible quantité d'hydrogène protocarboné qui s'y mêle, accompagnant constamment l'oxygène dont le soleil détermine l'apparition, quand il éclaire un végétal submergé dans de l'eau imprégnée d'acide carbonique. Voici les quantités d'oxyde de carbone trouvées dans 100 volumes de gaz excrété par les végétaux suivants sous l'influence de la radiation solaire :

Pin maritime......................................	1,12
Plantes aquatiques.............................	0,87
Laurier-rose......................................	0,38
Pêcher...	0,70
Saule...	0,84
Lilas...	0,44

Les expériences de Boussingault et Lewy avaient déjà démontré antérieurement que le sol est un immense réservoir d'acide carbonique où les végétaux puisent probablement une grande partie du carbone nécessaire à leur organisation; la terre étant essentiellement poreuse, il se fait entre l'atmosphère qui y est confinée, et l'atmosphère proprement dite, un continuel échange d'éléments par voie de diffusion; mais telle est la rapidité de leur dissipation par les vents et même par un temps calme que l'air recueilli à 1 centimètre de la surface du sol ne contient pas plus d'acide carbonique que l'air pris à plusieurs mètres de hauteur (2).

Il existe une grande différence, comme l'observe de Humboldt (3), entre les déserts, les savanes couvertes de gazon, les steppes hérissés de grandes herbes légumineuses, les forêts, les marécages et les pays cultivés. Les savanes appartiennent à l'Amérique, les steppes à la Russie méridionale, à la Sibérie et au Turkestan; les solitudes de sable occupent donc la partie la plus chaude de l'ancien continent, une étendue d'environ 132 degrés en longitude, depuis l'extrémité occidentale du Sahara jusqu'à la lisière orientale du Gobi. Une vaste surface de terrains nus, arides, où le sable s'échauffe jusqu'à 60 degrés centigrades sous l'irradiation solaire, doit intervenir puissamment dans la répartition de la température sur une grande portion du globe. Dans nos contrées, Wels et Daniell ont vu, par des nuits sereines, le thermomètre, placé

(1) *Comptes rendus de l'Acad. des sciences*, nov. 1861, t. LIII, p. 862 et suiv.
(2) Corenwinder, *Recherches sur l'assimilation du carbone par les feuilles*, etc. (*Ann. de phys. et de chim.*, 3e série 1858, t. LIV, p. 332.)
(3) De Humboldt, *Asie centrale*, t. III, p. 191.

dans l'herbe, baisser de 6, de 8 degrés, et même de 9°,4 centigrades pendant le jour. Les terrains couverts d'herbages et de bruyères s'échauffent beaucoup moins que le sol nu et desséché; et, pendant dix mois de l'année ils subissent, sous nos latitudes, une diminution de température qui peut aller jusqu'à la glace. De Humboldt a constaté ainsi le rayonnement extraordinaire de ces petites graminées qui tapissent en Amérique une si prodigieuse étendue de terrain : il attribue à cette cause et à la condensation de la vapeur, qui en est la conséquence, l'étonnante fraîcheur que la végétation conserve, après une longue sécheresse, dans les llanos de l'Amérique équinoxiale.

Ce que peut la culture pour l'amélioration des conditions telluriques et météorologiques d'un pays, Tacite nous l'apprend par sa peinture de l'antique Germanie. L'Allemagne lui paraîtrait aujourd'hui plus habitable, mieux cultivée et d'un climat moins âpre : c'est la main de l'homme qui a opéré cette transformation. Fertiliser la terre, c'est l'assainir. Les cultures corrigent le sol en remplaçant une végétation sauvage, envahissante, souvent dangereuse, par des masses de plantes utiles qui épurent l'atmosphère ; elles nivellent, amendent de vastes surfaces de terrains; elles incorporent au sol et dissipent dans ses couches le détritus de matières végétales et animales qui s'y est accumulé, et qui, sous l'influence des chaleurs et de l'humidité, convertit d'immenses régions en laboratoires de miasmes fébrifères; elles régularisent la distribution des eaux météoriques en les appliquant aux irrigations et en leur procurant des voies d'écoulement. L'Arabe laisse les causes d'insalubrité se multiplier et grandir ; il assiste, spectateur inerte, au débordement des cours d'eau, auxquels il n'oppose ni empierrage ni fascines. Les torrents ravinent les terres, les eaux pluviales croupissent par vastes flaques, les rivières gonflées infiltrent au loin le sol de leurs rives, élargissent leur lit et vont former dans les bassins naturels un delta de marécages ; les sources s'épandent dans les fouillis de lauriers-roses, de joncs, de roseaux et de saules qui enchevêtrent leurs racines et mêlent leurs feuillages luxuriants; tout est prêt pour une vaste fermentation de matières organiques, qui n'attend que l'excitation du rayon solaire. Voilà la plaine d'Afrique, la plaine de Mitidja, ou celle d'Eghris, près Mascara, décrite par F. Jacquot. Vient l'homme de la civilisation : il enlève les obstacles qui arrêtent le libre écoulement des eaux, il construit des digues, il creuse des canaux; il relève le sol et déverse par des pentes artificielles l'excès des eaux infiltrées. La terre se couvre de richesses, la vie et la santé fleurissent là où tout était poison, maladie et mort.

En visitant Guelma (1843), Bégin fut frappé de la coexistence des fièvres endémiques avec un ensemble de conditions d'apparente salubrité; il crut en découvrir la cause dans les produits entassés de la putréfaction des plantes annuelles qui croissent sur ses pentes avec une luxuriante rapidité et y acquièrent de grandes dimensions. Ces dépôts de matières organiques fermentent par l'action combinée des chaleurs et des pluies, et forment de véritables marais artificiels. Non loin de ce camp, les débris d'anciens thermes et de constructions romaines, joints aux inégalités du sol, divisaient, ralentissaient, retenaient les eaux d'une source minérale abondante qui se jette dans la Seybouse; une végétation puissante se développait dans les flaques et mares qui en résultent. La pathologie palustre comptait ainsi, à Guelma et dans les environs, une station de plus, déjà amoindrie par les récents travaux de culture, comme nous l'avons constaté nous-même en 1851.

Mais si les cultures bien établies bonifient les conditions du sol et de l'atmosphère qui repose sur lui, les premiers travaux qu'elles nécessitent exposent à de graves dangers : les remuements d'un humus riche en débris organiques, surtout dans la saison chaude et humide, donnent lieu à un dégagement redoutable de miasmes. Bégin, qui a fait une sérieuse inspection médicale en Afrique, à une époque où nos troupes exécutaient de grands travaux de terrassements, a signalé le développement des fièvres à quinquina comme un fait de coïncidence constante avec les mouvements des terres vierges (1). Cent cinquante hommes des compagnies de discipline travaillèrent en 1843-44 à la fondation de Saïda, défrichant, remuant, nivelant, creusant des fossés; au bout de six mois, les fièvres pernicieuses en avaient enlevé une cinquantaine (2). En 1842, le 26ᵉ de ligne et le 13ᵉ léger ont creusé et remué le sol pour établir les ponts de l'Isser et du Rio-Salado, et quoiqu'on relevât les travailleurs tous les quinze jours, presque tous furent atteints de fièvres graves, soit immédiatement, soit après avoir quitté le camp. Dans sa topographie de Philippeville, Gaudineau signale, comme la cause des épidémies qui sévissent sur la population militaire et civile, les effluves délétères d'un sol longtemps inculte et profondément remué à cette époque pour les constructions, pour les routes et pour la culture des jardins. Les travaux de dessèchement et de défrichement à Staouëli, conduits d'abord avec rapidité, ont fait périr dans une année 8 trappistes sur 28, et 47 militaires sur 150 mis à leur disposition. En 1848, les dépendances du couvent ont changé d'aspect : le sol est assaini, et il est couvert de belles cultures, et sur 150 à 200 habitants, 2 seulement ont succombé en dix-huit mois. Accélérer les travaux de dessèchement et de défrichement, c'est concentrer la mortalité sur une courte période et hâter l'époque de l'établissement définitif de la salubrité (3).

Au lieu d'assainir les localités, les travaux de culture ont quelquefois pour effet d'y développer ou d'y introduire des conditions nuisibles, d'y créer des sources de dégagement miasmatique. Tout le monde sait que les rizières présentent une nappe d'évaporation délétère, non-seulement dans la presqu'île indo-gangétique, mais encore dans les contrées méridionales de l'Europe. En Afrique, on conduit les eaux sur les champs de maïs et de millet; dans les oasis, on arrose même les céréales et les dattiers; les jardins, multipliés,

(1) *Bulletin de l'Académie de médecine.* Paris, 1845, t. X, p, 1069.
(2) Félix Jacquot, *Recherches sur les causes des fièvres à quinquina, etc.*
(3) *Recueil des mémoires de médecine militaire*, t. LII, p. 217.

pressés autour des douars et des habitations, nécessitent les mêmes irrigations qui les transforment en autant de marais. Ces éléments moins saillants de l'étiologie des fièvres endémo-épidémiques de l'Algérie, ne sont bien appréciés que depuis les plus récentes observations de nos médecins militaires. Les barrages grossiers construits par les Arabes, dit Rodes (1), suffisent pour arrêter les eaux et les élever jusqu'au niveau d'un système de rigoles dont les ramifications, multipliées à l'infini, distribuent le liquide sur une vaste étendue de terrain. Une humidité constante se joint à l'action vivifiante du soleil, et imprime à la végétation une force prodigieuse. Mais cette pratique, si avantageuse pour l'agriculture, n'est point sans inconvénient au point de vue de l'hygiène publique. Ce qui active le développement du végétal devient pour l'homme une source de maladies, et trop souvent une cause de mort. Les engrais augmentent la quantité d'acide carbonique que le sol exhale : la terre argileuse, engraissée avec du fumier de ferme et 3300 kilogrammes de tourteaux à l'hectare, exhale en vingt-quatre heures 15^{lit},70 d'acide carbonique par mètre carré de surface = 1570 hectolitres par hectare. Corenwinder (*loc. cit.*) a constaté ce fait sur une couche de terre de 8 centimètres d'épaisseur, contenant 12 à 13 pour 100 d'humidité, sous une température de + 20° à 30° centigr. On augmente le dégagement d'acide carbonique en remuant, et plus l'altération des engrais est avancée, plus ils produisent d'acide carbonique.

Les arbres réunis en forêts refroidissent l'atmosphère : 1° en protégeant la terre contre l'irradiation solaire; 2° en entretenant, par la transpiration cutanée des feuilles, une forte évaporation des liquides aqueux; 3° en multipliant, par l'expansion de ces lames foliacées, les surfaces qui sont susceptibles de se refroidir par rayonnement. Dans nos zones tempérées, l'effet physiologique de l'ombrage des arbres se prononce le plus au printemps et au commencement de l'été, où les neiges demeurent accumulées dans les forêts. Dans celles dont le fond est marécageux, l'interception des rayons solaires est cause que les marais, à demi couverts d'éricacées et de rosacées gèlent complétement, et forment de petits glaciers longtemps réfractaires à l'action de la chaleur obscure : c'est ce qui arrive dans un grand nombre de forêts en Europe, dans l'Asie centrale et dans l'Amérique du Nord. Pour comprendre l'effet total de l'évaporation qui s'opère au-dessus des forêts, il faut se rappeler que Hales s'est assuré qu'un seul pied d'*helianthus* de trois pieds et demi de hauteur développait, par juxtaposition de ses feuilles, une surface d'environ quarante pieds carrés : aussi des torrents de vapeur roulent sur les forêts des régions équinoxiales; et dans les belles contrées de l'Amazone et du haut Orénoque, dont les bois occupent une étendue de 260 000 lieues marines carrées, le ciel est constamment brumeux, et des traînées de vapeur se laissent voir en plein jour entre les cimes des arbres (Humboldt).

<hr>

(1) Rodes, *Essai topographique sur Sidi-bel-Abbès* (*Recueil des mémoires de médecine militaire*. Paris, 1847, t. LXIII, p. 1 et suiv.).

La rareté ou l'absence des forêts augmente la chaleur et la sécheresse de l'atmosphère ; la sécheresse réduit l'étendue des nappes d'eau évaporantes, appauvrit la végétation du gazon et réagit secondairement sur la température du climat. On observe ces effets réunis sur la bande de terres presque entièrement arides qui borde le bassin de la Méditerranée, là du moins où l'industrie agricole ne les a point corrigés par l'irrigation. Quand le sol des forêts est marécageux, l'abri des arbres intercepte tous les rayons solaires ; ces marais gèlent profondément et forment ainsi de petits glaciers qui résistent longtemps à l'action de la chaleur rayonnante.

Les défrichements peuvent-ils opérer des mutations sensibles dans le climat d'une contrée? La climatologie historique a résolu cette question : « *Quod autem ejusdem terræ clima quoque mutari possit, non erit qui dubitet, dummodo ipsam nostram hodiernam Germaniam cum veteri, populares nostros cum majoribus nostris conferat. Tempus erat ubi alce, nunc ultimi septentrionis tantum accola, Rheni littora oberrabat, ubi ipsum hoc flumen frequentissimo gelu coibat, ita ut Galli sacra ipsi facerent ne vicinis proavis nostris dorsum præberet ; ubi vastissimæ sylvæ totam, fere tegebant patriam, nec nullus vitium proventus erat* (1). » Les Gaules, comme la Germanie, jadis couvertes de bois, avaient un climat plus rigoureux, d'après Diodore de Sicile, César, Pomponius Mela, etc.; du temps d'Ovide, l'Euxin restait quelquefois gelé pendant deux ans. Pline le jeune ne pouvait élever des oliviers et des myrtes dans sa campagne en Toscane, où maintenant ces plantes croissent en pleine terre ; la Pensylvanie doit l'amélioration de sa température aux défrichements et à l'encaissement de ses rivières. Ailleurs, le déboisement a produit des effets différents : le département de l'Ardèche, où il n'existe plus aujourd'hui un seul bois considérable, a éprouvé depuis trente ans une perturbation climatérique, dont les gelées tardives, autrefois inconnues dans ces pays, sont l'un des effets les plus funestes (Bosson). La dénudation de plusieurs crêtes des Vosges permet aux vents de souffler sans obstacle sur la plaine et dans les vallées, où ils occasionnent de la pluie ou de la neige, et ramènent souvent l'hiver aux approches du printemps (Puymaigre). Notre ami Charles Boersch (2) a démontré que le déboisement considérable de l'Alsace a eu pour résultat d'imprimer aux saisons de fréquentes irrégularités, de rendre la vallée du Rhin plus accessible au vent du nord, qui y est humide et glacial, d'agrandir, en un mot, l'échelle des variations thermométriques. Dès 1806, Héricart de Thury signale avec force les effets désastreux du déboisement dans les Hautes-Alpes, tels que torrents furieux, terrains enlevés ou engravés, chute de roches, etc.

Boussingault attribue à la disparition de nombreuses forêts l'abaissement graduel de lacs situés sur les plateaux de la Nouvelle-Grenade, à une hauteur

(1) Blumenbach, *De generis humani varietate nativa.*
(2) Boersch, *Essai sur la mortalité à Strasbourg*, thèse. Strasbourg, 1836.

de 2000 à 3000 mètres, où la température moyenne est de 14 à 16 degrés centigrades ; de telle sorte que les terrains submergés il y a trente ans sont aujourd'hui livrés à la culture. Desbassyns de Richemont mentionne, dans l'île de l'Ascension, une source située au bas d'une montagne tarie par l'effet du défrichement, et dont les eaux ont reparu par le reboisement de la montagne. Les lacs de Bienne, de Morat et de Neuchâtel se sont abaissés à la suite de défrichements. Les montagnes dépouillées donnent lieu à des courants plus vifs, plus froids. Au sommet de deux montagnes, dont l'une est boisée et l'autre dégarnie, la température diffère souvent de 8 à 10 degrés ; les neiges qui tombent pendant l'hiver s'amassent plus facilement, et séjournent plus longtemps sur les cimes dénudées ; celles-ci communiquent leur froidure aux couches d'air qui roulent sur elles, tandis que les crêtes couronnées de forêts amortissent les vents et en brisent le cours. Sans l'attraction des forêts, celle des sommets ne suffit point pour retenir les nuages que le vent porte ailleurs, jusqu'à ce qu'ils rencontrent des obstacles propres à les arrêter et à les résoudre en pluie ; en outre, le sol, en butte à l'irradiation solaire, se dessèche à une grande profondeur. Pour ces causes, on voit tarir graduellement les réservoirs intérieurs qui alimentaient les sources et qui entretenaient les rivières à un niveau constant. Que si les nuages condensés par les vents éclatent en torrents de pluie, ces eaux, n'étant plus retenues et ne pouvant plus s'infiltrer dans un sol dénudé, entraînent le reste de sa couche végétale et charrient jusqu'au lit des rivières un mélange de limon organique, de sables et de graviers qui étouffent le gazon des prairies et produisent l'atterrissement. Dans quelques localités défendues autrefois par des forêts contre l'effet frigorifique de certains vents, la destruction de ces abris naturels a compromis des cultures avantageuses. Plusieurs départements de la France ont dû renoncer à la culture de l'olivier, du maïs et de la vigne (1). Déboiser une montagne, dit avec raison Gavarret, c'est appauvrir l'humanité (2) et perdre une quantité considérable de force, car le bois que nous brûlons dans nos foyers ne nous rend en réalité que la chaleur empruntée au soleil par la forêt ; les houilles, les tourbes dont l'industrie alimente ses fourneaux, lui restituent la chaleur solaire fixée, emmagasinée, sous forme d'énergie potentielle, par les vastes forêts qui couvraient le globe dans les temps antérieurs. Au contraire, planter d'arbres une grande étendue du sol jusqu'alors improductive, comme on l'a fait dans les landes de Gascogne et comme on le fait aujourd'hui en Sologne, c'est non-seulement assainir un climat local, mais augmenter la richesse sociale et créer une source de force pour l'avenir.

(1) Voyez dans Becquerel père, *Des climats et de l'influence des sols boisés et non boisés* (Paris 1853, p. 517), les extraits des documents administratifs qui constatent, dans divers départements et à différentes époques, les effets funestes du déboisement.

(2) Gavarret, *Moniteur*, 31 mars 1868.

ARTICLE IV.

DES LOCALITÉS.

La connaissance des localités résulte de l'application des données relatives à l'air, aux eaux et au sol. Nous avons exposé, dans l'article précédent, les conditions générales de l'influence du sol : les localités les individualisent, les combinent diversement avec les éléments hydrologiques et météorologiques; elles sont au sol, considéré d'une manière générale, ce que les tempéraments sont à l'organisme : manifestations infiniment variées d'un même ordre de causes. Et comme il est impossible de relever les caractères spécifiques de toutes les localités, nous devons nous borner ici à des indications collectives, établir quelques types génériques auxquels on puisse rapporter, par similitude ou par analogie, l'immense variété de sites et de stations où l'homme vit, se multiplie et meurt.

Les caractères hygiéniques des localités se déduisent de l'exposition, des circonstances météorologiques et géologiques, du régime des eaux, de la forme du terrain, des influences de proximité : les qualités de l'air et l'aspect du ciel sont nécessairement en rapport avec cette série de causes.

1° L'exposition modifie les effets de l'irradiation solaire, et par conséquent ceux des saisons. L'exposition au nord procure l'avantage d'une température peu variable, modérée en été, mais rigoureuse en hiver, et celui d'un air sec, élastique et transparent. Sous les expositions méridionales, lumière et chaleur plus intenses et plus prolongées : toutefois l'évaporation, activée par la continuité des chaleurs, peut rendre humides les lieux qui regardent le midi, et leur donner un ciel brumeux ; un autre inconvénient de cette exposition résulte des fluctuations normales ou irrégulières, de la température aux différentes heures de la journée, et du jour à la nuit. Les expositions de l'ouest et de l'est tiennent le milieu entre celles du nord et du sud, avec cette différence que le levant se rapproche des expositions septentrionales, et le couchant des expositions au midi. Dans les lieux tournés à l'est, les brouillards et l'humidité du matin se dissipent rapidement; ceux qui se prolongent à l'ouest subissent l'irradiation tardive du soleil, laquelle atteint son maximum vers trois heures de l'après-midi. Mais l'influence de l'exposition ne se borne point à corriger ou à favoriser l'obliquité des rayons solaires, à élever ou à abaisser la température moyenne des localités : elle ouvre ou ferme une contrée à l'action des différents vents; elle fait à chaque pays ses vents habituels, dont les effets hygrométriques, calorifiques, etc., sont liés avec le point de l'horizon d'où ils soufflent; enfin elle contribue à rendre une terre stérile ou féconde, par son influence sur la direction des cours d'eau et le mode d'irrigation.

2° Les circonstances météorologiques l'emportent sur l'exposition ; celle-ci est souvent annulée par l'influence des vents, qui sont, dans toutes les localités, la cause la plus fréquente des intempéries. Suivant les régions qu'ils traversent, ils apportent avec eux la chaleur, le froid, la sécheresse ou l'humidité. Les côtes découpées en golfes et en baies conduisent les vents dans la direction de ces sinuosités; il en est de même des gorges ou défilés de montagnes, au sortir desquels l'air s'échappe avec force et détermine des courants dangereux dans les plaines. Les aspérités du sol déterminent journellement un flux et reflux atmosphériques qui se font sentir par des brises ou des vents ascendants et descendants, connus de temps immémorial dans certaines localités sous les noms de *thalwind*, *pontias* (Nyons, département de la Drôme), *vent du mont Blanc*, *aloup de vent* (vallée de la Brevenne), etc. A l'embouchure de la grande vallée de Munster, en Alsace, on observe, le soir, pendant les journées chaudes et calmes, un courant qui s'écoule toute la nuit, et répand la fraîcheur assez loin dans les plaines de Colmar; les gens du pays l'appellent *thalwind*, ou vent de la vallée. Ces courants se développent au plus haut degré dans les concavités des vallées; mais ils se manifestent aussi le long des rampes, et le courant des vallées n'est que la résultante des ascensions et des cascades latérales et partielles (1). Les vents d'est, qui sont secs pour nos contrées d'Europe, parce qu'ils nous arrivent des grands continents d'Asie, jettent, après avoir passé sur la mer des Indes, les brouillards et l'humidité sur les côtes orientales de l'Afrique. Une localité bornée au sud par des monts neigeux en recevra des brises glaciales; les incessantes variations de la pression atmosphérique dans les lieux élevés, l'attraction que les sommets semblent exercer sur les nuages et la condensation que leurs massifs refroidissants produisent dans les vents humides qui viennent les lécher, y déterminent la fréquence des météores aqueux. Pour apprécier la salubrité des sites, il faut donc joindre à la connaissance des expositions celle des vents prépondérants et de leurs qualités, établir la moyenne des jours de sérénité, de brouillards, de pluie, de neige, de gelée, la température moyenne de chaque saison, la quantité d'eau tombée annuellement; en un mot, c'est par une série prolongée d'observations barométriques, thermométriques, hygrométriques et anémoscopiques, qu'il convient d'explorer la tolérance des localités pour l'homme en général, et pour les différentes catégories d'organisation en particulier. C'est ainsi que vingt et une années d'observations ont assigné au site de Paris, année moyenne, 47 jours de chaleur, 53 de froid; 12 de neige; 180 de brouillard, 142 de pluie; 45 jours de vent du nord, 63 vent du sud; 23 est, 70 ouest, 40 nord-ouest, 22 sud-est, 67 sud-ouest.

3° Nous avons mentionné les effets de la structure géologique, de la culture, du déboisement, etc. L'influence de ces deux dernières causes commence toujours dans les localités avant de s'étendre au climat total d'une vaste région. On aura donc soin de constater, dans la localité que l'on examine, si le terrain est argileux, calcaire, siliceux ou sablonneux, etc.; si les productions qu'il

(1) Fournet, *Annales de physique et de chimie*, t. LXXIV, 1840, p. 337.

donne sont de nature à bonifier l'alimentation publique, à fournir aux échanges du commerce, qui amènent l'aisance et réagissent heureusement sur la santé des habitants; si les cultures en usage ne communiquent point au sol une influence délétère, etc. Ainsi, celle de riz nécessite l'inondation du terrain où croît cette substance alimentaire ; elle condamne les paysans à travailler, pendant une partie de l'année, les jambes dans une eau dormante : de là, sur les rizières du Piémont, du Milanais et de la Caroline, cette population étiolée, sujette aux engorgements splanchniques, et décimée par la mort avant l'âge de quarante ans. Telle est encore la culture du chanvre, dont le rouissage dans les lavoirs, les mares ou les cours d'eau, détermine une fermentation putride aussi active qu'odorante, et qui dégage des émanations éminemment pernicieuses.

4° Le rapport de surface entre la masse du sol et celle des eaux (rivières, ruisseaux, canaux, ports, mares, etc.) est un élément essentiel de topographie : c'est la disproportion de la surface évaporante des eaux avec l'étendue des terrains qui imprime à tant de localités un caractère d'humidité permanente. Venise avec ses lagunes; la Hollande, sillonnée par le Rhin, l'Escaut, la Meuse, l'Yssel, le Vahal, etc.; Strasbourg, coupé de canaux, environné de fossés, de flaques d'eaux, de prairies submergées, sont des exemples de cette influence. Étant connue la quantité de pluie que reçoit, année moyenne, une localité, il importe d'en déterminer le mode d'écoulement d'après la structure et la configuration du sol. La pente des cours d'eau, leurs divisions, leurs embranchements, le système d'irrigation établi par la nature ou par l'industrie, sont des circonstances importantes à connaître.

5° Les ondulations du sol multiplient les différentes espèces de localités, montagnes, collines, vallées, plaines. Ce que nous avons dit des effets de la diminution de pression atmosphérique et de l'abaissement progressif de la température suivant la hauteur, s'applique à l'habitation des montagnes; mais ces causes n'agissent pas seules, il faut y ajouter la fréquence et l'intensité des vents, les résultats de l'exposition, le voisinage ou l'éloignement des pics très-élevés qui empêchent l'accès des vents chauds ou froids et de la lumière solaire, les difficultés que des terrains en pente rapide et diversement accidentés opposent à la progression de l'homme et au mouvement habituel de la vie, etc. Aussi les sommités très-élevées sont-elles abandonnées par l'homme, comme elles le sont par la végétation. D'Orbigny et Boussingault ont vu les chiens et les chevaux conduits à de très-grandes hauteurs sur les Andes surmonter, au bout d'un certain temps, la gêne de respiration qu'ils éprouvaient d'abord ; l'homme n'est point impropre à s'acclimater dans une atmosphère très-raréfiée, mais c'est au prix de perturbations fonctionnelles qui durent plus ou moins longtemps. Breschet, consulté, lors de son passage par le Simplon et le Saint-Bernard, par les religieux de ces montagnes, apprit d'eux qu'ils devenaient presque tous asthmatiques et sujets aux maladies du cœur; aussi ne s'engagent-ils que pour trois années : un seul d'entre eux séjournait depuis vingt ans au couvent du Saint-Bernard. A de moindres élévations, ces inconvénients cessent en grande partie : on y jouit d'un air pur, sec, moins dense, ventilé. Les collines à faible inclinaison ont une salubrité relative plus grande que les vallées et les enfoncements que le terrain présente entre les montagnes. Les vallées étroites et profondes recueillent et réfléchissent, comme au foyer d'une parabole, les rayons solaires et la chaleur diffuse; abritées de toutes parts contre les vents par les adossements des montagnes, elles circonscrivent une atmosphère stagnante chargée de brouillards et d'émanations, et ne se renouvelant que par ses couches supérieures; plus larges, plus étendues, balayées par des courants d'air, traversées par des rivières, exposées à la lumière, les vallées se rapprochent des conditions ordinaires des plaines. Celles-ci s'individualisent néanmoins par une foule de circonstances qui règlent leur degré de salubrité, telles que leur étendue, la sécheresse ou l'humidité du terrain, les vents dominants, l'orientation par rapport à des chaînons de montagnes, le voisinage des pics isolés qui causent fréquemment le long de leurs pentes des courants descendants nocturnes. La hauteur seule suffit pour nuancer à grands traits l'état climatérique des plaines, alors même qu'elles sont séparées par de courtes distances; car il y a des plaines dont le niveau est celui de l'Océan, et d'autres qui s'étendent sur le sommet de plateaux très-élevés.

Les Arabes(1) appellent les terrains bas *tiemma*, qui signifie fièvre, définition laconique de la valeur sanitaire de plaines basses, humides, situées sous une latitude méridionale, sillonnées par des cours d'eau mal encaissés, et qui s'infiltrent, comme les eaux pluviales, dans les terres meubles et poreuses; plaines, vallées, bassins ouverts et fermés, lieux déclives, si leur sol est imprégné d'une abondante humidité, se transforment sous le soleil d'été en surfaces d'évaporation délétère : point n'est besoin alors du classique marais pour engendrer les fièvres épidémiques; il en est de même des plaines et vallées des pays chauds, qui, crevassées, fissurées par l'action des chaleurs, s'infiltrent des eaux pluviales et font l'office de bouches vomissant les miasmes fébrifères(2). Au Mexique, terre chaude est synonyme de région à fièvre jaune. Dans le Sahara algérien, les eaux, dont le cours est très-limité sur le sol, forment des rivières et des lacs souterrains à niveau presque constant ; il suffit de creuser dans les ravins ou de déblayer le sable au pied des dunes calcinées par le soleil, pour ouvrir de larges puits dont l'eau s'élève souvent jusqu'au sol des oasis; ce sont ces nappes d'eau souterraines qui déterminent l'insalubrité périodique de beaucoup d'oasis; et déjà Monro avait remarqué qu'un terrain sec en apparence peut être maléficié par les eaux qui gisent sous son écorce.

6° Les influences de proximité dérivent des montagnes, des masses ou cours d'eau, des forêts, des grands établissements de l'industrie. Les modifications que le voisinage des montagnes apporte au climat des localités ressortent assez

(1) Périer, *De l'hygiène en Algérie*. Paris, 1847, 2 vol. in-8, t. I, p. 238.
(2) Cambay, *De la dysenterie et des maladies du foie, etc.*, 1847, p. 22.

de tout ce qui précède. Si le centre des forêts épaisses est un séjour défavorable à cause de l'humidité du sol et du défaut d'insolation et de ventilation, il n'en est pas de même des contrées qui les avoisinent : les arbres, réunis en forêts, protégent contre la violence de certains vents, modèrent l'intensité des chaleurs estivales ; par leur action verticale sur les nuages, ils contribuent à l'entretien des sources et des cours d'eau : c'est ainsi que la basse Égypte, enrichie par le pacha actuel d'une plantation de 20 millions d'arbres, reçoit plus d'eau pluviale que la haute Égypte dégarnie de bois (duc de Raguse). Le déboisement a frustré Bourbon-Vendée des sources qui y abondaient auparavant. Ailleurs, les masses profondes de forêts servent d'écran contre les effluves des marais. Clément XI défendit l'exploitation des forêts situées aux environs de Cisterna et de Cermineta, qui servaient de barrière contre les vents des marais Pontins. Nous ne reviendrons pas sur les dangers de la proximité des marais; celle des étangs n'est guère moins redoutable, à moins qu'ils n'aient une certaine profondeur et des bords taillés à pic; sinon, leur fond bourbeux, les végétaux qui y croissent, les feuilles d'arbres qui y tombent et s'y putréfient, les bains que les animaux y prennent, les lavages qui s'effectuent sur les bords, les envasements formés par les eaux qui y sourdent, l'abaissement de leur niveau par les temps de sécheresse, sont autant de circonstances qui les confondent avec les marais. L'agglomération des hommes dans les localités riveraines des fleuves, des rivières, des lacs, des mers, est un fait général qui s'explique par des raisons d'utilité, mais qui ne prouve rien en faveur des conditions plus ou moins hygiéniques de ces régions. Le cours des eaux a réglé pour ainsi dire les migrations des peuples; les facilités d'existence et de communications qu'ils ont trouvées sur leurs bords et sur le littoral de la mer ont déterminé les premières polarisations de l'espèce humaine, et placé le long des fleuves et sous le souffle de l'Océan le berceau des sociétés naissantes. Le contact de l'atmosphère maritime est généralement sain ; néanmoins, sur une limite qui se confond plus ou moins avec la ligne ondulée du littoral, elle entre en conflit avec l'atmosphère continentale, dont la température est moins constante, moins uniforme, et de là, en partie, la fréquence et la soudaineté des variations thermométriques et hygrométriques qui sont le fléau des ports de mer; de là encore les vapeurs qui s'arrêtent et s'accumulent le long des rivages, sous forme de brouillards qui rendent insalubre la navigation sur les côtes, la plus froide des deux atmosphères, maritime et terrestre, condensant les vapeurs de l'autre. Le voisinage de la mer ne devient une cause insalubre que par des circonstances particulières : tels sont les amas d'algues, de débris de plantes et d'animaux marins que les vagues rejettent, et dont la décomposition, accélérée souvent par un soleil ardent, vicie accidentellement l'air des rivages; ailleurs, la disposition naturelle des côtes, interrompues par des sinuosités profondes ou par les travaux de l'homme, amène dans les bassins, les rades, les ports, etc., les eaux de la mer, qui, manquant de reflux, deviennent stagnantes et infectes. Quiconque s'est promené le soir sur le port de Marseille ou de Toulon a ressenti les effets de cette corruption des eaux maritimes servant d'émonctoire à toute une population, cloaque immense auquel on n'a appliqué jusqu'à présent que des moyens insuffisants de curage. La configuration des côtes influe principalement sur leur salubrité : les roches abruptes de l'Écosse, battues par des vents froids et humides ; les rivages de Naples, où l'on passe d'une chaleur d'Afrique à des vents brusques et froids ; la côte de la Nouvelle-Orléans avec ses atterrissements marécageux, d'où s'échappe le miasme léthal de la fièvre jaune ; Dieppe avec ses plages à galets ; Boulogne, dont le sable lisse et moelleux invite les pieds du baigneur, sont des localités aussi différentes que plaine et montagne. L'appréciation hygiénique des contrées voisines de la mer doit donc porter sur un ensemble de circonstances qui sont propres à chacune d'elles, et en font autant d'individualités topographiques.

La proximité des fleuves a ses avantages et ses inconvénients : leur atmosphère est humide, et devient par là meilleure conductrice des émanations nuisibles ; ils désolent les contrées riveraines, soit par leurs incursions, qui laissent après elles un dépôt fangeux, soit par l'abaissement annuel de leurs eaux, qui dénude leur bord, souvent une partie de leur lit, et livre ainsi aux réactions de l'air et des rayons solaires des foyers d'infection multiples. Dans les climats chauds, il n'en faut pas plus pour engendrer des endémies meurtrières ; mais dans nos zones tempérées cette influence paraît peu active, d'après les recherches de Villermé, qui n'a point observé de différence de mortalité entre les quartiers voisins de la rivière et ceux qui en sont éloignés (1). La proximité de cours d'eau et la configuration des terrains favorisent, aux époques des crues annuelles, les inondations qui changent le caractère des localités ; c'est à cette cause que sont dues les fièvres endémiques des bords du Nil, du Gange, du Mississippi, du Sénégal, de la Gambie, du Niger, etc. Les côtes des terres équatoriales sont bordées d'une bande d'épais mangliers et de palétuviers, alternativement noyée par la mer et les torrents et dénudée par le retrait des eaux ; de là l'atmosphère miasmatique qui ceint les Antilles, les rivages de Madagascar, etc. Le *morbus hungaricus* sévit dans les contrées basses de la Hongrie, fréquemment submergées par les eaux de la Dave et du Danube (2). F. Jacquot, Rodde et Froussart ont fait ressortir le rôle des inondations dans la production des fièvres de quelques localités d'Afrique (3).

La salubrité des localités peut être compromise par le voisinage des établissements que l'industrie crée aujourd'hui sur de grandes échelles : les fabrications dont ils sont le siége modifient l'atmosphère, dans un rayon plus ou moins étendu, par le mélange de poussières, de vapeurs, de gaz, d'exhalaisons animales ou végétales ; elles n'épargnent pas le sol, qui se laisse pénétrer par les eaux de fabrique. Cette cause d'altération n'est pas aussi peu sensible qu'on

(1) Villermé, *Annales d'hygiène et de médecine légale*, 1re série, t. III, p. 294.
(2) Monro, *Médecine d'armée*, t. II, p. 369.
(3) *Recherches sur les causes des fièvres à quinquina, etc.* Paris, 1848.

le suppose. Certaines régions industrielles sont évidemment influencées dans leurs conditions climatériques par les brouillards factices et permanents qui pèsent sur elles. D'après les investigations de Lombard, Benoiston, Johnson, Knight, les poussières minérales ont une action d'autant plus dangereuse qu'elles ont acquis un plus grand degré de division et de ténuité ; plus grossières, comme celle du plâtre, elles paraissent moins nuisibles que ne l'ont pensé Ramazzini, Leblanc, Patissier et d'autres. On a remarqué que les individus qui vivent au milieu des poussières de nature organique sont plus exposés aux maladies de poitrine : telles sont les ouvriers qui battent le coton (Lombard, Johnson), les plumassiers, chez l'un desquels Patrix aurait trouvé des plumes dans les bronches (Patissier), etc. Les vapeurs métalliques, arsenicales, mercurielles, etc., ne tardent pas à se condenser à la température de l'air extérieur, ce qui les rend peu redoutables pour les localités où elles se dégagent ; certains oxydes, certains sels en poudre, comme ceux de zinc, de plomb, etc., en raison de leur pesanteur, ne peuvent être entraînés au loin que par les vents. Les émanations putrides, qu'elles proviennent des substances animales ou végétales, ne sauraient avoir l'innocuité qu'on a cherché à leur attribuer en ces derniers temps ; cette question sera discutée en son lieu ; bornons-nous pour le moment à signaler comme autant de foyers d'insalubrité directe ou secondaire, les lieux où s'accumulent les vidanges, les voiries, les buanderies, les fabriques de sel ammoniac et de noir animal, celles où se dégage de l'acide sulfureux, et surtout de l'*huile pyrogénée*. Le moindre inconvénient de ces établissements est de répandre au loin des odeurs infectes qui révoltent les personnes impressionnables, et vicient la pureté de l'air. Les eaux qui s'écoulent de certaines fabriques entraînent dans leur cours des matières délétères ; on reproche à celles des féculeries d'infecter les étangs, de faire mourir le poisson, de faire naître parmi les riverains des maladies analogues à celles qui résultent de l'impaludation. En pénétrant dans le sol, les eaux de fabrique peuvent fuser à travers des couches crayeuses ou sablonneuses, atteindre des nappes d'eau à des profondeurs plus ou moins considérables, altérer d'une manière plus ou moins grave les eaux des pluies. Un équarisseur de Montfaucon ayant conduit dans un grand puits les eaux de sa voirie, l'infection se communiqua aux puisards des habitations voisines ; à Bicêtre, les vidanges coulèrent jusqu'à un village assez éloigné, etc. De quelque manière qu'on envisage le mode d'influence des substances gazeuses, pulvérulentes ou liquides qui s'échappent des usines, fabriques, voiries, etc., quoique l'enquête scientifique ait produit des faits contradictoires, et oppose à d'anciennes appréhensions le scepticisme d'observateurs autorisés, il restera toujours acquis à l'hygiène : 1° que ces différents genres de modificateurs n'ajoutent rien à la salubrité des lieux où ils sont en action ; 2° qu'ils sont, en général, de nature à nuire à la santé, ou au moins au bien-être des habitants ; 3° que plusieurs d'entre eux entraînent des inconvénients et même des dangers manifestes. Ces conclusions, que nous énonçons par anticipation, trouveront leurs preuves dans l'étude des professions.

Les qualités de l'atmosphère propre à chaque localité dépendent des circonstances que nous venons de passer en revue : ainsi, une vaste surface de marais, la multiplicité des grandes fabriques, l'entassement des populations, versent dans le milieu local des principes étrangers : on trouve dans l'air de Paris du sulfhydrate d'ammoniaque ; dans celui de Londres, de l'acide sulfureux ; l'acide chlorhydrique se dégage abondamment à Marseille, près des grandes fabriques de soude artificielle ; dans le voisinage des mines de mercure en voie d'exploitation, on saisit dans l'air des traces de vapeur ou de poussières mercurielles, etc. L'eudiomètre sert à déterminer la proportion d'oxygène que contient l'air ; pour la constater, le médecin peut recourir encore à d'autres méthodes plus commodes et suffisamment approximatives ; mais la stabilité des proportions d'oxygène et d'azote qui constituent le mélange atmosphérique de toutes les localités le dispense généralement de cette vérification. L'appareil suivant peut servir à la détermination de l'acide carbonique et de plusieurs substances qui n'entrent point dans la composition normale de l'air ; il se compose d'un aspirateur au moyen duquel on force l'air à passer bulle à bulle à travers différents réactifs, suivant le genre d'analyse qu'on veut faire. Pour déterminer la quantité d'acide carbonique, l'appareil doit consister dans un tube plein de chlorure de calcium, un tube à trois boules à moitié pleines d'une solution de potasse, et un second tube de chlorure de calcium ; l'air, passant bulle à bulle dans l'appareil, cède son humidité au chlorure de calcium du premier tube, son acide carbonique à la solution potassique des trois boules, et laisse dans le second tube à chlorure l'humidité enlevée à cette même solution ; l'excédant de poids acquis par le tube à boules et par le second tube à chlorure calcique représentera rigoureusement le poids de l'acide carbonique dont l'air aura été privé. S'agit-il de vérifier dans l'atmosphère des traces d'hydrogène sulfuré, l'air à analyser sera dirigé à travers une solution d'acétate de plomb très-légèrement acide ; la couleur brune et le poids de sulfure obtenu feront connaître la présence et la proportion de l'hydrogène sulfuré dans l'air. Pour la recherche des traces d'acide chlorhydrique, on mettra dans les flacons une solution acide de nitrate d'argent, et l'on dosera le chlore au moyen du chlorure d'argent produit. L'existence de l'acide sulfureux dans l'air est constatée par une solution de chlore saturée qui fait passer ce gaz à l'état d'acide sulfurique, qu'il est facile de doser, sous forme de sulfate de baryte. Les matières organiques qui se volatilisent dans l'air n'échappent point à l'analyse. Après avoir lavé l'air dans un premier flacon, où il se dépouille des corps en suspension, on le dessèche dans un tube à chlorure calcique ; puis on le fait circuler lentement dans un tube rempli d'amiante humecté d'acide sulfurique concentré, qui se colore promptement par la carbonisation des particules de matière animale ou végétale. Plus cet effet de coloration sera rapide et prononcé, plus l'air aura contenu de matière organique volatilisée. Les substances organiques ou autres, qui sont solubles dans l'eau, peuvent se trouver en suspension dans l'air, en proportions minimes; il suffit alors de faire passer cet air à travers une suite de vases d'une température très-basse : la vapeur d'eau contenue dans l'air, et qui sert de véhicule aux principes étrangers, se condense sous forme de rosée ou de neige artificielle, et le liquide qu'on en obtiendra fournira des réactions caractéristiques. En l'absence de moyens d'analyse chimique, on peut tirer de sa facilité à se putréfier des inductions touchant la salubrité d'un local. Cette expérience de laboratoire, la nature l'accomplit elle-même, en précipitant le soir avec la rosée les miasmes des marais. Dans le voisinage des fabriques de soude artificielle, les gouttes de rosée dissolvent l'acide chlorhydrique en quantité telle qu'elles corrodent la végétation par le seul effet de leur contact.

La transparence du ciel varie nécessairement suivant l'exposition, la hauteur, la proximité de la mer, des montagnes, des forêts, etc. Or cette circonstance intervient activement dans le climat des localités : elle détermine, surtout dans les pays chauds, des contrastes de température diurne et nocturne; des plateaux très-élevés, et, sous un ciel presque toujours serein, accumulent pendant le jour le calorique solaire, et l'émettent rapidement pendant la nuit. Le magnifique plateau de Caxamarca au Pérou, dont Humboldt évalue à 2863 mètres l'élévation au-dessus du niveau de la mer, jouit d'une température moyenne de 18 degrés centigrades, et néanmoins le froment y gèle souvent de nuit.

En somme, l'influence prépondérante dans la détermination des localités est la même que pour les climats, la température; et celle-ci dépend des causes générales et des causes particulières qui seront indiquées plus loin (voy. *Climats, lignes isothermes*).

Les localités exercent sur l'homme une influence physiologique et une influence pathologique. La première se révèle dans les différences d'organisation et de fonctionnalité, si souvent signalées, depuis Hippocrate, entre les habitants des vallées et ceux des montagnes, entre les riverains des marais et les cultivateurs des plaines fertiles et bien exposées, etc; la seconde s'exprime, soit par la forme que revêtent les mêmes maladies dans différents lieux, soit par l'existence des endémies, c'est-à-dire des maladies qui, propres à certains pays, dépendent des causes souvent inconnues, mais ordinairement locales et permanentes. Dans les contrées humides et froides, la forme catharrhale domine; dans les lieux élevés, secs, activement ventilés, c'est la forme inflammatoire. Tout praticien doit se rappeler le mot de Baglivi : *Scribo hæc in aere romano* (*Praxis medica*). Quant aux endémies, elles sont le produit des causes qui agissent à certaines époques de l'année, comme les foyers de matières animales soumis à un certain degré de chaleur et d'humidité, ou le résultat d'influences locales, dont l'action est constante et certaine, quoique ignorée dans son essence. Il sera question ailleurs des endémies (*Hygiène publique*), dont l'étiologie et le traitement relèvent entièrement de l'hygiène ; mais remarquons tout de suite qu'en les rattachant aux localités, nous sommes loin d'imputer leur génération à l'influence exclusive de tel ou tel modificateur hygiénique : c'est ici que s'agrandit la signification du terme *localité*. Il désigne non plus seulement l'air, les eaux et le sol, mais encore les aliments et les boissons qui composent le régime des différents groupes de populations, et jusqu'aux coutumes et aux mœurs qui les distinguent. Nous retrouvons ici l'entrecroisement de causes et d'effets qui complique un si grand nombre de problèmes de notre science. Toutefois le sol, l'eau et l'atmosphère dominent toujours les autres séries d'influences, et les expliquent en grande partie; ils déterminent les qualités des productions, et, par conséquent, le régime alimentaire; le régime réagit, qui le nierait? sur les manifestations de l'intellect et sur le mode d'existence sociale. En hygiène comme en médecine pratique, la vérité gît souvent dans la considération d'un ensemble de causes dont les résultats convergent : le crétinisme et le goître affligent le Valais, la haute et la basse Maurienne; on les trouve dans la Carinthie, la Tartarie chinoise, à Java, à Sumatra, à Mexico, etc. Quelle est donc l'origine de cette forme si répandue de la dégradation humaine? Les influences atmosphériques, dit l'un; nourriture insuffisante et malsaine, dit l'autre; celui-ci accuse la désoxygénation de l'eau, celui-là la nature des terrains; Grange dénonce la magnésie contenue dans les eaux, et promet la guérison moyennant l'usage prolongé, pendant une année, du sel ioduré à la dose maximum de 5/10000ᵉˢ (1). Réunissez plusieurs de ces causes, toutes peut-être; car l'endémie des vallées subalpines est l'expression pathologique de la localité prise dans sa signification totale, avec l'inévitable concours de la race et de l'hérédité.

ARTICLE V.

DES CLIMATS.

Le mot *climat* (κλίμα, région, κλίμαξ, degré) désignait autrefois et désigne encore dans le langage de quelques hygiénistes (2), une bande de terre comprise entre deux cercles parallèles à l'équateur. Les anciens géographes avaient partagé l'espace de l'équateur au pôle en trente climats, dits *astronomiques* ou *mathématiques*, dont vingt-quatre entre l'équateur et le cercle polaire, et six de ce cercle au pôle; ils les avaient calculés d'après la longueur des jours comparée à celle des nuits, au solstice d'été : de là le nom de *climats de demi-heure* donné aux climats renfermés entre l'équateur et le cercle polaire, parce qu'au solstice d'été le jour se prolonge, pour chacun d'eux, d'une demi-heure de plus; et le nom de *climats de mois*, imposé aux climats situés entre

____

(1) Grange, *Comptes rendus de l'Académie des sciences*, t. XXIX, p. 695, séance du 10 décembre 1849.

(2) Tourtelle, *Traité d'hygiène*, avec notes de Bricheteau, 1838, p. 188. — Alph. Guérard, *Dictionnaire de médecine* en 30 vol., 2ᵉ édit., t. VIII, p. 117, art. CLIMAT.

le cercle polaire et le pôle, et dans chacun desquels le jour augmente d'un mois. Les géographes modernes partagent l'intervalle de l'équateur au pôle en 90 degrés, ce qui représente le quart de la circonférence du cercle. La division moderne, en multipliant les parallèles, augmente aussi, pour ceux qui l'ont appliquée à l'hygiène, le nombre des climats. Mais les influences dont l'ensemble caractérise un climat ne se distribuent point entre les diverses régions du globe avec autant de régularité, et ne se prêtent point à une classification mathématique. Les phénomènes météorologiques ni les conditions du sol ne sont identiques dans toutes les contrées placées sur le même parallèle; en ne consultant que la latitude, on s'expose à embrasser dans un même système de climats des régions qui diffèrent complétement par leurs éléments et par l'action qu'elles exercent sur les êtres organisés. Or le mot *climat* emporte l'idée d'uniformité, ou au moins de similitude de conditions; dans son acception la plus naturelle, il représente une étendue plus ou moins vaste du globe qui offre sur tous ces points les mêmes conditions d'existence à l'homme. Il s'ensuit qu'il est impossible de déterminer les climats par des lignes purement graphiques.

Humboldt, en 1817, a substitué, à la considération pour ainsi dire brute des parallèles, un tracé de lignes qui circonscrivent les contrées auxquelles est départie, par saisons et par année, une égale quantité de chaleur. Si la distribution du calorique solaire ne rencontrait aucune cause perturbatrice à la surface du globe, ni dans l'atmosphère qui l'enveloppe, les lignes d'égale température moyenne par année (isothermes), par été (isothères), et par hiver (isochimènes), se confondraient avec les latitudes géographiques, c'est-à-dire que de l'équateur aux pôles en observerait un décroissement régulier et graduel de la chaleur; mais en raison d'un grand nombre de circonstances que nous avons mentionnées en parlant des eaux et du sol, les courbes isothermes subissent des inflexions plus ou moins considérables, et ne conservent leur parallélisme que dans la proximité de la zone torride. Pour déterminer leur direction, Humboldt a été conduit à analyser toutes les causes atmosphériques, géologiques, naturelles et accidentelles qui influent sur l'état thermique des lieux; ses recherches en ont suscité d'autres, et l'on connaît aujourd'hui numériquement les véritables rapports de la répartition de la chaleur à la surface du globe, rapports exprimés sur la sphère par les inflexions des lignes isothermes; par là des résultats d'un grand intérêt ont été mis au jour. La marche des lignes isothermes à travers les deux continents montre que les climats de l'Europe jouissent d'une température moyenne plus forte que ceux de l'Asie centrale et de l'Amérique; que l'hémisphère boréal reçoit plus de chaleur que l'hémisphère austral : la différence se manifeste dès le vingtième parallèle, et va croissant jusqu'à proximité du cercle polaire; entre zéro et 60 degrés de latitude, elle n'est pas moindre de 9 degrés centigrades. Dans le même hémisphère, et sous la même latitude, la chaleur annuelle diminue rapidement de l'ouest à l'est, dans l'intérieur des terres, tandis qu'elle suit une progression inverse de l'est à l'ouest vers les côtes. Il existe donc, entre les deux continents et dans le même hémisphère, entre les climats de l'est et ceux de l'ouest, une opposition qui résulte de l'influence contraire des masses continentales, et des masses liquides et diaphanes. Cette opposition se prononce encore davantage dans le partage de la chaleur entre les saisons : ainsi, à latitude égale, l'Amérique a des étés plus ardents, des hivers plus rigoureux, des saisons intermédiaires plus variables que l'Asie et l'Europe; même contraste pour chaque continent, entre les régions de l'est et celles de l'ouest. Les lignes isochimènes, prolongées de l'est à l'ouest, en Europe et en Asie, peuvent traverser les pays dont la latitude diffère de 9 à 10 degrés, et plus; les lignes isothères rapprochent des contrées que séparent 11 degrés de latitude, etc.

Le système des isothermes conduit à distinguer sept espèces de climats :

1. Climat brûlant dans la zone torride, de 27º,5 à 25º de température moyenne.
2. — chaud dans la zone de .... 25 à 20 — —
3. — doux id...... .... 20 à 15 — —
4. — tempéré id............ ..... 15 à 10 — —
5. — froid id .... 10 à 5 — —
6. — très-froid id............... 5 à 0 — —
7. — glacé id............. . ... au-dessous de zéro.

Chacun de ces climats, ou bandes isothermes, peut se subdiviser en climats constants, climats variables et climats excessifs. Les premiers offrent, dans le cours de l'année, peu de différence entre les maxima et le minima de chaleur et de froid; ces différences se prononcent dans les climats variables, et deviennent excessives dans les climats de ce nom. Voici des exemples de cette gradation climatologique :

	Noms des localités	Température moyenne			
		de l'année.	du mois le plus chaud	du mois le plus froid.	Différence.
		º	º	º	º
Climat constant...	Funchal... ..	2 ,3	24,2	17,2	7,0
Climats variables.	Saint-Malo...	12,3	19,4	5,3	14,0
	Paris.........	10,8	18,5	2,3	16,3
	Londres	10,2	18,0	3.2	15,8
Climats excessifs .	New-York...	12,1	27,1	3,7	30,8
	Pékin	12,1	29,1	4,1	33,2

En signalant les causes qui peuvent modifier la forme des lignes isothermes, Humboldt (1) les distingue en deux séries :

I. — Causes qui tendent à élever la température :

1º La proximité d'une côte occidentale dans la zone tempérée.

2º Les méditerranées et les golfes pénétrant profondément dans les terres.

3º L'orientation, c'est-à-dire la position d'une terre relativement à une mer

____

(1) Humboldt, *Cosmos*, t. I, p. 380 et suiv.

libre de glaces, qui s'étend au delà du cercle polaire, ou par rapport à un continent d'une étendue considérable, situé sur le même méridien, à l'équateur ou du moins à l'intérieur de la zone tropicale.

4° La direction sud et ouest des vents régnants, s'il s'agit de la bordure occidentale d'un continent situé dans la zone tempérée ; les chaînes de montagnes servant de rempart et d'abri contre les vents qui viennent de contrées plus froides.

5° La rareté des marécages, dont la surface reste couverte de glace au printemps, et jusqu'au commencement de l'été.

6° L'absence des forêts sur un sol sec et sablonneux; la sérénité constante du ciel pendant les mois d'été ; enfin le voisinage d'un courant pélagique, si ce courant apporte des eaux plus chaudes que celles de la mer ambiante.

II. — Causes qui abaissent la température moyenne :

1° La hauteur, au-dessus du niveau de la mer, d'une région qui ne présente point de plateaux considérables.

2° Le voisinage d'une côte occidentale, pour les hautes et les moyennes latitudes.

3° La configuration compacte d'un continent dont les côtes sont dépourvues de golfes.

4° Une grande extension des terres vers le pôle, et jusqu'à la région des glaces éternelles, à moins qu'il n'y ait entre la terre et cette région une mer constamment libre pendant l'hiver.

5° Une position géographique telle que les régions tropicales de même longitude soient occupées par la mer ; en d'autres termes, l'absence de toute terre tropicale sur le méridien du pays dont il s'agit d'étudier le climat.

6° Une chaîne de montagnes qui, par sa forme ou sa direction, gênerait l'accès des vents chauds, ou bien encore le voisinage de pics isolés, à cause des courants d'air froid qui descendent le long de leurs versants.

7° Les forêts d'une grande étendue : elles empêchent les rayons solaires d'agir sur le sol ; leurs organes appendiculaires (les feuilles) provoquent l'évaporation d'une grande quantité d'eau, en vertu de leur activité organique, et augmentent la superficie capable de se refroidir par voie de rayonnement.

8° Les marécages nombreux qui forment, dans le nord, jusqu'au milieu de l'été, de véritables glacières au milieu des plaines.

9° Un ciel d'été nébuleux, parce qu'il intercepte une partie des rayons du soleil.

10° Un ciel d'hiver très-pur, parce qu'un tel ciel favorise le rayonnement de la chaleur.

Il est évident que la climatologie acquiert une certaine précision en s'appuyant sur la connaissance des moyennes de température qu'offrent tous les lieux du globe annuellement, en été et en hiver ; nous accordons encore que la variation des températures auxquelles l'homme est exposé dans les différentes parties du globe est la plus puissante des causes qui tendent à diversifier les climats; mais ceux-ci ne se résument pas entièrement dans la thermoscopie. Humboldt lui-même le reconnaît, car il entend par climat « toutes les modifications de l'atmosphère dont nos sens sont affectés d'une manière sensible, telles que la température, l'humidité, les variations de la pression barométrique, la tranquillité de l'air, ou les effets des hétéronymes, la charge ou la quantité de tension électrique, la pureté de l'air ou ses mélanges avec des émanations gazeuses plus ou moins insalubres; enfin le degré de diaphanéité habituelle, cette sérénité du ciel si importante par l'influence qu'elle exerce non-seulement sur le rayonnement du sol, sur le développement des tissus organiques dans les végétaux et la maturation des fruits, mais aussi sur l'ensemble des impressions qui, dans les zones diverses, sont excitées dans l'âme par les sens. »

Remarquez que l'isothermie, ou l'égalité de température moyenne, estivale, hivernale et annuelle, ne confère point aux régions du globe l'aptitude à produire les mêmes végétaux, à faire vivre les mêmes espèces animales; les températures extrêmes exercent sous ce rapport une influence décisive; quelques degrés thermométriques de plus ou de moins font mûrir les fruits ou gèlent les plantes. Remarquons, en outre, que l'application de la doctrine des lignes isothermes crée des systèmes de climats scientifiques non réels, car ils ne présentent pas une surface continue : des régions séparées par des distances énormes font partie d'un même groupe isothermique; leur liaison, non fondée en géographie, ne résulte que d'une opération de l'esprit, qui a le privilége d'effacer les intervalles et de circuler d'un hémisphère à l'autre pour recueillir les matériaux de sa synthèse. Mais, en hygiène pratique, les climats ne sauraient être envisagés idéalement, et l'unité de lieux ne peut être rompue : pour nous, les deux conditions essentielles du climat sont, d'une part, la continuité du sol; d'autre part, une influence approximativement la même sur ceux qui l'habitent; il représente à la pensée une agrégation de localités analogues quant aux modifications physiologiques et pathologiques qu'elles impriment à l'homme. La question des climats se résout donc dans celle des localités, comme le problème de la constitution individuelle se décompose en une série d'études qui ont pour objet le tempérament, l'idiosyncrasie, l'hérédité, etc. C'est pourquoi nous pensons, contrairement à Guérard (1), que l'exploration des localités doit précéder celle des climats, qui généralisent et superposent les éléments si variés des topographies.

Le climat étant aux localités ce que le genre est à l'espèce, il arrive nécessairement qu'il encadre dans sa circonscription des climats partiels qui diffèrent par leurs phénomènes : ainsi l'île d'Otaïti, quoique située sous le tropique austral, jouit d'une température moyenne de 27 degrés centigrades. Dans les zones tempérées se trouvent des localités qui, par leur météorologie, se rapprochent, celles-ci des régions polaires, celles-là des contrées équato-

____

(1) Guérard, *Dict. de méd.* t. VIII.

riales ; mais un fait général justifie le partage de chaque hémisphère en de larges zones qui résultent de l'agrégation des localités : c'est que les circonstances qui modifient les effets de l'irradiation solaire, si nombreuses qu'elles soient, n'agissent en définitive que dans une mesure restreinte ; elles engendrent les dissemblances locales ; elles individualisent le sol dans de médiocres étendues ; elles altèrent l'égalité de la progression décroissante de l'influence solaire de l'équateur au pôle ; mais de 10 en 10 degrés de latitude, on observe que les températures annuelles, hivernales et estivales s'élèvent en allant vers la ligne, et s'abaissent en rétrogradant vers les pôles. Il résulte de cette loi qu'en se plaçant au centre de vastes zones, et en négligeant les divergences qui naissent des localités, on voit les influences cosmiques et atmosphériques réaliser, sur de grandes échelles, un même type de végétation et d'animalité, les mêmes conditions de santé et de maladie pour l'homme : sous la ligne et près du pôle, elles atteignent leur maximum d'opposition ; à distance égale du pôle et de la ligne, elles se balancent, elles se neutralisent ; dans les intervalles qui séparent ces points culminants de l'action climatérique, mélange, croisement, lutte, progression ou décroissance de causes et d'effets. La distinction des climats chauds, froids et tempérés, est donc un fait d'observation, mais soumis à la double restriction des nuances intermédiaires de climat et des singularités topographiques.

La série des climats chauds, tempérés et froids, que l'on parcourt de l'équateur au pôle, se répète suivant la hauteur, qui agit comme la latitude sur l'état du sol et des eaux, sur les qualités de l'air, sur la végétation, etc. Au pied des montagnes, on trouve la flore qui correspond au climat de la région ; à mesure qu'on s'élève, les végétaux de la plaine font place à ceux qui caractérisent les climats plus froids : ainsi s'élever dans l'atmosphère ou marcher vers le pôle, c'est traverser successivement des zones de plus en plus boréales qui ont une fixité remarquable pour les productions du sol. Ch. Martins a constaté que, même sur le versant méridional des Alpes, les rhododendrons, végétation intermédiaire entre les sapins et les plantes alpines, ne se rencontrent ni au-dessous de 1517 mètres, ni au-dessus de 2139. Dans les Alpes et les Pyrénées, le châtaignier disparaît à 780 mètres, le noyer à 800, le hêtre à 1300, l'épicéa à 1800 ; sur la pente méridionale des Pyrénées, les sapins s'arrêtent à 2570 mètres. Ces limites vont s'abaissant vers les pôles : ainsi, tandis que le bouleau blanc cesse de croître sur le versant septentrional du Grimsel, à 1975 mètres (Martins), le bouleau nain ne se rencontre plus en Laponie à la hauteur de 585 mètres. Dans les Alpes, le maïs mûrit encore entre 870 et 1100 mètres ; sur le revers nord du mont-Rose, l'orge n'existe plus à 1300 mètres ; elle monte à 1950 sur le revers sud. L'Amérique méridionale a des moissons de froment et de maïs entre 1000 et 2000 mètres d'élévation ; de seigle et d'orge entre 2000 et 3000. En Norvége et en Laponie, les cultures expirent à quelques centaines de mètres au-dessus du niveau de la mer. Mais si les récoltes deviennent d'autant plus tardives qu'on s'élève plus haut dans les montagnes, la végétation spontanée ne se subordonne pas aux mêmes conditions d'altitude. Sur le sommet du Faulhorn, qui s'élève à 2683 mètres, par une température moyenne annuelle de —2°,33 centigrades, sous un climat plus froid que celui du cap Nord (71° de latitude), en butte à tous les vents, croissent près de 200 espèces de plantes, dont 126 phanérogames qui fleurissent pendant l'été, un été de Spitzberg (Martins et Bravais).

Les hautes montagnes, telles que l'Himalaya, le Chimboraço, le Liban, présentent donc une série de climats différents, étagés les uns sur les autres. On a calculé le rapport thermométrique de la suppression des climats à leur projection horizontale. Il est admis généralement qu'une ascension de 100 mètres équivaut, pour l'effet thermométrique, au déplacement de 1 à 2 degrés vers les pôles. Sous la ligne, 1 degré de froid correspond à une élévation de 219 mètres. Bischof a calculé, d'après les observations de Boussingault, que dans les Andes équatoriales, un degré de refroidissement correspond à 195 mètres de hauteur (1). En Europe, le décroissement de la chaleur dans les montagnes est plus rapide le jour que la nuit, en été qu'en hiver; entre Genève et le Saint-Bernard, pour voir le thermomètre descendre d'un degré, il faut s'élever :

	Mètres.		Mètres.
Au printemps, de....	179	En automne, de.......	210
En été...............	184	En hiver.............	232

Un grand nombre de causes accidentelles troublent le décroissement régulier du calorique suivant la hauteur : telles sont le rayonnement de plateaux échauffés, la nature et la couleur des roches, la présence et l'étendue des forêts, l'humidité ou la sécheresse du sol, la proximité des glaciers, la prédominance des vents plus ou moins froids et secs, l'accumulation des nuages, etc. En un mot, les causes accidentelles qui contribuent à modifier les climats en projection horizontale agissent aussi sur les climats superposés, élèvent ou abaissent la limite des neiges. Celle-ci n'est pas la même sur le versant méridional que sur le versant septentrional de l'Himalaya. Par 14 et 16 degrés de latitude sud, les neiges perpétuelles ne se rencontrent qu'à 400 mètres au-dessus du point qu'elles occupent sous l'équateur. Par 46 degrés de latitude, on aborde à 2000 mètres d'élévation le climat de la Laponie, et à 2500 mètres au-dessus de nos têtes passe la courbe des neiges éternelles, cercle polaire de la climatologie verticale.

(1) Humboldt, *Asie centrale*, t. III, p. 223.

Hauteur des principales montagnes du globe.

EUROPE.

	Mètres.		Mètres.
Mont Blanc.	4810	La Brèche de Roland	3000
Mont Rose	4636	Karpathes (plusieurs cimes)	3000
Finsteraarhorn (Suisse)	4362	Surul (Transylvanie	2924
Mont Pelvoux.	4200	Monte Rotondo (Corse)	2672
Jungfrau.	4180	Snœhattan (Norvége)	2500
Schreckhorn.	4079	Hospice du Saint-Bernard	2491
Ortler (Tyrol).	3908	Monte Vellino (Apennins)	2393
Simplon.	3710	Mont Pilate	2500
Mont Cenis.	3600	Le Tourmalet.	2177
Mulhacen (Grenade)	3555	Mont Athos.	2066
Grand Saint-Bernard.	3470	Mont Dore.	1886
Malahite (Pyrénées)	3404	Mont des Géants (Bohême)	1512
Mont Perdu.	3351	Puy-de-Dôme.	1465
Le Cylindre.	3322	Pointe Noire au Spitzberg.	1372
Etna.	3315	Broken (Saxe)	1140
Saint-Gothard	3250	Hécla (Islande)	1013

ASIE.

	Mètres.		Mètres.
Kunchinginga (Sikim)	8588	Pic de la frontière de la Chine et de la Russie	5135
Dhawalagiri (Montagne Blanche).	8556	Ophyr (Sumatra)	3950
Jawahir.	7848	Mont Liban.	2906
Elbrouz (Caucase)	5630	Petit Altaï.	2202

AFRIQUE.

	Mètres.		Mètres.
Pic de Ténériffe	3710	Piton des Neiges (île Bourbon).	3067
Montagne d'Ambotismène (Madagascar	3507	Montagne de la Table (cap de Bonne-Espérance)	1163

AMÉRIQUE.

La Sorata	7696	Cerro de Potosi	4888
Illimani.	7315	Maison de poste d'Ancomarca	4792
Chimborazo	6530	Sierra Nevada (Mexique)	4786
Volcan d'Antisana.	5833	Ville de Potosi.	4166
Cotopaxi	5753	Montagne d'Otahiti.	3323
Volcan d'Arequipa	5600	Volcan de la Solfatara (Guadeloupe)	1557
Popocatepelt (Mexique)	6400		

Hauteur des plateaux dans les deux continents.

	Mètres
Le plateau de l'Auvergne a	339
— de la Bavière.	506
— de l'Espagne.	682
— de Mysore	897
— de Caracas	936
— de Popayan	1754
— de l'Abyssinie (lac Tzana)	1859
— de l'Abyssinie australe	1949
— de l'Abyssinie (Axum	2159
— de Mexico	2276
— de Quito.	2904
— du lac de Titicaca	4034

Dans chacune des trois zones, dans chaque système de climats, l'observation des météorologistes a établi deux divisions, fondées sur le nombre et sur l'étendue des vicissitudes qui affectent l'atmosphère : 1° Toutes les régions qui avoisinent des masses d'eau considérables, comme celles qui se terminent par des côtes maritimes, ou qui sont baignées par de larges rivières, jouissent d'un état atmosphérique relativement très-uniforme, c'est-à-dire qui varie peu d'un jour à l'autre, du matin au soir, de mois en mois : ce sont les climats insulaires, littoraux, maritimes. Ainsi, grâce au voisinage de la mer, on trouve dans la zone équatoriale, de zéro à 15 degrés de latitude, une température moyenne annuelle de 27 degrés centigrades, si l'on omet quelques localités exceptionnelles, telles que Pondichéry. 2° Une autre catégorie de contrées se distingue, au contraire, par des mutations brusques, fréquentes, considérables dans les qualités physiques de leur atmosphère, de telle sorte qu'elle contraste avec les régions maritimes ou insulaires, et par la multiplicité, et par l'étendue de ses variations météorologiques. Dans ce second ordre de climats, que Humboldt indique après Buffon sous le nom de *climats continentaux*, parce qu'ils se prolongent, loin des mers, dans l'intérieur des terres, les différences de température, d'hygrométrie, de pression barométrique, etc., sont tranchées entre le soir et le matin, du jour au lendemain, de mois en mois; les maxima et les minima des qualités d'air y déterminent une longue échelle de vicissitudes : aussi les a-t-on appelés encore *climats excessifs*. La capacité de l'eau pour la chaleur, et la grande quantité de calorique qui devient libre par la précipitation des vapeurs, et latent par leur retour à l'état aériforme, voilà les causes de la différence toujours croissante entre la température de l'été et celle de l'hiver, à mesure que l'on s'enfonce dans l'intérieur des continents. Dans les climats marins, dans les îles, sur les côtes, dans les péninsules, les moyennes de l'hiver et de l'été diffèrent peu; la première de ces deux saisons est moins froide, la seconde moins chaude : les hivers sont doux en Angleterre, parce que les vents du S. O., si communs en cette île, lui amènent l'air humide et chaud de la mer Atlantique; les vapeurs qu'ils roulent dégagent du calorique en se précipitant et s'opposent en même temps au rayonnement du sol. Sur les côtes de Glenarm, en Irlande, par une latitude de 55 degrés, le myrte réussit en plein air comme en Portugal, et bien que les chaleurs de l'été ne suffisent pas à la maturation du raisin, on y observe rarement les phénomènes de la gelée. Les côtes du Devonshire ont des hivers si cléments, que les orangers en espaliers y fleurissent quelquefois. La côte méridionale de l'Angleterre a une moyenne hivernale de + 5° à + 6°,8 centigr., quoique sa température annuelle moyenne ne s'élève guère au-dessus de 11 degrés. Ce n'est que par exception que le thermomètre descend en Angleterre au-dessous de 10 degrés : or ce degré est la moyenne hivernale que l'on trouve, sous des latitudes à peu près égales, à l'intérieur du continent. Dans l'Allemagne occidentale, le voisinage de la mer réduit à 16 degrés centigrades la différence entre l'hiver et l'été, tandis qu'elle est de 20 degrés dans

la partie orientale. A Dantzig même, on sent la faible influence de la proximité de la Baltique. L'hiver est relativement très-doux sur la côte occidentale
de la Norvége ; les mares et les petits lacs des îles de Feroë ne se couvrent
pas de glaces, et, bien qu'elles soient situées par 62° de latitude, la moyenne
de l'hiver y est de $+ 4°,3$, et celle de l'été n'est pas supérieure à 12° ou 13°.
Le voisinage de la mer compense certaines différences de latitude dans la détermination de la température moyenne, comme on le voit par le tableau ci-
dessous :

Lieux.	Température moyenne.	Latitude.
Paris	10°,8	48°50'
Londres.....	10°,4	51 31
Maestricht.	10°,1	50 50
Harlem	10°,0	52 23
Dublin.	9°,5	53 23
Manchester...........	8°,7	53 29
Édimbourg	8°,6	55 57

Franchissez la crête des Alpes scandinaves, et vous éprouverez toutes les
rigueurs de l'hiver. A latitude à peu près égale en Angleterre et en Russie, la
température moyenne est très-différente. Dans les régions éloignées de l'Atlantique comme la Russie, un ciel sans nuages active le rayonnement du sol en
hiver et le refroidit, tandis qu'il y rend les étés plus chauds qu'en Angleterre.
L'influence des continents, l'éloignement des mers, ne se bornent point à rendre
les étés plus ardents, les hivers plus rigoureux. D'après un ensemble d'observations faites en Europe et en Asie, la température moyenne annuelle s'abaisse
à mesure que l'on s'enfonce dans l'intérieur des terres vers les régions de l'est.
Humboldt impute cet effet à l'action réfrigérante des vents dominants. Voici
quelques données qui font ressortir la marche de la diminution de température,
depuis le littoral occidental de l'Europe jusqu'au delà du méridien de la mer
Caspienne :

Lieux.	Température moyenne.	Latitude.
Amsterdam.......... ..	9°,8	52°22'
Berlin.................	8°,6	52 31
Copenhague...	8°,2	55 41
Kasan............. ...	2°,2	55 48

L'Europe peut se partager en cinq zones climatériques. Dans la première
où les glaces et les neiges subsistent en grande masse à l'ombre, sont compris
l'Islande, la Laponie suédoise, danoise, russienne, le pays des Samoïèdes
européens. La deuxième, caractérisée par un été très-chaud, par un hiver
long et rude, sans saisons intermédiaires marquées, se compose de la Norvége,
de la Suède, du Danemark, du nord de l'Écosse, de la partie septentrionale de
la Pologne, de la Courlande, etc. La troisième, où l'hiver est court et rigoureux, l'automne et le printemps prolongés, et d'une température assez modérée, contient l'Irlande, les Pays-Bas, la Hollande, le nord de l'Allemagne, etc.

La quatrième zone, située à peu près au milieu de l'hémisphère boréal, à distance égale du pôle et de la ligne, réunit les caractères du climat tempéré, mais les saisons, quoique très-distinctes, y sont très-versatiles et fréquemment traversées par des intempéries : la France, l'Allemagne du midi, la Hongrie, la Modavie, la petite Tartarie, la Russie méridionale, etc., en font partie. Enfin, la cinquième zone a le plus d'affinités avec les contrées tropicales, sans en reproduire néanmoins la turbulente météorologie : des printemps délicieux, des étés secs et brûlants, des hivers courts et presque toujours exempts de gelées et de neiges durables, tel est le climat de la France méridionale, de l'Espagne, de l'Italie, de la Grèce, du sud de la Crimée, etc. Les sub-climats de la France peuvent être déterminés par quelques lignes principales de culture : de Saint-Jean-Pied-de-Port à Briançon s'étend la ligne au-dessous de laquelle l'olivier croît et se multiplie; entre la Rochelle et Toul, le sol se prête à la culture du maïs, qui s'arrête au 40e, au 45e degré de latitude; enfin, Grandville et Rocroy sont les deux limites extrêmes de la récolte du vin en France. Cette division des régions agricoles s'applique aussi à l'Europe, et correspond à celle qui, fondée sur l'arboriculture, est indiquée par Schouw (1) : 1° région des arbres à feuillage toujours vert ; 2° celle du châtaignier et du chêne ; 3° celle du chêne et du hêtre ; 4° celle du pin et du bouleau. Il est entendu que ces divisions, empruntées à la géographie botanique, traduisent les effets complexes du climat suivant la hauteur et suivant la latitude.

Martins (2) applique à la France cinq divisions climatologiques : 1° *Climat du nord-ouest* ou *vosgien*. Le plus éloigné de la mer, le plus excessif, il s'étend sur le massif des Vosges, en Lorraine, en Suisse et en Savoie jusqu'aux Alpes; il s'adoucit vers l'ouest, en Champagne par exemple. Il a les hivers les plus rudes de la France; le thermomètre n'y monte guère au-dessus de 0 degré pendant cette saison. Il y tombe environ 685 millimètres d'eau, la plus grande partie en été; le S. O. et le N. E. sont les vents dominants ; les orages sont plus fréquents que dans l'ouest. — 2° *Climat ou nord-ouest* ou *séquanien*. Il s'étend de la mer à l'ouest jusqu'au plateau de Langres à l'est; au sud il est borné par la Loire depuis son embouchure jusqu'à Tours et Nevers, au nord par le Rhin; il comprend toute la Belgique; continental en Champagne, marin dans la Bretagne et le Cotentin. Entre l'hiver et l'été la différence thermométrique, qui est de 18 degrés en Alsace, en Lorraine, et de 14 degrés à Paris et à Bruxelles, n'est que de 12 degrés à Angers, et de 11 degrés à Brest et à Cherbourg. Ce climat est à pluies d'automne ; le S. O. y domine ; les orages y sont plus rares que dans le reste de la France; il est si tempéré sur le littoral de la mer, que le chêne-liége croît sur les côtes de la Bretagne jusqu'à Vannes. — 3° *Climat du sud-ouest* ou *girondin*. Borné à l'ouest par l'Océan et à l'est par les petites chaînes des montagnes qui s'étendent depuis Dijon

---

(1) Schouw, *Europa, physisch-geographische Schilderung.* Kopenhagen, 1833.
(2) Martins, *Annuaire météorologique de la France*, 1849.

jusque dans les plaines du Languedoc, il comprend tout le pays situé entre la Loire et le Cher jusqu'aux Pyrénées. Analogue au climat précédent, mais moins égal, il reçoit à peu près la même quantité de pluies qui augmentent vers les Pyrénées; le tiers des pluies tombe en automne, les deux autres tiers se répartissent sur le reste de l'année; les orages y sont plus rares que dans les bassins du Rhône et du Rhin, plus fréquents que dans la région séquanienne. — 4° *Climat du sud-est* ou *rhodanien*. Il embrasse les vallées de la Saône, du Rhône, de l'Isère et de leurs affluents, depuis Dijon jusqu'à Viviers; il est continental, bien qu'il ait des étés plus chauds et des hivers moins âpres que le climat vosgien dans les plaines de l'Alsace. Après les deux presqu'îles de la Bretagne et du Cotentin, c'est la région qui a les pluies les plus abondantes et les plus prolongées, souvent suivies des inondations de la Saône, de l'Isère, de l'Ardèche, etc. — 5° *Climat méditerranéen* ou *provençal*. Il commence au Pont-Saint-Esprit; une ceinture de montagnes l'abrite de ce côté contre les vents du nord, formée par les Cévennes et la ligne sinueuse qui, dans les Basses-Alpes, circonscrit la région des oliviers en passant par Orange, Nyons et Sisteron; au midi, il est limité par la Méditerranée, à l'ouest par les hauteurs qui séparent le bassin de l'Aude de celui de la Garonne. Il a pour moyenne thermométrique annuelle 15° c., des étés plus chauds et des hivers plus doux que le climat girondin; la température estivale n'y descend jamais au-dessous de 20 degrés. Sa quantité de pluie n'est pas supérieure à celle du climat séquanien; la moitié s'en débite en automne, l'autre moyenne en hiver et au printemps; sans le N. O. (mistral) qui souffle avec violence dans le bassin du Rhône, le climat de la Provence serait un des plus favorisés.

Nous allons caractériser rapidement les trois grandes zones qui comprennent les climats chauds, les climats tempérés et les climats froids, sous le rapport de leur météorologie et de leur action physiologique et pathogénique sur l'homme, pour en déduire des règles d'acclimatement; quant aux variétés intermédiaires de climats qui forment la transition d'une zone à l'autre, elles sont l'expression combinée des influences propres à toutes deux, comme les saisons intermédiaires dérivent de l'hiver et de l'été; et de même que l'automne ou le printemps se partagent en plusieurs phases qui réfléchissent l'état météorologique de la saison qui précède ou qui suit immédiatement, ainsi les climats jetés sur la frontière de nos trois divisions empruntent de celle qu'ils avoisinent leur nuance caractéristique.

§ 1. — Des climats chauds.

Les climats chauds s'étendent entre les tropiques, et depuis les tropiques jusqu'aux 30° et 35° degrés de latitude australe et boréale; ils comprennent : 1° presque toute l'Afrique et la plupart des îles africaines situées dans l'océan Indien, Madagascar, les Comores, les Séchelles, Socotora, Bourbon, Maurice, Rodrigue; 2° en Asie, les régions du sud, la Syrie, l'Arabie, la Perse, l'Inde en deçà et au delà du Gange, le Tonquin, la Cochinchine, la partie méridionale de la Chine, les îles Ceylan, Andaman, Nicobar, les Laquedives et les Maldives ; 3° la plus grande partie de la Nouvelle-Hollande et la presque totalité des îles qui, semées sur le grand Océan, composent l'Océanie ; enfin, dans l'Amérique septentrionale, les contrées qui règnent depuis le golfe de Californie jusqu'à l'isthme de Panama ; et dans l'Amérique méridionale, toute la Colombie, les Guyanes, le Paraguay et la partie septentrionale de la Plata; les Antilles, situées dans le golfe du Mexique et appelées autrefois Indes occidentales.

L'irradiation perpendiculaire du soleil accumule sur l'équateur le maximum de calorique ; la moyenne annuelle égale 27 degrés à 29°,6 ; la moyenne de l'été, 28 degrés à 32°,5 ; celle de l'hiver, 27°,6 et au-dessous ; celle du printemps, 28°,7 ; enfin, celle de l'automne, 26°,8 ; bien entendu que ces résultats sont obtenus à l'ombre. Les régions tropicales de l'ancien monde s'échauffent plus que celles du nouveau continent. D'après Humboldt, les maxima de l'air continental oscillent à Pondichéry, à Madras, à Bénarès, dans la haute Égypte, entre 40 degrés et 46°,8. Dans le voisinage de l'équateur, la chaleur décroît lentement, de 0 à 10 degrés de latitude. Cet abaissement ne s'exprime que par + 1 degré, tandis qu'en France un progrès de 5 degrés de latitude vers le nord donne lieu à une dépression thermométrique de 3 degrés. Sous la zone torride, les transitions de température sont rares et peu considérables pendant le jour ; elles ne dépassent guère 8 à 9 degrés ; leur fréquence et leur étendue sont moindres dans le nouveau monde que dans l'ancien, près des côtes que dans les terres, dans les régions de l'ouest que dans celles de l'est. On retrouve d'ailleurs ici l'influence de l'élévation et de la nature du terrain, de l'état de sa surface et de son orientation, etc. Ainsi le pays plat de la Guayra, exposé à une réverbération très-forte et abrité des vents alizés, éprouve des variations de température moins nombreuses et moins tranchées que Caracas, situé dans la même zone, mais à plusieurs centaines de mètres au-dessus de la mer; au Sénégal, la différence atteint jusqu'à 26°,8 pendant la saison sèche (1), ce qui est excessif. En général, la chaleur des plaines équinoxiales se maintient entre 18 et 39 degrés ; mais, du jour à la nuit, elle s'abaisse souvent de 20 degrés thermométriques, tant le rayonnement nocturne de la terre est activé dans ces climats par la pureté du ciel et par la durée même de la nuit. L'évaporation est en proportion de la chaleur; de là les pluies diluviales qui tombent annuellement et qui occupent toute une saison dite *humide* ou *d'hivernage*, par opposition à la saison sèche, pendant laquelle il pleut très-rarement. Le partage de l'année équatoriale en deux saisons n'est pas très-exact. A l'exemple de Johnson, Levacher et d'autres observateurs des pays chauds admettent quatre saisons. La première, de novembre à février, a quelque analogie de température avec les deux derniers mois du printemps en

____

(1) Thévenot, *Traité des maladies des pays chauds.* Paris, 1840, in-8.

Europe ; elle représente l'hiver tropical et conduit à la saison sèche, qui se prolonge jusqu'en mai. Entre celle-ci et la saison des pluies, on observe une période appelée le *renouveau* dans les Antilles, et qui se caractérise par de brusques oscillations de température, par des ondées petites et rares, mêlées d'éclairs et de tonnerre ; enfin la saison humide se déclare et éclate en averses, précédées de coups de vents qui amoncellent les nuages. Elle atteint son apogée en août et ne finit qu'en novembre : l'atmosphère est alors lourde et accablante, l'horizon s'illumine par de vastes combustions électriques ; le tonnerre roule avec fracas, les nuages fondent en torrents ; la mer bondit, le sol tremble souvent : on dirait l'imminence du chaos. Cependant la végétation a pris un rapide essor, la vie fermente dans les deux règnes, l'humidité imprègne et gonfle tous les corps ; les rivières grossissent et vont féconder par leurs inondations les champs environnants : c'est une époque de rénovation universelle que célèbrent avec des danses et des chants les indigènes des régions desséchées pendant huit mois de l'année par un soleil de feu.

Le baromètre, dont les variations périodiques sont presque nulles dans nos climats, monte et descend deux fois par jour dans les contrées équatoriales ; terme moyen, l'ascension de la colonne mercurielle s'opère de 4 heures 13 minutes du matin à 9 heures 23 minutes ; puis elle s'abaisse jusqu'à 4 heures 8 minutes, pour monter de nouveau à 10 heures 23 minutes et redescendre finalement jusqu'au matin. La différence du maximum du matin au minimum du soir, ou grande période, est de 2,55 à 3 millim. ; la moyenne correspond à une heure de l'après-midi.

La zone torride a ses vents périodiques qui sont dus aux mouvements diurne et annuel de l'atmosphère ; les vents diurnes sont appelés brises, qui soufflent surtout avec régularité au voisinage des mers : celle du matin se lève quelques heures après le soleil, et tombe vers 4 ou 5 heures du soir ; celle du soir commence après le coucher du soleil et dure jusqu'au retour de l'aurore. Les vents annuels, dits moussons, soufflent toujours vers l'hémisphère le plus échauffé, et changent par conséquent de direction avec le soleil ; leur durée est donc d'autant plus longue dans une localité donnée que celle-ci est plus voisine de l'équateur. Loin des côtes règnent les vents alizés, qui sont la résultante des moussons et de toutes les brises. En outre, les contrées tropicales ont leurs vents extraordinaires dont les effets varient, et dont les plus ordinaires sont l'harmattan des côtes de Guinée, le simoun de celles de Barbarie, le chamsin d'Égypte, les collas de Manille, etc. L'harmattan (vent d'est) est le vent de la saison sèche ; il souffle en décembre, janvier et février. Un peu moins fort que la brise de la mer, il se lève trois ou quatre fois par an, et dure chaque fois de un à quinze jours ; sa température est de 29 degrés à l'ombre, et de 40 degrés au soleil ; il est précédé, le matin, d'un calme ou d'une petite brise de terre qui est froide ; la chaleur sèche qui le caractérise augmente jusqu'à midi, rarement jusqu'à quatre heures ; il produit des tourmentes ou tourbillons sans orages ; il s'accompagne d'un brouillard sablonneux très épais, qui dépose sur tous les objets une poussière blanche; il consume et flétrit tout ce qu'il touche; sous son influence, les meubles et les boiseries se fendillent, se disjoignent, la peau se raccornit, les orifices muqueux se dessèchent et se gercent; néanmoins avec son apparition, on voit coïncider la cessation des fièvres endémiques, et les affections contagieuses, telles que la variole, perdre de leur virulence. Le simoun règne dans le grand désert de Sahara; il répand une telle chaleur, que dans les lieux abrités le thermomètre peut monter à 48 degrés; il soulève en colonne les sables du désert et les accumule en montagnes de vingt pieds d'élévation; en s'écroulant, celles-ci donnent lieu à des nuages de poussière qui communiquent au soleil une teinte jaune ou bleue uniforme. Ce vent est connu en Italie sous le nom de sirocco; même après avoir roulé sur la mer, il fait sentir encore à Naples et à Palerme l'effet connu de son extrême sécheresse. Le chamsin, en Égypte, souffle cinquante jours, ainsi que son nom l'indique, vingt-cinq avant l'équinoxe du printemps, et vingt-cinq jours après. Pendant les saisons sèches, les côtes du Malabar et du Coromandel, l'Arabie, la Perse, la Syrie, etc., sont désolées par des vents analogues aux précédents. Les collas des Philippines soufflent du sud-ouest, et amènent des pluies torrentielles, les inondations, de légers tremblements de terre au milieu d'un brouillard épais. Ces tempêtes furieuses appartiennent à la saison intermédiaire, qui aboutit ou plutôt qui prélude à l'hivernage; sur les côtes d'Afrique, elles sont appelées *tornades*, *typhons* dans la mer des Indes, *ouragans* dans l'archipel des Antilles. C'est aux régions tropicales que semblent réservés ces bouleversements, ces ouragans si justement redoutés : presque inconnus dans les zones tempérées, ces phénomènes y marquent presque inévitablement la transition de l'hivernage à l'été, et de l'été à l'hiver : ils résultent alors du choc des vents contraires du sud et du nord, et de l'est et de l'ouest; elles sont en même temps le théâtre des manifestations les plus énergiques de l'électricité, dont les fluctuations diurnes y sont faciles à observer, et qui joue un rôle certain, quoique inconnu, dans la production des orages et des catastrophes si fréquentes dans ces latitudes.

MÉTÉOROLOGIE COMPARÉE DES STATIONS TROPICALES DE LA FRANCE (1).

	PRESSION ATMOSPHÉRIQUE.		TEMPÉRATURE.			HUMIDITÉ.		PLUIE TOMBÉE.	
	Hauteur.	Oscillations diurnes.	Minima.	Maxima.	Moyenne.	Tension de la vapeur.	Humidité relative en 100°.	Nombre de jours.	Quantité en millimètres.
Sénégal (année 1855).									
1er trimestre	759,1	1,6	15,0	23,9	19,9	1,14	62	1	0,001
2e —	759,0	1,2	17,7	25,5	21,6	14,25	67	6	0,025
3e —	760,1	1,0	23,1	30,6	26,7	18,81	67	19	0,351
4e —	760,7	1,0	18,5	26,5	22,4	15,49	67	4	0,020
Moyenne annuelle	759,8	1,2	18,6	26,6	22,6	14,92	66	30	0,397
Guyane (année 1855).									
1er trimestre	763,1	2,1	25,9	27,7	27,4	22,22	93,1	51	1,017
2e —	763,6	2,0	26,2	28,3	27,2	22,68	91,8	65	1,128
3e —	760,8	2,1	26,8	29,7	28,3	21,91	88,0	16	0,171
4e —	759,8	2,2	26,6	29,5	28,4	22,64	90,2	24	0,306
Moyenne annuelle	761,8	2,1	26,4	28,8	27,8	22,61	90,8	156	2,722
Antilles — Martinique et Guadeloupe — (année 1855).									
1er trimestre	759,24	2,4	23,56	28,81	26,21	19,40	77,56	49	0,962
2e —	759,76	1,8	24,67	28,67	26,73	21,03	79,87	45	0,215
3e —	759,53	1,9	25,31	28,99	27,13	21,49	79,94	61	0,722
4e —	758,18	1,6	24,09	28,72	26,34	20,24	80,67	56	0,709
Moyenne annuelle	759,17	1,7	24,41	28,79	26,60	20,52	79,5	211	2,608
Mayotte (année 1855).									
1er trimestre	757,98	1,17	24,88	28,15	6,4	25,80	86,22	37	0,465
2e —	758,99	1,22	21,77	27,92	24,89	22,73	85,52	15	0,129
3e —	762,10	1,77	21,60	25,90	23,74	20,12	75,89	9	0,037
4e —	758,83	1,43	23,40	27,90	25,83	20,11	76,00	19	0,442
Moyenne annuelle	759,97	1,39	22,91	27,48	25,25	22,20	80,91	80	1,073
Réunion.									
1er trimestre	757,02	1,32	24,11	29,98	27,04	» 2)	83,3	46	0,779
2e —	759,54	1,51	21,50	6,95	24,03	»	80,2	27	0,210
3e —	763 01	1,66	19,72	25,40	22,39	»	74,3	24	0,097
4e —	759,18	1,37	21,99	28,43	25,21	»	79,5	32	0,500
Moyenne annuelle	759,69	1,46	21,83	27,69	24,71	»	79,3	129	1,586
Taïti (année 1855).									
1er trimestre	757,18	1,21	22,30	28,50	25,57	21,14	85,69	29	0,307
2e —	757,68	1,51	21,42	28,10	24,89	19,38	87,19	18	0,266
3e —	760,02	1,70	19,95	27,70	22,83	19,12	83,98	14	0,128
4e —	759,70	1,43	21,74	28,02	24,88	20,82	86,87	20	0,218
Moyenne annuelle	758,64	1,46	21,10	28,08	24,79	20,4	84,93	81	0,919

(1) Nous avons composé ce tableau à l'aide de matériaux empruntés à l'excellent ouvrage de Dutroulau : *Traité des maladies des Européens dans les pays chauds* (Paris, 2e édit., 1868).

(2) Résumé de plusieurs années, d'après Gillebert d'Hercourt. La tension de la vapeur n'a pas été notée.

En résumé, l'année tropicale se caractérise par la permanence et l'intensité de la chaleur : six mois de sécheresse et de chaleur intense; six mois d'humidité avec un léger abaissement de température qui ne constitue pas un hiver réel; entre la saison des pluies et celle des chaleurs arides, des saisons intermédiaires que signalent des perturbations atmosphériques; l'automne et le printemps de la zone torride, remarquables par les brusques variations de la température et de l'humidité, et ressemblant, par cette versatilité météorologique, aux saisons équinoxiales de tous les climats : mais ces deux saisons sont fort courtes, et les mutations qu'elles déterminent dans la température n'affectent, comme celles de l'hivernage, que les degrés supérieurs de l'échelle thermométrique (1); car le terme extrême de l'abaissement général de la chaleur entre les tropiques ne dépasse pas moyennement 18 degrés. Ainsi, le trait le plus constant, le plus invariable, le plus efficace, des climats équatoriaux, c'est la chaleur : cette influence souveraine, l'homme, réactif à double face, en témoigne et par sa modalité fonctionnelle, et par ses manifestations pathologiques.

Nous avons étudié plus haut les effets de la chaleur. L'habitant des climats équatoriaux les éprouve dès sa naissance; il les subit sans interruption jusqu'à sa mort : son organisation, composée des éléments d'une hérédité spéciale, est donc l'expression la plus vraie et la plus complète de la puissance de cet agent; elle porte le cachet de l'action solaire comme tous les produits de la nature qui l'environne. Le propre de la chaleur est d'exalter les organes de la périphérie, de déterminer un mouvement centrifuge : exagération habituelle des fonctions extérieures, abaissement des fonctions centrales, tel est le rhythme de l'indigène de la zone torride. La chaleur aride resserre, crispe, irrite ses tissus cutanés ; la chaleur humide les détend par la sueur, et souvent par les éruptions; dans l'un et l'autre cas, les fluides sont attirés vivement sous la peau, qui se décolore et acquiert un haut degré de sensibilité; les organes qui sympathisent directement avec la peau reçoivent une égale impulsion, notamment les sens et l'appareil génital. La surexcitation cutanée a pour conséquence la dépression vitale des muqueuses : aussi les forces digestives languissent, l'élaboration du chyle est incomplète; le sang, fourni d'ailleurs par une alimentation peu substantielle, reste séreux et peu stimulant; porté dans les poumons dont l'activité est diminuée, il ne s'artérialise point d'une manière aussi complète que dans les pays froids où la respiration est plus énergique. Le docteur Copeland a constaté que, dans les climats chauds, il s'échappe une moindre proportion d'acide carbonique par les voies respiratoires; aussi le carbone prédomine dans les fluides organiques qui manquent de plasticité; il se fixe dans le pigment, dont la formation augmente. L'économie ne tarderait point à être surchargée de ce principe contraire à la vie, si elle n'en expulsait

_____

(1) Fuster, *Des maladies de la France dans leurs rapports avec les saisons.* Paris, 1840, p. 446.

une partie par la peau et par le foie, qui s'animent d'une activité supplémentaire à celle du poumon ; le carbone, que ce dernier viscère n'élimine plus sous forme d'acide carbonique, le foie l'évacue dans le tube digestif sous forme de bile. A toutes les époques de la vie, depuis l'état embryonnaire, on observe cet antagonisme entre le foie et le poumon; liés par un rapport inverse de développement et d'activité, dès que l'un de ces organes se ralentit, l'autre s'exhalte; le climat agit en cela comme l'âge, comme les maladies : il crée des idiosyncrasies spéciales, et amortit celles qui existaient. Ainsi, la transpiration cutanée, la sécrétion de la bile, la déposition plus copieuse du pigment, voilà le triple travail qui domine la physiologie des pays chauds; la peau et le foie sont les organes les plus vivants; sur eux aussi se dirige plus particulièrement l'imminence morbide. Chez les indigènes de ces contrées, la forme la plus ordinaire de la santé ne sera donc point le tempérament sanguin, qui traduit une chlylification et une hématose parfaites; mais ils offriront, comme type général, les caractères de la prédominance bilieuse, les signes d'une véritable saturation de carbone, combinés avec ceux du tempérament lymphatique ou du tempérament nerveux. Leur constitution témoigne des influences énervantes du climat ; tous les observateurs y ont signalé le contraste de la faiblesse radicale, du relâchement des tissus, de l'indolence et de l'apathie avec l'exaltation du système nerveux, la fougue des passions, les saccades d'activité physique et morale. L'affaiblissement général de ces races est favorisé encore par la nature du régime alimentaire, peu réparateur au fond, malgré le pigment et les assaisonnements incendiaires par lesquels elles s'efforcent de réveiller l'inertie de leurs organes digestifs, par les excès vénériens qu'elles commettent sous la stimulation spéciale du climat, par les désordres de tout genre auxquels les entraînent leur luxure naturelle, l'oisiveté et le dévergondage des mœurs.

Les maladies équatoriales ont été observées dans des régions diverses par un grand nombre de médecins parmi lesquels ceux de la marine française occupent un rang distingué. On peut juger de l'importance de leurs travaux et de la sagacité de leurs observations, depuis qu'une heureure fondation, celle des *Archives de médecine navale*, leur permet d'émerger des cartons poudreux des bibliothèques et de se produire au grand jour à côté des monographies ou des traités spéciaux des écrivains si justement accrédités de la même famille. En écartant de leurs descriptions ce qui dépend des circonstances locales, on arrive à déterminer les traits généraux de la pathologie équatoriale. 1° L'affection dominante de la saison sèche est une fièvre continue rémittente, accompagnée de congestions rapides qui s'opèrent tantôt sur l'encéphale ou les méninges, tantôt sur le tube digestif et ses annexes. Ce n'est pas ici le lieu de retracer la marche de cette fièvre, son invasion bruyante, ces complications phlegmasiques, ses paroxysmes pernicieux, ses formes convulsive, soporeuse, délirante, etc., ses solutions éminemment critiques. L'analyse de ses phénomènes et de son traitement a conduit Fuster à l'assimiler au vrai *causos* d'Hippocrate, à la fièvre ardente bilieuse à son plus haut point. Avec cette affection coïncident des maladies locales, fébriles ou apyrétiques : la chaleur sèche dispose aux hypérémies cérébrales, aux méningites, aux encéphalites, aux apoplexies; l'éclat de la réverbération solaire provoque des ophthalmies; la peau, siége d'une incessante stimulation, se couvre d'éruptions diverses, sudamina, papules, érythèmes, érysipèles, boutons ardents ; la rougeole et la variole qui n'épargnent aujourd'hui aucune nation du globe sont originaires des climats chauds. Les appareils digestif et biliaire s'irritent à leur tour, soit directement ou par sympathie : les colites, les dysenteries, les hépatites, se montrent en foule, enveloppés d'une violente fièvre presque toujours de nature paludique ; mais celle-ci ne tarde point à imprimer son cachet à ces phlegmasies ; il n'est point jusqu'aux fièvres traumatiques qui n'en revêtent la nuance spéciale (Pouppé-Desportes, Bajon, Rochoux).

La saison humide vient achever, par son action dissolvante, la prostration de l'économie, épuisée par la surexcitation qu'ont entretenue les chaleurs de la saison précédente. Les premières ondées qui détrempent la terre desséchée font fermenter la couche des débris organiques qui la recouvrent; bientôt la surface du sol n'est plus au loin qu'un limon fétide, et sur toute l'étendue de la zone torride s'opère un dégagement d'émanations délétères, principalement le long des côtes marécageuses, dans les terrains bas et dans les pays boisés : alors apparaissent les endémies de fièvres intermittentes et rémittentes, suivies ou compliquées d'hépatite, de dysenterie, de choléra-morbus; les lésions locales manifestent une plus grande tendance à la suppuration, à la gangrène. Tandis que la fièvre de la saison sèche se fait remarquer par la persévérance de la surexcitation initiale jusqu'au moment de la catastrophe, celle de la saison humide débute par des symptômes d'abattement, et s'accompagne d'une prostration qui va croissant avec la décomposition des fluides organiques; aussi a-t-elle été appelée fièvre bilieuse putride par plusieurs observateurs des pays chauds. L'extrême danger de la saison humide, pour les indigènes et pour les acclimatés, est bien connu des naturels de l'Afrique qui, à l'approche des pluies, se retirent dans leurs cases et allument des feux. Ils attribuent une action pernicieuse à la pluie, et surtout aux premières ondées; s'ils en sont mouillés pendant leurs sorties, ils se lavent avec soin et s'empressent de se sécher (1); opinion et pratique populaires, parfaitement motivées par l'effet commun des premières pluies sur un sol desséché, brûlant et chargé de détritus organiques. La mortalité des indigènes atteint son maximum pendant la saison pluvieuse. Les étrangers ne sont pas épargnés : c'est depuis juillet jusqu'au mois d'octobre que la fièvre jaune les moissonne aux Antilles; là où ils échappent à ce fléau, ils sont décimés par les dysenteries, les fièvres des tropiques, le choléra sidérant; c'est pendant les pluies que périssent tant d'Européens à Calcutta, à Chandernagor, à Java, à Batavia, au Sénégal, etc. D'après

____

(1) Golbéry, cité par Fuster, p. 47.

les calculs de Thévenot, les quatre cinquièmes de la mortalité annuelle des Européens au Sénégal pèsent sur les deux trimestres qui correspondent à la saison des pluies.

Les saisons intermédiaires de la zone torride, appelées aussi saisons des tempêtes, troublent l'équilibre entre les transpirations cutanée et pulmonaire et les sécrétions des membranes muqueuses; quoique l'abaissement de la température n'excède pas 8 à 12 degrés, l'habitude d'une chaleur presque uniforme pendant le reste de l'année dispose l'indigène à ressentir l'effet des brusques perturbations de l'automne et du printemps; à la Martinique, suivant l'observation de Rufz (1), deux degrés de refroidissement agissent sur le corps autant et plus peut-être que dix en Europe, parce qu'ils suppriment une transpiration plus abondante; les corps s'échauffent facilement; sous l'action des vents, ils se refroidissent aussi promptement. C'est pourquoi les refroidissements sont plus redoutés qu'en Europe, et la flanelle y est plus usitée que dans les pays septentrionaux. Au Bengale, pendant la saison la plus chaude, lorsque de violents orages avaient pour effet, vers la fin du jour, d'abaisser le thermomètre de 33 ou 34 à 26 ou 27 degrés, J. Rochard voyait se déclarer brusquement parmi l'équipage de son navire une véritable épidémie de bronchites (2). Aussi voit-on éclater alors les bronchites, les pleurésies, les pneumonies, les angines, les rhumatismes; c'est aussi l'époque des fièvres éruptives, des douleurs névralgiques, des convulsions et du tétanos. Les indigènes et les créoles sont plus exposés aux phlegmasies des voies aériennes que les nouveaux venus; fréquemment elles entraînent la tuberculisation pulmonaire, qui marche alors avec une effrayante rapidité. Les abcès des poumons ne sont pas très-rares, notamment au Bengale (Twining). La phthisie pulmonaire est-elle plus rare dans les climats chauds que dans les autres climats? Cette question rentre essentiellement dans l'hygiène; car s'il est établi que les pays chauds ont la propriété d'empêcher ou d'arrêter le développement des tubercules, la prophylaxie de cette cruelle maladie se trouvera faite. On s'est beaucoup occupé, dans ces derniers temps, de la solution de cet important problème : l'Académie de médecine en a fait la base d'un programme d'études, lequel ne sera peut-être jamais rempli (3). Un fait généralement admis, c'est la fréquence de la phthisie chez les indigènes des zones tropicales, blancs, mulâtres et surtout nègres. Or, les statistiques sanitaires des armées anglaises, publiées sous les auspices du gouvernement anglais, par Tulloch et par Wilson (4), n'indiquent pas de différence en faveur des Euro-

---

(1) Rufz et de Luppé, *Mémoire sur la maison des aliénés de Saint-Pierre-Martinique* (*Annales d'hygiéne et de médecine légale*, janvier 1856, p. 181.

(2) Jules Rochard, *De l'influence de la navigation et des pays chauds sur la marche de la phthisie* Mém. de l'Acad. de méd., t. XX, p. 108).

(3) Voyez *Bulletin de l'Académie royale de médecine*. Paris, 1856, t. I, p. 43 et 312

(4) Voyez *Gazette médicale* du 9 septembre 1843.

péens : aux Antilles, les troupes noires comptent 9/5 phthisiques sur un effectif de 1000 hommes ; les troupes européennes, 9/5 ; à l'île Maurice, les troupes noires ont 8/5 phthisiques sur 1000 ; les Européens 7/7 ; à la Jamaïque et à Sainte-Hélène, l'avantage reste aux noirs, qui y présentent 10,3 et 2 sur 1000, tandis que les Européens fournissent la proportion de 13 sur 1000 pour la Jamaïque, et de 4 pour l'île de Sainte-Hélène. En prenant pour base de ses calculs, non l'effectif des hommes, mais le nombre des malades et des morts, Johnson était arrivé à d'autres résultats : il avait trouvé, dans les Antilles, pour les blancs, 1 phthisique sur 153 malades, et 1 décès par phthisie sur 14 ; pour les noirs, 1 phthisique sur 66 malades, et 1 décès par phthisie sur 4. A la Martinique, Rufz (1) a compté 1 phthisique sur 16 malades ; dans le nombre des phthisiques, il a observé peu de soldats et beaucoup de mulâtresses, dont le genre de vie est fort désordonné ; mais sa statistique ne repose que sur un total de 1954 malades. D'après Segond, les affections de poitrine se développent à Sinnamari dans la proportion de 1 sur 7 individus, et à Cayenne, de 1 sur 6. La phthisie se montre rare au Sénégal, et chez les indigènes, et chez les Européens ; mais cette appréciation admise par Thévenot, est combattue par Raoul et Fonssagrives, qui ont aussi pratiqué au Sénégal (2). Journée a noté, pour Livourne, 1 phthisique sur 44 malades ; pour Florence, 1 sur 28 ; pour Rome, 1 sur 20 ; pour Naples, 1 sur 6 : cette dernière proportion paraît trop forte pour le climat de Naples ; aussi a-t-elle été contestée ; de Rienzi fait observer que les étrangers, qui affluent dans cette ville, contribuent à y élever le chiffre des tuberculeux ; encore ne les portent-ils qu'à 1 sur 12 malades ; d'où l'avantage du séjour de Naples sur celui de Paris, où, suivant cet écrivain, il se rencontre 1 phthisique sur 4 malades. Enfin, notre regrettable ami Cas. Broussais, qui a réuni des documents dans un mémoire lu à l'Académie de médecine (4 avril 1843) (3), a fait le dépouillement des résultats numériques obtenus dans les différents services de la médecine militaire en Afrique : la statistique médicale de quatorze principaux points d'occupation dans les provinces d'Alger, de Bône, d'Oran et de Constantine donne 1 décès par phthisie sur 100 morts, et 1 cas de phthisie sur 561 malades : or les recherches de Benoiston de Châteauneuf (4), confirmées par celles que C. Broussais a faites au Val-de-Grâce, et qui portent sur une période de douze ans, prouvent qu'en France l'armée comptait, il y a vingt ans, 1 décès par phthisie sur 13,6 morts. Deux objections se présentent ici, que C. Broussais a prévues, mais auxquelles il n'a pas accordé assez d'importance : 1° les soldats qui sont envoyés en Afrique sont des hommes de choix ; les infirmes, les valétudinaires, les cacochymes, sont laissés aux dépôts, qui

(1) Rufz, *Mémoires de l'Académie de médecine*. Paris, 1843, t. X.

(2) J. Rochard, *Mémoires de l'Académie de médecine*. Paris, 1856, t. XX, p. 109. — Fonssagrives, *Traité d'hygiène navale*, 2ᵉ édition. Paris, 1877.

(3) C. Broussais, *Bulletin de l'Académie royale de médecine*, t. III, p. 542.

(4) Benoiston de Châteauneuf, *Annales d'hygiène publique*, 1ʳᵉ série, t. X, p. 239.

restent en France; 2° les dysenteries, les fièvres pernicieuses, emportent avant le temps des sujets qui auraient pu succomber plus tard à la phthisie pulmonaire : il n'y a donc ici que l'échange d'un genre de mortalité contre un autre; la préservation, si elle est réelle pour la phthisie, n'est point démontrée, et reste sans influence sur le chiffre de la mortalité, c'est-à-dire sur les chances de vie. D'un autre côté, toutes ces recherches s'appuient sur le chiffre des malades, chiffre très-variable, et dans lequel entrent des unités factices, le même sujet comptant autant de fois qu'il est entré à l'hôpital : ainsi 1000 soldats européens ont donné, dans les Antilles anglaises, 1903 malades; tandis que le même nombre de soldats de race africaine n'y a fourni que 820 malades. Les calculs de Johnson, Benoiston, C. Broussais, etc., reposent donc sur des éléments non comparables : pour être justes, ils devraient se baser sur le chiffre des hommes présents sur l'effectif des troupes. En suivant cette marche dans les relevés qu'il a faits sur les documents anglais, Genest (1) a démontré : 1° que la phthisie atteint dans les Antilles le même nombre de soldats européens et africains, 1 sur 82, mais qu'elle tue 1 sur 155 des premiers, et 1 sur 111 des autres; 2° que cette maladie, par la presque uniformité de son chiffre, qui varie de 6 à 9 ou 10 sur 1000, s'attache à l'homme avec une opiniâtreté presque égale sur tous les points où l'on peut l'observer en société. En effet, sur 1000 hommes, la phthisie atteint en :

Angleterre		6,5	Canada		6,5
Gibraltar		6,6	Bermudes		8,8
Iles Ioniennes		5	Nouvelle-Écosse		7
Malte		6			
Antilles	Européens	9,5	Sainte-Hélène	Européens	4
	Noirs	9,6		Noirs	2
Jamaïque	Européens	13	Ile Maurice	Européens	7,7
Cap	Noirs	10,3		Noirs	8,5
		5,5			

Ces données numériques sont loin de confirmer l'opinion qui attribue aux climats chauds une influence favorable sur la diathèse tuberculeuse; elles montrent la phthisie sévissant avec une intensité presque égale sur des points très-différents du globe; mais les tableaux dressés par Genest, à l'aide des documents anglais, indiquent un fait qui n'a pas attiré son attention : c'est que partout le nombre des officiers atteints de phthisie est très-inférieur à celui des soldats; on sait aussi que partout les soldats commettent les mêmes excès, violent avec une égale insouciance les règles de l'hygiène, et comme les statistiques anglaises portent exclusivement sur l'armée, la proportion presque uniforme des cas de phthisie se rattache peut-être au genre de vie plus qu'à toute autre cause. La question de l'influence du climat resterait donc intacte, par cela même qu'elle est ici dominée par celle du régime : or les médecins

(1) Genest, *Gazette médicale* du 9 septembre 1843.

qui ont allégué l'action favorable des pays chauds n'ont pas prétendu sans doute qu'elle ne puisse être balancée, annihilée par l'effet d'autres circonstances.

Les conditions d'une statistique péremptoire pour la solution du problème sont nombreuses et difficiles à remplir; celles qui ont été faites ne permettent que des probabilités assez vagues. Il ne suffit pas de vérifier par l'arithmétique la proportion des victimes que fait la phthisie parmi les troupes en garnison dans les pays chauds : ces pays, que l'on confond sous une seule dénomination, diffèrent souvent par la nature du sol et par les fluctuations de leur météorologie; la spécialité du régime et de la profession ne restreint pas moins la portée des résultats numériques ; ailleurs, la statistique est altérée par l'immigration des phthisiques voyageurs. En observant avec soin deux groupes d'individus malades, ou prédisposés au même degré, et qui, placés, l'un sous un climat de France ou d'Angleterre, l'autre sous un climat équatorial, suivraient exactement les règles d'une hygiène appropriée à leur situation, on serait conduit à des conclusions plus sûres que par la manipulation de grands nombres, composés d'unités hétérogènes. Là où il est si chanceux de compter, il faut se borner à l'observation. La plupart des médecins qui ont pratiqué dans les climats intertropicaux en ont constaté le maléfice pour les personnes affectées de phthisie naissante, ou simplement prédisposées à cette maladie. Les troupes anglaises stationnées dans l'île Maurice comptent 1 phthisique sur 140 hommes (Mac-Tulloch); Twining assure que la phthisie est plus rapidement fatale au Bengale qu'en Angleterre. Un tel ensemble d'opinions ne devait pas être dédaigné, alors qu'il n'avait pas encore la sanction des données numériques.

Les recherches de J. Rochard sont venues démontrer que sous la zone torride, la tuberculisation pulmonaire marche avec plus de rapidité qu'en Europe, et que l'immigration est fatale aux tuberculeux de cette dernière provenance; elles confirment les observations de beaucoup de médecins éminents de notre marine, tels que Cornuel (Guadeloupe), Dutroulau (Martinique), Segond et Laure (Cayenne), Lepetit (Bourbon), Collas (Inde), etc.; elles coïncident aussi avec les résultats obtenus par Wilson et par les médecins anglais qui ont écrit sur les maladies des pays équatoriaux; tous s'accordent à signaler, chez les nouveaux venus aux Indes occidentales, l'aggravation rapide des affections tuberculeuses dont ils apportaient le germe; chez les Anglais de la Jamaïque, Fernusson a noté la marche aiguë de la phthisie; la grande chaleur, dit Clark, paraît agir puissamment comme cause prédisposante sur les affections tuberculeuses. Rochard a établi, à l'aide de documents officiels qui embrassent une période de vingt-six années aux Antilles, que la phthisie fait deux fois plus de ravages dans l'infanterie de marine aux colonies que dans l'infanterie de ligne en France ; celle-ci compte 1 phthisique sur 30,42 décès, celle-là sur 13,6. La phthisie marche plus vite qu'en Europe au Sénégal, à Bourbon; elle est très-commune à Taïti, aux Marquises, dans toute l'Océanie; tous les rapports des chirurgiens de marine qui ont observé dans les îles de la Société, sont unanimes sur la fréquence de la phthisie, tant parmi les indigènes que parmi les Européens. Segond l'a trouvée aussi meurtrière au Brésil qu'en Europe, et il estime à 1/5e de la population le nombre des victimes qu'elle fait annuellement dans les villes maritimes. « Il résulte, en somme, de tout cet examen, qu'en mettant de côté les contrées peu fréquentées par les Européens et à l'égard desquelles nous ne possédons pas de renseignements suffisants, les pays situés sous la zone torride peuvent être divisés en deux classes : les uns, comme le Sénégal, l'Inde, Madagascar, etc., sont d'une telle insalubrité qu'il n'est pas permis de songer à y envoyer des malades ; les autres, qui par la douceur de leur climat, le peu de gravité des affections endémiques, semblent appeler la confiance, sont précisément les points du monde pour lesquels la phthisie semble avoir le plus de prédilection, où elle marche le plus vite. Les îles de la Société, de Maurice et de Bourbon sont dans ce cas. Le Brésil et les Antilles participent de cette double condition : ils sont insalubres et la phthisie les ravage(1). » Il ne faut donc pas attribuer à des régions nombreuses et diverses, parce qu'elles font partie d'un vaste système de climats chauds, un avantage qui semble dépendre, non-seulement de la latitude, mais des conditions topographiques.

C'est pour avoir méconnu l'influence décisive des localités que tant de phthisiques ont subi la fatigue d'inutiles migrations, et sont allés chercher la mort là où ils espéraient trouver la guérison, ou du moins la prolongation de leurs jours. On voit déjà que le séjour de la plupart des localités comprises dans la zone équatoriale leur doit être sévèrement interdit. Les praticiens savent l'influence fâcheuse des mouvements fébriles chez les sujets prédisposés à la tuberculose ; ils savent aussi que toutes les causes qui se traduisent par la débilitation organique impriment un fatal essor à son évolution ; or, les deux grands auxiliaires de la phthisie sont en permanence dans les contrées intertropicales ; aussi, rien de moins rare, à la côte occidentale d'Afrique, dans l'Inde, à Madagascar, que de la voir achever, par des atteintes accélérées, les constitutions usées par les récidives fébriles, par des hépatites, des dysenteries, des coliques nerveuses, etc. C'est donc hors de la zone tropicale qu'il faut chercher aux phthisiques un refuge. L'exploration de localités de la climatologie tempérée a été faite à ce point de vue par Carrière, Champouillon (2), Buttura, J. Rochard, Bonnet de Malherbe ; nous renvoyons à leurs écrits ; disons seulement que si le voyage en Italie réussit rarement aux poitrines compromises, c'est que l'Italie est une agrégation de localités qui diffèrent singulièrement par leurs phénomènes atmosphériques : le tout est de choisir à propos sa résidence. Une courte distance, suivant l'observation d'Hippocrate, change souvent le mérite des localités. Nice ne justifie point la vogue que lui fait la routine ; Florence doit être évitée par les phthisiques ; à quelques lieues de là,

(1) J. Rochard, *Mémoires de l'Académie de médecine*, t. XX, p. 140.
(2) Champouillon, *Gazette des hôpitaux*, 1857.

Pise leur offre une température douce, sans brusques perturbations, Gênes et Naples leur sont funestes. Rome, que l'on avait vantée, est dépossédée de son prestige par les recherches statistiques de Félix Jacquot (1). Le midi de la France leur ouvre peu de retraites abritées : notre littoral méditerranéen est en général à redouter par la fréquence du mistral. La ville d'Hyères, préservée du vent du nord, jouit d'une réputation qui paraît méritée, d'après la topographie de Barth (2) ; Amélie-les-Bains, Menton, Cannes, Ajaccio, Palerme, Madère, Alger, paraissent des stations hivernales plus favorables encore aux phthisiques. Mais aucune d'elles n'a été l'objet d'une étude assez prolongée et de relevés statistiques vraiment probatoires.

§ 2. — Climats froids.

Les climats de ce nom s'étendent du 55ᵉ degré de latitude vers le pôle, et comprennent le nord de l'Écosse, le Danemark, la Suède, la Norvége, la Finlande, la Russie, la Sibérie, la Laponie, l'Islande, le Groënland, le Kamtchatka, la Nouvelle-Zemble, le pays des Samoïèdes, celui des Esquimaux, le Spitzberg, etc. Le point le plus froid du globe, non encore déterminé dans l'hémisphère austral, correspond, dans l'hémisphère boréal, à 10 degrés du pôle terrestre, et se trouve au nord du détroit de Behring, qui sépare l'Asie de l'Amérique, à 80 degrés de latitude et à 170 degrés de longitude ouest de Paris. La température de ce point est de — 23 degrés ; la moyenne du pôle nord n'est que de — 16 degrés. Entre les latitudes de 64 à 75 degrés, la température moyenne du printemps est de — 16 degrés, celle de l'automne — 12 degrés, celle de l'hiver — 30 degrés, celle de l'été + 2°,2. Ces résultats ont été calculés par Fuster, d'après les observations journalières des capitaines Ross, Franklin, Parry et Back. Neuf ans d'observations thermométriques ont donné pour Tornéa, situé au-dessus du 66ᵉ parallèle, sur le golfe de Bothnie, — 12°,2 en hiver, — 1°,2 au printemps, — 0°,9 en automne, de 14 degrés en été, Inkoutsk, en Sibérie par 52 degrés de latitude, à 8 ou 900 mètres au-dessus du niveau de la mer, qui en est fort éloignée, présente, d'après un relevé de dix ans environ : — 14 degrés en hiver, 6 degrés au printemps, 16 degrés en été, — 4°,5 en automne, et — 0°38 dans l'année. Quoique plus au nord, l'Islande doit à sa position insulaire une température beaucoup plus égale et plus douce ; car elle est, en moyenne, de + 0°,83 en hiver, de 4 degrés au printemps, de 14 degrés en été, de 5 degrés en automne, de 5°,5 dans l'année. Mais les résultats thermométriques ne suffisent pas pour caractériser la marche des saisons dans les régions polaires. Le printemps s'annonce par la chute des neiges molles et floconneuses, suivies de pluies abondantes, par des vents d'ouest ou du sud. Bientôt les glaces éclatent, se détachent des côtes;

(1) Félix Jacquot, *Gazette médicale de Paris*, 1854, p. 438.
(2) Barth, *Archives de médecine*. Paris, 1841, t. XIII, p. 161. — E. Carrière, *Le climat de l'Italie, et les stations du midi de l'Europe*. 2ᵉ édit. Paris. 1876, p. 548 et suiv.

les vents, les courants, les entraînent, et la débâcle s'opère au milieu d'épaisses vapeurs qui obscurcissent l'atmosphère. La température s'élève de mai jusqu'en juillet, époque où l'on observe quelques rares orages. L'été réel ne dépasse point cette période : sa chaleur moyenne est de 2°,2, et sa chaleur extrême arrive à 15°,6 ; les causes qui réduisent le bienfait de cette saison sont l'obliquité des rayons solaires, la froidure des vents qui soufflent des pôles, et l'évaporation incessante de la masse pélagique. Dès le mois d'août, après quelques pluies, tombent les premières neiges ; le thermomètre descend rapidement, et en novembre, l'accumulation des glaces dans les passes et les détroits oppose de nouveau un obstacle insurmontable à la navigation : alors s'appesantit sur ces régions le rude hiver qui les caractérise et dont les météorologistes du dernier siècle ont encore exagéré la rigueur. Avec des instruments mieux construits, et par une observation plus exacte, on a constaté de nos jours qu'aux latitudes de 70 à 78 degrés, la température moyenne de l'année est de — 7°,2 et de — 8°,3 : mais le maximum du froid atteint jusqu'à 57 degrés (Scoresby). Ces froids extrêmes se font sentir en janvier et en février, époque où l'hiver polaire est à son apogée : alors la neige couvre au loin la terre et la mer ; une vapeur glaciale s'en dégage et se mêle à l'air : le soleil, caché sous l'horizon, ne se révèle pendant sa déclinaison australe que par un crépuscule dont l'effet calorifique est nul. Des aurores boréales viennent suppléer à son absence par leur magique illumination ; mais leurs clartés sans chaleur ne sauraient mitiger l'âpreté de cet hiver.

Dans les climats froids, les différences diurnes de la température sont peu marquées ; mais les variations annuelles s'exercent sur une grande échelle. Le capitaine Franklin (1820) a observé un minimum de — 50 degrés et un maximum de + 31 degrés, ce qui donne une différence de 81 degrés. Les températures moyennes décroissent d'autant plus qu'on se rapproche plus des pôles : ainsi, du 55° de latitude au 75°, elles s'abaissent de 13 degrés à 15°,5 thermométriques tandis que pour un égal nombre de degrés de latitude vers la ligne, de zéro à 20 degrés, la différence n'est que de 4°,4 à 4°,8. Le baromètre suit une marche diamétralement opposée à celle qu'il affecte dans les zones tropicales. Au delà du 60° degré de latitude, plus de variations périodiques ; mais ses variations générales augmentent avec la latitude. A 25 degrés du pôle, elles vont jusqu'à 60 millimètres. Excepté les aurores boréales, les phénomènes électriques s'effacent dans les climats froids. Les vents soufflent ordinairement du nord-est et du sud-ouest ; les vents d'est et du nord sont chargés de frimas qu'ils entraînent des pôles. Dans quelques localités, notamment au Spitzberg, ainsi que l'a reconnu l'expédition scientifique de 1838-1839, les vents du sud sont plus froids en hiver que les vents du nord : au reste, les vents y sautent brusquement d'un point de l'horizon à l'autre. Par l'impulsion qu'ils communiquent à l'atmosphère, ils renforcent la sensation du froid, en renouvelant rapidement l'air qui est en contact avec les organes ; et, par leurs irrégularités, ils produisent fréquemment des tempêtes qui se propagent au loin. La quantité d'eau météorique, qui, de 0° latitude à 30 degrés, s'élève à 826 centimètres, ne dépasse point 98 centimètres entre 60 et 90 degrés de latitude. Plus on se rapproche du pôle, plus ordinairement cette eau tombe à l'état solide sous forme de neige compacte, cristallisée en hiver, molle et humectante au printemps. Souvent cette neige est colorée en rouge par l'*Uredo nivalis*; la grêle est due dans ces climats à la congélation des gouttes de pluie, et sa chute n'est pas accompagnée, comme dans les zones tempérées, de phénomènes électriques. Enfin la vapeur d'eau, soit qu'elle se forme sur les lieux, soit qu'elle provienne de points éloignés des glaces, donne lieu à ces brumes qui épaississent l'atmosphère des régions polaires.

Le caractère général des climats polaires est déterminé par la durée et par l'intensité de l'hiver; il commence dès le mois d'octobre, décline de mars en avril, et souvent se prolonge encore sur le mois de mai; les trois autres saisons ensemble s'écoulent en quelques semaines; l'été, neutralisé par les gelées nocturnes et par la médiocrité de sa moyenne thermométrique; l'automne et le printemps, remarquables par leur humidité, qui aiguise la froidure persistante de l'air. La nature exprime, par les qualités de ses produits, la puissance du froid permanent : la vigne ne franchit pas le 50° degré de latitude; les peupliers s'arrêtent au 60°, les chênes au 62°, les pins et les sapins au 67°; l'orge et l'avoine sont les seules graminées que l'on rencontre encore sous le 70° parallèle. Dans le domaine des frimas et des glaces, en Laponie, au Spitzberg, dans le Groënland, à l'île Melville, comme sur les cimes des Alpes et des Pyrénées, on ne trouve guère que des cryptogames, une flore chétive et rare, qui se compose surtout de glumacées, de fougères et d'éricinées. En quelques semaines, la végétation parcourt toutes ses phases. Les espèces animales qui appartiennent au sol n'y présentent point cette stature imposante, cet éclat du pelage qu'on admire dans les zones tropicales; elles ont un aspect et une structure caractéristiques; celles qu'on y importe succombent ou dégénèrent. L'homme n'est pas moins modifié dans sa constitution physique, dans sa fonctionnalité, dans ses manifestations morbides. Toutefois, des différences profondes, dues au genre de vie et surtout à la diversité d'origine, séparent entre elles les populations du Nord, sans que la prépondérance des agents climatologiques cesse de se faire sentir. Les Lapons, les Esquimaux, les Groënlandais ont la taille petite, la tête volumineuse, les pommettes saillantes, les yeux écartés, le nez épaté, la bouche largement fendue, la peau enfumée, la barbe noire, les cheveux noirs, longs et roides. Au contraire, les Norvégiens, les Suédois, les Danois, etc., sont connus par l'élévation de leur stature, la vigueur de leur constitution, la blancheur de leur teint, la coloration claire de leur système pileux. On sait que, par leur développement et par leur beauté, ces peuples étaient l'honneur de la race humaine dans l'ancien monde; mais ils habitent des contrées moins froides, et suivent un régime bien différent de celui des populations plus rapprochées du pôle. Le Lapon, l'Esquimau, le Samoïède, quand il n'est point excité par le besoin, vit immobile, accroupi dans sa hutte échauffée à 30 ou 40 degrés, et dans laquelle l'air ni la lumière ne pénètrent point. Au temps de ses excursions à travers glaces et neiges, il souffre la faim et la soif, endure des fatigues inouïes. Aux longs jours d'abstinence forcée succèdent les excès de nourriture grossière et de boissons irritantes; le commerce de pelleterie auquel il se livre ne sert presque qu'à satisfaire sa passion pour les alcooliques. A défaut de ces liqueurs, il arrose, avec l'huile rance de baleine ou le lait de jument fermenté, son festin de chair à moitié crue ou de poisson pourri. Les alternatives d'abondance et de pénurie, de jeûnes et d'excès, de fatigues excessives et de stagnation, engendrent des maladies et usent les forces. L'intensité soutenue du froid, qui sévit au delà du cercle polaire, retarde la croissance et diminue la taille; les végétaux eux-mêmes subissent cette influence : ils n'atteignent pas plus de six pieds; les plus grands, tels que les bouleaux, les aunes, le sapin et le mélèze, propres au sol de ces contrées, y rampent en arbrisseaux.

En général, le tempérament sanguin est la forme d'organisation la plus commune dans les climats froids; il exprime l'activité de la chylification et de l'hématose, fonctions qui deviennent prépondérantes sous l'action d'une basse température et sous une forte pression ; ces deux circonstances augmentent l'exhalation d'acide carbonique par les voies pulmonaires : d'où la nécessité de consommer par les aliments une plus forte proportion de carbone. S'il est aisé, sous l'équateur, de supporter une demi-diète et même la faim, la faim et le froid, dans les climats voisins du pôle, épuiseraient promptement les forces de la vie. L'appétit glouton du Kamtchadale et de l'Esquimau, la puissance de leur appareil digestif peuvent étonner celui qui ne réfléchit pas aux conditions différentes de la vie sous des latitudes opposées; mais ce qui semblerait monstrueux dans le midi de la France ou en Italie est très-physiologique en Laponie. C'est de l'hygiène qu'il est vrai de dire : vérité en deçà des Pyrénées, erreur au-delà. La nature a pourvu, par ses dispositions, aux besoins inégaux de la consommation du carbone sur les points distants du globe : tandis que les fruits des pays méridionaux, pris à l'état récent, n'en renferment pas plus de 12 pour 100, le lard et les huiles de poisson dont se repaît l'indigène des régions polaires en contient de 66 à 80 pour 100 (1). Les repas copieux et répétés des gens du Nord sont en rapport avec la quantité de carbone détruit par la respiration, avec le besoin d'une stimulation incessante, sans laquelle les organes s'engourdiraient par le froid. Les mouvements, les marches, les exercices violents qu'ils font, activent leur circulation. D'après ce que nous avons dit, leur pouvoir calorifique doit augmenter avec l'intensité du froid : en effet, le capitaine Parry a vu la température de plusieurs renards croître avec le froid : Cranz rapporte que les Groënlandais s'habillent légèrement, et sortent sans se couvrir la tête ni le cou ; il en est de même des Samoïèdes, des Ostiakes, etc.; le paysan de la Norvége se livre aux travaux

(1) Liebig, *loc. cit.*, p. 19.

des champs la poitrine découverte, et pendant que le givre s'attache à ses cheveux, la sueur ruisselle sur sa peau. Les Esquimaux de l'île Melville supportent pendant l'hiver un froid de — 25 degrés à — 32 degrés, et qui descend parfois jusqu'à — 46 degrés : leurs abris sont des huttes édifiées par assises avec des blocs de neige taillés et réunis en forme de dôme, dont le sommet est fermé par un fragment de glace diaphane ; ils consomment habituellement 8 kilogrammes par jour de chair crue, contenant un bon tiers de graisse et se régalent en outre de morceaux d'huile de baleine congelée. Le docteur Hayes, chirurgien de la deuxième expédition des États-Unis au pôle arctique, a remarqué que les marins ne réussirent à lutter avec succès contre de tels froids qu'en suivant un régime analogue qu'ils finirent par trouver à leur goût. Les sécrétions urinaire, graisseuse, pulmonaire, etc., sont d'autant plus abondantes que celle de la peau l'est moins ; la nutrition s'accomplit avec énergie, et le système musculaire présente un grand développement ; mais l'innervation languit. Ici encore les différences se prononcent entre les populations du Nord, suivant les nuances plus ou moins adoucies du climat, suivant leur genre de travail national (pêche, agriculture), et surtout suivant le degré d'isolement que la distance et l'excessive rigueur du froid entretiennent autour d'elles. La civilisation modifie puissamment le rôle du système nerveux. Pourquoi refuser (1) l'imagination et la sensibilité à ces peuples lointains, qui ont leur poésie populaire, leurs légendes naïves, leurs shagas ? Récemment les membres de l'expédition française au Spitzberg se sont délectés dans la complaisance hospitalière de leurs foyers, entourés d'affection et de piété. Dans les zones un peu plus éloignées du pôle, dans la patrie de Linné et de Berzelius, l'homme se révèle dans toute la noblesse de ses attributs moraux, dans tout l'éclat de ses facultés intellectuelles.

Ainsi, chez les habitants des climats froids, la physiologie humaine se résume dans la prédominance sanguine ; les organes qui préparent le sang et ceux qui l'élaborent y sont les plus vivants ; les fonctions centrales ont le plus d'énergie ; la vie s'accumule en quelque sorte dans ses réceptacles internes. Cette modalité fonctionnelle, jointe à l'action persévérante du froid, explique la pathogénie de ces contrées ; celle-ci se dénote presque exclusivement par la forme inflammatoire ; l'automne et le printemps, humides et froids, développent en sous-ordre une complication catarrhale ; les courtes chaleurs de l'été font taire l'une et l'autre, et communiquent parfois à la constitution médicale des traits fugaces d'un état bilieux ; mais en définitive, les maladies hivernales l'emportent, et le caractère de l'imminence morbide reste phlegmasique pendant la presque totalité de l'année. Les zones polaires sont la terre classique des inflammations de poitrine : Wargentin a calculé qu'en Suède le quart de décès est dû à cette catégorie d'affections (2). Les exceptions éma-

(1) Guérard, *Dictionnaire de médecine* en 30 vol., 2e édition, t. VIII, p. 144.
(2) D'après les rapports statistiques sur les maladies de l'armée anglaise, la proportion

nent des localités : ainsi, d'après les notes que Gaymard a adressées à l'Académie de médecine (1), l'Islande, quoique sous le même parallèle que le Groënland et la Laponie suédoise, est particulièrement exposée à des maladies catarrhales, l'humidité et les brusques mutations de l'air formant le fond de sa constitution météorologique. Indépendamment des maladies dont la succession caractérise l'année médicale, on rencontre dans les climats septentrionaux des affections qui leur sont propres, de même que la zone torride joint à ses phases morbides générales la lèpre et l'éléphantiasis des Arabes, le pian, le scorbut si fréquent aux Antilles, le carreau si meurtrier pour les enfants à Bourbon, à l'île de France, etc., les névroses, telles que l'hystérie, l'hypochondrie, l'épilepsie, etc. Des causes analogues produisent, sous les climats les plus opposés, les mêmes résultats : la réverbération solaire à la surface des neiges, les vents de la mer Glaciale, le sablon des steppes soulevé dans l'air, déterminent dans le nord de l'Asie, de l'Amérique et de l'Europe, des ophthalmies endémiques qui sont entretenues dans les climats équatoriaux par l'intensité de la lumière réfléchie, par les vents sablonneux du désert, etc. Les Lapons, aux paupières tuméfiées et ulcérées, marchent les yeux abrités par la main contre l'impression des rayons solaires; l'amaurose et la cataracte sont très-répandues parmi eux. L'épiderme, plus rétractile que le derme, se fendille par l'action du froid ; les gerçures, accompagnées d'exhalation séro-sanguinolente, occasionnent des douleurs cuisantes : les indigènes des régions polaires cherchent à s'en préserver par des onctions huileuses dont les Africains et les Asiatiques font également usage pour réprimer les flux immodérés de sueur, sans obstruer les pores de la peau (Curric). On trouve encore dans l'archipel Feroë, et sur les côtes maritimes de la Suède, de la Norvége et du Danemark, une espèce de lèpre tuberculeuse qui occasionne des destructions de tissu et des déformations hideuses. La variole exerce de fréquents ravages en Pologne, au Kamtschatka, dans le Groënland : elle n'est pas moins commune parmi les Kirghiz, les Bouriats et les Toungouses. L'affection scrofuleuse est très-répandue dans les différentes classes de la société, en Russie, en Suède, dans le Nord de l'Asie, et jusque chez les peuplades sauvages : elle s'y montre plus fréquente et plus grave depuis l'importation de la syphilis. Celle-ci, moins intense et plus curable dans les pays chauds, acquiert chez les peuples du Nord une violence et une ténacité qui rendent souvent inutiles les efforts de l'art : cantonnée dans les familles, elle se perpétue par la génération, et engendre, par sa combinaison probable avec les scrofules, les masques variés d'une cachexie héréditaire. L'influence du régime et des habitudes se

annuelle des pleurésies et des pneumonies est pour 1000 : de 42 à Gibraltar, de 34 à Malte, de 33 aux îles Ioniennes, de 37 aux Bermudes, de 35 à Brunswig; d'où il résulte que dans ces colonies, la fréquence des affections aiguës de poitrine ne paraît liée ni au degré ni aux variations de la température.

(1) Voyez *Bulletin de l'Académie de médecine*. Paris, 1838, t. III, p. 316. — Pritchard, *Histoire naturelle de l'homme*. Paris, 1843, t. II, p. 278.

mêle intimement avec les effets du climat pour la production des maladies, comme dans la détermination du type physiologique des masses : ainsi la plique, qui est endémique en Pologne, en Lithuanie, les épidémies scorbutiques qui règnent sur les côtes de la Suède et de la Russie, accusent une étiologie complexe. D'autres affections existent à l'état permanent, sans relation probable avec les conditions du climat; le pyrosis et les affections vermineuses qui attaquent les Lapons sont dus à la mauvaise alimentation, et des maladies gastriques se multiplient en Norvége toutes les fois que la disette remet en usage le pain d'écorce.

Les climats froids exercent-ils une action préservatrice contre certaines maladies, ou, du moins, en corrigent-ils la gravité ? Nous avons dit que les fièvres paludiques s'atténuent dans leur expression symptomatique, et finissent par s'éteindre en rétrogradant vers les pôles. D'après Hildebrand, la propagation du typhus diminue sensiblement dans les climats froids, et finit même par y cesser tout à fait. Malgré l'entassement des Lapons, des Esquimaux, etc., dans des huttes enfumées et sans aération, les voyageurs n'ont signalé chez eux aucune épidémie de typhus. L'hiver représentant la somme des conditions propres aux climats froids, peut-on en induire que les maladies se distribuent dans les zones climatériques comme elles font entre les saisons? L'observation directe et locale ne peut être suppléée ici par l'analogie; néanmoins la plupart des médecins qui ont observé la fièvre typhoïde dans diverses contrées ont remarqué qu'elle est plus commune pendant les chaleurs de l'été et dans les pays méridionaux (1). Les affections nerveuses sont plus fréquentes dans les climats chauds; mais, nous l'avons dit, les influences de la civilisation effacent souvent celle du climat; elle multiplie les névroses dans les pays du Nord autant que dans les zones tempérées; on trouve parmi les classes élevées de la Russie des organisations aussi impressionnables que celles des créoles; le Danemark est l'une des contrées de l'Europe où le suicide fait le plus de victimes. Enfin, il serait intéressant de connaître la proportion de phthisiques que présentent les régions les plus septentrionales, surtout celles où domine le froid sec; mais les documents font défaut : celui dont nous avons extrait quelques données statistiques sur la phthisie (page 495) fait voir qu'elle affecte les troupes en garnison depuis vingt ans au Canada dans la même proportion que les troupes de Londres, de Malte, de Gibraltar, et dans une proportion moins forte que les troupes des Antilles, des Bermudes, etc. Si la statistique militaire pouvait suffire pour fixer les rapports de fréquence de la phthisie dans les différents climats, nous serions tenté de répéter encore ici, avec Genest, que les faibles variations du chiffre de cette maladie (de 6 à 9-10 sur 1000) indiquent une cause toujours identique et produisant des effets à peu près analogues sur tous les points du globe habités par l'homme. Cette conclusion en contient une autre, qui confirme une opinion de Louis : la phthisie pulmo-

(1) C. P. Forget, *Traité de l'entérite folliculeuse (fièvre typhoïde).* Paris, 1841, p. 451.

naire offrant à peu près le même chiffre et dans les pays chauds et dans les pays froids, comme les phlegmasies des voies respiratoires règnent plus dans ceux-ci que dans ceux-là, on ne saisit point le rapport de fréquence tant signalé entre les inflammations pulmonaires et la production du tubercule dans les poumons. Ce raisonnement acquerrait force de loi, s'il était prouvé, comme le professait Laennec, que la phthisie, très-répandue dans les régions tempérées, telles que la France, le nord de l'Espagne, de l'Italie et de la Grèce, se montre relativement plus rare dans les climats très-froids et dans les climats très-chauds; pour ceux-ci, les observations de nos chirurgiens de marine ont démontré l'erreur de Laennec.

§ 3. — Les climats tempérés.

Les climats tempérés règnent entre 30, 35 et 55 degrés de latitude australe où boréale; l'Europe presque entière avec ses îles en fait partie; en Asie, ils embrassent les belles et vastes contrées qui se développent depuis la Méditerranée et la mer Noire, à l'ouest, jusqu'à l'empire du Japon et le grand Océan du Sud, à l'est; en Amérique, la Californie, une partie du Mexique et du Canada; les États-Unis, le Chili, la Patagonie. Les traits généraux de la zone tempérée sont les suivants : 1° les saisons sont tranchées, le froid et la chaleur alternent annuellement, mais n'arrivent d'ordinaire à leur apogée que par une gradation intermédiaire; l'observation météorologique de vingt-six stations choisies dans la zone tempérée, dans les conditions différentes de hauteur, de proximité et d'exposition, a fourni pour température moyenne, en hiver, 3°,3 : en été, 19°,9 : au printemps, 10°,7 et en automne, 11°,8; 2° quoique distinctes, les saisons sont d'une grande variabilité, tandis que l'équateur et les contrées circumpolaires se font remarquer par la stabilité de leurs qualités thermométriques; 3° les oscillations de la température, qui marquent peu d'un jour à l'autre sous la zone torride et vers les pôles, ne manquent ni de fréquence ni d'amplitude, de telle sorte que du matin au soir, d'une semaine à l'autre, de mois en mois, de saison à saison, les mutations de l'atmosphère font éprouver à nos organes des modifications variées qui tournent au profit ou au détriment de notre santé. Il est rare que le thermomètre se maintienne pendant cinq ou six jours au même degré; les vicissitudes qu'il éprouve dans cet intervalle affectent souvent 10, 15 ou 20 degrés; leur échelle totale ne comprend pas moins de 30 à 40 degrés, tandis qu'à l'équateur les oscillations thermométriques ne dépassent point 8 ou 9 degrés.

Les époques annuelles où l'on observe principalement la versatilité, et, pour ainsi dire, le tumulte des phénomènes météorologiques, correspondent aux saisons intermédiaires. Vers l'équinoxe de mars, au moment où le soleil franchit la ligne équatoriale, la masse atmosphérique est ébranlée par des vents contraires, qui s'élancent à la fois de tous les points de l'horizon. Le baromètre et le thermomètre subissent de brusques variations; les météores aqueux se répètent, alternent ou se mêlent avec ou sans le concours des vents; le soleil, quand il se montre, est limpide, et manifeste déjà une grande puissance de calorification; mais soir et matin en plein jour, à l'ombre ou par un ciel couvert, on éprouve encore une vive sensation de froid, le sol émettant avec rapidité le peu de chaleur solaire qu'il a pu absorber jusqu'alors. Aussi la première moitié du printemps participe-t-elle aux qualités de l'hiver; les vents contribuent à refroidir l'atmosphère, même ceux du midi qui se dépouillent de leur tiédeur en passant sur des pays en pleine végétation; les dégels, la fonte des neiges, des ondées fréquentes, l'évaporation de ces eaux météoriques, l'activité du rayonnement nocturne pendant des nuits encore longues et souvent transparentes, la vapeur apportée par les vents d'ouest, et qui, condensée par le froid des régions supérieures de l'air, retombe pendant le jour en pluies, neiges et grêles, et pendant la nuit en brouillards, rosées et gelées blanches, communiquent à la première période du printemps une constitution atmosphérique mobile, humide et froide. L'accroissement progressif de la chaleur solaire améliore la température de la seconde période sans lui ôter son caractère d'hygrométrie et de variabilité. L'été présente trois phases, dont la première se ressent de la turbulence météorologique qui appartient au printemps; la seconde a pour condition l'élévation soutenue de la température, la sécheresse de l'air et la pureté du ciel; la troisième amène des perturbations électriques, fait marcher l'hygromètre vers l'humidité, détermine soir et matin un abaissement notable dans la température. Ces vicissitudes annoncent l'approche de l'équinoxe d'automne, qui renouvelle la lutte des vents contraires, les alternatives de tempêtes et des calmes, le mélange des météores aqueux; l'atmosphère encore chaude et saturée d'eau, s'en débarrasse par des pluies, des brouillards et des rosées. Le printemps et l'automne se ressemblent par le fond humide de leur constitution atmosphérique, par le nombre et l'amplitude de leurs variations; mais, encadrés dans un ordre inverse entre l'hiver et l'été, l'automne est chaud au début et froid sur son déclin, tandis que le printemps commence par le froid et finit par la chaleur. A cette intervention des qualités thermométriques s'ajoute une opposition physique et morale, dont le médecin doit tenir compte; tout être inaugure le printemps par une sensation de renaissance et d'expansion vitale : l'automne jette sur l'horizon un voile brumeux et sur l'âme une involontaire tristesse; la vie commence à restreindre le cercle de ces irridiations; le corps éprouve comme un frisson précurseur de la concentration hivernale. Pendant l'hiver l'atmosphère se régularise : des vents froids, des pluies répétées, des brouillards sans fin, une ascension diurne du thermomètre faible et fugitive entre midi et deux heures, des nuits prolongées, des alternatives de neige, de pluies ou de gelées, suivant que le ciel se couvre ou s'éclaircit, telle est la marche de cette saison; comme les autres, elle se nuance par son contact avec la constitution atmosphérique qui précède ou qui suit, humide et médiocrement froide à son début, d'un froid sec et cuisant à son apogée, se mitigeant de nouveau à son déclin qui prépare l'état hygrométrique et variable de la période initiale du printemps.

Est-il besoin de dire que les saisons ne se comportent point d'une manière uniforme dans l'immense étendue de la zone tempérée. Elles ne se déroulent dans l'ordre précité que vers le centre de cette zone : vers les pôles, vers les tropiques, elles réfléchissent les effets d'une climatologie extrême. La zone tempérée déploie donc à sa surface des climats moyens ou tempérés par excellence, et des climats qui portent, les uns une empreinte plus australe, les autres une empreinte plus boréale. Fuster (1) a calculé, d'après les valeurs thermométriques rassemblées par Humboldt, des résultats moyens de température qui permettent de spécifier avec quelque précision les catégories de climats comprises dans la zone tempérée. Entre les latitudes 55 à 65 degrés, l'hiver égale — 6 degrés, et l'été 15 degrés seulement ; sous les parallèles de 22 à 36 degrés, la température arrive à 27 degrés en été, et ne descend pas en hiver au-dessous de 8 degrés ; d'où l'on voit que, sur la lisière boréale des climats tempérés, l'hiver est plus froid de 21 degrés, et la chaleur de l'été moins forte de moitié que vers leur limite australe : la différence porte non-seulement sur l'intensité de ces deux saisons, mais encore sur leur durée ; dans le groupe boréal des climats tempérés, l'hiver occupe cinq à six mois, et l'été, qui commence en juillet, finit en août. Upsal et Stockholm ont des hivers rigoureux de cinq mois, des automnes et des printemps dont la température moyenne donne à peine 4 à 6 degrés, tandis qu'Alger présente encore 18 à 21°,6 du 1er janvier à la fin de mai ; 29, 30 et 31 degrés pendant les quatre mois suivants, et jusqu'à 24 degrés en octobre. Enfin, au voisinage des tropiques, la Havane jouit en janvier d'une chaleur moyenne de 21 degrés, et n'a pas vu en trois ans le thermomètre descendre au-dessous de 16°,4. Ainsi, vers le nord, hivers longs et rudes, étés courts et peu chauds ; vers le sud, hivers modérés, étés ardents ; vers le centre, les saisons tendent à se faire équilibre ; sous les latitudes de 45 à 48 degrés, l'hiver et l'été ont chacun environ une durée trimestrielle : là température calculée dans sept stations comprises entre ces deux parallèles, a donné de 1°,4 pour l'hiver, et de 19 degrés pour l'été. A l'extrémité polaire de la zone tempérée, l'automne et le printemps tiennent plus de l'hiver que de l'été, et les vicissitudes atmosphériques surviennent principalement en été et en automne ; à l'extrémité tropicale, elles portent sur le printemps et sur l'hiver ; le printemps et l'automne sont sous la domination de l'été. C'est dans les régions centrales de la zone tempérée, là où les influences équatoriales et les influences polaires se rencontrent et se pénètrent que les quatre saisons tendent à une distribution égale et réagissent franchement l'une sur l'autre.

Indépendamment des différences qu'offrent les saisons dans les trois systèmes climatériques de la zone tempérée, leur physionomie propre et la régularité

(1) Fuster, *loc. cit.*, p. 502.

de leur succession sont altérées par deux ordres de causes perturbatrices: les unes, fixes, ne sont autres que les conditions géologiques, telles que l'élévation ou l'abaissement du terrain, sa nature, sa configuration, son orientation, son étendue continentale ou le voisinage des mers; les autres, accidentelles, sont les intempéries qui impriment aux saisons une allure anormale et remplacent, par une combinaison inusitée des qualités atmosphériques, l'état météorologique qui constitue annuellement l'habitude d'un climat : il y a intempérie, dit Fuster, si l'hiver est moins froid qu'à l'ordinaire, à plus forte raison s'il est fort doux ou même chaud; il y a intempérie, si le froid de la saison excède la mesure commune, s'il survient prématurément, s'il finit trop tard, si l'hiver pèche par manque d'uniformité, s'il a, par exemple, alternativement de fortes gelées et des dégels subits, etc. Les constitutions insolites de l'atmosphère se prolongent parfois pendant plusieurs années : le vulgaire dit alors que le climat est changé, quoiqu'il n'ait subi en réalité aucune modification directe dans ses éléments. Mais, de même que les circonstances de localité qui font dévier les lignes isothermes ne peuvent rien contre la progression thermométrique de 10 en 10 degrés de latitude, ainsi les intempéries et les individualités géologiques s'effacent dans la considération des différences qui existent entre les extrêmes et entre les moyennes thermométriques, pour chaque saison, dans les divers climats : la différence des extrêmes va en augmentant rapidement de l'équateur au pôle; même décroissance des moyennes, comme l'indique ce tableau :

Bandes isothermes de	Température moyenne de l'hiver.	Température moyenne de l'été.	Différences.	Latitudes.
20 degrés c.	15 degrés c.	27 degrés c.	12 degrés c.	33 degrés.
15 —	7 —	23 —	16 —	42 —
10 —	2 —	20 —	18 —	49 —
5 —	4 —	16 —	20 —	61 —
0 —	10 —	12 —	22 —	69 —

La simple inspection de ces résultats montre que, plus on s'éloigne des tropiques, plus les variations de la température d'une saison à l'autre acquièrent d'amplitude; dans la portion australe de la zone tempérée, la température est à la fois et plus élevée et plus égale; au contraire, le groupe septentrional des climats tempérés expose à des froids plus rigoureux, et exige chez ceux qui l'habitent plus d'élasticité organique, puisque les vicissitudes thermométriques y ont plus d'étendue.

L'influence que la latitude, la longitude et la hauteur exercent sur la température moyenne des saisons a été précisée par les calculs à l'aide desquels Guillaume Mahlmann a déterminé la distribution de la chaleur sur le globe dans les deux hémisphères. Nous extrayons du tableau qu'il a dressé, et qui a été publié par Humboldt, la thermométrie comparée de 84 localités situées entre 54° 47' et 5° 30' latitude nord : c'est une source précieuse de renseignements pour la médecine et pour l'hygiène.

La zone tempérée imprime aux produits du règne organique et du règne inorganique un caractère général qui se diversifie sous l'empire des climats particuliers qu'elle renferme. On y trouve des plantes très-variées et dont les qualités manquent aux mêmes espèces végétales sous les autres zones ; elle offre en foule les labiées, les amentacées, les crucifères et les ombellifères : ces deux dernières familles ne se rencontrent guère avec l'équateur, et les malvacées, si répandues entre les tropiques et dans nos régions tempérées, disparaissent au delà du cercle polaire. Cette zone est habitée par des espèces animales qui font défaut aux climats équatoriaux et polaires, et celles qui leur sont communes ne laissent pas que d'avoir une forme distincte d'organisation. L'économie humaine reçoit l'empreinte des influences générales de cette zone. On ne confondra jamais le type physique des Géorgiens, des Grecs, des Italiens, des Français, avec le nègre de la Guinée ou de l'Abyssinie, avec l'Esquimau à la taille rabougrie. Mais dans l'intérieur même des vastes régions qui appartiennent à la zone tempérée, que de différences dans la stature, dans la coloration des systèmes pileux et cutané, dans le développement musculaire, dans l'évolution plus ou moins aiguë des organes de la reproduction, dans le rhythme des fonctions d'hématose et de nutrition, dans le jeu de l'innervation, et, par suite, dans les manifestations du moral et de l'intellect ! différences qui dépendent, non-seulement de l'action climatérique, mais encore du régime, de l'aisance, des habitudes, du degré de civilisation, des émigrations, etc. Le Maure, l'Arabe, l'Italien, l'Espagnol, le Suédois et le Russe, sont issus de la même race ; ce qui les distingue entre eux est le produit de ces influences combinées et de leur spontanéité vitale. La conformation du sol en plaines, en montagnes, en vallées, en côtes fluviales et maritimes, etc., agit non-seulement sur la destination sociale de l'homme et sur son genre de vie, mais encore sur la modalité de ses fonctions et sur sa forme générale. L'investigation de ces différences collectives des hommes, lesquelles ressortent des localités et des climats, appartient à l'hygiène publique, et plus encore à l'histoire naturelle ; remarquons seulement que les modifications que subit l'organisation humaine dans l'étendue de la zone tempérée sont parallèles aux différences que la météorologie annuelle présente dans les stations très-éloignées, mais comprises dans cette même zone. Là où celle-ci revêt une nuance équatoriale, le type général des masses rappelle celui des nations groupées entre les tropiques ; et chez l'individu, la prédominance physiologique tend à s'établir vers la peau et le foie ; l'état des forces se révèle par la brusque alternative de la jactance nerveuse et de l'épuisement. A l'extrémité boréale, la lenteur de la puberté permet à la taille de s'allonger ; les cheveux, l'iris et la peau s'étiolent comme chez les peuples hyperboréens ; chez l'individu, les appareils digestif et respiratoire se suractivent, tandis qu'une sorte d'hivernation commençante atteint les fonctions périphériques. Dans les climats moyens de notre zone, les tempéraments sont plus variés, plus mélangés ; les appareils organiques tendent à se faire équilibre par leur proportion matérielle et leur jeu. Sans décerner, avec Motard, à ceux qui habitent ces régions tempérées par excellence, la plus heureuse harmonie dans le développement de leurs organes (1), on peut caractériser leur état physiologique en disant qu'il exprime une tendance à l'harmonie; non par le balancement des fonctions, mais par la compensation totale de leurs excitations alternatives suivant les saisons. Ainsi, tandis qu'à l'équateur ou près des pôles, certains organes sont les centres permanents des mouvements vitaux, sous la zone tempérée l'été confère la prééminence à l'enveloppe cutanée et à l'appareil hépathique; l'hiver, aux instruments de l'hématose et de la chylification; l'automne et le printemps secouent pour ainsi dire tous les systèmes et toutes les fonctions; suivant la nuance plus hivernale ou plus estivale de leurs périodes, ils provoquent une rapide succession de prédominances opposées; par leurs vicissitudes atmosphériques, ils font osciller dans une latitude proportionnelle la réaction des solides et des fluides de l'économie; l'action nerveuse suit ces phases : tour à tour impétueuse et déprimée pendant les chaleurs de l'été, refoulée par le froid et l'hiver, versatile pendant les saisons équinoxiales, elle n'est jamais dominée d'une manière absolue par les influences atmosphériques, et c'est dans les climats tempérés que l'homme conserve le plus d'indépendance tant au physique qu'au moral : la puberté, la menstruation, ne sont ni précoces, ni tardives; en un mot, les actes de la vie ne sont ni précipités comme dans la zone torride, ni ralentis comme au voisinage des pôles; ils ne sont pas non plus asservis à une allure uniforme. Dans ces régions évidemment privilégiées, la nature a réuni les conditions qui font l'équilibre de la santé et la plénitude de la vie : on les appelle tempérées, et elles le sont sans monotomie par l'effet total des contrastes atmosphériques de leurs saisons; de même la vie humaine y est tempérée, non dans la succession de ces phénomènes, mais par l'ensemble et les résultats de ses phases annuelles.

On ne trouve plus dans ces climats la stabilité des formes pathologiques qu'on observe à l'équateur et vers les pôles. La succession tranchée des saisons et l'inconstance habituelle des qualités de l'air ont pour effet d'imprimer aux affections morbides des phases qui sont en rapport avec le caractère de chaque période de l'année, avec la nature et l'étendue des vicissitudes qu'elle comporte. L'hiver traîne à sa suite le cortége des inflammations; le printemps, sans effacer l'état phlegmasique, développe plus particulièrement des affections catarrhales; les irritations des voies digestives, les ictères, les hypérémies hépathiques, les diarrhées, les dysenteries, les choléras sporadiques, se multiplient en été, en même temps que l'intensité de l'action solaire tend à irriter l'encéphale et ses enveloppes. Cet ensemble pathologique fait voir que l'été, parvenu à son apogée, place approximativement les zones tempérées dans les conditions des climats équatoriaux, à savoir : prédominance de l'appareil gastro-hépathique et surexcitation de l'axe cérébro-spinal. L'automne, par son

____

(1) A. Motard, *Traité d'hygiène générale*, Paris, 1838, tome 1, p. 412.

humidité et par ses variations, ramène la forme catarrhale, les phlegmasies qui naissent sous son règne s'enveloppent souvent d'une phénoménalité perfide, et, après avoir marché au début avec une apparente bénignité, elles se démasquent brusquement par l'explosion d'accidents adynamiques ou ataxiques; la tendance à la putridité et à l'énervation se généralise souvent, à ce point qu'elle marque de son cachet la constitution médicale de la saison; alors aussi, sous l'influence de l'humidité et des chaleurs qui se prolongent, le dégagement miasmatique atteint son maximum dans les contrées marécageuses. Aux gradations météorologiques qui fondent une saison dans la saison suivante, correspondent des gradations dans les états pathologiques qui caractérisent l'une et l'autre à leur apogée : la prédominance bilieuse de l'été colore pour ainsi dire d'un reflet ictérique les affections initiales de l'automne; celles du printemps trahissent le processus inflammatoire de l'hiver ; plus tard, les maladies régnantes relèvent davantage de la constitution catarrhale qui résulte de l'humidité printanière, et, vers le déclin de la saison, leurs symptômes se compliquent des préludes de l'influence estivale : c'est ce que Sydenham appelait l'entre-deux du printemps et de l'été. En indiquant cette corrélation entre les éléments météorologiques des saisons et l'aspect des maladies régnantes, notre pensée n'est point d'adjuger à l'atmosphère une sorte d'omnipotence sur la pathogénie; nous tenons compte en même temps de la spontanéité organique, qui comprend toutes les conditions de structure individuelle, et des causes occasionnelles qui concourent à la localisation des résultats morbides; mais tout médecin dont le coup d'œil s'est exercé longtemps au milieu de grandes réunions de malades a pu constater sur eux la réaction uniforme, quoique nuancée, des modifications atmosphériques, et vérifier dans une certaine mesure l'intervention des saisons dans la production et dans la forme des affections. Au reste, celles-ci se diversifient dans les trois régions du nord, du midi et du centre dont se compose la zone témpérée; c'est en France, en Allemagne et en Angleterre, qu'elles accusent avec une certaine netteté l'action distincte de chaque saison, tout en se subordonnant aux intempéries qui troublent, même au centre des climats tempérés, l'évolution météorologique de l'année. L'influence des localités contre-balance et souvent surpasse celle des saisons : Plymouth, Prague et Copenhague représentent un triangle géographique dont le sommet est occupé par la capitale du Danemark : celle-ci est séparée des deux autres villes par 5 à 6 degrés de latitude. Entre Prague et Plymouth, on compte 19 degrés de longitude; néanmoins les observations des médecins danois et celles de Huxham et de Joseph Plenciz attribuent à ces trois localités la prépondérance des maladies catarrhales et muqueuses (1). Le plateau de Madrid doit à sa hauteur, qui dépasse celle de tous les plateaux un peu étendus de l'Europe, les affections inflammatoires qu'on n'observe plus en permanence à Valence, à Naples, dans les îles Baléares et en Grèce, pays situés sous les mêmes latitudes.

(1) Fuster, p. 570.

§ 4. — De l'acclimatement.

Le fait le plus général qui résulte de l'examen comparatif des climats et des modifications qu'ils impriment à l'économie, c'est que l'homme est coordonné au milieu qu'il habite ; soit que l'on recherche en lui les signes qui le rattachent à telle ou telle race, soit que l'on se borne à observer le mécanisme de ses fonctions, l'action du climat se révèle par une empreinte profonde. Suivant la différence des conditions extérieures que lui font l'air, les eaux et le sol, l'organisme est forcé d'exalter certains actes, de ralentir certains autres ; et soit condition initiale ou conséquence de ces mutations fonctionnelles, l'état du sang et le dynamisme nerveux sont profondément modifiés ; de là la nécessité de changer le régime, les habitudes, le genre de vie, pour donner à ses relations avec le monde ambiant la stabilité, la régularité et la force qui constituent la santé. Les mutations qu'il opère sur lui-même, et par lesquelles il s'accommode à des influences nouvelles, représentent dans l'œuvre complexe de l'acclimatement la part de la spontanéité humaine ; la manière dont s'accomplissent ces mutations, leur lenteur ou leur acuité, leur étendue, le degré de danger qui les accompagne, expriment les variétés infinies de la réaction individuelle. Dans l'appréciation des phénomènes de l'acclimatement, il faut se tenir également éloigné de deux exagérations, dont l'une consiste à prêter à l'organisation une puissance d'initiative qui lui permette de se jouer des modificateurs externes, et dont l'autre nous livre fatalement, comme un objet inerte, à l'atteinte des forces de la nature. Ce que nous voyons pendant le cours des saisons arrive aussi dans les diverses régions du globe où l'homme se transporte. La succession des saisons éprouve diversement les individus ; chez les uns, elle détermine des perturbations passagères ; chez les autres, des dérangements profonds et qui portent sur différentes fonctions, suivant l'âge, le sexe, le tempérament, etc. ; il en est enfin qui traversent les phases de l'année sans aucune oscillation notable de fonctions et de santé. Telle est aussi l'intervention des dispositions organiques dans la série des phénomènes auxquels donne lieu la transplantation d'une zone dans une autre. Ces dispositions fixent la limite de l'influence des climats et en nuancent les effets ; elles nous font comprendre pourquoi les colons anglais et hollandais qui ont quitté leur froide et brumeuse patrie conservent, sous le ciel brûlant de l'Inde et du cap de Bonne-Espérance, les traits bien reconnaissables de leur structure originaire. La dissémination des Israélites, laquelle a commencé bien avant la mort du Christ, est, pour le médecin, comme une expérience instituée à travers les siècles et l'espace pour la vérification de l'action climatérique : l'Israélite hollandais, gros, spongieux et allongé, porte sur toute sa personne le cachet de la prédominance lymphatique ; le Juif de l'Algérie a le corps maigre et bien proportionné, la taille plutôt petite que grande, le teint brunâtre, les cheveux noirs, les mouvements agiles et souples ; en un mot, il ressemble à son compatriote l'Arabe. Or voilà ce qu'a fait le climat. Mais si vous comparez la physionomie du Juif hollandais et du Juif africain, la parenté vous frappe ; les mêmes traits déclarent une origine commune, et c'est ce qui témoigne de l'efficacité des dispositions organiques contre l'action réunie et prolongée des influences du dehors.

L'acclimatement est donc un conflit entre l'ensemble des circonstances qui caractérisent une zone, une région, une localité et les dispositions organiques qui forment le fond de l'individualité humaine et le type collectif des familles et des races. Cette lutte entre les forces extérieures et l'homme tend à assimiler ce dernier aux indigènes du pays qu'il vient habiter. En effet, l'organisation la mieux adaptée à un climat quelconque est celle de la population qui s'y trouve implantée de temps immémorial; elle est liée à son climat par une harmonie parfaite d'actions et de réactions; elle apporte en naissant la constitution la mieux assortie à l'équilibre spécial, qui est la condition de la vie sous des latitudes très-distantes l'une de l'autre; de telle sorte que, dans toutes les grandes divisions du globe, le problème de l'acclimatement est au fond le même. Il s'agit : 1º de connaître l'organisation et la fonctionnalité des indigènes; 2º d'ordonner sur ce modèle l'activité physiologique des nouveaux venus et de les rapprocher, par une transformation graduelle qui ne s'achève le plus souvent qu'à travers une série de générations, du type organique des indigènes, avec lesquels néanmoins ils ne se confondront jamais.

L'homme a-t-il assez de flexibilité organique pour s'adapter tour à tour à des influences très-prononcées d'un ordre contraire, pour réussir sous presque tous les climats? Ceux qui adoptent cette opinion allèguent la diffusion de l'espèce humaine depuis le 60ᵉ degré sud jusqu'au 70ᵉ degré nord. L'homme vit sur des hauteurs de 4101 mètres, dans les excavations profondes du sol, sous une pression supérieure à celle du niveau des mers; il a porté passagèrement sa demeure au delà de ces limites. Saussure, dans les Alpes ; Bouguer, dans les Cordillères, ont atteint à des sommités élevées d'environ 6000 mètres ; Parry et d'autres se sont frayé une voie à travers les glaces par delà le 82ᵉ degré de latitude nord. Ainsi, l'homme subsiste dans un milieu dont la température dépasse celle de son propre sang. Il triomphe d'un froid assez intense pour congeler le mercure; son existence n'est point compromise immédiatement par une pression moindre environ de moitié que celle qu'il supporte à la surface du sol, à des hauteurs où l'ébullition de l'eau s'obtient à 66º 2/3 centigrades et sous une colonne barométrique de 14 à 16 degrés au lieu de 28 degrés. Ceux qui refusent à l'homme la faculté de vivre et de se perpétuer sous toutes les latitudes, affirment la formation multiple de notre espèce, insistent sur les différences séculairement persistantes entre les races, sur les effets funestes de la translation d'un climat dans un autre. Trois cents Allemands, envoyés à Cayenne, en 1765, furent réduits en moins de deux mois à trois individus, dont un seul avait échappé à toute maladie. Sept cents Français, dirigés sur un canton du Mexique par Laisné de Ville-Lévesque, fournirent en deux ans cinq cent trente décès. Suivant Lind, les nouveaux venus dans les Antilles, même entourés de précautions, succombent dans la proportion d'un cinquième par année. Le docteur Twining, qui a longtemps pratiqué dans l'Inde anglaise, assure que l'influence du climat est telle que, dans la presqu'île du Gange, la troisième génération d'Européens de pure race n'existe point. Cette remarque s'applique aux Anglais et aux Portugais. Les nègres résistent un peu mieux, mais cependant périssent très-rapidement. Il en est de même pour Ceylan (1). De 1730 à 1752, Batavia a vu succomber plus d'un million de nouveaux venus. L'armée anglaise perd, dans sa patrie et en temps de paix, 1,2 sur 100 officiers, et 1,7 sur 100 soldats; dans les Indes, les mêmes troupes éprouvent une mortalité trois fois plus grande, d'après une moyenne de trois ans, établie par Edmondre. Dans les Antilles anglaises, les calculs de Marshall et Tulloch fixent la proportion des décès parmi la troupe à 1 sur 24; elle s'élève, au Sénégal, jusqu'à 1 sur 7 (Thévenot). On peut multiplier des exemples de mortalité excessive observés chez les individus qui se sont transportés dans des contrées lointaines : mais tous les faits de ce genre, accumulés par la statistique, ne prouvent rien contre l'aptitude que l'homme peut avoir à supporter des climats très-différents ; car il faudrait démontrer préalablement que la mortalité doit être attribuée exclusivement à l'action du climat. Quant à l'extinction des immigrants à la deuxième ou troisième génération, a-t-elle été la conséquence certaine de l'essai d'acclimatement dans les localités intertropicales? ou n'a-t-elle été que l'épisode funèbre de tentatives de colonisation dirigées sans prudence sur des pays dont l'insalubrité était flagrante? Les Européens, dont la postérité s'est desséchée si rapidement au souffle de la zone équatoriale, avaient-ils acquis, avec les signes d'un acclimatement achevé, la prérogative d'engendrer désormais une progéniture assortie au milieu dans lequel elle devait naître? Avant de jeter sur cette terre inéprouvée des existences nouvelles, avaient-ils parcouru la série des transformations qui pouvaient les rendre aptes à vivre eux-mêmes? Les enfants ont-ils reçu les soins et la direction hygiénique que prescrivait le climat? Quelle a été l'hygiène des colons jetés brusquement de l'Europe dans les Antilles? Que peut-on conclure du sort déplorable des émigrants que la misère chasse en foule de leurs campagnes natales, et qui, dès le jour de leur embarquement pour leur destination lointaine, fléchissent sous le poids de la nostalgie, des souffrances passées et des fatigues d'une longue route? Qui ne connaît les excès, les bizarres excentricités, les usages nuisibles qui pèsent sur la vie des Anglais dans les Indes? Johnson retrace le spectacle digne de pitié qu'ils présentent, quand, emprisonnés par une coutume tyrannique dans l'étau de leurs étroits uniformes, ils sont inondés par des flots de sueur qui coulent à travers les plis de leurs vêtements. Mais tous les Européens n'ont pas subi le même sort dans leurs tentatives d'implantation sous les tropiques. Dans toutes nos colonies, la population présente

____

(1) *Bulletin de l'Académie de médecine*, t. I, p. 320.

un élément sédentaire, créole ou créolisé, se propageant depuis la fondation des établissements coloniaux, et, comme le remarque judicieusement Dutroulau (1), la seule existence de cet élément établit la preuve de la propriété que possède la race européenne dans une certaine mesure et par certains moyens, de s'indigéniser dans les pays chauds.

Dans le problème de l'acclimatement entrent des éléments complexes qu'il importe de démêler et de classer : tout climat a des conditions fondamentales qui dépendent de ses quantités extrêmes et moyennes de température, de pression, d'hygrométrie, d'électricité, de la composition du sol, de la proportion et de l'orientation de ses masses continentales ou solides, etc. Il est donné à l'homme de s'exercer à ces influences combinées, de lutter contre leurs variations ; là où elles sont excessives, il payera d'abord un tribut parfois très-rude, mais la tolérance du milieu finit par s'acquérir au prix de certaines précautions.

Il est d'ailleurs, même dans la zone intertropicale, des climats ou des localités salubres par eux-mêmes, comme Taïti où la mortalité sur une période de huit ans, accidents de guerre et d'installation compris, n'a point dépassé 0,98 pour 100 de l'effectif des Européens et, dans les bonnes années, 0,39 pour 100, comme Bourbon (1,72 p. 100), comme la Nouvelle-Calédonie, où, du 15 août 1856 au 15 août 1858, la mortalité de la garnison de Port-de-France a été de 1,14 pour 100 (2); Gorée, que Thévenot lui-même recommande aux arrivants et aux convalescents de Saint-Louis, le groupe des Saintes à la Guadeloupe, les quartiers du Nord à la Martinique, Gueymas en Sonora, qui, malgré l'absence des pluies et sa température de 36° à 40° c. à l'ombre, est, d'après Celle, un des lieux les plus sains de la terre. Les navires, dit Dutroulau (3), qui se transportent sur tous les points des mers tropicales, sans voir se modifier leur état sanitaire, à la condition de ne point aborder les terres insalubres, ne sont-ils pas aussi la preuve de l'innocuité du climat sidéral sous ces latitudes ?

La température moyenne du littoral de l'Algérie est d'environ 17°,5 ; or dans les *tierras templadas* du Mexique, où la moyenne est de 20 à 21 degrés, « on rencontre, dit Humboldt, le beau climat de Xalappa, de Tasco et de Thilpanzingo, trois villes célèbres par l'extrême salubrité de leur climat ». Pour cet illustre voyageur, nul doute sur la réalité de l'acclimatement et sur l'efficacité du séjour prolongé pour l'acquérir ; les chances de longévité paraissent même plus favorables aux acclimatés qu'aux indigènes, Humboldt cite les données suivantes :

(1) Dutroulau, *Traité des maladies des Européens dans les pays chauds*, 2ᵉ édition 1868, p. 169.

(2) *Essai sur la topographie hygiénique et médicale de la Nouvelle-Calédonie*, thèse de Victor de Rochas. Paris, 1860, nº 250, p. 16.

(3) Dutroulau, *loc. cit.*

> Sur 100 blancs créoles (Espagnols)......... 8 ont dépassé 50 ans.
> — Indiens...................... 6 4/5 —
> — mulâtres...................... 7 —
> — individus de castes mêlées .... 6 —

Et il ajoute : « Ces calculs, en confirmant l'admirable uniformité qui règne dans toutes les lois de la nature, paraissent indiquer que la longévité est un peu plus grande dans les races les mieux nourries et chez lesquelles l'époque de la puberté est plus tardive (1). » Les descendants des Espagnols peuplent aujourd'hui les Canaries ; à Ténériffe les terres sont cultivées par les Espagnols et par des peuplades normandes qui, après trois siècles, se distinguent encore par la blancheur de leur peau (2). La population de Madère se compose en grande partie de Portugais qui cultivent le sol. Catane et Messine, qui ont une moyenne thermométrique annuelle de 19°, 6 et de 18°, 8 voient prospérer la race européenne; nos troupes d'occupation de l'Océanie comptent moins de décès qu'en France, 17,7 (en 1844) et 1,29 (en 1845) sur 1000, au lieu de 20 sur 1000, chiffre de la mortalité militaire de nos garnisons réunies.

Quelles sont donc les causes de la nocuité plus grande de la plupart des résidences du littoral d'Afrique où la température moyenne annuelle ne s'élève guère au-dessus de 17°,5? Ce sont celles qui s'ajoutent aux conditions météorologiques du climat et dérivent, soit de l'état inculte des terres et des défrichements qu'elles nécessitent, soit de la formation accidentelle des marais par suite des débordements, des dépressions du sol, etc. De là l'insalubrité périodique ou permanente de nombreuses et vastes régions du globe, de là un surcroît de chances et d'épreuves pour le colon. Portés à un haut degré, ces éléments accidentels de la climatologie acquièrent une force de destruction qui brise l'organisation humaine; les autochthones l'éprouvent aussi bien que les immigrants. Sur les bords du Nil, du Sénégal et de la Gambie, les épidémies frappent les indigènes, quoiqu'ils réagissent encore avec succès contre des quantités de toxique qui tuent l'Européen. Moins prononcés, ces éléments spéciaux du climat perdent de leur nocuité, à mesure que l'on s'y habitue; et sans arriver à l'immunité complète, l'économie devient peu à peu réfractaire à des doses de matière miasmatique qui, absorbées par le nouveau venu, lui susciteraient les plus graves accidents. Rien ne prouve mieux la possibilité de l'acclimatement, en dehors de ces conditions spéciales du sol, que la longévité qui, d'après l'observation de Humboldt, est départie à l'espèce humaine dans les pays très-chauds, mais secs à la fois, longévité peut-être plus grande que dans la zone tempérée. Dans les contrées très-chaudes et humides naissent les foyers d'insalubrité que la culture et la civilisation restreignent, compriment, effacent, mais qui, par l'incurie d'une société demi-barbare, se multiplient, s'étendent et développent une effroyable puis-

(1) *Essai politique sur la Nouvelle-Espagne*, grande édition, t. I, p. 40.
(2) Humboldt et Bonpland, *Relation du voyage dans l'Amérique méridionale*, t. I, p. 183 et suiv.

sance de destruction. Les climats affranchis de ces fléaux provoquent seulement l'organisme, qui réussit presque toujours à s'équilibrer avec leurs propriétés; ceux qui présentent la complication de l'insalubrité accidentelle de l'intoxication palustre attaquent directement les sources de la vie qu'ils altèrent ou tarissent; ici l'acclimatement c'est la civilisation.

On a remarqué que les stations les plus insalubres, les Guyanes, les Antilles, le Sénégal, les côtes Méditerranéennes de l'Afrique, l'Égypte où les Européens ne peuvent faire souche, où les Mamelucks eux-mêmes n'ont duré que par les immigrations d'esclaves circassiens, l'Arabie, l'Inde, la plupart des îles de la Sonde, sont comprises dans l'hémisphère boréal, tandis que le Cap, le Brésil, toute la partie australe de l'Amérique méridionale, les îles de l'Océanie avec l'Australie, Saint-Hélène, Maurice et la Réunion offrent aux Européens des climats salubres. Malgré ses marais salants, ses marécages et une température moyenne de 22 à 23 degrés, et 26 à 27 pour écart des moyennes mensuelles, ce qui la rapproche du Caire et du Rio-Janeiro, la Nouvelle-Calédonie n'a pas engendré de fièvres parmi nos soldats qui ont remué son sol (1). Boudin a voulu conclure de ces oppositions à une sorte de mystérieux privilége d'immunité en faveur de l'hémisphère austral; mais cette hypothèse tombe devant les faits envisagés plus largement : les plages de Madagascar, Mayotte, Sainte-Marie, Nossi-Bé, la côte de Zanzibar, Port-Natal, la baie de Lagoa, en Afrique, sont d'une insalubrité trop connue, quoique appartenant à l'hémisphère austral; les fièvres, la dysenterie, l'hépatite, se rencontrent sur la côte orientale des Andes, de l'équateur au Chili, à Cobija, à Callao, à Guayaquil (2). Si les marais de la Nouvelle-Calédonie paraissent inoffensifs, il n'en est pas de même de ceux des Nouvelles-Hébrides, de Java, de Victoria. L'hémisphère boréal a d'ailleurs aussi des marais sans nocuité : l'isthme de Suez, d'après les rapports annuels d'Aubert-Roches, les îles Sandwich ou Havaï, avec une température moyenne de 24 degrés, San-Francisco, avec 15 à 20 degrés, des terrains meubles et fangeux, des marais salants, à fièvres rares et bénignes (thèses de Dumas, 1861, et R. Le Roy, 1860, cités par Bertillon).

La question de l'acclimatement est résolue, si on l'envisage avec Bertillon au point de vue historique, avec les lumières fournies par l'étude moderne des races de leurs migrations et la comparaison de leurs idiomes; la philologie est devenue, en effet, un ingénieux auxiliaire pour l'anthropologie. Rufz avait déjà dit excellemment : « la migration est une fonction de l'humanité », et Bertillon ajoute avec non moins de bonheur « les annales de l'histoire ne sont guère que le récit de ses émigrations, de ses immigrations, de ses acclimatements ». Nous renvoyons nos lecteurs à cette belle page (3), nous en accep-

(1) Thèses de Vinson, 1858; de Rochas, 1860.
(2) Thèses citées par Bertillon.
(3) Bertillon, *Dictionnaire encyclopédique des sciences médicales*, art. ACCLIMATEMENT.

tons les données : des plateaux de l'Asie centrale, entre le 34ᵉ et le 41ᵉ degré de latitude, entre les sources de l'Oxus, de l'Iaxartès et de l'Indus, une race privilégiée, la race indo-européenne, se divise en deux courants : l'un, longeant les rivages, entre en Europe, et, à travers maintes traverses et mélanges, va former les Celtes, les Pélages, les Hellènes, les Slaves, les Goths, les Germains; l'autre, aryen par excellence, se répand sur les rives de l'Indus, dans le pays des sept fleuves, le *septa sindhou* (le Pendjab actuel, sous le 30ᵉ degré de latitude), et delà par une série de petits acclimatements et avec le secours des siècles, dans l'Inde entière. Ici, nouvelle bifurcation : les uns (Iraniens), gagnent par l'ouest les plaines élevées qui sont aujourd'hui l'Afganistan et la Perse, c'est le peuple zend ou persan; les autres s'étendent au sud et à l'est dans le bas-pays qu'arrose le Gange, lutte avec les aborigènes « à peau très-foncée » les Soudras, race conquise; la race conquérante se constitue en trois castes qui existent encore. Le peuple zend reste, lui, dans sa patrie primitive, tout en développant la supériorité des Aryens par les Zoroastre, les Cyrus, et en absorbant les empires sémitiques de Ninive et de Babylone. Quant au rameau aryen du Nord, il fournit deux émigrations : l'une par l'Asie Mineure, la Thrace, la Macédoine, la Grèce; l'autre au nord donne les Celtes, les Sarmates (Slaves), les Goths, les Germains, etc. D'après Renan, le Lithuanien parle encore aujourd'hui un dialecte sanscrit; d'après Grimm, les mythes primitifs de la race indo-germanique vivent dans les légendes de la Souabe. Dans le midi de l'Europe, comme dans l'Inde, la race envahissante soumet les aborigènes ou les extermine, s'approprie les femmes; Ibères en Espagne, Étrusques et Ligures en Italie, mêlent leur sang au leur. Ainsi commence une longue sélection qui a pour effet lent une adaptation plus complète aux climats nouveaux. Les Grecs colonisent presque tout le littoral de la Méditerranée, moins celui de l'Afrique dévolu aux Syro-Arabes. Rome, héritière de la Grèce, colonise l'Italie, la Sicile, l'Espagne, la Gaule, la Bretagne, les rives du Danube, et telle est l'énergie de l'empreinte latine après un ou deux siècles de durée, qu'après les invasions passagères ou les dominations persistantes des hommes du Nord et des Arabes, ces pays se retrouvent latins. La province d'Afrique seule fait exception : sept siècles d'occupation romaines n'y ont laissé que des ruines.

La chute de l'empire romain fut l'œuvre d'Aryens qu'un séjour de plus de dix siècles et des croisements avaient assimilés aux aborigènes des plus froides contrées de l'Europe. Parmi ces pays barbares, il en est qui ont laissé un nom, une puissance nationale toujours subsistante (Angles, Saxons, Normands, Francs, Bourguignons, Germains, etc.); ce sont ceux qui s'établirent au nord des Pyrénées, des Alpes, des plateaux de la Macédoine; ceux, au contraire, qui s'emparèrent des régions les plus riches et les plus chaudes de l'ancien monde (Goths, Vandales, Longobards), se fondirent en quelques siècles, les Goths en Italie et les Vandales de l'Afrique en moins d'un siècle; les visigoths n'ont échappé en Espagne à une décadence entière que par leur fusion avec la race vaincue sous l'influence de leurs lois qui, inspirées par un clergé romain déjà prépondérant, ne reconnaissaient pas de caste ni de féodalité ; ce sont leurs métis qui, réfugiés pendant un siècle dans les montagnes du nord de la Péninsule, entreprirent contre les Arabes cette lutte de huit siècles dont la patrie reconquise fut le prix.

Reste l'Égypte, disputée à travers les siècles par toutes les races, par toutes les ambitions, par toutes les dominations et ne conservant que ses populations primitives, Coptes, Fellahs, Nubiens, Abyssins, Juifs, Arabes et Berbères.

En appliquant à ce vaste ensemble de faits historiques le critérium de l'influence des climats comme la raison la plus probable du succès ou de la ruine des établissements et des substitutions des peuples, Bertillon arrive à formuler ces quatre lois ;

1° Tout mouvement migratoire à marche séculaire, résultant plutôt de l'extension des populations de proche en proche, aboutit certainement à l'acclimatement, quelque loin qu'il s'étende (migration indo-européenne).

2° Une migration rapide ne peut aboutir à une colonisation durable et prospère que si elle a lieu sur la même bande isotherme, ou un peu au nord de cette bande ; le succès sera d'autant plus compromis que l'émigration s'éloignera davantage de cette bande pour se porter au sud.

3° Les croisements avec les races aborigènes, s'ils sont féconds, ou pour user de l'expression de l'auteur, eugénésiques, favorisent et accélèrent l'acclimatement ; la sélection séculaire les consolide.

4° La race indo-européenne a toujours échoué dans ses tentatives d'acclimatement sur les versants méridionaux de la côte d'Afrique et plus particulièrement en Egypte.

Cette dernière conclusion comporte des réserves, une révision des faits passés, l'achèvement des faits présents ; la troisième est loin d'une démonstration stricte ; bien des migrations au midi ont prospéré et prospèrent encore. Enfin, dans leur ensemble et dans leur résultat final, cette longue série de petits acclimatements, s'opérant de proche en proche et avec le secours des siècles, ne représentent-ils pas une expérience d'acclimatement sur la plus grande échelle, à des distances immenses, depuis les contrées intertropicales jusqu'aux régions circompolaires, et aboutissant à la diffusion de la même race sous toutes les latitudes ? Comment, appuyé comme Bertillon sur les enseignements concordants de l'anthropologie et de la philologie, refuser le cosmopolitisme à la race indo-européenne, si ce n'est comme une propriété inhérente, au moins à titre d'aptitude virtuelle ?

Oui, l'acclimatement collectif est une opération de longue durée, mais il ne s'effectue pas d'après un seul procédé, celui des petits acclimatements successifs. En Algérie, sur cette terre que l'on croit réfractaire à l'implantation de la race indo-européenne, les colons (population civile) ont eu en moyenne, de 1834 à 1855, une natalité de 0,038 et une mortalité de 0,049, alors qu'en

France et durant la même période, la première a été de 0,027 et la seconde de 0,023 à 24.

En partageant avec Bertillon cette période totale en trois partielles, 1835-40, 1841-50, 1851-55, on a pour chacune :

$$\text{Natalité.....} = 0,035 ; — 0,036 ; — 0,041.$$
$$\text{Mortalité...} = 0,050 ; — 0,051 ; — 0,048.$$

La mortalité s'est donc atténuée ; de plus, dans une nouvelle période de 1855-62, le même et savant statisticien a trouvé pour la natalité 0,032 et pour la mortalité 0,038 en Afrique, l'une étant pour cette période en France de 0,026, et l'autre de 0,024. Dans la petite période de 1839-62, natalité 0,039, mortalité 0,030. Ainsi, après trente-cinq ans de grande mortalité, voilà l'Algérie entrée dans une voie de mortalité décroissante et de naissances dépassant les décès. Que cette progression se continue, même avec quelques interruptions trop justifiées (choléra, famine, etc.), et Bertillon lui-même reviendra, en présence des faits dont il tient un compte si scrupuleux, à d'autres idées sur l'acclimatement en Afrique ; il admet déjà que quelques-unes de ses localités, Médéah, Bougie, Sétif, malgré leur température comprise entre les mois extrêmes $+ 15°$ et $+ 28°$, ont une mortalité le plus souvent très-modérée, les naissances y excédant les décès.

Nous reviendrons (t. II, *Hyg. publ.*) sur l'acclimatement des races.

Changer de climat, c'est naître à une autre vie : des mutations deviennent nécessaires dans l'exercice alternatif ou simultané des principaux organes, dans le régime, dans les habitudes morales et sociales ; mais, si profondes que doivent être ces mutations, elles peuvent s'accomplir sans entraîner nécessairement la maladie et la mort. Grâce à l'élasticité de notre fibre, grâce à l'amplitude de nos oscillations fonctionnelles, il nous est donné de nous accommoder à tout un ensemble d'influences nouvelles, de nous implanter partout où l'humanité est représentée par quelques-unes de ses nombreuses tribus ; mais c'est à la condition de nous conformer aux convenances de la transition et de combattre par les soins modérateurs de l'hygiène les provocations du climat et les irrégularités de la réaction organique. Que la statistique obituaire des Européens dans les pays chauds ne nous soit pas un sujet de terreurs exagérées ; nous répétons qu'à part un nombre restreint de localités néfastes, elle proclame moins l'insalubrité radicale de certains climats que les complications délétères, mais non absolument incorrigibles, de leur topographie, telles que l'existence de marais, de vastes amas de détritus organique, etc. ; elle proclame surtout les conséquences de l'oubli funeste des lois de l'hygiène. Le séjour de Batavia n'est plus aussi malsain qu'au siècle dernier. Les phases de notre occupation de la Morée et de l'Afrique viennent à l'appui de ce que nous avançons : lors du débarquement de l'armée dans la plaine de Dyalowa, en face de Navarin, les maladies fondirent sur elles et multiplièrent les victimes ; plus tard, quand les troupes furent mises en possession de tous les avantages d'une bonne hygiène, l'état sanitaire devint excellent. Les premières années du séjour de nos soldats en Algérie réveillent des souvenirs de deuil et de mort : une terre inconnue, la pénurie des objets nécessaires au traitement des malades, le manque de casernes et d'hôpitaux bien organisés, l'infection des ruines, la corruption des citernes, le croupissement des eaux pluviales ; la fermentation d'un sol dépourvu de pavage ; ces causes, auxquelles il faut en ajouter beaucoup d'autres, et surtout la nostalgie, l'alcoolisme et la démoralisation, font comprendre l'intensité meurtrière des épidémies qui ont sévi dans plusieurs localités du littoral. Depuis, les constructions, la régularité des services administratifs, l'assainissement des villes, le desséchement partiel des marais, les cultures, une plus grande familiarité du pays, et la sécurité que puise le soldat dans la conscience des soins dont il est l'objet, ont amorti les ravages de la maladie et augmenté les chances heureuses de la pratique. En 1840, l'armée y perdait encore 0,143 ; en 1843, elle n'y perdait plus que 0,074 ; en 1845, 0,050. En 1846, le général Paixhans évaluait encore, pour l'Afrique, la mortalité à 64 pour 1000. En 1862 et 1863, elle était descendue à un peu plus de 12, différence comme 1 à 5. Les données suivantes ne sont pas moins rassurantes : dans nos cinq colonies de la Martinique, la Guadeloupe, la Guyane, le Sénégal, l'île de la Réunion, la mortalité a été de 132,4 pour 1000 militaires dans une période de 9 ans, de 1819 à 1827 ; de 7,42 dans une période de 10 ans, de 1827 à 1837 ; de 6,05 dans une autre période de 10 ans, de 1837 exclusivement à 1847 inclusivement. Un document peut-être plus significatif encore, c'est la statistique des militaires malades évacués de la province d'Alger sur la France de 1840 à 1847 ; dans cette période de 8 ans, la progression décroissante des évacuations est comprise entre ces deux chiffres : 4,885 à 51. Naguère, on eût désespéré de l'implantation définitive de la race française dans ce pays ; aujourd'hui il n'est plus permis de la mettre en doute. C'est l'hygiène qui a fait ce loisir à la mort : sans hygiène, point d'acclimatement. On a avancé, d'après les recherches de Mac-Tulloch (1), que la prolongation du séjour, loin d'aider à l'acclimatement, augmente les chances de mortalité, et la statistique s'est empressée de grouper ses chiffres autour de cette opinion. Les faits sainement observés autorisent au moins le doute : sur 1220 militaires décédés à Alger et pris au hasard, les 3/4 n'avaient point dépassé 17 mois de séjour en Algérie (Martin et Foley.) Nous avons mentionné le décroissement numérique des évacuations : sur 1575 dysenteries observées pendant 10 ans en Afrique, 838 appartiennent à la première année, 235 à la seconde, 150 à la troisième, 86 à la cinquième, 35 à la septième, 17 à la huitième et 2 à la dernière année.

(1) Mac-Tulloch, *Statistical Reports on the sickness and mortality among the troops.* London, 1839, 1840.

Un ancien gouverneur de Cayenne, Masclavy de Beauveset, a donné la statistique de ses administrés pendant son séjour de 9 ans (1) :

Durée du séjour.....	1re année	2e	3e	4e	5e	6e	7e	8e	9e
Décès sur 1000 colons	15	19	42	21	60	75	82	102	125

Ce document, qui remonte à l'année 1742, concerne une localité tristement célèbre dans l'histoire de nos colonisations : il n'a pas la signification qu'on y attache, car la station de Cayenne est devenue relativement salubre, et témoigne seulement de la durée nécessaire des efforts d'assainissement qu'elle a exigés, notamment des travaux de canalisation. Pendant les 30 années qui ont précédé l'épidémie de fièvre jaune de 1850, et la transportation des condamnés, les troupes n'y ont pas perdu, en moyenne, plus de 2,72 pour 100. (Bochard.)

De 1819 à 1847 (29 ans), la Guyane française a présenté les mortalités suivantes :

De 1819 à 1827 (9 ans)................ 2,86 pour 100
De 1828 à 1837 (10 ans)................ 3,20 — —
De 1838 à 1847 (10 ans)................ 2,53 — —
           29 ans.................. 2,81

Pendant cette période de 29 ans, les moyennes annuelles des pertes subies par l'armée anglaise dans les colonies les plus voisines des nôtres ont été plus considérables :

POSSESSIONS FRANÇAISES.	Prop. p. 100	POSSESSIONS ANGLAISES.	Prop. p. 100.
Martinique...............	10,04	Sainte-Lucie	12,28
Guadeloupe	9,63	Dominique...............	13,74
Guyane française.........	2,81	Guyane anglaise..........	8,40
Sénégal..................	12,13	Sierra-Leone	48,30
Réunion.................	3,21	Maurice.................	3,05
Troupes en France........	2,00	Troupes en Angleterre....	1,70

Dans ces chiffres ne sont pas compris les décès fournis par les convalescents renvoyés en France, et par les réformés renvoyés en Angleterre (2).

Je dois à l'obligeance de Le Roy de Méricourt les données suivantes pour l'année 1867 à la Guyane française :

Effectif moyen de la garnison.... 780
Invalidés à l'hôpital ou à la chambre........ 24,55 pour 1000
Décès .... 18,29 pour 1000

MORTALITÉ PROPORTIONNELLE AU NOMBRE DES ANNÉES DE SÉJOUR.

Moins de 1 an 2,92
Plus de 1 an 0,73
Plus de 2 ans.......................... 0,73
Plus de 3 ans.......................... 13,91

Évidemment ce dernier chiffre exprime une mortalité accidentelle.

(1) Thèse de Ed. Michaud, citée par Bertillon, *Dictionnaire encyclopédique des sciences médicales*, t. I.

(2) *Revue coloniale*. Paris, juin 1853.

La campagne d'Égypte représente, au point de vue médical, une expérience d'acclimatation collective qui a duré au delà de trois ans; voici en quels termes Desgenettes la résume : « Maintenant, quels sont les résultats de cette » expérience, suivie plus de trois ans et demi sur 30 000 hommes transportés » d'Europe en Afrique, et ayant fait en Asie une pénible campagne? La pre- » mière question qui se présente est celle de l'acclimatement : on le voit se » faire en deux ans environ. Les Anglais, que le sort de la guerre rend nos » prisonniers, le subissent comme nous ; il est marqué par des éruptions à la » peau, des ophthalmies, des diarrhées et des dysenteries. Cependant la salu- » brité du climat de l'Égypte, et surtout de la haute, est définitivement » jugée par le nombre comparatif des malades, moindre dans l'armée d'Orient » que dans aucune des autres armées de la république en Europe (1). » Aubert-Roche (2) affirme, d'après son observation sur les lieux, l'acclimate- ment des Européens sur le littoral de la mer Rouge. Les Européens s'acclima- tent facilement au Brésil, à la Vera-Cruz et dans les *tierras calientes* de la Nouvelle-Espagne : au milieu des épidémies de vomissement noir, les indi- gènes et les Européens, déjà acclimatés depuis quelques mois, jouissent de la santé la plus parfaite (Humboldt et Bonpland). Une colonie d'Allemands s'est formée, en 1824, à San Leopoldo, dans la province brésilienne de Rio Grande du Sud ; composée de 120 familles, elle compte aujourd'hui 12 000 habitants, tous livrés à l'agriculture. Il est peu de régions du globe, dit Rochard, plus favorables aux Européens que les bords de la Plata, dont la température moyenne est égale à celle d'Alger. Nous avons signalé la santé florissante de notre corps expéditionnaire sur l'Anahuac ; pendant le premier mois de leur séjour sur les Andes, il n'a compté que 300 malades et 3 décès (Léon Coin- det). Dans la vaste Amérique aux climats si variés, tel a été, en moins de quatre siècles, le courant des immigrations que l'on y parle aujourd'hui 438 langues et 2000 dialectes divers. D'après Balbi, les Européens composent le tiers au moins de sa population, et les races indigènes n'en sont plus que le quart. La race caucasienne a réussi dans un grand nombre de pays de la zone torride, surtout dans l'Amérique du Sud et dans l'Océanie, qui suffiront, pendant des siècles, comme déversoirs à l'excédant des populations de l'Eu- rope. Est-ce à dire que des régiments européens, exposés aux fatigues, au ser- vice de nuit, aux marches, aux travaux de toute espèce, livrés aux excès alcooliques, à la nostalgie, etc., ne fourniraient point sous les mêmes latitudes une mortalité croissante? C'est ce que nous n'oserions promettre, pas plus qu'il ne nous arrivera de nier l'insalubrité suprême de maintes localités, l'inac- climatement dans des foyers presque inextinguibles d'infection palustre ; mais ces exceptions, constatées par de lamentables essais, ne constituent que des faits particuliers.

(1) Desgenettes, *Histoire de l'armée d'Orient*, 2e édition, 1840, p. 235.
(2) Aubert-Roche, *Annales d'hygiène*, Paris, 1844, t. XXXI, p. 5, 317 et suiv.

I. — *Acclimatement dans les pays chauds.*

Les phénomènes et les chances de l'acclimatement ne sont pas les mêmes dans toutes les régions de la zone torride, ni même dans deux pays chauds situés sous une même latitude. Dans les Antilles, à la Vera-Cruz, les influences qui saisissent le nouveau venu diffèrent de celles qui l'attendent aux Indes Orientales. Sur 1000 hommes de troupes anglaises qui arrivent à la Jamaïque, le tiers et presque la moitié sont enlevés pendant les huit premiers mois ; à Madras il ne périt dans le même laps de temps que la treizième ou quatorzième partie ; mais au bout de cinq à six ans, la mortalité atteint dans ces deux contrées le même niveau, parce qu'elle se ralentit dans l'une et s'accroît dans l'autre pendant les premières années qui suivent la transplantation. Dans l'Amérique, elle est due surtout aux ravages de la fièvre jaune, fléau des inacclimatés ; s'ils surmontent ou évitent cette épreuve, ils ne tardent point à s'accoutumer à la température non excessive des Antilles. Au contraire, dans les Indes orientales, les endémies congénères à la fièvre jaune n'existent que dans quelques localités ; elles sont donc une cause moins générale de mortalité ; mais par compensation, l'élévation beaucoup plus considérable de la température, la soudaineté et l'amplitude des variations atmosphériques finissent par occasionner à la longue un grand nombre de maladies funestes. Les circonstances individuelles n'influent pas moins sur la marche et l'issue de l'acclimatement, ce que l'on comprendra sans peine en réfléchissant que l'Européen se présente dans les pays chauds avec un excès d'activité digestive, d'hématose et de pouvoir calorifique : le danger sera donc plus grand pour les sujets sanguins et robustes, habitués à une nourriture substantielle et copieuse, comme le sont en général les Allemands, les Hollandais et les Anglais ; aussi ces classes d'étrangers se plient moins facilement aux conditions de l'acclimatement, et meurent en plus grand nombre que les Français, les Italiens, les Espagnols. Cette observation a été faite à la fois par Poupé-Desportes, par Bajon, par Leblond, par Rochoux. Thévenot a vu, à Saint-Louis du Sénégal, qu'à l'hôpital et en ville, la mortalité de notre flotte marchande est plus forte pour les marins originaires du nord et du centre que pour les marins du midi de la France : ces derniers se trouvent plus rapprochés, par la modalité de leurs fonctions et le caractère de leur constitution, du type des indigènes. Il y a dans ce fait un avertissement pour le choix des troupes à envoyer dans nos possessions intertropicales, et même pour la composition à donner à notre armée d'Afrique. Les corps de troupes envoyés d'Afrique en Orient, tels que les zouaves, les tirailleurs indigènes, l'élément méridional de la légion étrangère, etc., ont le mieux résisté à Varna et en Crimée ; aussi, d'après nos conseils, une bonne partie des renforts qu'a reçus successivement l'armée d'Orient a été choisie parmi les régiments en Afrique.

Rufz (1) a remarqué qu'à la Martinique les individus de complexion sanguine, fortement musclés et bien colorés, sont le plus promptement et le plus gravement atteints par la fièvre jaune; les gens nerveux, très-impressionnables, sont également dans de mauvaises conditions : le tableau qu'il a donné de malades envoyés par les navires à l'hôpital, avec indication de leur provenance, confirme le fait bien connu, dit Chervin (2), qu'en général les hommes du Nord qui se rendent dans les Indes occidentales y souffrent de la fièvre jaune en raison directe de l'élévation de latitude des pays d'où ils arrivent. Les personnes délicates et sobres, les lymphatiques, et par conséquent les femmes, ont moins à redouter le climat des tropiques que les hommes à exubérance sanguine et d'une constitution énergique. Le même avantage n'est pas réservé aux enfants, quoiqu'ils se rapprochent des femmes par la forme générale de leur organisation; plus faibles, plus irritables, dépourvus d'ailleurs des ressources de réaction que créent l'intelligence et la raison, ils périssent en foule dans les contrées dont il s'agit; tous les observateurs s'accordent à signaler les difficultés qu'éprouvent les parents à les élever et à les conserver. Les Européens qui parviennent jusqu'à la soixantaine peuvent presque compter sur une augmentation de leurs chances ultérieures de vie et sur une santé plus stable qu'ils ne l'auraient eue en Europe (Rochoux). Ajouterons-nous que l'état moral, qu'il ne faut jamais perdre de vue dans l'hygiène des hommes, est un élément capital de l'acclimatement? Comment mettre en doute l'influence soudaine et profonde de ces émigrations qui jettent l'homme dans un monde nouveau, au contact d'une nature spéciale, au milieu d'une société qui ressemble si peu à nos sociétés occidentales? S'il regarde autour de lui, il voit sur tous les visages une pâleur fiévreuse, une expression de froideur inusitée, l'empreinte d'un état de langueur et de souffrance familières : point de gaieté, point d'expansion vive. Nulle trace de cette agitation et de ce mouvement soutenu qui animent la physionomie de nos cités européennes ; mais partout l'indolence et l'affaissement d'une vie qui doit se faire passive pour durer : la violence des maladies contraste avec le rhythme modique de cette vie; il s'effraye et de la brusquerie des catastrophes, et de l'allure vacillante des convalescences, et de la multiplicité des rechutes. Une terreur secrète ou déclarée plane sur la première période du séjour; peu de nouveaux venus réussissent à s'en défendre : elle les livre, victimes inertes, aux coups des épidémies. Chervin invoque à cet égard le témoignage d'un grand nombre de médecins qui ont pratiqué dans les Antilles, à Saint-Domingue, etc. ; lui-même a vu des militaires qui avaient affronté la mort dans cent combats, trembler au seul nom de fièvre jaune, être frappés de la maladie et succomber rapidement.

La révolution, qui a pour résultat d'imprimer à une constitution exotique

(1) Rufz, *Mémoires de l'Académie royale de médecine*. Paris, 1843, t. X, p. 223.
(2) Chervin, *Bulletin de l'Académie de médecine*. Paris, 1842, t. VII, p. 1076.

les caractères approximatifs de l'indigénat tropical, s'accomplit d'une manière aiguë ou graduelle, par l'apaisement des actes d'hématose et de nutrition, par l'exaltation physiologique de la transpiration cutanée et de la sécrétion biliaire. Il s'opère donc un renversement d'activité fonctionnelle entre les poumons et le foie et la peau. Puisqu'il existe un rapport constant entre l'énergie de la respiration et la quantité de chaleur animale développée, plus le climat est chaud, plus les combustions respiratoires diminuent d'intensité, et la production de la chaleur diminue dans la même proportion. La réduction de l'activité digestive et respiratoire est donc la première nécessité d'acclimatement pour l'Européen qui arrive avec une surabondance de sang rouge, épais, riche en fibrine : il faut qu'il perde un excédant de forces organiques, il faut que ses fluides perdent de leur plasticité, et cessent de porter dans tous les tissus une stimulation désormais dangereuse. La chimie moderne a démontré que les transmutations organiques sont en proportion de la quantité d'oxygène absorbé; celle-ci, par un même volume d'air, est moins considérable dans les pays chauds que dans les climats froids; le mouvement vital qui se règle sur cette absorption d'oxygène diminue donc dans les mêmes conditions et dans le même rapport ; or les besoins correspondent aux pertes qu'entraîne le mouvement de décomposition; celui-ci étant ralenti, les pertes sont moindres, et par conséquent les besoins sont moins prononcés : de là diminution de l'appétit, affaiblissement de la nutrition, appauvrissement des matériaux organiques, notamment du sang. La décoloration générale des indigènes révèle assez les conditions de ce fluide ; le nouveau venu doit parvenir au même degré de défibrination et de déchet globulaire : quand il l'a atteint, il se fait remarquer, comme l'indigène, par l'étiolement de la peau, par l'abaissement de la calorification (Edwards, Davy), par un air de maladivité, par la lenteur des mouvements; alors son système nerveux ne s'exhale plus que par saccades, par paroxysmes, qui augmentent consécutivement le collapsus général; alors il est bien et dûment débilité; alors il produit sur les arrivants la même impression qu'il a ressentie en débarquant à l'aspect de la population indigène, il est acclimaté, il est indigénisé, suivant l'expression du docteur Celle.

Les indications hygiéniques sont les suivantes :

1° Graduer la transition d'un climat dans un autre par une halte prolongée dans les régions intermédiaires et par un régime propre à disposer l'économie à la prépondérance de certaines fonctions; la tempérance dans les aliments et dans les boissons est une favorable préparation, on ne saurait trop la recommander longtemps avant le départ et pendant la traversée. Lorsqu'on est destiné à aller habiter dans le voisinage des tropiques, ou dans la zone même, il est sage de séjourner quelque temps dans un canton méridional de l'Europe : c'est ainsi que nos régiments sont préparés, par les garnisons du midi de la France, à l'épreuve du climat d'Afrique. La lenteur de la navigation à voile a l'avantage d'acheminer progressivement vers un foyer d'influences nouvelles; la vapeur, en abrégeant extraordinairement la durée des traversées, peut avoir l'inconvénient de supprimer une gradation utile, et de livrer l'immigrant à l'agression brusque d'un climat très-différent de celui qu'il vient de quitter (1). Il ne faut point toutefois se méprendre sur le degré d'efficacité ni sur la nécessité absolue de l'acheminement gradué vers les climats tropicaux. S'ils sont d'une salubrité éprouvée comme Taïti et la Réunion, on peut y diriger sans danger les émigrants sans stations intermédiaires, et celles-ci, multipliées sur la route des Antilles, du Sénégal, etc., ne serviront qu'à atténuer pour le voyageur la première impression du climat météorique, sans augmenter sa résistance aux atteintes de la fièvre jaune, des fièvres palustres, de la dysenterie. D'après Dutroulau, les Anglais ont renoncé à cette précaution d'échelonner les garnisons sur la route des climats insalubres pour recourir à la création de troupes indigènes et au cantonnement des troupes européennes sur les hauteurs.

2° L'époque la plus opportune pour le débarquement dans les pays chauds est la saison qui s'écoule entre les hivernages; la saison fraîche et sèche n'est pas la période des épidémies annuelles, des insectes, des eaux corrompues et des viandes de mauvaise qualité; elle n'est dangereuse que pour les individus détériorés par des maladies antérieures, et ceux là ne doivent point s'exposer aux chances d'une transplantation.

Dans les contrées chaudes et marécageuses de l'Algérie, l'arrivée doit coïncider avec la cessation de l'endémie annuelle qui s'éteint en novembre. L'hivernage et son arrière-saison étant les plus pénibles pour les Européens et l'époque de recrudescences endémo-épidémiques, l'arrivée dans les colonies doit répondre à la fin de cette saison, c'est-à-dire au mois de décembre dans l'hémisphère nord et au mois de juin dans l'émisphère sud.

3° Une fois rendu sur les lieux, il importe d'être fixé sur les conditions relatives à l'habitation, à la nourriture, au vêtement, à l'exercice, etc. Il faut placer sa demeure sur un terrain sec et élevé, fuir les vallées, le voisinage des eaux croupissantes, le littoral de la mer s'il est entrecoupé ou parsemé de marécages, constitué par des terres d'alluvion plus ou moins vaseuses ou sujettes à être recouvertes par la mer; on recherche, en général, l'exposition au nord et à l'ouest, à cause de la fraîcheur des brises qui soufflent de ce côté; mais c'est une jouissance perfide: les vents changent brusquement et la brusque alternative de chaleur et de froid qu'ils déterminent engendre bien des maladies. L'exposition à l'est est préférable, pourvu qu'on ait soin de se garantir contre l'action directe du soleil. Pour l'individu comme pour les masses d'immigrants, le choix des emplacements est la question de vie et de mort. Depuis longtemps les Anglais, nos maîtres en matière de colonisation,

____

(1) Cette remarque est imprimée dans notre première édition (1844), t. I, ce qui n'empêche pas Tardieu d'en attribuer la priorité au docteur Celle, dont l'ouvrage sur l'hygiène des pays chauds a paru en 1848. (*Dictionnaire d'hygiène publique et de salubrité*, 1852, t. I. p. 15.)

recherchent dans les pays chauds les stations élevées. Aubert-Roche a signalé avec insistance, lorsqu'il s'agit de s'établir dans les régions équatoriales, la nécessité de choisir les lieux les plus élevés et les plus salubres. L'altitude, nous l'avons déjà dit, est le correctif de la latitude. Dans les contrées tropicales les plus malsaines, les stations élevées et bien choisies procurent aux agglomérations d'hommes de race caucasique un état sanitaire aussi satisfaisant que dans les bonnes résidences des climats tempérés. La Martinique et la Guadeloupe, couvertes de bois et inhabitées dans plus de la moitié supérieure de leur hauteur, présentent dans leur moitié inférieure, qui a 6 à 700 mètres d'élévation sur 6 à 7 kilomètres de largeur, deux étages très-différents quant à la nature du sol, des phénomènes météorologiques et de la salubrité. L'étage inférieur, qui baigne la mer, se compose des parties basses que nous avons reconnues à chaque île, et du littoral des parties hautes; là se rencontrent les caractères les plus prononcés de la constitution palustre du sol : terres alluvionnaires, vaseuses ou argileuses, noyées périodiquement par les eaux pluviales, couvertes ou bordées de palétuviers; canaux charriant l'eau salée mélée à l'eau douce; flaques d'eau saumâtre ou marigots formés à l'embouchure des cours d'eau peu rapides par les flots de la mer; fonds de terre végétale toujours humides et accidentellement noyés par les pluies; infiltrations souterraines favorisées par un sous-sol calcaire et retenue par une base volcanique : on dirait que la nature a réuni dans cette zone toutes les variétés de marais qui peuvent donner naissance à des effluves miasmatiques. C'est sur les bords de la mer, et la plupart près des embouchures des rivières, que sont situés les villes et les bourgs principaux, et c'est sur les points les plus insalubres des terres, qui sont aussi les plus fertiles, que se rencontrent la plupart des grands établissements agricoles.

A 3 kilomètres environ du littoral et à 300 mètres en moyenne d'élévation commence la zone supérieure des terres cultivées, qui finit aux grands bois; là, la constitution toute volcanique du sol, l'inclinaison des pentes, la profondeur et la rapidité des cours d'eau excluent toute idée d'influence marécageuse. Aussi la Guadeloupe possède-t-elle dans les montagnes, à 550 mètres d'élévation, un grand établissement militaire et un hôpital qui rendent les services les mieux constatés pour la convalescence et la prophylaxie des endémo-épidémies dont sont frappées si cruellement les garnisons du littoral; la Martinique, qui n'avait fait jusqu'ici que des essais de camps de préservation, en possédera bientôt un dans la position la plus favorable. Cette dernière colonie possède dans ces sites élevés plusieurs établissements d'eau minérale où les malades trouvent à ajouter aux bienfaits d'un air salubre le traitement médical qui convient le mieux à leurs maladies chroniques.

Entre le camp Jacob et les basses terres, le thermomètre n'accuse qu'une différence de 5 degrés thermométriques. On y compte 1/5 de jours pluvieux de plus et un quart d'eau météorique de plus; l'humidité relative y est un peu plus prononcée, mais corrigée par des vents d'est plus constants et plus forts : il n'en faut pas plus pour soustraire l'Européen aux influences éner-vantes du climat des tropiques, pour lui procurer, dit Dutroulau (1), les sen-sations vivifiantes d'un printemps éternel d'Europe, et l'abriter contre les endémo-épidémies si funestes qui sévissent sur le littoral.

Tant que les nouveaux venus ne participent pas encore à la débilité natu-relle des indigènes, tant qu'ils pèchent encore contre le climat par l'exubé-rance des forces et par un état trop fibrineux du sang, leur régime doit être moins substantiel, et composé particulièrement d'aliments végétaux; par là seu-lement ils échapperont à l'imminence phlegmasique qui enveloppe la plupart d'entre eux durant les premiers temps de leur immigration ; qu'ils réduisent à deux le nombre de leurs repas, qu'ils en bannissent le gibier et les condi-ments incendiaires si recherchés par les marins ; toute surcharge alimentaire a pour conséquence d'élever la chaleur du corps, ce qu'il faut éviter avec soin. La diminution d'appétit et la crainte d'un affaiblissement excessif par l'abondance de la transpiration portent souvent les Européens à recourir à une nourriture excitante; mais ils ne peuvent le faire impunément, car l'apparente langueur des digestions n'exclut pas l'aptitude du canal alimentaire et surtout des gros intestins aux diverses nuances d'irritation et de phlogose. Un régime trop nutritif, trop stimulant, est ici une infraction directe aux lois physiologiques de l'acclimatement, qui ne peut s'effectuer que par la diminution de l'héma-tose et de la chylification. Il en est de même de l'usage, et, à plus forte raison, de l'abus des alcooliques : c'était naguère un préjugé général parmi les Anglais, qu'à leur arrivée dans les pays chauds, l'emploi des boissons stimu-lantes était nécessaire pour tonifier la fibre et tempérer les sueurs excessives; cette erreur devait conduire aux excès et faire bien des victimes. Johnson observe que la sobriété tend à renaître dans les Indes par l'expérience même des résultats funestes de l'intempérance alcoolique. Les médecins de notre armée d'Afrique préconisent la nécessité d'une alimentation réparatrice et de la stimulation alcool que dans nos possessions, qui sont pour la plupart en butte au maléfice de l'impaludation; en effet, des troupes presque toujours en action et soumises à beaucoup de fatigues ne sauraient s'accommoder du régime qui convient au colon sédentaire des Antilles et des grandes Indes; il nous semble néanmoins qu'on oublie quelque peu en Afrique la distinction essen-tielle à établir, relativement au régime entre les nouveaux venus et les accli-matés; les premiers se trouveront toujours bien, dans les pays chauds, de boire plus d'eau que de vin. L'eau coupée avec du café, l'eau acidulée, la limonade, dont l'excès seul est nuisible, sont les boissons qui conviennent aux Européens pendant la première année de leur séjour aux Indes, dans le Séné-gal, etc. La nature leur offre d'ailleurs, pour étancher leur soif, des fruits délicieux, dont le parenchyme est imprégné de sucs acidules, aromatiques ou

(1) Dutroulau, *Maladies des Européens dans les pays chauds.* 2e édition. Paris, 1868, p. 38.

sucrés, des oranges, des pastèques, des grenades, des ananas, etc. Si une consommation immodérée de ces produits peut déranger les voies digestives, donner lieu à des flux bilieux et même à des accidents cholériques, ils conviennent dans une juste mesure, et suivant leurs qualités particulières, à tous les estomacs, à tous les tempéraments. Il importe ici d'établir une distinction entre les immigrants libres, en possession des aises de la vie, et les troupes appliquées aux expéditions, aux travaux de route et de défrichement, etc. Celles-ci ont besoin de boissons toniques et même stimulantes : dans les circonstances de guerre, rien ne remplace pour le soldat l'usage du vin pris modérément et celui du café; nous avons préservé plus d'hommes en Orient, guéri plus de malingres et de cachectiques avec ces deux moyens qu'à l'aide de toutes les richesses du formulaire pharmaceutique. L'usage d'une infusion de café le matin, à jeun, est général aux colonies et en Afrique; Desgenettes l'avait déjà préconisé en Égypte; l'excitation qu'il produit chez les non-accoutumés ne tarde point à disparaître, et est remplacée par un effet tonique qui aide à réagir contre les influences endémiques.

Le genre d'habillement est indiqué par la mode populaire; dans tous les pays chauds, on peut remarquer le soin avec lequel les indigènes protégent la tête contre l'irradiation solaire : le turban des Orientaux répond complètement à cette nécessité; le burnous de l'Arabe, le caban du Moréote et du pâtre corse sont munis d'une espèce de capuchon qui sert au même usage. D'amples ceintures devront entourer de leurs replis moelleux le ventre, qui est dans ces pays la partie la plus sujette à ressentir l'effet des variations de température comme les organes thoraciques le sont dans les climats froids. Ces ceintures sont plus utiles, si elles couvrent immédiatement l'abdomen, que si elles sont appliquées sur le pantalon. Aux étoffes de toile on substituera le coton et la laine. Rochoux attribue en partie la diminution de la mortalité dans les Antilles à l'introduction des vêtements de drap. Les habits de coton, mauvais conducteurs du calorique, isolent la surface cutanée du milieu ambiant; ils ne transmettent pas au corps l'impression des températures excessives, et quand celles-ci s'abaissent brusquement jusqu'au froid, ils lui conservent sa chaleur propre; ils sont préférables à la flanelle, qui devient lourde par l'imbibition de la sueur, et qui irrite parfois la peau jusqu'à provoquer des éruptions. Johnson assure qu'on modère le flux de la peau en reprenant plusieurs fois les vêtements qu'on a fait sécher après leur imprégnation par la sueur : singulier précepte qui ne conduit qu'à la malpropreté et aux irritations de la peau (gale bédouine, intertrigo dés aisselles, érythèmes). L'exercice qui active la circulation et le mouvement centrifuge des fluides est évidemment nuisible; durant les heures les plus brûlantes de la journée, les indigènes s'enferment dans leurs demeures, où ils entretiennent, par des courants et par l'évaporation, une agréable fraîcheur : c'est un exemples de plus à imiter. Les nouveaux venus dédaignent ces habitudes d'indolence instinctive; ils bravent le soleil, s'agitent, se fatiguent; or, cet exercice intempestif contribue certainement à la mortalité qui les frappe. Ainsi a succombé à la Vera-Cruz le médecin en chef du corps expéditionnaire français, Ludger Lallemand. Nous avons observé en Grèce et en Corse l'avantage de la réclusion des troupes pendant les heures de la plus vive insolation. Que la nature des travaux puisse contrarier, empêcher l'acclimatement, on ne saurait le nier, et dans les entreprises de colonisation, il faut tenir compte de ce fait. Entre les deux lignes isothermes de 18 degrés centigrades, il est difficile que l'Européen s'applique à la culture du sol, si ce n'est sur des points où l'altitude compense en partie l'action solaire. Appeler, comme on l'a fait, des Alsaciens, des Bretons, des Suisses, à défricher les terres d'Afrique, à remuer sous un soleil ardent, une énorme épaisseur de détritus organique qui constitue en partie l'humus vierge des vallées, c'est compliquer l'expérience de l'acclimatement, c'est la fausser; par ce mot aucun esprit sensé n'a jamais entendu la transition immédiate d'un climat à un autre beaucoup plus chaud, avec les mêmes habitudes, les mêmes travaux, la même mesure et le même mode d'activité; encore moins l'application d'un ramassis d'ouvriers et d'oisifs de nos grandes villes de France à la profession agricole en Afrique. Nous avons eu mission d'inspecter l'état sanitaire des colonies agricoles de la province de Constantine (1851) et les enquêtes auxquelles nous avons procédé sur les lieux, nous autorisent à dire que les tentatives de colonisation n'ont pas été réglées de manière à pouvoir fournir des arguments contre la possibilité de l'acclimatement.

Même sous les tropiques, si la grande culture de la terre ne semble pas réservée à la race européenne, on ne saurait lui refuser, d'après Dutroulau, la faculté de se livrer sans danger à un travail quelconque de la terre. A la Réunion, les petits blancs descendants des premiers colons de l'île, et retirés dans les montagnes de l'intérieur, où ils ne se marient qu'entre eux, cultivent eux-mêmes leurs terres; dans les hauteurs des Antilles, les petits habitants et les troupes s'adonnent sans inconvénient à des travaux de jardinage et de route. Au témoignage du général Dongelot (1), le travail est favorable à la santé des troupes, même pendant les heures les plus chaudes du jour. Les travaux de fortifications exécutés en 1840 et dans les années suivantes au fort Bourbon, à la Martinique, aux Saintes et à la Guadeloupe ont profité à la santé des militaires européens, dans les lieux secs à la vérité, mais si peu élevés que l'ardeur du soleil n'en était point atténuée, et malgré le règne de la fièvre jaune dans toute son intensité. En 1854 et 1855, pendant que la fièvre jaune ravageait la Basse-Terre (Guadeloupe), la garnison fut employée pendant les deux saisons à refaire la route qui conduit au camp Jacob, échelonnée dans des postes dont un ne contenait pas moins de 80 hommes; ces travaux avaient lieu de six à dix heures du matin et de trois à six heures du soir; il n'y eut que deux cas de fièvre jaune dans le poste le plus élevé, sur des

____

(1) Godineau, *De l'hygiène publique aux Antilles françaises*, thèse, Montpellier, 1844, in-4o.

hommes qui venaient de la Basse-Terre. Il est juste de noter, avec Dutroulau, que les opérations s'exécutaient sur des terrains en pente, sur des plateaux élevés et dégarnis de toute végétation.

La rosée et la fraîcheur pénétrante des soirées ne sont pas moins à craindre; aussi convient-il de se coucher de bonne heure. Les lits composés de matelas de crins seront exhaussés au-dessus du sol; on les remplacera utilement par l'innovation anglaise des cadres suspendus en forme de hamacs; une gaze les défendra contre les insectes. L'insomnie est l'un des tourments des Européens. Leur rendre le sommeil, dit Andral, c'est mettre en leur faveur une grande chance de santé. Les bains froids pris le soir y disposent; ils ne sont pas moins indiqués pendant le jour pour modérer la transpiration, pour débarrasser le corps d'un excès de calorique qui l'accable, pour l'habituer à l'impression du froid dans un climat où les mutations atmosphériques sont fréquentes; mais il faut en user avec circonspection; l'immigrant s'en abstiendra dans les premiers temps, surtout s'il craint l'eau froide, afin d'épargner à ses fonctions cutanées une brusque perturbation; le bain chaud doit toujours être proscrit; c'est donc le bain dégourdi, de douze à quinze minutes qui, pris deux fois par semaine, lui sera une pratique aussi utile qu'agréable (Dutroulau) : il en abaissera graduellement la température en même temps que la durée, jusqu'à le prendre frais; à cette limite de tolérance, mieux vaudra le prendre à ciel découvert, dans une rivière, dans un bassin à eau courante, et si l'eau douce fait défaut, dans la mer, où il ne restera que deux à cinq minutes. L'heure opportune dans la saison chaude est le matin avant dix heures, dans la saison froide le soir avant six heures. Une pratique prudente du bain froid, et, à défaut du bain, l'immersion dans une baignoire ordinaire ou la douche de toilette, est dans les régions tropicales un des moyens les plus efficaces qu'on puisse opposer aux impressions trop vives du climat et aux émanations morbifiques des sols insalubres, réserves faites pour les antipathies ou les cas d'intolérance individuelle. (Dutroulau.)

Quand l'immigrant commence à présenter les signes de l'acclimatement, son régime alimentaire exige des modifications : il ne s'agit plus de réprimer l'essor de la vie nutritive; il faut songer à prévenir l'épuisement des forces, le relâchement des tissus, la dissolution des fluides. Le moment est venu de rendre l'alimentation plus excitante, moins ténue; la langueur des fonctions digestives exprime alors l'atonie de cet appareil. Mais encore ici des ménagements sont nécessaires. Ne passez point subitement de la sobriété au luxe des repas abondants et toniques; tenez compte d'ailleurs des maladies qui ont existé antérieurement, et qui ont laissé peut-être dans les organes digestifs, des traces de phlegmasies promptes à se rallumer. Dans les pays chauds, mais ra-riables et marécageux, les aliments doux, féculents, les végétaux, la volaille, les œufs, le poisson, peu de gibier, du vin généreux en petite quantité : tel est le meilleur régime à suivre. Les vins de Provence et du Roussillon, qui sont distribués aux troupes dans nos colonies, sont trop chargés d'alcool. A une époque plus avancée de l'acclimatement, quand la fusion de l'Européen et du créole est presque complète, la stimulation alimentaire pourra être portée plus loin ; mais, malgré l'autorité de Bajon, nous n'oserions conseiller les aliments pimentés, les boissons toniques, les vins généreux, le tafia, comme bases du régime des acclimatés ; fût-il vrai, comme le raconte le voyageur Péron, que les naturels de l'île de Timor se préservent de la dysenterie par l'usage des épiceries et par la mastication habituelle du bétel (1), nous nous garderions de renouveler aux nouveaux venus dans ces parages le précepte de Salerne :

Dum Romæ fueris, romano vivite more.

Ceux qui résistent à ce régime incendiaire, dit Forget (2), font parade d'impunité, tandis que les victimes ne reviennent pas témoigner de leurs erreurs. La sagesse veut que les acclimatés se rapprochent du genre de vie des indigènes, mais non qu'ils en adoptent les vices, les excès ou les ignorantes routines, dont un régime trop stimulant n'est pas la moins funeste.

La durée de la transformation organique, dont le terme est l'acclimatement, nous semble difficile à préciser. Rochoux la porte au moins à deux ans révolus. Rufz a vu la fièvre jaune attaquer, au début de l'épidémie de 1838, des personnes qui se trouvaient à la Martinique depuis trois à dix ans ; mais elles furent moins gravement affectées. Desgenettes fixe à deux ans la révolution de l'acclimatement à l'égard de la peste d'Egypte ; dans les parages des Antilles, Lind promet ce bénéfice au bout d'un an aux matelots qui ne quittent presque jamais la mer. D'après Périer (3), une ou deux années de séjour en Algérie modifient l'homme assez profondément pour qu'il ait désormais toutes les chances en sa faveur, s'il n'a pas été gravement malade jusqu'à ce moment ; s'il a déjà beaucoup souffert, l'avenir lui prépare des épreuves plus redoutables encore ; car il ne saurait espérer contre les rechutes et récidives des maladies locales (diarrhée, dysenterie, fièvres paludiques) l'espèce d'immunité qui résulte communément des attaques de la fièvre jaune, de la peste, probablement aussi des fièvres éruptives et des fièvres typhiques ; au contraire, les premiers accès de fièvre intermittente ou rémittente disposent l'organisme à la répétition des mêmes accidents, et chaque retour fébrile augmente la détérioration générale et accélère la cachexie. Au demeurant, il serait hasardeux de déterminer la période exigée pour l'appropriation de l'organisme aux influences d'un milieu nouveau ; les conditions hygiéniques, la prudence des nouveaux venus, leur force morale, les habitudes, sont les régulateurs de cette

(1) Mélange très-âcre, composé ordinairement avec la feuille d'une espèce de poivrier, une assez grande quantité de feuilles de tabac, de la chaux vive et de la noix d'arec. Voyez Mérat et Delens, *Dictionnaire de matière médicale et de thérapeutique générale*. Paris, 1829, t. I, p. 583.)
(2) Forget, *Médecine navale*, t, I, p. 336.
(3) Périer, *Hygiène de l'Algérie*, Paris, 1847.

transformation ; la diversité des lieux et leur mesure ou leur nature d'insalubrité en décident la marche et l'issue. L'équilibre avec les modificateurs météoriques du climat s'établit avant l'épuisement des influences accidentelles qu'il comporte, et dont la plus constante, la plus dangereuse, la plus opiniâtre, n'est autre que l'intoxication palustre. Dans les contrées qu'elle infecte, point de garantie stable, point de sécurité à échéance fixe. Dans l'Algérie, des individus épargnés par les premières épidémies sont atteints à une époque où ils s'en croyaient définitivement à l'abri ; aux États-Unis d'Amérique on a étendu jusqu'à neuf ans de résidence non interrompue le temps nécessaire pour la préservation de la fièvre jaune à son plus haut degré.

L'acclimatement s'obtient, tantôt sans maladie ni souffrance, tantôt après des troubles fébriles, une dysenterie, une hépatite, un commencement de cachexie. Dans les contrées chaudes et marécageuses, c'est par les accidents aigus ou lents de l'impaludation que passe le nouveau venu. Le mode d'acclimatement le plus heureux est celui qui assimile graduellement le colon aux indigènes, sans secousse grave ni souffrance apparente ; il blêmit, perd son embonpoint, une partie de ses forces ; ses traits se rident ; il vieillit et tend au repos ; cette sorte d'atonie générale s'étend, quoiqu'à un faible degré, à ses facultés intellectuelles et morales ; il a adopté les mœurs locales ; il a subi, comme on l'a dit, une sorte de créolisation. Il y a des organisations qui ne peuvent se plier aux influences du nouveau climat ; si elles ne sont enlevées par la catastrophe d'une affection suraiguë, elles se consument lentement, et livrent presque toujours au scalpel les vestiges d'une lésion chronique du foie ou du canal digestif.

L'acclimatement se perd par suite d'absences prolongées ; en d'autres termes, l'organisme change ses allures, suivant les modificateurs qui agissent sur lui ; les créoles qui sont envoyés dans un âge tendre en France, les colons éloignés depuis douze à quinze ans rentrent dans les conditions de l'Européen inacclimaté, et, à leur retour dans les pays chauds, ils redeviennent tributaires des endémies qui y règnent. Il n'en faut pas déduire l'indication de n'accorder aux soldats acclimatés d'Afrique et des colonies que des congés d'une durée assez courte pour ne point les exposer à perdre le bénéfice de l'acclimatement. Le séjour en Europe leur sera toujours une occasion de retrempe et de réfection salutaire. Les hauteurs des îles volcaniques de nos Antilles, refuge précieux pour les Européens contre l'insalubrité des basses terres, ne leur procurent aucune immunité persistante au delà de la durée de cette ascension ; redescendus dans les villes du littoral, ils retombent sous l'imminence des endémo-épidémies comme s'ils arrivaient d'Europe ; ces stations privilégiées les en préservent tant qu'ils y demeurent ; malades, ils s'y rétablissent ; mais en les quittant ils rentrent dans les conditions de l'immigrant. L'acclimatement assimile l'immigrant aux indigènes sous le rapport pathologique ; il devient sujet aux mêmes maladies, passible des mêmes influences. Avant cette époque, les phases de sa santé alternaient avec celles de la santé des indigènes : le printemps, froid, humide et dangereux pour ces derniers, produisait sur lui la sensation inoffensive d'une chaleur modérée ; il tombait malade en été qui est une saison salubre pour les indigènes; réduit à leur niveau physiologique par un séjour prolongé, il endure les chaleurs estivales, et comme eux il redoute le vent de mort (nord), qui leur jette au printemps nombre de phlegmasies intenses. Dans une même contrée, l'acclimatement peut offrir des conditions diverses en rapport avec les conditions propres des localités, de telle sorte que le colon, équilibré avec les influences d'une province, ne pourrait sans risque émigrer dans une autre ; chaque station, chaque résidence a son type d'insalubrité et sa spécialité pathogénique; l'habitant d'Alger, qui se rend à Bône, doit redouter plus particulièrement les fièvres graves; s'il se dirige vers Oran, c'est la dysenterie qui d'abord le menace ; s'il s'élève sur les ondulations de l'Atlas, autre imminence morbide qui, suivant l'altitude, se rapproche de celle des climats tempérés chauds et tempérés froids. Pour les enfants, le danger est encore plus grand, comme nous l'avons vu; mais leur mortalité en Afrique tient en partie, dans certaines classes de la population, au défaut d'appropriation du régime, au manque de soins hygiéniques, à l'incurie des parents. On a remarqué qu'elle est généralement beaucoup moindre chez les enfants des Israélites; les esprits prévenus n'y voient qu'affaire de race, et d'une race qu'ils outragent; l'observateur impartial fera la part des vertus de famille et de la sollicitude des parents juifs pour leurs enfants.

II. — *Acclimatement dans les pays froids.*

La transition du sud au nord compromet moins la santé que celle du nord au sud.

Les climats tempérés paraissent froids aux habitants de la zone torride. Ce que nous dirons d'eux s'applique, dans une nuance amoindrie, à ceux qui passent des climats tempérés dans les contrées plus rapprochées du pôle. L'homme des tropiques arrive dans les pays froids avec un pouvoir insuffisant de calorification ; il faut donc que sa respiration s'active ; et comme le carbone et l'hydrogène, éliminés par la respiration, sont restitués par les aliments, il s'ensuit que le besoin d'alimentation augmente avec l'énergie de l'hématose (1). L'exercice qu'il est forcé de prendre pour favoriser la circulation, et pour accroître la chaleur du corps, a pour résultat l'accélération des mouvements respiratoires et nécessite également un surcroît de nourriture : aussi ses fonctions digestives, qui languissaient sous le ciel de l'équateur, s'éveillent avec force; il éprouve un appétit qui lui était inconnu ; et s'il se laisse entraîner trop loin par le plaisir de le satisfaire, il ne tarde point à offrir les attributs de l'état pléthorique qui le place sous l'imminence de phlegmasies aiguës. L'obésité qui arrondit la plupart des créoles transportée dans nos climats n'est donc qu'une conséquence exagérée de la direction que prennent forcément les mouvements

(1) Liebig, *loc. cit.,* p. 18.

de la vie : c'est sur les poumons et sur le tube digestif qu'ils tendent à se concentrer. Le rôle de l'hygiène consiste presque exclusivement à modérer ces concentrations splanchniques, d'une part, en provoquant la transpiration cutanée qui diminue brusquement, tandis que celle du poumon augmente ; d'autre part, en luttant contre l'exigence d'un appétit soudain et en maîtrisant l'élan des fonctions assimilatrices. Que les émigrants des pays chauds se défendent des excès de table, qu'ils usent avec mesure de boissons alcooliques, qu'ils leur préfèrent le thé et le café, qui ont l'avantage de produire une réaction centrifuge, et d'entretenir le travail dépurateur du tégument externe ; qu'ils aient recours aux frictions sèches ou humectées par un liquide stimulant, aux bains de vapeur, dont l'usage est populaire dans le Nord ; qu'ils entretiennent dans leur demeure une température douce et constante ; qu'ils portent des vêtements non conducteurs du calorique, et dont la surface tomenteuse produit sur la peau une excitation fluxionnaire.

La transition est moins aiguë, et, par conséquent, moins chanceuse pour les habitants des climats tempérés, qui sont exercés par la révolution annuelle des saisons au contraste et à l'excès des qualités de l'air ; néanmoins les indigènes des tropiques résistent avec avantage à l'épreuve des climats froids. Si quelques-uns sont atteints par le froid dès l'abord, jusqu'à s'engloutir dans une sorte d'hivernation, d'autres y réagissent par un développement de force et de caloricité assez analogue à celui qu'on présente au sortir d'un bain froid, mais avec cette différence qu'il s'opère avec continuité et dans une mesure inférieure. Cette exaltation de la puissance calorifiante ne se maintient guère au delà des deux premières années ; passé ce terme, les immigrants rentrent dans la condition de la population indigène, et deviennent sensibles, comme elle, à l'impression du froid ; mais ils le supportent mieux : les créoles de la grande armée ont moins souffert dans la retraite de Russie que les soldats originaires des régions tempérées.

Le passage des pays chauds dans les climats froids prépare ou aggrave certaines maladies, et influe favorablement sur d'autres. L'émigration est souvent pour les colons des tropiques le seul moyen de salut contre des affections qui ne peuvent guérir qu'en dehors de la sphère où elles prennent naissance ; telles sont les fièvres paludiques, la dysenterie aiguë ou chronique qui les complique ou leur succède si fréquemment, la diarrhée, la colique sèche avec ou sans hépatite. La nécessité de fuir devient plus pressante encore par les rechutes qui entraînent un rapide épuisement ; la succession des saisons n'ouvre aux malades aucun espoir de guérison ; si les vents d'est les délivrent des fièvres de l'hivernage, la température excessivement variable de la saison nouvelle leur sera une cause de dysenterie ; l'unique ressource est dans un prompt départ : « Combien sont partis sur un lit qu'ils ne pouvaient quitter, qui ont trouvé au large une guérison inespérée (1) ! » L'opportunité du départ dépend

____

(1) Thévenot, *Traité des maladies des pays chauds*, p. 368.

de la nature des maladies et des organes à modifier; les fièvres chroniques, qui cèdent à l'influence d'un air sec et modérément froid, exigent qu'il ait lieu au commencement de notre hiver. Les affections du foie contractées dans nos colonies s'amendent pendant la traversée, grâce à la régularité du régime, à la température plus uniforme et à la pureté de l'air maritime; elles s'accommodent du froid, qui relève l'action du poumon et déverse sur lui l'excès d'énergie vitale qui s'était fixée sur le foie; le poumon devient, pour ce viscère, suivant l'expression de Thévenot, un organe préservateur; néanmoins il faut ménager à la peau la gradation des températures, et épargner au tube digestif les brusques agressions d'un changement de régime. Les dysenteries miasmatiques gagnent toujours à l'éloignement du foyer d'infection; mais le froid les exaspère. Soulagées par le mouvement du navire, par l'air doux et tiède des mers tropicales, elles s'aggravent aux approches de la terre, où les brumes, refoulées par les vents, enveloppent le navire d'une humidité froide et pénétrante; les dysentériques éviteront donc de faire coïncider avec l'hiver leur arrivée en France; ils éviteront surtout le passage dans les climats froids. Les gens à poitrine irritable, prédisposés au catarrhe bronchique ou à la tuberculisation pulmonaire, ont besoin de précautions nombreuses, quand, après un long séjour dans une contrée chaude, ils reviennent dans un pays froid ou tempéré. Même danger pour les indigènes et les créoles, quelle que soit leur constitution: le poumon, suractivé dans ses fonctions, s'enflamme avec une extrême facilité; pour eux, la phthisie devient dans nos climats ce que la fièvre paludique et la dysenterie sont pour nous dans la zone torride : elle les décime en détail, et souvent elle se développe chez eux avec une acuité qui précipite la catastrophe. Plus sujets aux affections éruptives que dans leur patrie, ils sont fréquemment surpris pendant leur convalescence par des symptômes d'affection pulmonaire : la rougeole les dispose particulièrement à la phthisie, sans doute à cause de la bronchite capillaire dont elle est souvent accompagnée. Il nous semble, toutefois, que l'on a exagéré l'influence de la transplantation sur le développement de la phthisie pulmonaire; nous avons connu à Paris un grand nombre de jeunes gens du Brésil, du Mexique, etc., qui n'ont souffert ni du froid de nos hivers, ni de la température humide et variable de nos saisons intermédiaires. L'exemple tant cité des singes enfermés dans nos ménageries est-il concluant? Il faudrait savoir, objecte avec raison Louis(1), comment ils meurent dans les pays chauds, s'ils y sont plus rarement affectés de tubercules qu'à Paris ; la réclusion, l'insuffisance de l'exercice, le mode d'alimentation, mêlent ici leur influence à celle de l'atmosphère. Les vaches sédentaires dans les étables de Paris deviennent sujettes à la phthisie; cependant elles sont préservées du froid et des variations de l'air et elles n'ont pas changé de climat. Au reste, les singes déportés des forêts du Brésil dans les cages de nos ménageries sont-ils dans les mêmes conditions que l'homme qui s'éloigne

(1) Louis, *Recherches sur la phthisie,* 2e édition. Paris, 1843, p. 610.

volontairement d'une contrée intertropicale où la civilisation tend à faire la vie sociale à l'image de la nôtre, et le moral, cette source inépuisable de modifications physiologiques, ne le comptez-vous pour rien? ou l'accordez-vous dans une égale mesure aux quadrumanes du Jardin des plantes? Ces remarques, consignées dans les précédentes éditions de ce livre, ont reçu depuis une confirmation importante. Jules Rochard (1) rapporte que, depuis l'abolition de l'esclavage, un grand nombre de familles créoles ayant quitté les colonies, et surtout les Antilles, pour venir s'établir à Brest, il n'a pas observé parmi elles plus de phthisiques que dans le reste de la population; il ajoute qu'il en est de même des jeunes créoles qui s'engagent dans les régiments d'infanterie de marine. Wilson, imité depuis par presque tous les médecins des marines anglaise et française, a donné le conseil de ramener en Europe les individus atteints de phthisie dans les pays chauds, l'observation et la statistique ayant démontré que cette mesure offrait l'unique chance de ralentir ou d'arrêter la marche de la tuberculisation. Aussi les médecins de nos colonies renvoient-ils en France les marins et les soldats atteints de phthisie sous ces latitudes (2).

En général, le passage d'un climat chaud dans un climat froid, quand il s'opère graduellement, est profitable à l'économie : il apaise la susceptibilité excessive du système nerveux, il rehausse le ton de la fibre musculaire; il sollicite, par un air plus dense et plus oxygéné, l'action des organes respiratoires; un sang mieux élaboré baigne tous les tissus et rend aux organes d'assimilation leur vitalité; les digestions s'exécutent avec aisance, les forces nutritives s'équilibrent entre toutes les parties; la permanence du froid consolide cette modalité des fonctions qui a pour résultat la vigueur du corps et la stabilité de la santé. Sans doute une civilisation avancée a fourni à l'homme un complément de ressources pour lutter avec succès contre les rigueurs de la zone polaire, contre l'hiver de la zone tempérée, tandis qu'elle est moins efficace peut-être pour neutraliser les inconvénients de la zone équatoriale; mais l'histoire des voyages et des établissements qui ont été tentés dans les pays chauds et dans les pays froids diffère tellement, qu'on ne peut méconnaître la facilité plus grande de l'acclimatement dans ces derniers.

La Nouvelle-Écosse et le Canada offrent d'heureux exemples d'acclimatement collectifs dans des contrées relativement froides. L'ancienne Acadie, sous la même latitude (45 degrés) que le midi de la France, mais à peu près dans une même bande isotherme que le Danemark, le nord de la Prusse, de l'Écosse (therm. moy. + 5 à 6 degrés), reçut, en 1671, 400 à 500 émigrants français, qui sont devenus environ 70 000 indigènes, malgré les calamités prolongées de la guerre et une nombreuse émigration (Bertillon). 10 000 Français qui, de 1663 à 1760, s'établirent au Canada, y forment aujourd'hui une

(1) Jules Rochard, *De l'influence de la navigation et des pays chauds sur la marche de la phthisie pulmonaire. (Mémoires de l'Académie de médecine,* 1856, t. XX. p. 107.)

(2) J. Rochard, *loc. cit.,* p. 110.

population de plus d'un million d'Anglo-Canadiens, nonobstant les déchets de la guerre et d'une émigration continue aux États-Unis ; elle croît de 25 à 40 pour 1000 chaque année, sous un climat de + 5 degrés en moyenne par an (Paris = + 10°.5 c.), avec oscillation mensuelle moyenne de — 11°,6 à + 21°,8 à Québec, contre + 1°,9 à + 18°,7 à Paris, = un écart de 33°,3 à Québec, et seulement de 16°,8 à Paris. Sir John Ross, pendant son deuxième voyage à la recherche du passage du N. O., fut pris et retenu quatre ans dans les glaces avec ces deux navires *la Victoria* et *le Krusenstern* ; il a compté une période de six cent tente-six jours où le thermomètre n'a pas remonté au-dessus de 0 degré; le mercure, l'huile d'amandes douces, se congelaient à l'air ; son équipage de 23 personnes eut 3 décès, l'un par suite de phthisie, ayant débuté avant le départ, l'autre de scorbut, un troisième, dit-il, par une complication de maladie; il y eut d'autres cas de scorbut, mais sans gravité, quelques congélations dont une seule nécessita l'amputation partielle du pied; mais l'ophthalmie des régions polaires ne fit grâce à personne. L'une des dernières expéditions à la recherche de Franklin, celle de la *Résolute*, comprenait dix navires et trois cents hommes dont les détachements, envoyés à la découverte, passaient des mois entiers sur les glaces sans revenir à bord, le jour attelés à des traîneaux, la nuit enveloppés d'une couverture de laine, au contact de la glace qui se fondait à la chaleur de leur corps; elle n'a compté en trois ans que six morts, attribuées à des maladies de cœur. Les factoreries, établies au Spitzberg par les Hollandais dans le cours du XVIIe siècle, ainsi que les campagnes de nos pêcheurs de baleine dans les parages les plus rigoureux, témoignent de la tolérance de la race caucasienne pour le froid; là, nulle autre influence, nulle autre aggression que le froid sec ; tant qu'il demeure sec, il est tonique; la santé n'est menacée que par une élévation accidentelle de la tempér:ture, qui amène l'humidité; alors, suivant la remarque de J. Bellot, les bronchites, les coryzas, se développent épidémiquement à bord des bâtiments. Les noirs sont impropres à ce genre d'acclimatement; les créoles, les méridionaux, qui résistent mieux que les hommes du Nord aux premières épreuves d'un hiver rigoureux, perdent ce privilége au bout d'un certain temps, un ou deux ans, d'après l'observation de Sigaud et de Rochoux. Pour les nègres, pas n'est besoin, pour les compromettre, d'une transition si considérable du sud au nord ; transférés de l'intérieur de l'Afrique en Arabie, ils sont décimés par la fièvre, la dysenterie, la plaie de l'Yémen. Boudin cite un régiment anglais de dix-huit cents noirs qui, envoyé à Gibraltar en 1817, fut presque entièrement détruit par la phthisie en moins de quinze mois. Jules Rochard a vu cette maladie exercer les mêmes ravages au bagne de Brest sur les forçats de provenance coloniale. (Voy. t. II, Races, Acclimatement collectif.)

Au Canada, à Terre-Neuve, à la Nouvelle-Écosse, le chiffre annuel de la mortalité des troupes est moins élevé qu'en Agleterre, 1,74 pour 100 ; 1,15 ; 1,6. La mortalité est due presque pour moitié aux phlegmasies des voies respiratoires, à l'exclusion de la phthisie, et plus fréquentes au commencement de l'été qu'en hiver. La phthisie serait au contraire assez commune dans la population sédentaire des îles Saint-Pierre et Miquelon au dire du docteur Gras, dont J. Rochard affirme la compétence et la véracité.

Il y a bien des recherches statistiques à faire sur l'aptitude des climats voisins des contrées polaires et de celles-ci même à entretenir et à multiplier les diverses races. Déjà à Saint-Pétersbourg, les naissances sont moins nombreuses que les morts; la grande mortalité des nouveau-nés, dits très-justement Bertillon, est l'indice d'une difficulté à vivre; et l'Islande semble marquer le terme de l'acclimatement de la race scandinave, c'est-à-dire aryenne; le fait est que sa population est descendue de 100 000 à 60 000 habitants, malgré la fécondité des femmes, tant les décès sont nombreux dans l'enfance. Citons aussi, d'après Bertillon, ces remarques saisissantes d'un voyageur dégagé de toute vue théorique, interprète presque naïf de sa première impression, qui est plus en faveur des Esquimaux du Groënland que des Islandais de race aryenne : « Ces derniers, dit Ch. Edmond, ont un air mou, éteint ; on voit qu'ils ne vivent pas avec plaisir, ils se laissent végéter avec résignation. Les Esquimaux, au contraire, semblent contents d'être au monde ; on sent qu'ils sont chez eux; ils poussent sur un sol adapté à leur nature. La contradiction entre les Islandais et le milieu qui les entoure est flagrante. Le Norvégien transplanté est exotique en Islande, en dépit des siècles écoulés. « Le manque de croisements avec les Groënlandaises a dû concourir à cet étiolement des Scandinaves, et peut-être, comme l'affirme l'amiral danois Lowenörn, un abaissement de la température de l'Islande depuis les xıı^e et xıı^e siècles.

Quoi qu'il en soit, et si large que l'on fasse à l'organisme humain la part de ses aptitudes et de sa spontanéité, on aperçoit pour lui, aux limites polaires comme à l'équateur, des difficultés de coordination à ces milieux extrêmes. Le nègre et l'Esquimau en sont les représentants naturels, les deux spécialités d'organisation, les deux types appropriés à ces climats inverses et les seules dont la fécondité, la durée, le travail utile, ressortent clairement de l'observation des faits passés et présents.

III. — *Acclimatement dans les localités.*

Les phénomènes de cet acclimatement, et les règles d'hygiène qui s'y rapportent, varient suivant la température, l'état hygrométrique, les émanations et la pression atmosphérique.

1º Passer d'une localité dans une autre relativement plus froide ou plus chaude, c'est s'exposer à des nuances d'effets qui se confondent avec ceux que nous venons d'étudier. Les Italiens, les Espagnols, qui viennent se fixer en France, perdent leur sobriété, mangent avec plus d'appétit, et acquièrent de l'obésité ; le centre, l'est et le nord de la France produisent sur eux des modifications semblables à celles qu'éprouve le créole nouvellement débarqué en Europe. Pour les Allemands, l'Italie est un pays chaud, et leur impose des précautions en conformité avec leurs sensations. Audouard a vu des soldats originaires du nord de la France être atteints à Naples de fièvres qui, par leur forme et leur gravité, rappelaient le fléau des Antilles. Cleghorn a observé chez des Anglais, à Minorque, de nombreux cas du même genre.

2° L'établissement dans une localité beaucoup plus humide que celle où l'on a vécu jusqu'alors entraîne ou des modifications promptes qui se résolvent dans un état morbide local, ou une altération progressive de la constitution, qui finit par assimiler les nouveaux venus au type physiologique des habitants. Dans le premier cas, on observera quelques affections de nature catarrhale, localisées dans la membrane muqueuse des voies aériennes ou des voies digestives, caractérisées par l'exubérance de la sécrétion dont elle est le siége, et par les irrégularités ou la dépression habituelle de l'innervation : ce sera un catarrhe bronchique, un embarras gastrique, une diarrhée muqueuse; et si le système nerveux est intéressé, on pourra observer ce que l'on appelle encore dans quelques pays la *fièvre muqueuse*, cette variété de l'affection typhoïde dont Rœderer et Wagner ont tracé le tableau. Dans le second cas, il s'opère dans la constitution un changement sans trouble morbide évident : la sensibilité générale diminue; les sympathies organiques s'émoussent; la peau s'étiole; les tissus musculaires sont moins colorés, moins contractiles ; l'élément cellulaire prédomine; la formation graisseuse augmente, ainsi que les sécrétions des muqueuses. Un moment vient où la transformation est achevée, où l'harmonie s'établit entre l'organisme déchu et le milieu insalubre dans lequel il est plongé. L'hygiène des localités humides et froides ne diffère pas de celle des pays froids : on insistera davantage sur l'usage des boissons théiformes, aromatiques, légèrement excitantes, sur les pratiques qui ont pour objet l'entretien ou le rétablissement de la transpiration cutanée qui tend à se supprimer ; les liqueurs alcooliques, à doses modérées, peuvent être ajoutées sans inconvénient à la boisson fermentée qui est nécessaire aux repas : ceux-ci seront composés en majeure partie de substances animales. Des vêtements chauds et des habitations soigneusement préservées de toute humidité compléteront la prophylaxie : ainsi réglée et soutenue, elle réussit à corriger chez les classes aisées de l'Angleterre et de la Hollande la constitution catarrhale, lymphatique et scrofuleuse, qui végète dans les froides brumes de leur atmosphère.

3° Il est toujours hasardeux de tenter l'acclimatement dans les localités à émanations palustres ; c'est sur les hauteurs éloignées et hors de leur vent que sont le refuge et le salut. Dans les pays où la chaleur et l'humidité impriment un funeste essor au dégagement miasmatique, on ne saurait trop rappeler aux chefs de l'armée, aux chefs des immigrations, les influences préservatives de la climatologie verticale; non-seulement l'altitude compense les effets de l'irradiation solaire plus ou moins directe, mais encore elle neutralise, elle anéantit le maléfice des plus énergiques foyers de fermentation délétère qui parsèment les terrains bas, les vastes dépressions du sol. Sous les latitudes intertropicales, se rencontrent de frais climats ; au-dessus des palétuviers et des marécages pestilentiels de l'Afrique méridionale, existent de salubres stations où n'arrive point le miasme fébrifère : dans cette superposition de climats gradués, quelle immense ressource pour la conservation des hommes, pour l'extinction des épidémies meurtrières, pour la retrempe des constitutions détériorées ! Les stations qui préservent sont aussi celles qui guérissent : les fabricants du littoral de nos Antilles se rétablissent aux Pitons ou au camp Jacob. Il n'est pas toujours nécessaire, pour l'un ou l'autre résultat, de se réfugier sur les hauteurs ; même dans la zone torride, se trouvent des climats ou des localités exemps de paludisme : les fiévreux de Madagascar vont se rétablir à la Réunion ; ceux du Sénégal, à Gorée. Entre 20° 10' et 22° 20' de latitude sud, une grande île de l'océan Pacifique, ayant 66 lieues marines de long sur 10 de large, a des marais et des marécages dans son intérieur, des plages tour à tour inondées et découvertes par les marées, des atterrissements limoneux, une végétation palustre qui rappelle celle des palétuviers, etc. : « Chose vraiment extraordinaire, s'écrie V. de Rochas, malgré tous ces éléments fébrigènes, la fièvre est presque inconnue dans ce pays, et il est extrêmement rare qu'on trouve dans des affections quelconques indication à quinine(1). » Les Européens y ont remué des terrains neufs pour les cultiver, jeté des chaussées sur les marais, desséché une partie de celui qui existe à Port-de-France ; ils en ont fouillé le fond pour les constructions, et pas un seul cas de fièvre ne s'est montré chez les travailleurs. Dira-t-on que la latitude est impropre à la production des fièvres ; mais elles désolent des pays voisins, les îles Viti, les Nouvelles-Hébrides. Si des nécessités inéluctables condamnent à retenir des masses d'hommes dans la sphère d'activité des foyers d'impaludation manifeste, mieux vaut assainir le pays que d'échafauder un système pénible de prophylaxie. Le desséchement des marais est peut-être le plus grand bienfait qu'attende l'humanité. Sur plus de 400,000 hectares de marais qui existent en France, 120,000 sont susceptibles de culture : en les séchant, on augmenterait donc les moyens d'alimentation publique, en même temps qu'on assurerait l'amélioration physique de notre espèce et la prolongation de la vie humaine. Déjà la Bresse, la Sologne, ont vu diminuer le nombre de leurs marais ; la compagnie des Landes poursuit ailleurs le même but. Si ces travaux étaient imités partout où il existe des eaux stagnantes, les endémies les plus meurtrières auraient bientôt disparu du globe. Nous avons esquissé leur mode d'exécution ; mais une hygiène sévère doit y présider. L'opportunité des travaux de desséchement correspond à l'époque où la fermentation des marais est nulle ; malheureusement, les ingénieurs les font

____

(1) V. de Rochas, *Essai de topographie hygiénique et médicale de la Nouvelle-Calédonie*, thèse. Paris, 1860, p. 15.

commencer au fort de l'été, pour profiter de la diminution des eaux. Les ouvriers devront être choisis parmi les plus robustes et les mieux constitués ; ils auront des vêtements épais, des chaussures hautes et imperméables ; ils ne se rendront pas à jeun sur le lieu de leurs travaux, qui cesseront avant la fraîcheur du soir ; ils recevront une nourriture réconfortante, assaisonnée ; une boisson fermentée et une ration d'eau-de-vie leur seront distribuées, ainsi qu'une infusion légère de quinquina qu'ils boiront entre leurs repas : des feux seront allumés dans le voisinage pour qu'ils puissent sécher leurs vêtements dès qu'ils interrompent leur opération ou qu'ils ressentent les effets de l'humidité. L'application de ces précautions doit être impérieuse et stricte ; grâce à cette discipline hygiénique, trois cents ouvriers ont pu mener à fin le desséchement de l'étang de Coquenard, sans qu'un seul d'entre eux ait éprouvé le moindre accident : le même succès couronna l'entreprise du curage du bras de la Seine qui forme l'île Louviers, curage opéré impunément par deux cents ouvriers qui, dans l'espace de deux mois, enlevèrent et transportèrent à une grande distance environ 9000 mètres cubes de vase (1). Éloignons des localités marécageuses les individus faibles, épuisés par les privations ou les maladies, les femmes, les enfants. Ceux qui ont vécu longtemps dans le voisinage d'un marais ne peuvent compter sur le bénéfice de l'habitude en allant habiter sur les bords d'un autre marais : ils trouveront peut-être dans leur nouvelle résidence la fièvre qui les a épargnés dans la première. Quand on est obligé de demeurer dans un pays marécageux, il faut choisir son habitation de manière à éviter le vent qui souffle dans la direction des eaux stagnantes ; l'interposition d'un obstacle, tel qu'une montagne, un bois, ou seulement un rideau d'arbres, est une garantie contre leurs effluves. A défaut de ces avantages naturels, il faut savoir y suppléer par une plantation d'arbres et par l'occlusion complète des ouvertures que l'habitation peut avoir du côté des marais. Elle sera établie, s'il se peut, sur un lieu élevé et sec ; si elle se compose de plusieurs étages, c'est dans la partie supérieure que l'on devra s'installer. Les autres règles consistent à prendre une nourriture substantielle, composée de viande et de végétaux sapides, à faire usage de quelques condiments énergiques (oignons, ail, raifort, moutarde), d'une boisson fermentée, à s'abstenir de l'eau de marais ; s'il n'y en a point d'autre, à la purifier au préalable ; à se vêtir chaudement, à ne pas sortir soir et matin, à se garder de toute humidité, à ne jamais s'étendre par terre au voisinage des marais. On a cru remarquer, en Afrique, que les fumeurs de tabac sont moins atteints par les épidémies ; ce mode d'user du tabac serait donc indiqué. Les Moréotes et les Arabes consomment beaucoup de café peu ou point sucré, et sans qu'il soit clarifié par le repos ; cette liqueur un peu amère a le double avantage de tonifier l'estomac et d'entretenir l'action éliminatrice de la peau : aussi y a-t-il dans les troupes turques un individu chargé spéciale-

(1) Parent-Duchâtelet, *Hygiène publique*. Paris, 1836, t. I, p. 487.

ment de préparer pour elle le café, le *kawadji*, ou cafetier. Autant l'emploi modéré d'une boisson fermentée relève et soutient, autant l'abus des alcooliques dispose à l'intoxication paludique : les fatigues, les excès de tous genres, l'énervation du coït, agissent de la même manière.

Les contrées marécageuses offrent-elles moins de phthisiques que les pays plus salubres, et les endémies de fièvres intermittentes excluent-elles les tubercules? Cette doctrine, dit Lebert, a été professée il y a vingt ans par Schœnlein, dans son cours de pathologie, et adopté par l'école de Vienne. On connaît les faits nombreux que les médecins français, belges et hollandais lui ont opposés. A Rochefort, foyer d'intoxication palustre, Lefèvre a compté sur 615 autopsies, 132 sujets tuberculeux (1). Dans le bas Valais, où la fièvre intermittente est endémique, Lebert a noté le grand nombre des phthisies. Virchow (2) conduit, à l'occasion d'une mission officielle en Silésie au commencement de 1848, à discuter l'influence des marais sur les tubercules, arrive à cette conclusion que, s'il existe quelques contrées où les tubercules ne se rencontrent point avec les fièvres intermittentes, il en est beaucoup d'autres où les deux affections coexistent sans se modifier réciproquement, et finalement il repousse la théorie de cet antagonisme. Aux Antilles, on voit régner la phthisie en même temps que les fièvres intermittentes et la fièvre typhoïde (3). Au milieu des immenses marais du Sénégal, les tubercules sont très-communs chez les indigènes, et la phthisie a une large part dans les décès (Raoul cité par J. Rochard). Collas, James Reynold, Martin, Allan West, qui ont pratiqué dans les Indes, ont vérifié la coïncidence des endémies palustres et de la phthisie pulmonaire; celle-ci est commune à Java. Au Brésil, l'influence marécageuse imprime son cachet à toute la pathologie; or, la phthisie pulmonaire, dit Sigaud (4), y fait autant de ravages qu'en Europe; à Rio-Janeiro, il y a un hôpital spécial pour les phthisiques; elle sévit autant parmi les blancs que sur les noirs; dans le sud elle marche en première ligne (docteur Jubier) ; dans le nord, les maladies de poitrine sont fréquentes. Chervin a remarqué que la phthisie est assez commune à la Guyane, en dépit des marécages ; à la Vera-Cruz, elle entre pour 1,13ᵉ dans la mortalité (Godineau). Il faut avoir inspecté les hôpitaux de Rome vers la fin de la saison endémo-épidémique, comme nous l'avons fait en 1851, pour se faire une idée de l'énergie de son paludisme, des ravages profonds qu'il exerce sur les constitutions ; or, Journé a constaté qu'à Rome 1 décès sur 325 est dû à la phthisie (mortalité civile), et Félix Jacquot, analysant les éléments de la mortalité militaire (division française d'occupation), a trouvé qu'en 1850 la

---

(1) Lefèvre, *De l'influence des lieux marécageux sur le développement de la phthisie* (*Bulletin de l'Académie de médecine*, t. X. p. 1047)

(2) Virchow, *Arch. für pathologische Anatomie*, etc., t. II, p. 172-173. Berlin, 1848. — Lebert, *Traité pratique des maladies scrofuleuses*. Paris, 1849, in-8.

(3) J. Rochard, *Mémoires de l'Académie de médecine*, t. XX, p. 137 et 138.

(4) Sigaud, *Du climat et des maladies du Brésil*. Paris, 1844.

phthisie pulmonaire occupait le deuxième rang de fréquence, et en 1851, le quatrième, et, soit dit en terminant, la fièvre typhoïde, autre argument de la doctrine d'antagonisme, règne à Rome à côté de la phthisie et des fièvres intermittentes. « La lecture attentive des rapports sur le service de santé de nos colonies pendant ces dix dernières années, ainsi que ma pratique personnelle, ne fait que confirmer les conclusions auxquelles est arrivé Jules Rochard. Rare au Sénégal et à Mayotte où le règne endémique absorbe toute la pathologie, on la voit figurer en proportion notable sur les statistiques de tous les autres hôpitaux, et il n'est pas un rapport médical qui ne signale l'influence fatale du climat sur la rapidité de sa marche (1). » Dans la Nouvelle-Calédonie, la phthisie tuberculeuse moissonne les indigènes au milieu des marais, dont ils ne subissent pas l'action fébrifère (2).

4° Les effets de la raréfaction de l'air ne commencent à se faire sentir qu'à de grandes hauteurs où les essais d'acclimatement n'ont jamais lieu sous nos climats. Nous avons décrits les phénomènes que fait naître un séjour passager ou prolongé dans les régions élevées du globe; l'habitude manifeste encore ici sa puissance. Quand on abandonne un pays de plaines pour aller s'établir dans les montagnes, on doit se préoccuper moins d'une légère diminution de pression que du froid, des variations brusques de température, des brouillards et des vents impétueux qu'on y rencontre; les personnes sujettes aux congestions pulmonaires, aux hémoptysies, celles qui s'essoufflent facilement ou dont la circulation est très-mobile, s'exposeraient à des accidents plus ou moins graves en choisissant des résidences d'une grande élévation. L'habitation des montagnes, favorables aux lymphatiques, aux organisations nerveuses et molles ne peut que nuire aux individus sanguins, aux pléthoriques, aux enfants dont la circulation est très-rapide, aux vieillards chez lesquels elle ne peut être activée sans danger, et dont la plupart portent une lésion des poumons ou du cœur.

La plupart des villages et des résidences qui reçoivent des malades et des convalescents, se trouvent à environ 1000 mètres de hauteur. Quant aux indigènes de ces localités, Isensée (3) a caractérisé comme il suit leur état sanitaire ; « Morbi peculiares montium incolas, quantum tenemus, non afficiunt. » Nec ullum de hac re libellum evolvere nobis quidem contigit. Vidimus montanos qui aerem siccum, tenuem, purum, temperatumque spirant et cum limpido fonte nutrimenta simplicia sibi assumunt, vivaciores et agiles, fortes et indomitos ac inflammationibus omnibusque morbis acutis maxime propensos. »

Dans ce genre d'acclimatement, comme dans tous les autres, on doit prendre aussi en grave considération et le changement des impressions morales et celui

(1) Dutroulau, 2e édition, *loc. cit.*, p. 143.
(2) V. de Rochas, thèse. Paris, 1860, n° 250.
(3) Isensée, *Elementa novæ geographiæ et statistices*, in-8. Berolini, p. 107.

des habitudes fonctionnelles : les difficultés plus ou moins grandes de l'exercice musculaire, la privation ou l'addition de quelques aises, le contact d'une population différente par ses mœurs et son caractère, etc., ce sont là des influences plus agressives pour certaines natures qu'une ondée pluviale de plus ou de moins.

L'homme peut-il s'acclimater à des hauteurs où ses fonctions sont troublées par l'effet d'une brusque translation? Il existe dans l'Amérique méridionale des villages à 4166 mètres au-dessus de la mer. Tout le monde connaît les observations de Humboldt et Boussingault sur les florissantes populations et les belles cultures des régions de Bogota, Micuipampa, Potosi (de 2600 à 4000 mètres), de Quito (3000 mètres), etc. Jacquemont cite des villages à 4 et 5000 mètres sur le versant thibétain de l'Himalaya; lui même a campé avec une suite nombreuse, sans préjudice pour elle ni pour lui, à 5000 et à 6200 mètres de hauteur. Guilbert(1), dans des localités de la Bolivie, situées à 4000 et à 5000 mètres de hauteur, a remarqué la facilité de l'acclimatement et l'énergie des habitants. Les voyageurs visitent impunément un grand nombre de localités situées dans les Cordillères à une hauteur absolue plus considérable de 270 mètres au moins que le grand plateau du mont Blanc (4181 mètres). Humboldt a vécu longtemps, sans aucun accident, à la ferme d'Antisana (4101 mètres). D'après d'Orbigny, les indigènes ne souffrent point à la Paz de la raréfaction de l'air qui l'a si cruellement éprouvé. Dans les Alpes, Agassiz et Desor, parfaitement acclimatés à 2600 mètres, après un séjour de plusieurs semaines, sont parvenus ensuite sans souffrir à la cime de la Jungfrau, plus élevée de 1600 à 1700 mètres. Nul doute pour Lepilleur sur l'aptitude de l'homme à vivre sans malaise dans l'air raréfié des sommités du globe à une limite où des perturbations fonctionnelles sont la conséquence d'une transition rapide.

Et pourtant, on est frappé de ce fait qu'en Europe, d'après Mühry (2), on ne rencontre pas 20 000 âmes sur l'altitude de 12 000 mètres; au-dessus de 2000 mètres, nulle habitation permanente. L'hospice du Saint-Gothard est à 2075, celui du petit Saint-Bernard à 2250, le Simplon à 2004. Or, c'est sur les altitudes intertropicales où des races diverses et nombreuses prospèrent entre 2 et 5000 mètres de hauteur, c'est en particulier sur le plateau de l'Anahuac que, malgré la douceur presque uniforme de la température et au milieu des richesses de la végétation, Jourdan et nous représente les populations comme plongées dans une incurable anémie par l'insuffisance de l'oxygène inspiré; le déficit de ce gaz, il l'évalue à 794 grammes par jour; sous la pression barométrique de $0^m,583$ à Mexico, chaque litre d'air contenant 69 milligrammes d'oxygène de moins qu'au bord de la mer. Par suite de l'apathie qui

(1) Guilbert, *Phthisie en rapport avec l'altitude et avec les races au Pérou et en Bolivie*, thèse de Paris, 1862, nº 162.

(2) A. Mühry, *Ueber das Klima der Hoch-Alpen* (in *Beiträge zur Geo-Physik und Klimatographie*, Heft 2, 3). Leipzig, 1863, in-8.

résulte de l'imperfection de l'endosmose pulmonaire, ralentissement des mouvements respiratoires, diminution du nombre des ampliations thoraciques. C'est sous l'impression du livre de Jourdanet que j'écrivis à l'un de nos médecins distingués alors à Mexico, Léon Coindet, pour lui proposer un programme de recherches expérimentales destinées à vérifier ces assertions. Suivies avec persévérance et précision, elles ont donné les résultats suivants : 1° sur 250 Français, la moyenne générale du nombre des inspirations par minute a été de 19,36, au lieu de 18, chiffre de Jourdanet; sur 250 Mexicains, elle a été de 20,297; confirmation de l'opinion qui attribue aux hommes une plus grande fréquence respiratoire sur les altitudes que dans les régions basses; 2° la moyenne numérique des pulsations a été chez les Français de 76,216, chez les Mexicains de 80,24, relation des pulsations aux mouvements respiratoires : : 4 : 1; elle n'est donc pas troublée comme on l'a dit; 3° la mensuration thoracique a donné chez les Français 92,750, chez les Mexicains 89,048; ceux-ci ont en moyenne le thorax moins développé que ceux-là ; 4° j'avais prié L. Coindet de doser l'acide carbonique de l'air expiré comme indice de l'énergie de l'hématose, et l'analyse chimique a prouvé que l'exhalation de ce gaz était le même qu'au niveau de la mer. — L'économie ne s'adapte pas d'emblée à ces conditions de fonctionnement, et, jusqu'à ce qu'elle soit accoutumée à ce rhythme respiratoire de compensation, les longues courses, les marches forcées, paraissent plus pénibles, mais l'acclimatement s'acquiert, et l'état sanitaire de nos troupes pendant cinq ans sur les altitudes du Mexique a été d'une bénignité remarquable. D'après les documents anglais, dit Le Roy de Méricourt, les *sanatorium* établis au delà de 2000 mètres dans l'Himalaya, voient le chiffre mortuaire des enfants nés dans l'Inde de parents européens s'abaisser avec le degré de l'altitude.

Le règne pathologique des altitudes est subordonné, comme dans le système des climats horizontaux, à des circonstances de localité. Jusqu'à présent la fièvre jaune n'a pas franchi certaines hauteurs, si ce n'est par importation. S'arrêtera-t-elle toujours à ces limites, et quand le chemin de fer reliera la Vera-Cruz à Mexico, ne s'élancera-t-elle pas sur les rails comme elle a suivi les bateaux à vapeur jusqu'à Saint-Nazaire? L'immunité des fièvres palustres n'a point paru complète à nos médecins dans la vallée de Mexico; les fièvres rémittentes y sont endémiques chez les Indiens. Même à de grandes hauteurs, sur les plateaux de l'Himalaya, on rencontre encore de nombreux cas de fièvre rémittente, non dépourvue de gravité; la nature du sol, le manque de pente, quelques flaques d'eau, suffisent à les produire, et au-dessous de 8000 pieds, point de préservation certaine contre le paludisme. D'après Tschudi, rare sur le versant oriental des Cordillères, le typhus se montre fréquent sur leur versant occidental. La peste indienne, sorte de typhus, a décimé la population de l'Himalaya depuis sa base jusqu'à la ligne des neiges persistantes. En 1850, Jourdanet a vu le choléra très-meurtrier à Puebla, le typhus et la fièvre typhoïde permanents sur les hauts plateaux du Mexique; d'après lui, c'est le typhus à forme hémorrhagique qui, sous le nom de fièvre rouge des Aztèques (*matlazahualt*), aurait, à des époques diverses, sévi sur les Indiens des Cordillères. Dans l'Inde le choléra s'est élevé à plus de 6000 pieds et il n'est pas rare dans les montagnes. L'altitude est sans influence sur la propagation des fièvres éruptives. Le Roy de Méricourt a remarqué que les diarrhées, les dysenteries, les hépatites, ne disparaissent pas aussi promptement qu'on le croirait avec le séjour sur les hauts plateaux des contrées tropicales; ces maladies s'y aggravent ou s'y éternisent par l'effet combiné de l'humidité, des pluies, des brouillards, des variations tranchées de température. — D'après A. Guilbert, la phthisie est rare sur les hauts plateaux de la Bolivie, d'après Jourdanet sur ceux du Mexique; mais encore ici les statistiques sont contradictoires (Coindet). Le goître et le crétinisme ne comptent pas avec l'altitude, pas plus que la lèpre dans les Cordillères.

Dans notre Europe, les grandes agglomérations humaines ne dépassent guère l'altitude de 400 à 600 mètres; au delà, ce ne sont plus que des groupes restreints, des familles plus ou moins isolées qui ne se prêtent pas à une comparaison avec une population des vallées. Lombard (1) partage les climats des montagnes en alpins et en alpestres, suivant qu'ils sont situés au-dessous ou au-dessus de 2000 mètres d'élévation. Mal de montagne, hémorrhagies moins celles des voies respiratoires, inflammations, asthme telle serait la pathologie dominante à 2000 mètres de hauteur, où l'on ne rencontrerait presque jamais les fièvres intermittentes, les maladies bilieuses, la fièvre jaune, la peste, le choléra, tandis que l'on y rencontre les fièvres typhoïdes et éruptives. Au-dessus de 2000 mètres, même maladies atténuées. Au-dessous, dans les régions moyennes et inférieures des Alpes, la phthisie pulmonaire, les scrofules, le goître et le crétinisme qui s'effacent presque entièrement dans la zone alpine, etc. Les diversités locales font ici sentir leur influence, exposition au midi ou à l'est, degré d'altitude et inclinaison du sol, etc. La plus énergique est la hauteur qui a suggéré au médecin de Genève sa division des climats montagneux en : 1° climats plus doux que toniques, au-dessous de 900 mètres; 2° toniques et vivifiants, au-dessous de 1200 mètres; 3° toniques et très excitants de 1200 à 1600 mètres, tels que Kaltbad sur le Righi (1441 mètres), Saint-Maurice dans l'Engadine (1786 mètres), les bains de San-Bernardino situés sur le versant méridional des Alpes (1644 mètres). Les éléments d'une observation probatoire manquent pour l'appréciation du rôle pathogénique, curatif ou préservatif de ces climats, à cause de la rareté des habitants à certaines hauteurs et de leur séjour seulement temporaire sur des stations plus élevées.

En général, l'habitation des lieux élevés est, dans les pays chauds et marécageux, le plus sûr moyen d'atténuer ou d'annuler l'action nocive des fléaux

(1) Lombard, *Les climats des montagnes considérés au point de vue médical.* 3e édition, Genève, 1873.

endémiques et épidémiques ; dans les pays tempérés, de procurer le bénéfice d'un air pur et vif, non altéré par les multiples foyers de l'infection industrielle et du méphitisme des agglomérations humaines, presque toujours subordonnées aux facilités naturelles de communication. En Europe, le séjour sur les stations estivales élevées entraîne presque toujours le bienfait du calme moral et de la vie réglée dans des sites salubres, favorables aux excursions, etc. Dans les régions intertropicales, s'élever, c'est se replacer dans les conditions sanitaires de l'Europe. Lind, recommandant sous les tropiques l'habitation des coteaux, avait déjà fait cette remarque qu'un asile, propre à la conservation de la santé, peut se trouver dans toutes les parties du monde. Dazille, cité par Le Roy de Méricourt, déplorait que « de toutes les nations, la française fût la seule qui ne tint pas ses troupes cantonnées dans les montagnes d'où elles viendraient faire le service des villes par détachement. » Dès 1821, Simla était devenu une station de convalescence pour les riches Anglais des grandes Indes. En 1824, Jeffreys, chirurgien anglais, conseilla d'évacuer les malades de l'Inde anglaise sur les points élevés de l'Himalaya. De nombreuses stations de convalescence ont été créées dans les Indes sous le nom de *sanatorium ;* dans la présidence de Bombay, celui de Malcompett à 4500 pieds ; dans celle de Madras, ceux des monts Nilgharrys, de 6000 à 8000 pieds ; dans la présidence de Calcutta, il n'y en a pas moins de six, tous sur l'Himalaya : Darjeling (8008 pieds), Murree (7300), Landoux (6786), Sanauer (6000), Nynee Tal (6800), Almora (5400). Ceylan et la Jamaïque ont aussi leurs *sanatorium*. La Guadeloupe a son camp Jacob, la Réunion ses salubres hauteurs de Salazie où guérissent les fièvres contractées sur le littoral de Madagascar. Les enquêtes dont les *sanatorium* anglais sont annuellement l'objet les montrent favorables aux enfants qui, nés dans les Indes, sont susceptibles de s'y conserver et de grandir, aux adultes affaiblis, non gravement malades, aux fébricitants des plaines ; mais elles ne préservent pas les uns des fièvres éruptives, de la coqueluche, de l'entérite, ni les autres de la diarrhée qui, par sa persistance ou ses récidives, entraîne l'anémie et un état analogue au scorbut ; les maladies intestinales nécessitent le retour en Europe.

ARTICLE VI.

DES HABITATIONS PRIVÉES ET DE L'AIR CONFINÉ.

L'habitation privée délimite une masse d'air atmosphérique dont l'homme peut, suivant l'intérêt de son bien-être ou de sa conservation, modifier la température, l'hygrométrie, la composition chimique et le mouvement ; il retranche de cette manière une partie du milieu général pour l'accommoder à ses besoins, en l'isolant plus ou moins complétement des influences du dehors. Le plus souvent il constitue ce milieu particulier, en opposition avec les conditions générales du climat : dans les pays chauds, il se procure dans l'enceinte de ses pénates l'ombre, la fraîcheur et le souffle d'une ventilation artificielle; dans les contrées du Nord, l'instinct et l'industrie lui enseignent les moyens de propager et d'entretenir dans l'étendue de sa demeure une chaleur favorable à la santé.

L'atmosphère domestique est à la famille ce que l'atmosphère d'une ville est à toute une population, ce que la lame d'air emprisonnée entre la surface tégumentaire et le vêtement est à l'individu : elle agit directement sur sa constitution. Que l'on réfléchisse que la séquestration nocturne de l'homme a une durée moyenne de huit heures sur vingt-quatre, qu'il passe sous le même toit le temps consacré aux repas et à différents travaux ou distractions sédentaires; que, dans les conditions actuelles de son état social, la femme y est retenue pendant la plus grande partie de la journée; que la seconde enfance et l'adolescence, vouées aux labeurs de l'éducation, subissent, durant de longues années, la réclusion des colléges, des écoles et des ateliers, et l'on comprendra combien il est à la fois important et difficile d'obtenir des données exactes sur la question de l'air confiné, d'établir des règles certaines pour la construction et l'économie intérieure des habitations qui en sont les réservoirs. Celles qui sont collectives appartiennent à l'hygiène publique; l'habitation privée, la seule dont nous avons à nous occuper ici, a sur elles cet avantage que les conditions qu'elle doit remplir s'appliquent à un seul individu, au groupe d'une famille pour qui l'unité d'origine et d'organisation sollicite, en général, le même genre d'impressions et de soins hygiéniques.

Peut-être n'a-t-on pas assez réfléchi sur les conséquences de la solidarité vivante qu'établit entre les membres d'une famille la cohabitation sous le même toit, et parfois dans le même espace clos; en nous exprimant ainsi, nous avons en vue, non-seulement les effets connus de la viciation de l'air par l'encombrement, par le dégagement des gaz de combustion ou d'éclairage, etc., mais, en particulier, l'échange continu de toutes les influences dont se compose l'atmosphère propre de plusieurs individus issus du même sang, porteurs des mêmes prédispositions. Dans les climats rigoureux, et pendant l'hiver des zones tempérées, la vie de la famille se concentre dans un rayon très-étroit; un grand nombre de professions nécessitent une relégation analogue : or donc, si plusieurs individus sont entachés d'une maladie acquise, ou d'une prédisposition héréditaire; si, par une idiosyncrasie collective, ils ont une sécrétion, une exhalation, qui s'éloignent du type ordinaire, ne s'établira-t-il point, entre les parents sains et ceux qui ne le sont point, un commerce miasmatique? N'y a-t-il d'infection que celle qui se révèle à grands traits par des maladies répandues sur des localités, sur des populations entières, et chaque maison, chaque refuge où la famille se forme, grandit et meurt, ne peut-il avoir, si l'on peut ainsi dire, ses endémies particulières? Les maladies annuelles qui visitent les familles, les maladies surtout qui prennent chez elles droit de domicile, se confondent-elles par leurs caractères et par leur marche? Sans doute elles relèvent du fonds organique commun à chacune d'elles, de leur régime, de leur aisance, de leur éducation, etc.; mais l'atmosphère domestique, cet halitus vital, qui émane des corps organisés, joue un rôle dans leur production; suivant l'existence plus ou moins sédentaire et resserrée des familles, suivant la construction de leurs demeures, qui empêche ou favorise la stagnation d'une masse d'air, la cohabitation met en conflit les atmosphères personnelles de ceux qui y participent; l'équilibre résulte d'une saturation réciproque qui renforce certaines prédispositions morbides chez ceux qui en sont atteints, et les développe chez ceux qui jusqu'alors en étaient exempts.

L'habitation privée varie dans les différents climats; le degré de civilisation, le genre de vie, les matériaux et l'industrie propres à chaque contrée, l'existence nomade ou stable des familles, n'ont pas moins contribué à la diversifier. Les Changallas, tribus nègres de l'Abyssinie, s'abritent dans des creux d'arbres et de rochers; plus d'un pâtre corse n'a connu, comme ces peuplades misérables, d'autre retraite que les anfractuosités profondes des rochers où il allume pendant la nuit des feux que le voyageur voit briller épars dans les montagnes. Les Puris, au Brésil, suspendent à des troncs d'arbres, au moyen de lianes, leurs hamacs tressés avec l'écorce d'une espèce de cécropia, et protégés contre le vent par de larges feuilles de palmier (d'Orbigny). Dans l'Australie, Dumont d'Urville a vu des huttes de fragments d'écorce assemblés au sommet en forme de ruches, recouvertes de terre et d'herbes marines qui les préservent entièrement de l'eau. A la Terre de Feu, les cabanes sont grossièrement construites au moyen de pieux fixés dans le sol, et d'un revêtement de feuillage et de foin; elles n'ont qu'une ouverture qui sert à la fois de porte et de cheminée. D'après d'Orbigny, les huttes des Patagons se rapprochent des baraques de nos foires; percées d'ouvertures sur un seul côté, elles sont distancées de six à douze pieds. Les Kamtchadales pratiquent dans la terre des excavations, sortes de terriers dans lesquels ils se réfugient contre l'excessive froidure de leur climat. Les habitants des îles Tonga construisent de vastes hangars; à Vanikoro, Dumont d'Urville en a vu qui ressemblent à nos granges; ceux des Papous, bâtis sur pilotis, sont distribués en cellules dont chacune est occupée par un ménage; aux îles Hawaii, les cases, munies de fenêtres, ont des dimensions fort considérables, parfois soixante pieds de haut sur quarante de large (Dumont d'Urville); à Pelew, Wilson a trouvé des constructions de pierre de trois pieds d'élévation; aux îles Marshall, l'habitation présente déjà la division en deux étages. Il n'est pas nécessaire de chercher au loin des exemples d'habitations imparfaites, mal conçues, mal réglées : l'Égypte nous montre le pauvre Fellah couché dans les huttes de terre pétrie avec de la paille, ayant à peine cinq pieds de haut et percées d'une ouverture unique; une partie de la population de ce pays n'a aucune demeure; il en est de même des lazzaroni de Naples; celles des serfs de la Russie pourraient-elles leur inspirer quelque envie? Au sein même de notre France, que de villages dont les habitations semblent être celles d'une peuplade sauvage (1). Si l'on est tenté d'appeler les grandes villes les tombeaux du genre humain, c'est en parcourant les quartiers où croupit l'indigence dans des maisons dépourvues d'air et de lumière, empoisonnées par le méphitisme des immondices, hideuses de délabrement et de vermine : nos cités les plus florissantes ont leurs cloaques, moins abordables que la tente de l'Arabe, plus immondes que la hutte enfumée du Polynésien. En général, l'habitation rudimentaire est la tente, cet abri de la famille nomade qui l'emporte dans ses pérégrinations et la déploie aux heures où l'homme cherche à se défendre des impressions de l'air ambiant. La cabane est la première expression du besoin de stabilité ; elle a commencé la série des édifications de plus en plus compliquées qui ont pour objet d'attacher l'homme à la terre, d'organiser sous une forme permanente et fixe la vie de la famille; elle a servi de noyau à la cristallisation sociale. Autour d'elles se sont groupées d'autres constructions; les besoins de la défense, l'imagination, le désir instinctif de bien-être, l'art naissant, en ont transformé le type, et à mesure que la civilisation a multiplié les besoins et les goûts, à mesure que le sentiment de la dignité individuelle s'est développé, l'habitation s'est élargie, élancée, compliquée dans sa structure interne, de manière à concilier l'intérêt de la vie collective avec l'aisance particulière de chaque membre de l'association domestique.

§ 1. — De la construction des habitations.

L'étude que nous avons faite précédemment de l'air, des eaux, du sol et des localités, nous dispense d'entrer ici dans aucun détail relativement au choix de l'emplacement pour une habitation. Quant aux matières à employer dans sa construction, elles doivent être solides et réfractaires à l'humidité; les premières assises des fondations exigent surtout ces deux conditions : elles doivent porter sur une surface incompressible; si on ne la rencontre point à une profondeur convenable, on bâtit sur pilotis ou sur des couches de maçonneries encaissées, faites avec du béton ou avec un ciment qui se durcit sous la terre et à l'eau (ciment hydraulique) et qui forme une masse dure et non sujette à s'affaisser. Plusieurs quais de Paris reposent sur des fondations de ce genre. Les matériaux de construction les plus avantageux seraient ceux que l'expérience aurait démontré être à la fois les plus solides et les plus légers, mauvais conducteurs du calorique, nullement hygroscopiques, ni susceptibles de donner lieu à un dégagement de gaz délétères. Les substances propres aux travaux de maçonnerie abondent en France. Les plus dures, les granits de Cherbourg, de la Bretagne, de l'Auvergne, du Midi, etc., ne sont guère employés qu'aux bordures des trottoirs, aux piédestaux, aux bornes, aux dallages, aux soubasements, etc. Viennent ensuite les calcaires des terrains secondaires

(1) Voyez *Rapport* de M. Michel Lévy *sur les épidémies de* 1850 (*Mémoires de l'Académie de médecine*, t. XVII, p. 43).

et des terrains tertiaires : les premiers, difficiles à tailler à cause de leur dureté, mais conservant la vivacité de leurs arêtes et bien appropriés à une destination monumentale; les autres, moins durs, mais très-solides néanmoins, très-répandus et fournissant en abondance aux constructeurs les moellons et les pierres de taille. Parmi ces dernières, la meulière, par sa dureté et sa résistance, convient dans les endroits humides (égouts) ou exposés aux chocs (murs d'enceinte, remparts). Le grès rouge qui existe dans les Vosges, et qui a servi à édifier la cathédrale de Strasbourg, est aussi une matière de bon choix; les autres grès ont l'inconvénient d'être ou trop tendres ou trop durs. Dans le midi de la France, on se sert de la craie, qui y offre une assez grande dureté. Certaines pierres, très-dures en apparence, ne résistent pas aux gelées et se fendent en tous sens, comme il arrive souvent pour le calcaire dur si abondant dans la vallée de la Seine (pierres gélives). De bonnes pierres qu'on a le tort d'employer immédiatement après leur extraction deviennent gélives; un intervalle de quelques semaines est nécessaire entre leur extraction et leur mise en œuvre. Les matériaux les moins secs doivent être appliqués dans les parties de l'habitation où le soleil et l'air ont le plus d'accès. Les pierres de taille et les moellons ne diffèrent que par leurs dimensions et le soin avec lequel sont taillés leurs parements ou surfaces apparentes. Il ne suffit pas de les bien choisir, il faut les cimenter avec des mortiers de bonne qualité. La chaux et le sable qui composent ces mortiers seront choisis avec attention : la chaux doit être bien éteinte, et former, après cette opération, une pâte solide, homogène; elle ne sera mise en contact avec l'air qu'au moment de son mélange avec le sable, qui lui-même aura été purifié de toute matière étrangère : le sable de rivière convient mieux pour cette raison. Les joints des constructions de pierre de taille, ayant très-peu d'épaisseur, exigent un ciment préparé avec du sable très-fin (sable 3, chaud 1). La chaux hydraulique peut seule être employée dans la construction des murs de quais, des piles et culées des ponts et de toutes les parties exposées aux infiltrations de liquides. Kuhlmann a trouvé le moyen d'améliorer la nature de la pierre et de la préserver de l'humidité et du salpêtrage en l'arrosant et en l'imprégnant de silicate de potasse ; par ce procédé, la pierre tendre devient d'un aussi bon usage que la pierre dure (1).

Les plâtres qui conviennent le mieux aux constructions sont ceux qui, à poids égal, exigent le moindre volume d'eau pour se gâcher au degré de consistance voulue, se prennent le plus lentement, pourraient absorber et solidifier le plus d'eau, si on les délayait plusieurs fois, et jusqu'à cette limite où la dernière addition d'eau ne laisse plus faire qu'une prise à peine suffisante pour qu'on puisse incliner le vase sans faire couler la masse plastique (2). Le

(1) La silicatisation d'une façade quelconque ne coûte que 1 fr. 50 centimes par mètre superficiel.

(2) Payen, *Précis de chimie industr.*, 5e édition, 1867, t. I, p. 570.

sulfate de chaux, gypse cristallisé, se rencontre avec la même composition chimique sous des formes très-différentes qui donnent lieu à la diversité de ses qualités plastiques. Celui qui existe en bancs énormes aux environs de Paris, dans le terrain tertiaire inférieur, se caractérise dans sa texture par des cristaux grenus plus ou moins serrés avec interposition de carbonate calcaire, d'argile et traces de matières organiques ; il se compose de :

Sulfate de chaux..............	70,4	Carbonate de chaux.....	7,6		
Eau........................	18,8	Argile et traces de matières oxygénées........	3,2	}	100

Calciné et mis en poudre, il absorbe l'eau modérément et se prend en masse dense et solide, tandis que les plâtres à structure compacte, fibreuse ou lamelleuse, absorbent rapidement une plus forte proportion d'eau, et font une prise bien moins résistante. La cuisson des pierres à plâtre est sujette à beaucoup d'irrégularités. Presque toujours on le délaye trop pour la construction ; il renferme alors les deux tiers de son poids d'eau ; aussi est-il une cause d'humidité pour les murailles sur lesquelles il est appliqué par couches épaisses. A proximité du sol, il se nitrifie et retient beaucoup d'eau : il faut ici lui préférer la chaux et les divers ciments dont elle fait partie. Sous le nom de plâtre durci ou aluné, on prépare depuis quelque temps une nouvelle substance plastique qui a le poli du marbre, mais qui résiste mal aux intempéries de l'air. On fait du stuc à la chaux en mêlant de la chaux éteinte qui provient de bonnes pierres de cette matière avec une certaine quantité de poudre de marbre blanc. Le stuc de plâtre se fait avec le plâtre provenant d'excellentes pierres de cette matière qu'on a préalablement cuites ; au sortir du four, le plâtre est pulvérisé, tamisé, puis gâché avec de l'eau où l'on a fait dissoudre de la colle forte et quelquefois de l'ichthyocolle et de la gomme arabique. Ce stuc, susceptible d'un très-beau poli et plus dur que le précédent, ne trouve comme lui son emploi que dans l'intérieur des maisons, car extérieurement il serait altéré par l'humidité et par les vicissitudes de l'atmosphère. Le béton de Coignet, composé de cailloutis, graviers, terre grasse et chaux, s'emploie comme le pisé au moyen d'encaissements ; les murs et les voûtes ainsi construits sont aussi solides que s'ils l'étaient en moellons, et coûtent beaucoup moins cher. Un autre béton du même inventeur, composé de cailloux, de sable, de terre cuite pilée, de cendre de houille et de chaux hydraulique, a la dureté de la pierre de taille et coûte huit fois moins.

Les briques mal cuites se délitent ; bien travaillées et sèches, elles sont d'un excellent emploi, ainsi que le témoignent les vestiges de murs romains où on les a fait entrer. Elles valent mieux alors que les moellons recouverts d'une forte quantité de plâtre qui sont en usage dans les travaux de Paris, et qui gardent longtemps leur humidité.

Les briques creuses ou tubulaires, grâce à leurs vides, sont mieux cuites, plus légères et en même temps plus solides que les briques ordinaires ; elles ne sont pas plus dispendieuses. Depuis longtemps les constructeurs n'emploient plus pour les cheminées que les tuyaux de terre cuite inventés par un architecte, Gourlier. La terre elle-même, lorsqu'elle n'est ni trop grasse ni trop maigre, peut servir aux constructions ; la plus convenable à cet usage est la terre à briques. Le *pisé* (c'est le nom que l'on donne à cette nature de construction) est très-employé dans le midi de la France ; la terre est passée à travers une claie qui retient les parties de la grosseur d'une noix ; humectée ensuite avec de l'eau et malaxée jusqu'à ce qu'elle conserve la forme imprimée par les mains, on la mélange et pétrit avec de la paille ou du foin pour la préserver des fissures. Préparé avec soin et recouvert d'un enduit, le pisé acquiert avec le temps une grande solidité ; il abrite contre l'humidité et ne livre point passage aux insectes, avantages qui, pour les constructions rurales, le rendent préférable au bois.

Les bois bien desséchés trouvent un de leurs plus utiles emplois dans la confection des charpentes ; préservés de l'humidité et disposés par piles, ils se conservent longtemps sans altération. Plus la consommation du bois va augmentant par suite de l'établissement et de l'entretien des chemins de fer, plus on accordera d'importance à l'industrie qui a pour objet de conserver le bois et de varier les essences applicables aux usages des constructions. Un kilomètre de chemin de fer exige 2500 traverses de chêne, ou 270 mètres cubes de bois, y compris les changements de voies, les stations, les gares, etc. Retarder la pourriture du bois, c'est accroître indirectement la richesse forestière de la France. Cette altération résume les fermentations successives produites par le concours de l'oxygène de l'air, de l'humidité et des ferments que fournissent les matières azotées, grasses et salines, les substances azotées se putréfiant et les substances sucrées et leurs congénères se convertissant en acide carbonique, alcool, acides acétique, lactique, etc. C'est surtout aux dépens de cette matière azotée que naissent à la surface des bois et pénètrent jusqu'en leurs parties centrales les végétations cryptogamiques, moisissures, champignons, etc.; c'est elle qui sert de pâture à divers insectes, scolytes, cossus, saperdes, peritelus, termites, à certains mollusques, tarets, etc., envahissant les arbres sur pied, les bois abattus, et pulvérisant les navires jusque sur les chantiers où on les construit (1). Aussi les bois les plus altérables sont les arbres qui, abattus en mars ou en avril, contiennent en plus forte proportion la séve ascendante ; coupés en novembre et janvier, ils en ont moins, et l'on comprend que les moyens de les conserver consistent tous à les imprégner d'un liquide antiseptique ; la difficulté est de le pousser dans l'intérieur des cellules, des fibres, des vaisseaux, et dans les interstices qui les séparent. Nos lecteurs trouveront, dans l'ouvrage cité de Payen, la description des procédés et appareils employés à cet usage, avec l'appréciation de leurs résultats et des dépenses qu'ils entraînent. Dès 1813, Champy essaya l'immersion des

____

(1) Voy. Payen, *Précis de chimie industr.*, 5e édition, 1867, t. II, p. 65, note **.

bois dans un bain bouillant de suif (1) ; plus récemment, Hyan, dans une solution de 0,01 de bichlorure de mercure. Briant opéra dans le vide pour extraire les gaz du tissu ligneux, et ensuite sous une pression de 10 atmosphères pour forcer son imprégnation par le liquide antiseptique. Boucherie eut l'idée de le faire pénétrer par l'*aspiration vitale* dans les arbres debout ou dès qu'ils sont abattus, en pratiquant à leur base deux incisions qui, entourées d'une bande de toile caoutchouquée, reçoivent d'un petit tonneau le liquide à aspirer. Après l'expulsion de la séve par une première injection, une seconde y fait pénétrer un liquide conservateur (sulfate de cuivre) sur les arbres abattus et disposés presque horizontalement. Pour certaines essences, hêtre, pin, sapin, quelques minutes suffisent à cette double opération (*procédé par déplacement*) ; elle dure plus pour le chêne, dont les canaux séveux, à large section dans l'aubier, sont rétrécis dans le cœur. Les procédés de Boucherie sont exploités par une compagnie, et profitent aux traverses des chemins de fer comme aux bois de constructions domiciliaires. Parmi les agents conservateurs des bois, le tannin agit sur leurs éléments azotés comme sur la matière animale des peaux dans le tannage et sur celle des filets que les pêcheurs ne manquant pas de retremper par intervalle dans une solution de tannin ; mentionnons le goudron, les huiles, suifs et résines, les sulfates de cuivre et de zinc obtenus neutres, le pyrolignate de fer, qui a été employé par Boucherie, l'acétate de plomb tribasique, etc. Wattren réussit avec une solution de 5 de sulfure de baryum dans 100 d'eau, et pendant 5 heures, sous la pression de 10 atmosphères ; il le remplace par une solution de sulfate de fer dans les mêmes proportions, mêmes durée et quantité de pression ; par une décomposition qui se fait dans les pores et vaisseaux du tissu ligneux, deux composés insolubles s'y produisent, du sulfate de fer et du sulfate de baryte, avec un excès de sulfure de baryum qui pendant longtemps prévient les attaques des insectes, le développement des cryptogames et l'action des ferments. L'Amirauté anglaise préfère l'injection du bois par la solution du chlorure de zinc neutre (1 pour 100 d'eau) d'après le procédé de Payn. — Les bois les plus faciles à injecter sont le charme, le hêtre, les peupliers, le platane, le bouleau, les pins et les sapins. — A défaut d'injection conservatrice, la dessiccation lente et graduée dans une étuve à courant d'*air brûlé* (mêlé avec la fumée du combustible) a pour effet de rendre le tissu du bois plus serré, moins hygroscopique, moins sujet à s'altérer, à varier de volume.

L'emploi des métaux dans la construction des maisons a pris une extension

---

(1) L'usage d'immerger les bois date de loin : les premiers procédés, d'ailleurs inefficaces ou nuisibles, sont ceux de Reed (1740), de Jackson (1768), de Pallas (1779), de White (1798), etc. Voyez l'ouvrage de John Knowles, intitulé : *Recherches sur les moyens employés dans la marine pour la conservation des bois et des vaisseaux*. Paris, imprimerie royale, 1825, p. 20. — *Traité d'hygiène navale*, par Fonssagrives. 2e édit. Paris, 1877, liv. I. chap. I. — Payen; *Précis de chimie industr.*, 5e édition, 1867, t. II, p. 66.

aussi considérable qu'avantageuse à leur salubrité et à leur durée ; ils tendent à se substituer de plus en plus aux charpentes de bois. Les colonnettes de fonte supportant des poitrails de fer ou de bois remplacent les piles de pierre du rez-de-chaussée, augmentent l'espace disponible, et laissent pénétrer plus d'air et de lumière dans les boutiques ; les planchers de fer sont moins épais que ceux de bois ; les persiennes et les fermetures de tôle sont plus légères, ne jouent pas, sont incombustibles, etc. Les portes de fer à claire-voie assurent l'aération permanente des corridors d'entrée et des cages d'escaliers.

Nous n'indiquons pas les éléments spéciaux qui entrent dans la structure des habitations suivant les climats et les lieux : à l'Islandais sa masure de terre gazonnée et protégée par des murs épais ; au naturel de l'Océanie sa cabane dont les parois se composent de nattes mobiles et à claires-voies, qu'il enlève pendant les six mois de saison chaude ; nous considérons ici l'habitation dans son type le plus général ; et telle surtout qu'il se présente dans les régions civilisées, abstraction faite des modifications qu'elle doit subir en raison des localités.

Quelle contenance aura la maison qui s'élève ? Les vastes édifices qui existent dans les grandes villes, et qui contribuent à leur magnificence monumentale, ne peuvent recevoir un si grand nombre d'habitants que par la superposition d'étages nombreux et par une stricte parcimonie de l'espace : presque toujours les convenances de la salubrité sont alors sacrifiées à l'intérêt de l'exploitation : point de paliers, des escaliers étroitement encaissés, des appartements d'une capacité insuffisante, un échange de méphitisme entre les fractions diverses de la population entassée depuis le niveau du sol jusqu'aux combles, telles sont les habitations où la grandeur apparente des proportions contraste avec l'exiguïté de la part faite à la santé. La maison est l'asile de la famille : elle ne doit héberger que ce groupe naturel d'existences liées entre elles par la communauté d'origine, d'instincts, d'aptitudes physiques et morales. Socrate voulait la maison petite et pleine d'amis ; nous voulons que les besoins et les commodités de la famille soient la base naturelle de la détermination de ses dimensions et de sa distribution intérieure. On l'entend ainsi en Angleterre, notamment à Londres ; en Hollande, en Belgique et dans quelques autres pays ; l'hygiène s'accorde ici avec le sentiment de la bienséance domestique et l'indépendance de la vie privée.

L'orientation variera nécessairement, suivant les climats, les localités et la destination de la totalité ou des différentes parties d'un bâtiment ; ceux qui doivent servir d'habitation d'été regarderont le nord ; la même position convient aux celliers, aux greniers, aux bibliothèques ; les appartements d'hiver, les salles de bains, seront mieux placés au midi. Ce qui enlève à nos maisons le bénéfice des diverses expositions à volonté, c'est leur alignement au cordeau, sans solution de continuité : il faudrait que leurs quatre façades fussent en contact avec l'air libre, en même temps que des cours spacieuses leur assureraient la jouissance de deux aspects opposés du ciel ; de cette manière la ventilation s'effectuerait avec la plus grande facilité, et le ménage se conformerait à l'exigence des saisons en parcourant dans les divers corps de logis le cercle annuel des expositions. Les cours ne sont vraiment salubres que lorsqu'elles ont une largeur et une longueur égales à la hauteur des bâtiments qui les dominent; un pavé à chaux et à ciment défendra leur sol contre l'humidité. Quand on ne peut leur accorder ces dimensions, il est nécessaire d'abaisser un de leurs côtés au moins, et s'il est possible, celui du midi, au niveau d'un simple rez-de-chaussée. A Paris, on ne fait des cours que pour administrer aux logements la lumière indispensable; un grand nombre de cours ne présentent pas en surface le dixième de celle des bâtiments environnants (1). Les allées, les avenues larges, les avant-cours qui ménagent entre la rue et les habitations un espace libre, contribuent puissamment à leur salubrité. Les rues peuvent être considérées comme des canaux aériens dans lesquels se déverse le méphitisme humain par toutes les ouvertures des habitations qui les bordent des deux côtés; repousser sa demeure en arrière des lignes que décrivent les rues, c'est l'éloigner du courant miasmatiques. Cet espace recevra une plantation d'arbres assez distancés pour ne pas nuire à la circulation de l'air, et pour ne pas devenir une cause d'humidité : ils intercepteront les effluves de la rue, ils procureront en été une douce fraîcheur, et en récréant la vue, ils agiront favorablement sur le moral. La hauteur des maisons se règle sur la largeur des rues. Une loi de 1792, confirmative de la déclaration de 1783, l'a fixée à cinquante-quatre pieds dans les rues de trente pieds de largeur, à quarante-cinq dans les rues moins larges. Cette proportion est mal calculée; nous voyons à Paris un grand nombre de maisons dont les étages inférieurs ne sont jamais visités par les rayons solaires. L'humidité permanente des cours et des rez-de-chaussées tient à la privation de l'influence solaire. Il convient ou d'élargir les rues ou d'abaisser les maisons : l'élévation de celle-ci et le diamètre transversal de celles-là doivent être égaux, si l'on veut que le soleil donne à midi sur les parties inférieures des édifices. Si la construction qui s'élève reste isolée sur ses quatre faces, on peut l'exhausser sans inconvénient. Dans les localités marécageuses, l'élévation des demeures permet d'éviter en partie le danger des émanations. En général, on leur donnera plus de hauteur dans les plaines que dans les pays de montagnes, au voisinage des eaux que sur un terrain sec, etc.

Le rez-de-chaussée, construit au-dessus du niveau des rues, sur les voûtes qui circonscrivent des caves bien aérées, communiquera par de larges ouvertures avec la voie publique et avec des cours étendues. Il est à désirer que l'emploi de la chaux hydraulique jusqu'au premier étage remplace celui du plâtre ; la différence du prix est minime (2). Point d'entre-sol ; ceux que nous

(1) *Rapport sur la salubrité des habitations*, par une commission composée de MM. A. Petit, A. Trébuchet et Rohault, rapporteur. Paris, 1832, in-8.
(2) Voyez *Rapports généraux du conseil de salubrité*, etc. Paris, 1855, p. 19 .

voyons à Paris sont pour la plupart trop bas, débordés sur la rue par l'avance des balcons, des corniches, des entablements des fenêtres supérieures; de là privation de lumière et d'air. Un escalier étroit les met en rapport avec les magasins, de sorte qu'ils sont placés entre les effluves des ruisseaux et des égoûts de la rue, et une atmosphère altérée par l'odeur des marchandises, des denrées, etc. Le nombre des étages une fois arrêté, distribuez par masses égales entre eux l'air que vous confinez entre les quatre murs fondamentaux ; sacrifier, comme on le fait, les étages supérieurs aux inférieurs, c'est infliger à leurs habitants des conditions très-différentes de vie. La toiture ne reposera pas immédiatement sur les pièces d'habitation les plus élevées; entre celles-ci et la couverture, un plafond doit limiter une couche d'air, comme font les caves entre le sol et le rez-de-chaussée; les châssis vitrés, les fenêtres à tabatière, ne préservent pas complétement des intempéries; les pièces qui présentent cette disposition sont glaciales en hiver et torrides en été. La toiture sera construite avec des ardoises ou des tuiles. L'industrie fournit aujourd'hui des tuiles en losange et rectangulaires qui ne pèsent plus par mètre que 40 kilogrammes au lieu de 90, poids des anciennes tuiles, et des dalles d'ardoise assez épaisses pour ne plus se rompre en débris sous les pieds des poseurs. Le toit de chaume sied mieux en poésie que dans la vie réelle; il est déplacé même sur les chaumières qu'il expose trop aux chances de l'incendie, quoiqu'il abrite contre les pluies et qu'il soit mauvais conducteur du calorique. La couverture de planches est la plus mauvaise; les planches finissent toujours par se disjoindre et pourrir. On emploiera avec avantage les métaux peu oxydables à l'air, tels que le zinc, le plomb. Ce dernier peu céder aux eaux pluviales une certaine quantité d'oxyde qui compromet l'approvisionnement des citernes (Berthollet, Deyeux, Vauquelin, Boutigny). La couverture de zinc, grâce à son faible poids n'exige qu'une charpente légère, et se répare plus facilement que celle d'ardoise ou de tuile ; mais les variations de température nuisent au zinc. Flachat a appliqué à la gare de l'Ouest, à Paris, une couverture de feuilles de tôle cannelées et courbées suivant un certain rayon; arrêtées aux extrémités, c'est-à-dire sur les murs, elles rendent la charpente du toit inutile. La forme n'est pas sans importance. Les toitures très-élevées et à pentes très-déclive, comme on en observe encore dans les vieilles villes, augmentent inutilement la hauteur des maisons, attirent l'électricité de l'air, accélèrent la chute des eaux pluviales jusqu'à rupturer les tuyaux de conduite. Les toitures en terrasse plate exposent les appartements sous-jacents aux infiltrations d'eaux pluviales; elles s'échauffent en été, et laissent s'accumuler en hiver les neiges qui deviennent une cause de froidure et d'humidité ; notre climat repousse ce mode de couronnement des habitations qui vient d'être appliqué fort mal à propos à Metz à une caserne du génie (1846). Le dôme, d'origine orientale, doit à la convexité de sa surface de réfléchir les rayons solaires, sous quelque angle d'incidence qu'il en soit atteint; aussi, dans les climats méridionaux, a-t-il l'avantage de préserver les combles d'un excès de chaleur. Nos maisons exigent une couverture d'inclinaison moyenne, peu élevée, faite d'une matière non poreuse, non hygrométrique, percée d'ouvertures pour la circulation de l'air, ne dépassant point les murs de façade afin de ne pas leur porter ombre; un paratonnerre les défendra contre les décharges électriques. Pour les règles de construction de cet appareil préservateur, nous renvoyons aux traités de physique.

Étant donnée une pièce d'habitation, il y a à considérer les murailles, le plancher, le plafond, les dimensions relatives à sa destination, les fenêtres et les portes, les escaliers qui y conduisent, etc. Que les murailles soient épaisses et sèches; quoi qu'on fasse, on obtient difficilement ce résultat : au niveau du sol, elles offrent une humidité constante due à la capillarité, et à leur extrémité supérieure elles se laissent imprégner par les eaux météoriques; baignées par les brouillards, fouettées par la pluie, elles absorbent l'humidité de l'air ambiant. En déposant entre les assises de pierres, et de distance en distance, une lame de plomb, une couche de bitume ou de mastic hydrofuge, on s'opposera aux effets ascensionnels de la capillarité et aux effets déclives de l'infiltration pluviale. On complète ces mesures préservatives de l'humidité en donnant aux appartements des parois de menuiserie, séparées des murs par une couche d'air intermédiaire en ménageant dans la maçonnerie des espaces vides où l'air se renouvelle, en faisant serpenter dans l'épaisseur des murs des tuyaux calorifères, etc. Les boiseries, les armoires, servent au même objet; mais la masse d'air qu'elles circonscrivent ne tarde point à s'altérer, si elle n'est fréquemment rénovée. Même utilité des tentures, des papiers dont on a coutume de tapisser les parois des appartements; ils exigent, pour se conserver, l'interposition de lamelles métalliques ou d'une couche d'air libre. Leur couleur influe sur l'éclairage des pièces, sur la sensibilité oculaire, sur les impressions morales. Là où la lumière afflue, ménagez à l'œil des tons doux et moelleux; corrigez par l'éclat du revêtement intérieur l'obscurité de certaines pièces; les peintures contrastées, les dessins embrouillés, les papillotages, agacent les yeux disposés à l'iritis; une vue faible est offensée par la prodigalité des teintes rouges, pourprées. Qui n'a éprouvé ce qu'un appartement sombre, rembruni par une ornementation semi-lugubre, jette de tristesse dans les pensées de ses hôtes! Les papiers de tenture ont l'inconvénient de s'infecter de punaises; une solution concentrée de 4 grammes de sublimé, associée à la colle qui sert au collage du papier, est un moyen de destruction que la prudence ne permet pas de vulgariser; le lavage des murs avec la décoction d'absinthe et beaucoup d'autres agents, notamment la poudre de pyrèthre, procurent le même résultat. — On a essayé de faire concourir la peinture des murs à l'assainissement des habitations; faite à l'huile, elle a l'avantage de s'opposer à l'imprégnation des murs par les matières organiques, d'assurer leur durée et de permettre les lavages. L'industrie de nos jours a proposé bien des enduits destinés à la faire adhérer; mais aucun n'a soutenu les éloges de son inventeur. Les peintures à l'huile se fendillent, se desquament, se détachent, soulevées par les gouttelettes d'eau. Nous ne blâmons pas l'excès de précaution qui bannit de la composition des couleurs destinées aux murs, l'orpiment, le vermillon, le minium et le blanc de céruse. La peinture au blanc de zinc a le double avantage de soustraire des classes nombreuses d'ouvriers à l'empoisonnement saturnin et de ne point brunir au contact des émanations d'acide sulfhydrique et de sulfhydrate d'ammoniaque ; elle a pour elle la sanction d'une expérience de plus de quinze années ; elle seule résiste dans les locaux exposés aux fuites du gaz de houille, aux émanations des latrines, des bains sulfureux, etc.; associé avec 1 d'indigo pour 100, le blanc de zinc donne la teinte d'azur, avec 1 de charbon le gris-perle, avec 2,5 de plomb le jaune-paille, avec 8 de bleu de Prusse le vert d'eau, et avec 10 de jaune de chrome le jaune d'or, etc. (1). Il est nécessaire de laver de temps à autre les chambres d'habitation peintes à l'huile, pour les débarrasser de la couche de matières organiques qui s'y attachent et s'y accumulent à la longue. Quant au lavage des murs à la chaux, ce moyen est à peu près aussi efficace contre l'humidité que le lavage au chlorure de chaux contre l'infection miasmatique des salles d'hôpital : l'un et l'autre sont d'une routine illusoire.

Le meilleur plancher consiste dans un parquet fait de bois dur et ciré ; les planchers de bois mou se défoncent, s'imbibent de toutes les matières liquides qui coulent sur eux, retiennent longtemps l'humidité des lavages. Moins froids que le dallage, les briques et la pierre, les parquets cirés n'absorbent aucun liquide ni miasme ; ils seront préservés de toute humidité au moyen d'une nappe d'air en circulation entre leur face inférieure et le sol ou la charpente ; ce courant d'air sera alimenté par un appel à la cheminée, ou par l'opposition d'ouvertures pratiquées aux murs ; les tambours du parquet doivent reposer sur des points d'appui isolés ; on s'abstiendra de sceller en plâtre sur le remblai. Le plafond est préférable même à la forme voûtée du plancher supérieur, forme d'une exécution assez difficile ; il présentera une surface unie, sans renfoncements ni saillies. Cette disposition qui caractérise d'anciennes constructions, et que remet à la mode le goût renaissant des sculptures sur bois n'est bonne qu'à empêcher une aération complète et à retenir les miasmes qui adhèrent aux anfractuosités des plafonds à encoignures et à reliefs entrecroisés.

La capacité d'une chambre se proportionne au nombre d'individus qui l'habitent, et à la durée moyenne du séjour qu'ils y font pendant les vingt-quatre heures de la révolution diurne. La pièce destinée aux enfants exige d'amples dimensions, à cause de l'activité respiratoire de cet âge ; celle où nous restons le plus longtemps sans y rétablir d'aération active est la chambre à coucher. La stagnation nocturne de l'homme dans une atmosphère confinée mérite la plus grande attention : le sommeil cesse d'être une précieuse réparation de nos forces, s'il est pris dans un air vicié. Nous entrerons plus bas dans le détail de cette question ; contentons-nous d'insister ici sur la nécessité de dispenser largement à la famille le bienfait d'un air pur, et sur les multiples

(1) Payen, *Précis de chimie industr.*, 5e édition, 1867, t. I, p. 694.

circonstances d'installation, de vie commune, etc., qui contrarient la satisfaction de cette règle. Le nombre, le diamètre et la disposition des ouvertures y peuvent aider beaucoup; les portes et les fenêtres sont des instruments de ventilation naturelle, efficaces seulement pendant la saison chaude, car on ne les ouvre qu'alors d'une manière permanente; encore faut-il que le temps ne soit pas au calme plat, et que les ouvertures, opposées les unes aux autres, permettent aux courants de balayer le marais aérien de la maison, en s'élançant à travers les appartements, et de se rompre en suivant leur configuration pour rejeter au dehors le détritus gazeux de la famille. Pratiquées à l'opposite les unes des autres, les fenêtres occuperont les deux tiers de la largeur totale des murs; plus elles auront de hauteur, plus elles faciliteront la prompte rénovation de l'air; elles devront atteindre la corniche du plafond, afin que la couche d'air supérieure et les miasmes adhérents au plafond puissent être rapidement balayés; si elles laissent entre leur bord inférieur et le plancher un intervalle d'un mètre et demi, il faudra établir au niveau du parquet des ventouses munies d'opercules, d'une section d'environ 15 à 20 centimètres carrés; ces ouvertures lanceront des courants d'air pur dans la partie basse de l'appartement; leur utilité, constatée dans les hôpitaux, ne sera pas moins sentie dans les habitations privées, avec la précaution de ne les ouvrir qu'en l'absence des habitants; mais il est désirable que les croisées ouvrent à 50 centimètres au plus au-dessus du plancher, et mieux vaut qu'elles s'ouvrent à deux battants du parquet au plafond. Dans les chambres à coucher, les châssis des fenêtres devraient être divisés en deux parties, dont la supérieure, plus petite et basculant par un cliquet, permettrait d'aérer de bonne heure sans inconvénient pour les personnes encore couchées. Si l'on ne peut établir deux rangs opposés de fenêtres, on aura soin de disposer la porte en face d'une croisée ou de la cheminée; elle fermera exactement pour prévenir les courants d'air partiels ou vents coulis. Les portes doubles ou munies de tambours garantissent mieux contre le froid extérieur, mais elles sont un obstacle à la ventilation; celles qui conduisent dans les cabinets de travail, dans les chambres à coucher, etc., doivent être percées de telle manière qu'elles ne lancent pas en s'ouvrant un courant d'air sur des personnes au lit ou dans la station presque immobile d'un travail sédentaire. Avec toutes ces dispositions favorables à la rénovation de l'atmosphère domestique, il n'y a lieu de s'exagérer l'effet de la ventilation naturelle ou spontanée par l'excès de la température des lieux habités (en moyenne + 16° c.) sur celle du dehors : suffisante en hiver où l'on ouvre peu, elle ne l'est plus ni au printemps ni en été.

La condition première des escaliers est celle de toutes les autres parties de l'édifice privé, savoir : la largeur de l'espace et la facilité de l'aération. Dans les grandes villes, où le prix des loyers est très élevé, la cupidité des propriétaires réduit aux dimensions les plus exiguës les cages des escaliers; aussi sont-elles le plus souvent privées de lumière, humides, mal aérées. Dans les maisons de peu de valeur, l'odeur des latrines s'y répand; l'infection est inévitable quand des sources d'émanations fétides existent dans les parties inférieures, la cage de l'escalier faisant alors l'office d'un tuyau d'appel. Que l'escalier occupe donc un espace suffisant; que ses diverses sections soient séparées par des paliers qui augmentent la capacité atmosphérique de sa cage, et servent de haltes dans le labeur de l'ascension; qu'il représente un plan modérément incliné, que ses marches soient larges et peu élevées; plus il a de hauteur, moins il doit avoir de roideur et d'escarpements : l'action de monter gêne l'abaissement du diaphragme et détermine l'anhélation chez la plupart des individus, même quand ils ne sont point faibles ni obèses, ni affectés d'une lésion pulmonaire ou cardiaque. C'est donc un soulagement pour tout le monde que d'adoucir la pente des montées; celles qui se contournent en spirales autour d'un point central et dont la cage forme une tour, occasionnent le plus de fatigue, et chez beaucoup de personnes une sensation de vertige. Les escaliers intérieurs qui établissent une communication directe entre deux appartements situés l'un au-dessus de l'autre, ont pour effet de hâter dans l'un et l'autre la viciation de l'air, et de susciter alternativement, de haut en bas, ou de bas en haut, suivant la densité de l'air, un échange de méphitisme. Dans les maisons qui n'ont pas de cour, on arrive ordinairement aux escaliers par une allée : celle-ci ne remplace que très-imparfaitement le moyen puissant de ventilation que fournit une cour spacieuse. Elle doit être dallée ou bituminée, car le pavage laisse des interstices qui favorisent l'infiltration des eaux ménagères; celles-ci doivent avoir un écoulement facile, et les gargouilles, bien couvertes, auront des ouvertures opposées au dehors du bâtiment, pour qu'il s'y établisse un courant d'air; au besoin, un tuyau d'évent, piqué sur la gargouille, monterait au-dessus des toits. Sans ces précautions, des exhalaisons malsaines se développent dans les allées qui se transforment, dans les maisons de mince aloi, en véritables cloaques par le dépôt des ordures, par la diffusion des eaux ménagères sur le pavé, ou des caniveaux mal joints; ouvertes, elles servent d'urinoir public aux passants; fermées, elles envoient dans les appartements un air infect. Le dallage remédiera au mal, surtout si la maison est fermée par une porte à claire-voie qui laisse accès à l'air extérieur. En général, les portes d'entrée sont un élément essentiel du système général de ventilation que toute maison réclame : leur ouverture doit offrir de grandes dimensions; les portes en grillage de fer conviennent mieux que les portes massives qui, par leur fermeture, interceptent la circulation aérienne entre la maison et la voie publique.

Sous la dénomination d'annexes, nous comprenons les cuisines, le système d'écoulement des eaux ménagères, les bains, les puisards, les latrines, les écuries, étables, etc. La construction des cuisines est, en général, négligée : mal situées, mal éclairées, mal ventilées, elles deviennent un foyer d'insalubrité par la vapeur de charbon qui s'en dégage, par l'odeur des débris alimentaires, etc. D'Arcet a donné pour leur établissement un ensemble de règles dont l'autorité ferait sagement d'imposer l'exécution aux propriétaires. Il faut éloigner les cuisines des appartements, surtout des chambres à coucher, leur proximité n'est pas seulement désagréable à cause des exhalaisons culinaires, mais elle a causé plus d'une asphyxie, tant parmi les maîtres que parmi les cuisiniers. Elles seront spacieuses, très-élevées, dallées, fréquemment nettoyées, ventilées au niveau du plafond; les fourneaux seront placés sous une hotte communiquant à celle du foyer principal, et dont l'ouverture soit calculée pour produire un courant d'air qui entraîne les émanations du charbon. On pourra laisser un certain espace entre le foyer et les fourneaux, mais à condition qu'ils soient clos, et que la vapeur du charbon soit appelée dans un tuyau répondant à la cheminée. Les pierres d'éviers sont souvent une cause d'infection : on y remédie en passant au-dessus de l'orifice une cloche à bords découpés, qui, plongeant dans une petite rainure remplie d'eau, ne s'oppose point au passage de ce liquide; de temps en temps on soulève cette cloche pour déterger le tuyau. Dans un grand nombre de maisons, notamment dans les hôtels des grandes villes, comme Paris, les cuisines sont reléguées dans les caves ou sous-sols. Pour recevoir cette destination, il faut que les étages souterrains soient d'une grande étendue, très-secs et aérés par aspiration ; encore la réunion de ces conditions ne suffit-elle point pour préserver ceux qui y travaillent de l'étiolement et de douleurs rhumatismales. Les fourneaux à circulation de fumée, généralement usités aujourd'hui, permettent d'établir à partir de leur foyer des tuyaux de circulation d'eau qui, ramifiés sur une certaine étendue dans la cheminée et revenant au foyer, comme dans les chauff ges à l'eau chaude, déterminent un appel suffisant. En l'absence de ces appareils, si les cuisines sont éclairées au gaz, l'allumage d'un ou de deux becs de gaz au bas de la cheminée, et près de son tuyau de fumée, suffit à produire cet appel pendant le temps de la préparation des aliments. Le général Morin (1) auquel nous empruntons ces conseils, a calculé qu'au prix actuel du gaz. cet assainissement, répété deux fois par jour, ne coûterait pas plus de 26 fr. 28 cent. par an. Avec de grandes cuisines à larges hottes dont les fourneaux fonctionneraient plus longtemps et avec activité, il serait plus économique d'établir au bas du tuyau de fumée et sur le sommet de la hotte une grille alimentée de houille. Les habitations privées de l'aristocratie et de l'opulence sont seules en France pourvues de bains; en Angleterre, en Belgique, la ami le simplement aisée, disposant d'une maison, y trouve cette précieuse ressource d'hygiène domestique; elle existe aussi dans un grand nombre de modestes résidences de campagne qui rappellent les cottages de nos voisins d'outre-Manche. Le général Morin fait valoir la circulation et les récipients d'eau chaude qu'il prescrit pour l'évacuation des mauvaises odeurs des cuisines, ainsi qu'il vient d'être dit, comme le moyen économique d'y annexer des bains toujours prêts; de même la chaleur perdue des fourneaux de casernes et des fourneaux économiques qui servent à l'alimentation des pauvres, comporterait l'adjonction de bains gratuits ou à prix réduit, établis d'après le même principe. Il n'est pas même besoin d'une circulation d'eau

(1 A. Morin, *Manuel pratique du chauffage et de la ventilation*. Paris, 1868, p. 107. — *Études sur la ventilation*, 2 vol.

chaude; les fourneaux ordinaires de cuisine à circulation d'air chaud se prêtent à cette installation : les ingénieuses combinaisons de la science inspirant l'industrie sont encore loin d'avoir produit tous leurs effets utiles pour le bien-être des individus et des masses.

Dans les campagnes, les eaux ménagères, qui ne contiennent plus assez de substance nutritive pour être données aux bestiaux, sont répandues hors des habitations, et vont alimenter des mares qui, réduites par l'évaporation, exercent parfois la même influence que les marais, et plus souvent encore une influence typhique. Dans nos maisons, le système d'écoulement de ces eaux se compose d'éviers intérieurs, répondant à des cuvettes placées au dehors au niveau de chaque étage, et se continuant par des tuyaux qui descendent le long des murs de face dans la rue ou dans la cour. Les tuyaux s'engorgent de matières infectes, dont l'odeur pénètre dans les habitations; on évite cet inconvénient à l'aide de siphons ou de couvercles hermétiques, et, à leur défaut, on interrompt la communication directe du tuyau principal et de l'évier intérieur, en disposant à l'extérieur des cuvettes intermédiaires, qui permettent à l'air d'entrer dans l'embranchement, sans parcourir toute la longueur du tuyau (*Rapport cité*). La cuiller, qu'on place sous le tuyau, doit être large, disposée de manière à prévenir la détérioration du pied du mur. De la cuiller les eaux se déversent sur le pavé ou dans des gargouilles de pierre; quand celles-ci sont faites pour la traverse des bâtiments, les dalles qui les couvrent doivent être scellées à la pierre : sans cette précaution, ou avec des gargouilles qui ont une simple couverture de planches, l'intérieur des maisons est exposé à l'humidité, aux émanations malsaines. Il y a avantage pour la salubrité et économie pour le propriétaire à conduire les eaux pluviales dans les conduits d'eaux ménagères, pour les laver. Des puisards sont destinés à recueillir et à débiter les eaux, quand leur écoulement ne peut avoir lieu sur la voie publique. Sans aucun inconvénient lorsqu'ils ne reçoivent que les eaux pluviales, ils acquièrent un haut degré d'insalubrité par l'addition des eaux ménagères; celles-ci, en s'infiltrant dans le sol, vont corrompre l'eau des puits; elles laissent d'ailleurs sur les parois du puisard une vase qui en obstrue les pores; bientôt l'infiltration n'est plus possible; les liquides s'accumulent, fermentent et donnent lieu à un dégagement d'effluves putrides. Supprimer les puisards et rejeter les eaux ménagères loin des habitations est une règle importante d'hygiène domestique; s'il y a nécessité de les conserver, il faut en fermer l'ouverture au moyen d'un siphon dans lequel l'eau qui s'écoule sert elle-même d'obturateur; cette mesure suffit si le liquide s'infiltre dans les terres; dans le cas contraire, il ne reste d'autre remède que le curage périodique des puisards. L'ordonnance de police du 20 juillet 1838 prescrit de construire les puisards en maçonnerie et de les fermer par une cuvette à siphon; l'ouverture d'extraction, correspondant à une cheminée de 1 mètre 50 centimètres au plus de hauteur, doit avoir moins de 1 mètre en longueur sur 65 centimètres de largeur; quand cette ouverture correspond à une cheminée excédant 1 mètre 50 centimètres de hauteur, les dimensions des puisards seront augmentées et l'ouverture égalera les deux tiers de la hauteur de la cheminée. Aucun puisard, aucun puits d'absorption ne peut être établi sans une autorisation spéciale. Les eaux des puisards ne peuvent pas être écoulées dans les ruisseaux des rues; il est procédé à leur vidange comme à celle des fosses d'aisances.

La structure vicieuse des latrines est le fléau d'un grand nombre d'habitations privées. On connaît le danger de leurs émanations; les accidents qu'elles produisent ont été désignés sous le nom de *plomb* et de *mitte*. Celle-ci, due aux vapeurs ammoniacales, donne lieu à des picotements, à d'âcres cuissons aux yeux, à l'inflammation du globe oculaire et de ses annexes, à l'enchifrènement avec douleurs dans le fond et autour des orbites, à la photophobie, souvent suivie d'une cécité de plusieurs jours : la guérison survient par le bénéfice d'une abondante sécrétion de larmes et de mucus nasal limpide; d'où la distinction que font les vidangeurs de la mitte en sèche et en humide ou grasse. Cette ophthalmie se répète sans porter atteinte à la vision; la myopie, l'amaurose, l'ophthalmie chronique et persistante sont rares parmi les vidangeurs qui, avec le temps, finissent par accoutumer leurs yeux au contact des émanations ammoniacales. Les accidents du *plomb* sont de deux genres : dus à l'action d'une atmosphère presque entièrement privée d'oxygène, ils expriment les effets d'asphyxie produits par l'azote et par l'acide carbonique, car dans quelques fosses l'analyse chimique a démontré que l'air contenait 2 pour 100 d'oxygène, 94 d'azote et 4 d'acide carbonique; la gêne de la respiration et un affaiblissement progressif sont alors les symptômes que l'on observe et qui se dissipent par la simple exposition à l'air. Si le plomb est déterminé par la présence de l'acide sulfhydrique que l'analyse chimique a constaté dans les fosses aussi bien que le sulfhydrate d'ammoniaque, les phénomènes sont ceux d'un véritable empoisonnement : douleur vive à l'estomac et aux articulations, resserrement du gosier; céphalalgie, nausées, défaillances, cris involontaires et quelquefois modulés; délire, convulsions générales, rire sardonique; refroidissement du corps; yeux clos, pupilles dilatées et fixes, face livide, lèvres violettes; battements tumultueux du cœur; pouls petit et accéléré; écume blanche ou sanglante à la bouche, respiration courte et convulsive, etc. Ces terribles accidents peuvent ne se produire que plusieurs heures après la sortie des fosses; d'autres fois ils revêtent la forme délirante, et la mort est instantanée. Les premiers symptômes sont, chez quelques ouvriers, une loquacité insolite, des propos incohérents, une sorte de danse automatique; ordinairement la maladie dure de quelques minutes à vingt-quatre heures, et généralement la connaissance revient aux malades avant le terme fatal. Outre ces diverses sortes d'effets, les médecins militaires savent bien que la dysenterie des camps a souvent son origine dans l'infection des fosses mal entretenues ou rarement comblées qui reçoivent les déjections de masses d'hommes. Le méphitisme des latrines est plus fréquent pendant les chaleurs, dans les temps humides, dans les habitations collectives; il augmente par le séjour prolongé des matières, la forme carrée et la profondeur de la fosse, par le mauvais état de ses parois, par le mélange avec les urines, l'eau de vaisselle, de lessive, de savon, etc. L'extinction d'une lumière introduite dans la fosse indique la prédominance de l'azote et de l'acide carbonique ; le sulfhydrate d'ammoniaque est fagrant; le gaz hydrosulfureux ne se dénote par aucun indice appréciable. Le plus sûr moyen de prévenir le méphitisme consiste dans une bonne construction des fosses et des latrines. L'ordonnance de police du 1er décembre 1853 en a fixé les conditions, ainsi que celles des vidanges. Les fosses placées sous le sol des caves doivent avoir une communication immédiate avec l'air extérieur; les caves et autres locaux où se trouvent les ouvertures d'extraction des fosses auront au moins 2 mètres de hauteur et assez d'espace pour recevoir quatre travailleurs et leurs ustensiles. Les murs, la voûte et le fond seront entièrement construits en pierres meulières maçonnées avec du mortier de chaux maigre et de sable de rivière bien lavé; les parois de la fosse seront enduites de pareil mortier lissé à la truelle; on ne donnera pas moins de 30 à 35 centimètres d'épaisseur aux voûtes, et moins de 45 à 50 centimètres aux massifs et aux murs. Point de compartiments, de divisions dans les fosses, point de piliers, de chaînes ou d'arcs de pierres apparentes. Le fond sera en forme de cuvette concave ; tous les angles intérieurs seront effacés par des arrondissements de 25 centimètres de rayon. Autant que possible, on construira les fosses sur un plan circulaire, elliptique ou rectangulaire. Point de fosses à angles rentrants, hors le seul cas où la surface de la fosse serait au moins de 4 mètres de chaque côté de l'angle, et alors il sera pratiqué, de l'un et de l'autre côté, une ouverture d'extraction. Quelle que soit leur capacité, les fosses ne peuvent avoir moins de 2 mètres de hauteur sous clef; elles seront couvertes par une voûte en plein cintre, ou qui n'en différera que d'un tiers de rayon ; l'ouverture d'extraction des matières sera placée au milieu de la voûte; la cheminée de cette ouverture ne doit point excéder 1 mètre 50 centimètres de hauteur, et l'ouverture elle-même ne pourra avoir moins de 1 mètre de long sur 65 centimètres de large. Que si la cheminée a plus de 1 mètre 50 centimètres de hauteur, on calculera les dimensions de l'ouverture pour que sa longueur ou sa largeur égale les 2/3 de la hauteur de la cheminée. Le tuyau de chute doit toujours être vertical, d'un diamètre minimum de 25 centimètres, s'il est de terre cuite, et de 20 centimètres, s'il est de fonte ; il doit être immergé par sa partie inférieure, soit dans les matières de la fosse, soit mieux dans une cuvette de cuivre mobile ou fixe, dans laquelle il est utile, quand on le peut, de faire arriver, de temps à autre, de l'eau pour la laver. Parallèlement au tuyau de chute doit régner un tuyau d'évent qui sera conduit jusqu'à la hauteur des souches de cheminées de la maison ou de celles des maisons contiguës, si elles sont plus élevées; ce tuyau d'évent aura un diamètre de 25 centimètres au moins. L'orifice inférieur des tuyaux de chute et d'évent ne pourra être descendu au-dessous des points les plus élevés de l'intrados de la voûte. Le mauvais état des tuyaux de chute est une des causes les plus ordinaires de l'infection des latrines; ils se font en poterie mal cuite dont les joints ne sont pas ajustés exactement; les plâtres qui les enveloppent s'imprègnent d'une humidité fétide qui s'étend aux murs d'adossement : ceux-ci se dégradent; leur mortier, leur plâtre surtout, se décomposent; les bois de charpente ou de cloison pourrissent. On substitue avantageusement à ces conduits de poterie des tuyaux de fonte dont les joints sont bouchés avec du mastic : cette précaution ne suffit pas pour empêcher les émanations, il faut encore isoler le tuyau dans un coffre de plâtre, libre dans toute la hauteur du bâtiment, ouvert en bas et au-dessus du toit seulement, de manière à laisser entre sa face interne et le tuyau une couche d'air dont le courant entraîne les exhalaisons. Les siéges des cabinets sont garnis de cuvettes hydrauliques mobiles, dites à l'anglaise, qui s'opposent à l'ascension des gaz. La cuvette dite appareil Rogier-Mothès, bascule, se vide par le seul poids des matières, et revient ensuite fermer à peu près cet orifice qui, s'il n'est pas clos hermétiquement, infecte le cabinet.

Le système des fosses mobiles n'est pas une nouveauté : en 1788, Gourlier avait proposé un appareil pour la séparation des matières solides et liquides. Parent-Duchâtelet préconise ce système : « Il peut s'appliquer partout; il facilite l'enlèvement des matières, et permet de le faire sans odeur et sans malpropreté ; il préserve les ouvriers des dangers de l'asphyxie ; il empêche les dégradations de nos édifices et contribue à augmenter la masse disponible des engrais (1). » L'ordonnance de 1853 interdit le placement des appareils mobiles dans une fosse supprimée dans laquelle il reviendrait des eaux quelconques; elle exige qu'ils soient établis sur un sol rendu imperméable à 1 mètre de profondeur au moins, au pourtour des appareils disposés en forme de cuvette. Les caveaux à fosses mobiles seront constamment pourvus d'une échelle qui permette d'y descendre sans danger; les trappes destinées à fermer l'ouverture de ces caveaux doivent être construites solidement, et garnies d'un anneau de fer, pour en faciliter la levée; on évitera que les eaux pluviales et ménagères ne pénètrent dans les caveaux. Tout appareil plein sera enlevé et remplacé avant que les matières débordent ; il sera formé un plan, luté et nettoyé avec soin avant d'être porté aux voitures. Défense de laisser dans les maisons d'autres appareils de fosses mobiles que ceux qui y sont en service, et de faire écouler les matières contenues dans des appareils à l'aide de cannelles ou de toute autre manière. Pour l'établissement des deux étages de tonneaux dont se composent les fosses mobiles, il faut préférer les rez-de-chaussée munis de tuyaux d'évent aux caves profondes dont les marches se dégradent par le passage fréquent des tonneaux, et où la surveillance est difficile; il faut veiller à ce que les tuyaux ou cylindres qui font communiquer entre eux les deux rangées de tonneaux soient bien disposés, et à ce que les matières ne se déversent pas sur le sol. Quand ces précautions ne sont pas exactement observées, les fosses mobiles deviennent aussi une source d'infection : c'est ce que

(1) Parent-Duchâtelet, *Annales d'hygiène publique*, 1835, t. XIV, p. 321.

nous avons souvent constaté dans l'hôpital du Val-de-Grâce où ce système est adopté depuis fort longtemps. Mais il ne s'agit ici que des maisons particulières; or, une expérience de plus de douze ans m'a démontré qu'un seul tonneau inodore, suffisant aux excreta d'une famille, s'il est remplacé en temps utile, disposé sur le sol de la cour sous un hangar, et en bon état, ne donne lieu à aucun dégagement d'odeurs et laisse, sur deux étages, aux cabinets d'aisance toute salubrité : voilà ce qui se voit aussi au Val-de-Grâce, mais en dehors de l'hôpital, dans le pavillon de la Direction. Une préférence raisonnnée et expérimentale s'attache au système des fosses mobiles; il exige, comme tout autre, soins et surveillance; mais à ce prix, il n'en est pas de plus simple, de moins rebutant ni de plus expéditif; il supprime l'affreux cloaque dit *fosse d'aisances*, sur lequel l'homme, la famille bâtit sa demeure; il supprime l'horrible opération de la vidange nocturne.

En Angleterre, on a renoncé aux fosses d'aisances : elles ont existé à Londres tant que les maisons sont restées sans jonction avec les égouts; mais vers 1820, les compagnies d'eaux ayant commencé leur service, qui dès 1850 procurait aux ménages particuliers une quantité d'eau de 260 000 mètres cubes, l'usage des water-closets se généralisa, les prescriptions qui fermaient les égouts tombèrent en désuétude, le drainage des maisons par la canalisation souterraine devint la règle et la fosse l'exception. Aujourd'hui un égout passe dans toutes les rues de Londres; de chaque maison particulière sort un tuyau de grès qui y décharge les eaux de la cuisine, des cabinets de toilette, du water-closet et de la cour ; l'égout lui-même est de briques, à profil d'œuf et se déverse dans l'ancien affluent de la Tamise, converti en égout de 2, 3 et 4 mètres d'ouverture; là l'écoulement ne s'effectuant qu'à basse mer, les eaux chargées d'immondices stationnent six heures : les grandes artères deviennent ainsi, dans le bas, de véritables réservoirs avec tous les inconvénients de dépôt, de méphitisme et d'inondation qu'un mode discontinu d'écoulement doit amener dès que surviennent des orages ou qu'on étend trop le bassin de l'égout (1). Aussi l'eau de la Tamise est-elle altérée par le mélange de tant de matières organiques : sous les ponts, elle est jaune et sale comme un bourbier, tandis qu'en la remontant jusqu'aux prairies d'Hampton-Court, on la trouve vive et limpide. Sur les 16 000 maisons de la cité, 4000 à peine ne sont pas encore drainées. Des inspecteurs, qui, pour les travaux et la surveillance, relèvent d'un ingénieur, et qui, en même temps, rendent compte de l'hygiène au médecin en chef, sont répartis en dix sections sur le territoire de Londres; d'après leurs rapports, vérifiés sur place par ce fonctionnaire médical, injonction est faite aux propriétaires d'exécuter dans un délai fixe la jonction souterraine de leurs maisons avec l'égout public, de munir les water-closets de

______

(1) Mille, ingénieur des ponts et chaussées, *Rapport sur le mode d'assainissement des villes en Angleterre et en Écosse*, 20 Juillet 1854 (*Annales d'hygiène*, 2e série, Paris, 1855, t. IV, p. 203).

fermetures hermétiques et de la quantité d'eau nécessaire pour emporter les vidanges; de perdre par la même voie souterraine les eaux des cours, écuries, cuisines et toitures; d'assurer aux habitants de la maison un approvisionnement suffisant de belle et bonne eau au moyen d'une citerne et d'un appareil convenable; enfin de faire vider et combler ensuite avec des remblais de bonne qualité les fosses actuellement existantes. Ainsi le système de latrines anglaises se lie à une circulation d'eau dans la maison par deux robinets au moins, l'un dans la cuisine et l'autre dans le water-closet; souvent il y en a un troisième dans le cabinet de toilette avec baignoire. Le drainage ou la perte des eaux qui ont été employées, est la conséquence forcée de cette installation. Toute habitation pourvue d'eau est une habitation drainée; le courant d'eaux pures nécessite un écoulement d'eaux infectes; de là ce réseau d'égouts et de conduits, sorte de système artériel placé dans le sous-sol de Londres et dont les veines sont partout.

On a proposé pour Paris l'application du système qui consiste à faire circuler l'eau dans toute la hauteur des maisons et à perdre les vidanges aux égouts. La construction d'égouts latéraux à la Seine et l'application des liquides d'égout à la culture par le jeu des machines seraient deux conditions sans lesquelles on aurait à prévoir et la détérioration des eaux de la Seine, et une immense perte d'engrais nécessaires à l'agriculture. Une pareille combinaison de moyens d'assainissement rencontrera bien des difficultés, provenant des terrains et des localités, sans compter celle d'obtenir un fonctionnement régulier par l'ensemble des chasses d'eau et des pentes d'égouts, etc. Quoi qu'il en soit, on ne peut s'empêcher de considérer comme un foyer d'infection toujours menaçant, le réceptacle des matières fécales placé sous le sol même de nos habitations. Les accumulations immondes tendent constamment à vaincre les obstacles qu'on oppose à l'expansion de leur atmosphère. Les rejeter au loin, les perdre au fur et à mesure de leur formation semble une mesure aussi nécessaire que celle de l'inhumation des cadavres à une distance suffisante des habitations. Et quand on sait le nombre énorme de maisons empoisonnées par le méphitisme des fosses d'aisances, quand on peut s'assurer tous les jours dans Paris même que leur vidange, malgré le perfectionnement des méthodes de désinfection et la surveillance de la police, est restée une opération aussi dégoûtante pour les ouvriers que pour les habitants, on ne peut qu'applaudir aux efforts qui auront pour résultat tout à la fois de donner l'eau aux habitations et d'en expulser incessamment le détritus humain. C'est une belle formule que celle du *Board of Health* : « L'assainissement est l'accord de trois fonctions : distribution des eaux pures, perte immédiate des eaux infectes, et arrosement des cultures. »

Sur l'avis du conseil de salubrité, le préfet de police a adopté, dans son ordonnance du 29 novembre 1854, le principe de l'écoulement direct et permanent dans les égouts des eaux vannes provenant des fosses d'aisances; il suppose, dans les fosses fixes ou mobiles, la division des matières solides et liquides. Les appareils diviseurs s'adaptent aux anciennes fosses ; les nouvelles doivent comporter la séparation des matières. Les liquides, désinfectés rapidement et à peu de frais, pourront, à mesure de leur production, être évacués directement et d'une manière permanente dans les égouts, au moyen d'une conduite souterraine ; à défaut de cette circulation continue, les matières liquides désinfectées, provenant des fosses à proximité des égouts, ne pourront être écoulées dans ces égouts, lors de la vidange qu'au moyen d'une conduite souterraine dont les conditions seront réglées par l'administration ; là où cette conduite souterraine ne peut être établie, on permet l'écoulement des liquides infectés au moyen d'un tuyau aboutissant à la bouche de l'égout le plus voisin. Si l'éloignement de l'égout ou toute autre circonstance s'oppose à ce mode d'écoulement, les liquides seront déposés au dépotoir. On le voit, ces dispositions de police sanitaire sont un premier pas vers le système anglais ; les fosses avec séparation des liquides et des matières solides sont, en France, le dernier progrès réalisé dans la construction des latrines.

La disposition des cabinets d'aisances contribuera beaucoup à l'assainissement des fosses. Qu'ils soient isolés, éloignés de l'appartement, surtout des chambres à coucher, largement aérés ; que les siéges, de bois dur et cirés, soient garnis à leurs ouvertures de cuvettes à l'anglaise, fermés par une soupape à bascule et communiquant avec un réservoir d'eau. Que le tuyau de chute qui met la cuvette en communication avec la fosse soit de fonte ou de tôle bituminée, et dans les conditions mentionnées plus haut. La ventilation des cabinets d'aisances a donné lieu à deux théories : d'après l'une, le siége seul doit être ventilé ; dans l'autre, le courant d'air, établi du siége au tuyau d'évent, passerait par la fosse. La première a prévalu par cette raison que le contact de l'air extérieur active la putréfaction des matières fécales, tandis qu'elle est ralentie par une atmosphère immobile de gaz azote mêlé de carbonate et de sulfhydrate d'ammoniaque.

Pour s'opposer à la diffusion des émanations des latrines dans l'intérieur des appartements, il convient d'isoler le siége à $0^m,04$ ou $0^m,05$ du bord supérieur de la cuvette, en laissant monter les faces de devant et des côtés jusqu'au siége et de mettre l'intervalle en communication avec un conduit d'évacuation des gaz qui s'élève jusqu'au-dessus du toit. Si ce conduit avoisine un foyer régulier de chaleur (tuyau de fumée d'une cuisine) ou si l'on y peut faire passer des tuyaux de circulation d'eau chaude, il s'y produira un appel suffisant ; mais cette ressource manque dans la plupart des maisons privées ; le général Morin conseille alors d'y établir un petit bec à gaz brûlant 30 à 40 litres à l'heure qui, sous l'abri d'un vasistas, servira tout à la fois à éclairer et à assainir le cabinet ; une lampe ordinaire, consommant 15 à 20 grammes d'huile par heure, remplira le même office. Le conduit d'évacuation doit avoir environ $0^m,03$ à $0^m,04$ de section ; avec une dépense de 30 litres de gaz par heure, on obtiendra en moyenne une évacuation de 30 mètres cubes d'air par heure, c'est-à-dire l'expulsion de tous les gaz provenant du siége et de son tuyau de descente et le renouvellement plusieurs fois par heure de l'air du cabinet avec l'afflux de celui des corridors voisins.

Dans les maisons où il n'existe pas de lieux d'aisances perfectionnés, il faut jeter tous les jours et même deux fois par jour, matin et soir, dans l'orifice du tuyau de chute, un seau (environ 10 litres) de la solution suivante :

Sulfate de fer......................	800 grammes.
Eau.	10 litres.
Acide phénique à 1 100°..	100 grammes.

Et on lavera les surfaces avec un mélange de 9 litres d'eau et de 500 grammes de chlorure de chaux sec.

A l'exemple de Labarraque, on peut étendre sous les portes une traînée de chlorure de chaux sec, épaisse de 2 centimètres et tendre derrière les portes, sur des cordes, un linge épais trempé dans du chlorure liquide. Le prix élevé des chlorures ne permet guère leur emploi pour la désinfection des fosses et la préservation des vidangeurs qui y pénètrent; mais on doit exiger, suivant l'avis de Labarraque, qu'une bouteille de chlorure d'oxyde de sodium fasse partie de leurs équipages pour le secours des ouvriers asphyxiés, et que l'on fixe sous le nez et la bouche de ceux qui travaillent à l'intérieur des fosses, des éponges imprégnées d'une solution du même produit.

On a proposé divers procédés pour désinfecter les matières fécales à moindres frais, en leur conservant en même temps leurs propriétés utiles pour l'agriculture, avantage que n'ont point les chlorures; ils répondent tous à cette double indication : saturer les gaz fétides et utiliser l'ammoniaque.

1° *Procédé de Salmon.* — C'est le mélange des matières stercorales avec le charbon très-divisé. Il a pour résultat leur désinfection instantanée et complète, et la formation d'un engrais solide, susceptible d'être transporté sans inconvénient et de servir immédiatement à l'agriculture; mais il répand une poussière noire dans les habitations, il salit les environs de la fosse, et ne sépare pas exactement les substances solides et les eaux vannes. Il est exploité avec succès dans la banlieue.

2° *Procédé de d'Arcet,* substituant la cendre de tourbe au noir animalisé.

3° *Procédé de Schattenmann.* — Il a pour base l'emploi de protosulfate de fer, qui, agissant sur un mélange d'acide sulfhydrique, de carbonate, de sulfhydrate d'ammoniaque, et de quelques éléments organiques, fixe l'ammoniaque à l'état de sulfate et le soufre à celui de sulfure ferreux. Les nouveaux produits ne dégagent plus qu'une faible odeur de fèces et de résidus végétaux qui s'y trouvent contenus en petite proportion; transportables à de plus grandes distances que le fumier, et délayés dans l'eau sur le terrain, ils constituent un opulent engrais.

4° *Procédé de Siret.* — On délaye dans 2 kilogrammes d'eau 1 kilogramme de poudre composée de charbon, de sulfate de zinc et de fer; ce mélange est projeté sur les matières à désinfecter. Le sulfate de zinc ne vaut point le sulfate ferrique ; les inconvénients du charbon ont été indiqués ; cette poudre est d'ailleurs plus dispendieuse que le moyen de Schattenmann.

5° *Procédé de Kraff et Suquet.* — Ils appliquent le protoxyde de fer hydraté à la désinfection des matières en séjour dans les fosses d'aisances et à la fabrication de sels ammoniacaux et de la poudrette ; toutefois les produits solides ne sont désinfectés complétement qu'après leur arrivée à l'établissement, où on les réduit en tourteaux solides, compactes et inodores ; et c'est aussi là que sont traitées les eaux vannes par la chaux hydratée, qui en dégage l'ammoniaque et précipite les matières animales tenues en suspension. Nous renvoyons, pour de plus amples détails sur ce procédé qui intéresse plus l'hygiène publique et l'industrie que la salubrité des habitations privées, à la description qu'en a donnée Guérard (1) ; il permet d'établir en quelques heures la dessiccation parfaite des matières fécales solides, et leur conversion en poudrette inodore, infermentescible et d'un facile transport ; tandis que la grossière méthode de Montfaucon, stratifiant les matières semi-fluides, développe une grande surface d'évaporation et de fermentation putrides, qui entraîne, en sus de l'insalubrité sur une grande échelle, le déchet des neuf dixièmes des principes utiles de l'engrais.

6° *Procédé de Domange (2) ou vidange atmosphérique.* — Ce mode d'extraction a pour unique agent la pression de l'air extérieur : de puissantes pompes pneumatiques qui fonctionnent dans les ateliers de l'établissement, servent à opérer le vide dans des récipients hermétiquement fermés ; dès qu'ils sont mis en communication avec les fosses au moyen de tuyaux de plomb, les matières y montent et emplissent les récipients en moins de trois minutes.

La désinfection des matières dans les fosses, avant la vidange, est aujourd'hui obligatoire ; les moyens ne manquent point ; on a indiqué successivement, outre ceux déjà mentionnés : 1° parmi les substances solides, les chaux, le sable, les marnes, les cendres de houille, de bois et de mâchefer, la tourbe mêlée de sous-chlorure et de carbonate de chaux, le salpêtre, les plâtres et les plâtras, les vieux mortiers, les terres calcinées, la sciure de bois, les poussiers de mottes et de diverses écorces d'arbres, le tannin, les résidus des diverses opérations chimiques, tels que les chlorures et les sulfates de soude, de fer et de magnésie, etc.; 2° parmi les substances liquides, le lait de chaux, les lessives de cendres, diverses dissolutions salines, les hypochlorates alcalins, le chlore, les acides sulfureux, sulfurique, chlorhydrique, acétique ou pyroligneux, les décoctions de plantes aromatiques, le goudron, les huiles de schiste et autres, etc. Le principe de la désinfection est l'absorption des gaz délétères, ce qui explique la multiplicité des agents employés : « en grand, toutefois, il est des difficultés qui ont retardé la mise en pratique des procédés réputé les

(1) Guérard, *Annales d'hygiène*, 1844, t. XXXII, p. 326.
(2) Voyez *Annales d'hygiène*, 1846, t. XXXV, p. 77.

plus économiques » (1). Le plus généralement usité dans les fosses mêmes, lorsqu'on doit couler sur la voie publique et qu'il y a lieu d'éviter la coloration noire du sulfate de fer, consiste dans l'emploi du sulfate de zinc parfumé avec l'essence de romarin; s'il s'agit des fosses mobiles, on a recours au sulfate de fer et à l'acide pyroligneux impur, à l'aide de 1 kilogramme de chaque par tonne mobile.

Éloignez de vos demeures les écuries, les étables, les basses-cours : elles répandent des émanations qui sont au moins désagréables par leur odeur. Ces constructions, qui entrent dans le système de beaucoup d'habitations privées, exigent d'ailleurs les mêmes conditions de salubrité : une capacité atmosphérique qui, pour le cheval, le mulet, le bœuf, etc., doit être beaucoup plus grande que celle qui est nécessaire à l'homme ; des ouvertures suffisantes pour l'accès de la lumière et la ventilation ; des murs édifiés avec des matériaux secs ; un sol disposé pour l'écoulement des liquides et pavé de manière à s'opposer à leur infiltration, etc.; des ruisseaux à pente, des lavages réguliers, contribueront à l'assainissement de ces lieux.

La première de ces conditions consiste dans la ration d'air proportionnée aux besoins des animaux. En comparant les effets de la respiration humaine dans un lieu clos avec ceux de la respiration des chevaux dans des écuries fermées, on trouve qu'un cheval exhale environ trois fois plus d'acide carbonique qu'un homme ; Chevreul admet ce nombre comme exprimant le rapport des capacités pulmonaires. On pourrait s'étonner qu'un vétérinaire distingué, Leblanc, s'appuyant sur des expériences, ait fixé à 18 et 20 mètres cubes la ration d'air nécessaire par heure à un cheval dans une écurie close, si Péclet n'avait fixé à 6 mètres cubes par heure celle des enfants dans les écoles. Les règlements militaires ont déterminé la capacité des écuries à raison de 5 mètres cubes par tête d'animal, et de 1m,45 environ pour largeur ; c'était un progrès, et il a suffi pour procurer, de 1835 à 1858, une diminution de 51 sur 1000 chevaux dans la mortalité par la morve ; dans la période décennale de 1848 à 1858, l'ensemble de la mortalité des chevaux par toutes les maladies a subi une diminution de 90 sur 1000. Des expériences poursuivies simultanément pendant plusieurs années dans des régiments de cavalerie, dans des garnisons du nord, du midi et au centre de la France, ont prouvé que les chevaux ont plus de vigueur et de santé dans des écuries dont les portes et les fenêtres, en nombre suffisant, restent ouvertes en toute saison, de jour et de nuit, que lorsqu'on les tient fermées. Des observations concordantes ont été faites sur des étables pourvues d'un grand nombre de têtes de bétail, et l'on a noté ce fait inattendu, qu'elles ont fourni moins de cas de péripneumonie et d'autres affections épidémiques des organes respiratoires que dans la stabulation close. Les vétérinaires les plus autorisés rattachent l'étiologie de la morve chez les chevaux à leur séjour

____

(1) *Rapports généraux des travaux du Conseil de salubrité de Paris, de* 1846 *à* 1848 *inclusivement.* Paris, 1855, p. 125.

dans des écuries trop étroites, humides, où l'air à peu d'accès ; les faits de transmission de cette affreuse maladie à l'homme sont une raison de plus pour y dispenser largement l'air pur. Si elles ne sont pas construites de manière à le recevoir sur toute leur longueur et par leurs deux faces opposées, le général Morin conseille de disposer, à partir du plafond, soit au milieu des allées, en cas qu'elles soient doubles, soit au-dessus du passage, en arrière des chevaux, des cheminées d'évacuation en briques ayant $0^{mq},07$ à $0^{mq},08$ par tête de cheval ; avec une différence de température de 6 à 7 degrés centigrades entre l'air extérieur et l'air intérieur, elles auront une vitesse d'écoulement de l'air de $0^m,70$ par seconde, et procureront à chaque cheval de 180 à 200 mètres cubes d'air par heure, car telle est la fixation actuelle et rationnelle de la ventilation des écuries. La plupart sont éclairées la nuit par des becs à gaz dont la chaleur peut être employée à activer la ventilation, ce qui permettra de réduire la section des tuyaux d'évacuation de l'air vicié.

En cas d'épizootie, il faut s'empresser de faire parquer les bestiaux. Les masses de matière animale et végétale qu'on laisse s'accumuler près des écuries, sous forme de fumiers, couvrent le sol d'excréments et l'imprègnent d'urine ; leur fermentation putride donne lieu à des émanations dont la nocuité a été contestée ; mais il est remarquable que de nombreuses relations d'épidémies adressées tous les ans à l'Académie de médecine s'accordent à attribuer à la présence des fumiers l'influence la plus fâcheuse. Il sera certainement d'une bonne administration de défendre le séjour des fumiers au-delà de deux jours à proximité les habitations. Les chenils, les poulaillers, les pigeonniers, les trous où l'on élève des lapins, ne sauraient être tolérés dans une demeure urbaine ; ces réceptacles. dont le bon entretien exige des soins minutieux, et qui finissent toujours par répandre des exhalaisons malsaines, ne peuvent être établis que dans les habitations qui se développent sur une grande étendue de terrain.

§ 2. — De l'influence des habitations.

Au point de vue de l'hygiène, l'influence que l'habitation privée exerce sur l'homme et sur la famille n'est autre que celle de l'atmosphère qu'elle circonscrit ; or, l'air confiné agit par son humidité, par son volume, par ses altérations, par sa température, par le mode et le degré de son renouvellement.

I. — *Époque d'entrée.*

A quelle époque peut-on entrer sans danger dans une maison récemment bâtie ? Marc d'Espine a conseillé d'exposer dans les chambres soigneusement fermées pendant vingt-quatre heures, des bocaux contenant un poids connu de chaux vive récemment cuite et pulvérisée, afin de connaître la proportion de vapeur d'eau qui a été absorbée pendant ce laps de temps. En expérimentant à diverses époques et comparant les résultats obtenus par le même moyen dans les chambres habitées depuis longtemps, il est parvenu, avec le concours du docteur Mayor et de l'architecte Junod, à reconnaître à quelle époque l'air confiné dans les chambres nouvellement construites n'est plus sursaturé d'humidité et permet de les occuper sans inconvénient. Lassaigne (1) s'est appliqué à résoudre le même problème par l'appréciation directe de la proportion d'eau qui reste interposée dans les parties plâtrées des habitations. La pierre à plâtre contient 20 à 21 pour 100 d'eau de cristallisation ou de combinaison; calcinée sans fusion ignée, elle les perd et constitue le plâtre cuit qui entre dans nos constructions. Le plâtre cuit et pulvérisé, puis solidifié par l'absorption d'une certaine quantité de l'eau froide où on le délaye, et appliqué au revêtement d'une muraille, retient sur 100 parties en poids 36 d'eau ou d'humidité tant libre que combinée; il perd cet excès d'eau par l'exposition à l'air dans un délai qui dépend de la température, des saisons, et à la fin il ne conserve que la proportion d'eau que l'on trouve dans la pierre à plâtre avant sa calcination; c'est donc à 20 ou 21 d'humidité pour 100 dans les plâtres que correspond la salubrité des habitations nouvelles. Le procédé de Lassaigne consiste à prendre, à l'aide d'une vrille ou taraud de 5 à 6 millimètres de grosseur, des portions de plâtre que l'on veut essayer en divers points et à diverses profondeurs de la muraille. Les quantités de plâtre extraites par le forage sont pesées au rouge obscur pendant trois à quatre minutes dans un creuset de platine ou de porcelaine couvert; un nouveau pesage constate la perte éprouvée par le plâtre calciné et privé d'eau. Voici quelques résultats de Lassaigne.

Plâtre pris à 0^m,01 de la surface de la muraille non peinte d'une chambre non habitée, cinq mois après son application :

```
Eau.............................................  22,73
Plâtre sec......................................  77,27
                                                 ______
                                                 100,00
```

Plâtre pris à 0^m,02 de la surface de la muraille dans la même chambre :

```
Eau.............................................  27,30
Plâtre sec......................................  72,70
                                                 ______
                                                 100,00
```

Plâtre pris sur la muraille d'une chambre habitée au sixième étage, extrait à 0^m,01 de la surface après un an de construction :

```
A l'intérieur de la chambre, près d'une fenêtre : Eau.......  20
    —              —                    —    Plâtre sec....  80
                                                            ____
                                                            100
```

(1) Lassaigne. *Annales d'hygiène et de médecine légale*, 2ᵉ série. 1855, t. IV, p. 89.

En dehors de la fenêtre, sans contact avec la pluie : Eau 22,7

—   —   —   Plâtre sec. 77,7

$$\overline{100}$$

Plâtre appliqué depuis huit jours au revêtement d'une porte extérieure, pris à 0^m,01 de la surface de la muraille :

Eau.................................. 28
Plâtre sec.......................... 72

$$\overline{100}$$

Cette dernière expérience fait voir que par une température moyenne d'environ + 10 degrés centigrades, un intervalle de huit jours a suffi pour évaporer 8 pour 100 de l'eau interposée dans le plâtre, puisqu'au moment de son emploi et peu de temps après sa solidification, celui-ci contenait 36 d'eau pour 100. Lassaigne a été conduit par ses recherches à fixer entre 20 et 22 pour 100 la proportion d'eau sur le plâtre, qui coïncide avec l'opportunité de l'entrée dans les habitations récemment construites.

II. — *Cubage atmosphérique.*

La masse d'air est en raison directe des proportions de l'habitation et de ses différents compartiments; elle est diminuée par le mobilier et par tous les objets qui, disposés dans l'intérieur des logements, en rétrécissent l'espace : dans l'évaluation de leur capacité, il faut donc tenir compte de tout ce qui constitue l'ameublement, comme aussi des saillies et reliefs des murs et des plafonds; n'oublions pas de soustraire de la capacité des locaux le volume moyen des personnes qui les habitent. Lassaigne (1) a déterminé directement le volume apparent du corps d'un homme de taille et grosseur moyennes par le déplacement de l'eau dans une baignoire; il a trouvé = $64^{lit.},24^{c.}$ ou $0^{m.c}$,6464. Pour assigner à une maison, à un logement, à une chambre des dimensions conformes à l'hygiène, il importe de déterminer le volume d'air nécessaire, dans un temps donné, à la consommation de l'homme : or, cette recherche exige au préalable la connaissance des altérations que l'air peut éprouver. Toute atmosphère circonscrite contient un certain nombre de principe dont l'analyse chimique constate l'existence et les proportions : ce sont l'azote, l'oxygène, l'acide carbonique, la vapeur d'eau; on y trouve encore des principes variables, les uns définis par leur constitution chimique, tels que l'oxyde de charbone, l'hydrogène carboné, l'hydrogène sulfuré, l'acide nitrique, l'ammoniaque; les autres, d'une nature inappréciable, ou jusqu'aujourd'hui mal appréciés et compris sous la dénomination d'effluves, de

(1) Lassaigne, *Recherches sur la composition que présente l'air recueilli à différentes hauteurs dans une salle close où ont respiré un grand nombre de personnes. (Annales d'hygiène*, 1846. t. XXXVI, p. 300).

miasmes. Dans leurs expériences sur la respiration, Regnault et Reiset ont constaté que les animaux à sang chaud ne dégagent par la perspiration que des quantités infiniment petites et presque indéterminables d'ammoniaque et de gaz sulfurés ; mais, d'autre part, Smith (*loc. cit.*), en faisant passer de l'air à travers l'eau, y a découvert une certaine quantité de matière organique dégagée des poumons, et en poursuivant cette expérience pendant trois mois, il a constaté de l'acide sulfurique, du chlore, et une substance qui ressemblait à de l'albumine impure. Ces substances se condensent constamment sur les corps froids, et dans une atmosphère chaude la matière albumineuse se putréfie promptement en dégageant des émanations désagréables. Toutefois les principes miasmatiques de l'air, définis ou non, existent en proportion si minime qu'il est impossible de les doser, tandis que l'analyse chimique accuse un dix-millième d'acide carbonique ; encore moins a-t-on réussi à préciser leurs variations, et la médecine est réduite à présumer leur genre d'action d'après des faits dont l'étiologie est complexe. Restent donc l'oxygène, l'azote, l'acide carbonique et la vapeur d'eau. Éliminons l'azote et l'oxygène ; avant de recevoir une perturbation notable dans leurs proportions relative, ils se trouveraient mélangés d'une dose considérable d'acide carbonique et de vapeur d'eau dont les influences couvrent et masquent certainement celle qu'on peut attribuer au changement dans les proportions d'azote et d'oxygène (1). Ainsi les miasmes et les substances chimiques accidentelles échappent par l'exiguïté de leur proportion ; l'azote et l'oxygène ne sont, dans la pratique, que d'un intérêt secondaire ; toute l'attention se trouve ainsi concentrée sur les variations de l'acide carbonique et de la vapeur aqueuse. Ici nous arrivons à des expériences précises dont nous avons déjà mentionné les résultats (pages 357 et suivantes). D'après celles de Dumas, un homme transforme en acide carbonique, par l'acte de la respiration et dans l'espace

---

(1) Les animaux à respiration faible et capables de supporter une suspension assez prolongée de cette fonction continuent d'absorber de l'oxygène, tant qu'il en reste des traces dans le milieu où ils sont plongés, et même après l'entière consommation de ce principe, ils exhalent encore de l'acide carbonique. Les limaces, les limaçons (Vauquelin), dépouillent de tout son oxygène l'air où on les enferme ; les batraciens vivent dans un air très-pauvre en oxygène (Humboldt et Provençal) ; la torpille enlève à l'air dissous dans l'eau tout son oxygène (Matteucci). Mais les oiseaux et les mammifères périssent dans une atmosphère qui ne contient plus que 10 à 11 pour 100 d'oxygène : une souris s'asphyxie en cinq ou six minutes dans l'air composé d'environ 10 d'oxygène et 90 d'azote (Snow) ; il faut moins d'une heure pour faire mourir un moineau dans de l'air à 15 pour 100 d'oxygène et d'ailleurs exempt d'acide carbonique. L'air expiré par l'homme a perdu 4 ou 5 centièmes d'oxygène et s'est chargé de 3 à 4 centièmes d'acide carbonique ; aspiré de rechef, il ne cède que peu d'oxygène au poumon, et respiré jusqu'à suffocation, il ne se dépouille que de la moitié de son oxygène. Déjà Lavoisier avait constaté que l'air devient irrespirable quand il a perdu 10 pour 100 en oxygène. (*Voyez* Milne Edwards, *Leçons sur la physiologie et l'anatomie comparée.* Paris, 1857, t. II, p. 636).

d'une heure, tout l'oxygène contenu dans 90 litres d'air, et le volume d'air expiré, qui est de 333 litres, renferme à peu près 0,04 d'acide carbonique : en raison de ce nombre, il faudrait à peu près un tiers de mètre cube d'air par individu et par heure, pour que le même air ne passât qu'une seule fois par les poumons (1). Mais quoiqu'on soit porté à attribuer à l'acide carbonique une influence prépondérante, on ne saurait le prendre pour le seul régulateur de la pureté ou des viciations de l'atmosphère; car si, d'une part, on connaît assez exactement la quantité d'acide carbonique qu'un homme peut verser dans l'espace pendant un temps déterminé, on n'a pas fixé encore la proportion de ce gaz qui a réellement pour effet de vicier l'air et de le rendre impropre à la respiration. Les expériences faites sur les animaux sont peu nombreuses, n'ont jamais duré au delà de quelques heures, et n'ont en réalité marqué que des limites extrêmes. Que conclure de ce qu'un animal donne des signes visibles de souffrance dans une atmosphère qui contient 10 centièmes d'acide carbonique (2)? Quant aux expériences tentées par Leblanc pour vérifier le rapport intéressant de la proportion d'acide carbonique avec l'impression produite, leur petit nombre, leur brièveté, ou les lacunes qu'elles présentent, ne leur laissent qu'une valeur incomplète; dans une seule, sur laquelle nous reviendrons plus bas, et portant sur l'air d'une salle d'école primaire (rue Neuve-Coquenard), bien close de une heure à cinq heures. Leblanc trouve 87 dix-millièmes d'acide carbonique, environ 1 centième, et il ajoute ensuite : « L'atmosphère était lourde, l'instituteur se plaignait de la chaleur, » et attendait avec impatience le moment de pouvoir ouvrir les fenêtres, » la température intérieure n'étant pourtant que de 18 degrés centigrades. Mais parce qu'un centième d'acide carbonique amène la sensation vague indiquée par Leblanc, et qu'un autre instituteur n'aurait peut-être pas éprouvée, faut-il arrêter à 1 centième la proportion d'acide carbonique qui peut être accumulée dans l'atmosphère? Néanmoins, si Leblanc s'est trop pressé de fixer le chiffre-limite de l'acide carbonique, la méthode qu'il a adoptée est bonne, et donnera des résultats par des applications plus larges, plus suivies, et dans lesquelles on aura soin d'établir minutieusement le rapport entre les quantités progressives de l'acide carbonique et les sensations des individus soumis à son action. Qu'un certain nombre d'individus soient enfermés dans un local dont l'air, pris à des intervalles rapprochés, sera livré à l'analyse, en même temps qu'on aura tenu note de leurs impressions fidèlement consultées, on arrivera à établir de la sorte à quelle dose l'acide carbonique devient sensible à l'économie, à quelle dose il produit une sensation pénible, une gêne de respiration, etc. Puis, donnant accès à l'air par les moyens ordinaires de ventilation, (portes et fenêtres), et suivant pas à pas le ralentissement qu'il apporte à l'ac-

(1) Péclet, *Traité de la chaleur considérée dans ses applications*, 2e édition. Paris, 1843, t. II, p. 375.

(2) Leblanc, *Annales de chimie et de physique*, 2e série, 1842, t. V.

cumulation de l'acide carbonique, ainsi que le soulagement qu'il procure aux personnes, on posséderait ainsi deux séries inverses de résulta s qui conduiraient à la solution du problème. En attendant que l'on détermine par cette voie de recherches l'influence réelle de l'acide carbonique (1), la vapeur aqueuse que l'homme émet par la transpiration pulmonaire et cutanée peut-elle fournir des indices sur l'insalubrité de l'air? Péclet s'est occupé de ce point et a rendu de véritables services à l'hygiène. Les vapeurs qui se dégagent de la surface humaine se mêlent à l'air et s'y dissolvent; elles sont accompagnées de matières animales qui ne tardent point à communiquer à l'air une mauvaise odeur; et ces matières sont sans contredit la cause la plus puissante d'insalubrité (2); car, dans beaucoup de cas où l'air des pièces contenant un grand nombre d'individus affecte péniblement la respiration, l'analyse chimique ne trouve pas dans sa composition un accroissement d'acide carbonique qui puisse expliquer la différence d'effet produit par cet air et par l'air libre ; c'est là ce qui résulte avec une parfaite évidence des travaux mêmes de Leblanc. De ce fait important Péclet conclut qu'il est plus convenable de prendre pour la ration d'air à fournir par individu et par heure, le volume d'air nécessaire pour dissoudre les produits de l'exhalation pulmo-

(1) On a noté des symptômes de malaise dès que la viciation de l'air se traduit par 6 ou 7 millièmes d'acide carbonique. Or, remarque Milne Edwards (*loc. cit.*), la viciation est portée plus loin dans les écuries où les paysans s'entassent pendant l'hiver avec leurs bestiaux : dans les Alpes, la population, pour se soustraire au froid, séjourne dans un air réduit souvent à 18 pour 100 d'oxygène, et contenant un centième d'ammoniaque avec une très-notable proportion d'acide sulfhydrique. En maintenant dans une atmosphère une proportion de 30 à 40 pour 100 d'oxygène, Regnault et Reiset ont fait vivre sans gêne des lapins et des chiens dans un milieu chargé de 17 et même de 23 pour 100 d'acide carbonique (*Recherches sur la respiration*, p. 104); mais de ces animaux on ne peut conclure à l'homme, et les rapports annuels des médecins des épidémies témoignent hautement des effets délétères de la promiscuité miasmatique des paysans et des bestiaux dans les étables.

(2) Regnault et Reiset (*Annales de chimie*, 1849), sans nier l'existence des miasmes, croient que l'on en a exagéré les effets : ils font valoir l'innocuité des expériences qu'ils ont faites sur des animaux maintenus pendant plusieurs jours dans leur appareil; ils arguent de la bonne santé des moutons enfermés pendant l'hiver dans les bergeries puantes et bien closes. Mais ils oublient les effets d'une réclusion analogue sur des hommes entassés, effets bien connus et souvents répétés par accident; ils oublient les conséquences certaines de l'encombrement dans les casernes et les hôpitaux, etc. La question des miasmes a sa solution dans l'expérience séculaire de la médecine, non dans l'analyse chimique. Au reste, Thenard et Dupuytren, en agitant de l'eau distillée dans un amphithéâtre de dissection, ont obtenu une eau qui abandonne des flocons de matière animale et finit par se putréfier. Moscati, en suspendant des globes de verre remplis de glace dans l'air des salles des hôpitaux, y a recueilli par condensation une eau souillée par une matière organique qui la rendait putrescible (*Bulletin de pharmacie*, t. II, p. 60). Nous avons mentionné les expériences de Smith, et Baudrimont a obtenu des résultats analogues (voyez *Traité de chimie générale et expérimentale*, 1844, t. I, p, 544).

naire et cutanée. Ces matières n'ont probablement pas la force de diffusion des vapeurs et des gaz; elles flottent quelque temps dans l'atmosphère avec la vapeur d'eau et se dissolvent dans l'eau condensée (1); elles sont analogues aux exhalaisons morbides que Graham se représente plutôt sous la forme de particules pulvérulentes que sous celle de miasmes. La plupart des corps volatils sont promptement décomposés par oxydation dans l'atmosphère; les substances miasmatiques de composition complexe, et par conséquent peu stable, doivent s'y résoudre promptement en eau, en acide carbonique, en acide nitrique et en ammoniaque. La quantité totale de vapeur d'eau produite par un homme dans vingt-quatre heures varie de 800 à 1000 grammes; la moyenne est donc de 38 grammes par heure; dans un air à 15 degrés et déjà à moitié saturé de vapeur d'eau, ce qui correspond aux circonstances les plus ordinaires, le volume d'air exigé pour dissoudre le poids des vapeurs produites serait de 2,38 : 13,028 = 5^m,84. Par conséquent, le volume d'air à fournir par individu et par heure égale environ 6 mètres cubes. Ce nombre a paru suffisant pour assainir les lieux habités, et pour prévenir les effets produits par la respiration et par la transpiration; il a été vérifié par plusieurs expériences. Ainsi dans l'école primaire dont il a été question, on a adopté un système spécial de chauffage et de ventilation au moyen duquel on peut mesurer facilement le volume d'air qui s'écoule de la salle pendant un temps donné : or, Péclet a constamment observé qu'avec une ventilation de 6 mètres cubes par élève et par heure, l'air intérieur ne contractait jamais d'odeur, et produisait exactement sur les organes la même sensation que l'air du dehors. Ces expériences ont eu lieu sous la direction de Péclet, sans aucune idée théorique préconçue; les assistants étaient eux-mêmes, dans l'enceinte ventilée, pris pour juges du manque ou de l'excès d'air sous l'influence de dosages variables; mais les sensations individuelles ne sont pas un critérium sûr; elles ne sauraient servir à une détermination exacte de la ration d'air nécessaire aux habitants d'un local. Il suffit de rappeler les timides exigences de Péclet en matière de ventilation et de les comparer au tarif actuel des rations d'air hospitalières pour mesurer le progrès accompli : la proportion est de 6 à 70.

On a objecté à la méthode de Péclet que proportionner le volume d'air à la quantité de vapeur à dissoudre, c'est établir une règle permanente sur une donnée variable et secondaire, ou prescrire la ventilation la plus active aux lieux et aux époques de plus grande humidité (2). Deux faits d'expérience banale fourniraient une base plus sûre à la détermination du cube d'air nécessaire à l'homme dans l'habitation privée et publique : 1° l'air est d'autant plus vivifiant qu'il est plus pur, plus sec, plus froid et plus dense, de telle sorte

(1) Graham, cité par Tholozan, *Gazette médicale*, 3e série, t. X, p. 501.
(2) Papillon, *De la ventilation appliquée à l'hygiène militaire* (*Annales d'hygiène*, Paris, 1849, t. XLI).

que la densité de son élément respirable (oxygène) offre la mesure de sa respirabilité; 2° l'air expiré est impropre à servir une seconde fois à l'hématose : d'où il suit que le volume de la ventilation doit être proportionné au volume de la respiration du sujet, non à la quantité d'acide carbonique ou de vapeur aqueuse qu'il exhale. Reste à déterminer dans quelle limite l'air expiré peut être mêlé à l'air normal sans compromettre la santé. Si l'on désigne par le *titre de l'air* la proportion ou le volume de l'oxygène qu'il renferme, au titre de l'air expiré par un individu correspond pour lui le zéro de la respirabilité : au-dessous, celle-ci est négative; au-dessus, elle est proportionnelle au titre de l'air ambiant diminué du titre de l'air expiré. Ceci posé, rappelons que, suivant Bourgery, le volume d'une inspiration ordinaire aux âges de 7, 15, 30 et 80 ans, suit la progression géométrique : : 1 : 2 : 9 : 8, et que la fréquence des inspirations diminuant à peu près de moitié dans le cours de la vie, la série des nombres 15, 24, 40, 60, exprime le volume d'air nécessaire, dans un temps donné, à l'enfant, à l'adolescent, au vieillard. En joignant à ces données la notion du poids de carbone brûlé par les mêmes sujets dans l'état de santé et de repos (Andral et Gavarret), et les résultats plus récents de Regnault et Reiset, qui ont démontré que l'oxygène absorbé est à l'acide carbonique exhalé comme 4 est à 3, Papillon a construit le tableau suivant :

Titre et acidité de l'air expiré.

	Enfants.	Adolescents	Adultes.	Vieillards.
Litres d'air inspirés par heure	187,5	300	500	750
Grammes de carbone brûlés	4,5	9	12	9
Litres d'acide exhalés à 27°	9	18	24	18
Litres d'oxygène absorbés à 27°	12	24	32	24
Proportions d'oxygène absorbées	0,064	0,080	0,064	0,032
Acidité de l'air expiré	0,048	0,060	0,048	0,024
Titre de l'air expiré	0,144	0,128	0,144	0,176

Si l'on considère que les poumons opèrent habituellement sur de l'air mitigé par la chaleur humide qu'il contracte en son parcours et par son mélange avec le résidu des inspirations précédentes; si l'on compare ensuite le volume de l'inspiration ordinaire à la capacité aérienne des poumons, on obtient les rapports approximatifs du volume de la respiration d'un sujet avec celui de la ventilation qu'il exige; c'est d'après ces bases que Papillon (1) a établi les calculs suivants :

Titre et acidité de l'air respiré.

		Enfants.	Adolescents.	Adultes.	Vieillards.
Fraction d'air renouvelée		1 : 6	1 : 5	1 : 4	1 : 3
Titre du résidu		0,144	0.128	0,144	0,174
Titre de l'air respiré, la res-	1	0,1547	0.1440	0,1600	0,1844
pirabilité du milieu étant.	7/8	0,1533	0,1420	0,1580	0,1853
Acidité du résidu		0,0480	0,0600	0,048	0,024
Acidité de l'air respiré, celle	0,000	0,0400	0,0480	0,0340	0,0160
du milieu étant.	0,006	0,0410	0,0492	0,0375	0,0180

(1) Papillon, *Annales d'hygiène.* Paris; 1849, t. XLI, p. 375.

On voit qu'il y a une grande différence entre l'air inspiré et l'air respiré ; la présence de 0,005 d'acide carbonique dans l'atmosphère, limite dangereuse à franchir d'après Leblanc, paraît ici sans conséquence, si ce n'est peut-être dans la vieillesse très-avancée. Quant à l'oxygène, une faible différence en moins aurait de la portée ; mais l'organisation possède deux moyens d'y pourvoir, deux modes de graduation respiratoire suivant ses besoins actuels et l'état présent de l'air : 1° Si l'amplitude des inspirations est bornée ou si le besoin d'air augmente par l'activité d'une autre fonction, la respiration s'accélère ; 2° qu'il y ait insuffisance des organes respiratoires ou du fluide respirable, la respiration devient plus profonde, de manière à compenser l'infériorité de titre de l'air par l'augmentation de son volume : ainsi s'expliquerait l'ampleur thoracique des montagnards qui vivent dans un air raréfié. Leblanc a vu les grenouilles se gonfler dans une atmosphère asphyxiable, comme Regnault et Reiset ont vu des animaux plongés dans un milieu contenant 0,60 d'oxygène restreindre leur respiration. Ainsi le titre de l'air respiré ne change pas, alors que celui de l'air inspiré varie, pourvu que le volume de l'inspiration augmente ou diminue en raison inverse de la respirabilité du milieu. D'où il suit qu'un individu qui vit dans une atmosphère confinée, après en avoir consommé le huitième, fournit encore à ses poumons identiquement le même aliment qu'au début, à la seule condition de porter le volume de ses inspirations de :

7,42 à 8,42, de 7,35 à 8,35, de 7,28, à 8,28, de 7,23 à 8,21.

Effort imperceptible, même pour le vieillard, en comparaison de la puissance respiratoire que l'homme tient en réserve dans ses moments de calme.

Au demeurant, Papillon réclame pour un individu isolé une provision d'air égale à huit fois sa consommation. Si plusieurs individus d'âges différents respirent en commun, le régime de la ration individuelle n'est plus applicable, la respirabilité de l'air ne devant descendre au-dessous de la limite des 7/8es pour aucun des membres de la réunion ; il propose le tarif suivant pour assurer tous les besoins dans la même mesure et les ménager dans la mêlée des âges :

1° *Enfants.*

Seul ou en compagnie, sans vieillards..	1,500
En compagnie de vieillards	3,000

2° *Adolescents.*

Seul ou en compagnie d'adolescents.........	2,500
En compagnie d'adultes ou d'enfants.........	3,000
En compagnie de vieillards........	6,000

3° *Adultes.*

Seul ou en compagnie, sans vieillards	4,000
En compagnie de vieillards........ :.......	6,000

4º *Vieillards.*

Seul ou en compagnie. 6,000

A quelques fixations que l'on s'arrête, il ne faut pas se borner à renouveler, dans les appartements clos, la masse d'air libre oscillante, résultat assez facile à obtenir, mais qui ne remédie pas au plus grand maléfice de l'air confiné ; il faut s'appliquer spécialement à renouveler la couche d'air adhérente aux murs, aux meubles, aux vêtements et aux effets de couchage, ainsi qu'à nettoyer toutes les surfaces de contact atmosphérique.

Quelque méthode que l'on choisisse pour déterminer la capacité des habitations privées, on voit que celle-ci se proportionne aux moyens de ventilation naturelle ou artificielle ; il y aura à calculer le nombre des habitants, la durée de leur résidence journalière, les dimensions de l'appartement et la quantité du renouvellement de son atmosphère, de telle sorte qu'à chaque individu soit dispensée par heure une ration de 30 mètres cubes d'air. Les chambres à coucher, qui n'admettent point de ventilation efficace, doivent être cubées d'après la durée moyenne du séjour au lit : celle-ci est, en général, de sept à huit heures ; elles exigent donc une capacité de 30 $\times$ 7 ou 8 mètres cubes pour chaque individu. Leblanc demande 50 mètres cubes par individu pour la nuit dans un dortoir, dans toute enceinte fermée et dépourvue d'appareils de ventilation ou de cheminées. Ces fixations sont insuffisantes. L'administration de l'Assistance publique exige aujourd'hui 70 mètres cubes d'air par heure et par lit. Que dire de celles qui prévalent encore aujourd'hui dans l'assiette des casernes et des hôpitaux militaires : 16 mètres cubes par nuit et par homme dans nos casernes, 18 dans celles de l'armée prussienne, 20 dans un rapport du conseil de salubrité de Paris (1), 14 dans celui de la commission militaire d'aération dont F. Leblanc a fait partie. Il est vrai que les auteurs de ces fixations ont compté sur la ventilation accidentelle par l'ouverture des portes et des fenêtres, par les joints, etc. Mais cette aération peut manquer ou devenir nuisible, et ses effets ne vont pas jusqu'à réduire l'altération à la moitié de ce qu'elle serait dans une capacité hermétiquement fermée, toutes choses égales d'ailleurs. L'expérience des médecins militaires parle ici plus haut que toutes les théories ; d'une part, ceux d'entre eux qui ont, comme moi, pratiqué dans les régiments et ont été appelés à toutes les heures de la nuit dans les chambrées, n'oublient point la fétidité nocturne de leur atmosphère ; d'autre part, la permanence des affections typhoïdes et de toutes les maladies infectieuses dans toutes les garnisons, sans exception de climat, n'accuse-t-elle pas l'insuffisance du cube d'air nocturne alloué aux soldats ? Nous ne nions pas l'intervention d'autres causes ; mais celle que nous signalons prédomine : les inspections que nous faisons depuis dix-huit ans ne nous laissent à cet égard aucun doute. Quelles que soient les

____

(1) *Rapports généraux des travaux du Conseil de salubrité.* Paris, 1855, p. 123.

dimensions des chambres où l'on couche, il faut s'empresser de les aérer le matin, et elles resteront ouvertes le jour ; pendant la nuit, elles ne doivent contenir rien qui puisse contribuer à l'altération de l'air, et nous répéterons ici le laconique conseil de Londe (1) : « Point de lampe, point de feu (si ce n'est dans la cheminée où lampe et feu produiront un utile tirage, point d'animaux, point de fleurs. » Ce sont là, en effet, et pour les chambres à coucher, et pour les autres pièces de l'habitation, des causes ordinaires de viciation de l'air. Un mot sur la nature et l'étendue de leur action.

III. — *Animaux et plantes dans l'habitation.*

Les animaux agissent sur l'air, comme l'homme, par l'exhalation de l'acide carbonique et par le produit vaporeux de la transpiration pulmonaire et cutanée; leur présence est donc de trop dans l'intérieur des maisons, surtout pendant la saison froide, où l'on aère peu, et pendant la nuit, où l'on n'aère nullement; ce sont au moins d'inutiles consommateurs de l'air qui suffit à peine à nos besoins, s'ils n'y versent encore des exhalaisons nuisibles. Il en est de même des végétaux pendant la nuit ou s'ils sont placés à l'ombre; ils servent alors de filtre à l'acide carbonique qui se répand dans l'air; au soleil ils absorbent l'acide carbonique, et sur tous les points de leurs parties vertes apparaissent des bulles déliées d'oxygène, tandis que le carbone est fixé dans leurs tissus. D'après les expériences de Boussingault, certaines plantes en pleine végétation empruntent à l'air une grande quantité d'azote; enfin, la germination des graines, le développement des bourgeons, la fécondation des fleurs, s'accompagnent de la production de beaucoup de chaleur, d'acide carbonique et d'eau (2). Les fleurs respirent en dégageant de l'acide carbonique. Y a-t-il un danger bien réel à conserver dans un appartement clos, en l'absence du soleil, des plantes à parties vertes? En plein jour, aux rayons du soleil, contribuent-elles à la pureté de l'air, en y versant de l'oxygène? Cette influence, toujours compensée dans l'air libre par d'autres variations, nous paraît fort restreinte dans l'air confiné. En effet, Leblanc s'est assuré par l'analyse que l'air recueilli le soir dans une serre parfaitement close, de près de 300 mètres cubes de capacité, possède, au bout de douze heures de clôture au moins, exactement la même composition que l'air libre, eu égard aux proportions relatives d'oxygène et d'azote; mais sous l'influence de la végétation, l'acide carbonique avait complétement disparu; l'air recueilli le lendemain matin a présenté, à très-peu de chose près, la même composition : il contenait 1 dixmillième d'acide carbonique, et accusait un affaiblissement minime de l'oxygène. Boussingault a constaté qu'une plante submergée et éclairée par le soleil laisse apparaître l'oxyde de carbone et l'hydrogène photophosphoré dans l'oxygène

(1) Londe, *Nouveaux éléments d'hygiène.* Paris, 1847, t. II, p. 413.
(2) Dumas, *Essai de statique chimique*, p. 32.

qu'elle dégage (1). Les fleurs agissent plus puissamment par les particules odorantes qu'elles émettent, et qui produisent, suivant les individus, des effets si remarquables. On a certainement rapporté à l'odeur des fleurs des accidents qui étaient dus à l'exhalation d'acide carbonique; mais un grand nombre ont été occasionnés par l'impression olfactive qui a retenti sur les centres nerveux. L'odorat présente, en effet, une voie aussi courte que directe pour influencer l'encéphale. La présence de fleurs odoriférantes dans les appartements a produit des céphalalgies, des vertiges, des syncopes, des convulsions, des vomissements, un état de somnolence, et l'on dit que les personnes qui arrachent la bétoine pendant l'été deviennent ivres et chancelantes; qu'une dame ne pouvait sentir l'odeur d'une décoction de graine de lin sans éprouver à la face une tuméfaction vive suivie de syncope (Orfila); que l'aspiration des senteurs de la jusquiame, du stramonium, du pavot, du noyer, cause un sommeil lourd avec céphalalgie; que les émations du *Rhus toxicodendron* et celles de l'*upas tieuté* déterminent, à peu de distance de l'arbre, des accidents épileptiformes, etc. Ces faits, et beaucoup d'autres du même genre, exigent des vérifications nouvelles, mais, qu'ils résultent de l'impression olfactive ou du contact des molécules végétales avec la surface tégumentaire, qu'ils accusent l'idiosyncrasie des individus ou les effets réels des émanations, il y aura toujours prudence à bannir les fleurs de l'atmosphère des habitations.

IV. — *Éclairage domestique.*

L'éclairage, qui supplée dans les habitations à l'absence de la lumière naturelle, change la proportion des principes constituants de l'air, y ajoute des produits plus ou moins nuisibles et élève la température du milieu; c'est pourquoi il en est question ici, presque par anticipation, car il est devenu, grâce aux progrès de l'industrie dirigée par la science, une des grandes questions de l'hygiène publique (voy. t. II). Sa puissance de viciation atmosphérique est énorme : il suffit de brûler un kilogramme d'acide stéarique dans une capacité de 50 mètres cubes pour y élever la proportion d'acide carbonique à 4 pour 100 en volume, c'est-à-dire à peu près au même degré d'altération que l'air expiré par nos poumons.

	Litres d'air.
1 kilogramme d'hydrogène carboné exige pour sa combustion...	13,620
— d'huile de colza épurée......................	11,219
— de suif	10,352
— de cire.	10,419

L'éclairage domestique ne comporte que l'usage d'un nombre restreint de corps dont la valeur se calcule d'après la quantité ou l'intensité de lumière

(1) *Annales de physique et de chimie*, 3ᵉ série, t. LXVI, 1862. — Voyez aussi le travail du même auteur, sur la *Végétation dans l'obscurité, ibid.*, 4ᵉ série, t. XIII, 1868, p. 219.

produite par des poids égaux de substance brûlée, la bougie stéarique étant prise pour unité de lumière = 100. Nous empruntons à un savant très-versé en ce sujet (1) les résultats de ses comparaisons :

Bougie stéarique, prise pour unité de la lumière............. 100
Chandelle... 95
Bougie de paraffine................................. 130
Huile de colza bien épurée (lampe Carcel ou à modérateur)... 168
Gaz à la houille (à 30 centimes le mètre cube)............... 70
— au bog-head..................................... 340
— à la graisse ou à l'huile 250
Huile de pétrole d'Amérique, bouillant à 210 279
—   —   — 70............... 225
—   — de Schwabviller, — 140............... 261

En prenant pour mesure commune l'intensité lumineuse d'une lampe Carcel brûlant en une heure 42 grammes d'huile de colza épurée, Payen a établi comme il suit la dépense des divers éclairages comparés (2).

Une heure d'éclairage coûte, en employant :

		Centimes.
Bougies stéariques de 10 au kilogr......	63 gr. à 3 fr. le kilo............	19,00
Chandelles (dont la lumière est toujours extrêmement variable................	80 gr. à 80 cent. le kil........	14,35
Huile de colza épurée.	42 gr. à 1,40 cent. le kilo......	5,88
100 litres gaz de houille, becs usuels.....	50 gr. à 30 c. le mètre cube....	3,00
85 litres — becs à air chaud.	42gr,5	2,55
66 litres — + 2gr,80 de carbures volatils................	36 gr. à..................	2,40
25 litres gaz de bog-head...........	25 gr. à 1 fr. le mètre cube.....	2,50

Les corps employés à l'éclairage sont solides, liquides ou gazeux ; les premiers sont la chandelle et la bougie.

1° Les chandelles de six à la livre perdent 11 grammes de leur matière par une combustion d'une heure, et consomment dans le même espace de temps un tiers de l'oxygène de $0^{mc},322$ d'air ; la combustion de 1 gramme de suif élève $100^{gr},35$ d'eau de 0 degré à 100 degrés centigrades. Une chandelle de six à la livre, brûlant durant une heure, porte de 0 degré à 100 degrés centigrades la température de $3^{mc},560$ d'air. La flamme de la chandelle, en forme de cône allongé, a 4 à 6 centimètres de hauteur sur 10 à 12 millimètres de largeur. L'intensité de sa lumière est de 10,66, celle de la lampe Carcel de 29 millimètres de diamètre étant de 100 ; elle va diminuant à mesure que la mèche s'allonge et que la combustion se ralentit ; d'où la nécessité de couper sans cesse la mèche sous peine de perdre les trois quarts de l'éclairage. La flamme des chandelles est sans cesse agitée en sens vertical et en sens horizontal, par les variations dans le courant des matières volatilisées et par la succession des couches d'air échauffées au contact de la mèche en ignition. La combustion

(1) L'abbé Moigno, *Les éclairages modernes*. Paris, 1867.
(2) Payen, *Chimie industrielle*. Paris, 5e édit. 1868, t. II, p. 861.

incomplète des chandelles produit de l'hydrogène carboné, de l'oxyde de carbone, de l'acide carbonique, des acides stéarique, margarique, oléique et sébacique, de l'oléone, de la stéarone et de la margarone, de l'acide acétique, de l'eau, une huile volatile légèrement odorante, de l'huile empyreumatique et du charbon. Les gaz hydrogénés et carbonés, portés par la respiration dans les divisions bronchiques, peuvent y être absorbés et modifier l'oxygénation du sang; les autres gaz, en raison de leurs qualités âcres, irritent les surfaces muqueuses avec lesquelles ils sont mis en contact; enfin le charbon se mélange avec les mucosités dont elles sont tapissées, et donne lieu à des crachats noirs que l'on expectore si fréquemment le matin après avoir passé la nuit dans un lieu où des lumières ont complétement brûlé. Ce charbon, dit Briquet (1), fortement imprégné de matières pyrogénées, devient nécessairement un agent très-irritant; les mucosités dans lesquelles il existe en abondance ont une odeur et une saveur désagréables; il est probablement la cause des picotements qu'on éprouve à la gorge après avoir respiré de la fumée. La combustion complète de la chandelle engendre de l'eau et de l'acide carbonique. Les lampions et les torches, fabriqués avec des résines et des graisses non purifiées, répandent une fumée noire qui provoque la toux et parfois de l'étouffement chez les sujets irritables ou porteurs de catarrhes bronchiques; ces corps en ignition réalisent au maximum les inconvénients de la combustion incomplète du suif.

2° Les bougies ont un immense avantage sur les chandelles : on les fabrique avec la cire, le blanc de baleine et l'acide stéarique. On est parvenu à Berlin à mouler la bougie de cire sans adhérence aux moules et sans boursouflures (2), ce qui était rare par les procédés ordinaires ; néanmoins ce genre d'éclairage a reçu peu d'extension, et n'est guère usité que dans les églises. Parmi les substances propres à la fabrication des bougies, le spermaceti est en première ligne par sa blancheur et sa transparence, ainsi que par la pureté et l'éclat de sa lumière; raffiné et additionné de 3 pour 100 de belle cire, il donne de beaux produits, tandis que les bougies fabriquées avec une seconde sorte de spermaceti sont de qualité inférieure et grasses au toucher. Les bougies de blanc de baleine sont très-employées en Angleterre; mais le moyen d'éclairage le plus général aujourd'hui, c'est la bougie stéarique, due aux travaux de Gay-Lussac et de Chevreul (1825); elle est plus consistante que la chandelle, moins fusible, moins salissante, et sa mèche étant formée de trois fils de coton tressés ou tordus en sens opposé, la combustion, à mesure qu'elle avance, détruit cette torsion; par l'effet de la tension plus forte de l'un des brins, la mèche se courbe et atteint la partie extérieure ou le blanc de la flamme, où elle se brûle plus complétement et tombe en cendres, ce qui dispense de moucher la bougie. L'extrême fusibilité du suif entraînerait un coulage trop

---

(1) Briquet, *Thèse sur l'éclairage*, 1837.
(2) *Dictionnaire des arts et manufactures*. Paris, 1854, 2ᵉ édit.

considérable pour obtenir le même résultat avec les chandelles à mèches tressées. La fabrication des bougies stéariques repose sur un fait dont Braconnot a doté la science, à savoir, la présence d'une substance liquide (oléine) et de deux substances solides (stéarine et margarine) dans tous les corps gras, quelle qu'en soit la provenance. C'est Chevreul qui a fourni le moyen industriel, c'est-à-dire peu dispendieux, d'opérer la séparation de ces deux matières, en démontrant que la stéarine, l'oléine, la margarine, espèces de sels organiques, contiennent une base toujours la même, la glycérine, unie à un corps gras, et constituent un stéarate, un oléate, un margarate de glycérine. On obtient l'acide stéarique, qui est le principe solide du suif, par la saponification des corps gras. Ainsi, en saponifiant le suif à l'aide de la chaux, de la soude ou de la potasse, et en décomposant ensuite ce savon par un acide minéral, on met en liberté les acides stéarique et oléique, c'est-à-dire l'élément solide et l'élément liquide du suif. La première fabrication économique de la bougie stéarique a été instituée par de Milly (1831), et c'est à lui qu'on a dû d'acheter à 2 francs et aujourd'hui à 1 franc 40 centimes le kilogramme d'acide stéarique qui se vendait à cette époque au prix de 60 francs chez les marchands de produits chimiques. L'invention des mèches nattées et tressées, condition nécessaire de ce mode d'éclairage, est le résultat des essais d'un ancien ingénieur, Cambacérès. L'acide oléique a trouvé son utile emploi dans la fabrication du savon, et c'est ainsi qu'une industrie, née de nos jours, s'est étendue avec succès au monde entier; des fabriques de bougie existent maintenant à la Nouvelle-Hollande, en Sibérie, à Lima, etc., et les familles des classes moyennes, l'étudiant, l'ouvrier un peu aisé, bientôt peut-être les travailleurs de tous les degrés, posséderont à peu de frais un éclairage plus pur et plus vif que les plus opulentes maisons du XVIIIe siècle. L'industrie stéarique paraît appelée à de nouveaux progrès; l'emploi des acides gras, préparés à Liverpool et à Londres au moyen de la saponification par l'eau, promet beaucoup sous le rapport économique. Les bougies stéarique prêtent beaucoup plus que le suif à une combustion complète, parce que l'acide stéarique ne se décompose qu'au lieu même où il s'enflamme, et parce que la lumière de la bougie conserve toujours à peu près la même intensité. Ce genre d'éclairage produit peu de fumée. Celle des bougies de cire se compose d'acide margarique et d'acide oléique, de myricine et de cérine indécomposées, et d'huile empyreumatique; les bougies d'acide stéarique dégagent un peu d'hydrogène carboné, d'acide carbonique, une huile épaisse, une matière colorante et du charbon; la bougie de blanc de baleine laisse échapper de l'acide oléique, margarique, acétique, de l'huile empyreumatique et un peu de cérine. Ces fumées ont moins d'âcreté et irritent moins que le suif, car elles déposent peu de charbon, contiennent peu d'huile empyreumatique et point d'acide sébacique. Il n'y a plus lieu de parler de l'acide arsénieux que l'on faisait entrer naguère dans les bougies de cérine et d'acide stéarique; l'autorité a sagement interdit cette addition. Les diverses espèces de bougies perdent, après une heure de combustion, 8gr,91 à 9gr55, et consomment la même quantité d'oxygène que les chandelles. D'après Lavoisier et Laplace, 1 gramme de cire blanche élève de 0 degré à 100 degrés 105 grammes d'eau ; une bougie, en brûlant une heure, échauffe de 0 degré à 100 degrés centigrades 3mc,07 d'air. La flamme de la bougie est conique, moins volumineuse, plus blanche que celle de la chandelle ; elle atteint 4 à 5 centimètres en hauteur et 8 à 10 millimètres en largeur ; ses oscillations dans le sens vertical sont moins fréquentes et moins étendues.

3° Les matières liquides qui sont employées pour l'éclairage domestique sont les huiles grasses, très-rarement des huiles essentielles, les carbures d'hydrogène liquides, et dans des circonstances exceptionnelles seulement, l'alcool ou l'éther ; il s'agit ici des huiles les plus usitées, celles de colza, d'œillette, de chènevis ou de noix. La fumée qu'elles donnent en brûlant, et dont la proportion est en rapport avec le genre de lampe employé, se compose surtout d'ydrogène carboné, d'acide carbonique et de charbon : les lampes imparfaites dont on se servait autrefois versaient beaucoup de fumée. Les lampes sont des appareils à combustion très-actives, assujetties aux conditions de tout foyer, munies de cheminées de verre et à coude pour mélanger les gaz et activer la combustion, avec des entrées d'air qui facilitent le contact de ce gaz avec la flamme en la refroidissant (1). Une mèche plate, formée de fils de coton parallèles et plongeant dans le réservoir de l'huile qui est aspirée par la capillarité de la mèche, telle était la lampe en usage il y a soixante ans, avant la découverte du bec à double courant par un physicien de Genève, Argand. Lumière rougeâtre, de peu d'éclat, combustion incomplète, ces inconvénients ne l'empêchent pas d'être encore très-répandue. En inventant la cheminée de verre et les mèches circulaires, Argand a pour ainsi dire créé l'art de l'éclairage. Dans son système à deux cylindres concentriques et séparés par un anneau qui reçoit la mèche, la flamme est léchée par l'air intérieurement et extérieurement ; ce courant est activé par la cheminée de verre, la combustion est parfaite, et la flamme est bien plus brillante et plus limpide que dans les appareils antérieurement usités. On a ensuite amélioré la lampe d'Argand en rétrécissant la cheminée immédiatement au-dessus du bec, de manière à rejeter l'air sur la flamme, et en remplaçant le levier doublement coudé et incommode qui fait descendre et monter la mèche par un pignon qui engrène avec une crémaillère. Il restait deux progrès à réaliser : les réservoirs d'huile, supérieurs au bec, placés dans la sphère du rayonnement du foyer, projettent une ombre ; les lampes qui en sont pourvues, au lieu de répandre une clarté uniforme, laissent un espace obscur qui correspond à la surface du réservoir. On a essayé de disposer le réservoir circulairement autour du bec, et pour en supprimer ou pour en amortir l'ombre, on a entouré le verre d'un globe dépoli : telle est la lampe

(1) Péclet, *Traité de physique*. Paris, 1847, t. II, p. 577 et 578.

astrale, imaginée par Bordier-Marcet, le successeur d'Argand; on lui reproche avec raison un affaiblissement de la lumière. Pour éviter la projection de l'ombre du réservoir et maintenir à un niveau constant l'huile amenée au bec, il fallait établir le réservoir d'huile au pied de la lampe et en faire monter incessamment jusqu'au bec la quantité d'huile nécessaire à la combustion. Un système ancien, connu sous le nom de lampes à pompe, offrait un exemple très-imparfait de cette double condition; Gérard, en appliquant au réservoir inférieur le principe de la fontaine de Héron, est arrivé à un mécanisme compliqué et trop sujet aux variations thermométriques et barométriques par la grande quantité d'air qu'il contient. Dans la lampe dite hydrostatique de Thilorier, le niveau baisse pendant la combustion. C'est un horloger de Paris, Carcel, qui a résolu le problème d'une manière aussi heureuse que pratique en plaçant près du réservoir d'huile, à la partie inférieure de la lampe, des rouages d'horlogeries qui font mouvoir une pompe foulante dont le piston élève constamment l'huile jusqu'à la mèche; on tend le ressort au moyen d'une clef. Gagneau a substitué à la pompe unique de Carcel deux pompes foulantes qui régularisent le mouvement d'ascension de l'huile et en corrigent les saccades. La lampe Carcel a pour avantages l'intensité et la beauté de l'éclairage; mais son prix élevé ne lui permettra jamais de se populariser; elle nécessite fréquemment des réparations entre les mains d'ouvriers spéciaux ; les causes de dérangement des pendules agissent sur elle avec plus de force, car le mécanisme, qui ailleurs ne met en mouvement que des aiguilles, s'applique ici à des pompes qui absorbent presque toute sa force; il suffit d'un épaississement de l'huile dans le réservoir pour que, la résistance devenant supérieure à la puissance, le mouvement s'arrête. Le système dit à modérateur, remarquable découverte de Franchot (1836), remplace les rouages d'horlogerie par un simple ressort à boudin faisant descendre un piston qui, par sa pression, élève l'huile dans l'intérieur d'un tube vertical immergé dans le réservoir. Nous ne pouvons entrer ici dans des détails sur la construction de cette lampe dont l'auteur, modeste et désintéressé comme Carcel, a été récompensé en 1854 par le grand prix de mécanique de l'Institut : son appareil est aujourd'hui d'un usage universel en Europe; il a une marche régulière, revient à bas prix, se fabrique et se répare aisément.

La quantité d'huile consommée par heure varie suivant les lampes : celles qui sont à mèche plate en brûlant 11 grammes par heure; une lampe astrale, 26^{gr},71 ; une bonne lampe à réservoir supérieur, 45 grammes; la lampe Carcel, 60 grammes pour un bec de 15 lignes de diamètre. Mais si cette dernière lampe coûte le plus, elle produit la flamme la plus blanche et le minimum de fumée; elle peut, en une heure, élever 20me, 167 d'air de 0° à 100° c. Par une température ambiante de 13°,9, le thermomètre placé à un pied de distance est monté à 45°; à 6 pouces, il a marqué 17°, 7. Un bon système d'éclairage à l'huile donne peu de fumée; mais les lampes anciennes dégagent, surtout en filant, une fumée épaisse, fétide, contenant du charbon, de l'hydrogène proto-bicarboné, des carbures hydriques, de l'oxyde de carbone et de l'azote. Il se dépose alors du charbon sur la muqueuse des fosses nasales et des bronches, et il se manifeste une sensation d'âcreté à la gorge. Que si la fumée est très-abondante, il pourra survenir dans une nuance plus faible une partie des accidents qu'éprouvent les ouvriers employés à la cuisson des huiles; exposés à la fumée noire et à l'odeur rance qu'exhalent les chaudières, ils ressentent des douleurs de tête, des vertiges, de la toux, de l'oppression. Des personnes travaillant à la lueur d'une lampe alimentée par l'huile de noix ont éprouvé des maux de tête, des vertiges et une stupeur assez profonde. Ramazzini a vu quelques hommes auxquels cette fumée fut aussi nuisible que la vapeur de charbon ; il a connu entre autres « un homme de lettres qui, à cause de sa médiocre fortune, s'étant servi d'une pareille lampe pour travailler la nuit dans un lieu étroit, fut assoupi et engourdi pendant plusieurs jours (1). » Mais, dans ce cas, vu l'étroitesse du lieu, les accidents signalés par Ramazzini provenaient sans doute du défaut d'air respirable. La combustion de l'alcool laisse échapper de l'acide carbonique, et presque toujours à cause de la construction vicieuse des vases où elle a lieu, une portion de ce liquide se volatilise et peut déterminer, si elle est absorbée, des phénomènes plus ou moins prononcés d'intoxication alcoolique.

3° L'emploi des huiles minérales dans l'éclairage domestique et collectif a beaucoup exercé l'industrie moderne; elle a mis en œuvre bon nombre de substances fluides composées, comme l'huile végétale et le gaz, de carbone et d'hydrogène, mais en proportions différentes et se vendant à bas prix, telles que l'essence de térébenthine, les huiles de naphte et de pétrole, les huiles essentielles obtenues par la distillation de divers bitumes naturels, des schistes, des goudrons, etc. Ces produits exigent pour leur combustion des appareils spéciaux. En effet, l'intensité de la flamme dépend de la nature des corps qui se forment dans la combustion; elle est augmentée par la présence d'un corps solide (fil de platine ou d'amiante) qui résiste à une haute température et devient incandescent. Les becs à gaz, les lampes à huile, les bougies, doivent l'éclat de leurs flammes au dépôt de charbon divisé qui y rougit jusqu'à son arrivée au bord de la flamme où il brûle au contact de l'air : pour s'en assurer, il suffit de plonger dans ces flammes un corps froid; le carbone le tapisse de noir de fumée. Le gaz en ignition est-il trop peu carburé, il n'abandonne pas assez de carbone pour que la flamme ait un grand éclat; est-il trop carburé, l'excès de carbone déposé dans la flamme la rend jaune ou rouge, terne et fumeuse : tel est le cas des huiles essentielles à bas prix, brûlées par les procédés ordinaires. Pour améliorer leur éclairage, il faut ou mélanger ces essences trop carburées à d'autres liquides combustibles très-peu carburés, ou diriger sur la flamme une quantité d'air telle que l'activité de la combustion

____

(1) *Traité des maladies des artisans, d'après Ramazzini*, par Ph. Patissier. Paris, 1822, p. 219.

ne permette pas la formation d'un excédant de carbone, et par conséquent de noir de fumée. On a mélangé les huiles de naphte, de térébenthine, de goudron, de gaz, etc., avec l'alcool, le méthylène (esprit de bois), l'éther (gaz liquide, hydrogène liquide, gazogène). Des divers appareils inventés pour brûler ces mélanges, la lampe Robert (1) a le mieux réussi; mais ces liquides sont si volatils, si inflammables, que le danger d'incendie accompagne leur emploi; si l'on renverse la lampe, l'appartement est infecté pour vingt-quatre heures par l'odeur de l'huile essentielle. La vraie solution du problème consistait non à opérer ces mélanges, mais à faire brûler seules et sans fumée les essences de houille, de schiste, de térébenthine, au moyen d'une disposition convenable de lampes; ce résultat est aujourd'hui obtenu. Sous des formes variées, les appareils de cette catégorie ont un principe commun : dans l'intérieur du bec où s'effectue la combustion, un courant d'air convenablement réglé procure au liquide éclairant la proportion d'oxygène nécessaire pour le brûler complétement avec le maximum d'éclat. Qu'une petite quantité de cette huile échappe à la combustion, elles se volatilise en répandant une odeur désagréable; d'un autre côté, combustible par elle-même, elle s'enflamme par l'approche d'un corps en ignition, et n'offre pas autant de sécurité que les liquides éclairants qui brûlent par l'interposition d'une mèche.

Sur l'avis du conseil d'hygiène de Paris, le préfet de police (ordonnance du 2 janvier 1868) a partagé en deux catégories le pétrole et ses dérivés, les huiles de schistes et de goudrons, les essences et autres hydrocarbures; la première comprend celles qui émettent à une température inférieure à $+ 35$ degrés centigrades des vapeurs susceptibles de prendre feu au contact de la flamme d'une allumette; la deuxième celles qui n'émettent ces vapeurs qu'à une température supérieure à $+ 35$ degrés centigrades; ces dernières huiles, plus denses, doivent seules être appliquées à la production économique de la lumière au moyen de lampes spéciales. Henri Sainte-Claire Deville a signalé l'extrême dilatabilité des huiles minérales sous l'influence de la chaleur, propriété due sans doute à deux corps qui les accompagnent, la naphtaline et la paraffine, que Fizeau avait déjà notées comme les deux corps solides les plus dilatables. Cette circonstance ajoute encore au danger du transport et de la manutention de ces produits; mais telle est aujourd'hui la multiplicité et l'importance de leurs usages domestiques et industriels, telle est l'extension de leur application à l'éclairage par le perfectionnement récent des appareils de combustion, qu'à peine connues en 1858, leur production en 1866 avait atteint 2 025 000 000 de litres et leur exportation 1 105 343 841, et il y avait en cours de forage 255 nouveaux puits (2). Cette consommation s'accroîtra dans des proportions énormes, grâce à l'ingénieux appareil de P. Audouin, qui procure la combustion complète des huiles minérales et si, comme il est

____

(1) Robert, voyez *Dictionnaire des arts et manufactures*, 2e édition.
(2) Daubrée, *Rapport sur l'Exposition universelle de 1867*.

M. LÉVY. Hygiène, 6e ÉDIT. I. — 38

permis de l'espérer, Henri Deville réussit à les appliquer sûrement au chauffage des générateurs dans la navigation maritime ; déjà il a fait connaître les résultats de ses études sur les huiles minérales de Pensylvanie, de la Virginie occidentale, sur celles de houille de la Compagnie parisienne du gaz, etc. (1). Ajoutons avec l'abbé Moigno que dans les petites villes et les villages où l'établissement d'un gazomètre serait à la fois difficile et onéreux par l'insuffisance des abonnements particuliers, l'éclairage par l'huile minérale, plus économique que celui du gaz, paraît appelé à desservir les voies publiques, jusqu'à présent plongées dans les ténèbres nocturnes.

Dans l'habitation privée comme dans les ateliers, les huiles minérales donnent plus de lumière et coûtent moins cher que les huiles végétales et les bougies ; la lampe Carcel est, tous les avis concordent sur ce point, un des meilleurs systèmes d'éclairage privé ; or, pour qu'elle donne la lumière de cent bougies stéariques, il y faut brûler par heure 532 grammes d'huile de colza épurée, tandis que la même clarté s'obtiendra avec 320 grammes de pétrole d'Amérique : l'économie en poids est d'environ 40 pour 100. Autre avantage : avec des soins assidus d'entretien, une lampe Carcel ou à modérateur baisse en lumière au bout de quatre ou cinq heures de combustion ; la lampe à pétrole verse jusqu'à l'entier épuisement de son réservoir une lumière d'un éclat constant ; mais « il faut que les mèches soient coupées avec la plus grande régularité, et j'ajoute avec intelligence ; il faut que l'air où se trouve la lampe soit tranquille, il faut que la lampe elle-même soit très bien construite. Hors de ces conditions, la lampe fume ou sent mauvais; l'énorme chaleur développée par la combustion entraîne aisément la fracture des verres à lampe, si l'on pousse trop rapidement la flamme à son maximum (Moigno) ». Le danger des pétroles provient uniquement de la grande volatilité de deux des principes constituants de l'huile brute ou mal préparée et de la grande inflammabilité de leurs vapeurs au contact d'un corps en combustion ou chauffé au rouge. Sans ce contact, point d'inflammation. Nul danger dans l'emploi d'une huile qui, versée sur une planche chauffée à 30 ou 40 degrés, ne s'allume pas au contact d'un corps enflammé, ou lorsque la lampe qui la contient peut, étant allumée, être renversée sans que l'huile du réservoir s'allume. Cette double condition est remplie, si dans la fabrication on a soin de mettre à part tous les premiers produits de la distillation dont le point d'ébullition est inférieur à 190 ou 200 degrés, pour les faire servir à d'autres usages (dégraissage, dissolution des vernis, etc.). L'huile qui bout entre 190 et 200 degrés est aussi celle qui éclaire le mieux ; celle qui n'entre en ébullition qu'à 230 ou 340 degrés fume et n'est pas propre à l'éclairage. Nous n'avons pas à décrire les lampes pour l'éclairage à l'huile de pétrole (2); mais une mention est due aux appareils de Mille (gazo-lampe portatif et

____

(1) Henri Sainte-Claire Deville, *Comptes rendus de l'Académie des sciences*, 10 mars 1868.

(2) Voyez *Nouveau Dict. de Méd. et de chirurgie prat.* t. XII, art. Éclairage.

fixe) qui utilisent les huiles légères, ne brûlant que leur vapeur mêlée à l'oxygène de l'air, sans aucun mécanisme, par la seule pression atmosphérique; le
récipient contient un corps spongieux (morceaux de coke, éponge, etc.) imbibé d'huile minérale; l'air, en le traversant, se charge de vapeurs, s'alourdit
et sort, comme autrefois l'huile dans les quinquets, par un tuyau placé au bas
du réservoir; au bout de ce tuyau le mélange s'enflamme aussi aisément que
le gaz aux becs d'éclairage. Ce mélange d'air (190 parties) et de vapeur
(10 parties) peut circuler à tous les étages d'une maison, par des tuyaux de
caoutchouc, de fonte ou de plomb, qui partent d'un réservoir disposé à 5 ou
6 mètres de hauteur. Rien de plus simple : pas d'usine, pas de gazomètre,
pas de soufflet; l'appareil de Mille peut approvisionner de gaz la machine Le-
noir et d'autres moteurs analogues qui facilitent la division du travail industrielle. Le succès est grand surtout pour une très-petite lampe Mille : le petit
vase qu'on a rempli d'essence et vidé ensuite, en retient assez pour imbiber
une petite éponge d'où la vapeur remonte avec l'air à la mèche placée dans
un petit tube de métal qui le surmonte ; le mélange s'y enflamme, la
mèche restant presque intacte. Cet éclairage réunit la simplicité, la sûreté
et l'économie poussée à sa dernière limite.

4° Le gaz de l'éclairage, gaz hydrogène plus ou moins carboné, a la propriété de brûler avec une flamme dont la blancheur et l'éclat sont en rapport
avec son degré de pureté, et en particulier avec la quantité de carbone qu'il
retient ; on peut l'extraire des huiles, des résines, du bois, des houilles, des
lignites, des tourbes, qu'il suffit de soumettre à l'action d'une chaleur déterminée ; très-généralement on le fabrique, en France, par la distillation des
houilles; le prix du coke qui en provient couvre presque entièrement la dépense
d'achat de la houille. Dans les pays où la résine est à bas prix, comme en Russie,
il sera plus avantageux de le préparer avec cette matière. Dès 1786, un ingénieur français, Lebon, établit le premier appareil d'éclairage au gaz; ce n'est
qu'en 1818 qu'il fut adopté à Paris, puis étendu successivement à toutes les
villes de quelque importance. Le gaz hydrogène circule aujourd'hui dans l'intérieur des maisons; des cages d'escaliers il a passé dans les cuisine, dans
les salons; il sert au chauffage des appartements en même temps qu'à leur
éclairage ; il intéresse donc l'hygiène privée non moins que l'hygiène
publique (1).

Les huiles grasses contiennent de 75 à 79 parties de carbone, de 11 à 12
d'hydrogène et de 9 à 14 d'oxygène pour 100; décomposées dans les cornues
chauffées au rouge, elles donnent de l'hydrogène bicarboné, de l'hydrogène
protocarboné, de l'hydrogène pur, des carbures hydrique, sesquihydrique et
dihydrique, de l'oxyde de carbone et un peu d'azote ; il se dépose dans les
appareils du charbon et du goudron; les gaz sont recueillis pour la consommation dans un gazomètre; ils s'y rendent à travers une couche d'eau où ils

(1) Voyez. *Instruction du conseil de salubrité de la Seine, concernant l'emploi des
huiles de pétrole*. Boussingault, rapporteur. 1869.

se dépouillent d'une partie de l'huile qu'ils entraînent. La houille, soumise dans les cornues à l'action de la chaleur rouge, donne le gaz d'éclairage ordinaire, et, en sus de l'acide sulfhydrique et de l'acide carbonique libres ou unis à de l'ammoniaque et du sulfure de carbone, il se dépose du coke et du goudron. Ce mélange gazeux est conduit au travers d'un tube froid dans lequel il abandonne le goudron qu'il tenait en suspension ; on le fait passer ensuite par plusieurs lits de chaud hydratée pour lui enlever ses acides sulfhydrique et carbonique et d'autres vapeurs acides; enfin, amené à travers l'eau dans le gazomètre, il y perd un peu de sulfure de carbone, du sulfhydrate d'ammoniaque et de l'huile pyrogénée qui communiquent à ce liquide une extrême fétidité.

Voici, d'après Clegg, une analyse de gaz de houille fourni par une usine d'Angleterre ;

Gaz oléfiant (hydrogène bicarboné)...	8
Hydrogène protocarboné	72
Oxyde de carbone	13
Acide carbonique.	4
Acide sulfhydrique....	3
	100

Plus la température de distillation est élevée, plus la houille donne de gaz, et moins elle laisse de goudron et d'huile essentielle; on ne doit pas dépasser pourtant le rouge-cerise vif ou rouge blanc, pour éviter la décomposition de l'hydrogène bicarboné. Les gazomètres servent à emmagasiner le gaz et à lui donner, pendant la consommation, une pression régulière dont dépend l'uniformité de l'éclairage; ils représentent des cylindres ou de grandes cloches de tôle renversées dans des cuves de maçonnerie hydraulique et remplies d'eau; des contre-poids font équilibre au poids des gazomètres et ne leur en laissent que la quantité nécessaire à la pression qui règle la marche du gaz vers les becs. Un compteur placé à l'entrée du gaz, dans le gazomètre, indique à tout instant les résultats de la fabrication; un autre compteur fixé à la sortie constate la dépense de gaz. Cette sortie est réglée par l'ouverture de valves ou disques de fonte placés entre deux coulisses, et qui se meuvent à l'aide d'une crémaillère. Sous une pression de 40 millimètres d'eau, le gaz, chassé des gazomètres, parcourt les tuyaux de conduite de fonte avec une vitesse de 26 mètres par seconde; il fait effort contre leurs parois avec une intensité proportionelle aux résistances qu'il éprouve dans la série des tuyaux, pour en sortir par les orifices du plus petit diamètre. C'est toujours au point de jonction des tuyaux que s'opèrent les fuites de gaz; la perte de gaz qu'elles occasionnent est évaluée annuellement à 25 pour 100; il imprègne le sol ambiant des tuyaux, et quand la fuite est considérable, l'infiltration s'étend à $2^m,5$ ou 3 mètres de profondeur; une tranchée faite dans les terres qu'il a pénétrées donne lieu au dégagement d'une odeur infecte : dans des cas rapportés par

Parent-Duchâtelet, cette odeur a persisté plusieurs mois, plus ou moins intense suivant l'état de sécheresse ou d'humidité du sol. D'autres fois, le gaz s'échappe du sol, se dirige vers les égouts qui le conduisent au loin, non sans accidents graves, ou il s'insinue à travers les parois des caves et va se répandre dans toutes les parties d'une maison. Les tuyaux qui l'amènent dans l'intérieur des habitations sont de plomb; le gaz n'a pas d'action chimique sur eux, et ils n'éprouvent pas d'altération sensible à l'air; à cause des condensations, il faut établir des réceptacles-siphons partout où il y a des contre-pentes. Les tuyaux sont munis d'un double robinet, l'un à l'extérieur et l'autre le plus souvent au dedans des maisons; les fuites ont lieu par ces robinets ou par une fissure des parois de conduite; elles se dénoncent par l'odeur de sulfure de carbone, odeur appréciable dans un mélange de 1 millième du gaz d'éclairage avec l'air atmosphérique; nous dirons plus bas les accidents qui résultent de cette extravasation. D'après des calculs établis sur des tableaux de Dumas, un bec de gaz d'huile consomme 38 litres de gaz par heure; il y a absorption de 63 litres un tiers d'oxygène, production de 42 litres et demi d'acide carbonique et de 23^{gr},810 d'eau. Un bec de gaz de houille consomme 158 litres de gaz par heure, et il y a pendant ce temps absorption de 234 litres d'oxygène, production de 128 litres un tiers d'acide carbonique et de 169^{gr},660 d'eau. La quantité de charbon qui se sépare du gaz hydrogène et qui n'est point brûlée est considérable; elle se dépose sur les objets environnants et elle noircit rapidement les surfaces blanches; on ne peut l'évaluer exactement, de même que l'acide sulfureux, le sulfure de carbone et l'acide sulfhydrique, qui se répandent néanmoins en proportion notable. Payen a trouvé que, sur un bec qui avait brûlé pendant cinq heures et qui avait consommé 15 à 16 litres de gaz, la cuvette du fumivore contenait 24 grammes d'eau et un peu d'acide sulfureux. C'est que la combustion n'est parfaite que dans la partie blanche de la flamme, et ne s'effectue qu'à une certaine distance des orifices; dans la partie inférieure et toujours bleuâtre, le gaz brûle sans être préalablement décomposé; c'est par une décomposition partielle que le charbon se précipite, et son incandescence communique à la flamme la vivacité et le pouvoir éclairant qui lui sont propres (Davy) : ce pouvoir est représenté par 127, celui de la lampe Carcel étant de 100. Un excès d'air diminue la lumière du gaz; un défaut d'air la rend rougeâtre et sans éclat. Le diamètre utile de la colonne d'air intérieure est de 9 à 10 millimètres; il procure une lumière blanche et moins sujette à fumer. Le gaz s'échappe par de petits trous en jets qui se réunissent pour former une colonne incandescente; sur l'influence du nombre des trous, l'expérience a fourni les résultats suivants :

	Becs à 8 trous.	Becs à 10 trous.	Becs à 15 trous.	Becs à 20 trous.	Becs à 25 trous.
Lumière............	360	366	391	409	382
Dépense............	367	318	296	289	375
Intensité relative.....	98	118	132	141	139

Le nombre de vingt trous, généralement adopté, est donc le plus productif, et la distance la plus convenable entre ces trous est de trois millimètres.

Guyot, pharmacien à Paris, a inventé un système qui, en permettant de régler le courant de l'air par la partie supérieure du bec, réalise une économie de 25 pour 100 dans la consommation du gaz d'éclairage pour la même quantité de lumière : il consiste en un disque fixé sur le verre au moyen d'agrafes, avec une ouverture centrale fermée par une soupape à charnière et servant à l'allumage, pour éviter les explosions par suite du mélange du gaz avec l'air ; au milieu de cette soupape existe un second disque qui, mobile à l'aide d'une vis, modifie la vitesse du courant d'air en s'éloignant ou se rapprochant de la soupape. Le mérite hygiénique de cet appareil est une combustion complète de tous les produits gazeux. (Voy. *Moniteur* du 8 mai 1868, Précautions pour la canalisation domestique du gaz : Ord. du Préfet.)

L'emploi de l'éclairage au gaz, dans les maisons particulières, est subordonné à bien des précautions. En raison de sa grande consommation d'air et des produits que sa combustion répand, tout bec à gaz en activité serait un danger dans un appartement clos et dépourvu d'une ventilation régulière ; il l'aurait bientôt dépouillé de son oxygène et chargé d'une proportion énorme d'acide carbonique : c'est donc un mode d'éclairage à bannir des chambres à coucher. Dans les lieux où règnent de grands courants d'air, comme les magasins, les cours des maisons, les escaliers, l'oxygène qui disparaît par la combustion est promptement remplacé, et l'acide carbonique produit est entraîné au loin ; cependant, par la disposition des magasins, il peut arriver que les gaz délétères qui s'échappent d'un bec d'éclairage soient refoulés dans quelque partie enfoncée, dépourvue de ventilation, comme les arrières-boutiques, les soupentes, les alcôves, l'entresol communiquant avec l'intérieur du magasin, et de là, chez ceux qui y demeurent, des céphalalgies, du malaise, des étourdissements, etc. Le séjour habituel et prolongé dans de pareils lieux, dont l'air reste chaque soir et toute la nuit plus ou moins vicié, doit influer sur l'hématose, et renforcer la tendance à l'étiolement, à l'anémie, qui caractérise les habitants des rez-de-chaussée de Paris. Les personnes qui résident forcément dans des lieux largement éclairés au gaz se plaignent de dyspnée, d'étouffement, de chaleur âcre à la gorge, d'une titillation au larynx, qui provoque une toux sèche et fatigante ; les sujets à poitrine irritable, à prédisposition tuberculeuse, s'accommodent le moins de cette atmosphère, et finissent par n'y pouvoir rester (Briquet). Ces effets sont dus à des substances qui échappent à la combustion, savoir : l'acide sulfureux, si irritant pour les surfaces muqueuses ; le sulfure de carbone, qui a une grande âcreté ; l'acide sulfhydrique, dont on connaît l'influence délétère ; enfin, la vapeur de charbon, qui, sans cesse aspirée, devient une cause d'excitation pathologique pour la membrane des bronches. Indépendamment de ces inconvénients, le gaz de l'éclairage, mélangé à l'air dans une proportion déterminée, devient explosible, et occasionne des accidents aussi graves que nombreux.

D'après Devergie, le gaz détone aussitôt qu'il constitue la onzième partie de l'air dans lequel est placé un corps en combustion. Les expériences faites à Strasbourg par Tourdes fils et Wurtz (1) démontrent qu'un volume de gaz et cinq d'air produisent une très-forte détonation ; que le résultat est le même pour une partie de gaz sur sept, neuf, dix d'air ; qu'à une partie sur onze, la détonation est faible et ne s'obtient dans l'eudiomètre que par une forte étincelle ; qu'une partie sur onze et demie ne détermine plus ni inflammation ni détonation, mais que le vide se forme avec rapidité : ainsi, au delà d'un onzième plus d'explosibilité ; des lumières peuvent donc brûler dans une atmosphère chargée de gaz sans l'enflammer, et cette circonstance n'indique point l'absence du péril. Toutefois, dès que l'odeur du gaz est perçue, il faut s'empresser d'éteindre les corps en ignition ; la prudence défend aussi d'entrer avec une lumière dans un appartement où cette odeur est sensible, car sait-on si le gaz n'est pas en proportion suffisante pour détoner, ou si le moment n'est pas proche où, par son accumulation successive, il va devenir explosible ? D'un autre côté, l'air cesse d'être respirable avant que le mélange soit dans les proportions nécessaires pour faire explosion ; pour qu'il arrive à ce degré d'altération, il faut qu'il y ait eu rupture des conduits, ou que le robinet placé dans l'intérieur de l'habitation n'ait pas été complétement fermé. Les cas d'asphyxie, suivis de mort, par le gaz de l'éclairage, sont heureusement rares, malgré la fréquence des fuites. Devergie en a publié le premier exemple (2) ; Ollivier (d'Angers) en a fait connaître un autre (3). Une catastrophe survenue en 1841 à Strasbourg, et occasionnée par le gaz, a livré aux recherches du professeur G. Tourdes 5 cadavres appartenant à la même famille, et ce médecin légiste en a fait l'objet d'un mémoire qui est un modèle d'analyse médicale. Des faits qu'il a observés et de leur comparaison avec ceux d'Ollivier et Devergie, il conclut que le gaz de l'éclairage n'agit pas seulement sur l'organisme comme simple cause d'asphyxie par la substitution d'un élément non respirable à l'air atmosphérique, mais qu'il est encore doué de propriétés délétères indépendantes de son pouvoir asphyxiant ; que cette influence spécifique se révèle par des phénomènes morbides qui expriment le trouble plus ou moins profond des fonctions du système nerveux, auquel viennent s'ajouter la lésion et l'interruption des fonctions respiratoires. Il résume ainsi les symptômes : 1° invasion insidieuse, prodromes d'une durée variable ; 2° céphalalgie, vertiges : 3° nausées, vomissements ; 4° trouble des facultés intellectuelles, perte absolue de connaissance ; 5° affaiblissement géné-

---

(1) G. Tourdes, *Relation médicale des asphyxies occasionnées à Strasbourg par le gaz d'éclairage*. Paris, 1841, p. 60.

(2) Devergie, *Annales d'hygiène et de médecine légale*, t. III, p. 457.

(3) Ollivier (d'Angers), *Ibidem*, t. XX, p. 120.

ral, profonde de résolution des forces, paralysie partielle, convulsions; 6° phénomènes d'asphyxie apparaissant avec lenteur, mais complets et prédominants dans les derniers moments de la vie. Suivant la proportion et la rapidité du mélange du gaz et de l'air, les accidents se prononceront avec plus ou moins d'intensité, marcheront plus ou moins vite. Les expériences faites par Tourdes sur les animaux prouvent qu'à des doses même très-faibles, le gaz manifeste des effets énergiques : à la dose d'un 30ᵉ, ils se déclarent après quatre à neuf minutes; à un 75ᵉ, la dose insuffisante pour tuer des lapins, leur suscite encore de légers accidents. En général, les animaux soumis à l'action du gaz tombent dans un état convulsif peu durable, remplacé bientôt par un profond affaissement; puis la respiration s'embarasse et s'éteint graduellement : si la proportion du gaz a été faible, l'animal, retiré de la cloche après des accidents graves, revient assez promptement à la vie. Quel est le principe auquel sont dus particulièrement les effets du gaz de l'éclairage? L'acide sulfureux n'est produit que pendant la combustion par la transformation du sulfure de carbone en ce gaz et en acide carbonique: or, les cas d'asphyxie rapportés ont été occasionnés par la fuite ou l'épanchement de gaz non brûlé; elle n'est pas causée par l'acide carbonique qui agit faiblement à des doses où le gaz de l'éclairage donne la mort. Devergie paraît disposé à attribuer un rôle à l'huile empyreumatique; mais les recherches de Tourdes, auxquelles nous renvoyons pour cet objet, portent à croire que le pouvoir délétère du gaz de l'éclairage provient en grande partie de l'oxyde de carbone; ce que nous dirons plus loin de l'action de ce gaz vient à l'appui de cette opinion.

L'inflammation du gaz produit une quantité considérable de chaleur; pour la déterminer, Criquet (page 35) a opéré sur le gaz de la houille avec le calorimètre de Rumfort, et, le poids de l'eau étant converti en son cube équivalent d'air, il a trouvé, par la moyenne de six expériences, qu'un bec qui consomme par heure 138 litres de gaz de houille fait monter 154 mètres cubes d'air de zéro à 100 degrés centigrades, ce qui est énorme. A $0^m,33$ de distance d'un bec de gaz à houille, dont la flamme de $0^m,029$ de diamètre était entourée d'une cheminée de cristal, l'ascension thermométrique a été de 2 degrés; à $0^m, 162$, de 6 degrés.

V. — *Chauffage et ventilation.*

Le chauffage s'il ne s'effectue point à l'aide d'appareils bien coordonnés, peut devenir une cause de méphitisme pour les habitations. La combustion ne s'entretient dans les foyers de diverses espèces que par une consommation incessante d'air, en échange duquel elle dégage des gaz impropres à la respiration. Voici, d'après Péclet, pour les différents combustibles, l'indication des volumes d'air qu'exige la combustion de 1 kilogramme de leur matière, et celle des volumes de gaz qu'elle laisse échapper :

Désignation des combustibles	Volume d'air consommé par kil. de combustible.	Volume des gaz dégagés pendant la combustion, et ramenés à 0°.
	m. c.	m. c.
Bois sec	4,70	5,38
Bois à 0,30 d'eau	3,29	4,13
Charbon de bois............	7,64	7,64
Tourbe sèche à 0,05 de cendres ..	5,68	6,33
Tourbe à 0,30 d'eau	3,98	4,80
Charbon de tourbe à 0,20 de cendres	7,10	7,10
Houille moyenne.............	8,35	8,93
Coke à 0,02 de cendres..........	8,70	8,70
Coke à 0,15 de cendres..........	7,55	7,55

On se sert pour le chauffage des combustibles qui sont le plus répandus dans les différentes contrées. 1° Les bois les plus denses, les plus secs, les plus gros, sont ceux qui rayonnent le plus ; les bois légers, verts ou flottés, donnent moins de chaleur. 2° Le charbon de bois fait avec un bois dense pèse quinze à vingt fois plus que le charbon de bois léger ; son pouvoir rayonnant est supérieur à celui de la flamme, mais il est plus utile dans les usines que dans l'économie domestique, en raison des gaz délétères qu'il laisse échapper. 3° La houille répand une épaisse fumée, une odeur empyreumatique, noircit les objets environnants ; mais elle a un grand pouvoir calorifique. Suivant d'Arcet, 1 kilogramme de bonne houille peut échauffer de 20 degrés centigrades 1085 mètres cubes d'air ; mais en pratique et toutes pertes supportées, on ne peut compter dans un appartement bien disposé que sur 900 mètres cubes d'air à 20 degrés centigrades ; le même chimiste considère 1 kilogramme de houille comme équivalent à 2 kilogrammes de bois bien sec, sous le rapport de la température produite. La houille distillée ou le coke est sans odeur, mais il échauffe moins. 4° La tourbe, amas de végétaux putréfiés en partie et mélangés avec le limon des marais, rayonne plus que le bois, échauffe plus également, donne, à poids égaux, autant de chaleur que le bois ; mais elle dégage une odeur spécifique qui se communique même aux aliments ; elle est le combustible des classes pauvres dans les pays non boisés. Le tableau suivant indique comparativement les puissances calorifiques et les pouvoirs rayonnants des combustibles précités :

Désignation des combustibles.	Puissances calorifiques.	Pouvoirs rayonnants
Bois sec........................	3600	0,28
Bois ordinaire à 0,20 d'eau....	2800	0,25
Charbon de bois............	7000	0,50
Tourbe sèche................	4800	0,25
Tourbe à 0,20 d'eau..........	3600	0,25
Charbon de tourbe	5800	0,50
Houille moyenne.............	7500	Plus que le charbon de bois.
Coke à 0,15 de cendres........	6000	Id. Id.

D'après les calculs du général Morin (1), 1 kilogramme de bois dur usuel fournit, par sa combustion, 3000 unités de chaleur; le kilogramme de houille gaillette de Mons ou de Charleroi donne 2000 unités de chaleur; par conséquent les prix d'une même quantité de chaleur fournie par le bois ou par la houille sont entre eux dans le rapport de 2 fr. 27 c. à 1 fr. 60 c.

Les produits gazeux que le charbon, la braise, la houille, le bois lui-même, lorsqu'il n'est pas entièrement desséché, peuvent verser dans une enceinte, sont de l'acide carbonique, de l'oxyde de carbone, de faibles proportions d'hydrogène carboné et d'hydrogène; en outre, quelques vapeurs hydrocarburées dont l'origine est due à la calcination imparfaite du charbon. Ces substances sont immédiatement épanchées dans l'air ambiant par les foyers découverts que l'on établit au milieu des pièces sans ventilation suffisante, par les réchauds de braise ou de charbon, qui sont l'objet d'une funeste prédilection dans certaines classes de personnes sédentaires, par les brasiers usités encore dans les pays méridionaux, notamment en Espagne et en Orient. Les cheminées et les poêles conduisent parfois dans les chambres les produits gazeux de la combustion, au lieu de les écouler au dehors; c'est ce qui arrive quand l'air d'une pièce est plus dilaté que celui de la cheminée ou du poêle. Existe-t-il une communication entre le tuyau d'un poêle ou d'une cheminée et celui de la cheminée ou du poêle d'un voisin, soit d'un étage inférieur, soit d'un étage supérieur, la vapeur de charbon ou de bois en combustion peut refluer dans la pièce où ils sont placés, et donner lieu à des accidents d'asphyxie; la fumée peut tomber par suite de son refroidissement ou céder à l'appel d'une cheminée dont le tuyau se trouve échauffé sur le toit par le soleil ou par son adossement à une cheminée voisine où l'on fait du feu. D'Arcet a rapporté trois exemples d'asphyxie due à de pareilles causes (2). On trouve, dans les ouvrages de médecine légale, la description des effets produits par la vapeur des différentes combustions; l'élément le plus dangereux de cette vapeur, comme du gaz de l'éclairage, est l'oxyde de carbone. Il convient d'en signaler ici les modes de production et les effets physiologiques et toxiques, qu'avant les recherches de F. Leblanc on rapportait à l'acide carbonique. C'est lui qui produit la petite flamme bleue visible au-dessus du charbon allumé des fourneaux, lorsqu'un courant d'air le porte de l'intérieur du brasier à la surface où il brûle : le charbon qui brûle à l'air libre fournit plus de 1/2 pour 100 de ce gaz; il se dégage aussi, comme nous l'avons vu, par l'inflammation des corps éclairants. En général, il se forme dans les combustions incomplètes, lentes, étouffées, alors que des matières carbonées brûlent sans recevoir la proportion d'oxygène nécessaire pour leur transmutation en acide carbonique; il prend naissance dans les foyers où il y a un excès de charbon, et si les produits de la combustion viennent à pénétrer dans une

(1) Note citée par Payen, *Précis de chimie industrielle*, 5e édition, 1868, t. II. p. 60.
(2) *Annales d'hygiène*. Paris, 1836, 1re série, t. XVI, p. 30.

pièce, soit par la fermeture de la clef d'un poéle, soit par suite du mauvais état des conduits calorifères, l'oxyde de carbone donne lieu à des troubles que l'on imputait à l'acide carbonique avant les recherches de Leblanc. D'après la remarque d'Ebelmen, la braise est de tous les combustibles celui qui transforme le plus facilement l'oxygène de l'air en oxyde de carbone : 1 kilogramme de braise en combustion libre peut rendre asphyxiant l'air d'une pièce fermée de 25 mètres cubes de capacité.

Il suffit de fermer la clef d'un tuyau de poéle qui conserve un peu de combustible allumé pour produire de l'oxyde de carbone; ainsi fait la repasseuse qui, écrasant les charbons sous les fers, intercepte l'afflux de l'air; l'asphyxie par la vapeur de charbon commence par l'action de l'acide carbonique et finit par celle de l'oxyde de carbone, quand l'air, chargé du premier gaz, n'alimente plus activement la combustion du réchaud. Une poutre en ignition dans l'épaisseur d'un mur ou par suite de la proximité d'un foyer donne lieu à un dégagement considérable d'oxyde de carbone. La fonte en contient dans sa composition, puisque le procédé d'aciération en grand auquel est attaché le nom de son inventeur, Bessemer, consiste à lui enlever son carbone pendant la fusion à l'état d'oxyde de carbone; ce qui ne prouve pas qu'il en émette beaucoup, lorsqu'un excès de chauffage dans les poéles de métal les porte au rouge naissant. On a analysé les vapeurs de charbon : huit expériences ont donné à Eulenberg 1 d'oxyde de carbone pour 9,72 d'acide carbonique; Leblanc a trouvé 1 pour 8, Orfila avant lui 1 pour 20. Les effets toxiques de l'oxyde de carbone sont connus de longue date; mais ils ont été précisés par Leblanc : frappé de la mort subite d'un chien de forte taille dans une atmosphère que la combustion du charbon avait amenée à 3 ou 4 pour 100 d'acide carbonique, tandis qu'il n'avait pu produire le même effet qu'avec 30 à 40 pour 100 d'acide carbonique pur, il a été conduit par des expériences à l'attribuer cette fois à l'oxyde de carbone, et à reconnaître que ce gaz tue instantanément un moineau à la dose de 4 à 5 pour 100 dans l'air, que 1 centième fait mourir un oiseau en deux minutes. D'après Tourdes, à 1/15, un pigeon n'a jamais résisté plus de vingt-cinq minutes, ni plus de trente-sept minutes avec 1/30; 1/50 amenait la mort au bout de trois heures. Le mécanisme de cette mort a été éclairé par Cl. Bernard; il a constaté que du sang, mêlé avec de l'oxyde de carbone, perd promptement tout son oxygène, et qu'en même temps le globule sanguin devient plus ferme et plus gros. Les expériences de Tourdes en 1842 et en 1856 mettent en évidence l'influence anesthésique de ce gaz, parallèle au chloroforme dans la série des phénomènes d'excitation et d'insensibilité progressive jusqu'à la stupeur, jusqu'à la mort apparente; avec 1/8 ou 1/10 d'oxyde de carbone, l'anesthésie commence chez les lapins au bout de deux minutes, et se complète en cinq; avec 1/5, elle s'établit entre la deuxième et la sixième minute, et devient complète en douze minutes; avec 1/30 et 1/100, on obtient encore des effets qui se font attendre de 6 à 20 minutes. La période d'excitation chez les pigeons dure deux à trois minutes ; ils se débattent, retiennent leur haleine, puis cédant au besoin de respirer et sentant l'action du gaz, ils se roidissent, s'élancent; parfois surviennent des mouvements convulsifs; la respiration, le pouls, s'accélèrent; tout à coup ils s'abattent et l'anesthésie se déclare par la résolution musculaire, la persistance de la vie ne se dénotant plus que par l'auscultation du cœur; si cette seconde période se prolonge, la respiration s'arrête, puis la circulation, et l'animal succombe; si elle s'arrête à temps, il s'efforce de se relever, tout en chancelant comme s'il était ivre; la respiration, d'abord accélérée, devient plus profonde, et après quinze à quarante-cinq minutes, il retrouve son équilibre. Ce qui achève la ressemblance de cet état avec l'anesthésie chloroformique, c'est la présence du sucre dans les urines (Claude Bernard, Sultzer); ce dernier, chez un asphyxié par l'oxyde de carbone, a trouvé pendant quatre jours une dose journalière de 4 grammes de sucre dans les urines (1). Dans les deux cas, les lésions anatomiques sont à peu près les mêmes : rougeur intense du parenchyme pulmonaire; injection de la musculeuse aérienne; emphysème épars, surtout au bord des poumons; sang coagulé, plus abondant dans le cœur droit, d'une teinte moins foncée que dans les autres asphyxies; rougeur prononcée des tissus. — Des observations recueillies sur des hommes (Friedberg, Tourdes, etc.), il résulte que dans l'asphyxie par l'oxyde de carbone, si le malade se remet, c'est presque toujours rapidement par la simple exposition à l'air, aidée de quelques affusions froides, de l'application de sinapismes aux extrémités, etc. D'autres fois, le rétablissement se fait attendre, retardé par des paralysies partielles des extrémités qui résistent à la faradisation, par l'apparition des phlyctènes gangréneuses, etc. Les troubles de l'appareil respiratoire, notés par plusieurs médecins, proviennent, non du gaz toxique, mais de l'introduction de substances étrangères irritantes; une dépression des centres nerveux est aussi une des suites possibles de cet empoisonnement. (V. Lelorrain, *loc. cit.*)

Les produits gazeux de l'éclairage s'épanchent immédiatement dans l'atmosphère des habitations; il en est de même de ceux des combustions que l'on établit dans les cheminées ou dans les poêles, quand différentes causes contrarient le courant ascendant d'air dilaté, ou quand le procédé de chauffage est vicieux : dès lors on se demande si dans les habitations dépourvues d'appareils de ventilation, on peut compter sur un renouvellement très-efficace de l'air à la faveur des jointures des portes et des fenêtres. Nous l'avons dit plus haut : l'expérience a prouvé que par ce mode d'aération spontanée, l'altération de l'air n'est pas réduite à la moitié de ce qu'elle serait dans une capacité rigoureusement fermée, toutes choses égales d'ailleurs; il y a plus, les propriétés délétères des gaz émanés des combustions peuvent se faire sentir jusqu'au degré de l'asphyxie dans une pièce imparfaitement close; une porte qui laisse du jour dans ses points

(1) Lelorrain, *De l'oxyde de carbone au point de vue hygiénique et toxicologique*, thèse de Strasbourg, 1868.

de jonction, un poêle à clef ouverte, une cheminée ouverte, une fenêtre entre-bâillée n'empêchent pas les accidents (1). Il importe donc d'assurer même aux habitations privées l'avantage d'une bonne ventilation; celle-ci s'obtient naturellement par l'ouverture des croisées. Une pièce pourvue d'une cheminée représente un canal composé de deux branches, l'une verticale, l'autre horizontale, ouvert par les deux bouts : si l'air du canal est plus chaud que l'atmosphère, il s'écoule par l'orifice supérieur; s'il est moins chaud, c'est par l'orifice inférieur qu'il s'échappe. En hiver, l'air des appartements étant d'une température plus élevée que l'air atmosphérique, l'air s'écoule toujours par l'orifice supérieur : pendant le printemps et l'été, la température des appartements n'égale point, le jour, celle de l'atmosphère; il la dépasse durant la nuit : aussi l'écoulement diurne et nocturne de l'air se fait-il en sens inverse pendant ces deux saisons. L'ouverture des fenêtres et des portes active ces courants, dont la direction dépend des variations de température, et par conséquent de pression; leur clôture hermétique convertit chambre et cheminée en un puits au fond duquel s'accumulent l'acide carbonique et les émanations plus pesantes que l'air. Comme il est impossible, dans nos climats, d'aérer constamment les appartements par l'ouverture permanente des fenêtres, force est d'y suppléer par des moyens de ventilation artificielle, combinés avec le système de chauffage. Il ne sera question ici que de ceux qui conviennent aux habitations privées; nous renvoyons au tome II l'appréciation des appareils de chauffage et de ventilation dont dépend la salubrité des établissements publics et des locaux de réunions nombreuses. Nous ne pensons pas avec H. Blerzy (2) que l'hygiène privée soit moins intéressée à la solution de ce problème, et que nos appartements les plus exigus laissent à chaque individu un cube d'air considérable. Il y a beaucoup à faire pour introduire dans la pratique des familles et populariser les procédés les plus ingénieux de chauffage économique et d'aération régulière. Combien de chambres d'ouvrières qui ne connaissent encore que les réchauds, ou les chaufferettes? Le poêle de fonte se rencontre dans les maisons de nos provinces du nord et de l'est, dans les hôpitaux, dans les casernes. Quoi qu'on ait dit sur le danger des réchauds de braise ou de charbon, partout où il n'existe pas un courant d'air suffisant pour balayer les émanations délétères de la combustion de ces substances, l'habitude ne s'est pas encore introduite chez les ouvrières sédentaires d'y substituer des briques chauffées, des tabourets à réservoir d'eau chaude qui leur procureraient une température douce aux pieds, sans les exposer à des érythèmes de moins en moins passagers, à des vergetures ou marbrures des membres inférieurs, à des varices, à des hémorrhoïdes, à des hémorrhagies menstruelles. Le brazero est resté un appareil de chauffage populaire en Espagne; en Orient, il s'appelle mangal; à Constantinople, dans un hôtel de

____

(1) Devergie, *Médecine légale*, t. III, p. 106.

(2) H. Blerzy, *Revue des deux mondes*, 15 février 1867, p. 951.

premier ordre, je n'avais pas, en 1855, d'autre ressource pour lutter contre le froid, avec porte et fenêtre ouvertes ; en Corse (1835), dans une hôtellerie isolée, à Casta, entre l'île Rousse et Saint-Florent, j'ai passé la nuit autour d'un brazero au milieu d'une grande pièce dont le plafond était percé pour le passage de la fumée. Dans l'ancien sérail de Stamboul, comme dans le palais pontifical du Quirinal, à Rome, deux mangals ou vases métalliques très-larges et richement ornés sont disposés dans la salle du trône pour recevoir en hiver un combustible sans fumée. Tel était sans doute le chauffage privé des anciens Romains, si ce n'est dans les palais que leurs architectes avaient imaginé de chauffer par des fours disposés au-dessous du rez de-chaussée; il n'y a pas trace de cheminée dans les maisons d'Herculanum et de Pompéi. Ce mot se rencontre pour la première fois dans quelques écrits du XIIIe siècle; une inscription découverte à Venise constate qu'en 1367 un grand nombre de cheminées furent renversées par un tremblement de terre.

Les voyageurs savent combien les habitations particulières laissent à désirer pour le chauffage hivernal dans nos villes du midi ; on vante la douceur de leur climat pendant la saison rigoureuse et l'on y souffre du froid dans les maisons où portes et fenêtres sont mal closes, où les parquets sont remplacés par le carrelage, où les cheminées fument et entraînent les 7 ou 8 dixièmes de la chaleur dégagée par le combustible en ignition. La place nous manquerait ici pour une revue critique de toutes les imperfections des appareils et des modes de chauffage adoptés même dans les pays où la nécessité de lutter contre des froids rigoureux et prolongés sollicite le génie industriel. On voit partout, disait encore d'Arcet, en 1843 (1), des poêles et des calorifères énormes n'avoir, pour prises d'air et pour bouches de chaleur, que des ouvertures si petites, que, pour obtenir un peu de chaleur de ces appareils, il faut y pousser le feu au point d'en faire rougir les armatures ; ce qui cause leur rapide destruction et ce qui donne à l'air l'odeur malsaine de *brûlé*. Or, on peut, sans consommer plus de combustible, augmenter notablement la quantité d'air chaud que versent les poêles et les calorifères ordinaires, en introduisant l'air froid dans leurs armatures par un canal à section plus grande, et en agrandissant dans la même proportion l'ouverture des tuyaux et des bouches de chaleur par lesquels l'air chaud passe de l'armature de l'appareil dans la salle qu'il s'agit d'échauffer. Il faut que l'entrée de l'air froid et la sortie de l'air chaud, ainsi que sa bouche de chaleur, aient 12,5 décimètres carrés d'ouverture pour un appareil de chauffage, poêle ou calorifère, dans lequel on brûle 1 kilogramme de bonne houille, ou 2 kilogrammes de bois bien sec par heure ; et un tel appareil peut fournir jusqu'à 900 mètres cubes d'air chaud dans ce même laps de temps, quantité suffisante pour assainir une pièce où quinze personnes resteraient enfermées pendant trois heures (à raison de $18^m,33^c$ cubes d'air par heure et par homme). Les bouches de chaleur doivent être placées vertica-

(1) *Annales d'hygiène et de médecine légale*. Paris, 1843, t. XXIX, p. 335.

lement, à droite et à gauche, ou en avant du tuyau du poêle ou du calorifère; il faut éviter que le courant ventilateur ne soit en contact prolongé avec du cuivre fortement chauffé. Les grandes bouches de chaleur verticales seront munies de registres ou de portes qui permettent d'y diminuer à volonté le courant d'air, et de lui donner, en cas de besoin, une plus haute température; mais, en ne lui donnant que la température nécessaire pour maintenir dans la pièce le degré de chaleur voulue, on obtient les avantages suivants : maximum d'assainissement, conservation et longue durée des appareils, refroidissement convenable de la fumée, et par conséquent la plus grande économie possible de combustible, prompt échauffement et prompt refroidissement du local (d'Arcet). On peut appliquer utilement au chauffage et à la ventilation d'une demeure privée l'appareil que Péclet a fait construire dans l'une des salles d'asile de Paris : le poêle présente autour de son fourneau une cavité dans laquelle l'air peut librement circuler; cette cavité communique avec l'air extérieur et avec l'air intérieur, par deux tuyaux distincts, dont on peut varier le diamètre suivant les besoins de l'aérage ; le conduit de la fumée, après avoir traversé la salle, se rend dans une petite cheminée d'appel, dans laquelle on place un réchaud de charbon allumé ; dès qu'on chauffe le poêle, le tirage s'exerce sur l'air du dehors, qui s'échauffe au contact du fourneau, et s'épanche dans la salle ; après avoir été respiré, il gagne les parties supérieures de la pièce, et est entraîné par le courant ascendant de la cheminée d'appel.

Mais l'ingénieur qui a étudié avec le plus de précision et de persévérante sagacité tous les détails d'installation et de fonctionnement des modes de calorification et de ventilation appropriés tant aux maisons particulières qu'aux habitations collectives, en tenant un large compte des exigences longtemps méconnues de l'organisme humain, c'est sans contredit le général Morin. Économie, salubrité, agrément, examinons avec lui sous cette triple face l'arsenal du chauffage domestique, en partant de ce principe qu'il faut considérer comme insalubre tout appareil, toute installation qui n'assure pas un renouvellement suffisant et régulier de l'air, ou qui n'est pas combiné avec des dispositifs qui produisent ce renouvellement.

1° *Cheminées ordinaires.* Elles peuvent être ramenées à deux types; le premier, plus fréquemment employé, présente un tuyau de fumée assez large, communiquant en bas avec le foyer par une ouverture plus ou moins étroite (gorge Rumfort) et se terminant en haut par une sorte d'ajutage de briques ou tuiles (mitre) ou de tuyaux de poterie (mitrons); cet orifice d'évacuation de la fumée a une section de passage bien moindre que celle du corps du tuyau. Ce type, étudié par Rumfort, dont il porte le nom, l'emporte par son tirage sur les anciennes cheminées. L'autre, recommandé par Péclet dans tous les cas, ne s'applique qu'aux très-petites cheminées, principalement au chauffage par les poêles; son conduit de fumée est cylindrique et d'une section uniforme sur toute sa longueur. Ces deux genres de cheminées ont l'avantage de provoquer une ventilation active ; mais l'air évacué par la cheminée est remplacé par l'air extérieur qui pénètre par les joints des portes ou des fenêtres, ce qui donne lieu à des vents coulis, à des courants incommodes ; assis devant ce feu, on se grille les genoux et l'on frissonne du dos, suivant l'observation de Rumfort. Quand à ce que le général Morin appelle le rendement calorifique, il ne dépasse guère 0,12 ou 0,14 de la chaleur fournie par le combustible ; l'air qui sort de la cheminée est chauffé à 60,80 et $+$ 100 degrés centigrades ; la perte de calorique dans l'espace est donc de $\frac{6}{7}$, de $\frac{7}{8}$, et, d'après Péclet, de $\frac{9}{10}$, malgré la concavité, le poli et l'éclat que l'on donne aux surfaces de la cheminée. Il y a donc intérêt à limiter le volume et la température de l'air évacué, sans nuire à l'activité du tirage dont dépend la salubrité de l'appartement. Une cheminée ordinaire, dans les proportions adoptées aujourd'hui à Paris et fonctionnant avec une activité moyenne, détermine une évacuation d'air qui égale et souvent dépasse, par heure, cinq fois la capacité de la chambre, soit 30 mètres cubes d'air par heure et par personne, en admettant qu'il y en eût plus d'une par mètre carré de plancher. D'autre part, le tirage et l'évacuation de la fumée conserveront une activité suffisante et ne seront pas contrariés par les vents, si la fumée s'écoule dans l'air avec une vitesse de 3 mètres par seconde ; dans le tuyau général de fumée, cette vitesse doit se réduire à $1^m,40$ ou 2 mètres, d'où l'indication de ne pas trop restreindre ses dimensions. Pour les proportions à donner aux tuyaux de cheminées et aux mitres des maisons particulières, nous renvoyons aux explications techniques contenues dans les ouvrages cités d'A. Morin.

2° *Cheminées ventilatoires.* Elles ont pour objet de restreindre les pertes de chaleur produite par le combustible en l'utilisant à chauffer l'air neuf qui entre, à diminuer le tirage par les joints des portes et des fenêtres, en réduisant à son minimum la quantité d'air appelée par la cheminée pour une quantité connue de combustible. Rumfort avait déjà posé ces principes : 1° Ramener le feu en avant en réduisant la profondeur du foyer, et augmenter le champ circulaire du dégagement du calorique rayonnant par inclinaison en dehors et l'évasement des parois faites de matériaux blancs et polis (faïence, brique vernissée) ; 2° étrangler la partie inférieure du tuyau de cheminée à l'endroit où la fumée y entre, et y établir un registre à coulisse, pour proportionner l'affluence de l'air au feu que l'on y fait. D'autres ont recommandé depuis longtemps l'emploi du calorique de la fumée en la faisant passer par des tuyaux qu'elle échauffe et qui par leur rayonnement contribuent à élever la température de l'air ambiant ; mais tous les dispositifs proposés n'introduisent guère, dans l'appartement, que le 0,10 de l'air évacué par la cheminée, et l'échauffent à 100 degrés, à $+$ 120 degrés centigrades et plus, tandis que les cheminées nouvelles des casernes anglaises, établies par le capitaine du génie Douglas Galton, et expérimentées au Conservatoire des arts et métiers par le général Morin, introduisent un volume d'air chauffé à $+$ 33 degrés centigrades, et presque égal à celui qui est entraîné au dehors par le foyer, ce qui supprime à peu près les rentrées d'air froid par les portes (1).

Ces cheminées, dont le général Morin m'a fait voir un modèle, se chauffent au bois ou à la houille; leur foyer est entièrement isolé du mur en arrière; leur tuyau de fumée, en fonte dans la hauteur du local à chauffer, est isolé jusqu'au plafond dans une gaîne où l'air extérieur s'introduit pas dessous, latéralement ou en arrière, selon les conditions du lieu; près du plafond, une ouverture pratiquée à la gaîne et munie de directrices laisse sortir cet air échauffé dans son parcours, et qu'elles poussent en nappes horizontales vers le haut de la pièce. Une trappe à ressort où à coulisses permet de l'ouvrir ou de la fermer aisément, selon que le feu est allumé ou éteint. Le rayonnement du foyer découvert et l'introduction de l'air chaud ont pour effet de porter à 0,35 degrés la chaleur développée par le combustible, alors qu'elle est seulement de 0,12 à 0,14 avec les cheminées ordinaires, et de 0,20 environ avec celles qui sont pourvues de l'appareil Foudet. Au-dessus de la pièce à chauffer, la gaîne d'air intérieur est arrêtée, et le tuyau de fumée est monté en tuyaux ou en briques comme à l'ordinaire, à moins qu'on ne la prolonge pour le chauffage d'étages superposés, en la garnissant à chaque étage d'un régistre pour en modérer l'effet. Les âtres de ces cheminées doivent être de fonte et leur foyer de briques réfractaires, si l'on y brûle de la houille ou du coke. Un mantelet mobile y sera accroché au moment de l'allumage.

Nous empruntons au général Morin les calculs suivants :

Proportions des cheminées ventilatrices.

Capacité des pièces à chauffer. m . c.	Volume d'air à introduire et à évacuer par heure. m . c.	Section du conduit de fumée. m . q	Air de passage de la mitre. m . q .	Section totale de la gaîne de passage de l'air nouveau. m . q .
100	500	0,050	0,025	0,140
120	600	0,060	0,030	0,168
150	700	0,075	0,038	0,210
180	900	0,090	0,045	0,252
220	1100	0,110	0,055	0,308
260	1300	0,130	0,065	0,334
300	1500	0,150	0,075	0,420

La préférence des anglais pour le chauffage à foyer découvert s'explique d'abord, par l'action stimulante du calorique rayonnant et par une moindre accumulation de chaleur sur les organes supérieurs, ce qui diminue le péril des transitions à l'air extérieur, ensuite par l'influence exhilarante de la vue du feu qui pétille; elle égaye jusqu'à la salle d'hôpital, elle invite à la sociabilité; elle charme aussi la solitude d'une retraite studieuse; elle distrait, elle entretient, elle aide à la méditation, et, comme le moral est aussi un des régulateurs de la santé, il n'est pas indifférent de consulter ces impressions pour l'assiette de la vie domestique.

(1) *Annales du Conservatoire des arts et métiers*, t. VI, 1866.

3° *Poêles.* Construits en fayence, en tôle, en fonte, sans bouches de chaleur prenant l'air à l'extérieur, ils utilisent et répandent dans les locaux qu'ils sont destinés à chauffer 0,85 à 0,90 de la chaleur développée par le combustible; mais le volume d'air entraîné par le poêle et évacué par le tuyau de fumée est seulement de 5 mètres cubes environ par kilogramme de bois brûlé, de 6 à 7 mètres cubes par kilogramme de houille, et de 10 à 12 mètres cubes au plus par kilogramme de coke avec un feu très-vif. Ces poêles ne renouvellent l'air des appartements que dans la proportion de $\frac{1}{10}$ au plus de leur capacité; la rénovation totale de leur atmosphère ne s'effectue qu'en dix heures, et, à diverses hauteurs, les différences de température vont jusqu'à 10 degrés ou 12 degrés pour des locaux ayant 4 à 5 mètres d'élévation. Les poêles de fonte auraient un autre inconvénient, d'une extrême gravité; d'après des expériences exécutées en 1867 par H. Sainte-Claire Deville et Troost (1), la fonte, chauffée au rouge, laisse passer des gaz et en particulier l'hydrogène et l'oxyde de carbone; on lui impute des accidents d'intoxication survenus dans des locaux ainsi chauffés, céphalalgie, vertiges, nausées, etc., et même la fièvre typhoïde. Je ne conteste aucun résultat dû à l'analyse chimique, mais, comme chirurgien régimentaire, j'ai visité beaucoup de corps de garde; comme inspecteur, j'ai eu à m'enquérir de leur degré de salubrité, et mes souvenirs ne me retracent rien qui ne s'explique par les brusques transitions infligées aux sentinelles de l'extrême chaleur des corps de garde au froid hivernal des factions nocturnes, et, en sens inverse, de ce froid au rayonnement des poêles de fonte parfois incandescents; joignez-y une odeur métallique qui porte à la tête. Quant à la fièvre typhoïde à forme épidémique, que l'on examine bien les cas allégués; l'encombrement, d'autres causes d'infection septicémique, y ont joué un rôle prépondérant; presque toujours ces causes coïncident avec le poêle de fonte, et de là une confusion étiologique (2).

(1) H. Ste-Cl. Deville et Troost, *Comptes rendus de l'Académie des sciences*, 13 janvier 1868.

(2) Depuis que ces lignes ont été écrites, M. Coulier, professeur de chimie appliquée dans l'école du Val-de-Grâce, à bien voulu me communiquer la note qui suit, rédigée d'après une de ses leçons :

« MM. Sainte-Claire-Deville et Troost, à la demande du général Morin, ont cherché à mesurer la quantité d'oxyde de carbone qui traverse les parois des poêles de fonte portés au rouge. (*Comptes rendus de l'Acad. des sciences*, 13 janvier 1868).

» A cet effet, un poêle de corps de garde a été revêtu d'une enveloppe de tôle, placée à une certaine distance de ses parois, et interceptant par conséquent un espace annulaire dans lequel l'oxyde de carbone, après avoir traversé la fonte du poêle, devait se rendre.

» C'est l'air contenu dans cet espace qui a été analysé, pendant que le poêle était porté au rouge.

» Six expériences ont eu une durée moyenne de 92 heures; pendant ce temps, on a puisé 1057 litres d'air qui, en moyenne, contenait 0,4 litres d'oxyde de carbone pour 1000 litres d'air.

« Supposons le poêle sur lequel on a expérimenté placé dans une chambre cubant

Les poêles de tôle de fer et surtout de faïence sont d'un usage plus agréable, mais non plus efficace pour le renouvellement de l'air. L'industrie moderne a fait de louables efforts pour les améliorer tous, y compris ceux de fonte ; le feu une fois allumé, l'ouverture de portes mobiles ou l'enlèvement de mantelets amovibles les transforme en véritables cheminées isolées des murs et pouvant grâce à une largeur suffisante de leurs tuyaux de cheminée, provoquer une ventilation égale à celle des cheminées ordinaires. Que l'on établisse dans le foyer même une chemise de briques facile à renouveler, et l'on évitera, dit le général Morin, la brusque et excessive élévation de température de la fonte. Des corrections analogues assainiraient les petits fourneaux de ménage à double emploi : chauffage de la pièce et cuisson des aliments. Les poêles desséchant l'air, des vases d'eau seront disposés sur leur surface (tablette de marbre ou de tôle), qui céderont la quantité de vapeur nécessaire à la salubrité de l'air. La température élevée qui règne ordinairement dans les appartements à poêles rend plus sensibles à l'impression du froid extérieur, et exposent ceux qui subissent ces transitions aux phlegmasies des muqueuses, des poumons, des articulations. Dans l'intérieur des maisons, les couches d'air les plus échauf-

180 mètres cubes (c'est la dimension du poste du Val-de-Grâce); admettons encore que, pendant les 92 heures qu'ont duré les expériences, l'air ait été renouvelé vingt fois, ce qui est au-dessous de la vérité ; dans ce cas, 4 décilitres d'oxyde de carbone ayant été mélangés à 3 600 mètres cubes d'air, la proportion de gaz toxique contenu dans un litre de ce mélange sera environ un dixième de millimètre cube, c'est-à-dire une quantité totalement insignifiante, et qui pourrait être décuplée et au delà sans le moindre inconvénient.

» A ces calculs péremptoires, je puis joindre l'expérience directe suivante, dont je garantis l'exactitude.

» Dans l'antichambre d'un appartement composé de cinq pièces de grandeur moyenne, on a placé un poêle de fonte cylindrique, dont le couvercle a été remplacé par une bassine de cuivre remplie d'eau. Ce poêle chauffe depuis quatre ans cet appartement, dont les habitants, parmi lesquels se trouvent de jeunes enfants, n'ont jamais ressenti la moindre incommodité par suite de ce genre de chauffage.

» En réalité, les poêles de fonte incommodent en faisant baisser l'état hygrométrique de l'air.

» On remédie à cet inconvénient en plaçant sur leur couvercle un vase rempli d'eau ; mais le plus souvent la surface d'évaporation est insuffisante, et ne remédie que partiellement au mal.

» Dans la dernière expérience que nous venons de rapporter, la bassine qui ferme le poêle supérieurement a 0m,30 de diamètre ; sa surface d'évaporation est de 0mq,069, ou en nombres ronds 7 décimètres carrés. La surface du poêle qui est portée au rouge est quatre fois plus étendue. Dans ces conditions, un hygromètre placé dans les pièces chauffées indique toujours à peu près le même état hygrométrique qu'en été, et tout malaise disparaît dès que cet effet est obtenu.

» Le seul inconvénient de cet excellent mode de chauffage est l'aspect disgracieux du poêle, qu'il est facile de masquer à l'aide d'un demi-cylindre de tôle simulant un calorifère. » (Coulier, Cours de chimie fait au Val-de-Grâce; communication manuscrite.)

fées se portant vers le plafond, la tête est frappée par une température plus élevée que les extrémités inférieures, ce qui explique, sans le maléfice conjectural de la fonte, la céphalalgie, les vertiges, etc., que beaucoup de personnes ressentent en y séjournant. Il est d'observation que les asthmatiques s'accommodent mieux du feu des cheminées que de la chaleur des poêles. Pendant les mois de réclusion hivernale dans les maisons chauffées par des poêles, comme en Alsace et dans le nord de la France, survient-il un plus grand nombre de congestions et d'hémorrhagies cérébrales que dans les autres saisons? La théorie autorise cette induction, et mes souvenirs la confirment; les statistiques du docteur Bœckel, à Strasbourg, aideraient à nous fixer sur ce point, mais encore ici l'étiologie est complexe : à l'influence des poêles s'ajoute celle de l'inertie musculaire, de l'abus du tabac et de la bière, etc.

Au demeurant, le meilleur mode de chauffage de la famille aisée, c'est la cheminée ventilatoire dans l'appartement et le calorifère à air chaud dans le vestibule et les escaliers; dans la maison plébéienne, la même cheminée, sans aucun luxe; dans la chambre de l'ouvrier, le petit fourneau avec le changement indiqué. Les conditions d'une bonne ventilation se résument en ceci : 1° appel d'air continu; 2° pureté de l'air appelé; 3° ventilation proportionnelle à la quantité d'air vicié que l'on élimine; 4° température convenable de l'air introduit, afin qu'il ne détermine pas l'impression d'un courant froid; 5° simplicité et activité spontanée de l'appareil dont le résultat devient précaire, dès qu'il exige, pour fonctionner, une surveillance et des soins fréquents. Il est aisé de remplir ces conditions pour les demeures privées, soit avec les poêles, soit avec les cheminées. Nous examinerons dans le deuxième volume les systèmes de chauffage proposés pour les édifices publics. Quant au chauffage, les avantages à rechercher sont : 1° production constamment uniforme d'une quantité moyenne de chaleur; 2° économie de combustible; 3° distribution égale du calorique dans toutes les parties de l'appartement; 4° ignition aussi complète que possible du combustible employé. Les inconvénients à éviter sont la viciation de l'air par les produits gazeux de la combustion, par la fumée, par la désoxygénation et par la dessiccation de l'atmosphère confinée. Les modes de chauffage que nous avons indiqués, avec les perfectionnements qu'ils ont reçus, ne sont pas loin de satisfaire entièrement aux vœux de l'hygiène.

Nous jugeons utile de reproduire, en terminant ce qui concerne le chauffage des habitations particulières, le résumé des expériences du général Morin sur la quantité de chaleur fournie par les divers appareils :

Désignation des appareils.	Rendement calorifique.	Observations.
Cheminées ordinaires..........	0,10 à 0,12	Produisent l'évacuation de l'air vicié, mais n'assurent pas directement l'introduction de l'air nouveau; chauffage salubre.
Cheminées ventilatoires........	0,33 à 0,35	Produisant l'évacuation de l'air vicié et l'introduction directe de l'air nouveau modérément échauffé. Chauffage salubre.

Désignation des appareils.	Rendement calorifique.	Observations.
Poêles ordinaires sans circulation d'air.	En fonte chauffée à la houille.. 0,90 ; au coke..... 0,83 ; En faïence chauffée au bois, peu salubre..... 0,87	Ne produisent qu'une évacuation très-insuffisante de l'air vicié. Chauffage insalubre.
Poêles de métal avec circulation d'air pris à l'extérieur ou à l'intérieur.	Modèle des écoles de la ville de Paris .... 0,68 ; A conduits verticaux de circulation. Modèle de M. Chaussenot...... .. 0,93	Ne produisent qu'une évacuation insuffisante de l'air vicié et chauffent à un degré trop élevé celui qu'ils introduisent. Chauffage très-insalubre si les tuyaux sont de fonte, peu salubre s'ils sont de fer.
Calorifères à tuyaux de circulation de la fumée.	Horizontaux.......... 0,63 ; Verticaux............ 0,80	Ne peuvent pas produire directement une évacuation suffisante de l'air vicié et fournissent en général de l'air trop échauffé, mais peuvent être facilement modifiés de manière à ne donner que de l'air à 30 ou 40 degrés. Chauffage insalubre quand il n'est pas combiné avec la ventilation.
Appareils de circulation d'eau chaude.	Lorsque les tuyaux et les poêles apparents sont nombreux, de grande surface par rapport à la chaudière principale.... 0,65 à 0,75 ; Lorsque la chaudière, le fourneau et tous les poêles ou conduits de circulation sont contenus dans les locaux à chauffer.... . 0,85 à 0,90	Se prêtent directement à l'organisation d'une ventilation régulière par appel.

Quant au degré de température le plus convenable pour l'intérieur des habitations, Robertson ne le veut pas au-dessous de 10 degrés c. dans les chambres à coucher ni au-dessus de 15 à 18 degrés c. dans les pièces de réception. Il est certain que le séjour dans les lieux trop échauffés artificiellement détermine des vertiges, de la pesanteur céphalalgique, des syncopes, des symptômes de turgescence vasculaire vers la tête. En outre, nous ignorons les modifications qu'une chaleur artificielle élevée imprime à l'air sous le rapport de sa respirabilité. Nous partageons l'opinion de Fleury (t. I, p. 63), que la relégation dans un appartement dont la température est celle de la plupart des hôtels de Paris chauffés par des calorifères, exerce sur l'organisme une influence très-fâcheuse qui se traduit par une diminution du ressort et de la vitalité de la peau, par l'alanguissement des fonctions de respiration, d'hématose, de calorification, par l'affaiblissement de la circulation capillaire périphérique et une altération du sang ; de là certaines variétés de chlorose, d'anémie, de névropathie, des débilités générales, etc., maladies si répandues dans les rangs opulents et les mieux abrités de la société. C'est pour ces classes surtout que les applications hygiéniques de l'hydrothérapie sont merveilleusement indiquées.

§ 3. — De l'usage alternatif de l'air libre et de l'air confiné.

Les demeures privées, telles qu'elles existent dans les villes, dans les campagnes, etc., sont loin de remplir les conditions de salubrité que nous venons d'exposer. L'avantage d'un logement sain n'est échu qu'à une faible minorité de la population; des classes entières sont reléguées, comme les portiers, dans des réceptacles situés au rez-de-chaussée, prenant jour sur des allées sombres, sur des cours toujours humides, mal chauffés en hiver, privés de ventilation, et où des familles entières ne disposent pas du cube d'air nécessaire à la respiration d'un seul homme. Des greniers, des combles à toiture déclive, servent de refuge aux enfants de l'artisan ; dans les rues les plus étroites de nos cités, on voit ces garnis dont les chambres présentent des lits serrés les uns contre les autres, ou des couchettes étagées sur deux rangs verticaux, repaires immondes où s'entassent pendant la nuit les ouvriees qui n'ont point de domicile particulier. Les classes moyennes se privent par avarice ou par incurie de l'espace nécessaire à leur installation domestique. Rien ne manque aux boudoirs dorés, aux alcôves richement drapées, aux cabinets somptueux, que l'air qui doit alimenter incessamment la vie : on sait user de la fortune pour se procurer le comfort sous toutes les formes; mais on oublie l'élément essentiel de la santé, qui est tout simplement une suffisante ration d'air atmosphérique. Dans les campagnes où rien ne s'oppose au développement convenable de l'habitation privée, où l'espace ne se vend point par menues fractions à prix d'or, le spectacle est encore plus affligeant : rien de plus misérable que la chaumière du paysan de Sologne; il faut lire le détail de sa construction dans l'ouvrage de Monfalcon (page 206). Piorry a signalé, d'après les relations des épidémies observées en France de 1830 à 1836 (1), l'état déplorable des habitations qui ont compté le plus de victimes : le Doubs, l'Allier, la Mayenne, la Somme, en présentent qui ne valent pas mieux que les huttes des sauvages, tant la civilisation est lente à propager ses bienfaits, même dans les pays les plus favorisés.

L'édification vicieuse des demeures privées, l'insuffisance de leur capacité, le défaut d'une ventilation régulière, ont pour résultat de frustrer ceux qui les habitent de la quantité d'air indispensable à l'hématose, de spolier l'atmosphère confinée d'une certaine proportion d'oxygène, d'y accumuler l'acide carbonique, d'en accroître la température, de lui enlever son humidité, remplacée par les matériaux de la transpiration pulmonaire, de l'exhalation cutanée et des sécrétions ; d'où formation de miasmes putrides qui, portés par l'absorption dans le torrent circulatoire, agissent sur l'économie comme un poison spécial. Les faits contraires, rapportés par Parent-Duchâtelet et par Warren, s'expliquent par la dissipation des matières animales à l'air libre. Toutes les fois que ces matières se putréfient dans un milieu clos ou limité,

(1) Piorry, *Mémoires de l'Académie de médecine*. Paris, 1837, t. VI, p. 1 et suiv.

sans ventilation efficace, il y a production d'émanations putrides; et suivant que celles-ci pénètrent dans l'organisme avec plus ou moins d'abondance ou de rapidité, on observe les phénomènes d'une intoxication lente ou aiguë. Quant l'infection agit à faible dose et d'une manière continue, elle détermine des effets peu caractérisés qui échappent à l'observation superficielle ou qui donnent le change sur la nature de la cause; mais ils finissent tôt ou tard par altérer la crase du sang, et ils se traduisent par des états cachectiques : étiolement, hydroémie, scrofule, phthisie, etc. Quand l'atteinte est plus énergique et plus rapide : fièvre éphémère avec éruption critique, telle que herpès labial, zona, furoncles, etc., fièvre muqueuse, typhoïde, pétéchiale, scorbut aigu, purpura, etc.; toutes affections si multipliées chez nos jeunes soldats recrutés à la campagne et soumis au noviciat de la communauté militaire, aux influence du couchage dans les casernes et de la réclusion nocturne dans les corps de garde, dans les salles de police à baquets plus ou moins immondes, etc. Et que l'on ne dise pas que cette série progressive d'altérations et d'accidents ne se développe que sous l'influence de l'encombrement dans les édifices publics, là où les hommes sont réunis en grand nombre. Ce qu'un local public est aux agglomérations humaines, l'habitation privée l'est à l'individu; même cause, mêmes effets, bornés seulement dans leur propagation : dans le premier cas, épidémie; dans le second, affection sporadique ou de famille. Un seul homme, une famille s'expose autant à résider dans un logement trop étroit, mal aéré, qu'à se mêler à la foule qui emplit de son méphitisme un vaste local; c'est ce que j'appellerais volontiers l'encombrement individuel, l'infection de l'homme par lui-même, vu la disproportion du cube d'air dont il dispose avec les besoins de la vie dans un temps déterminé. La fièvre typhoïde prend naissance dans les chambrées des casernes, où couchent un nombre disproportionné de militaires; elle sévit alors par épidémie régimentaire. Elle se produit également chez l'habitant isolé d'une pièce étroite et mal aérée. C'est ce qui résulte des relevés faits par Piorry, et qui portent non-seulement sur ses propres observations, mais encore sur celles de Bouillaud, Andral, Chomel, Louis, etc. Les enfants, en raison de la délicatesse de leur organisation, ressentent plus vivement les effets nuisibles de l'air confiné; ils s'infectent plus rapidement par leur propre atmosphère; l'insuffisance de l'air, et l'altération complexe qui en est la suite, c'est-à-dire l'encombrement, les place dans un état de prédisposition particulière à certaines maladies. C'est ainsi que les enfants les plus sains engendrent, dans les espaces limités où on les accumule, les principes des affections les plus dangereuses, et c'est dans ces mêmes conditions que cet âge manifeste sa puissance de contagion bien connue : fièvres éruptives, ophthalmie purulente, muguet, croup, angine couenneuse, coqueluche, teigne vraie, prennent naissance dans les recoins mal aérés où les parents même aisés relèguent trop souvent pendant la nuit la couche ou le berceau de leurs enfants. Les médecins qui pratiquent dans les grandes villes, où l'espace est dispensé avec tant de parcimonie aux locataires des meilleurs quartiers, ont souvent l'occasion de vérifier cette observation étiologique.

L'air confiné est nuisible, non-seulement par le changement de proportion de ses éléments, par l'élévation de sa température, par l'addition des principes étrangers, mais encore par le défaut de mouvement et parfois de rayonnement solaire; un grand nombre d'habitations ne reçoivent jamais l'action directe du soleil; d'autres n'en jouissent que de très-fugitivement; il en est ainsi surtout dans les quartiers populeux des grandes villes : or, nous avons vu combien cette influence est nécessaire à l'hématose et à la nutrition; l'obscurité favorise la production de la graisse et l'exubérance de tous les fluides blancs. On ne connaît pas exactement l'effet des mouvements de l'air sur la manière dont s'accomplit la respiration; mais si l'on consulte les sensations qui accompagnent l'acte respiratoire à l'air libre ou ventillé, et dans un milieu tranquille ou clos, on ne peut douter que dans le premier cas un volume d'air plus considérable est inspiré, que l'air pénètre plus profondément, que le déplissement vésiculaire est plus nombreux, que l'hématose s'opère par une surface plus étendue : ne voit-on pas les asthmatiques étouffer dans une atmosphère stagnante et réveillés au milieu de la nuit par l'angoisse de la respiration, se précipiter vers une fenêtre pour dilater leur poitrine à l'air frais et ventilé? Les fluctuations continuelles de l'atmosphère renouvellent l'air en contact avec la surface pulmonaire et cutanée, et opèrent ainsi le départ du détritus gazeux de l'organisme. Enfin les changements qui affectent les qualités de l'air dans les espaces libres exercent utilement notre sensibilité, à moins qu'ils ne s'effectuent trop brusquement et dans une mesure excessive; les vicissitudes de pression, de température, d'hygrométrie, d'électricité, d'ombre et d'insolation, sollicitent alternativement les fonctions et semblent contribuer à leur juste balancement. Sous l'influence d'un état uniforme de l'atmosphère, la constitution organique tendrait à s'exagérer sous un type déterminé et pencherait nécessairement à la maladie : or, l'air confiné réalise presque toujours un état uniforme des qualités atmosphériques. Aussi Baudelocque a-t-il démontré par des faits nombreux que le développement des écrouelles survient après un séjour plus ou moins prolongé dans un air qui n'est pas suffisamment renouvelé. Richerand s'est assuré que les scrofuleux reçus à l'hôpital Saint-Louis proviennent presque tous des quartiers de Paris où les ouvriers vivent entassés dans des logements étroits. Les vaches captives dans les étables de Paris, les singes enfermés, meurent de phthisie tuberculeuse. D'après les recherches de Lombard (1), les professions sédentaires qui s'exercent dans les locaux étroits et fermés sont une cause fréquente de phthisie, tandis qu'un air pur et constamment renouvelé en préserve; on n'a pas observé cette maladie funeste chez les animaux qui vaguent à l'air libre. La phthisie fait plus de ravages dans les prisons auxquelles on a appliqué le régime pénitentiaire de l'isolement et du silence; c'est à l'inaction des or-

____

(1) Lombard (de Genève), *Annales d'hygiène et de médecine légale*, Paris, 1834, t. XI, p. 5.

ganes phonateurs qu'on a attribué cet effet (Coindet, de Genève) : ne serait-il pas dû en partie à la stagnation dans l'air confiné des cellules ou à un renouvellement presque insensible de leur atmosphère, sans fluctuation, sans la fraîcheur en masse des courants extérieurs?

Il y a donc un danger évident pour l'homme à s'emprisonner dans l'intérieur de son habitation, même alors que celle-ci répond en grande partie aux conditions de l'économie hygiénique; et plus elle s'en éloigne, plus le danger augmente. Le contact de l'air libre est une nécessité physiologique; la respiration ne s'exerce avec force et plénitude qu'à ce prix. Or, cette fonction a des connexions intimes avec la vie animale et la vie plastique. L'effet de gaz irrespirables se décèle d'abord par le trouble des sens, des facultés cérébrales, du mouvement volontaire ; celui-ci a pour condition l'afflux du sang artériel; d'où il suit que la force musculaire dépend aussi de la respiration. Les mouvements respiratoires favorisent mécaniquement la digestion ; l'appétit et les forces digestives augmentent dans un air pur, et diminuent quand le sang se rapproche davantage du caractère veineux (1). Mais, en moyenne, combien de temps l'homme doit-il passer à l'air libre par jour? Question difficile à résoudre d'une manière générale. Il faut tenir compte des climats, des localités, du séjour à la ville où à la campagne, du quartier que l'on habite, du degré d'assainissement des demeures privées. D'un autre côté, toutes les circonstances individuelles qui font varier la consommation de l'oxygène modifient les conséquences du séjour dans l'air confiné. Sous ce rapport, la constitution, le tempérament, le sexe, l'âge, l'habitude, etc., interviennent avec une certaine puissance. Les sujets lymphatiques et nerveux supportent mieux l'air immobile ou médiocrement renouvelé que les individus sanguins et musclés. Grâce à la faiblesse de sa respiration et à l'habitude de la vie sédentaire, la femme séjourne plus impunément que l'homme dans un air renfermé et vicié; mais, durant la grossesse, elle a besoin d'un air libre et pur, ni trop sec, ni trop humide. S'il est vrai, comme l'assurent des voyageurs, que les crétins diminuent de nombre dans le Valais depuis que les femmes ont pris la coutume de se soustraire à l'air humide et stagnant qu'on respire dans le fond des vallées pour aller passer dans des lieux élevés le temps de leur grossesse, ce fait témoignerait d'un genre d'efficacité merveilleuse de l'air ventilé. La privation de l'air extérieur est cause que beaucoup de nourrices, dont la constitution ne laissait rien à désirer à l'époque de leur admission, changent, se détériorent et perdent une partie de leur lait. Naguère elles vivaient au milieu des champs, livrées à des travaux qui n'entraînent point la réclusion domiciliaire ; appelées à nourrir l'enfant d'un citadin, elles se voient enchaînées auprès d'un berceau, et passent, non sans détriment, de leur sphère natale de respiration à une sorte de captivité atmosphérique. L'habitude réduit le besoin de respirer et plie l'organisme aux effets de la rélégation : on a vu des prisonniers s'attacher au séjour de leur cachot et refuser la liberté au terme de leur

(1) Burdach, *Physiologie*, trad. Jourdan, t. IX, p. 556.

peine, parce que leur santé ne pouvait plus s'accommoder de l'air libre et de l'éclat du plein jour. Les vieillards, en raison de l'atrophie de leur appareil aérien et de la réduction de leur pouvoir respirateur, se ressentent moins des inconvénients de l'air confiné ; leurs tissus sont moins perméables aux émanations dont il se charge promptement (1); leur modalité vitale ne réclame point aussi impérieusement que celle des adultes les stimulations généreuses d'une atmosphère riche d'oxygène, de lumière et d'électricité, et dont l'action est multipliée par la vitesse de son renouvellement. Néanmoins ils sont loin d'être insensibles au bienfait d'un air pur et mobile. Qui ne connaît les avantages de la résidence à la campagne pour les personnes d'un âge avancé? S'ils s'expliquent en partie par l'éloignement des causes d'agitation qui sévissent sur la vie urbaine, par le calme et le rafraîchissement moral que procure la vue des champs, niera-t-on que la pureté de l'air, la ventilation, qui s'effectue spontanément dans les vastes étendues d'horizon, la sérénité du ciel que ne trouble point la vapeur méphitique des centres de population, n'y contribuent en quelque chose? Mais c'est principalement aux enfants que l'influence de l'air confiné est fatale. Chez eux la respiration est plus énergique, les sécrétions et exhalations sont plus abondantes, l'absorption plus rapide; aussi l'espace étroit qui trop souvent leur est assigné dans les habitations ne tarde point à se convertir en un foyer d'intoxication miasmatique, s'il n'est puissamment aéré. Les enfants périssent en plus grand nombre dans les quartiers étroits, où les maisons sont mal bâties et les logements très-resserrés, que dans les quartiers qui présentent des conditions opposées (Villermé). Il faut se hâter d'exposer les enfants à l'action de l'air et du soleil, de leur donner chaque jour, suivant l'expression de Hufeland, un bain d'air vivifiant (2) : c'est un des moyens les plus propres à les fortifier, à consolider leur constitution. Et saurait-on s'y prendre trop tôt quand les conditions de notre état social sont telles que, dès l'âge de sept ou huit ans, les devoirs de l'éducation morale et intellectuelle commencent à peser sur eux et leur infligent une scolarité sédentaire de plusieurs heures par jour?

Donné, auquel les mères sont redevables d'excellents conseils (3), ne craint pas de dire que les personnes les plus convaincues de l'utilité de mettre les enfants à l'air, qui apportent le plus de soin et de régularité à cette partie de leur hygiène, n'en font pas encore assez, et qu'il est très-peu de mères qui fassent sortir leurs enfants autant qu'il le faudrait pour leur constituer une organisation vigoureuse et une santé robuste. Le préjugé retient les enfants trop longtemps renfermés après leur naissance. Dès l'âge de huit à quinze

(1) La rareté de la fièvre typhoïde chez les vieillards serait-elle due à cette circonstance, ainsi qu'à l'atrophie de l'appareil folliculaire de l'intestin ?

(2) Hufeland, *Education physique des Enfants*, publié à la suite de : *La macrobiotique, ou l'art de prolonger la vie de l'homme*, traduit de l'allemand, par A. J. L. Jourdan. Paris, 1838, p. 459.

(3) Al. Donné, *Conseils aux mères sur la manière d'élever les enfants*, 5e édit. Paris, 1875, p. 250.

jours. Donné recommande d'envoyer les enfants à la promenade au plus beau moment de la journée ; et quand ils seront familiarisés avec l'impression de l'air, ils devront passer dehors plusieurs heures, protégés contre l'action directe et prolongée du soleil, sans être entièrement privés de ses rayons : mieux leur vaut le hâle que la pâleur morbide des enfants qu'on environne d'un excès de soins ; s'ils sont enveloppés convenablement et qu'on leur imprime de temps en temps quelques mouvements, l'air vif et même un peu froid ne leur nuit point. Il faut se rappeler toutefois que les nouveau-nés, même bien vêtus, perdent promptement leur chaleur ; ils se laissent pénétrer par le froid sans en témoigner aucune souffrance ; ce n'est que vers dix-huit mois à deux ans, et même plus tard, qu'ils s'en plaignent avec des pleurs : aussi, par une température trop rigoureuse, on s'abstiendra de les produire à l'air, quelque épais que soit leur habillement. Une fois en état de s'agiter par l'exercice spontané, ils auront moins à redouter le froid, et si on les pousse un peu à le supporter, ils ne manqueront point de s'aguerrir progressivement contre les intempéries hivernales. « Il ne s'agit pas de faire respirer l'air extérieur à l'enfant dans les rues d'une grande ville, de le faire passer de sa chambre dans un salon de visites ou dans une boutique, de lui faire faire une course en voiture, mais de le laisser jouer au grand air. » C'est dans les espaces dégagés, dans les promenades étendues et bien situées, qui faut exposer l'enfant à l'air : au fort de l'été, il doit rester dehors à peu près toute la journée ; au printemps et en automne, pas moins de quatre à cinq heures, à partir de midi ; en hiver, pendant les quelques heures que le soleil reste sur l'horizon. Le lecteur trouvera, dans l'excellent ouvrage de Donné, le complément de prescriptions minutieuses qui se rapportent à ce que l'on peut appeler le bain d'air quotidien de l'enfant.

Quant à l'imminence morbide, l'usage de l'air libre neutralise celle des affections dont la production est favorisée par la stagnation atmosphérique ; à cette dernière cause s'en ajoutent d'autres, telles que le défaut d'exercice, la continuité des attitudes vicieuses, etc. ; elles agissent de concert dans l'étiologie de certaines maladies : comme à l'air libre, l'action musculaire, la répartition plus égale des fluides circulatoires, l'expansion des viscères, etc., concourent ensemble à l'effet préservatif. Nous avons signalé (page 257) la bénigne influence que le changement d'air exerce sur les convalescents. Leur première transition de la chambre à l'atmosphère est surtout marquée par la fraîcheur des impressions, par une sorte de révivification générale ; l'action réconfortante de ces bains d'air est visible en eux : chaque promenade leur rend un peu de leur vigueur passée. La convalescence est-elle lente à s'établir, lente à se confirmer, parfois un changement d'air devient décisif, même alors qu'on avait placé le malade dans les meilleures conditions de salubrité atmosphérique. Reveillé-Parise a vu des améliorations de convalescence obtenues à Paris en faisant passer le malade d'un quartier dans un autre (1). En général, l'air de

(1) Reveillé-Parise, *Étude de l'homme dans l'état de santé et dans l'état de maladie.* Paris, 1845, t. I, p. 193.

Distribution de la chaleur sur le globe dans les deux hémisphères, par Guillaume Malhmann.

Dans ce tableau, les mois de décembre, janvier et février sont comptés pour l'hiver. (Thermomètre centigrade.)

LIEUX.	LATITUDE.	LONGITUDE à l'est et à l'ouest du méridien de Paris.	HAUTEUR en toises au-dessus du niveau de la mer.	TEMPÉRATURE MOYENNE.						
				ANNÉE.	HIVER.	PRINTEMPS	ÉTÉ.	AUTOMNE.	MOIS LE PLUS FROID.	MOIS LE PLUS CHAUD.
Ile Melville	74°47′ N.	113° 8′O.	»	18,7	35,5	49,5	2,8	18,0	35,8 février.	5,8 juillet.
Ile Igloolik	69 19 —	84 23 —	»	16,6	29,7	16,8	1,7	14,0	33,5 décembre.	3,9 —
Uszansk (Sibérie)	70 55 —	136 4 E.	»	16,6	38,4	14,7	8,2	23,9	40,3 janvier.	13,7 —
Port-Bowen	73 14 —	91 15 —	»	15,8	31,7	21,0	2,7	11,9	33,8 —	3,8 —
Boothia-Felix	70 2 —	94 10 —	»	15,7	33,2	20,7	1,4	12,4	36,6 février.	5,4 —
Ile Winter	66 11 —	85 31 —	»	14,0	29,1	14,2	1,7	8,0	31,1 —	2,7 aoûl.
Fort Enterprise	64 28 —	115 26 —	130	»	30,9	13,2	»	7,3	34,2 décembre.	» »
Iakout-k.	62 1 —	126 47 —	60	9,7	38,9	8,3	17,2	6,6	40,5 février.	20,3 juillet.
Nouvelle-Zemble	70 37 —	55 27 —	»	9,5	16,0	15,9	2,0	7,9	25,7 mars.	3,1 aoûl.
—	73 0 —	51 30 —	»	8,4	19,0	11,8	3,6	6,3	22,1 février.	5,0 —
Spitzberg.	80 —	14 — —	»	»	»	»	3,4	»	» »	4,6 juillet.
Saint-Gothard	46 33 —	6 14 —	1075	0,8	7,6	2,7	6,7	0,0	8,4 février.	7,5 aoûl.
Saint-Bernard (hospice)	45 50 —	4 45 —	1280	1,0	7,8	2,0	6,1	0,4	8,7 janvier.	6,8 juillet.
Cap Nord (Norvége)	71 10 —	23 30 —	»	0,1	4,6	1,3	6,4	0,1	5,5 —	8,1 —
Saint-Pétersbourg	59 56 —	27 59 —	»	3,5	8,4	1,7	15,7	4,7	10,3 —	16,9 —
Moscou	55 45 —	35 18 —	47	3,6	10,3	6,3	16,8	1,6	10,5 —	17,6 —
Christiania	59 54 —	8 25 —	»	5,4	3,8	4,0	15,3	5,8	4,8 —	16,5 —
Stockholm	59 21 —	15 43 —	21	5,6	3,6	3,5	16,1	5,5	4,5 —	16,6 —
Kœnigsberg	54 43 —	18 10 —	»	6,2	3,3	5,3	15,9	6,7	4,2 —	17,0 —
Wilna	54 41 —	22 58 —	60	6,3	4,6	3,7	17,6	6,5	5,9 —	18,5 —
Fort Howard (Michigan)	44 40 —	89 22 O.	123	6,6	9,8	8,2	21,3	7,2	11,9 —	22,4 —
Tilsitt (Prusse)	54 4 —	19 33 E.	»	6,7	3,6	5,9	16,7	7,3	5,4 —	17,5 —
Utica (Etats-Unis)	43 7 —	77 33 O.	75	7,4	4,0	6,7	19,0	8,4	5,1 février.	20,4 —
Jhorshawn (Norvége)	62 2 —	9 6 —	»	7,5	4,3	5,6	12,2	8,2	3,3 janvier.	13,4 —
Varsovie	52 13 —	18 42 E.	62	7,5	2,5	7,0	17,5	8,0	4,0 —	18,2 —
Cagliari (Sardaigne)	39 13 —	6 46 —	52	16,3	10,2	14,0	22,4	18,3	8,9 —	23,9 aoûl.
Naples	40 51 —	11 55 —	28	16,7	9,9	15,6	23,9	17,3	9,6 —	25,0 —
Lisbonne	38 42 —	11 29 O.	37	15,4	11,3	15,5	21,7	17,0	11,2 —	22,3 juillet.
Mexico	19 26 —	101 26 —	1165	16,6	13,0	18,1	19,1	16,2	12,3 —	19,7 juin.
Buenos-Ayres	34 37 —	60 44 —	»	16,9	11,4	15,2	22,8	18,1	11,0 —	23,8 aoûl.
Palerme	38 7 —	11 1 E.	28	17,2	11,4	15,0	25,5	19,0	10,7 février.	24,6 —
Constantine (Afrique)	36 20 —	7 14 —	»	17,2	10,2	12,3	26,6	19,7	» »	» »
Gibraltar	36 7 —	4 41 —	»	17,9	13,8	17,3	22,7	17,8	13,7 février.	23,5 juillet.
Smyrne	38 26 —	24 48 O.	»	18,2	11,1	14,6	26,0	21,1	» »	» »
Natchez (Etat-Unis)	31 24 —	93 45 E.	30	18,3	10,0	19,1	25,4	18,6	8,8 janvier.	26,2 juillet.
Mesdno	38 11 —	13 14 —	»	18,7	12,8	16,4	26,1	20,7	12,3 —	26,2 aoûl.
Ville du Cap (Afrique)	33 50 —	10 » —	»	19,1	11,8	19,5	23,4	19,4	14,3 —	24,1 —

Stations	Latitude	Longitude	Hauteur	Temp. moy. de l'année	Hiver	Printemps	Été	Automne	Mois le plus froid	Mois le plus chaud
Montevideo	34° 54′ S.	58° 53′ O.	»	19,3	14,1	18,1	25,2	20,0	13,8 décembre.	26,7 juillet.
Nouvelle-Orléans	29 58 N.	0 27 —	»	19,4	11,8	18,9	26,5	20,4	11,4 février.	26,7 —
Alger	36 47 —	0 43 E.	»	19,6	16,8	17,2	25,1	21,4	14,5 mars.	26,8 août.
Tunis	36 48 —	7 51 —	»	20,3	13,2	18,3	28,3	21,9	11,7 janvier.	30,3 —
Canton	23 8 —	110 56 —	»	21,0	12,7	21,0	27,8	22,7	11,4 —	28,3 juillet.
Le Caire	30 2 —	28 55 —	»	22,4	14,7	22,0	29,2	25,5	13,6 —	29,6 août.
Rio-Janeiro	22 55 S.	45 36 O.	»	23,1	21,3	22,5	26,1	23,6	19,6 —	26,7 juillet.
Honoluu (Iles Sandwich)	21 19 —	160 21 —	»	23,7	21,6	23,0	25,5	24,8	21,3 —	25,9 août.
Saint-Louis (Sénégal)	16 1 N.	18 53 —	»	24,6	21,1	21,4	27,6	28,2	19,9 février.	30,8 septembre.
Port-Louis (île de France)	20 10 S.	55 8 E.	»	24,9	21,6	23,8	28,1	26,0	21,1 —	28,4 août.
Havane (Cuba)	23 9 N.	84 43 O.	»	25,0	22,6	24,6	27,4	25,6	21,9 janvier.	27,5 —
Vera-Cruz	19 12 —	98 29 —	»	25,0	21,5	25,0	27,5	26,0	21,2 —	27,8 mai.
Calcutta	22 33 —	86 0 E.	»	25,8	19,9	28,1	28,5	26,1	18,4 —	29,9 —
Bombay	18 56 —	70 34 —	»	26,0	23,2	27,2	28,1	27,3	22,4 —	29,3 —
Batavia	6 9 S.	104 33 —	»	26,8	26,2	26,8	27,2	27,1	25,9 —	27,8 juin.
Côte de Guinée	5 30 N.	2 0 —	»	27,4	28,1	28,3	26,4	26,0	25,6 août.	28,8 février.
Madras	13 5 —	77 57 —	»	27,8	24,8	28,6	30,2	27,6	24,1 janvier.	31,3 juin.
Massowah (Abyssinie)	15 36 —	37 9 —	»	31,0	26,7	29,5	»	32,0	25,5 —	33,8 septembre.
Augsbourg	48 22 —	8 34 —	253	7,9	1,7	8,3	16,6	8,2	3,8 —	17,5 juillet.
Copenhague	55 41 —	10 11 —	»	8,2	0,4	6,5	17,2	9,3	1,4 —	18,2 —
Dresde	51 3 —	11 24 —	62	8,5	0,4	8,4	17,2	8,4	2,0 —	18,0 —
Hambourg	53 33 —	7 38 —	»	8,6	0,3	8,0	17,0	8,8	1,3 —	17,5 —
Berlin	52 31 —	11 3 —	20	8,6	0,8	8,0	17,3	8,8	2,4 —	18,0 —
Munich	48 9 —	9 14 —	266	8,9	0,4	9,0	17,4	9,1	1,5 —	18,0 —
Cambridge (Etats-Unis)	42 22 —	73 28 O.	»	8,9	2,8	7,4	20,7	10,1	4,1 —	22,0 —
Gottingue	51 32 —	7 36 E.	68	9,1	0,6	»	17,6	»	» »	» »
Boston (Etats-Unis)	42 21 —	73 24 O.	»	9,3	1,6	7,7	20,3	10,4	3,3 —	21,8 —
Dublin	52 23 —	8 41 —	»	9,5	4,6	8,4	15,3	9,8	4,3 —	16,0 —
Prague	50 5 —	12 6 E.	98	9,5	0,4	9,6	18,9	9,8	,4 —	20,2 —
Stuttgard	48 46 —	6 51 —	127	9,6	0,8	10,0	17,8	9,7	1,2 —	18,8 —
Genève	46 12 —	3 49 —	203	9,7	1,2	9,5	17,9	10,2	0,4 —	18,6 —
Strasbourg	48 35 —	5 25 —	73	9,8	1,1	10,0	18,1	10,0	0,4 —	18,8 —
Bâle	47 34 —	5 15 —	130	9,8	0,4	9,8	18,4	9,7	1,0 —	19,3 —
Vienne	48 13 —	14 3 —	80	10,1	0,2	10,5	20,3	10,5	1,6 —	20,7 —
Bruxelles	50 51 —	2 2 —	30	10,2	2,5	10,1	18,3	10,2	1,6 —	18,8 —
Carlsruhe	49 1 —	6 5 —	58	10,2	1,2	10,1	18,9	10,2	1,2 —	20,7 —
Londres	51 31 —	2 26 O.	»	10,2	4,2	10,4	18,9	10,2	0,5 —	19,7 —
Paris	48 50 —	0 0 —	33	10,4	4,2	9,5	17,1	10,7	3,0 —	17,8 —
Baltimore	39 17 —	78 58 —	»	10,8	3,3	10,3	18,1	11,2	1,8 —	18,9 —
Turin	45 4 —	5 22 E.	143	11,6	0,4	10,4	23,1	12,9	0,6 —	24,0 —
Milan	45 28 —	6 51 —	75	11,7	0,8	11,7	22,0	12,1	0,6 —	22,9 août.
Venise	45 26 —	10 0 —	»	12,8	2,1	13,0	22,7	13,2	0,6 —	23,7 juillet.
Constantinople	41 0 —	26 30 —	»	13,7	3,3	12,6	22,8	13,3	1,8 —	23,9 —
Bordeaux	44 50 —	2 55 O.	»	13,7	4,8	11,0	23,0	15,8	» »	» »
Montpellier	43 36 —	1 32 E.	»	13,9	6,1	13,4	21,7	14,4	5,0 —	22,9 —
Marseille	43 18 —	3 2 —	23	14,1	»	»	»	»	» »	» »
Madrid	40 25 —	6 2 —	340	14,2	7,0	12,8	21,4	13,7	5,6 —	22,5 —
Rome	41 54 —	10 8 —	27	15,4	8,1	14,1	22,9	16,5	7,2 —	23,9 —

la campagne achève la restauration de l'organisme, qui a subi les commotions d'une maladie grave.

Les heures les plus convenables pour l'usage de l'air libre et pour la ventilation des demeures privées se déduisent d'après l'indication des climats, des localités et des circonstances de santé ou de maladie, de ce que nous avons dit sur les mutations diurnes de l'atmosphère; le besoin de stimulation électrique, d'irradiation solaire, de sécheresse ou d'humidité, de fraîcheur ou de calorique, réglera pour chaque individualité, suivant les temps et les lieux, le moment et la durée des échanges d'air libre et d'air confiné. En général, l'atmosphère est le champ de la vie; l'habitation répond aux besoins de la civilisation plus qu'aux exigences de la nature; elle ne doit servir qu'à abriter l'homme périodiquement et passagèrement : s'il s'y cantonne à poste fixe, il altère les conditions essentielles de sa vie organique.

CHAPITRE II.

INGESTA.

Toutes les fonctions de l'économie, envisagées dans leur ensemble, se réduisent à deux ordres de mouvements, par lesquels s'opère en elle la rotation perpétuelle de la matière : les unes, centrifuges, entraînent du dedans au dehors une portion de substance qui provient de l'usure des organes; les autres, centripètes, ont pour effet de restituer au sang les matériaux consommés par la vie, et d'assurer l'intégrité de masse et de composition du corps. Cette seconde série d'actes physiologiques constitue la nutrition : elle comprend la préparation et l'emploi du fluide nourricier, depuis les opérations successives qui ont pour terme la chylification, jusqu'à l'acte profond qui fixe la molécule nouvelle dans la trame de nos tissus. Dans son acceptation la plus générale, le mot *ingesta* désigne tous les matériaux de la nutrition qui sont non-seulement les corps organisés des deux règnes, mais encore l'air, ce *pabulum vitæ*, et l'eau, qui constitue les 0,6 ou 0,7 du poids du corps humain. L'usage en a restreint l'application aux substances qui sont introduites dans les voies digestives, pour survenir à l'accroissement du corps ou pour réparer les pertes qu'il éprouve dans ses parties solides et liquides : nous traiterons donc successivement des aliments et des boissons, rapportant aux premiers un certain nombre de substances additionnelles qui en modifient les propriétés (assaisonnements).

ARTICLE PREMIER.

DES ALIMENTS.

Le déchet que le mouvement nutritif détermine porte sur chacun des principes qui entrent dans la composition du corps; la qualité alimentaire ne peut donc être refusée aux boissons qui réparent la déperdition en liquide, ni même aux sels inorganiques qui sont nécessaires à l'accroissement ou à la réparation de la charpente squelettique; mais, tandis que les boissons n'exigent aucune modification préalable à leur introduction dans les canaux de transports, les aliments proprement dits n'y passent qu'après une suite d'élaborations, et seuls ils sont aptes à être digérés. Divisés, déchirés, broyés par l'action des dents, triturés par la mastication, ramollis par l'insalivation, ils sont ensuite reçus dans l'estomac et s'y transforment en une masse pulpeuse que l'on appelle *chyme*, sous la double influence des efforts mécaniques de ce viscère et surtout du fluide *sui generis* qu'il sécrète. Dans son acceptation la moins étendue, la dénomination d'*aliment* ne s'applique donc qu'aux substances propres à régénérer les parties solides, solidifiables et extractives du sang, et à entretenir la combustion respiratoire.

Les aliments dont les animaux et l'homme font usage sont presque tous de nature organique : les uns se nourrissent exclusivement des produits naturels végétaux; les autres subsistent aux dépens des herbivores; il en est qui empruntent aux deux règnes organiques les matériaux de leur réparation : tel est l'homme. Ainsi le système de l'alimentation des animaux repose sur le règne végétal; ce que l'un crée et développe, les autres le détruisent et se l'incorporent : « Il semble, a dit Cuvier, qu'il n'y ait que la matière qui a déjà été organisée qui puisse servir de base à la nourriture d'une autre organisation (1). » Toutefois certaines matières minérales, nécessaires à la constitution des solides et des liquides de l'organisme, le sont aussi au régime de l'homme : le sel marin, qui se rencontre dans toutes les parties de l'organisme, excepté l'émail dentaire (2); le phosphate calcique, qui est le principal élément du squelette et qui entre dans la composition de tous les tissus et de toutes les humeurs ; le fer si essentiel à la vitalité du sang; les aliments dont nous usons contiennent ces principes organiques, de sorte qu'il devient

(1) Cuvier, *Anatomie comparée*, 2e édition revue par Duvernoy, t. IV, 1re partie, p. 3. Cette pensée de Cuvier pose, à notre sens, les limites de la théorie chimique de la nutrition. Suivant cette théorie, le rôle de l'économie consiste à séparer des matières alimentaires les principes tout formés qui y existent et que réclame la composition des tissus ; l'animal ne serait ainsi qu'un appareil privé du pouvoir de transformer les substances qu'il ingère : mais comment méconnaître ce pouvoir dans l'élaboration spécifique des différentes parties vivantes, telles que nerf, vaisseau, muscle, cartillage, etc.? Sans nier la lumière que des travaux récents ont jetée sur quelques points intéressants de la nutrition, reconnaissons qu'ils n'ont éclairé que le premier plan de ce mystère; l'arrière-scène est demeurée dans l'ombre : c'est qu'il est une chimie vivante dont les procédés nous échappent, c'est celle qui préside aux développements de l'embryon, à la restauration incessante de nos organes si variés de composition et de texture, aux phénomènes de la cicatrisation, etc. Au reste, les recherches sur l'engraissement des oies ont prouvé que la quantité de matières grasses ingérées par ces volatiles est loin d'égaler la quantité de graisse qui se dépose dans leurs tissus, comme celles de Cl. Bernard sur la glycogénie ont fait voir que le sucre trouvé dans le foie ne vient pas seulement de l'alimentation.

(2) Ch. Robin et Verdeil, *Traité de chimie anatomique et physiologique*, t. II, p. 175.

inutile de les ajouter à notre régime, si ce n'est dans les cas pathologiques où l'administration du fer est indiquée plutôt encore comme aliment que comme médicament. Dans certaines contrées (Odenwald, Saxe et Bavière) où les céréales, les tubercules et les végétaux à feuilles touffues ne renferment que des sels de potasse, l'addition d'une bonne quantité de sel marin aux aliments est indispensable.

Hippocrate a dit : « *Alimentum et alimenti species, unum et multæ,* » axiome répété par l'écho des siècles. Qu'a-t-il de vrai ? Galien, Oribase, Aétius, Beecker, Stahl, Lorry, l'ont répété. Stahl voit, dans le mucilage fermentescible, le radical des aliments; Lorry élargit le cadre bromatologique, en y faisant entrer toutes les substances qui, sans contenir primitivement ce mucilage, sont susceptibles d'en prendre le caractère par l'action de nos organes. L'antique doctrine de l'unité du principe alibile, combattue par Haller, a trouvé de nouveaux adversaires et quelques partisans parmi les contemporains. S'applique-t-elle au chyle? Mais ce produit représente l'aliment à l'état de division et en conserve les propriétés physiques et chimiques. Aux substances alimentaires elles-mêmes? Mais en théorie la matière de nos organes et les pertes qu'ils font n'étant pas composées d'un seul principe, un seul ne suffit point pour l'accroître ou pour la réparer (Berzelius). Que Proust attribue la propriété alibile au carbone et présente les huiles comme échantillon des substances les plus nutritives; que Muller considère la formation d'albumine comme le résultat définitif de l'élaboration de la matière alimentaire par le tube digestif, il ne faut pas moins reconnaître que l'aliment le plus simple renferme toujours trois aliments au moins : oxygène, hydrogène et carbone; un grand nombre, aliments par exellence, contiennent en outre de l'azote, quelques-uns du soufre et du phosphore. L'association de ces éléments simples en des proportions variables donne naissance aux principes immédiats (albumine, fibrine, gélatine, caséum, amidon, gomme, etc.), qui combinés à leur tour, forment des produits ou des organes, tels que les feuilles, les racines, les fruits, le tissu musculaire, etc. Les principes immédiats qui constituent les organes-aliments ne peuvent être séparés en plusieurs sortes de matières sans se résoudre en leurs éléments simples. Ainsi, les aliments apparaissent multiples et divers, et dans leurs principes immédiats, et dans leur composition élémentaire.

Et cependant l'axiome d'Hippocrate a sa vérité physiologique et chimique : au point de vue physiologique, les substances assimilables ont un signe commun, savoir, la réaction spéciale de l'estomac; elles seules ont la propriété de provoquer activement la sécrétion du suc gastrique, fluide *sui generis* qui recèle un principe dont le rôle est analogue à celui des ferments : ramollies, gonflées, hydratées, raréfiées, quelquefois dissoutes préalablement par l'action de l'acide du suc gastrique, elles sont ainsi préparées à se métamorphoser, sous l'influence du principe digestif, en une substance liquide, isomère et douée de propriétés chimiques nouvelles. Ce principe, entrevu par Eberlé

(1834), pepsine (Schwann et Müller), chymosine (Deschamps, d'Avallon), gastérase (Payen), ne manifeste son pouvoir que sur les matières propres à s'incorporer dans la trame organique ; et, par une réciprocité élective qui semble révéler dans l'estomac le siége d'un véritable instinct, ces matières sont celles qui font couler le plus abondamment à la surface interne du viscère la sécrétion spécifique qui est l'agent principal des digestions. A l'état de vacuité, l'estomac ne contient qu'un peu de mucus alcalin ; sollicité par un agent mécanique ou chimique non alimentaire, il ne sécrète qu'un mucus mélangé à une faible quantité de suc gastrique, tandis qu'après l'ingestion des substances nutritives, sa membrane interne rougit, se gonfle, et verse avec abondance le fluide spécifique qui agit sur elle à la manière des ferments. Les expériences de Blondlot, répétées par Payen (1), ont mis hors de doute le rapport intime et constant qui existe entre toute substance vraiment nutritive et ce mode d'action de l'estomac ; d'où résulte une différence caractéristique entre les matières alimentaires et celles qui ne le sont point. Il y a plus : toutes les substances dont la chymification exige l'intervention du suc gastrique sont azotées et isomères, c'est-à-dire formées des mêmes éléments, en mêmes proportions, mais arrangées dans un ordre différent ; elles semblent donc composer une même famille de produits, ou plutôt elles ne sont que les variétés d'un même produit, seul apte à provoquer la sécrétion et à mettre en jeu la vertu propre du suc gastrique (2). Or, elles seules sont aptes à se convertir en sang : « *Alimentum et alimenti species, unum et multæ.* »

Que si l'on étend la signification du mot aliment jusqu'aux substances employées à réparer les pertes que nous faisons par les excrétions, le principe hippocratique perd de sa justesse. En effet, chaque heure élimine de notre corps 1 gramme d'azote, tant par les poumons ou la peau que par les urines ; en outre, la respiration consomme par heure 10 à 15 grammes de carbone ou l'équivalent d'hydrogène ; les matières qui fournissent à ces deux genres de déperdition ne sont point identiques : l'une exige des substances azotées neutres, l'autre des matières grasses, amylacées ou sucrées ; celles-ci sont brûlées par la respiration, celles-là se sanguifient et sont assimilées.

D'ingénieuses recherches tendent à assigner aux aliments un autre signe typique qui consiste à disparaître entièrement dans le sang, après leur disso-

(1) Payen, *Académie des sciences*, séance du 2 octobre 1843.

(2) « Aucun corps azoté dont la composition diffère de celle de la fibrine, de l'albumine et de la caséine, n'est propre à entretenir la vie des animaux. » (Liebig, *Chimie appliquée à la physiologie, etc.*, p. 105.)

« Les matières albuminoïdes essentielles, c'est-à-dire l'albumine, la caséine, la fibrine et la légumine, constituent l'élément azoté prédominant de la nourriture de l'homme et des animaux. La quantité d'azote que renferment nos aliments donne leur équivalent sous le rapport de l'assimilation, la matière azotée étant essentiellement assimilable, celle qui constitue la trame de l'organisation tout entière. » (Dumas et Cahours, *Annales de chimie*, 1842, t. VI, p. 444 et 445.)

lution ou plutôt leur digestion préalable dans le suc gastrique. Le sucre et l'albumine, dissous dans un autre véhicule que le suc gastrique et injectés dans la veine jugulaire d'un animal, ne se décomposent pas dans le sang, et sont éliminés par les urines sans avoir éprouvé la moindre altération ; chymifiés artificiellement, c'est-à-dire dissous et digérés dans un vase avec le suc gastrique, ces mêmes principes restent dans le sang, s'y décomposent et ne s'échappent dans les urines qu'après avoir subi les différents phénomènes de combustion auxquels la réaction moléculaire du suc gastrique les a rendus aptes. Tous les corps ne prêtent pas à l'exercice de cette propriété spéciale du suc gastrique, qui rend les substances susceptibles de se décomposer dans le sang en d'autres éléments, dont les uns restent fixés et les autres sont éliminés sous forme de produits ultimes par l'excrétion urinaire et la respiration ; il est des substances, comme le ligneux, sur lesquelles le suc gastrique n'exerce aucune action ; il en dissout d'autres sans les rendre assimilables ; les substances minérales, qu'elles soient dissoutes dans le suc gastrique ou dans l'eau simple ou acidulée, sont éliminées en nature comme étrangères à l'organisme. Le double caractère de l'aliment consiste donc à se dissoudre dans le suc gastrique et à disparaître totalement dans le sang. Critérium nouveau, offert par Claude Bernard (1) à la physiologie expérimentale, et que Mialhe et Martin-Magron se sont empressés d'appliquer à la caséine et à la fibrine (2). Celle-ci a donné un résultat imprévu : injectée sans inconvénient après sa dissolution préalable dans le suc gastrique, elle n'a pas été retrouvée dans les urines ; injectée à l'état de simple dissolution dans un acide, elle a tué instantanément l'animal, cédant aux alcalis du sang l'acide qui lui servait de dissolvant et obstruant les capillaires pulmonaires par sa rapide déposition. Ces faits auraient le double avantage de définir l'aliment et de mettre en lumière l'action spéciale du suc gastrique, en sus de celle qui appartient à son eau et à son acide ; ils ramèneraient aussi à l'idée de l'unité de la matière alimentaire dans son essence (protéine) et dans le résultat de son élaboration digestive (albuminose) ; mais, d'un parte, la dextrine, la lactine, la glycose, n'exigent pas l'intervention du suc gastrique ; d'autre part, les sels de cuivre, dissous dans le suc gastrique, séjournent dans l'économie et ne sont pas éliminés avec les urines ; d'après Mialhe, le lait injecté dans le sang sans avoir subi l'action préalable du suc gastrique n'est pas moins assimilé.

Les recherches les plus avancées de la chimie ont conduit à envisager les aliments sous le rapport de leur destination physiologique et à les répartir en deux groupes, suivant qu'ils satisfont aux besoins de l'assimilation ou qu'ils représentent des produits combustibles que la respiration consomme. Cette division, indiquée par Dumas et Boussingault (3), a été suivie par Liebig

(1) Claude Bernard, *Mémoire sur le suc gastrique et son rôle dans la nutrition*, 1844.
(2) Mialhe, *Mémoire sur la digestion et l'assimilation de matières albuminoïdes*.
(3) Dumas et Boussingault, *Statique chimique*, 1841.

(1842), qui désigne les substances azotées sous le nom d'aliments plastiques, et les substances non azotées sous celui d'aliments respiratoires; il range dans la première série les matières azotées neutres, animales et végétales; et dans la seconde, la graisse, l'amidon, la gomme, les sucres, la pectine, la bassorine, la bière, le vin, l'eau-de-vie, etc. Il importe de ne pas oublier ici, à propos d'aliments plastiques et respiratoires, comme ailleurs, à propos du pouvoir calorifique et de la production de la chaleur humaine, que les explications de la chimie contemporaine, en apparence si plausibles, reposent cependant sur une hypothèse relative au mode de combinaison de l'oxygène dans l'économie, et que c'est là, suivant la très-juste remarque de Robin et Verdeil (1), l'étude des causes finales substituée à celle des conditions d'existence. Les faits d'obésité héréditaire, les cas si divers d'engraissement et d'amaigrissement normaux et morbides déroutent singulièrement la doctrine des combustions lentes de l'hydrogène et du carbone au sein de l'organisme. Si Liebig admet que les combinaisons azotées, les substances dites plastiques, brûlent difficilement, et que leur aptitude à se combiner avec l'oxygène est à celle du sucre, de la graisse, etc., comme l'oxydabilité de l'argent est à celle du fer, Würtz a reconnu que sous l'influence des alcalis et de la chaleur, ou par suite d'une altération spontanée, l'albumine donne naissance à de l'acide butyrique, et Boussingault, en répétant les expériences de Würtz sur l'albumine extraite du maïs, en a retiré un acide volatil d'une odeur presque identique avec celle de l'acide butyrique. Ce même savant a constaté qu'un régime suffisant azoté, bien que dépourvu de matières grasses, engraisse néanmoins les animaux qui le consomment : « Il me serait facile, dit-il (2), de signaler plusieurs régimes engraissants, dans lesquels l'albumine, la caséum, la légumine, semblent jouer le rôle de corps gras.... Tous les faits recueillis sur l'engraissement des animaux paraissent s'accorder pour assigner aux substances alimentaires azotées la faculté de développer la graisse, en remplaçant en quelque sorte les matières grasses dans la nutrition. » Le mouvement incessant de composition et de décomposition n'épargne d'ailleurs aucun organe, aucun tissu, aucun élément de la trame vivante, et les matières plastiques, brûlées à leur tour par l'oxygène du sang, fournissent des produits de combustion plus ou moins avancée dont l'organisme se débarasse par la peau sous forme d'acide sudorique ou hidrotique, par les reins sous forme d'urée, d'acide urique et d'acide hippurique, par le foie sous forme d'acide choléique et cholique, enfin par les poumons sous forme d'acide carbonique et d'eau. En présence de ces résultats, la dichotomie chimique des aliments n'a pas de signification rigoureuse; mais il serait injuste de la rejeter d'une manière absolue, quand il demeure aussi démontré par les faits que le régime

---

(1) Robin et Verdeil, *op. cit.*, t. II, p. 58.

(2) Boussingault, *Économie rurale considérée dans ses rapports avec la physique, la chimie et la météorologie*. Paris, 1851, 2e édition, t. II, p. 617.

qui procure l'engraissement le plus rapide et le plus prononcé est précisément celui dans lequel une dose convenable de substances alimentaires est réunie à la plus forte proportion de principes gras. Au reste, n'est-il pas remarquable que dans leurs essais de classification bromatologique, les chimistes se soient préoccupés surtout du rôle physiologique des aliments, et les hygiénistes de leur composition chimique? Cependant, en hygiène, les substances alimentaires doivent être étudiées beaucoup moins dans leur constitution moléculaire que dans leur influence sur l'organisme, quoiqu'il existe probablement entre l'une et l'autre une relation intime. Cette considération nous porte à les distinguer en aliments complets et aliments incomplets. Les premiers, toujours caractérisés par la complexité de leur constitution, subviennent à toutes les fonctions d'hématose directe et indirecte, ils fournissent non-seulement les éléments nécessaires au renouvellement ou à l'accroissement de la charpente osseuse, des solides mous et des liquides organiques, mais encore les matériaux des sécrétions et des excrétions et ceux de la combustion qui produit de la chaleur animale; ils contiennent, par conséquent, les deux ordres de substances indiquées plus haut et des sels inorganiques. La nature nous en présente le type dans un certain nombre de produits, tels que la chair des animaux, les céréales où l'oiseau granivore trouve tous les matériaux de sa nutrition, la jument tous les principes de son existence et ceux à l'aide desquels elle fabrique le lait, et ce lait lui-même, nourriture unique du poulain. Les aliments incomplets ne sustentent que quelques fonctions, et s'ils sont employés seuls, les autres fonctions, qui ne trouvent pas dans ce régime les matériaux nécessaires à leur activité, les empruntent à l'organisme lui-même, d'où souffrance et maladie; d'où persistance des besoins qui correspondent aux fonctions non desservies régulièrement par une alimentation partielle, et par suite, dégoût, c'est-à-dire répulsion instinctive pour des substances impropres à l'entretien total de la vie. Voilà pourquoi, comme nous le verrons plus loin, la fibrine, l'albumine, etc., données isolément, ne peuvent faire vivre longtemps un animal. Voilà pourquoi le sucre, la gomme, le beurre, donnés seuls ou alternativement, sont impropres, quoi qu'on ait dit, à l'entretien durable de la vie. La nature a donc elle-même établi l'ordre dans lequel il convient d'étudier les aliments; la matière nutritive va se renforçant et se compliquant du règne végétal au règne animal; et dans chacun d'eux, la série progressive se répète. Nous suivrons cette gradation, qui existe aussi pour les engrais : le fumier animal est plus actif que le fumier végétal, parce qu'il contient une combinaison plus complexe de principes, ce qui le rend plus décomposable ; cette dernière condition dépend essentiellement de la complexité de composition chimique, puisque les éléments d'un corps tendent d'autant plus à se dissocier qu'ils sont plus multiples et moins homogènes : peut-on s'expliquer ainsi l'impuissance nutritive des substances simples?

§ 1. — Des modificateurs bromatologiques.

A. — *Aliments tirés du règne végétal.*

I. — FRUITS.

Les aliments par excellence, ainsi que le fait remarquer Coulier (1), sont ceux d'origine végétale, les autres en dérivent. La chimie a éclairé d'une vive lumière la théorie de la nutrition en constatant dans les plantes l'existence de tous les matériaux qui entrent dans la composition de la trame animale vivante : sucre, amidon, corps gras, albumine et fibrine. Il a suffi de comparer les quantités de ces principes contenus dans la ration de l'herbivore avec celles qu'il consomme ou emmagasine dans ses tissus pour arriver à cette conclusion imprévue que l'animal ne crée point de matière organique. A la vérité, et suivant ses besoins il fera du sucre avec de la fibrine, de la graisse avec de l'amidon; mais, ajoute justement Coulier, il n'en reste pas moins démontré que le végétal seul a le pouvoir d'édifier la molécule organique alimentaire, que l'animal ne peut que la modifier ou la détruire.

Nous n'employons pas ici le mot fruit dans le sens botanique, car alors il comprendrait un grand nombre de produits végétaux usités comme légumes, comme assaisonnements, et même les graines céréales qui méritent d'être examinées à part. Or, nous voulons rassembler les substances alimentaires du règne végétal en trois groupes, qui, s'ils n'ont pas l'avantage de satisfaire le botaniste, sont au moins de compréhension vulgaire et consacrés par l'usage universel. Les fruits qui entrent dans le régime habituel de l'homme sont les suivants : 1° *Amylacés* ou *farineux*. Nous en parlerons plus bas. — 2° *Huileux*, fruits à amande recélant de l'huile, tels sont la noix, les noisettes, les amandes douces, les noix cacao et de cocotier, les faînes, etc.. ainsi que les fruits peu nombreux dont le péricarpe fournit de l'huile, comme l'olive, la cornouille, certains palmiers, etc. Des matières grasses se rencontrent dans tous les végétaux, mais leur proportion est minime comparativement à l'amidon et au sucre, et c'est toujours le fruit qui en renferme le plus; elles existent d'ordinaire à l'état libre dans les cotylédons; une simple pression, en déchirant les cellules qui les contiennent, suffit pour les extraire; il y en a rarement dans les péricarpes comme dans celui de l'olive. — 3° *Sucrés aqueux*. Cette série renferme les fruits aqueux proprement dits, raisins, cerises, guignes; les fruits agglomérés, tels que framboises, mûres, ananas, etc.; les fruits charnus, tels que pêches, abricots, poires, pommes, mangues, oranges, figues, prunes, dattes, jujubes, ananas, mangoustans, goyaves, etc. A cette dernière variété de fruits sucrés aqueux appartiennent : l'arbre à pain, qui fait vivre en partie les habitants des îles de la mer du Sud et de l'Australie ; le bananier, dont le

(1) Coulier, *Dictionnaire encyclopédique des sciences médicales.* t. III. Paris, 1835.

fruit, très-recherché dans l'Inde, donne une pulpe fondante et butyreuse, d'un goût parfumé et sucré, et qui, par plantation de 50 toises carrées, produirait, suivant Humboldt, 4000 livres d'aliments en bananes ; enfin le cocotier, qui se plaît dans les régions maritimes de la zone torride, et dont les fruits, sans cesse renouvelés, contiennent avant leur entière maturation un liquide gommeux et sucré, susceptible de fermentation, et se convertissant, par l'effet de la maturité, en une amande huileuse, de telle sorte que les insulaires de la mer Pacifique trouvent dans le même arbre, du sucre, du vin, de l'alcool, du vinaigre, au lait, du beurre, des amandes, des cordes, des nattes, du bois. — 4° *Sucrés acides*. Les principes acides qui dominent dans ces fruits sont les acides tartrique, malique, citrique, racémique, oxalique, etc. On les trouve dans les limons, citrons, tamarins, grenades, groseilles, épines-vinettes, tomates, etc. Dans les fruits de cette classe qui appartiennent aux climats chauds, la matière sucrée neutralise en partie l'effet des acides; ceux qui viennent dans les pays plus tempérés sont acerbes, peu nourrissants; ils sont employés à faire des sirops, des boissons rafraîchissantes, etc. — 5° Les fruits *astringents*, tels que le coing, la nèfle, les caroubes, les cormes ou sorbes, les arbouses, etc., ne peuvent être considérés comme des substances alimentaires, quoiqu'ils aient leur utilité relative aux climats, aux saisons et aux dispositions individuelles.

En général, les fruits contiennent presque toujours, dans des proportions diverses, des matières sucrées, acides, albumineuses, colorantes, âcres, aromatiques, volatiles, unies à une grande quantité d'eau ; aussi, à part les fruits oléagineux, se rapprochent-ils plus par leur destination des boissons que des aliments. Toutefois les amandes des fruits contiennent en abondance une matière azotée qui, découverte par Proust, et vérifiée par Vogel, Liebig, Dumas, a été considérée par les trois premiers comme identique avec la caséine du lait des animaux; Dumas la confond avec la légumine (1), dont il sera question plus bas. L'amandine rentre évidemment dans la famille des substances azotées neutres, et constitue l'élément assimilable des fruits qui la contiennent. Dumas l'a retirée de l'amande de toutes les rosacées qu'il a pu se procurer.

Matières sucrées. — Le sucre est l'élément le plus généralement répandu, le plus abondant dans les végétaux et surtout dans les fruits. La betterave et la canne à sucre fournissent la presque totalité du sucre cristallisable qui entre dans la consommation publique; c'est donc ici le lieu de dire quelques mots des matières sucrées. Chez l'animal, elles ne se rencontrent normalement que dans le lait, le foie et dans le sang qui en sort; dans le règne végétal, elles s'élaborent sous des formes diverses, et on les obtient encore par la modification des substances ligneuses et amylacées. Leur diffusion, leur abondance, impliquent l'importance de leur rôle dans l'alimentation ; elles comptent en première ligne parmi les aliments respiratoires; elles corrigent, elles rehaus-

______

(1) Dumas, voyez *Annales de chimie et de physique*, décembre 1842, p. 331.

sent les qualités digestibles de beaucoup de substances, elles facilitent la conservation des fruits, elles améliorent les boissons aqueuses, aromatiques, acidules ; aussi la consommation du sucre en Europe suit une marche progressive. Nous empruntons à Payen les données suivantes :

Consommation du sucre en Europe.

	Millions d'habitants,	Millions de kilogr.	Kilogr. par tête.
Angleterre..........	16 250	162	10
Écosse..........	2 630	26	10
Irlande..........	8 250	21	2,5
Belgique..........	7 200	31,5	7,5
Hollande..........	2 800	19,1	7
France..........	36 000	120,0	3,33
Espagne..........	14 000	43,5	3,12
Suisse..........	2 200	6,5	3
Portugal..........	3 500	8,21	
Danemark..........	2 200	5	2,5
Pologne et divers....	8 000	20	
Prusse..........	15 000	28	1,8
Suède et Norvége....	4 000	6	1,5
Italie..........	19 000	19	1
Autriche..........	36 000	32,5	0,9
Russie..........	47 000	20	0,5
	210 000	568,21	2,70

Ce tableau fait présager un accroissement notable de la consommation du sucre dans l'avenir ; celle-ci devra, en effet, être triplée en France et quintuplée en Europe, pour atteindre le taux de la consommation en Angleterre et en Écosse.

On distingue plusieurs espèces de matières sucrées : 1° Le *sucre de lait*, *lactose* ou *lactine*, qui a la composition de la glycose anhydre, et, comme elle, par une fermentation prolongée au contact des matières azotées, en dehors ou au dedans de l'organisme, peut donner lieu à la production d'acides lactique et butyrique, mais qu'un autre caractère rapproche des gommes et de l'acide pectique, savoir, sa décomposition par l'acide azotique en divers produits dont l'acide mucique est un des plus saillants. 2° Le sucre que l'on trouve dans la plupart des fruits mûrs, *glycose*. 3° Le *sucre cristallisable*, qui existe dans la canne à sucre, la betterave, l'érable, la carotte, la citrouille, l'ananas, les châtaignes, les tiges du maïs, et dans presque tous les fruits non acides des tropiques. 4° Le *sucre incristallisable*, *sucre liquide* ou des fruits acides, sucre interverti, que l'on trouve dans les groseilles, les cerises, les prunes, les raisins, dans le miel avec la glycose, dans la séve des érables ou des bouleaux avec le sucre ordinaire. Il se distingue de la glycose par sa liquidité, par son excessive solubilité dans l'alcool, par son action sur la lumière polarisée qu'il dévie à gauche, et aussi par sa plus grande aptitude à fermenter ; son abondance naturelle fait de lui, pour les animaux frugivores, l'équivalent de l'amidon pour les herbivores, et, comme cette substance, il ne pénètre dans l'organisme qu'après s'être modifié dans l'appareil digestif.

La glycose ($C^{12}H^{14}O^{14}$) ne diffère que par les éléments de l'eau, du ligneux, de l'amidon et des gommes ; aussi ces corps neutres, soumis à l'action d'acides étendus, se convertissent en glycose et n'éprouvent dans ce changement qu'une simple hydratation. La glycose offre, en se séparant lentement de l'eau, de petits cristaux mamelonnés ; 1 partie de sucre de canne édulcore autant que 2 parties 1/2 de glycose ; à 150 degrés, elle se caramélise. Moins soluble dans l'eau que le sucre de canne, elle a besoin, pour se dissoudre de 1 1/3 de son poids d'eau froide. La nature la présente toute formée dans l'organisation végétale, dans tous les fruits acides, dans les fruits sucrés, dans le raisin, dans les pruneaux et les figues qu'elle tapisse d'une poussière blanche et cristalline. La dose de sucre dans le jus de raisin permet d'évaluer à l'avance la richesse alcoolique du vin que fournira ce jus.

Il existe dans plusieurs fruits, dans le miel, dans la mélasse, une espèce de sucre incristallisable que les chimistes caractérisent par sa solubilité dans l'alcool et la faculté qu'il a de dévier la lumière à gauche ; sous l'influence des acides, le sucre de canne et la glycose peuvent se convertir en sucre incristallisable.

Le sucre de canne ($C^{12}H^{11}O^{11}$) est soluble dans le tiers de son poids d'eau froide, et en toutes proportions dans l'eau chaude ; à 160 degrés, il entre en fusion et donne un liquide visqueux et inodore qui, solidifié en cylindres d'un aspect vitreux, constitue le *sucre d'orge* ; à 215 degrés, il perd deux équivalents d'eau et se change en une matière brune et amorphe dite *caramel*. Par sa composition, il est identique avec la glycose, moins trois molécules d'eau ; intermédiaire avec la dextrine et la glycose, il résiste à l'action des alcalis et ne réduit point le bitartrate de cuivre et de potasse ; par la fermentation, il se dédouble en alcool et en acide carbonique, mais préalablement il se métamorphose en sucre liquide ou *interverti*, isomère de la glycose. La canne à sucre de la Martinique contient 72,1 d'eau, 18,0 de sucre et 9,9 de ligneux ; la canne créole de Cuba donne 77,8 d'eau, 16,2 de sucre et 6 de ligneux. C'est le sucre de canne qui se prête le mieux à une épuration complète ; il joint à la saveur la plus agréable le maximum du pouvoir édulcorant ; il offre les cristaux les plus volumineux ; ceux-ci sont blancs, diaphanes, à facettes dures et brillantes. Le commerce le débite sous forme de pains coniques caractérisés par leur dureté et leur qualité sonore, comme aussi par l'absence de toute odeur.

Le sucre de betterave peut être fourni par toutes les racines de betteraves ; en France, on le retire des betteraves blanches dites de Silésie, qui se travaillent le plus aisément et fournissent le jus le plus pur et le plus dense ; on les conserve dans des silos ou fosses recouvertes de terre, dans des magasins couverts. Elles contiennent, d'après Payen, 83,5 pour 100 d'eau, 10,5 de sucre, 0,8 de cellulose et 5,2 de matières gommeuses, azotées, grasses, aromatiques, salines, etc. La betterave saine ne contiendrait, suivant Pelouze et Péligot, que du sucre cristallisable; mais, sous l'influence de conditions mal déterminées, on y trouve de petites quantités de sucre incristallisable. Les betteraves mûres recèlent sous le même poids beaucoup plus de sucre que celles dont la croissance est inachevée. Bien qu'en moyenne elles aient 10 à 12 pour 100 de sucre, la fabrication n'en extrait que 4 à 5 pour 100, tant elle reste à perfectionner. Elle applique aux betteraves préalablement nettoyées, râpées et pressées, six opérations, qui sont la défécation ayant pour but d'enlever les acides, l'albumine et la matière visqueuse, la première filtration sur le noir en grains, la première évaporation, la deuxième filtration sur le noir, la cuite, la cristallisation; celle-ci opérée et le sirop égoutté, on a le sucre brut qui est livré aux raffineurs.

Le raffinage s'applique au sucre de canne comme au sucre de betterave, et le débarrasse des matières étrangères dont le poids, y compris l'humidité, s'élève à 10 ou 15 pour 100 du poids total du sucre. Ces matières sont de l'eau en majeure partie, du sable, de la terre; des débris organiques, des matières colorantes et odorantes, du sucre incristallisable, et quelques sels à base de chaux, de potasse, de soude et d'ammoniaque. On désigne sous le nom de *sucre royal* les meilleurs produits du raffinage, des pains de sucre de belle qualité et soumis à une nouvelle clarification au blanc d'œuf, au noir et à deux terrages, ils acquièrent alors une blancheur parfaite avec des cristaux brillants. Le *sucre tapé* s'obtient en remplissant de lumps (sucres de deuxième qualité) terrés en poudre et légèrement humides, des formes de bronze où le sucre se tasse par trois chutes réitérées sur la tête arrondie de cette forme; ce sucre est ensuite loché (expulsé de la forme par choc) et étuvé. Les *sucres candis* se préparent avec des sirops de diverses nuances (blanc, blond, brun).

Les sucres parfaitement épurés et blancs sont identiques, quelle que soit leur provenance. Mais, à l'état brut, ils retiennent une faible proportion de principes odorants et sapides qui sont propres au jus de la betterave et au jus de la canne : le premier a un arrière-goût herbacé, âcre et acide; le second est aromatique, d'une saveur agréable et franchement sucrée. Les manipulations de la fabrique ajoutent aux désavantages du sucre brut de betterave : par l'action combinée de la chaux, de la température et de l'air, les produits bruts, les cassonades, les sirops et les mélasses de cette plante exaltent leur odeur jusqu'à la rendre désagréable, tandis que les mêmes produits de la canne à sucre se rapprochent de l'odeur du rhum et peuvent être livrés sans inconvénient à la consommation; au contraire, les produits analogues de la betterave ont à subir un raffinage qui sépare les parties cristallisables et élimine des matières étrangères solubles à l'état de mélasse qu'utilisent les distilleries. Mêmes différences dans la qualité des sucres candis suivant leur origine; aussi les fabricants de vin de Champagne n'ont garde de compromettre le bouquet de leurs bons vins mousseux en employant les sucres candis de betterave; ce serait le détériorer au lieu de l'amender, comme ils sont sûrs de le faire par l'arome des sucres candis du sucre de canne.

Il n'est pas inutile de mentionner les produits de la saccharification de la fécule de pomme de terre. Il y a deux méthodes : 1° On verse peu à peu la fécule dans quatre ou cinq fois son poids d'eau bouillante et acidulée par l'acide sulfurique ; on sature ensuite l'acide par la craie, on filtre et l'on fait évaporer le liquide. 2° On délaye la fécule dans six fois son volume d'eau froide avec 12 ou 15 centièmes de son poids d'orge germée en poudre (malt); puis, après avoir agité continuellement et chauffé le mélange au bain-marie jusqu'à 75 degrés environ pendant trois heures, on filtre et l'on fait évaporer en sirop le liquide clair. Ainsi préparés, ces sirops et ces sucres se vendent en mélange avec les mélasses du raffinage des sucres ; en Alsace, ils servent à édulcorer les boissons, partout à fabriquer les pains d'épices. Les brasseurs les substituent en partie à l'orge, et obtiennent ainsi des bières plus alcooliques, d'une plus facile conservation. On estime d'autant plus les sirops de fécule, qu'ils sont moins colorés et plus exempts de mauvaise odeur. La filtration de ces sirops et des mélasses sur le noir animal procure des produits préférables à ces matières prises isolément : ces nouveaux sirops, très-employés pour les confitures et les mets sucrés, etc., rappellent les sirops de raisin que l'on préparait autrefois en grandes quantités pour suppléer le sucre de canne dont le prix était fort élevé (de 1810 à 1813).

Dans certaines localités de la Louisiane, on a extrait en grand le sucre du maïs et d'un sorgho (*Sorghum saccharatum*). On consomme, dans quelques provinces des États-Unis, le sucre cristallisable de l'érable à sucre (*Acer saccharinum*). Des petits tuyaux de sureau, insérés dans des trous faits à l'arbre, amènent la sève sucrée dans des baquets que l'on épanche dans des chaudières établies sur place pour la concentration de ce liquide.

Toutes les matières sucrées, quelle que soit leur provenance, se caractérisent par les propriétés suivantes : 1° Leur constitution chimique peut toujours se représenter par de l'eau et du carbone ; 2° sous l'action de la chaleur, elles se décomposent pour donner naissance à des produits bruns qui répandent une odeur de caramel ; 3° par l'intervention de certaines substances organiques appelées *ferments*, elles se convertissent en alcool et en acide carbonique ; 4° elles sont solubles dans l'eau et dans l'alcool plus ou moins affaibli ; 5° très-oxydables, elles donnent, si on les traite par l'acide azotique, de l'acide oxalique et même de l'acide carbonique ; 6° elles ne précipitent ni par l'acétate ni par le sous-acétate de plomb. Si la chimie admet avec raison diverses espèces de sucres distinctes par leur degré de saveur sucrée et par plusieurs de leurs propriétés, elles ne se présentent à l'absorption de l'organisme que sous une seule forme, celle de glycose. C'est à ce même état que l'amidon, insoluble par lui-même, est amené par la digestion ; et comme il n'existe pas une seule plante qui ne contienne ou du sucre ou de l'amidon destiné à se transformer en sucre dans l'économie, on présume le rôle considérable que jouent les matières sucrées dans la nutrition. La glycose existe dans le sang, la lymphe, le chyle pendant la période de la digestion; elle se trouve constamment dans le blanc et le jaune de l'œuf; tous les aliments amylacés la tiennent en réserve.

II. — LÉGUMES.

En botanique, le mot *légume* ou *gousse* désigne l'espèce de fruit particulière à la grande famille des légumineuses; en hygiène, on comprend sous cette dénomination toutes les plantes ou herbes cultivées dans les potagers, et dont la totalité ou l'une des parties est d'un usage alimentaire. Nous entendons ainsi, par légumes, et les *legumina* proprement dits, par lesquels les Latins indiquaient les légumes dont on mange les semences, et les *olera*, qui s'appliquaient à toutes les autres plantes potagères. On peut les diviser en légumes-fruits (concombres, melons, citrouilles), légumes-fleurs (artichaut et chou-fleur), légumes semences (diverses légumineuses), légumes-racines (ombellifères, liliacées), et légumes-herbes (choux, oseille, laitue, etc.). Les rapports de composition chimique et de propriétés alibiles permettent de former les groupes suivants :

1° *Légumes à base mucilagineuse.* — Les bulbes d'une foule de liliacées (ail, oignon, etc.) sont riches en mucilages, que l'on croit analogues à la gomme arabique; les racines potagères, telles que le navet, le panais, la betterave, le salsifis, que la cuisson dans l'eau rend mucilagineuses, paraissent devoir cette propriété à un principe gommeux analogue à l'arabine; la carotte abonde en pectine. Le mucilage existe copieusement dans les tiges et les jeunes pousses d'un grand nombre de plantes, cardons, choux, asperges, etc. Au mucilage la nature a associé, indépendamment de l'élément aqueux, tantôt un acide, du sucre, tantôt un principe volatil âcre ou aromatique, de l'extractif, de la matière colorante; nul doute que ces principes ne servent de correctif au mucilage et n'aient pour but de stimuler les facultés digestives. Le groupe très-considérable des légumes mucilagineux se subdivise d'après des analogies de nature et de propriétés : — A. Légumes à mucilages visqueux, plus ou moins étendus d'eau, et combinés avec des matières colorantes et extractives. Exemples : Famille des chénopodées : les feuilles de l'épinard (*Spinacia oleracea*), celles de poirée (*Beta cicla*, L.), la blette (*Blitum*), et l'arroche des jardins (*Atriplex hortensis*) dont on mange aussi les feuilles. Famille des synanthérées : laitue cultivée (*Lactuca sativa*), chicorée sauvage (*Chicorium intybus*), chicorée endive (*Chic. endivia*), dont les principales variétés sont la scarole grande et petite, la chicorée blanche et la chicorée frisée; l'artichaut cardon (*Cinara cardunculus*). On mange souvent la laitue dite romaine et la laitue pommée; aussi leurs fibres, qui contiennent beaucoup d'albumine et un peu de fibrine, sont assez tendres; cuites, elles sont mieux supportées et nourrissent. Famille des valérianées : la mâche (*Valeriana locusta*). Famille des campanulées : raiponce (*Campanula rapunculus*) dont on mange la racine et les jeunes feuilles en salade. — *B.* Légumes mucilagineux avec plus ou moins de sucre et de matières colorantes et aromatiques : ce sont les salsifis, la scorsonère, le topinambour, les pois et les haricots verts, la betterave. L'artichaut (*Cinara scolymus*), de la famille des synanthérées, quand il est cuit, se rapproche par ses qualités des légumes précédents ; on en mange le réceptacle floral et la base des folioles de son involucre ; on l'a considéré à tort comme aphrodisiaque. On prétend qu'il agit sur quelques personnes comme somnifuge. La carotte (ombellifère) a des fibres denses et serrées, et contient du gluten, de l'albumine végétale, beaucoup de sucre de canne, de la mannite, de la gomme, de l'acide pectique, du ligneux, et une matière jaune résineuse qui lui donne sa couleur; elle ne se digère bien que lorsqu'elle est petite et tendre ; une ébullition prolongée est nécessaire à l'hydratation de ses fibres. Le navet ne contient que 4 environ de matière nutritive sur 100; il a très-peu de mucilage, peu d'albumine et beaucoup de sucre ; avec des fibres moins denses que celles de la carotte, il contient une huile essentielle un peu irritante pour l'estomac; il est peu digestible. La scorsonère est une racine riche en albumine végétale et dont les fibres sont faciles à ramollir par la cuisson ; peu nutritive, digestible. Le panais (ombellifère) est une racine sucrée, aromatique, légèrement stimulante, d'une cuisson longue et difficile à digérer. Il en est de même des navets, plus aqueux et moins nourrissants que la carotte. — *C.* L'oseille (*Rumex acetosa*), de la famille des polygonées, joint au mucilage un acide puissant, l'acide oxalique, et produirait, par un usage abondant et journalier, la gravelle jaune ou d'oxalate de chaux (Magendie). Les diverses espèces de choux contiennent un principe volatil, âcre, qui se dissipe par la cuisson. Le chou (*Brassica oleracea*), de la famille des crucifères, avec ses variétés, est, pendant l'hiver, en France et dans le nord de l'Europe, l'une des principales nourritures du peuple des villes et des campagnes; on mange, dans les brocolis et les choux-fleurs, les boutons de fleurs très-serrés et ordinairement avortés; les feuilles dans les choux pommés (*B. oleracea capitata*), et les choux de Milan ou frisés (*B. oleracea bullata*); dans les choux raves (*B. oleracea caulo-rapa*), la base de la tige qui se renfle devient charnue et développe par la cuisson une saveur très-analogue à celle du navet. Les choux proprement dits contiennent beaucoup d'albumine végétale ; néanmoins, à cause de l'abondance de leurs fibres, leur digestion est laborieuse et souvent accompagnée d'un dégagement de gaz. Les estomacs délicats, les dyspeptiques, les convalescents doivent en éviter l'usage. Le chou-fleur (*B. oleracea botrytis*) a des fibres plus molles, et contient, avec de l'albumine et beaucoup d'eau, une certaine proportion de sucre; il est plus nourrissant. Ici se place encore la mélongène ou aubergine (*Solanum melongena*), aliment rangé à tort parmi les aphrodisiaques, et très-usité dans le midi de la France et dans la plupart des climats chauds : cette circonstance témoigne de son innocuité : on en mange le fruit, dont la chair est blanche, molle, pleine, assez aqueuse.

2° *Fruits légumineux*, contenant, avec plus ou moins d'eau, des sucs gélatineux et mucilagineux unis à un principe sucré, à un corps odorant particulier et à une matière extractive et colorante. A cette classe appartiennent les fruits de la famille des cucurbitacées, à sucs très-aqueux dans le concombre (*Cucumis sativus*), plus aqueux encore dans le melon d'eau (*Cucurbita anguria*) très-mucilagineux et très-doux dans le potiron (*Cucurbita pepo*), plus sucrés dans le melon (*Cucumis melo*); dans tous ces corps légumineux, le suc est accompagné d'un principe aromatique, qui après la maturation, caractérise chaque genre. Les melons sont recherchés en été; la culture en produit un grand nombre de variétés dont les plus délicates appartiennent à l'espèce dite *cantaloup*. Les courges potirons sont moins estimées, moins savoureuses; on en voit d'énormes, de 2 pieds 1/2 et plus de diamètre, et pesant de 40 à 50 livres; la classe indigente les fait cuire dans du lait et en fait des potages assez bons : ils sont les plus nourrissants parmi les végétaux de cette famille. Les courges pastèques, très-répandues dans les contrées méridionales, sont très-aqueuses, fondantes, d'une saveur agréable, et servent à étancher la soif et à exciter légèrement la muqueuse gastrique.

3° *Champignons comestibles*. — Les champignons (*fungi* des Latins), famille des cryptogames terrestres, se rapprochent des substances animales par l'abondance de leurs principes azotés. Leur analyse, faite par Bouillon-Lagrange, Vauquelin, et surtout par Braconnot, a mis en évidence les principes suivants : de la fongine, qui, après l'eau de végétation, prédomine dans leur tissu ; un acide particulier, dit *fungique*, combiné le plus souvent avec la potasse ; deux matières animales, l'une peu connue, insoluble dans l'alcool, l'autre soluble dans ce liquide et qui se confond avec l'osmazôme ; de l'albumine, de l'adipocire, de l'huile, une espèce particulière de sucre et quelques autres matériaux en moindre proportion. Une espèce, le *Peziza nigra*, a fourni de plus à Braconnot de la gomme et de la bassorine. Letellier (1) a étudié dans les champignons deux substances : le principe âcre, qui est détruit par la dessiccation, l'ébullition, etc., et le principe vénéneux, que l'on rencontre dans le genre amanite, et qu'il appelle *amanitine ;* celle-ci réfractaire à un grand nombre de réactifs, ne s'affaiblit ni par la dessiccation ni par l'ébullition. Jules Lefort a démontré que l'adipocire trouvée dans le champignon par Vauquelin se compose d'une matière grasse azotée et d'un peu de mannite ; que l'osmazôme signalée par le même chimiste consiste dans un mélange de mannite, de principe colorant et de matière grasse azotée décomposée pendant l'évaporation des liqueurs; contrairement à l'opinion de Vauquelin, il n'a pas rencontré de matière animale proprement dite. D'après ses recherches, le champignon comestible contient :

De l'eau.	De l'albumine végétale.
De la cellulose.	Du sucre fermentescible.
De la mannite.	Une matière grasse azotée.

(1) Letellier, *Thèse sur les champignons*, 1826.

Des acides fumarique, citrique et malique.	De la soude.
Une matière colorante.	De la chaux.
Un principe aromatique.	De la magnésie.
De la silice.	De l'oxyde de fer.
De l'alumine.	Du chlore.
De la potasse.	Des acides sulfurique et phosphorique.

C'est à tort que l'on a mis en doute les propriétés alimentaires des champignons. Dans plusieurs contrées de l'Europe, notamment en Pologne, en Lithuanie et en Russie, ils sont l'une des principales ressources d'alimentation des gens de la campagne ; à Paris, ils défrayent une branche importante du commerce : en 1853, il s'y est vendu chaque jour 5236 maniveaux (chaque maniveau comprend 6 à 12 individus), ce qui représente une valeur de 1000 fr. par jour. Pour préciser leur valeur nutritive, Schlossberger et Döpping ont dosé l'azote de quelques espèces les plus alimentaires, après les avoir desséchées à 100 degrés. Cette analyse a donné :

	Azote.
Agaric délicieux	4,68
Agaric comestible	7,26
Russule	4,25
Chanterelle	3,22
Ceps noir	4,70

Lefort n'a jamais trouvé, dans les champignons de couche desséchés à 110 degrés, que 2,83 à 2,91 d'azote; mais le chapeau et le pédoncule flattant plus le goût et l'odorat, il l'a recherché séparément dans le chapeau, le pédoncule et les spores adhérentes à l'hyménium, desséchés à 110 degrés, et il a trouvé dans le premier, 3,51 ; dans le second, 0,32; dans les spores et l'hyménium, 2,10 pour 100 d'azote : d'où il résulte que la portion la plus nutritive des champignons est le chapeau muni de ses organes reproducteurs; ses principes alibiles sont à la fois l'albumine végétale et la matière grasse qu'il contient. Ainsi, malgré sa grande proportion d'eau et de cellulose, le champignon doit aux principes azotés, au sucre et à la mannite qu'il contient, une valeur réelle dans l'alimentation; sous ce rapport, il se place entre le pain brun et le pois.

Ce rang bromatologique que lui assigne Lefort n'est pas justifié par les recherches de Gobley (2), qui a trouvé dans le champignon comestible 90,50 pour 100 d'eau; ce chimiste a démontré que sa matière grasse se compose d'oléine, de margarine et d'une substance particulière, *agaricine*, solide et cristallisée, remarquable par son point de fusion élevée et par sa résistance à l'action des alcalis caustiques : c'est cette dernière substance que Braconnot et Vauquelin désignent sous le nom d'*adipocire*. Gobley a fixé comme il suit la composition des champignons comestibles :

(1) *Comptes rendus de l'Académie des sciences*, 1856, t. XLII, p. 90.
(2) Gobley, *Bulletin de l'Académie de médecine*, 1856, t. XXI, p. 467.

Eau..	90,50
Albumine...	0,60
Cellulose...	3,20
Oléine et margarine................................ }	
Agaricine... }	0,25
Mannite	0,35
Matières extractives et alcooliques	3,80
Chlorures de sodium et de potassium, phosphate, citrate, malate et fumarate de potasse	0,85
Chlorhydrate d'ammoniaque, phosphate et carbonate de chaux, etc.....................................	0,45
	100,00

Plusieurs espèces séduisent les gourmets de tous les pays par leur parfum délicat et leur goût délicieux. Voici les plus connues : agaric ordinaire (*Agaricus campestris*), appelé à Paris *champignon de couche*, et d'usage quotidien sur nos tables : c'est, avec la morille et le mousseron, la seule espèce dont la vente publique soit autorisée dans notre capitale ; l'agaric boule-de-neige de Bulliard en est une variété. On emploie encore communément l'agaric élevé (*Agaricus procerus*), vulgairement nommé *couleuvrée potiron*, etc.; l'agaric mousseron, que son odeur a fait appeler *agaric muscat*; l'agaric faux mousseron, ou mousseron d'automne; l'agaric du houx, de l'olivier, le bolet comestible (*Boletus edulis*), l'amanite orange vraie (*Amanita aurantiaca*), que l'on trouve surtout dans le Midi. La morille et la mérule chanterelle sont usitées comme assaisonnement et comme aliment; mais l'espèce la plus recherchée est la truffe (*Tuber cibarium*, Bull.), dont trois variétés en France : la truffe du Périgord, noire en dedans et en dehors, c'est la plus estimée ; la truffe de Bourgogne, noire en dehors, blanche en dedans, plus précoce que la précédente, mais moins savoureuse et moins riche en parfum; enfin, la truffe de Provence, grisâtre extérieurement comme à l'intérieur, dont le parfum est très-fort, un peu alliacé, et dont la chair est moins délicate.

4° *Fécule, légumes féculents*, appelés ainsi de leur base qui est la fécule amylacée, amidon. Ce dernier nom désigne la matière amylacée que l'on extrait des graines des céréales et des légumineuses, et l'on désigne plus communément par le mot *fécule* celle que fournissent diverses racines tuberculeuses, notamment la pomme de terre, dont la fécule est la plus pure. Il n'y a d'ailleurs, sous le rapport chimique, aucune différence entre l'amidon et la fécule; c'est une seule et même substance blanche que le microscope montre composée de petits grains globuleux plus ou moins irréguliers, plus ou moins sphéroïdes ou ellipsoïdes, souvent comprimés en lentilles, ou bien encore ayant la forme d'un polyèdre. Sur ces petits corps solides se dessinent plusieurs cercles concentriques autour d'un point, qu'on appelle le *hile* du grain, et qui représente l'extrémité d'une sorte d'axe un peu plus mou que le reste, autour duquel s'emboîtent des couches successives qui augmentent d'épaisseur en se rapprochant de l'extrémité opposée. Leur dimension varie beaucoup, les plus gros dans la fécule de pomme de terre ont à peu près un huitième de millimètre de diamètre. La fécule que l'on retire de la plupart des autres plantes est constituée par des grains bien plus petits : celle du froment n'a qu'un vingtième de millimètre ; celle du petit millet n'excède pas un quatre-centième de millimètre. La matière amylacée est insoluble dans l'eau ; mais étendue dans dix à quinze fois son poids d'eau et chauffée graduellement jusqu'à un degré voisin de l'ébullition, l'eau détermine l'exfoliation et le gonflement de tous les grains et se convertit en une sorte de pâte gélatineuse (*empois*). Vu au microscope, l'empois (1) se compose de grains de fécule gonflés ; les couches intérieures de ces grains se sont notablement développées en s'hydratant. Les acides étendus désagrégent l'amidon et le convertissent en dextrine et en sucre ; l'acide acétique seul est sans action sur lui. La diastase, substance qui se forme dans la germination des semences d'orge, d'avoine, de blé, etc, possède aussi la propriété de désagréger l'amidon, de le transformer d'abord en dextrine, puis en sucre : c'est ainsi que s'obtient la bière par l'orge germée et digérée dans l'eau à 70 degrés. Les grains amylacés diffèrent, dans les graines amylacées, non-seulement par leur grosseur, mais encore par leur forme et par quelques particularités chimiques : ainsi les racines d'angélique, de dahlia, de topinambour, de chicorée, d'aunée, certains lichens, contiennent une variété d'amidon connue sous le nom d'*inuline*, qui forme avec l'eau un mucilage, non point un empois, et qui s'en précipite à froid en masse blanche et pulvérulente ; une autre variété d'amidon (lichénine), faisant gelée avec l'eau par l'ébullition, se rencontre dans les *Lichen islandicus, plicatus, barbatus*, etc. Dans les légumes dont il s'agit ici, la fécule est associée à différents principes, tels que le sucre, le mucilage, des matières extractives et colorantes. Braconnot a désigné sous le nom de *légumine* une matière azotée qu'il a découverte dans les pois, les haricots, les lentilles, et que Dumas confond avec l'amandine, tant sous le rapport de sa composition que de sa propriété. La légumine, d'après ce dernier, est un composé distinct de la caséine et de l'albumine, et dans lequel ces deux corps sont unis à d'autres combinaisons : très-répandue dans les végétaux, elle doit jouer un rôle important dans la nutrition de l'homme et de quelques animaux. La classe des légumes amylacés comprend un grand nombre de substances alimentaire d'une importance majeure, et qui, chez quelques peuples et dans les rangs inférieurs de la société, suppléent ou remplacent l'emploi des farines de céréales.

A. *Pomme de terre, parmentière* (*Solanum tuberosum*). — Apportée en 1586 de l'Amérique septentrionale en Angleterre par sir Walter Raleigh, en même temps que les Espagnols la tiraient du Pérou ; popularisée en France

(1) Voyez dans Pelouze et Fremy, 3e édit., 1861, t. IV, p. 960, le résumé des observations physiologiques faites sur les matières amylacées.

par les efforts de Parmentier; une des conquêtes les plus utiles pour l'humanité, dont elle devait favoriser l'accroissement en diminuant la fréquence et
l'intensité des disettes, si l'étrange phénomène d'une maladie destructive n'était
venu désoler les grandes cultures d'Amérique et d'Europe, affamer l'Irlande,
décimer sa population et faire éclater le danger d'une confiance fondée cependant sur une expérience déjà longue. Tous les climats en comportent la culture,
de l'équateur jusqu'en Sibérie, là où le seigle et l'avoine ne viennent plus,
depuis le littoral maritime jusqu'à 1500 toises de hauteur (2923 mètr. 554
millim.); elle donne quatre fois plus que le blé : un arpent rend 25 000 livres
de pommes de terre et suffit à la subsistance de vingt-quatre personnes pendant
un an. Le nom de pomme de terre se donne aux tubercules arrondis qui
croissent sur les racines de cette plante et qui exigent à peine cinq à six mois
pour se développer. L'espèce dite *patraque jaune* est celle qui donne le plus
de tubercules pour une égale superficie de terrain, et le plus de fécule pour
un poids égal de tubercules; elle en contient 23 pour 100. Le *shaw d'Écosse*
est une espèce hâtive que la maladie attaque le moins. Ces deux espèces et la
marjolin défrayent les grandes cultures. Parmi les bonnes variétés de petite
culture, se trouvent les violettes rondes à chair jaunâtre, les vitelottes longues
rouges et jaunes, etc. Les sols, les engrais, les saisons, modifient leurs qualités; dans tous les terrains, la grosse variété dite *patraque blanche* ou
pomme de terre à vaches, ne fournit que des tubercules peu féculents que la
cuisson rend pâteux. Un excès de fumure ou d'humidité naturelle de terrains
communique aux autres variétés les mêmes inconvénients. La partie la plus
farineuse et la plus agréable se trouve, surtout dans les grosses espèces, au-
dessous de l'épiderme et du tissu herbacé, jusqu'à une épaisseur de 4 à 10 millimètres; la portion centrale ou médullaire est plus aqueuse, moins féculente
et de qualité inférieure : l'épluchage ne doit donc enlever que la plus mince
pellicule. Les tubercules à surface unie, comme la vitelotte de primeur, n'ont
besoin que d'être brossés dans l'eau; on n'en détache ainsi que l'épiderme et
le tissu herbacé. Les tubercules sont de bonne qualité si leurs tranches coupées
minces sont translucides et si une cuisson d'une heure ou d'une heure et
demie à 100 degrés dans l'eau, à la vapeur ou dans la cendre, rend leur pulpe
farineuse jusqu'au centre. Ce tubercule contient par livre 351^{gr},53 de végétation, 76^{gr},48 de fécule, 38^{gr},24 d'extrait salin, 22^{gr},94 de fibres ;
desséché au four, il ne pèse plus qu'un cinquième de son poids primitif.
L'analyse qu'en a faite Vauquelin a produit de l'eau, de l'amidon, du parenchyme, de l'albumine, de l'asparagine, une résine amère, cristalline, aromatique, une matière animale et colorée, des citrates de potasse et de chaux, du
phosphate de potasse et de chaux et de l'acide citrique libre. Les analyses
faites par Payen ont donné le résultat suivant :

Eau...	74,00
Fécule	20,00
Épiderme, tissu de cellulose, pectates et pectinates de chaux, de soude et de potasse............................	1,65
Albumine et matières azotées analogues..........	
Malamide..	
Matières grasses.......................................	
Sucre, résine, huile essentielle (solanine ?)........	4,30
Citrate de potasse, phosphates de potasse, de chaux, de magnésie ; silice, alumine, oxydes de fer et de magnésie..	
	100,00

On extrait de la fécule la dextrine que l'on convertit en sirop de sucre. Fermentée et distillée, la pomme de terre fournit 11 litres d'alcool environ par 100 kilogrammes de tubercules. C'est un préjugé encore répandu que la pellicule de pomme de terre contient un principe délétère qui se communique à leur eau de cuisson ; les expériences de Dunal (de Montpellier) ont prouvé le contraire.

B. *Patate douce, ou patate (Convolvulus batatas)*· — Ses racines tuberculeuses offrent un aliment féculent et sucré aux habitants des Amériques et des pays chauds, et forment avec l'igname et le maïs leur principale nourriture. La longue rouge est plus riche en farine que la longue jaune; on emploie encore la rose de Malaga et la violette de la Nouvelle-Orléans; la plus productive et la moins nourrissante est l'igname, qui, récoltée dans une petite culture aux environs de Paris, a donné :

Eau...	79,64
Fécule amylacée.......................................	
Cellulose..	
Acide pectique	
Sucre..	20,36
Albumine et autres matières azotées............	
Matières grasses......................................	
Sels et silice...	
	100,00

La patate igname (*Dioscorea batatas*) contient donc moins de matière solide que la pomme de terre, et, comme celle-ci, elle ne peut alimenter qu'avec un complément de principes azotés et gras, tels que viande, lait, fromages, etc. En Amérique et dans le midi de la France, les patates, surtout les rouges, sont plus féculentes et plus sucrées : un échantillon de cette origine a fourni à Payen seulement 67,50 d'eau, 16,05 de fécule amylacée, 10,20 de sucre, etc. La maladie des pommes de terre a rehaussé l'importance de la patate, qui réussit bien dans le Gard, dans le Vaucluse, etc. De Gasparin a démontré que, par sa méthode de plantation en fossettes, la patate douce donne 25 000 ou 30 000 kilogrammes de tubercules par hectare, et ce rendement peut s'élever jusqu'à 100 000 kilogrammes. Ce qui s'oppose à l'adoption usuelle de ce produit, c'est qu'il est trop sucré pour être mangé avec la viande ou assaisonné de sel, et pas assez pour représenter un aliment sucré; une addition de sucre lui donnera cette dernière valeur.

C. *Igname* (*Dioscorea alata et japonica*). — Les racines tuberculeuses de cette plante pèsent de 1 à 3 kilogrammes aux Antilles et dans l'Inde, et sa culture, introduite en France et en Algérie, paraît destinée, comme dans ces pays, à jouer un rôle important dans l'alimentation. Voici deux analyses, dont l'une a été faite par Boussingault sur un échantillon du Jardin des plantes, et l'autre par Payen sur un échantillon algérien :

	Muséum.	Algérie.
Amidon et substance mucilagineuse....	13,1	16,76
Albumine et autres matières azotées....	2,4	2,54
Matières grasses........	0,2	0,30
Cellulose	0,4	1,45
Sels minéraux.....	1,3	1,90
Eau	82,6	77,05
	100,0	100,00

Sur ces échantillons comme sur l'igname des colonies, Payen a remarqué que tous les vaisseaux séreux longitudinaux sont entourés de tissu cellulaire rempli de fécule, tandis que cette matière fait défaut dans les portions du tissu intermédiaire à ces sortes d'amas féculents disposés en cylindres. Le *Dioscorea japonica* se propage par tronçons et par bourgeons; il n'a pas la saveur sucrée des patates, il se conserve mieux, et préparé comme celle-ci et les pommes de terre, il constitue un aliment salubre et agréable.

D. *Lentilles* (*Ervum lens*). — Leur enveloppe contient un arome agréable qui se communique à leur eau de cuisson et qui manque aux lentilles décortiquées. On cultive en grand deux variétés principales, l'une à grosses graines et plus productive, l'autre dite lentillon, à graines plus renflées, plus petites et d'une saveur plus délicate. Payen a trouvé dans les lentilles :

Amidon, dextrine et matière sucrée...............	56,0
Substances azotées	25,2
Matières grasses et traces de substances aromatiques..	2,6
Cellulose	2,4
Sels minéraux	2,3
Eau	11,5
	100,0

E. *Pois communs* (*Pisum sativum*), *pois chiches* (cicérole, *Cicer arietinum*). — Les pois secs, moins recherchés que les pois verts, forment, avec les haricots, dans les cantons pauvres, la base de presque tous les potages. Les pois chiches, plus durs et plus nutritifs, se digèrent très-bien quand ils sont réduits en purée. Dans le commerce, les pois secs usuels se présentent sous deux aspects : les uns, égrenés de leurs gousses et desséchés à l'air après leur maturation complète, représente des graines entières d'une nuance jaune grisâtre, souvent perforées en partie par les insectes; les autres, séchés avant leur maturité, égrenés par le battage, décortiqués et concassés entre des meules un peu écartées, sont pour la plupart en fragments d'un vert teinté de gris, d'une saveur moins prononcée et plus agréable; ils exigent avant leur cuisson une immersion moins prolongée dans l'eau froide que les pois en graines non décortiquées; ils sont aussi plus alibiles, comme Payen l'a démontré par ces analyses :

	Poids secs ordinaires.	Poids écossés desséchés verts.
Amidon, dextrine, matière sucrée	58,7	58,5
Substances azotées	23,8	25,4
Matières grasses	2,1	2,0
Cellulose	3,5	1,9
Sels minéraux	2,1	2,5
Eau	9,8	9,7
	100,0	100,0

F. *Haricots* (semences du *Phaseolus vulgaris*). — Les haricots blancs, rouges, bruns, violets, panachés, offrent à peine des nuances différentielles de saveur et d'arome. Les graines blanches et mûres, bien desséchées à l'air, faciles à conserver à l'abri de l'humidité, possèdent, même à froid et crues, une odeur et une saveur caractéristiques qui décèlent leurs mélanges avec les farines de blé jusque dans la proportion de 5 à 10 pour 100 ; en outre, le pain fabriqué avec ce mélange est mat et court, parce que la farine des haricots nuit à l'élasticité du gluten. La variété connue sous le nom de *flageolets* se récolte avant leur entier développement, quand leur enveloppe verte est encore tendre. Payen a analysé les deux espèces :

	Haricots blancs ordinaires.	Haricots flageolets desséchés par les procédés de Masson et Chollet.
Amidon, dextrine et matière sucrée	55,7	60
Substances azotées	25,5	27
Matières grasses	2,8	2,6
Cellulose	2,9	2
Sels minéraux	3,2	3,3
Eau hygroscopique	9,9	5,1

G. *Fèves et féveroles* (*Faba vesca*). — Elles sont aussi productives qu'économiques. Les féveroles sont principalement réservées à la nourriture des chevaux. Les *gourganes*, grosse variété arrondie, entrent dans les approvisionnements de la marine ; les meilleures sont les *fèves de marais*, surtout si on les mange vertes (juillet et août). Les fèves, desséchées à l'état vert avant les attaques des insectes, sont plus riches en principes nutritifs et plus agréables au goût que les fèves mûres ordinaires (Payen); mais elles exigent avant leur cuisson six à huit heures d'immersion préalable dans l'eau froide.

	Féveroles.	Fèves vertes desséchées.	Fèves ordinaires.
Amidon, dextrine et sucre	48,3	55,85	51,50
Substances azotées	30,8	29,05	24,40
Matières grasses	1,9	2	1,50
Cellulose	3,0	1,05	3
Sels	3,5	3,65	3,60
Eau	12,5	8,40	16
	100,0	100,00	100,00

Les fèves ont un arome peu prononcé, mais qui ne flatte pas le consommateur; on les corrige en les assaisonnant d'une labiée cultivée dans les jardins, dite sariette (*Satureia hortensis*).

H. *Fécules exotiques.* — Extraites de racines tuberculeuses d'ignames et de patates, des tiges souterraines du *Maranta arundinacea*, de la tige des palmiers, des bulbes d'orchis, elles n'ont aucune odeur, et, cuites dans le bouillon, dans le lait, dans le beurre, etc., elles n'en modifient pas les qualités aromatiques et sapides, tandis que la fécule des tubercules indigènes, contenant environ un dix-millième de son poids d'une huile essentielle soluble dans l'eau et plus encore dans les liquides alcalins, en communique l'odeur à tous les produits qu'elle fournit.

L'*arrow-root* se prépare aux Indes et aux colonies, en râpant les rhizomes du *Maranta arundinacea et indica*, du *Tacca pinnatifida* de Taïti, de l'*Arum maculatum* de l'île Portland, de *Curcuma leucorrhiza* des Indes orientales, les racines d'ignames ou de patates; la pulpe est lavée sur un tamis; la fécule, entraînée par l'eau dans un récipient, s'y réunit au fond par le repos ; le liquide décanté, on soumet le dépôt à la dessiccation. Cette même fécule se transforme en *tapioca*, quand, projetée au travers d'une passoire sur une plaque de fer ou de cuivre étamée et chauffée à plus de 100 degrés, elle y forme des grumeaux blancs, d'une consistance d'empois qui, pressés ensuite sur les mailles d'un tamis, se divisent en granules de différentes grosseurs : on les vend sous cette forme. L'arrow-root de Taïti, ou fécule de Pia, tiré du *Tacca pinnatifida* dont les tubercules ont la grosseur du poing et pèsent 300 à 500 grammes, a été analysé par G. Cuzent, pharmacien distingué de la marine (1), et lui a donné :

Épiderme	2,50
Tissus ligneux	6,31
Fécule	30,60
Perte	60,50

La fécule d'arrow-root du Maranta se présente sous la forme d'une poudre blanc grisâtre, craquant sous la pression du doigt comme la fécule; les granules doivent à leur grande transparence leur teinte grisâtre; leur diamètre

(1) G. Cuzent, *O'Taïti.* Paris, 1860, p. 173, — Fonssagrives, *Hygiène alimentaire des malades, des convalescents et des valétudinaires,* 2e édition. Paris, 1867, p. 151.

est celui de l'amidon de blé, mais ils ne sont pas mêlés de granules plus petits comme ce dernier; au microscope, ils paraissent nacrés, à hile punctiforme, excentrique sur le côté le plus rétréci du grain et souvent remplacé par une petite fente, ce qui constitue, d'après Coulier (1), un très-bon caractère pour l'expertise de cette fécule si souvent falsifiée par l'addition de fécules de moindre valeur : on débite sous ce nom, rehaussé par celui du lieu d'origine (West-Indian, East-Indian, de la Jamaïque, des Bermudes, de Saint-Vincent, du Brésil, de la Guinée, etc.) des produits dont le prix varie de quelques centimes à 2 ou 3 francs le demi-kilogramme. Le microscope aide à démêler ces fraudes en précisant les caractères propres aux granules des différentes sortes d'amidon.

Le *salep* provient de la fécule du *Cycas circinalis*, mélangé avec 50 pour 100 d'eau, passée au travers d'un châssis garni d'une toile métallique, et moulée en petits cylindres qu'on fait tourner dans un vase pour leur donner la forme de boules. Celles-ci sont exposées sur un tamis, pendant une minute environ, au-dessus d'un courant de vapeur d'eau qui les dessèche en partie; on les chauffe ensuite dans une étuve à courant d'air pour les amener à la consistance voulue. Si la température de cette étuve ne dépasse pas 100 degrés, le sagou reste blanc; si elle s'élève jusqu'à 200 degrés, il prend une nuance jaune. Le sagou, comme le tapioca, cuit dans l'eau, le lait, etc., se gonfle, devient translucide et mou, tout en conservant la forme sphérique de ses grains. Les petits tubercules d'orchis (*Masculæ*) qui viennent de l'Asie Mineure et de la Perse, épluchés, lavés à l'eau bouillante et desséchés, fournissent le *salep* par l'écrasement de leur substance au travers de tamis plus ou moins serrés. Le salep en poudre, bouilli dans les liquides alimentaires, se gonfle beaucoup, se dissout en partie, et ajoute un léger arome agréable à leur saveur; c'est un produit à la fois féculent et mucilagineux, qui, dans les potages épais, flatte l'œil et le goût, mais sans leur communiquer aucune des propriétés analeptiques que le préjugé ou le charlatanisme lui attribue.

La fécule de Taro (genre *Arum*) n'a pas encore pris rang dans les comestibles d'Europe; mais le taro de Taïti (*Karo* des Sandwich, *Taya* du Brésil, *Taka* des îles Canaries), est avec l'arbre à pain (*Artocarpus incisa*), de la famille des urticées, la grande ressource d'alimentation des Polynésiens. Le taro vient comme le riz, dans les terres inondées, vaseuses, mais quelques-unes de ses variétés s'accommodent des terres fortes; sa culture exige huit mois. Ses rhizomes pèsent 500 grammes à 2 kilogrammes. Cuzent en a retiré jusqu'à 33 pour 0/0 d'une fécule à grains minuscules, à hile peu apparent, et associée à un principe âcre, que la chaleur et le lavage dissipent; il est si énergique que la rapure fraîche du taro peut faire l'office de sinapisme, et il rappelle le principe

(1) Coulier, art. ARROW-ROOT du *Dictionnaire encyclopédique des sciences médicales*, 1867.

vénéneux volatil qui, associé à la fécule alimentaire des racines du manioc (*Jatropha manihot*), cède aussi au lavage et à l'action de la chaleur. Les jeunes feuilles du taro se mangent à Taïti comme légume vert; le chou caraïbe, c'est-à-dire les feuilles du *Caladium sagittæ folium* entrent dans le régime alimentaire aux Antilles et dans l'Amérique du Sud; il en est de même des racines de l'*Arum mucronatum* au Brésil, de l'*Arum colocasia* en Égypte; sous le nom de *yams*, les racines bouillies de l'*Arum esculentum* remplacent les pommes de terre pour les habitants de l'île de Madère. D'après Pereira, on prépare, dans l'île de Portland, avec les racines de l'*Arum maculatum*, une fécule qui se débite sous le nom de sagou et d'arrow-root de Portland; elle est blanche; ses granules ont 1/4348 de pouce anglais; ils sont arrondis, à hile circulaire au fond d'une petite dépression, et la chaleur les fait éclater en étoiles.

I. *Lichens et fucus.* — Beaucoup de fucus, telles que le *serratus* en Chine et le *saccharinus* dans le Groënland, fournissent un aliment amylacé; les Irlandais, les Norvégiens, les Lapons, le trouvent dans les lichens qui abondent sur leur sol. Le *Lichen islandicus* se mange cuit, en bouillie, en salade, desséché ou pulvérisé. Les Islandais vont en troupes le récolter sur les rochers qu'il tapisse, et le conservent après dessication dans des barils. On le débarrasse de son principe amer par des lotions préalables ou à l'aide d'une lessive légère de sous-carbonate de potasse (procédé de Westring); il absorbe plus de la moitié de son poids d'eau et devient alors transparent. Berzelius lui assigne la composition suivante : sirop, 3,6; bitartrate de potasse, tartrate et phosphate de chaux, 1,9; principe amer, 3,0; cire verte, 1,6; gomme, 3,7; matière colorante, 7,0; fécule de lichen, 44,6; matière insoluble amylacée, 36,6. On a étudié plus récemment, sous le nom de *lichénine*, la substance, qui, dans plusieurs espèces de mousses et de lichens, a la même composition que l'amidon sans en offrir les propriétés physiques : soluble dans l'eau, insoluble dans l'éther et dans l'alcool, elle se convertit en dextrine par l'action prolongée de l'eau bouillante; l'iode la colore en jaune; les acides étendus et bouillants la changent en glycose. D'après Olafson, un boisseau de *lichen islandicus* équivaut pour la nourriture à deux de froment; en Norvége, on a remarqué que l'éléphantiasis attaque moins les mangeurs de lichen que les habitants qui se nourrissent de poisson; en Carniole, on le donne aux chevaux pour les réconforter, aux cochons pour les engraisser.

J. Ce que les lichens sont pour les peuples du Nord, le châtaignier (*Fagus castanea*) l'est pour plusieurs régions de la France, les Cévennes, le Limousin, la Corse; il fournit à leurs habitants leur principale nourriture pendant une grande partie de l'année. Ses fruits sont formés d'un péricarpe sec, garni en dedans d'une bourre courte et abondante, d'une ou de deux amandes blanches essentiellement composées de fécule amylacée, d'une très-petite quantité de gluten ou de matière sucrée : on fait avec leur farine des pâtes et des galettes qui se conservent longtemps ; la pâte fermentée, ou polenta, est un aliment des classes inférieures de la Corse. Le marron d'Inde, qui est rejeté de l'alimentation populaire à cause de son amertume et de sa proportion notable de potasse, recèle plus de fécule que la pomme de terre elle-même, et n'exige, pour être utilisé, qu'un premier lavage avec de l'eau aiguisée par une très-petite addition d'acide sulfurique (Raspail), et un second lavage à grande eau pour ôter à la fécule toute âcreté.

Plusieurs des végétaux féculents dont nous venons de parler sortent de la classe des légumes par leur importance alimentaire ; ils se prêtent à la panification, et dans beaucoup de pays ils remplacent le pain que l'on obtient des plantes céréales dont ils sont les succédanés en hygiène.

<h2 style="text-align:center">III. — CÉRÉALES.</h2>

Les graminées jouent un rôle immense dans l'alimentation des hommes, et l'on peut ajouter dans les destinées des États : elles couvrent le globe de leurs moissons, et déploient à sa surface, suivant les zones, la variété de leurs espèces. Bases de l'agriculture, régulateurs du mouvement des populations, l'antiquité leur a fait une origine divine ; elles donnent le pain que nous nommons dans nos prières comme le symbole des moyens conservateurs de la vie.

La culture des céréales fait la richesse des provinces méridionales de la Russie, des principautés danubiennes, de la Hongrie, de la Pologne, de l'Égypte, etc. En France, elle occupe 5,500,500 hectares, et les 70,000,000 d'hectolitres qu'elle produit ne nous dispensent pas de demander chaque année aux blés étrangers environ 4 jours 1/2 de nourriture. Les graines de toutes les céréales contiennent, mais en proportions très-différentes, les mêmes éléments nutritifs. Millon a signalé, à la vérité, certains blés entièrement ou à peu près dépourvus de gluten ; mais il n'a pas démontré que ces grains n'avaient pas subi quelque altération, ne constituaient point un type anormal et rare, etc. La composition constante des céréales présente : 1° des substances organiques azotées, *glutine, albumine, caséine, fibrine*, comparables aux produits du même nom qui existent dans les tissus animaux ; 2° un principe actif, prédominant dans les parties corticales, analogue à la diastase, ayant la propriété de fluidifier en partie l'amidon chauffé en contact avec l'eau de 75 à 80 degrés ; 3° des substances organiques non azotées, *amidon, dextrine, glycose, cellulose ;* 4° des matières grasses et une huile essentielle, *huile fluide,* graisse plus consistante, *essence odorante ;* 5° des matières minérales, *phosphates de chaux et de magnésie, sels de potasse et de soude, silice.* Nous empruntons à Payen le tableau suivant, qui, en indiquant la composition immédiate des principales graminées alimentaires à l'état sec, fait ressortir l'influence de leur origine et des espèces :

	Amidon.	Matières azotées.	Dextrine et substances congénères	Matières grasses.	Cellulose ou tissu végétal.	Matières minérales
Blé dur de Venezuela …	58,62	22,75	9,50	2,61	3,5	3,02
Blé dur d'Afrique ……	65,07	19,50	7,50	2,12	3	2,71
Blé dur de Tangarok …	63,80	20	8	2,25	3,1	2,85
Blé demi-dur de Brie….	70 05	15,25	7	1,95	3	2,75
Touselle…………	76,51	12,65	6,05	1,87	2,8	2,12
Seigle…………	67,65	12,50	11,90	2,25	3,1	2,60
Orge…………	66,43	12,96	10	2,76	4,75	3,10
Avoine…………	60,59	14 39	9,25	5.50	7,06	3,25
Maïs…………	67,55	12,50	4	8,80	5,90	1,25
Riz…………	89,15	7,05	1	0,80	1,10	0,90

Le tableau suivant renferme les analyses immédiates des diverses farines obtenues dans des blés français et étrangers, et dont la quantité de gluten a été déterminée par l'aleuromètre de Boland (1) :

(1) Ἄλευρον, farine ; μέτρον, mesure.

PROVENANCES.	SON PUR LAVÉ et séché.	PELLICULE BLANCHE adhérente au son.	GRUAUX.	FARINE AFFLEURÉE.	GLUTEN hydraté pour 100 de blé.	GLUTEN hydraté pour 100 de farine.	DILATATION à l'aleuromètre.	GLUTEN SEC pour 110 de blé.
Blé du Roussillon	19 20	8,16	40,65	31,10	26 20	37,70	50°	10.50
Blé de la Beauce	19,44	8,16	40,65	31,35	22 30	30,82	40,5	11,62
Blé de la Nièvre	21,69	9,11	38,90	30,80	17.14	25,31	39	6,97
Blé du Lot	17,28	7,26	41,66	32,40	21,58	29,40	39	9,19
Blé de Châlons	22.81	9,59	41,40	32,40	19,75	30 43	32.5	8.70
Blé de Champagne	20,77	8,73	37,45	33,25	18,47	26 90	34.5	8,70
Blé de Picardie	19,61	8,24	39.70	32,24	24.22	33 46	50	10,00
Blé de Nantes	17,32	7,28	39,00	36.40	24,00	34.26	40,5	9,98
Blé de Berg	16,70	7,90	41,50	31,40	21,90	33,59	40	9,37
Blé de la Brie	16,67	7.00	43,91	28,20	24.86	34,43	36	10,38
Blé de Chartres	21,34	8,96	38,85	29,65	32,13	32 20	45	12,56
Blé de Gonesse.	21,31	8,99	35,80	33,30	22,30	32,15	44.5	8,82
Blé de Melun	21.34	8,96	39,35	29,70	22,60	33,83	49	9,80
Blés de mars lavés et essorés { de Melun.	20,52	8,53	41,25	8,06	21,38	30 74	47	9.13
de Ris (Seine-et-Oise)	22,36	9,39	40,60	26,00	20,39	30,74	40	9,17
de Ris (Seine-et-Oise)	21,65	9,10	40.75	27,80	21,35	31.41	50	9,01
de Gonesse	21,80	9,42	42,60	25,80	26,60	32,86	45	10,52
de Montereau	21,45	8.00	38,40	31,70	20,35	29,02	39	12,55
de Montereau	21,45	12.70	35,40	39,05	16,20	25,13	42	11,62
d'Algérie	24,75	8,75	56,50	10,00	23,50	35,33	34	17.05
d'Algérie	24,75	13,00	51,75	9,80	19.50	31,68	40	17,78
Blé de Licussain (Suisse)	22,51	9,47	39,65	27,84	22,53	29,47	46	8,78
Blé de Marianopolis (Crimée)	21,23	8,92	41,20	27,20	27,15	38,68	44	11,24
Blé de Tangarok	23,52	9,98	57, 0	9,10	20,00	30.21	24	10,28
Blé de Russie	28,20	11.78	35,20	24.30	»	»	»	»
Blé de Ghirka	16,49	6,93	42,80	32,94	38,45	51,73	49	15.10
Blé d'Odessa	18.82	7,90	38,38	34,50	17.95	24,54	48	5.27
Blé de Sandomirka	25,41	10,65	54,81	8,70	18.61	29.25	17	13.00
Blé de Kubanca	22,63	9.51	55,65	11,62	32,80	48,75	38	13,58
Blé de Kœnigsberg (Prusse)	19.58	8,22	42,50	28,95	14.56	20,26	34,5	6.24
Idem	20,89	4,87	41,26	32,10	16,29	22,10	37,5	6.98
Blé de Pologne	17,60	7,74	47 95	27,15	30,80	42,34	48	11.17
Idem	22,48	9,45	57,72	10.20	31,30	45,53	41	12.57
Blé de Hambourg	22.25	9.55	57 70	10.77	22,14	33,00	37	9.33
Blé de Wismard	22,21	9,33	38.15	29,55	20 32	29.94	36,5	8.56
Blé de Mecklembourg	20,70	8,43	40 50	29,75	20.67	29,15	42	2.77
Blé de Belgique	21,67	9,10	41,60	27,15	19.90	23.92	45	9 40
Blé d'Egypte	24,44	10,27	39,89	25,00	18 58	19 00	18	7.77
Blé de Chypre	25,35	10,65	53,00	11,00	19.30	30,15	27	8,71
Idem	24,32	10,21	54,30	10,70	18,91	34.82	25	8,90
Blé d'Amérique	16,75	7 03	41,65	34,0	20,51	26.44	38	8,40
Idem	21,12	8,88	41,8	27.80	17,73	25,38	42	7,32
Blé d'Espagne	22,71	9,54	36.46	30,70	16,00	23,32	35	6.63
Idem	22,74	9.56	33,60	33.40	16 70	24,93	40	6,84
Idem	16,74	7,30	38,18	37,30	18,88	25.00	49	7,14
Blé de Naples	20,77	8,73	39,60	30.50	20,60	29,60	46	8.38
Blé d'Algérie	20,46	8,59	61,75	9.20	22.85	32,20	38	9.69
Blé d'Angleterre	21.72	9,13	35.40	32.60	21.60	32,70	38,5	9.10
Blé de Zelande	20,44	8,33	36,45	33,00	19,77	28,29	42 5	8,19
Blé de Lorraine	23,15	10,11	36,25	30,00	19,61	28,50	43,5	13,54

Ordinairement, les blés retiennent 12 à 16 pour 100 d'eau ; la nature du sol, l'état du ciel, l'époque de la récolte, et surtout la provenance, influent sur le degré d'hydratation naturelle des blés. Sur des échantillons récoltés tous en Algérie, E. Millon a constaté les différences suivantes (1) :

		Eau pour 100.
Blé dur provenant de Sidi-bel-Abbès		13,50
—	Mostaganem	12,28
—	Aumale	13,28
—	Oran	12,62
—	Mascara	11,84
—	Saïda	11,17
—	Batna	11,66
—	Constantine	11,65
—	Guelma	14,11
—	Teniet-el-Haad	14,40
—	Tiaret	13,76
—	Blidah	12,79
—	Milianah	12,15
—	Tlemcen	12,70
—	Philippeville	11,86
—	Biskra	9,78
—	Bône	14,02
—	Laghouat	10,07

Par le mouillage, les blés s'imbibent d'autant plus que leur immersion dans l'eau est plus prolongée, la température du liquide plus élevée, le grain plus sec et plus tendre. A la température de 18 degrés centigrades,

	100 grammes pèsent après une immersion de				
	5 minutes.	10 minutes.	30 minutes.	18 heures.	48 heures
Blé dur	115,5	115,7	117,0	145,0	157,5
Blé tendre	119,0	119,8	121,2	147,5	158,8

La graine des céréales présente un sillon médian qui la partage, suivant sa longueur, en deux lobes égaux ; les plans qui forment ces lobes se prolongent contournés en volute à l'intérieur de la graine qui représente deux cylindres juxtaposés ; elle présente une enveloppe générale, espèce de pellicule épidermique peu adhérente, si ce n'est dans le sillon, imprégnée de silice, et plus résistante à l'acide sulfurique que le ligneux des cellules. Cette cuticule enveloppe un rang de cellules allongées dans le sens du grain et reposant sur d'autres cellules transversales : celles-ci recouvrent encore des cellules allongées, et une membrane semblable à la cuticule sépare les parties tégumentaires du périsperme. Payen appelle oléifères les cellules rangées à la périphérie, au-dessous des téguments ; elles sont hexagonales, opaques, volumineuses, remplies de granules distincts des grains d'amidon ; l'acide sulfurique étendu de son volume d'eau les désagrége et en fait exsuder de l'huile ;

(1) Millon, *Des phénomènes qui se produisent au contact de l'eau et du blé*, Paris, 1854, p. 11 et 12.

elles contiennent, outre des matières azotées et des phosphates alcalins, les huiles essentielles et la matière colorante du grain : c'est en elles que se concentre le goût, l'arome délicat du blé qui manque au pain blanc et rappelle celui de la noisette. Ces cellules hexagonales, d'une couleur grisâtre, touchent aux premières cellules du périsperme, et en pénétrant dans l'intérieur du grain, on trouve des parties graduellement plus blanches, également constituées par des cellules qui renferment plusieurs principes immédiats, particulièrement l'amidon et le gluten.

1. *Froment (Triticum sativum)*. — C'est la céréale des régions tempérées du globe, et quoiqu'elle serve de principal aliment aux Européens, elle n'est point indigène à l'Europe ; elle se plaît du 35ᵉ au 50ᵉ parallèle ; elle abonde dans les États-Unis, le nord de l'Afrique, la Sicile, la France, l'Allemagne, la Hongrie, la Russie méridionale, l'Angleterre ; dans les contrées équatoriales, le froment se retrouve avec une égale fertilité sur les plateaux que leur élévation rapproche des climats tempérés. La culture en multiplie les variétés. Dans les bons terrains, le blé rend 20 à 30 pour 1 et plus. Pline dit que l'Égypte, la Bétique et la Sicile rendent 100 pour 1 ; il ajoute qu'à Byzacium le blé a donné jusqu'à 150 pour 1 : l'Europe n'est pas témoin d'une telle abondance. Les bons blés se reconnaissent à leur couleur franche, soit d'un jaune légèrement doré, soit d'un gris glacé argenté, soit d'un brun très-clair et brillant : leur rainure est peu profonde ; ils sont bombés, bien remplis et sonores, et ils glissent aisément entre les doigts. La qualité des blés se juge d'ailleurs d'après la proportion du gluten qu'ils contiennent : les froments du Nord en ont moins que ceux du Midi (Davy) ; aussi préfère-t-on les blés d'Odessa ; les blés durs sont plus riches en gluten et en autres substances azotées que les blés tendres : les nôtres en possèdent à peu près le dixième de leur poids. Leur pesanteur est un des plus sûrs indices de leur bonne qualité. Les grains durs se dénotent par leur aspect corné, par une consistance plus forte, par la demi-transparence de leur masse, par l'égale dureté de toute leur épaisseur ; ils contiennent moins d'eau, se conservent mieux, donnent sous un même poids plus de farine et de pain ; leurs gruaux sont préférés pour la fabrication des meilleurs vermicelles, macaronis, lazagnes, etc. Les biscuits de campagne, faits avec leur farine, sont plus sapides ; j'en conserve un qui a près de trois ans et qui n'a subi aucune altération ; ils sont compactes, vitrés. On ne peut reprocher aux produits de ces blés qu'une couleur jaunâtre. Les blés demi-durs ne sont transparents que dans leur zone périphérique ; leur centre est opaque et farineux. Ils donnent, en général, de 72 à 80 pour 100 de farines blanches de première, deuxième et troisième mouture ; plus, de 20 à 28 de son et de remoulages. Dans le système de mouture dite à gruaux blancs, on utilise leurs belles farines pour les pains de fantaisie, et l'on vend aux vermicelliers leurs farines grisâtres plus riches en principes azotés. Enfin les blés tendres ou blancs sont farineux dans leur masse, moins riches en gluten, moins nutritifs, plus faciles à moudre ; ils fournissent sous

la meule une substance plus fine. Les fabricants d'amidon la préfèrent. Les blés du nord de la France, d'Allemagne et surtout ceux de Pologne, sont très-légers : les grains de l'Europe méridionale, et en première ligne ceux d'Asie et d'Afrique, ont une densité telle, qu'à volume égal ils renferment un tiers de matière nutritive en sus. L'administration militaire n'admet dans ses magasins que l'espèce dont le poids se rapproche le plus de 73 kilogrammes par hectolitre. (*Règlement* du 1er septembre 1837.)

2. *Seigle* (*Secale cereale*). — Cette utile graminée se plaît dans les lieux secs, sablonneux, maigres, stériles ; elle croît surtout dans le nord de l'Europe et sur les montagnes ; plus nourissante que l'orge, elle donne une paille plus souple, plus effilée, plus propre à la confection des ouvrages de paille, ce qui diminue le prix de revient de cette culture. On n'importe en France le seigle que dans la proportion de 16 pour 100 de la consommation totale des céréales ; mais il alimente une partie de la Belgique, de la Hollande, de la Prusse, de l'Allemagne, de la Russie, etc. On a vu, par le tableau de la composition chimique des céréales, que le seigle ne contient pas de gluten qui se puisse extraire directement, et qu'il a une plus forte proportion de substances solubles hygroscopiques ; il possède une odeur *sui generis* et une matière colorable en brun.

3. *Orge* (*Hordeum sativum*). — Répandue et multipliée dans toute l'Europe, elle remplace le froment dans les contrées septentrionales et les pays de montagne où cette dernière graminée ne peut mûrir ; elle s'accommode de toutes les espèces de terrains, et parvient plus vite à sa maturité, condition si nécessaire dans les régions où l'été est court et l'hiver très-long ; à superficie égale, elle produit deux à quatre fois plus de grains que le seigle et le blé. Il y a dix variétés d'orge très-distincte. L'hectolitre pèse 63 à 66 kilogrammes. L'orge a presque la même composition que le seigle, mais son enveloppe est plus dure et plus friable : ce qui rend sa farine grossière, c'est son mélange sous la meule avec une partie de cette enveloppe réduite en poudre. L'orge sert non-seulement à la panification avec un tiers ou un quart de farine de froment, mais encore à la fabrication de la bière ; privée de son enveloppe, elle est employée en Allemagne dans les potages à la place du riz ou de la semoule. Le malt est l'orge préparée pour faire de la bière ; dépouillée de sa première pellicule, qui est très-épaisse, on l'appelle orge mondé ; l'orge perlé est le grain dont les deux enveloppes ont été séparées ; la farine est alors mise à nu ; l'orge perlé est blanc, en petits grains ronds et ne contient presque point d'hordéine. L'orge nourrit très-bien les chevaux en Espagne, en Algérie, en Orient ; elle ne pourrait pas remplacer l'avoine dans le nord de l'Europe.

4. *Avoine* (*Avena sativa*). — L'avoine s'accommode de toutes les terres, profite des engrais les moins décomposés et donne encore de bons produits là où les autres céréales resteraient stériles ; elle supporte la sécheresse et n'exige que peu de soins : dans les contrées septentrionales de l'Europe, elle entre

dans l'alimentation des paysans ; indice de misère, dit Gasparin ; ajoutez et de l'ingratitude du sol, ou de l'insuffisance de son échauffement solaire, ou de la négligence des habitants, comme dans les provinces de l'Ouest. Le quart des habitants de la Grande-Bretagne s'en noürissaient exclusivement il y a soixante ans. Sa culture accompagne presque partout celle du froment, mais elle supporte mieux la rigueur des climats froids et s'étend jusqu'au 60ᵉ degré de latitude. Elle comprend quatre espèces botaniques. Sous un même volume, l'avoine pèse moins que les autres céréales, à cause de l'air interposé entre le grain et ses écailles ou enveloppes qui n'adhèrent qu'à sa base : l'avoine de bonne qualité pèse en moyenne 43 à 48 kilogrammes par hectolitre ; pour le même volume d'avoine, la qualité des terrains peut faire varier le rendement de 28 à 55 kilogrammes : 100 parties donnent 72 du fruit nu ou d'amande et 28 d'enveloppes. Boussingault en a déterminé la composition ainsi qu'il suit :

Gluten et albumine......	11,9	Ligneux et cellulose.....	4,1	
Amidon et dextrine......	61,5	Substances minérales ...	3,0	} 100,0
Matières grasses........	5,5	Eau.	14,0	

C'est, après le maïs, la céréale la plus riche en matières grasses ; aussi l'une et l'autre conviennent-elles à l'engraissement des animaux. Parmi ces substances grasses on a isolé une huile jaune verdâtre qui paraît recéler les principes excitants du grain ; on sait qu'ils plaisent aux chevaux, provoquent leur appétence et leur procurent de l'alacrité, de l'entrain. L'avoine est par excellence la nourriture des chevaux dans les climats froids et tempérés, comme l'orge dans les climats chauds. Le gruau d'avoine représente le grain dépouillé de ses enveloppes et grossièrement concassé ; il sert à préparer des décoctions amylacées et mucilagineuses, des tisanes adoucissantes et nutritives, des potages pour les enfants, etc.

5. *Maïs (Zea mays).* — Probablement originaire du nouveau monde, puisqu'il n'en est fait mention nulle part avant la découverte de Christophe Colomb. Sa croissance, limitée entre le 40ᵉ et le 45ᵉ degré de latitude, ne dépasse guère la zone de la vigne ; outre les usages alimentaires qu'il reçoit en Amérique, il sert principalement à la subsistance publique dans les Landes, les Pyrénées, le Jura, le Doubs, la Côte-d'Or, de l'Italie septentrionale, de l'Espagne, de la Provence, de l'Afrique et de l'Asie méridionale, etc. Il se plaît dans les plaines sablonneuses et rend de 120 à 200 dans les localités qui lui sont favorables ; en France encore, les plus mauvais terrains donnent 10 à 12, tandis que le blé ne rend que 7 à 10 dans les bonnes années : le maïs procure chez nous un tiers de plus en revenu que l'orge et le double des haricots. On cultive huit ou dix sortes de maïs. Le grain arrondi du maïs nain, ou maïs à poulets, n'a qu'un dixième du poids des grains larges et déprimés du maïs de Cusco ; le premier est l'une des trois variétés hâtives à petits grains (maïs quarantain, maïs à bec). Le maïs d'été tient le milieu entre ces espèces

précoces et les espèces tardives, qui sont le maïs d'automne à gros grains, le maïs de Pensylvanie, qui a les épis les plus longs avec de gros grains, le maïs blanc tardif, le maïs blanc de Virginie à grains aplatis, et le maïs de Cusco, d'un blanc jaunâtre et d'un aspect farineux dans toute la masse de son périsperme. Le fruit du maïs diffère des autres céréales par la teinte jaunâtre et l'arome spécial de sa farine, par sa forte proportion de substance grasse qui représente 7 à 9 pour 100 de son poids total. La farine de maïs est usitée en potages, en bouillies épaisses (polenta); dans les Landes, on la cuit au four dans des terrines, et l'on en fait une sorte de pain mou, prompt à moisir. Les plus fins gruaux de maïs réussissent comme *fleurage*, c'est-à-dire comme matière pulvérulente en remplacement de son et des remoulages que les boulangers interposent, pour l'enfournement des pains, entre les pâtons et les pelles de bois. Louyet a trouvé dans la farine de maïs 1,30 pour 100 de cendres qui ont fourni à l'analyse de Letellier :

Potasse et soude	30,8
Chaux	1,3
Magnésie	47,0
Acide phosphorique	50,1
Silice	0,8
	130,0

Marzari (1810), Balardini et Théophile Roussel ont rattaché à l'usage de cette céréale l'étiologie de la pellagre (1), sans qu'ils aient démontré la part qui y revient à telle ou telle variété de maïs, à la nature géologique des terrains, au degré de maturité ou d'altération du grain, au développement de quelque maladie dans cette céréale, et notamment du parasite fongoïde appelé *verderame* (Balardini, 1845). La dessiccation du grain au four, immédiatement après sa récolte, empêche sa fermentation, prévient la formation du champignon, ou le détruit s'il existe. C'est cette pratique qui, suivant Roussel, a pour effet de préserver de la pellagre les paysans de l'est de la France qui font une consommation habituelle du maïs (voy. t. II).

6. *Millet* (*grand millet, gros mil, Holcus sorghum*). — Genre de la famille des graminées cultivé comme céréale dans les contrées les plus chaudes de l'Afrique, et ainsi appelé pour le distinguer du mil ordinaire ou petit millet, qui est le *Panicum miliaceum*, L. Ce genre fournit par la culture plusieurs variétés : l'*Holcus bicolor*, dont on fait du pain en Mingrélie et en Perse, où on l'appelle *gome, gomi* (Chardin); l'*H. Cafrorum*, blé cafre, qui nourrit le peuple de ce nom, ainsi que les Hottentots; l'*H. saccharatus*, riche en sucre; l'*H. sorghum*, très-répandu dans l'Inde, en Afrique, et dont

(1) Th. Roussel, *Traité de la pellagre et des pseudo-pellagres, ouvrage couronné par l'Institut.* Paris, 1866.

on a obtenu plusieurs variétés telles que le *douro*; le *Sorghum multicaule*: cette dernière variété rapporte jusqu'à 200 pour 100, a la farine très-blanche et d'un bon goût. L'*Holcus sorghum* est, en général, très-productif, et en Arabie on le récolte jusqu'à trois fois par an; en Afrique, il entre avec le maïs dans le régime alimentaire des nègres. Enfin, l'*Holcus spicatus* (*centcellaria*) est connu en Espagne sous le nom de *maïs noir*, de *panic noir*.

7. *Sarrasin* (*Polygonum fagopyrum*, L.) (1). — Blé noir, blé sarrasin, cultivé en grand dans le Dauphiné, en Bretagne, en Franche-Comté, en Bourgogne, en Sologne, etc. Dans beaucoup de pays, les habitants des campagnes n'ont pas d'autre nourriture. Il croît dans des lieux où le froment ni le seigle ne viendraient pas bien; aussi, quoique bien moins nourrissant que ces deux céréales, est-il encore pour des contrées disgraciées une ressource immense.

8. *Riz* (*Oryza sativa*, L.). — Il pullule entre les tropiques et au delà, jusque vers le 35e ou 40e degré de latitude; les plaines équatoriales lui conviennent parfaitement, grâce aux inondations périodiques qu'y déterminent les pluies de l'hivernage : le Japon, la Chine, le Bengale, les Florides, la Perse, etc., en sont couverts. Là où les atterrissements des fleuves et où les irrigations artificielles joignent à la chaleur du climat les mêmes conditions d'humidité permanente, les rizières s'établissent avec un égal succès : aussi se déroulent-elles sur le littoral de la Méditerranée, dans le Piémont, dans la Louisiane, à la Caroline, etc. Cette céréale met six mois à croître : dans les bonnes années, elle rend 50 pour 1, moitié dans les médiocres. La majeure partie du riz que l'on consomme vient de l'Inde ; le plus estimé est celui de la Caroline. Vogel a trouvé dans le riz : fécule, 96 (c'est le maximum de cette substance contenue dans les céréales); sucre, 1; albumine, 0,20; huile grasse, 1,50; perte, 1,30. D'après Boussingault, le riz n'est guère plus azoté que le foin des prairies; il contient, à l'état sec, 0,0139 d'azote; à l'état ordinaire, 0,0120. On voit aussi par le tableau des analyses des céréales (p. 649), que le riz est de toutes la plus pauvre en principes azotés, en matière grasse et en sels minéraux ; l'importance qu'on lui attribue dans l'alimentation n'est donc pas fondée. On objecte que les populations de l'Inde et de la Chine s'en nourrissent presque exclusivement : la vérité est que celles qui le consomment seul en ingèrent des quantités énormes et que la plupart l'associent à des matières grasses et azotées: en Alsace, les paysans y ajoutent du petit-lait, du fromage ; dans les Indes orientales, toutes les castes y mêlent du kari composé de chair de poisson et de légumes (Lequerri). Le riz a une valeur analogue à celle de la pomme de terre, qu'il ne saurait cependant remplacer. C'est donc à tort que l'administration de la guerre le maintient comme une denrée très-nutritive dans les approvisionnements de siége et de

(1) Bien que le sarrasin appartienne à la famille des polygonées, la description de sa graine trouve ici naturellement sa place, en raison de ses usages alimentaires.

campagne, et qu'elle est allée jusqu'à poser à la commission consultative des subsistances militaires cette question : Quelle est la ration de riz à allouer au soldat en remplacement de la viande, celle-ci venant à manquer? L'hygiéniste n'oubliera pas non plus l'insalubrité des rizières, toujours établies sur des terrains bas, submergés, habituellement humides, et foyers inextinguibles de fièvres endémiques; il devra combattre tout projet d'extension de ces cultures et conseiller la substitution d'exploitations agricoles plus saines à celles des rizières.

Farine des céréales. — C'est la poudre que l'on obtient des graines de ces plantes par l'attrition. Si l'on représente l'équivalent nutritif de la farine de froment pur par 100, l'équivalent du riz sera 177, celui des pois 67, des haricots 56, des lentilles 57. La farine est plus ou moins abondante, plus ou moins belle, suivant l'année, la nature des céréales, et le degré de perfection des appareils de mouture. Les farines des diverses céréales diffèrent par leurs propriétés physiques et leur composition ; l'avoine fournit une farine semblable à celle des autres céréales, mais plus fade et plus compacte, et qui, analysée par Vogel, a donné : fécule, 59; albumine, 4,30; gomme, 2,50; sucre et principes amer, 8,25 ; huile grasse, jaune verdâtre, 2 ; ligneux, quantité variable. Davy en a extrait 6 pour 100 de gluten, matière non signalée dans l'avoine par Vogel. La fécule qu'on retire de cette farine a quelques rapports avec l'arrow-root (Chevalier) et lui est parfois substituée. Le péricarpe des grains renferme un principe aromatique qui n'est pas sans analogie avec l'odeur de la vanille, et qui enivre parfois, dit-on, les chevaux et même l'homme. La farine d'orge, jaunâtre et grenue, doit cet aspect à l'hordéine, qui y entre presque pour moitié. Proust, qui a découvert cette substance en 1817, a déterminé ainsi la composition de l'orge : résine jaune, 1 ; extrait gommeux et sucré, 9; gluten sec, 3; amidon, 32; hordéine, 55. Cette dernière substance, rude au toucher, est d'apparence ligneuse, elle diffère de l'amidon par son insolubilité dans l'eau bouillante. Ce qu'on appelle gluten dans la farine d'orge n'en est pas, à proprement parler ; il n'en possède nullement les propriétés physiques, c'est plutôt du son en fragments plats, de couleur blanche. D'après Raspail, l'hordéine ne diffère pas essentiellement du gluten et n'est qu'une modification du tissu cellulaire du périsperme des céréales. Le grain de seigle fournit moins de son et plus de farine que celui de froment; cette farine a donné à l'analyse : albumine, 3,27 ; gluten frais, 9,88 ; mucilage, 11,19 ; amidon, 61,09 ; matière sucrée, 3,27 ; ligneux, 6,38 ; perte, 5,42. On obtient du sarrasin une farine assez blanche. Zennech y a trouvé, par l'analyse : amidon, 52,2954 ; ligneux, 26,943 ; matière azotée, 10,4734; extractif et sucre, 5,6039; gomme et mucus, 2,8030; résine, 0,3036; perte, 1,8634 : elle ne contient donc qu'un peu plus de moitié de fécule. Le maïs rend, par sac de 170 livres, 153 livres de farine et 16 livres de son, tandis que le sac de blé pesant 180 livres ne fournit que 145 livres de farine avec 34 livres de son. La farine de maïs, que l'on a soin de bien sécher avant de la moudre dans des moulins particuliers, est d'un jaune pâle, plus grosse que celle de froment, plus spongieuse, d'une odeur *sui generis* et d'une saveur légèrement amère ; elle est composée, d'après Lespez et Mercadieu, comme il suit : fécule, 75,35 ; matière sucrée et animalisée, 4,50 ; mucilage, 2,50 ; albumine, 0,30 ; son, 3,25 ; eau, 12,00 ; perte, 2,10 ; elle ne contiendrait donc pas de gluten ; mais d'autres auteurs en indiquent, notamment Raspail, et la zéine, que Bizio et Graham y ont découvertée, et qui est analogue à l'hordéine de l'orge, n'est certainement que le gluten du maïs, dont elle fait environ les 3/100es. Payen y a trouvé par l'analyse : amidon, 28,4 ; matière azotée, 5 ; matière grasse, 33,6 ; matière colorante, 0,2 ; cellulose, 20 ; dextrine, 2 ; sels divers, 7,2. Elle donne 1,30 pour 100 de cendres ; elle doit être préparée au moment de s'en servir ; autrement elle rancit, par suite de l'altération de la matière huileuse jaune qu'elle contient. Remarquons que la fécule forme les trois quarts et plus du maïs. La farine de riz, beaucoup moins usitée que le grain, ne contient, d'après Vauquelin, que de faibles traces de gluten. Vogel y a trouvé : albumine 0,20 ; huile grasse, 1,50 ; sucre, 1 ; fécule, 96. On voit par là que, de toutes les céréales, le riz est celle qui présente le plus de matière amylacée. Le tableau suivant indique la proportion de substance azotée pour 100 parties dans les céréales ; comme les matières grasses, c'est dans les graines qu'elle se concentre, et l'on remarquera que l'avoine, appelée le grain de misère par Gasparin, en contient beaucoup :

Riz..........................	7,00
Blé.	13,00 à 23,00
Seigle	12,50
Maïs.	12,50
Orge..............................	12,96
Avoine...........................	14,39

Enfin le froment nous livre une farine blanche ou d'un blanc jaunâtre, douce au toucher, à peine sapide, très-hygrométrique. Voici les caractères de la bonne farine de blé ou froment : Elle est d'un blanc jaunâtre, d'une odeur *sui generis*, d'un éclat vif, sans points rougeâtres, gris ou noirâtres. Sa saveur peut être comparée à celle de la colle de pâte fraîche. Elle est douce au toucher, sèche, pesante, adhère aux doigts, et forme une espèce de pelote quand on la comprime dans la main. Malaxée avec l'eau, dont elle prend plus du tiers de son poids, elle doit faire *pâte longue*, élastique, non collante. La farine est d'une qualité plus ou moins inférieure, selon que la pâte est plus ou moins *courte*. 100 grammes de farine pure laissent, après l'incinération, 0^{gr},80 à 0^{gr},90 de résidu. Les farines blanches inférieures, un peu plus riches en son, d'un blanc plus mat, doivent à leur moindre ténuité de ne point former masse par la pression. Les farines bises sont d'un jaune plus ou moins obscur, rudes au toucher, et mélangées d'une forte quantité de son. La farine la plus belle est appelée gruau à Paris, fine fleur de farine partout ailleurs.

Composition des principales farines usuelles.

	Farine brute de froment.	Farine de méteil (1).	Farine de blé dur d'Odessa.	Farine de blé tendre d'Odessa.	Farine de blé tendre d'Odessa. 2e qualité.	Farine de service dite seconde.	Farine des boulangers de Paris.	Farine des hospices. 2e qualité.	Farine des hospices. 3e qualité.
Eau	10,000	6,000	12,000	10,000	8,000	12,000	10,000	8,000	12,000
Gluten sec	10.960	9,800	14,550	12,000	12,000	7,300	10,200	10,360	9,020
Amidon	71,490	75.500	56,500	6 ,000	70.840	72,000	72,800	71,200	67,080
Glycose	4,720	4,220	8,480	7,360	4,910	5,420	4,200	4,800	4,800
Dextrine	3,320	3,280	4,900	5,800	4,600	3,300	2,800	3,600	4,600
Son resté sur le tamis après le lavage	0,000	1,200	2,300	1,200	0,000	0,000	0,000	0,000	2,000
	100,490	100,000	98,730	98,360	100,340	100,000	100,000	97,900	100,100

Barruel et Orfila indiquent pour terme moyen de gluten non desséché dans la fleur de farine 28 pour 100, et 5 1 2 quand le gluten est desséché. Boland, boulanger très-instruit, à Paris, porte la dose de gluten, dans une farine de première qualité seulement, de 10,5 à 11 pour 100, et de 7,3 à 9 dans les farines inférieures. En général, la farine proprement dite (farine première du commerce) contient 12,50 pour 100 de gluten ; celle d'Odessa, 14,55. Devergie fait observer que le gluten de quantité variable suivant les espèces de blé, est encore modifié dans sa qualité par le mode de mouture ; il s'altère d'autant plus que cette opération a été faite plus rapidement, et par conséquent que la farine a été plus échauffée. Enfin, Villain (2) assigne à la farine de froment pur, comme moyenne d'un grand nombre de déterminations, 35,60 pour 100 de gluten humide et 12,75 pour 100 de gluten sec. L'aleuromètre de Boland est un instrument destiné à évaluer la quantité et la qualité du gluten que renferme une farine donnée : il est mis en jeu par la propriété qu'a le gluten humide de se gonfler et d'augmenter de volume sous l'influence de la chaleur. Le gluten des bonnes farines se dénote par une augmentation de volume qui dépasse quatre à cinq fois ses dimensions normales. La valeur des farines dépend de leur richesse en gluten ; les meilleures en renferment 10 à 11 pour 100 à l'état sec ; celles de qualité inférieure n'en donnent que 8 à 9 pour 100 ; le gluten, au moment de sa préparation, retient trois fois son poids d'eau ; mis en digestion dans de l'eau aiguisée d'acide chlorhydrique

(1) Froment mêlé de seigle.
(2) Villain, thèse présentée à l'École de pharmacie de Paris, juillet 1848.

dans la proportion de 1 à 2 millièmes, il se divise, se dissout peu à peu et donne par la filtration une liqueur limpide qui dévie à gauche les rayons de lumière polarisée; et qui se comporte absolument comme une dissolution d'albumine sous l'influence de la chaleur et des réactifs (Bouchardat). La constitution du gluten n'a été bien étudiée que dans ces derniers temps, et nous devons insister ici sur les résultats fournis par les analyses les plus récentes de la farine, parce qu'ils éclairent le mode suivant lequel les céréales nourrissent. Si l'on fait avec de la farine une pâte ferme, et qu'on lave celle-ci lentement sous un filet d'eau, il reste dans la main de l'opérateur une pâte grisâtre, élastique, tenace, d'une odeur fade. « C'est cette pâte, dit Dumas [1], qui constitue le gluten des anciens chimistes; l'eau de lavage entraîne l'amidon avec quelques débris de gluten, et elle se charge de tous les produits solubles; l'amidon ne tarde point à se déposer, et le liquide clair qui le surnage contient de l'albumine, » En effet, si on le soumet à l'ébullition, il s'y forme des écumes qui se contractent en fibres grisâtres et qui offrent tous les caractères de l'albumine coagulée. D'autre part, le gluten, tel qu'il reste aux mains de l'opérateur après d'abondants lavages, est une substance complexe que l'on parvient à séparer au moins en quatre produits distincts : le premier, que Dumas a désigné dans son cours de 1839 sous le nom de fibrine végétale, s'obtient en faisant bouillir le gluten avec de l'alcool concentré d'abord, puis avec de l'alcool affaibli; le second, que les liqueurs alcooliques abandonnent en se refroidissant, manifeste toutes les propriétés de la caséine; ces mêmes liqueurs concentrées, puis refroidies, déposent une substance pultacée qui a toutes les propriétés des matières albuminoïdes, mais qui, par la spécialité de quelques-uns de ses caractères, a reçu le nom de glutine; enfin, avec la glutine se précipite une matière grasse qui se confond avec les matières butyreuses. L'analyse de la farine des céréales fournit donc : 1° l'albumine, 2° la fibrine, 3° la caséine, 4° la glutine, 5° des matières grasses, 6° de l'amidon, de la dextrine et de la glycose ou sucre de fécule. Or, les quatre premières substances appartiennent à la famille des produits azotés neutres qui seuls constituent des aliments assimilables. Les matières grasses, féculentes et sucrées, fournissent à la combustion qui entretient la chaleur animale; enfin, la farine contient encore du phosphate de chaux, sel inorganique qui domine dans la composition du système osseux. Ajoutons que la fibrine, l'albumine et la caséine végétales sont identiques par la nature et la proportion de leurs éléments (carbone, hydrogène, azote et oxygène) avec les substances du même nom que fournissent les matières animales; que la même identité existe entre la glutine, l'albumine et la caséine, et l'on conclura déjà que l'homme doit trouver dans les céréales un aliment complet puisqu'elles lui offrent les matériaux immédiats nécessaires à la régénération du sang et à la combustion respiratoire.

(1) Dumas, *Annales de chimie*, loc. cit.

Deux éléments inutiles se rencontrent dans les farines : l'eau et le ligneux. L'eau ne modifie en rien la qualité de leurs principes alibiles, elle en diminue seulement la proportion; le ligneux résiste à l'action digestive; l'un et l'autre représentent la somme des matériaux inertes qui existent dans les céréales, et comme ces matériaux intéressent spécialement la panification, comme leurs proportions déterminent le rendement des farines et la valeur nutritive du pain, il en sera question plus loin (voy. *Préparation des céréales*).

Les farines de blés durs sont plus grenues, moins fines, moins blanches, moins humides que celles des blés demi-durs et des blés tendres ; elles absorbent plus d'eau et rendent plus de pâte et de pain; celui-ci est d'une nuance jaunâtre à cause de l'adhérence intime de la pellicule à la farine blanche, surtout dans le repli carpellaire. Le blutage militaire, qui est aujourd'hui de 20 pour 100 pour les farines de blés tendres, n'est que de 12 pour celles de blés durs; il n'enlève guère à ceux-ci que leur pellicule externe, et laisse dans leurs farines une plus forte proportion de substances azotées, grasses et salines; aussi leur type de composition est-il plus varié que celui des farines blanches, et leur valeur alimentaire est supérieure. Les blés demi-durs donnent à la mouture ordinaire plusieurs sortes de produits. La farine *première*, de première mouture, de premier blutage, de première blancheur, mêlée avec le produit de la mouture des premiers gruaux, se subdivise en variétés dites de 1re, 2e, 3e marque, suivant leur provenance, qui exprime l'habileté des meuniers et leurs soins connus pour le nettoyage des grains, pour la régularité de la mouture; la lettre initiale du nom des meuniers, inscrite sur le sac, lui fait sa marque, première, seconde, etc., et celle-ci règle la cote de leur prix. La mouture des deuxièmes et des troisièmes gruaux fournit la farine dit de *deuxième*, un peu moins blanche, d'un gluten moins élastique; le pain qu'elle donne est moins levé, plus riche en sels minéraux, mais tout aussi pourvu de principes nutritifs et de substances grasses. La farine dite de *troisième* résulte du remoulage des sons et des derniers gruaux et ne contient plus que de 1 à 3 pour 100 de gluten extensible; elle n'a guère moins de matières azotées et grasses que la farine de deuxième, elle a plus de sels minéraux.

En dehors des farines usuelles, on fabrique, avec des blés demi-durs choisis, une farine dite de gruaux blancs, qui sont les parties centrales les plus blanches du froment. Les grains, préalablement humectés, sont concassés en fragments ou gruaux entre deux meules écartées; on débarrasse par des blutages les gruaux du gros son et de la folle farine de qualité ordinaire, on les épure par des sassages qui font disparaître entièrement les traces de ligneux, et on les soumet ensuite à l'action de meules assez serrées pour les réduire en poudre. Avec moins de principes azotés non glutineux, de matières grasses et de sels, cette farine contient plus de gluten : elle sert à fabriquer les pains de luxe et de fantaisie, accessoires du régime très-nutritif des classes aisées et qui conviendraient fort peu à la population laborieuse, dont le pain est le principal aliment.

Ce mode d'épuration des farines, et en général la question du blutage, intéressent à un haut degré l'économie sociale dans les pays qui, comme la France, ne produisent pas la quantité de céréales annuellement nécessaire à leurs habitants. On a calculé qu'une différence de 4,5 pour 100 dans la production du blé, ou dans le rendement des farines, ou par le déchet du blutage, se traduit pour la France par une perte annuelle de 81 millions. Le pain blanc et la farine blanche, dit Millon, font la disette. La blancheur presque artificielle des farines n'empêche pas leur énervation par vétusté, leurs mélanges avariés, etc. Les blutages actuels sacrifient les parties périphériques du grain où réside la matière sapide et aromatique, parce qu'elles contiennent aussi la matière colorante, et que l'on veut obtenir des farines pâles ; on relègue dans les bas produits de la mouture une épaisse couche de cellules hexagonales et oléifères dont la valeur alibile compense bien les inconvénients du principe colorant qui l'accompagne. Ces questions, récemment soulevées, attendent une solution. Suivant nous, un nettoyage énergique des grains avant leur passage sous la meule permettra de réduire le taux du blutage : ce qui le prouve à nos yeux, c'est le peu d'amélioration réalisé, malgré l'élévation du taux de blutage de 10 à 20 pour 100, dans les produits d'un grand nombre de manutentions militaires, qui ne possèdent pas encore des moyens suffisants de nettoyage, tels que les cylindres métalliques à râpes, les tarares à brosse (1855). Rien de plus essentiel que cette opération préliminaire destinée à débarrasser les grains des poussières de toute origine, des moisissures superficielles, de productions fongueuses connues sous le nom d'ergot, de carie, de charbon, des larves d'insectes, des déjections des charançons, etc. Combien de résidus immondes, insalubres, adhèrent aux grains malgré les soins du nettoyage ordinaire, passent dans les sons, dans les farines, dans l'alimentation des hommes et des animaux dont nous consommons le lait et la viande ! Et qui pourrait suivre, dans la complication des phénomèmes physiologiques et morbides, les effets réels de cette étiologie jusqu'à présent inaperçue ? L'influence des procédés de nettoyage fait valoir, à ce point de vue, la méthode de la décortication des grains proposée pour augmenter le rendement des blés; cette méthode nécessite un lavage préalable des grains qui sont ensuite séchés au moyen d'une essoreuse. Le lavage serait, en effet, un procédé sûr de nettoyage, s'il n'avait l'inconvénient d'augmenter l'humidité des grains, et par conséquent leur poids, d'une quantité inutile ou frauduleuse. Dans les pays chauds, il peut être pratiqué, et l'action du soleil suffit au séchage rapide des grains exposés à l'air; mais dans nos climats et avec nos blés tendres, les difficultés sont sérieuses. Le 27 thermidor an VII, le général en chef de l'armée d'Égypte, sur l'avis d'une commission dont Desgenettes était le secrétaire (1), prescrivit par un ordre du jour de laver des grains après les avoir vannés et criblés : 1° pour achever de les nettoyer; 2° pour faciliter

____

(1) Desgenettes, *Histoire médicale de l'armée d'Orient.* Paris, 1830, 2e édition, p. 160.

la séparation du son dans la mouture. Les expériences des commissaires permirent de fixer à 5 pour 100 l'excès de poids acquis par les grains lavés après un séchage de vingt-quatre heures. Au moyen de cette préparation, on obtint du pain très-blanc et aussi agréable que celui de Paris.

IV.

Les conditions naturelles qui influent sur la qualité des substances alimentaires du règne végétal se rapportent au climat, à la nature du sol, au mode de culture, à l'époque de la récolte, etc. Ainsi les matières azotées et sucrées augmentent dans les céréales sous un climat plus méridional; ainsi les grains et les fruits du Nord sont, les uns plus légers, les autres plus acerbes; dans les contrées humides, les végétaux se gorgent de sucs aqueux et sont peu sapides; un air sec et brûlant rend, au contraire, leur tissu plus dense et plus dur. Les terrains ont leurs propriétés qui réagissent sur les produits qu'on leur demande; les mêmes blés, semés constamment dans le même sol, dégénèrent comme les familles sans croisement de races. La culture multiplie et perfectionne les variétés des plantes, ou leur communique des qualités plus en rapport avec les besoins de l'alimentation et le goût des consommateurs. Ainsi on détermine l'étiolement des pétioles et des feuilles de l'artichaut, cardon, soit en les couvrant de terre, soit en les enveloppant de paille, soit enfin en les liant ensemble comme les feuilles de la chicorée endive; par là ils contractent une saveur plus douce et une consistance moins coriace. Pour la plupart des végétaux à feuilles alimentaires, on s'applique à prévenir la formation de la matière verte ou à la détruire : pendant la durée de leur développement, ou seulement quelques jours avant de les couper, on les met à l'abri de la lumière pour éviter ou corriger la production des principes vireux, âcres, amers, et pour diminuer leur consistance; les feuilles très-vertes de choux, de laitue, de céleri, etc., sont plus dures. Certaines feuilles venues promptement par le moyen d'arrosages fréquents ne contractent pas l'amertume qui leur est propre : par exemple, les épinards, les fèves non mûres, les petits pois et les haricots verts ont une coloration verte moins intense et sont exempts d'amertume et d'action purgative (Payen). Les champignons développés dans une localité humide ou récoltés plus tard après un commencement de décomposition, peuvent avoir perdu leurs propriétés alimentaires et contracté des qualités nuisibles. Il faut donc saisir le temps favorable pour leur récolte; il correspond à l'époque où le champignon n'a pas encore atteint tout son développement; alors sa chair est plus tendre, plus savoureuse au palais, plus altérable au suc gastrique.

V. — Préparations.

Un certain nombre de végétaux, et surtout les fruits, servent immédiatement à la nourriture de l'homme; la plupart subissent différentes élaborations que l'on peut réduire à quelques modes principaux : tels que, expression, dessiccation, rôtissage, cuisson, pulvérisation, fermentation panaire, etc.

1° *Préparation des fruits*. — On masque leur acidité par le sucre, dont l'addition convient encore aux fruits mucilagineux dépourvus de saveur. La coction simple ou la coction dans l'eau et le sucre corrigent la verdeur de certains fruits ou la dureté de leur parenchyme ; on obtient de cette manière des gelées qui sont agréables au goût et faciles à digérer. Beaucoup de fruits, tels que figues, dattes, raisins, poires, pruneaux, etc., ne peuvent être consommés en totalité à l'état frais, à cause de leur abondance ; on les sèche et on les expose au soleil ou dans un air sec. Les fruits préparés avec une liqueur alcoolique se durcissent et contractent les propriétés malfaisantes de ce liquide. L'expression est employée pour les fruits sucrés et acides dont le moût n'est pas à dédaigner comme matière alimentaire ; les fruits huileux sont soumis au même mode de préparation : c'est ainsi qu'on se procure l'huile d'olive, de noix, d'amandes, de coco, etc. ; leur trituration avec l'eau fournit des émulsions rafraîchissantes.

2° *Préparation des légumes*. — Plusieurs substances végétales que nous avons rangées dans cette catégorie se mangent crues : elles contiennent un principe excitant ou aromatique, ou l'on y supplée par des assaisonnements (melon, artichaut, radis, chicorée, etc.). La cuisson dans l'eau est le mode de préparation le plus usité pour les végétaux légumineux : elle dissout les mucilages, augmente la sapidité, développe des arômes, dilate et ramollit les parties fibreuses, rompt les petites cavités qu'elles circonscrivent, fait couler les sucs qui s'y trouvent incarcérés, dissipe le principe volatil âcre de certains légumes (choux), détruit les poisons fugaces (manioc), livre à l'action des forces digestives des herbes potagères qui, sans cette préparation, ne feraient que traverser le canal gastro-intestinal, etc. Les choux subissent une élaboration spéciale dans les pays septentrionaux de l'Europe et dans l'est de la France : hachés ou plutôt coupés en lanières minces par des ciseaux à bascules, et puis tassés dans des tonneaux et assaisonnés de sel et quelquefois d'aromates, ils ne tardent pas à éprouver la fermentation acide ; comprimés dans les tonnes et baignés par le liquide qui surnage, ils contractent une saveur particulière, acide et presque vineuse, les propriétés légèrement excitantes en rapport avec le climat et le tempérament des peuples qui en font un usage habituel. Dans cet état, ils se conservent fort longtemps, et pour ce motif, comme à cause des qualités antiscorbutiques qui leur sont généralement attribuées, ils offrent une ressource importante pour les voyages de long cours. L'emploi des champignons exige des précautions : pour peu qu'ils soient suspects, il faut avoir soin de les faire macérer quelque temps dans l'eau fortement vinaigrée ; on rejette le liquide employé et qui s'est chargé peut-être d'un principe délétère. On mange les champignons crus ou cuits, tantôt comme aliment, tantôt comme assaisonnement ; mieux vaut le griller, procédé qui, en cas d'erreur de choix, peut détruire ou dénaturer le poison qu'ils recèlent. Les légumes féculents prêtent à de nombreuses préparations qui sont toutes applicables à la pomme de terre : on la mange cuite sous la cendre, à l'eau, à la vapeur; on en fait des salades, des fritures; on l'assaisonne au gras, au maigre, au sucre, etc. A l'aide de la râpe et du lavage, on extrait de la pomme de terre crue une fécule abondante dont on fait des potages, des bouillies, des crèmes, des pâtisseries, etc. La cuisson à l'eau est la préparation la plus simple qu'on applique aux semences amylacées; leur décortication et leur broiement marquent un premier degré d'industrie humaine; leur division parfaite avec élimination des parties ligneuses ou corticales a permis de varier leur emploi, de les associer par des mélanges, de les soumettre diversement à l'action du feu; leur conversion en farines est le point de départ d'une série de transformations alimentaires que l'on fait subir aussi à la farine des céréales. La chaleur et l'eau agissent profondément sur les aliments féculents. On peut voir au microscope un grain de fécule plongé dans l'eau dont on élève progressivement la température se gonfler, acquérir un volume vingt à trente fois plus considérable; les grains ainsi gonflés constituent l'empois qui, étendu d'eau, passe à travers nos filtres, mais non à travers les filtres plus délicats que représentent les spongioles des plantes; dans cet état, le grain de fécules n'est pas dissous, mais il est arrivé à un état d'agrégation aussi favorable que possible à la dissolution (Coulier); celle-ci étant proportionnelle aux surfaces que l'aliment présente à l'action de l'estomac, le gonflement poreux des aliments la facilite et l'accélère. La panification est un procédé qui réalise cet effet, en développant dans la pâte une certaine quantité de gaz que le gluten retient emprisonné sous forme de bulles; nous allons parler de ce mode de préparation qui augmente la digestibilité du premier de nos aliments; le degré de perfection du pain chez les peuples est l'une des mesures historiques de leur civilisation.

3° *Préparation des céréales.* — Les graines céréales sont employées sous les formes les plus variées : le grain de seigle, recueilli un peu avant sa maturité et séché, se mange dans quelques pays comme les petits pois; mûr, sec et rôti, il remplace, pour certaines personnes, le café, ou elles l'y ajoutent. Les grains de maïs sont également accommodés, avant leur maturité, comme les petits pois; beaucoup de peuplades sauvages se contentent de les manger rôtis, après les avoir brisés entre deux pierres. L'orge cuite à l'eau a été l'un des aliments populaires du Nord; le riz est consommé de la même manière par les nations nombreuses qui le font entrer dans leur régime quotidien. Mais c'est surtout à l'état de farine que les graines céréales et amylacées, en général fournissent matière aux indications variées du régime et aux artifices de l'art culinaire. Cuites dans l'eau, ces farines forment la polenta des méridionaux (maïs), le couscous des Arabes (sorgho), les bouillies (de sarrasin) qui nourrissent les pauvres de la Sologne, de la Franche-Comté, etc. Pétries avec une certaine proportion d'eau, elles se convertissent en une pâte qui, passée à une filière ou à travers un crible fin, devient vermicelle, semoule; la pâte de froment ou de riz pulvérisé est moulée en tuyaux pour former le macaroni.

Soumises à l'action du feu sans fermentation préalable, les pâtes se transforment en pain azyme, pain de galette ; la pâte d'orge, ainsi cuite, s'employait chez les anciens, au rapport d'Hippocrate et de Galien, sous le nom de μᾶζα, mot évidemment dérivé de l'hébreu מַצּוֹת, par lequel Moïse désigne le pain non levé, dont l'usage est prescrit aux Israélites durant la fête de Pâques (1). Le passage de l'*Exode* qui se rapporte à cette prescription, indique clairement que le peuple hébreu mangeait habituellement du pain levé, du pain fermenté. Aujourd'hui, dans cette même presqu'île de Sinaï où fut promulguée la loi de Moïse, la nourriture des Arabes consiste encore en pain de galette, composée de farine pétrie dans l'eau, sans levain et sans sel, auquel ils ajoutent quelques oignons (2). « Dans les camps arabes, dit Jomard, les femmes sont chargées de piler le dourah, de faire le pain, de préparer le pilau, etc. Ce pain consiste en galettes plates qu'on fait sécher sur la tente et qu'on fait cuire ensuite avec la fiente des chameaux ou avec de la bouse. C'est un simple trou fait en terre qui forme le four (3). » Des galettes de ce genre, analogues au pain azyme, se vendent à Constantinople, et font partie de la nourriture des classes laborieuses, qui s'en trouvent mieux lestées que de pain levé. La fermentation développée dans la pâte des céréales y détermine une production de gaz qui la crevasse, la soulève en bulles. L'action d'une haute température vient ensuite arrêter ce mouvement intrinsèque, et emprisonner, en solidifiant les bulles, les gaz qui les forment; il en résulte un aliment dans lequel le gluten s'est gonflé, une partie de l'amidon s'est épanchée par suite du gonflement et de l'exfoliation des grains amylacés, tandis qu'une autre partie s'est convertie en dextrine et en sucre. Cet aliment, très-poreux, très-divisé par l'infiltration des gaz dans son parenchyme, doit ses propriétés stimulantes à l'acide carbonique qu'il retient, ainsi qu'à des traces d'alcool et d'acide acétique. C'est avec le froment et le seigle, les deux céréales les plus riches en gluten, que l'on fabrique le plus communément le pain. Nous prendrons pour type la farine de froment dans les détails que nous croyons devoir donner sur l'importante opération de la panification.

Les matières qui entrent dans le pain sont la farine, l'eau, du levain, des sels : elles fournissent par une série d'opérations une pâte qui, soumise ensuite à l'action du calorique, se transforme en pain.

Les deux principes essentiels de la farine de blé sont le gluten et l'amidon. Le premier la rend apte à former avec l'eau une pâte homogène élastique; son action sur l'amidon, avec le concours de la chaleur et de l'eau, détermine la production d'une certaine proportion de matière sucrée; le levain que l'on mêle à la pâte réagit sur ce sucre, ainsi que sur celui que la farine contient naturellement en menue quantité, et donne naissance à de l'alcool, de l'acide acétique et du gaz acide carbonique. Par l'expansion de ce fluide, le

(1) *Exode*, édition Cahen, t. XII, p. 8, 17 et suiv.
(2) J. M. J. Coutelle, *Observations sur la topographie de la presqu'île de Sinaï*, etc.
(3) *Description de l'Égypte*, t. I, p. 560.

gluten se soulève en crevasses, et multiplie à l'infini les surfaces de la pâte : cette circonstance permet, pour ainsi dire, à chaque grain féculent d'assister dans le four à la communication du calorique et d'éclater comme par l'ébullition (Raspail); aussi une pâte bien pétrie ne présente plus, après sa panification, un seul grain intact. Ce qui fait donc le pain mat et mal cuit, c'est l'insuffisance ou le défaut d'élasticité du gluten ; ce qui fait le liant de la pâte, la blancheur et l'élasticité du pain, c'est la bonne qualité et la quantité convenable du gluten : aussi la proportion de cette substance éminemment alibile décide-t-elle du rang des farines, et par conséquent de leur rendement, car la quantité de pain que l'on obtient avec un poids déterminé de farine dépend de la qualité de ce produit. Dans les grandes villes comme Paris, les boulangers composent une sorte de farine moyenne par le mélange de toutes celles qui arrivent des différentes localités au marché. Nous avons indiqué plus haut les caractères de la bonne farine : le plus sûr moyen d'en vérifier la qualité consiste à en séparer directement le gluten en malaxant sous un filet d'eau et sur un tamis une certaine quantité de pâte. Par ce procédé aussi simple que prompt, on extrait de 500 grammes de farine blanche première, dite de gruau, environ 150 grammes de gluten hydraté ; la farine dite de blé donne 135 grammes de gluten moins blanc; la troisième farine de gruau, 96; enfin, la quatrième de gruau, 48 d'un gluten plus sale.

La qualité de l'eau entre pour quelque chose dans le résultat de la panification. D'après les expériences d'Edmond Davy et de Kuhlmann, les sels calcaires que certaines eaux contiennent ne seraient pas sans quelque avantage : l'eau de puits, qui tient en solution une certaine quantité de ces sels, est préférée généralement par les boulangers de Paris; mais c'est uniquement parce qu'elle ne coûte rien. On a signalé un effet singulier de l'eau de savon : non-seulement elle donne un mauvais goût au pain, mais elle fait que la pâte, au lieu de lever et de pousser rond, s'étend en largeur et pousse plat, comme on dit. C'est que les alcalis en excès et les savons détruisent la réaction en dissolvant les cellules du ferment. Toutefois, suivant Quevenne, une dissolution alcaline étendue n'entrave point le phénomène. De la quantité d'eau dépend le rendement, c'est-à-dire que plus on veut obtenir de kilogrammes de pain avec une quantité déterminée de farine, plus il y faut verser d'eau : force est alors de fabriquer des pâtes très-douces que l'on fait cuire en des fours très-échauffés; sous la brusque impression d'une température très-élevée, la croûte se forme vite, s'épaissit et oppose une barrière imperméable à la vapeur d'eau qui se développe dans la pâte et qui reste incarcérée avec les autres gaz dans les aréoles de la mie ; d'où augmentation de volume et de poids. De 1819 à 1838, la manutention militaire de Paris a réalisé en moyenne, par sac de 156 kilogrammes 500 grammes, 221 kilogrammes 274 grammes de pain, représentés par 110 pains de 2 kilogrammes; ce qui donne, en négligeant les grammes, 65 kilogrammes d'eau, de sel et de gaz sur 221 kilogrammes de pain. L'administration civile (prisons et hôpitaux) se contente d'un moindre rendement, 204 kilogrammes de pain par sac de 156^{kil},500. Jusqu'en 1839, on n'avait jamais déterminé la proportion d'eau que renferme le pain. Une commission nommée à cette époque fit des expériences sur des pains pris au hasard chez des boulangers des différents quartiers de Paris, et sur des pains qu'elle fit fabriquer sous ses yeux : les pains pris chez huit boulangers ont donné en moyenne, sur 100 parties de pains entiers, 34,93 d'eau, dont 28,40 dans la mie seulement et 6,53 dans la croûte ; les pains confectionnés sous les yeux de la commission contenaient 36,14 d'eau sur 100 parties de pain, croûte et mie. Une ordonnance de police de 1842 détermine à Paris la proportion du rendement : le sac de 100 kilogrammes de farine doit fournir 130 kilogrammes de pain bien cuit.

Cette question d'hydratation des céréales et de leurs farines est d'une importance majeure au point de vue administratif et hygiénique ; elle gouverne le rendement, et comme le ligneux et l'eau constituent en définitive la somme des matériaux inertes que renferment les céréales, il suffit d'en faire le compte pour évaluer par différence la proportion vraie des principes assimilables. Nous mentionnerons plus loin les résultats importants qu'a fournis à Millon une nouvelle étude sur le son ; ceux qu'il a obtenus quant à l'hydratation et à la dessiccation des blés et des farines trouvent ici leur place. La farine de blé chauffée à 130 degrés a perdu :

Après 5 heures..............	13,60 pour 100.	
Après 10 heures..............	13,88	—
Après 15 heures	14,16	—
Après 20 heures	14,13	—

La perte est donc proportionnelle au temps ; à 150 degrés elle se ralentit, et à 180 degrés on observe une destruction lente de la farine par le concours de l'air et de la chaleur. On arrive à la déshydratation la plus complète et la plus rapide de la farine en la chauffant de 160 à 165 degrés durant cinq à six heures ; la même règle s'applique au blé, au son, à la mie, à la croûte, aux farines de pois, de féveroles, de maïs, de riz et de sarrasin.

Dans les expériences d'hydratation, le fait saillant, c'est le peu d'écart qu'on observe entre les farines. Vingt-huit farines de première qualité, de provenances diverses, ont absorbé au minimum 14,63 pour 100, au maximum 16,68 ; vingt et une de ces farines ne différaient entre elles que de 1 pour 100. Cette conformité de l'hydratation des farines que Paris tire du Vexin, de la Beauce, de la Brie, de la Picardie, de la Normandie, de la Champagne, fait espérer que l'on arrivera facilement à connaître la proportion d'eau des blés récoltés dans la France entière. Neuf autres farines de récoltes différentes (1846, 1847, 1848) ont donné en minimum 14,0 et en maximum 18,2. Il y a loin de ces résultats au minimum 6 et au maximum 25 indiqués dans les auteurs. E. Millon impute le premier de ces chiffres à des dosages insuffisants, et l'autre à l'effet d'années pluvieuses ou de certaines localités. L'action de la meule tend à diminuer dans la farine la proportion d'eau du blé. Le blé qui a séjourné dans les lieux humides ou qui a été mouillé contient un excès d'eau à la périphérie des grains; le son qui en provient renferme 16,3 d'eau pour 100, tandis que sa farine brute n'en donne que 15,7 et sa fleur 15,2. Un blé très-imprégné d'eau perd donc à la meule, et la fleur que l'on en retire est moins hydratée que le son. Le blé fortement hydraté par l'eau de végétation seule perd encore à la meule, mais le son et la fleur contiennent une proportion d'eau sensiblement égale. Pour un blé sec et peu hydraté, le chiffre de l'eau ne varie pas dans le son, dans la fleur et dans le blé. On voit que les degrés de l'hydratation des blés et des farines sont destinés à servir de base aux expertises comme aux prescriptions de la police bromatologique.

Pour évaluer la proportion d'eau contenue dans un pain, il faut opérer sur un morceau coupé de manière à représenter un segment de cercle à angle très-aigu, et dirigé du centre du pain vers sa circonférence; car le degré d'hydratation varie dans la croûte supérieure, dans la croûte inférieure, dans la mie, etc. Il fallait aussi déterminer préalablement si les principes de la farine transformés par la panification perdaient à l'état d'eau une partie de leurs éléments, qui seraient au contraire retenus dans la farine elle-même. E. Millon s'est assuré qu'il n'y a aucun déchet notable dans la matière sèche, la portion de farine qui se convertit en acide carbonique ne dépassant point quelques millièmes. En supposant la matière alimentaire intacte, et déterminant d'une part l'eau de la farine, d'autre part l'eau du pain, M. Millon a calculé sur ces deux données ce que 100 kilogrammes de la farine employée à la manutention militaire de Paris avaient dû fournir en kilogrammes de pain fabriqué (1). Voici, pour neuf expériences, les nombres comparés du laboratoire et de la boulangerie :

Numéros	Rendement calculé kil.	Rendement réel. kil.
1..............	136	135
2..............	137	137
3..............	131,5	132
4..............	136	134,5
5..............	133	133
6..............	134,5	133
7..............	135	134
8..............	137	137,3
9..............	133	134

Ainsi l'hydratation a varié dans les pains précédents, de 36,5 à 40 pour 100; toutefois E. Millon a trouvé de 40 à 43 pour 100 d'eau dans des pains militaires de bonne qualité apparente. Le tableau suivant a été construit d'après les données précitées :

(1) E. Millon, *Annales d'hygiène*, t. XLI, p. 451 ; t. XLII, p. 464.

100 kilogrammes de farine rendent en pain.

Farine.	PAIN A						
	36 p. 100 d'eau.	37 p. 100 d'eau.	38 p. 100 d'eau.	39 p 100 d'eau.	40 p 100 d'eau.	41 p. 100 d'eau.	42 p. 100 d'eau.
	kil.	kil.	kil.	kil	kil.	kil.	kil.
A 14 p. 100 d'eau.	134,3	136,5	138,7	140,9	143,3	145,7	148,2
15 — —	132,8	134,9	137,0	139,3	141,6	144,0	146,5
16 — —	131,2	133,3	135,4	137,7	140,0	142,4	145,0
17 — —	129,6	131,7	133,7	136,1	138,3	140,7	143,4
18 — —	128,1	130,1	132,1	134,5	136,7	139,1	141,8
19 — —	126,5	128,5	130,5	132,9	134,0	137,5	140,0

D'après Rivot, les pains de bonne qualité bien cuits contiennent, huit heures après la sortie du four, 33 à 34 pour 100 d'eau, dont 42 à 43 pour 100 dans la mie, et 17 à 18 pour 100 dans la croûte ; pour des pains de toute nature il a trouvé comme limites extrêmes, 40 à 48 pour 100 dans la mie, 17 et 27 pour cent dans la croûte, 30 et 41 pour 100 dans le pain. Le pain tendre des manutentions militaires, ou pain de munition, se compose de 4 cinquièmes de mie généralement bise, et d'un cinquième de croûte ; la mie contient en moyenne 50 pour 100 d'eau, la croûte 15 pour 100 ; le tout ensemble, 43 pour 100.

On appelle levain la pâte conservée jusqu'à ce qu'elle s'enfle et se raréfie par suite des progrès de la fermentation spontanée. Pour le préparer, on prélève sur la pâte déjà faite une certaine quantité qu'on tient en réserve ; on la laisse fermenter la nuit et le jour : ainsi transformée en levain, elle est apte à exercer sur la pâte du lendemain son action de ferment. A cet effet, on l'étend le soir dans une certaine quantité d'eau et de farine ; puis on l'incorpore avec l'eau à 20 ou 30 degrés, suivant la saison, et avec la farine nécessaire à chaque journée. Le bon levain se caractérise par une odeur piquante, aigre, alcoolique ; le degré de fermentation qu'il établit dans la pâte panaire le fait distinguer en jeune, fort et vieux : trop fort, il crevasse, affaisse, aigrit le pain ; trop jeune, il le rend mat, insipide et privé d'yeux ; le vieux levain n'est plus propre à provoquer la fermentation. A cause des soins et du travail nécessaires à la préparation d'un bon levain, les boulangers de beaucoup de localités le remplacent par la levûre de bière, qui est l'écume formée à la surface des cuves en fermentation (environ 250 grammes pour 100 kilogrammes de farine) ; elle les dispense du soin de rafraîchir les levains, elle fait lever plus sûrement la pâte, qui exige en même temps moins de façons. Mais elle doit être fraîche et de bonne qualité, ce que l'on reconnaît à sa teinte d'un jaune chamois, à son odeur un peu vineuse sans acidité, à son peu de densité, à la netteté de sa cassure ; trop ancienne, elle donne un pain sec, bistre, acide et d'une saveur de houblon ; quand elle a une odeur désagréable, on l'en débarrasse à l'aide de lavage et de la pression. Il faut renouveler les levains, c'est-à-dire y ajouter de six en six heures de l'eau et de la farine, pour que la fermentation ne devienne pas trop acide dans l'intervalle des pétrissages de la pâte. Pour les micrographes modernes, la levûre de bière n'est autre chose qu'un végétal. D'après Wagner (1), la levûre supérieure est formée de cellules adhérentes entre elles, transparentes, et ayant en diamètre 0^{mm},01. La levûre inférieure présente des cellules de dimensions variées, non adhérentes ou faciles à séparer, et dont les plus grosses contiennent des cellules plus petites, en nombre parfois considérable. Wagner a constaté que la fermentation coïncide avec la formation des cellules. La levûre inférieure se comporte comme la levûre supérieure ; si elle est séchée préalablement à 100 degrés, la fermentation ne commence à se manifester qu'au bout de trente-six heures.

Les sels qui interviennent de la manière la plus notable dans la fermentation et la levée du pain sont le sulfate de cuivre, l'alun et le chlorure de sodium ; ils lui permettent de retenir une plus forte quantité d'eau, d'où l'augmentation de son poids. Les deux premiers donnent à la mie plus de blancheur et l'aspect d'un gâteau léger, sans saveur très-prononcée. Le sel marin rend le pain plus savoureux; à la dose de 0,0057, il fait lever parfaitement le pain (2) ; mais celui-ci a moins de blancheur et des yeux moins larges que lorsqu'il est préparé par le sulfate de cuivre ou l'alun : ce dernier sel ne produit tout son effet qu'à la dose de 0,0056. Pour le sulfate de cuivre, la proportion est de 0,07 à 0,14 par pain de 2 kilogrammes; au delà il donne un pain humide, coloré, verdâtre, exhalant une odeur de levain; à moins de 0,00022, il fait un pain aqueux, crevassé; à 0,00025, la pâte ne lève plus (3). Au reste, l'introduction de l'alun et du sulfate de cuivre dans le pain est un acte de sophistication susceptible de porter atteinte à la santé des consommateurs. Le carbonate d'ammoniaque contribue à faire lever la pâte et à blanchir le pain; il est surtout employé dans la pâtisserie.

L'égale levée de la pâte, la blancheur et la légèreté du pain dépendent du mélange intime de la farine et de l'eau, résultat que l'on poursuit par une série de manipulations telles que le délayage, le frasage, le contre-frasage, le pétrissage et le bassinage. Le rendement de la farine est aussi subordonné au succès de ces opérations qui ont pour but de répartir le levain dans toute la pâte et de rendre le mélange aussi intime que possible; sinon la fermentation ne s'y établit pas uniformément, et la pâte fournit d'autant moins de pain qu'elle contient plus d'agglomérats de farine presque sèche, c'est-à-dire plus

(1) Wagner, *Journal für prakt. Chemie*, t. XLV, p. 241.

(2) L'eau de mer mélangée à l'eau douce dans une certaine proportion ne s'oppose pas à la fermentation panaire, et supprime la dépense de sel; le pain ainsi préparé (et c'est le pain que l'on mange aujourd'hui à bord de tous les paquebots) est-il rafraîchissant et d'un goût moins agréable, comme le pense Fonssagrives (*Hygiène navale*, p. 5,1)? Ni l'un ni l'autre, d'après notre expérience personnelle. Il objecte encore l'impureté de l'eau de mer puisée autour des navires par un temps calme... Est-elle plus impure que la sueur dont les pétrisseurs imprègnent la pâte?

(3) Kuhlmann (de Lille), *Emploi du sulfate de cuivre et de diverses substances salines dans la fabrication du pain* (*Annales d'hygiène*. Paris, 1831, t. V, p. 338).

de grains féculents non séparés par l'interposition des gaz : on dit alors que la pâte est *marronnée*. C'est pour éviter ces défauts que la pâte pétrie à gauche du pétrin est ensuite transportée à droite pour y être frasée, contre-frasée, puis morcelée en pâtons qui sont soumis au même travail, étirés à plusieurs reprises, réunis et projetés avec force à l'une des extrémités du pétrin. Après une pause de quelques instants, le pétrisseur reprend la pâte par portions, la tourne, la pèse et l'introduit dans un panneton garni de toile et saupoudré de farine : c'est là que la fermentation s'opère ; la pâte se soulève infiltrée par l'acide carbonique qui écarte les molécules et lui communique cette porosité, cette légèreté qui s'accroît encore par la dilatation des bulles à la chaleur du four. Les pétrins mécaniques remplacent avantageusement les bras du pétrisseur, qui ne sera plus condamné à des efforts violents et à l'inspiration des molécules de farine; avec ces pétrins, la pâte ne sera plus souillée par la sueur, par la malpropreté et parfois les exanthèmes des ouvriers. Une commission spéciale s'est assurée que le pain fabriqué à l'aide des machines ne le cède ni en qualité ni en quantité au pain obtenu par le pétrissage à bras; leur emploi est commandé par des intérêts de salubrité, non moins que par l'économie qui est sensible dans une grande manutention(1). Le cylindre de Fontaine pétrit 400 kilogrammes de pâte en quinze minutes; celui de Haize est adopté à bord des bâtiments de l'État : c'est un cylindre immobile dans lequel tournent les agitateurs qui battent la pâte; en douze minutes il pétrit la pâte nécessaire à une fournée de 75 kilogrammes de pain. Il faudrait mentionner encore les pétrins mécaniques de Boland, de Rolland, de Bonnet, de Loyson, de Marchand, de Morel; à la boulangerie des hospices de Paris, nous avons vu fonctionner des pétrins mûs par la vapeur qui imitent merveilleusement le travail des bras. Quand l'autorité prescrira-t-elle l'emploi général de ces machines qui supprimeront pour une classe d'ouvriers une cause active de maladies et de mortalité, pour un grand nombre de maisons le prétexte d'un tapage nocturne et d'ignobles clameurs, et pour tous les consommateurs de pain un sordide assaisonnement d'excrétions humaines?

Pour l'enfournement, les pains sont placés sur des pelles saupoudrées de recoupette et qu'ils abandonnent facilement par un petit mouvement de l'ouvrier; juxtaposés dans le four sans se toucher et de manière à occuper le moindre espace, ils sont soumis à une cuisson d'environ vingt-sept minutes.

La bonne cuisson s'opère dans de certaines limites de température dont le terme moyen est 100 degrés au moment de l'enfournement; Knapp (2) évalue la température nécessaire à 150, 250 degrés centigrades, et plus ordinairement

---

(1) H. Gaultier (de Claubry), *Rapport sur la fabrication du pain par le pétrissage à bras et par les machines* (*Annales d'hygiène*. Paris, 1839, t. XXI, p. 5).

(2) Knapp, *Die Nahrungsmittel in ihrem chemischen und technischen Beziehungen.* Braunschweig, 1848, p. 150.

il la fixe entre 200 à 250 degrés centigrades pendant la cuisson du pain. La commission de 1839 (1) s'est assurée qu'à l'enfournement le thermomètre marquait 285, 286 et 273 degrés; au défournement, 211, 207 et 213 degrés; une fois la chaleur a été suffisante pour liquéfier le zinc (370 degrés); le four aérotherme exige 272 à 273 degrés centigrades. Fremy et Pelouze estiment à 300 degrés la température d'un four à cuire le pain (2); Payen évalue de 210 à 212 degrés la température nécessaire à la formation de la croûte; la mie, soustraite au rayonnement direct de la chaleur, ne reçoit qu'une température égale à 100 degrés. Dans un four chauffé trop promptement, la pâte est saisie, se durcit vite à la périphérie; l'eau qui n'a pu s'évaporer rend la mie molle, gluante, susceptible de se moisir en peu de jours, la croûte restant dure et cassante. Cet inconvénient, déjà signalé par Galien, se renouvelle souvent dans la fabrication du pain à Paris. Sous une température trop peu élevée, la pâte retient une trop forte proportion d'eau; que si elle y reste soumise assez longtemps, elle finit par perdre beaucoup de son eau, l'évaporation s'opérant mieux à travers une croûte molle et perméable. Le pain reste dans le four un temps qui varie en raison directe de son volume; celui de quatre livres a besoin de trente-cinq minutes pour la cuisson; trente minutes sont la durée moyenne de la cuisson, sans que l'on puisse substituer cette évaluation à celle de l'habitude : les boulangers savent reconnaître le degré de cuisson, et on ne leur imposerait point sans inconvénient une limite rigoureuse à cet égard. Les pains pris au hasard chez huit boulangers ont donné en moyenne 63,55 de mie et 36,45 de croûte; les pains d'essais, préparés sous les yeux de la commission de 1819, 64,64 de mie et 35,36 de croûte; la croûte forme donc environ le tiers du pain total. Dans les pains de même forme, le rapport de la croûte à la mie dénote le degré de cuisson, et pour les pains dont la forme diffère, l'influence de celle-ci sur la proportion de mie et de croûte. Fremy et Pelouze (*loc. cit.*) signalent les résultats suivants :

	Rapport de la croûte à la mie.
Pains de 2 kilogrammes, dits de maçon............	0,43 à 0,33
— dits de fantaisie	0,60 à 0,43
— dits de marchands de vin..................	0,78 à 0,90
— rondins	0,45 à 0,55
— de 1/2 kilogramme	0,45 à 0,55
— miches de 2 kilogrammes	0,63 à 0,33

La forme ordinaire des fours est elliptique; leur sole est plane, recouverte d'une voûte surbaissée; ils ont, en général, 3 mètres de long sur 2,70 de large, et 36 à 40 centimètres de haut. La combustion du bois est activée au moyen de quatre conduits nommés *ouras* qui se rendent à la cheminée en passant au-dessus de la voûte. Le four Rolland et le four Carville ont l'avantage de cuire

(1) H. Gaultier de Claubry, *Rapport sur le rendement de la farine en pain* (*Annales d'hygiène*. Paris, 1850, t. XLIII, p. 88 et suiv.).
(2) Pelouze et Fremy, *Traité de chimie*, 2e édition, t. IV, p. 562.

le pain à l'abri du contact de la fumée et du combustible : le premier est muni d'une sole tournante qui facilite le chargement des pains et régularise la cuisson de toute la fournée ; le second a des carneaux à registre qui permettent de régler la direction de la flamme ; l'un et l'autre assurent l'uniformité de la cuisson des pains à un degré qui ne s'obtient pas dans les anciens fours, et procurent une notable économie de combustible.

Quelle proportion de son convient-il d'extraire de la farine destinée à la fabrication du pain ? Elle varie suivant les farines ; telle farine perd plus de son par un blutage à 5 pour 100 que telle autre par un blutage à 10. Les récents travaux de Millon tendent à la suppression de cette opération qui amoindrit les subsistances publiques ; il a constaté l'exagération de la proportion de ligneux attribuée au blé. Boussingault l'avait évaluée à 7,5 pour 100 du poids du blé ; Millon n'en a jamais trouvé plus de 2,38 pour 100 dans le blé tendre indigène, et plus de 1,25 dans le blé dur. D'où il résulte que pour éliminer quelques millièmes de matière inerte, on sacrifie 15, 20, 25 pour 100 sur la masse alimentaire du blé. L'analyse du son provenant du mélange de trois espèces de blés (blé tendre indigène, blé tendre exotique et blé dur) n'a donné que 7,5 à 10 pour 100 de ligneux. Le son d'un blé tendre indigène, récolté en 1848 (Nord), se représente dans sa composition comme il suit :

Amidon, dextrine, sucre.......................	50,0	} approximatif.
Sucre de réglisse	1,0	
Gluten...................................	14,9	
Matière grasse...........................	3,6	
Ligneux	9,7	
Sels.....................................	5,7	
Eau......................................	13,9	

1, 2 pour 100 qui manquent dans le dosage appartiennent probablement à des matières incrustantes, résineuses, plus ou moins colorées, et à certains principes aromatiques. La conclusion de ces faits d'analyse est que le son est une substance essentiellement alimentaire, et que, pour débarrasser la farine d'une quantité insignifiante de cellulose, on l'appauvrit dans son azote, dans sa graisse, dans sa fécule, dans ses sels, dans ses principes aromatiques et sapides. La blancheur du pain, obtenue par l'élimination du son, est, suivant Millon, une qualité purement idéale qui le prive de son condiment naturel : « Remoudre finement le son et les gruaux, et les mélanger à la fleur, ou bien perfectionner nos moyens de mouture dans une direction précisément opposée à celle qu'on a suivie jusqu'ici, de façon qu'ils donnent du premier coup une farine fine et homogène, tel est le progrès désormais facile à réaliser (1). »

A ces résultats, à ces déductions, un autre chimiste, Poggiale, oppose ses analyses plus récentes du son :

(1) E. Millon, *Annales de chimie*, 1849, p. 486.

DES ALIMENTS. — PRÉPARATIONS.

Eau..	12,669
Sucre....	1,909
Matière soluble non azotée...............	7,709
Matière soluble azotée.......	5,615
Matières azotées insolubles assimilables...	3,867
Matières azotées insolubles inassimilables..	3,516
Matières azotées grasses.................	2,877
Amidon..	21,692
Ligneux	34,575
Sels........	5,514

D'où l'on voit que le son contiendrait 44 pour 100 de matières assimilables et 56 pour 100 de matières impropres à la nutrition; partant l'élimination du son et les pertes par le blutage seraient justifiées..... *Adhuc sub judice lis est*, car les matières azotées éliminées avec le son, et que Poggiale déclare non nutritives, remplissent, d'après Mouriès, le rôle de ferment, et, comme la diastase, transforment l'amidon en dextrine et en sucre, ce qui leur donnerait une grande importance dans la panification et même dans la digestion. Parmi ces dissidences de laboratoire et ces présomptions physiologiques, un seul fait est reconnu par tous, c'est que le ligneux est réfractaire à l'action du tube digestif, et jusqu'à ce que l'on connaisse exactement le rôle que peuvent jouer dans l'alimentation humaine toutes les autres matières accompagnant le son, il sera hasardeux de fixer le déchet du blutage beaucoup au delà de la proportion du ligneux.

Le pain préparé avec la bonne farine de froment et avec les soins prescrits par l'art présente pour caractères une croûte ferme et cassante, d'un jaune doré ou brunâtre, une mie blanche, élastique, criblée d'yeux, d'une odeur et d'une saveur appétissantes. Le refroidissement y détermine quelques changements; l'évaporation lui enlève une partie de son poids, et cette perte est en rapport avec le volume et la forme du pain : ainsi un pain de 500 grammes en perd 62 en un jour; pour un pain de 1000 grammes, la déperdition est de 43 ou de 82, suivant qu'il est court ou long. En même temps la croûte et la mie diminuent de consistance; cependant, à la longue, le pain se dessèche, s'affaisse et durcit, si l'humidité du lieu où il est déposé n'en détermine pas la moisissure.

Les caractères du pain varient en raison du genre de farine qui a servi à sa fabrication. Le pain de maïs est noir, peu levé et visqueux : aussi la farine de maïs n'est-elle mélangée avec celle des autres céréales que dans la proportion de la moitié ou d'un quart. Le seigle fait un pain un peu bis, mat, frais, gras, assez savoureux, d'une odeur agréable, et qui se conserve sept ou huit jours sans se dessécher. Le mélange d'un huitième de farine de seigle avec celle de froment rend le pain de celui-ci plus frais et plus agréable; ce mélange a lieu dans la plupart des *pains de ménage*. Les farines de seigle et d'orge servent avec la mélasse, le miel, etc., à la confection des pains d'épice. Le pain d'orge se dessèche plus vite que le pain de seigle; il est gris, rougeâtre, épais, collant, massif à cause de l'hordéine qu'il renferme : il est proverbialement grossier, mais il est substantiel et *tient au corps*, comme disent les campagnards; chez les Romains, il était l'aliment des gladiateurs, qui en ont tiré leur surnom *hordearii*. La farine de sarrasin, assez blanche et bien que riche en gluten, fournit un pain mal levé, lourd et indigeste, si ce n'est pour les robustes estomacs de la campagne : c'est le plus mauvais et le moins nourrissant des pains. Le pain d'avoine, grossier, mais sain, peut être rangé pour ses qualités après celui de froment. Le sorgho ne produit que des pains lourds; avec le riz on ne fait que des galettes. On a essayé de panifier la fécule de pomme de terre, mais le pain qu'elle donne est noirâtre, massif, non levé; il en est de même des autres fécules dépourvues de gluten, telles que celles de manioc, d'arrowroot, de châtaigne, etc., mais en leur associant des matières gommeuses, albumineuses, gélatineuses, de l'amidon torréfié, on réussit à faire une sorte de pains incomplets, qui peuvent devenir, dans certains cas, une ressource importante. En France et dans beaucoup de pays de l'Europe, on ajoute de la pomme de terre cuite et écrasée dans le pain jusqu'à poids égal de la farine de froment; elle le tient plus frais ; mais elle le rend plus compacte : un excès de pomme de terre rend le pain pâteux, gras et massif.

B. — *Aliments tirés du règne animal.*

Dans l'examen des matières alimentaires que l'homme puise dans les deux règnes, nous suivons une progression ascendante qui nous a conduit des végétaux aux animaux : les Rayonnés ou Zoophytes marquent la transition de l'un à l'autre règne; viennent ensuite les Articulés, les Mollusques et les Mammifères. Demandons à chacune de ces grandes classes d'animaux ce qu'elle fournit à la subsistance de notre espèce. Les matières nutritives que le végétal a créées subissent une élaboration de plus en plus complète dans l'échelle zoologique; de degré en degré l'aliment animal se complique lui-même, et se perfectionne jusqu'à nous offrir, dans l'œuf des oiseaux et le lait des mammifères, la somme des principes nécessaires au développement et à la réparation de l'organisme.

I. — INVERTÉBRÉS.

1° RAYONNÉS. — A. *Actinies*. — Trois espèces alimentaires : l'*Actinia chœta*, actinie brune de Cuvier, l'actinie rousse; *Act. equina*, fort estimée du peuple dans quelques provinces maritimes de l'Europe, et l'œillet-de-mer (*Act. judaica*, L.). On trouve ces trois espèces dans la Méditerranée; elles constituent un aliment mucilagineux difficile à digérer, peu nutritif. — B. Plusieurs espèces d'*oursins*, notamment l'oursin commun (*Echinus esculentus*, L.), sont employées comme aliment; on en mange surtout les ovaires, qui sont rougeâtres et d'un goût assez agréable.

2° ARTICULÉS. — A. *Crustacés*. — Divisés en trois ordres, dont le premier (Crustacés décapodes, Cuv.) comprend plusieurs espèces alimentaires. Parmi les crabes : le tourteau (*Cancer pagurus*), l'étrille commune (*C. puber*, L.).

Parmi les écrevisses : le *C. astacus*, écrevisse commune, meilleure quand elle provient des eaux vives : la consommation en est considérable ; elle est surtout recherchée et délicate en mars et en avril, époque où elle est pourvue de ses œufs, qui sont excellents ; sa chair est restaurante, digestible, mais susceptible de produire chez ceux qui en mangent une éruption ortiée ; le homard, écrevisse de mer, non moins recherché, d'une chair ferme et savoureuse, mais moins digestible ; la langouste, à chair plus dense encore. Parmi les salicoques : la crevette franche, la crevette commune ou salicoque, celle de Provence, du Levant, etc.

B. *Insectes*. — Nommons ici l'*Apis mellifica* pour le produit sucré qu'elle donne et qu'on distingue, suivant sa pureté, en miel vierge ou blanc, en miel jaune et en miel commun : le premier découle des alvéoles de rayons ouverts et exposés sur des claies d'osier, au soleil ou à une douce chaleur ; le second s'obtient en brisant les gâteaux et en les soumettant à une chaleur plus forte ; le troisième est un résidu exprimé, puis écumé et décanté. Les miels les plus renommés sont ceux de Narbonne, le miel de la vallée de Chamounix, ceux du mont Hymette et du mont Hybla, ceux de Crète, de Cuba, d'Éthiopie, etc. La nature des fleurs, le climat, le sol, influent sur les qualités, l'arome et les autres propriétés du miel ; dans les localités citées plus haut abondent les labiées et autres plantes odorantes ; dans le Gâtinais existent de grandes cultures de safran. En Bretagne, où le sarrasin végète sur de grandes étendues et alterne avec les bruyères à fleurs dépourvues de parfums, on remarque que le miel est de médiocre et souvent de mauvaise qualité (Payen). Tournefort a même signalé les propriétés délétères du miel que les abeilles récoltent sur une plante nuisible (*Azalea pontica*) des montagnes voisines de Trébizonde, sur les bords méridionaux de la mer Noire. Aug. Saint Hilaire, voyageant dans le Brésil, a ressenti des phénomènes d'intoxication après avoir mangé du miel élaboré avec le suc d'une apocynée par une espèce de guêpe désignée sous le nom de *lecheguana*. Les miels sont pour la plupart laxatifs ; leur composition, complexe et variable, offre de la glycose de fécule, un autre suc que les acides convertissent en glycose, du sucre liquide incristallisable, et, d'après Dubrunfaut, une petite proportion de sucre de canne dissous qui se change spontanément en glycose sous l'influence d'un ferment contenu dans le miel ; on y a trouvé encore de la mannite, deux acides organiques, des substances aromatiques, une matière colorante jaune, des substances grasses et des principes azotés. Ces derniers ne paraissent appartenir qu'à des miels communs et impurs, contenant du pollen ou même du couvain ; ils n'existent pas dans les miels vierges obtenus par un simple égouttage des rayons.

3° Mollusques. — I. Céphalés. — A. *Céphalopodes acétabulifères.* — Pour les anciens, le *poulpe* (*Octopus*, Lam.) était un aliment de choix, et ils en faisaient une grande consommation ; on le mange encore sur les bords de la mer Rouge, au Japon, en Italie, surtout à Naples. Dans l'archipel, les Grecs le salent et le conservent pour les jours maigres. — L'*Elédone* (*Ele-*

donc), malgré son odeur musquée et sa chair coriace; la *sépiole* (*Sepiola* de Rondelet), très-estimée pour la délicatesse de sa chair ; la *sèche* (*Sepia*, Linn.), dont plusieurs espèces, toutes nourrissantes et lourdes à l'estomac, se consomment dans les ports de mer; le *calmar* (*Loligo*, Lam.) qui donne cinq espèces édules (1), le plus estimé des céphalopodes. On a imputé aux céphalopodes un effet dangereux sur l'homme, c'est une erreur léguée par les anciens.

B. *Gastéropodes.* — L'*aplysie* (*Aplysia Teremidi*, Raux), d'après Lesson, est recherchée par les indigènes des îles de la Société; elle appartient au genre pectinibranches. — Les *Pulmonés terrestres* fournissent la limace (*Limax*, Lam.), dont la chair est coriace et l'aspect repoussant, et l'hélice (*Helix*, Müll.). Les patriciens romains s'approvisionnaient d'escargots sur les côtes de la Ligurie, de l'Espagne et d'Afrique ; au dire de Pline, Fulvius Hurpinus eut l'idée de les parquer et de les engraisser. Les escargotières se retrouvent encore aujourd'hui en Lorraine, en Franche-Comté, dans le Brabant, en Suisse, sur le Rhin, etc.; la ville d'Ulm procure quatre millions d'*Helix pomatia* par an aux couvents de l'Autriche; la Charente-Inférieure, la Gironde, le bas Languedoc, la Provence, consomment des masses d'escargots; on m'a montré à Troyes (Aube) un établissement qui enrichit ses propriétaires par cette vente; celle-ci est estimée à 25,000 francs par an dans l'île de Ré (2). On choisit les colimaçons adultes, on les fait jeûner, puis on les lave plusieurs fois dans de l'eau vinaigrée pour les débarrasser des mucosités et des matières qui les souillent. Parmi les pectinibranches, on mange sur nos côtes le *Turbo rudis*, qui rappelle le goût des crevettes; le genre *Natica*, qui se consomme dans le Midi ; le *buccin ondé*, recherché sur le littoral de la Manche et en Angleterre.

II. Acéphales. — A. *Ostracés.* — Parmi les mollusques conchylifères, les huîtres figurent avec honneur sur nos tables. On les rencontre dans presque toutes les mers, non loin des côtes, à peu de profondeur, soit fixées aux rochers sous-marins ou attachées les unes aux autres par la valve inférieure de leur écaille, soit sur les rivages, adhérentes aux pieux, aux racines des arbres, soit enfin tout à fait libres. L'eau qu'elles embarquent dans leurs coquilles permet de les transporter vivantes à d'assez grandes distances de la mer. Elles abondent surtout dans les golfes formés à l'embouchure des grands fleuves, comme on le voit pour la Loire et surtout pour la baie de Cancale, qui suffit pour l'approvisionnement d'une grande partie du nord de la France et de Paris, où la consommation des huîtres s'est élevée, en 1866, à 1,733,582 francs. Avant d'être expédiées, les huîtres séjournent dans des parcs, réservoirs profonds de quelques pieds, garnis de galets et de sable, à parois latérales en talus, communiquant avec la mer pour que leur eau se renouvelle à chaque marée; elles y perdent le goût désagréable qu'elles ont au

(1) Ch. Ozenne, *Essai sur les mollusques* (thèse de Paris, 1858, n° 222).

(2) Moquin-Tandon, *Histoire naturelle des mollusques terr. et fluv. de France.* Paris, 1855.

sortir de la mer et leur chair y devient plus tendre. L'art de parquer les huîtres n'était pas ignoré des anciens; Pline (livre IX, chap. LIV) en rapporte l'invention à Sergius Orata, qui tira de grands profits de ses parcs établis aux environs de Baïes. Apicius, au rapport d'Athénée, savait engraisser les huîtres et les conserver longtemps; il en expédia d'Italie à Trajan jusque dans le pays des Parthes, où elles arrivèrent très-fraîches. Il faut choisir les huîtres de moyenne grandeur, bien en chair, sans être grasses, abondamment pourvues d'une eau limpide, et par conséquent bien fraîches, ayant parqué sur des fonds non vaseux et dont l'écaille soit intérieurement d'un beau blanc. Les huîtres d'Angleterre et de Hollande passent aujourd'hui pour les meilleures; on connaît la délicatesse de celles d'Ostende : plus petites, elles ont la coquille mince, moins opaque, plus blanche à l'extérieur; les huîtres vertes de Marennes (Charente-Inférieure) sont recherchées à bon droit. Les bonnes huîtres communes (*Ostrea edulis*) nous viennent des côtes de la Normandie; l'*huître pied de cheval* (*Ostrea hippopus*), moins délicate, est une variété de grande taille. Les huîtres à préférer ont une moyenne grandeur, la chair blanche, ferme et froide, leur manteau épanoui, l'animal résistant quand on ouvre ses valves, et celles-ci revêtues à l'intérieur d'une couche calcaire solide et lisse, remplies d'une assez grande quantité d'eau limpide, sans odeur et agréablement salée. L'huître verte, plus délicate encore, contracte cette coloration dans des parcs particuliers dits *claires*. On a rapporté cette nuance verte à la nature du sol; Coste (1) la croit due à un ictère, à une maladie du foie dont la sécrétion exagérée a pour effet de teindre en vert le parenchyme des branchies; pour Valenciennes, c'est une substance colorante dérivée de la bile, mais distincte de toutes les substances vertes organiques connues, et qui va se fixer par endosmose sur le parenchyme des deux appareils lamellaires de l'huître. Ferrand, de Lyon (2), insiste sur ce fait que, dans les parcs ou claires où l'on cultive ces huîtres, l'eau de mer ne se renouvelle que dans les grandes marées et quelques filets d'eau douce s'y déversent; à la faveur de ces conditions, il s'y développe une grande quantité de mousses et d'infusoires de couleur verte dont les huîtres se nourrissent et se colorent. L'eau contenue dans l'huître de Marennes a 3 pour 100 de sel de plus que celle du même coquillage pris récemment en mer, ce qui est dû à la concentration plus grande de l'eau des claires où sont parquées les huîtres vertes. Les huîtres des pays chauds sont moins agréables que les nôtres. On mange, sur le littoral de la Méditerranée, une espèce de la famille des ostracés, l'*Anomia ephippium*, qui, d'après H. Cloquet (3), ne le cède pas en qualité à l'huître; sa phosphorescence l'a fait appeler *éclair* par les pêcheurs de la Rochelle, qui la font cuire avant de la manger.

Le *peigne* (*Pecten*, Brug.), plus nourrissant que l'huître, mais indigeste

(1) Coste, *Voyage d'exploration sur le littoral de la France et de l'Italie*, etc. Paris, 1855.

(2) Ferrand, *Ostrénomie, Huîtres toxiques et comestibles*, etc. Lyon, 1863, in-8.

(3) Cloquet, *Faune des médecins*. Paris, 1822, t. I, p. 442.

s'il n'est cuit et assaisonné dans sa valve inférieure, se consomme sur nos côtes nord de la Méditerranée, en Corse, en Italie, etc.; l'*arche barbue* se vend sur le marché à Toulon; celle de Noé (*Arca Noe*, Linn.) n'est bonne qu'en hiver; en été, époque de sa ponte, son ovaire, gonflé d'œufs, la rend âcre et indigeste.

B. *Mytilacés* (Cuvier). — Les moules d'eau douce ne sont guère que des aliments de nécessité. Les moules de mer présentent quelques espèces assez recherchées : le *Mitylus lithophagus*, ou datte de mer, passe dans le midi de la France pour un mets agréable par son goût poivré; le *Mytilus edulis*, ou moule commune, qui forme sur nos côtes des bancs considérables, et que l'on parque presque à la manière des huîtres, est un aliment tendre, assez agréable sans être délicat.

Valenciennes et Fremy ont soumis à l'analyse le tissu musculaire des mollusques (grand muscle du manteau des céphalopodes, grands adducteurs des valves des acéphales), avec les précautions propres à écarter les produits de sécrétion et toute autre cause d'erreur; sa composition leur a paru plus simple que celle des muscles des vertébrés : point de quantités appréciables de phosphate acide de potasse, d'acide oléo-phosphorique, de créatine, de créatinine; ces principes sont remplacés par une matière cristalline identique avec la taurine, découverte par Gmelin dans la bile des vertébrés et contenant environ 25 pour 100 de soufre (1). La détermination cristallographique faite par de Sarncmont confirme cette identité, qui, déjà établie approximativement entre l'urée et la taurine, avait fait considérer celle-ci dans l'organisme comme une substance d'élimination. On ne peut donc voir exclusivement dans la taurine qu'un produit de la décomposition d'un acide sulfuré contenu dans la bile, et le point de vue physiologique qu'elle a suggéré changera avec son nouvel aspect dans la chimie.

Les huîtres et les moules peuvent donner lieu, par leur ingestion, à des accidents d'intoxication spéciale, les premières plus rarement que les secondes. Zandyck (2), qui a observé des accidents graves causés par les huîtres, en décrit deux types qui lui paraissent délétères : 1° manteau et lames branchiales très-rétractés sur le corps de l'animal, eau saumâtre et laissant sur les valves un sédiment abondant; 2° manteau normal, branchies étendues comme d'ordinaire, mais eau plus salée, et quoique moins chargée de particules hétérogènes, ayant une saveur particulière. Nous ne parlons pas ici des huîtres colorées en vert par un sel de cuivre.

---

(1) Le corps cristallin des mollusques est représenté par (*Annales de physique et de chimie*, 3ᵉ série, t. L) :

C................	19,5
H.	5,9
Az....................	10,5
S....................	24,0
O....................	40,1

(2) H. Zandyck, *Journal universel des sciences médicales*, 1819, t. XIV.

Les symptômes déterminés par l'usage intempestif des huîtres et des moules sont à peu près les mêmes sous la réserve des diversités de réaction individuelle. Deux à trois heures après leur ingestion, prostration avec anxiété, malaise et pesanteur à l'épigastre; puis soif vive, constriction à la gorge, nausées, vomissements, céphalalgie intense, excitation qui peut aller jusqu'au délire; dyspnée portée parfois jusqu'à l'imminence de l'asphyxie; spasmes, roideur tétanique ou convulsions, apparition d'une urticaire avec démangeaison extrême. On a vu, chez quelques malades, le visage se tuméfier, ainsi que la langue, la peau se couvrir de taches pétéchiales avec sueur froide, etc. Dans la grande majorité des cas, les troubles n'ont point cette intensité; ils se bornent à l'embarras gastrique avec urticaire, et quand même ils revêtent une apparence de gravité générale, le pronostic n'en est presque jamais défavorable. Un vomitif, l'éther ensuite et des stimulations révulsives à la périphérie, le café contre les phénomènes persistants de concentration et d'obtusion, etc., tels sont les moyens qui rétablissent promptement les malades.

Mais quelle est la cause de ces accidents de forme effrayante? Une altération spontanée des moules, qui, affectant leur tube digestif ou leur foie, se reproduit tous les ans depuis mai jusqu'à la fin d'août (Burrows); le frai d'astéries dont elles se nourrissent (Beunie, *Journal de physiq.*, 1779); la présence d'un petit crabe (*Cancer pinnoteres*, Linn.), que, d'après Behrens, Albert le Grand accusait déjà injustement sous le nom de *Nautilus concharum hospes;* la crasse de mer (méduse), qu'Orfila mentionne d'après Lamouroux, etc. Les effets nuisibles des moules ne se rapportent point à une seule cause : ces mollusques, conservés trop longtemps hors de la mer, peuvent s'altérer; le frai des astéries, appliqué sur la peau, l'irrite jusqu'à la sensation de brûlure, y produit rougeur, tuméfaction et engourdissement; ingéré, il provoque des troubles violents du tube digestif; en outre, les moules, comme les huîtres, ayant les deux sexes réunis, vingt-quatre heures après la ponte on y découvre déjà les embryons munis de leurs valves, et Ozenne (*l. c.*) impute à l'action mécanique de ces coquilles, très-friables, l'irritation locale des organes digestifs.

Les accidents occasionnés par l'ingestion d'huîtres délétères se limitent plus souvent au tube digestif : vomissements, coliques intenses, ténesme, évacuations douloureuses et répétées; le système nerveux est moins atteint. Le frai des astéries n'intervient guère ici, les huîtres rejetant ce poison ou n'en gardant que de faibles traces.

N'omettons pas une autre cause d'intoxication par les moules et les huîtres : leur adhérence aux vieilles coques de navires doublés de cuivre. Les huîtres pêchées à Constantinople, dans les eaux de l'arsenal maritime, au fond de la Corne-d'Or, où stationnent beaucoup de bâtiments doublés de cuivre, sont justement redoutées à cause de la fréquence des cas d'empoisonnement qu'elles déterminent. Les moules peuvent-elles contenir assez de cuivre pour y donner lieu? Bouchardat, après l'examen des moules qui avaient déterminé des accidents toxiques, répond affirmativement; Chevallier et Duchesne n'ont pas trouvé un atome de cuivre dans des moules dont l'ingestion avait été suivie des mêmes accidents, et dans d'autres moules où ils ont constaté la présence du cuivre, la proportion de ce métal ne dépassait point 6^{milligr} ,9 d'oxyde[1]. Comme G. Cuzent à Rochefort, Ferrand, à Lyon, a trouvé du cuivre dans des huîtres qui, provenant de Saint-Waast de la Hougue, dans la Manche, avaient probablement la même origine que celles dont les effets toxiques se manifestèrent la même année à Rochefort. On a voulu distinguer, d'après une nuance de coloration, les huîtres cuivreuses des bonnes huîtres de Marennes, celles-ci d'un vert foncé ou bleuâtre, celles-là d'un vert clair ou vert de malachite; mais Ferrand remarque qu'il est des huîtres cuivreuses qui restent blanches, que d'autres se colorent à l'air et surtout dans les branchies, l'activité respiratoire ayant pour effet d'y faire passer l'oxyde de cuivre blanc au degré d'oxydation du bioxyde bleu. Une goutte de prussiate de potasse suffit à la constatation du poison en produisant sur les parties vertes une tache rouge; même réaction sur les lambeaux d'huîtres cuivreuses blanches, placés sous le microscope; si l'on y fait une incision qui ouvre les vaisseaux, elle est bordée d'un beau liséré rose. Une huître de 4 grammes 50 centigrammes a donné, par l'incinération, 12 milligrammes de bioxyde de cuivre, représentant 37 milligrammes de sulfate de cuivre cristalisé, soit 9 milligrammes de cuivre métallique. Une douzaine de ces huîtres introduirait donc dans l'estomac 1 décigramme du métal ou 44 centigrammes de sulfate; mais leur mauvais goût arrêterait le consommateur. Les huîtres cuivreuses de Rochefort et de Lyon provenaient, d'après Ferrand, de bancs situés en aval de la rivière de Falmouth, reposant sur des gisements de cuivre et recevant les eaux des mines de cuivre et de carrières d'ardoises du voisinage. On a reconnu, par l'observation de ces mollusques toxiques et par des expériences d'intoxication cuivreuse sur des huîtres saines, que le métal n'imprègne que l'animal sans attaquer l'écaille.

II. — VERTÉBRÉS.

1° POISSONS. — Sous le rapport de l'alimentation, les poissons et les reptiles tiennent le milieu entre les végétaux et les viandes. Paris, en 1866, a consommé pour 1 856 752 fr. de poissons d'eau douce et pour 13 783 271 fr. de marée. C'est peu à côté de Londres, où il se vend tous les ans un demi-million de saumons représentant une valeur de plus de 3 millons de francs, et dix millions d'anguilles produisant 680 000 fr. (2). La chair des poissons est prompte à se putréfier, aussi faut-il les choisir très-frais; il n'y a que les raies et les grandes soles qui gagnent à être un peu gardées. Le poisson destiné à notre consommation doit avoir l'aspect bien nourri, le tissu ferme, les

(1) *Mémoire sur les empoisonnements par les huîtres, les moules, etc.* (*Annales d'hygiène et de médecine légale.* Paris, 1851, t. XLV, p. 419). — G. Cuzent, de Rochefort (*ibid.*, 2e série, t, XIX, 1863, p. 456). Ferrand, *Ostrénomie, huîtres toxiques, etc.* Lyon, 1863, in-8.

(2) E. Blanchard, *Les poissons des eaux douces de la France.* Paris, 1866, p. 555.

ouïes rouges ; parvenu à son développement entier, il est souvent moins diges-tible, mais il est plus alimentaire et flatte davantage le goût ; le mâle est recher-ché à cause de sa laitance ; la chair de la femelle est plus délicate. A l'époque du frai, le poisson perd de sa qualité. L'âge modifie la chair de la plupart des espèces et la rend généralement moins digestible. Les anciens établissaient, quant à l'origine des poissons, une distinction fondée peut-être autant sur la sensualité que sur la salubrité. Les poissons des lieux bourbeux, des marécages, leur paraissaient moins sains, moins légers que ceux qui fréquentent les côtes, les endroits cailloutés ou sablonneux, et qu'ils appellent *littorales, saxatiles;* ils distinguaient encore les espèces qui habitent la haute mer ou vers l'embou-chure des fleuves, et dont la chair est plus compacte et plus lourde : Galien allait jusqu'à blâmer l'usage des poissons qu'on pêche au-dessous des grandes villes. Les poissons à chair blanche, de consistance moyenne et d'une médiocre proportion de graisse, sont les plus digestibles : tels sont la daurade (*Sparus aurata*), la truite (*Salmo fario*), la lotte (*Gadus lota*), la morue fraîche ou cabillaud (*Gadus morrhua*), le merlan (*Gadus æglefinus*), la Perche (*Perca fluviatilis*), la limande (*Pleuronectes limanda*), le turbot (*Pleuronectes rhom-bus*), la sole (*Pleuronectes solea*), l'éperlan (*Salmo eperlanus*), le lavaret (*Co-regonus lavaretus*), si renommé sur les bords du lac du Bourget, la féra (*Core-gonus fera*), vantée sur les bords du lac Léman, la perche, le goujon et la plupart des Cyprinides. Les chairs ou muscles des poissons contiennent, comme ceux des vertébrés, une quantité considérable de corps gras formés en propor-tion variable d'oléine, de margarine et de stéarine. Outre ces corps gras neutres, ils en présentent constamment un autre qui s'en éloigne par l'ensemble de ses propriétés, et qui a de l'analogie avec la graisse cérébrale que Fremy a décomposée à la manière d'un savon par l'acide sulfurique en sulfate de soude et en un acide plus lourd que l'eau (acide oléophosphorique). La graisse phos-phorée des muscles est produite, comme celle du cerveau, par la combinaison de la soude avec l'acide dénommé par Fremy acide oléophosphorique. Cette graisse est répandue dans presque toutes les parties de l'organisation animale; elle augmente dans les muscles avec l'âge des animaux; elle est moins abon-dante dans les poissons à chair blanche et légère, tandis qu'elle imprègne les poissons à chair dense, colorée, sapide. qui constituent une excellente nourri-ture avec le secours des assaisonnements, mais qui ne plaisent point également à tous les estomacs et pèsent à beaucoup. Dans ce nombre sont : l'esturgeon (*Acipenser sturio*), le saumon (*Salmo salmo*, Val.), l'alose (*Clupea alosa*), le brochet (*Esox luxius*), le maquereau (*Scomber scombrus*), le thon (*Scomber thynnus*). La matière rouge qui colore la chair du saumon, et qui dans les truites et quelques autres poissons produit le saumonage, déjà étudiée par sir Humphry Davy, est due, suivant Fremy, à un acide gras, faible, tenu en disso-lution dans une huile neutre, et qu'il a appelé *acide salmonique*. Il abonde, mélangé à l'acide oléophosphorique, dans les œufs de saumon, ce qui explique la décoloration et la perte de saveur que l'on constate dans ce poisson au moment de la ponte; au moment du frai, les muscles de la truite deviennent entièrement blancs, et comme les individus ne frayent pas tous simultanément, comme les femelles sont plus fortement et plus longtemps saumonées, on comprend, dit Fremy, que dans un même cours d'eau on prenne souvent des truites saumonées et des truites blanches. Le saumon bécard (*Salmo hamatus*, Val.) contient moins d'acide salmonique et oléophosphorique que le saumon commun.

Il y a des poissons vénéneux en tout temps sous les tropiques, comme la sardine dorée (*Clupea thrissa*), la bécune (*Sphyræna becuna*), la sardine des tropiques (*Clupea tropica*), le *Tetrodon sceleratus*, de la Nouvelle-Calédonie (Forster), le perroquet (*Sparus psittacus*), les *Diodon attinga* et *hystrix*, la *barbiane*, la *grande gueule*, les *oreilles noires*, la *vive*, la *baliste*, tous poissons des mers tropicales qu'il faut tenir en suspicion. D'autres, ordinairement sains, acquèrent accidentellement des propriétés délétères, soit par l'effet de la saison ou d'un genre particulier de nourriture, soit par le développement d'un état morbide ou d'un principe toxique qui infecte toute la substance de l'animal, quoiqu'il demeure insaisissable à l'analyse. Les accidents que leur usage détermine, et que l'on observe surtout pendant la saison chaude et dans les latitudes équatoriales, simulent une attaque de choléra-morbus, souvent avec une éruption ortiée ou scarlatiniforme, quelquefois suivie de convulsions ou de défaillances mortelles. Une foule d'auteurs ont rapporté des exemples de cette intoxication, produite accidentellement par un grand nombre de poissons (1), parmi lesquels Fergusson range le hareng aux gros yeux des Antilles; Sauvages, le chien de mer; Forster, le pagre (*Sparus pagrus*); Orfila, la daurade, le king-fish des Anglais (*Scomber maximus*) et l'anguille commune. Mais s'étonnera-t-on des qualités peu digestibles d'un poisson qui, comme l'anguille, contient 63 pour 100 de graisse fluide? Les œufs de quelques poissons (brochet, lamproie, tanche, turbot, barbillon, lotte), peuvent occasionner des vomissements, des coliques, des évacuations alvines; ceux de la carpe et de la perche sont au contraire agréables au goût et recherchés. Les œufs de poissons contiennent l'ichthine, l'ichthidine et l'ichthyline, différentes de la vitelline des œufs d'oiseaux (2). La laitance ou laite est, dans beaucoup d'espèces de poissons mâles, un manger délicat, doux, nutritif et léger, quoiqu'un peu fade; on estime celle des carpes, des harengs et des maquereaux. On recherche le foie dans la raie, la morue, la lotte et le brochet; on doit éviter de le durcir par la cuisson, ce qui le rendrait indigeste. Payen et Wood ont déterminé la quantité de chair nette que les poissons les plus usités offrent à la consommation dans l'état où ils sont vendus par les

(1) Voyez : Mérat et Delens, *Dictionnaire de matière médicale*. Paris, 1833, t. V, p. 417. art. POISSONS TOXICOPHORES. — Chevallier et Duchesne, *Annales d'hygiène*, 1851, t. XLVI. — Fonssagrives, *Hygiène navale*, 2e édition, Paris, 1877, p. 623.

(2) Sur les œufs de poissons, voyez les *Recherches* de A. Valenciennes et Fremy (*Annales de physique et de chimie*), 3e série, 1857, t. L, p. 129.

marchands ; les déchets comprennent les parties non comestibles, telles que tête, nageoires, queue etc. ; les matières minérales sont composées de phosphate et de carbonate de chaux et de magnésie :

	Déchets.	Chair nette.	Matières minérales. pour 100.
Raie	19,28	80,72	1,706
Congre (anguille de mer)	14,92	85,08	1,103
Morue salée	11,34	88,66	21,23 (1)
Harengs salés	12	88	16,433 (1)
Merlan	40,88	59,12	1,083
Maquereau	22,13	77,87	1,846
Sole	13,86	86,14	1,901
Limande	24,66	75,34	1,936
Saumon	9,48	90,62	1,279
Brochet	31,88	68,12	1,293
Carpe	37,15	62,85	1,335
Barbillon	46,95	53,05	0,900
Goujons	»	100	3,143
Anguille	24,11	75,80	0,773
Ablettes	»	100	3,258

La proportion des os dans la viande de boucherie étant d'un cinquième de son poids total, on voit que les congres, les morues, les saumons, les soles, les harengs, les ablettes et les goujons laissent moins de déchet que la viande; les autres poissons mentionnés ci-dessus en laissent davantage.

Les matières grasses extraites de ces poissons, d'une couleur brune et rougeâtre foncée, oscillent entre 24 pour 100 (anguille de rivière) et 0,21 (barbillon) ; quant à leur consistance, 7 sont fluides dans la mesure décroissante qui suit : anguille, hareng, ablette, maquereau, congre, saumon, goujons ; 3 sont demi-fluides à la même température (22 degrés) : brochet, carpe, limande; 5 sont consistantes : morue, sole, raie, merlan et barbillon.

La valeur de ces poissons au double titre d'aliments plastiques et respiratoires ressort des données suivantes que nous empruntons encore à Payen :

	Azote	Carbone.	Graisse.	Eau.
Viande désossée de boucherie	3	11	2	78
Raie	3,85	12,25	0,47	75,49
Congre	3,95	10	5,02	79,91
Morue salée	5,02	16	0,38	47,02
Harengs salés	3,11	23	12,72	49
Harengs frais	1,83	18	7,10	70
Merlan	2,41	8	0,38	82,95
Maquereau	3,74	18,76	6,76	68,28
Sole	1,91	7,25	0,25	86,14
Limande	2,89	11	2,05	79,41
Saumon	2,09	14	4,85	75,70
Brochet	3,25	11,50	0,60	77,53
Carpe	3,49	12,10	1,09	76,97
Barbillon	1,57	5	0,21	89,35
Goujons	2,77	13	2,67	76,89
Anguille	2,00	33	23,86	62,07

(1) Y compris le sel marin ajouté pour la salaison.

En multipliant par 6,5 les nombres de la première colonne, on a le poids de la substance azotée dans la viande; la graisse peut varier de 2 à 20 pour 100.

L'analyse comparée de la viande de bœuf et de la chair de poisson a donné à Schultz les résultats suivants :

	Viande de bœuf.	Chair de carpe.
Fibrine, tissu cellulaire, nerfs, vaisseaux ..	15,0	12,0
Albumine	4,3	5,2
Extrait (dissous par l'alcool) et sels	1,3	1,0
Extrait (obtenu par l'eau) et sels	1,8	1,7
Phosphates	traces	traces
Graisse et perte	0,1	»
Eau	77,5	80,1
	100,0	100,0

2° REPTILES. — L'ordre des batraciens et celui de chéloniens fournissent à nos tables : — A. La grenouille verte ou commune (*Rana esculenta*, L.). On les choisit bien nourries, vertes, le corps marqué de petites taches noires. On ne mange, en France, que leur train de derrière; les Allemands n'en rejettent que la peau et les intestins. En automne, leur chair est plus grasse et plus délicate; blanche, tendre, gélatineuse, elle est analogue à celle du poulet ou des jeunes veaux, et répond aux mêmes indications de régime. — B. Les tortues présentent plusieurs espèces alimentaires. Parmi les tortues de terre, la tortue grecque ou officinale, la plus commune en Europe. Parmi celles d'eau douce, la tortue bourbeuse (*Testudo lutaria*, L.), commune en Sardaigne, sur les bords du Rhône, autour des marécages de la Provence et du Languedoc; la tortue ronde (*Testudo orbicularis*, L.), plus répandue encore, et que les paysans prussiens, au rapport de J. C. Wulff, engraissent dans des viviers. Parmi les espèces maritimes, la tortue franche ou verte (*Testudo marina*) des officines, la plus grande espèce des chéloniens, car on prétend en avoir vu du poids de 800 à 900 livres. La chair des tortues contient beaucoup de gélatine; celle de la tortue verte ne le cède point en délicatesse à la meilleure chair de veau. Les tortues d'eau douce ont une chair plus compacte et moins digestible. On ne mange que leur corps et leurs œufs, qui sont plus salubres un peu gardés que récents; les œufs qui sont tachés et dont la coquille est la plus dure, passent pour les meilleurs; ils ne le cèdent pas, sous le rapport de l'utilité, aux œufs des oiseaux, et les remplacent dans certains pays. Ils se composent d'un blanc gélatineux peu abondant, à peine albumineux, enfermé dans les cellules de grandes membranes transparentes. Le jaune, très-riche en albumine, renferme, en outre, une proportion notable d'huile phosphorée, et de plus, de grains particuliers contenant un nouveau principe immédiat, nommé *émydine* (Fremy et Valenciennes).

3° OISEAUX. — Les oiseaux et les mammifères fournissent à l'homme les substances animales les plus riches en principes réparateurs. Nos principaux oiseaux domestiques sont : le coq d'Inde, l'oie, le canard, le pigeon, la poule et le coq, dont la chair n'est tendre et savoureuse que pendant sa jeunesse et après sa castration. Les oiseaux sauvages, fort nombreux, sont dans beaucoup de pays une ressource essentielle d'alimentation, et ajoutent généralement du relief aux repas : faisan, caille, perdrix, ortolan, grive, bécasse, pluvier, bec-figue, macreuse, poule d'eau, canard sauvage, coq de bruyère, etc. La chair des oiseaux a la même composition que celle des mammifères. La chair des plus jeunes (perdreaux, faisandeaux, poulets, etc.) est plus tendre, mais moins digestible que celle des oiseaux domestiques, plus nutritive que celle des oiseaux à l'état sauvage; la chair des gallinacés est plus digestible et moins nourrissante que celle des palmipèdes. Le degré de coloration de la chair des oiseaux est en raison de la quantité d'osmazôme qui la pénètre, et indique assez bien ses propriétés plus ou moins stimulantes, plus ou moins digestibles ou nutritives : la caille, la bécasse, etc., ont la chair presque noire; le pigeon, la perdrix, le faisan, sont rouges; la chair des poulets, dindonneaux, etc., se rapproche plus de la viande de veau, etc. L'engraissement modifie la chair de nos volatiles de basse-cour, la rend plus tendre et moins légère. Certains gourmets recherchent les crêtes de coq, qu'ils choisissent grandes, épaisses et blanches. Les foies gras de canard et d'oie ont donné lieu à une industrie qui s'exerce en Alsace, dans le Périgord, etc. On estime encore le foie du poulet et du chapon. Les Asiatiques se montrent friands d'un autre mets fort singulier, des nids d'hirondelles, d'alcyons ou de salanganes formés d'une substance transparente, sèche, tenace, d'aspect gélatineux ou corné. On en consomme beaucoup en Chine où on les paye fort cher. Quoiqu'on ait beaucoup disserté sur l'origine de ces produits, il est certain qu'ils résultent d'un mucus concrescible que vomissent plusieurs espèces d'hirondelles.

Enfin nous devons aux oiseaux un des produits les plus nutritifs sous un petit volume, les plus digestibles, les plus salutaires, les plus généralement usités, les plus associables avec les autres matières alimentaires : nous voulons parler des œufs. Les œufs les plus usités sont ceux de poule. On vante la délicatesse des œufs de faisan, de vanneau, mais ils sont rares. Les œufs de cane, de dinde, d'oie, sont plus gros ou plus lourds ; ceux de paon étaient recherchés par les Romains. L'œuf présente la coquille, enveloppe poreuse et tapissée à l'intérieur d'une membrane, le blanc et le jaune. La coquille se compose de 89,6 de carbonate de chaux, de 5,7 de phosphate de chaux avec un peu de magnésie, et de 4,7 d'une matière animale qui contient du soufre (Vauquelin). La membrane d'enveloppe de l'albumen donne à l'analyse du carbone, de l'oxygène, de l'hydrogène, de l'azote, du soufre, et, par le résidu de son incinération, du phosphate de chaux. Le blanc représente une solution assez concentrée d'albumine (12 à 15 grammes d'albumine, 5 environ d'une matière incoagulable, et 80 d'eau pour 100) contenue dans des cellules très-minces qui lui donnent un aspect gélatineux particulier (1) : déchirées par

(1) Dumas, *Chimie physiologique et médicale*. Paris, 1846, p. 664.

l'agitation, ces membranes troublent la transparence du liquide; celui-ci se coagule à 75 degrés centigrades; il renferme presque toujours de la soude et du chlorure de sodium, ainsi que des traces de matière extractive, soluble dans l'alcool. L'albumine des œufs de gallinacés se coagule toujours entre $+$ 60 à 70 degrés c., quand elle est étendue d'une grande quantité d'eau et que les œufs sont fraîchement pondus; après un certain temps de conservation, elle perd cette propriété; elle s'altère plus ou moins vite suivant les espèces, lentement dans l'œuf de poule, rapidement dans l'œuf de faisan. L'albumine des œufs de palmipèdes et d'échassiers exige, pour se coaguler par la chaleur, sa dilution dans trois volumes d'eau. Les œufs d'oiseaux de proie, de certains passereaux et grimpeurs, contiennent une albumine qui paraît différer entièrement de celle des autres, car elle ne se coagule ni par la chaleur ni par l'acide azotique (1). Le jaune, partie centrale de l'œuf, et séparé du blanc par une membrane, représente une émulsion formée par une dissolution aqueuse de vitelline, et tenant en suspension une huile particulière connue depuis longtemps sous le nom d'*huile d'œuf*, prompte à rancir à cause des débris de matières animales étrangères qu'elle contient presque toujours. Cette huile contient du soufre et du phosphore à l'état d'acide phosphoglycérique (Pelouze); le jaune d'œuf renferme aussi de l'acide oléique, de l'acide margarique, et, d'après Lecanu, 1/3 pour 100 d'une graisse cristalline, non saponifiable, et qu'il considère comme identique avec la cholestérine. Gobley a fixé comme il suit la composition du jaune d'œuf (2) :

Eau.	51,486
Vitelline.	15,760
Margarine et oléine	21,304
Cholestérine..	0,438
Acides oléique et margarique........	7,226
Acide phosphoglycérique.	1,200
Chlorhydrate d'ammoniaque....	0,034
Chlorures de sodium et de potassium, sulfate de potasse..	0,227
Phosphate de chaux et de magnésie........	1,022
Extrait de viande	0,400
Ammoniaque, matière azotée, matière colorante.....	
Traces d'acide lactique, traces de fer, etc......... ..	0,853
	100,000

La vitelline, ou matière azotée du jaune de l'œuf des oiseaux, ne serait, d'après les expériences de Dumas et Cahours, que de l'albumine modifiée.

L'œuf est l'un des types naturels de l'aliment complet, puisqu'il suffit seul à l'évolution du germe, à la formation des tissus animaux, muscles, tendons, os, peau, etc. L'œuf entier pesant 100 parties, le poids de sa coquille et de sa membrane monte à 10, celui du jaune à 30, et celui du blanc à 60 (Prout).

(1) Fremy et Valenciennes, *Recherches sur la composition des œufs et des muscles.*
(2) Gobley, *Recherches chimiques sur le jaune d'œuf* (*Journal de pharmacie et de chimie*, 1846.)

Le poids moyen d'un œuf de poule est de 55 à 60 grammes, qui se décomposent ainsi : coquille, 6 grammes; blanc, 36 grammes; jaune, 18 grammes. Conservé au grand air, il perd chaque jour 3 à 5 centigrammes de son poids par évaporation au travers de sa coquille; deux années suffisent pour dessécher toutes ses parties en une masse solide qui occupe le petit bout de l'œuf. Mis dans l'eau, l'œuf frais perd de 2 à 3 pour 100 de son poids, et cède à ce liquide quelques-uns des sels de sa coquille ou même de ses parties intérieures, avec quelques traces de matières animales ; pendant la coction dans l'eau, une portion de ce liquide pénètre dans l'œuf par endosmose, d'où l'indication d'employer à cet usage une eau sans odeur ni saveur désagréable.

4° MAMMIFÈRES. — A. De tous les mammifères, l'ordre des *ruminants* est celui que l'homme met le plus à contribution pour son entretien alimentaire : à leur tête il faut nommer le bœuf ou taureau châtré, dont la chair est une des plus saines et des plus réconfortantes. Dans les pays chauds, il se rabougrit; il augmente de masse et de stature dans les cantons tempérés et humides: il est une des richesses de notre vieille Europe. La vache donne, outre son lait dont nous parlerons plus bas, une viande qui, pour être inférieure à celle du bœuf, a bien son importance en bromatologie; celle du veau est d'autant plus tendre, plus blanche, plus dépourvue d'osmazôme et plus chargée de gélatine, que l'animal est plus jeune. Une variété appelée bison (*Bos bison*, L., *Bos americanus*, Gmel.) remplace le nôtre en Afrique et dans l'Asie méridionale. Le Buffle (*Bos buffalus*, L.) est une autre variété dont la chair, usitée parmi les pauvres en Italie, est plus excitante, plus noire et dure; mais sa femelle, dite *buffola*, donne un excellent lait. Enfin le bœuf musqué (*Bos moschatus*) se trouve, comme le bison, dans le nord de l'Amérique. Soumis au même état de domesticité que le bœuf, le genre *Ovis* a produit des races innombrables, également utiles par leur chair, leur lait, leur laine, leur suif, etc. On ne mange point la chair du bélier, guère celle de la brebis; celle de l'agneau, fort recherchée vers l'époque de Pâques, est blanche, molle, peu sapide, et d'autant plus gélatineuse que l'animal est plus jeune; de l'âge de six mois à un an, elle est plus saine et moins fade. Sevré à deux mois et châtré à six, l'agneau engraisse rapidement et sa chair brunit. Aussi le mouton donne-t-il un aliment à la fois tendre, nutritif, digestible et sain; la consommation en est énorme dans les villes, surtout à Paris, où elle s'élevait en moyenne, avant l'annexion des banlieues, à 401 924 moutons par an. On prise particulièrement les moutons du Berri, de la Bourgogne, et ceux qui, provenant des côtes sablonneuses de nos contrées maritimes, sont appelés moutons des prés salés. Le bouc (*Capra hircus*, L.) possède une chair brune, dure, fortifiante, mais d'une odeur désagréable, qui n'empêche pas les Écossais et les habitants du pays de Galles d'en faire usage : ils salent et fument ses cuisses; sa femelle, qui est la chèvre, fournit en abondance un lait recherché. On mange sa chair, assez savoureuse dans quelques cantons montagneux, notamment en Corse. La chair du chevreau, fort analogue à celle de l'agneau, est tendre, délicate, légère à l'estomac, surtout celle des individus femelles ou des mâles châtrés. Le chameau (*Camelus bactria-nus*, L.), dont le dromadaire est une variété, est le ruminant domestique des Arabes; il remplace pour eux le genre *Bos*. Le lait des chamelles est leur nourriture ordinaire; ils mangent la viande des jeunes individus, qui, salubre et agréable, rappelle par son goût celle du veau. Les antilopes ou gazelles, qui vivent en troupes plus ou moins considérables, offrent plusieurs espèces intéressantes pour la bromatologie : tels sont le cerf du Cap, l'antilope des Indes, la gazelle commune, qui habitent le nord de l'Afrique, et dont la chair est d'un goût excellent; l'isard des Pyrénées, qu'on appelle aussi chamois, chèvre sauvage; plusieurs autres espèces servent de nourriture aux Hottentots, aux colons du Cap, etc. Enfin, dans le genre *Cervus*, nous trouvons l'élan (*Cervus alces*, L.), qui habite l'Europe, l'Asie et l'Amérique, et dont la chair est délicate, légère, très-nourrissante, au dire des Indiens; le chevreuil (*Cervus capreolus*, L.), qui vit dans les parties tempérées de l'Europe et de l'Asie, et dont la chair est exquise et succulente entre un an et dix-huit mois; le daim (*Cervus dama*, L.), qui abonde en Angleterre; le cerf commun (*Cervus elaphus*), dont la chair, vantée par Celse, vaut moins encore que celle du daim, et n'est passable qu'au commencement de l'été; le renne (*Cervus tarandus*, L.), qui forme le bétail du Lapon et sa richesse domestique. Le renne se nourrit de mousse et de lichen; toutes ses parties sont employées. La chair des rennes châtrés se mange à l'état frais ou desséché; son sang sert à faire du boudin; sa peau devient le vêtement du maître, qui aime surtout le lait de la femelle, susceptible de se conserver longtemps gelé. — B. *Pachydermes.* Le sanglier ou cochon sauvage (*Sus scrofa*, L.), dont la femelle est appelée laie, vit en troupes dans les forêts; il est un des gibiers des grands parcs ou réserves de chasse; sa chair compacte et nourrissante, est plus délicate et se digère mieux que celle du porc; la chair des petits ou marcassins est très-recherchée. Le sanglier, réduit à l'état domestique et châtré, prend le nom de verrat, cochon ou porc; sa femelle est appelée truie ou coche; ses petits, cochons de lait. Sa fécondité, la facilité qu'on trouve à le nourrir, le bon goût de sa viande, qui, salée ou fumée, se conserve longtemps, les usages variés auxquels on applique ses différentes parties, font de cet animal l'une des plus précieuses ressources de l'alimentation des campagnes. Par l'engraissement, il peut acquérir un poids de 300 à 500 livres. La chair du cochon de lait est visqueuse et lourde; celle du cochon, à l'état frais, réclame des assaisonnements, et ne convient, même aux gens de travail et de peine, qu'en petite quantité; salée ou fumée, elle n'en est que plus difficile à digérer (1). La chair de l'âne (*Equus asinus*, L.) est indigeste et dangereuse, d'après Hippocrate et Galien. Pline en préconise l'usage contre la phthisie, les maladies cutanées, etc. Insipide et dure, elle est usitée en temps de disette; elle sert de

(1) « Le cochon est très-mauvais après le printemps jusqu'au coucher automnal des » Pléiades; depuis cette époque jusqu'au printemps, il est très-bon. » (*Œuvres d'Oribase*, trad. Daremberg. Paris, 1851, t. I, p. 15.)

base aux saucissons de Bologne, qui plaisent aux gourmets. Le cheval (*Equs caballus*) paraît être, sous le rapport alimentaire, l'objet d'une prévention injuste. Larrey a fait du bouillon excellent avec la viande de cheval; il en a mangé et fait manger aux soldats dans les campagnes de l'empire, notamment dans celles du Rhin, de la Catalogne, des Alpes maritimes et dans l'île de Lobau, après la bataille d'Esslingen. Dans plusieurs villes du Nord, à Copenhague, à Tarente, dans le royaume de Naples, elle est vendue publiquement. En 1811, Cadet, Parmentier et Pariset demandèrent, au nom du conseil de salubrité, que cette vente fût tolérée. Parent Duchâtelet (1) a rapporté un grand nombre de faits favorables à cette opinion, et ne laissant aucun doute sur la salubrité de la chair de cheval. Elle est aussi nourrissante, d'aussi bon goût, dans certaines parties, que celle du bœuf; la prévention est née de l'usage des vieux chevaux morts de maladie. Il est certain qu'une partie de la classe indigente de Paris se nourrit de la viande de cheval frauduleusement introduite dans la vente; mieux vaut évidemment organiser, régulariser ce commerce et l'entourer d'une surveillance sanitaire (2). — C. *Rongeurs.* Le lapin (*Lepus cuniculus*, L.), très-répandu dans toute l'Europe, vit à l'état domestique ou dans les forêts et les garennes, où il se creuse des terriers, et où sa nourriture, composée de plantes sèches et aromatiques, donne à sa chair une délicatesse, un fumet particulier; on ne les retrouve pas au même degré, tant s'en faut, chez le lapin domestique ou de clapier, nourri de choux et d'autres herbes potagères. Le lapereau est préféré. Le lièvre (*Lepus timidus*) a une chair noire très-savoureuse et très-nourrissante. Le levraut (*Lepusculus*), mariné et faisandé, est un mets tendre et de facile digestion. Les mammifères du genre *Cavia*, tels que le cabiai (*Cavia capybara*), l'agouti, etc., sont pour plusieurs parties du nouveau monde ce que le lièvre et le lapin sont pour nous. — D. *Cétacés.* Le lamantin (*Trichechus manatus*, L.), que l'on trouve à l'embouchure des rivières dans les parties les plus chaudes de la mer Atlantique, doit sans doute à l'utilité qu'il a pour plusieurs peuples d'avoir été surnommé bœuf marin, vache marine. Chez les Malais, il est réservé pour la table des grands. Sa chair est blanche, ferme, d'un excellent goût, analogue à celle du veau et du thon; il fournit une bonne graisse; son lard reçoit les mêmes usages que celui du porc; on tanne sa peau, qui devient un véritable cuir. Il n'est point jusqu'aux cachalots (*Physeter*) qui ne procurent aux Groënlandais un aliment estimé; la chair de la grande espèce est d'un rouge foncé, très-dure par l'entrelacement des tendons et des ligaments. Ils la font sécher à la fumée; ils en mangent aussi les intestins; sa langue est un mets recherché par les marins. Certaines tribus septentrionales se repaissent du sang, des graisses et de la chair des phoques. La chair du veau marin (*Phoca vitulina*, L.) est

---

(1) Parent-Duchâtelet, *Annales d'hygiène publique.* Paris, 1832, t. VIII, p. 119 et suiv.

(2) Voy. Isid. Geoffroy Saint-Hilaire.

molle et diffluente; celle du lion marin (*Phoca leonina*), qui est commun dans l'île de Juan Fernandez, ne le cède pas, dans le jeune âge, à celle du bœuf.

La plupart des mammifères sont ou peuvent être employés dans la presque totalité de leurs parties, quoique l'expérience ait appris à estimer dans chacun d'eux certaines parties plus nutritives ou plus délicates; de plus, les mammifères femelles sécrètent par les glandes mammifères un liquide qui, destiné spécialement à la nourriture de leurs petits, joue encore un rôle important dans l'économie domestique et dans la thérapeutique. Le même animal fournit donc des aliments très-différents par leur nature chimique, par leurs conditions physiques et par leurs effets sur l'organisme. Indiquons-les rapidement :

1° *Parties rouges :* sang, chair musculaire, langue, cœur, reins ou rognons, poumons, rate et autres tissus pénétrés par les fluides sanguins. On peut leur appliquer, sous le rapport des effets physiologiques que détermine leur ingestion, ce que les auteurs on dit des aliments fibrineux. Remarquons encore ici le vice de cette classification chimique, puisque le sang, rangé par Londe parmi les aliments albumineux, présente à la fois l'albumine dans le sérum et la fibrine dans le caillot; puisque le foie, classé dans le même ordre d'aliments que le sang, se rapproche, par ses effets sur l'économie, bien plus de la chair musculaire que de la cervelle ou du blanc d'œuf, etc. Le sang est indigeste, il l'est encore plus pendant l'été et dans les pays chauds, où il a été défendu par Moïse et par Mahomet; chez nous on l'emploie dans beaucoup de mets (boudin), et surtout dans la charcuterie, à laquelle sa putréfaction finit par imprimer des propriétés délétères. Le plus usité est le sang du cochon ; on estime celui du lièvre. Le sang des animaux de boucherie (bœufs, vaches, veaux, moutons) est d'une odeur et d'une saveur désagréables, il n'entre pas dans les usages domestiques, si ce n'est en Suède pour la fabrication de certains pains. Le sang du cochon même, bien qu'il soit plus coagulable et plus fibrineux, n'est utilisé que par voie de mélange avec des graisses et des condiments aromatiques qui modifient ses qualités. Le sang n'a pas réussi aux animaux qu'on a essayé d'en nourrir en fortes proportions; Payen les a vus dépérir à côté d'animaux que la chair musculaire engraissait : la théorie indiquait *à priori* qu'un liquide composé de deux séries d'éléments, les uns incomplétement élaborés et destinés à la nutrition, les autres provenant de l'usure des organes et circulant pour être éliminés, ne remplit pas les conditions d'un aliment légitime et le conseil donné par un médecin de le faire entrer dans la nourriture des chlorotiques ne repose que sur une vue de l'esprit ou sur des faits mal interprétés. Notons encore entre le sang, qui est indigeste, et la chair, qui nourrit si bien, une différence de composition importante : l'un est alcalin et contient beaucoup plus de soude que de potasse; l'autre, quand elle est fraîche, est acide, et parmi les sels alcalins qu'elle contient en assez forte proportion, dominent les sels à base de potasse. Les muscles doivent leur acidité, dans quelques cas, à l'acide lactique, ordinairement au phosphate acide de potasse; ils contiennent de la créatine, de l'acide inosique et de la créatinine, le premier de ces principes découvert par Chevreul, les deux autres nettement caractérisés par Liebig; ils sont, en outre, imprégnés d'une quantité considérable de corps gras formés d'oléine, de margarine, de stéarine et de graisse cérébrale. Enfin la fibrine de la chair, la musculine, confondue ordinairement avec la fibrine coagulée du sang, constitue une substance tout à fait distincte (1) : 150 à 300 grammes de viande fraîche de qualité inférieure nourrissent mieux les animaux que 1000 grammes de fibrine de sang additionnée d'albumine, laquelle cesse d'entretenir la vie au bout de 120 à 126 jours (Magendie). Les langues se rapprochent de la viande proprement dite par leur puissance nutritive et leur digestibilité. Le cœur, compacte et ferme, nourrit et fortifie quand il est bien cuit. Les rognons des jeunes animaux joignent à ces avantages un goût agréable. Les foies et les poumons sont plus ou moins digestibles, suivant l'âge des animaux. La plus importante des parties rouges est le tissu musculaire, assemblage de fibres contractiles disséminées, épanouies en membranes, ou assemblées et accolées en faisceaux. La chair appartient à ce tissu et se compose de musculine, d'albumine, de graisse, de gélatine, d'une matière extractive odorante, d'acide lactique, de sels et de la matière colorante du sang; récente, elle a une réaction acide; elle contient encore, en très-petites proportions, de la créatine, matière cristalline soluble dans l'eau, dans l'alcool, de la créatinine, de l'inosate de potasse, du chlorure de potassium, etc. Les animaux gras fournissent moins de créatine que les maigres; 50 kilogrammes de chair provenant d'un cheval vieux et amaigri ont fourni 36 grammes de créatine, tandis qu'on n'en a retiré que 30 grammes de 40 kilogrammes de viande de bœuf. Le tissu du cœur en contient le plus. D'après Verdeil et Robin, la créatine et la créatinine sont des principes excrémentitiels; elles se rencontrent dans le sang et dans l'urine, et l'on doit se garder de les ranger parmi les principes nutritifs importants de la viande : c'est par erreur qu'on a attribué à ces produits de décomposition l'odeur empyreumatique des viandes roties; cette même odeur se dégage de la fibrine rôtie. Quant à l'acide inosique, découvert par Liebig, on ne le trouve pas à l'état libre dans l'organisme, mais sous forme d'inosate de potasse qui n'a encore été constaté que dans le tissu musculaire des mammifères; on ignore son mode de formation et de disparition, et par conséquent son rôle physiologique. Les sels, solubles et insolubles, forment environ 1,5 pour 100 de la viande : ce sont des chlorures alcalins et des phosphates de potasse, de soude et de magnésie; n'oublions pas une petite quantité de soufre qui entre d'ailleurs dans la composition de l'albumine animale et végétale, et des principes aromatiques non pondérables que la cuisson développe différents dans le bœuf, le mouton,

(1) Voy. Robin et Verdeil, *Traité de chimie anatomique et physiologique, etc.* Paris, 1853, t. III, p. 361.

la chèvre, les oiseaux de basse-cour, le gibier, différents suivant l'âge, le degré d'embonpoint, le régime de ces animaux.

2° *Parties blanches.* — Nous comprenons sous cette dénomination les parties du même animal que les auteurs rapportent, les unes aux aliments albumineux (cervelle, ris), les autres aux aliments gélatineux (tête, oreilles, pieds, gras-double, fraise ou mésentère, peau, tendons, cartilages, etc.). Toutes ces substances diffèrent singulièrement de qualité suivant leur provenance et surtout suivant les préparations et assaisonnements qu'elles reçoivent. Les parties blanches albumineuses ont beaucoup plus de valeur nutritive que les gélatineuses. Une coction prolongée transforme presque entièrement la peau et les tendons en gélatine; à un degré de cuisson moins avancé, ces tissus, gonflés et ramollis, constituent un aliment agréable à l'aide de quelque assaisonnement; la peau est le principal élément comestible des têtes de veau employées dans l'alimentation; les pieds de veau et de mouton n'ont guère entre les os que peau et tendons. C'est à l'aide de ces matières et des membranes des vessies natatoires appelées ichthyocolle que se préparent les gelées, si promptes à s'acidifier dès le début de leur fermentation et à se couvrir de moisissures.

3° *Parties grasses.* — Les graisses et les huiles animales sont plus usitées comme assaisonnement qu'à titre d'aliment; les plans de tissu graisseux qui entrelardent la chair musculaire la rendent plus tendre, plus digestible. La graisse, mangée seule, est insipide et pèse sur l'estomac; il en est de même de la substance grasse qui emplit la cavité médullaire des os longs, quoique les moelles de bœuf, de mouton, de veau, de lièvre, soient estimées. Les graisses ne sont point consommées seules, si ce n'est par quelques peuplades voisines des pôles : on sait que les Esquimaux boivent avec délices l'huile de poisson.

4° *Lait et sous-aliments qui en dérivent.* — A. Le lait doit être considéré comme une émulsion composée : 1° d'une matière grasse très-divisée et suspendue à l'état de globules; ces globules, en s'assemblant à la surface du lait, produisent la crème, et par suite le beurre; 2° d'un sérum tenant en dissolution une matière animale spéciale, azotée, spontanément coagulable (caséum, caséine), du sucre de lait (lactine, lactose), des sels et un peu de matière grasse ; une petite quantité de caséum est à l'état de globulins d'une extrême petitesse (1). Cette constitution physiologique du lait le rapproche du sang, avec lequel il a d'ailleurs une si grande analogie de propriétés et d'effets physiologiques. L'analyse du lait de vache par Berzelius a donné :

(1) Donné, *Cours de microscopie.* Paris, 1844, p. 363.

Lait écrémé.

Matière caséeuse contenant du beurre..............	2,600
Sucre de lait....	3,500
Extrait alcoolique, acide lactique et lactate..........	0,600
Chlorure potassique	0,170
Phosphate alcalin........................	0,025
Phosphate calcique, chaux qui avait été combinée avec la matière caséeuse, magnésie et oxyde ferrique....	0,230
Eau	92,875

Crème.

Beurre...........................	4,500
Matière caséeuse.....................	3,500
Petit-lait	92,000

Mais le lait de vache doit-il être pris pour type? Donné combat cette opinion par d'excellentes raisons. Le lait de nos vaches domestiques n'est point un produit entièrement physiologique ; la sécrétion en est sollicitée au delà des limites naturelles par des moyens factices, nourriture abondante, repos souvent absolu ; aussi a-t-il un commencement de réaction acide, tandis que celle du lait en général serait constamment alcaline : il en serait toujours ainsi du lait d'ânesse, du lait de femme. Les vaches elles-mêmes donnent le plus souvent des laits neutres. Cette opinion de Donné est contraire à celle de Berzelius, Péligot et Quevenne, qui, sur 75 laits provenant de 51 vaches, en a trouvé 45 acides, 6 faiblement acides, 17 neutres et 7 alcalins.

Les différentes espèces de lait diffèrent par les proportions de leurs éléments :

	Femme.	Vache.	Chèvre.	Brebis.	Anesse.	Cavale.
Eau	89,54	86,40	85,60	82	90,50	89,33
Substances azotées (caséine, albumine, matière soluble dans l'alcool).......	3,20	4,30	4,50	8	1,70	1,62
Lactose (sucre de lait, ou lactine)........	3,71	5,20	5,80	4,50	6,40	8,75
Beurre (ou matières grasses)............	3,34	3,70	4,10	6,50	1,40	0,20
Substances colorante, colorable, aromatique...................	traces	traces	traces	traces	traces	traces
Sels insolubles : phosphate de chaux, de magnésie, de fer, chaux combinée avec la caséine	0,15	0,25	(1)	(1)	(1)	(1)
Sels solubles : chlorure de potassium, sel marin, phosphate de soude et soude	0,06	0,15	(2)	(2)	(2)	(2)
	100,00	100,00				

Payen établit, d'après ces données, trois groupes de laits : 1° ânesse et cavale, deux laits faibles, surtout en substances azotées et grasses, riches en lactose ; 2° brebis et chèvre, laits abondants en beurre et en matières azotées ;

(1) Pesés avec les matières azotées, ils formaient de 1,5 à 2,5 pour 1000.

(2) Pesés avec la lactose, ils formaient de 1 à 2 pour 1000.

3° vache et femme : le premier ayant une somme plus forte de substance solide : le second un peu plus faible en lactose, en substances azotées et en sels, mais plus chargé de matières grasses.

Il est utile de placer à côté des résultats obtenus par Payen les chiffres moyens de Doyère :

	Beurre	Caséine.	Albumine	Lactose.	Sel.	
Femme	3,80	0,34	1,30	7,00	0,18	pour 100.
Vache	3,20	3,00	1,20	4,30	0,70	
Chèvre	4,40	3,50	1,35	3,10	0,35	
Brebis	7,50	4,00	1,70	4,30	0,90	
Jument	0,55	0,78	1,40	5,50	0,40	
Anesse	1,50	0,60	1,55	6,40	0,32	

D'après ces analyses, c'est le lait d'ânesse qui ressemble le plus au lait de femme. Doyère déclare qu'il est impossible de rapprocher de ce dernier le lait de vache ; la caséine, si abondante dans celui-ci, manque totalement dans celui-là. Au reste, le microscope ne permet point de distinguer les différents laits qui, de quelque animal qu'ils proviennent, offrent toujours des globules nageant dans un liquide, et Donné n'a pas trouvé à ces globules des traits propres à les caractériser : seulement les globules de lait de chèvre sont plus petits, ceux du lait d'ânesse moins nombreux. La gustation est un guide plus sûr pour reconnaître les différentes espèces de lait ; leur saveur est spécifique : l'enfant qui tette ne confond pas avec celui de sa mère les autres laits qu'on lui présente. En outre, le lait de femme se dénote par la promptitude avec laquelle la couche de crème s'en sépare. Telle est l'influence des circonstances individuelles sur la lactation chez les femmes, qu'il est impossible d'assigner à leur lait des moyennes d'analyse constantes. Becquerel et Vernois ont réuni dans un tableau 16 séries d'analyses faites par 16 expérimentateurs différents ; nulle concordance dans les résultats.

Si le lait d'ânesse ressemble beaucoup au lait de femme par ses caractères physiques (état aqueux, teinte bleuâtre, légèreté, saveur, odeur, consistance), sa crème est rare, peu considérable ; il est adoucissant et laxatif ; il donne un beurre mou, blanc, insipide. Le lait de jument tient le milieu par sa densité entre le lait de femme et celui de vache ; Luiscius et Bonpt en ont retiré, sur 1000 parties, 8 de crème, 16,2 de matière caséeuse et 87,5 de sucre de lait. C'est avec ce lait que les Tartares préparent, par fermentation, leur boisson enivrante appelée *koumiss*. Le lait de vache est le plus usité de tous : écrémé, sa pesanteur spécifique est, d'après Berzelius, de 1,8348 à 15 degrés ; avant la séparation de la crème, elle est de 1,030 : celle du lait de femme étant de 1,020 à 1,025. Le lait de chèvre est caractérisé par son odeur et sa saveur hircines, plus développée à l'époque du rut, par sa malpropreté, etc. Son poids spécifique est de 1,036 ; sa crème est d'un blanc mat, épaisse et agréable au goût ; il est astringent et tonique ; le beurre qu'on en sépare est ferme et blanc ; il ne retient pas de matière caséeuse, ce qui favorise sa conservation.

Le lait de brebis, dont le poids spécifique varie de 1,035 à 1,041, se caractérise par l'abondance de son beurre et par son caséum gras et visqueux d'une odeur particulière. C'est avec ce lait qu'on fabrique le fromage de Roquefort. Le lait de renne, plus limpide et plus gras que celui de vache, un peu âcre, dit-on, donne un beurre blanc, peu abondant, peu sapide, et de bons fromages qui se conservent bien.

Maintes conditions font varier les qualités et la quantité du lait.

1° *Race et provenance.* — Vernois et Becquerel (1) ont comparé, par l'analyse, le lait de 16 vaches d'origines différentes :

Tableau comparatif de la composition du lait dans les diverses races de vaches par ordre alphabétique.

RACES.	Eau.	Parties solides.	Caséine et matières extractives.	Sucre.	Beurre.	Albumine.	Sels par incinération.
Angus, 1 cas	803,200	196,800	45,620	37,260	98,800	7,900	7,220
Belgique, 1 cas (Durham)...	857,700	142,500	31,500	32,920	62,200	9,100	7,780
Bohême, 1 cas.............	841,800	158.200	28,520	49,680	63,400	10,200	6,400
Bretonne, 1 cas	837.480	162,520	46,500	45,540	57,040	7,240	6,200
Charollaise, 1 c s......:....	852.880	147.120	31,200	34.920	64,200	10,000	6,8 0
Durham, 2 cas (moyenne)..	845,600	154,400	32,640	39,700	64,100	11,140	6,820
Flamande, 1 cas.............	883,060	116 940	25,530	40,380	37,280	8,280	5,450
Hollandaise, 3 cas(moyenne,	839.717	169.283	34.866	43,500	68,460	7.316	6,141
Mürzthal, 1 cas.............	853,250	146.850	22,630	46,200	62,800	8,820	6,400
Normande, 1 cas.............	871 800	116,940	42,180	42,120	32,400	5,500	6,000
Paris, 30 cas (moyenne)	864,060	135,940	55,150 (1)	38,030 (1)	36,120	(1)	6,640
Suisse, 1 cas.............	851.980	148 020	22,560	45,900	70,880	3,080	5,600
Tyrol, 1 cas (Oberinnthal)..	817.400	182,600	41,980	48,220	79,600	7,600	5,000
Voigtland, 1 cas.............	849,900	152,100	37,640	46,260	51,400	8,000	6,800

(1) On a fixé à 4 grammes environ le poids de l'albumine dans un travail supplémentaire ; ici donc il est compris dans la caséine, et le poids du sucre doit être augmenté de 2 à 3 grammes environ.

On voit, par ces résultats, que la supériorité pour la production des divers éléments du lait appartient, dans l'ordre suivant d'importance de ces éléments, aux :

Races........
{
Hollandaise...... ....
Mürzthal . .. .
Oberinnthal...............
Belgique. ....
Bohême ....
Charollaise ... .
Durham.... ....
Suisse................ ...
Voigtland.................
}
Beurre.
Sucre.
Caséine.
Albumine.
Sels.

(1) Vernois et Becquerel, *Analyse des principaux types de lait de vache, chèvre, brebis, bufflesse, présentés au Concours universel de* 1856 (*Annales d'hygiène publique,* 1857, t. VII, p. 271, 2ᵉ série).

Races.	{ Angus.................... Bretonne...............	{ Beurre. Caséine. Sucre. Albumine. Sels.
Races..... ..	{ Normande............... Paris..................	{ Caséine. Sucre. Beurre. Albumine. Sels.
Race flamande............................		{ Sucre. Beurre. Caséine. Albumine. Sels.

2º *Age du lait.* — Le colostrum est plus riche en sels que le lait ordinaire; il ne renferme guère ou point de lactose ; le caséum y est en grande partie remplacé par l'albumine, tellement abondante, qu'il se coagule par la chaleur à la manière du blanc d'œuf. Les traces de la composition primitive du colostrum subsistent jusqu'à la fin du premier mois, et, dans quelques cas particuliers, le lait reste mélangé de colostrum bien au delà de ce terme ; les enfants qui en usent sont chétifs et languissants, comme par insuffisance d'alimentation.

3º *Séjour dans les mamelles.* — Le lait s'appauvrit par le séjour dans les mamelles chez la vache, l'ânesse, la brebis, la chèvre (Péligot) ; dans la même traite, le lait le premier tiré est toujours le plus séreux, le dernier se rapproche de l'état de crème (Parmentier et Deyeux). Péligot et plus récemment Reiset (1) ont confirmé ce fait par l'analyse avec des nombres. La différence ne s'observe que quand le lait a séjourné plus de quatre heures dans son réservoir naturel ; si l'on rapproche les traites de deux en deux heures ou davantage, la composition du lait ne varie pas sensiblement pendant la durée de l'émission. C'est la proportion de beurre qui s'accumule dans la dernière portion de lait tiré, et elle est en raison directe du séjour dans la mamelle : on dirait que la séparation de la matière grasse s'y effectue comme dans un vase inerte. Chez la femme, au contraire, nulle différence entre les deux traites, ce que Vernois et Becquerel expliquent avec raison par la position des seins ; ces résultats sont contraires à ceux de Reiset qui a constaté par l'analyse des variations marquées dans le lait de femme, suivant qu'on l'examine avant ou après que l'enfant a pris le sein. Le lait d'une nourrice, âgée de vingt-sept ans, accouchée depuis onze mois, a laissé pour 100 parties :

Avant de donner le sein.		Après avoir donné le sein.	
Résidu sec.	Beurre.	Résidu sec.	Beurre.
10,58	2,0	12,93	1,9
10,81	3,3	12,32	4,1
12,78	3,9	15,52	7,4
12,18	3,3	15,41	7,0

(1) Reiset, *Annales de chimie*, janvier 1849.

4° Régime. — Le lait des carnivores diffère de celui des herbivores et par ses propriétés et par sa constitution ; il contient moins de sucre de lait. Parmentier et Deyeux ont vu que le lait de vaches nourries dans un terrain humide fournissait un beurre blanc et sans consistance, et, quand on les conduisait au bois, un beurre ferme et jaune au bout de quelques jours. Un brusque changement de régime entraîne toujours une diminution dans la secrétion lactée. Le lait le plus riche en matières solides s'obtient par l'usage des betteraves rouges ; le lait le plus léger par celui des carottes ; le mélange de luzerne et d'avoine procure un lait moyen (Péligot). La drèche communique au lait la propriété de se cailler plus promptement (Quevenne). Le lait de vache le plus agréable au goût est celui que donnent les vaches nourries en hiver avec les betteraves, en plus de la paille, du foin et du son, et en été avec la luzerne et la vesce (A. Chevallier, O. Henry). En précisant les effets de l'alimentation chez 13 vaches de l'exposition agricole de 1856, Vernois et Becquerel ont vu qu'ils se traduisent finalement, ou par la richesse en beurre et en albumine, ou par la richesse en caséine et en sucre : le premier cas se produit quand l'alimentation a consisté principalement en foin, paille, avoine, betteraves, luzerne, tourteaux de lin, à raison de 24 kilogrammes en moyenne par ration journalière, boisson non comprise ; le second cas a été observé sous l'influence d'un régime composé de luzerne, paille, betteraves, foin, orge, drèche de bière, trèfle, paille d'avoine, à raison de 33 kilogrammes 775 grammes d'aliments par jour en moyenne. Les différences dans les qualités de laits obtenus semblent donc se rapporter plus encore à la quantité qu'à la nature de l'alimentation. Chez les ânesses, le lait le plus riche en matières solides s'obtient par un mélange de luzerne et d'avoine, puis par les pommes de terre, ensuite par les carottes (Péligot). L'arome du lait de la chèvre provient des herbes odoriférantes dont elle se nourrit. L'absinthe communique au lait son amertume ; la gratiole le rend purgatif, le tithymale âcre ; la garance le colore, la semence d'anis lui communique son odeur ; il en est de même des plantes alliacées, des crucifères ; on y a retrouvé le sel marin, le bicarbonate de soude, l'iodure de potassium et le chlorure de potassium. Young, en nourrissant une chienne de substances végétales, en a obtenu un lait plus riche en beurre et en caséum que le lait de chèvre. Il est inutile de faire ressortir les applications qui peuvent être faites de ces expériences à l'hygiène, particulièrement à l'hygiène du premier âge.

Voici deux expériences significatives de Dumas :

	Eau.	Beurre.	Mat. extractives et sels.	Caséum et sels.
Chienne nourrie avec de la viande de cheval..........................	74,74	5,15	4,13	15,85 p. 100.
Même chienne nourrie avec du pain arrosé de bouillon..........................	81,10	3,09	4,40	11,39 p. 100.

On doit à Simon, Doyère, Vernois et Becquerel (1) les trois séries suivantes de résultats constatés chez des femmes :

	Eau.	Résidu solide.	Beurre	Caséine.	Sucre, mat. extract. et sels.
A. Nourriture animale abondante...	880,6	119,4	34,0	37,5	45,4 p. 1000.
Après des privations pénibles.....	920,0	98,0	8,0	39,0	49,0 p. 1000

	Beurre.	Caséine.	Albumine.	Sucre.	Sels.
B. Nourrice très-bien nourrie pendant trois jours...............	7,60	0,85	0,40	7,31	0,15 p. 1000
Id. nourrie pendant trois jours avec du pain et des légumes en quantité insuffisante.................	5,09	0,41	1,10	7,05	0,48 p. 1000.

	Eau.	Parties solides.	Sucre.	Caséum et mat. extract.	Beurre.	Sels par incinér.
C. Alimentation bonne....	888,86	111,14	42,97	39,96	26,88	1,53
Id. insuffisante	891,80	108,20	40,88	36,78	25,92	1,52

On voit, par ces analyses, qu'une nourriture insuffisante a pour effet d'augmenter l'eau en réduisant le beurre et le caséum. Doyère a démontré que l'intempérance détermine dans le lait les mêmes modifications que l'insuffisance des aliments.

5° *Age de la nourrice*. — Vernois et Becquerel ont examiné le lait des nourrices comprises entre les limites d'âge de quinze à quarante ans, et ont trouvé que la période de vingt à trente ans offre les meilleures conditions d'allaitement; toutefois les différences sont peu prononcées; en voici les maxima :

Sur 100 parties de lait

	Eau.	Parties solides.	Sucre.	Caséum et mat. extract.	Beurre.	Sels par incinér.
De 15 à 25 ans.....	869,85	130,15	35,23	55,74	37,38	1,80
De 35 à 40 ans. ...	889,08	110,92	34,61	39,24	26,66	1,38

6° *Menstruation*. — Coïncidemment avec le retour des règles, Vernois et Becquerel ont constaté dans le lait une diminution de l'eau et du sucre, une augmentation de caséum et du beurre; quant aux sels, point de changement notable.

Gestation. — Les mêmes expérimentateurs ont constaté, sous l'influence de cet état, un accroissement de matériaux solides, surtout du beurre, et une diminution de l'eau. Une nourrice leur a présenté :

(1) Vernois et Becquerel, *Recherches sur le lait*. (*Annales d'hygiène*, 1re série, 1853, t. XLIX, p. 257, et t. L, p. 43 et suiv.)

	Avant la gestation.	Au 5ᵉ mois de la grossesse.
Poids de l'eau pour 1000.	889,08	860,97
— des parties solides	110,92	139,01
— du sucre	43,64	46,47
— du caséum et des matières extractives.	39,24	34,52
— du beurre.	26,66	55,97
— des sels par incinération	1,38	2,05

Le coït peut-il exercer une influence fâcheuse sur le lait? Les anciens ont insisté sur la nécessité d'éloigner du commerce marital les femmes qui nourrissent (Hippocrate, Galien, Aétius, etc.). Il n'y a pas lieu de formuler à cet égard une règle absolue : « *Certum est*, dit Platner (1), *occulta desideria pejora et magis noxia esse quam plena honestarum feminarum gaudia et rarum moderatumque Veneris usum.* »

8° *Affections morales.* — Elles ont certainement la puissance de modifier en quantité et en qualité les produits des sécrétions, le lait non excepté. Chez une femme en proie à des attaques de nerfs, Parmentier et Deyeux ont vu le lait, en moins de deux heures, devenir visqueux comme du blanc d'œuf à la suite de chaque paroxysme; une mère prompte à la colère a perdu dix enfants qu'elle avait nourris : le onzième, confié à une nourrice, conserva vie et santé. Vernois et Becquerel se sont assurés que les perturbations morales réduisent la sécrétion et augmentent l'eau en diminuant le beurre :

	Avant le trouble moral.	Sous l'influence de l'émotion.
Eau	889,49	908,93
Parties solides	110,41	91,07
Sucre	41,52	34,92
Caséum et matières extractives	44,02	50,00
Beurre.	23,79	5,14
Sels par incinération	1,18	1,01

9° *États morbides.* — Donné a noté la persistance du colostrum pendant plusieurs mois et même pendant toute la durée de l'allaitement; l'agglomération des globules du lait par une matière muqueuse dont on distingue les globules mêlés de corps granuleux; le mélange des globules purulents au lait dans les vaisseaux galactophores, et leur suintement par les orifices du mamelon en l'absence de tout abcès au sein ; la présence du sang dans le lait des animaux surmenés ou épuisés par des traites excessives. Nous citerons, sous toutes réserves, les données suivantes fournies à Vernois et Becquerel (2) par le lait de dix-neuf nourrices atteintes d'affections fébriles et vingt-sept autres atteintes de maladies chroniques apyrétiques.

---

(1) Platner, *Dissert. de victu et regimine lactantium.*

(2) Vernois et Becquerel, *Recherches sur le lait.* (*Annales d'hygiène publique*, 1850, t. L, p. 71.)

	Affections aiguës fébriles.	Affections chroniques apyrétiques.
Eau..	834,93	88,50
Parties solides....................	115,09	114,50
Sucre......	33,10	43,37
Caséum et matières extractives	50,40	37,65
Beurre.........................	29,86	32,57
Sels.	1,77	1,50

Les mêmes auteurs ont trouvé chez les femmes syphilitiques un lait appauvri (plus d'eau, moins d'éléments solides, moins de beurre surtout, sels doublés).

B. *Crème.* — Le premier phénomène que l'on observe dans le lait abandonné à lui-même, c'est la séparation de la crème; celle-ci résulte de l'agglomération des globules gras ou butyreux entre lesquels s'interpose une certaine quantité de sérum tenant en dissolution du caséum. Donné a prouvé que l'ascension des globules laiteux est déterminée par la différence de leur pesanteur spécifique relativement à celle du liquide dans lequel ils nagent. Le lait dont la crème s'est isolée par le repos ne diffère de la crème elle-même que par la proportion infiniment petite des globules gras qu'il retient (Donné). La crème est une substance onctueuse, agréable au goût, qui, mêlée au lait caillé, forme un aliment très-nutritif et très-adoucissant.

C. *Beurre.* — Le battage de la crème dans des vases appelés barattes détermine l'agglomération des globules gras, qui forment en se soudant la pelote de beurre; le liquide qui reste dans les vases s'appelle lait de beurre, liquide opalin, un peu verdâtre, faiblement acide, qui renferme encore de la substance grasse, plus du sucre de lait et du caséum. L'opération exige 12 à 15 degrés de chaleur atmosphérique pour un succès complet. Une partie de ce liquide est retenue dans le beurre que l'on en purge très-difficilement en le malaxant et en le lavant; malgré tous les soins, il reste dans le beurre une petite proportion de matière caséeuse qui est un agent de décomposition ; prompte à s'altérer, elle communique une odeur et une saveur particulières au beurre, qui lui-même rancit et s'altère. La préparation du beurre fondu tend à le dépouiller entièrement de matière caséeuse et d'eau, pour le rendre plus apte à se conserver, mais elle lui enlève l'arome agréable du beurre frais. Outre le lait de beurre qui y reste en proportions variables, le beurre est constitué par un mélange de butyrine, d'élaïne et de stéarine; ces deux derniers principes en forment presque la totalité. Comme aliment, il participe aux propriétés des graisses, mais son arome le rend plus digestible; il sert le plus souvent d'assaisonnement. Le beurre salé est moins adoucissant et convient mieux aux estomacs coutumiers de stimulation alimentaire. Le beurre frais, tel qu'il se vend, contient 10 pour 100 de caséum et d'humidité. Boussingault a précisé la perte de beurre dans le barattage : sur 100 de beurre qui constituent la crème, 5,3 restent dans le lait de beurre. 100 kilogrammes de lait donnent :

	kil.
Fromage blanc pressé	8,93
Beurre	3,33
Lait de beurre	17,27
Petit-lait	75,47
	100,00

D. *Fromages.* — Formés de crème et de caséum en proportions diverses, les fromages se rattachent, suivant leur préparation, à trois catégories. Récents et non salés, ils sont doux et nourrissants ; exemple : ceux de la vallée d'Auge et de Neufchâtel à l'état frais ; récents et salés, ils sont plus digestibles (fromages frais de Brie) ; fermentés et alcalescents, ils exercent une stimulation plus ou moins énergique. Ceux de Brie, de Neufchâtel, de Livarot, de Marolles, de Pont-l'Évêque, humides, onctueux, n'ont subi qu'un premier degré de fermentation ; une croûte de moisissure les soustrait au contact de l'air. D'autres fromages, séchés à l'air comme les précédents et soumis à l'action de la presse et du feu, sont plus stimulants et plus aptes à se conserver (gruyère, hollande, sassenage ou fromage vert des environs de Grenoble, chester). Pour la fabrication du parmesan, dont la pâte est colorée avec du safran, on se sert de lait préalablement écrémé ; pour celle des meilleures qualités de chester, on ajoute la crème d'une traite au lait non écrémé d'une autre traite. Par une suppression totale ou partielle ou par une addition de crème, on a des fromages maigres, demi-gras, gras, très-gras. Les plus excitants de ces produits sont les fromages déposés dans les caves de Roquefort, sortes de grottes où des courants continus d'air froid, passant par les fissures de la roche, entretiennent pendant l'année une température de 4 degrés environ ; très-salés, renforcés par divers ingrédients, ils doivent principalement leur piquant au caséate d'ammoniaque qui s'y forme abondamment ; ils sont faits, comme ceux du mont Dore, de Gruyère, avec un mélange de lait de brebis et de lait de chèvre. Enfin il est des fromages mous, couleur de vert-de-gris, sortes de détritus des fromages les plus aiguisés, que l'on conserve mêlés à des liquides alcooliques dans des vases de grès ; leur action sur la bouche les assimile à la moutarde (Londe). Cet hygiéniste attribue aux fromages fermentés, en général, l'inconvénient de produire vers le cardia une chaleur qui, répétée, finit par entraîner des conséquences funestes.

La préparation du fromage consiste : 1° à coaguler le lait par la caillette ou en le laissant aigrir spontanément ; 2° à rompre le *caillé* pour aider à l'expulsion du sérum ; 3° à presser et mouler le caillé ; 4° à saler et conserver en cave ; 5° à extraire du petit-lait, lorsqu'on ne l'utilise pas autrement, les *brèches* (mélanges de fromage et de crème non réunis à la masse caséeuse coagulée) et le *serai* (fromage sec, très-pauvre en matière butyreuse et se rassemblant à la surface du liquide). Comment le caséum se convertit-il en fromage? On l'ignore ; cette transformation s'applique d'ailleurs, non au caséum pur, mais à un mélange en proportions très-mobiles de tous les éléments constitutifs du lait, sans excepter la dose que la coagulation n'élimine pas complétement. Les recherches de Proust nous ont appris seulement que la matière que fournit le caséum en se putréfiant se rencontre dans les vieux fromages : elle est d'un blanc éclatant, onctueuse au toucher, soluble dans l'eau bouillante et peu sapide. Les acides gras et les sels ammonicaux développés dans la fermentation expliquent la saveur piquante et l'odeur forte des vieux fromages, qui peuvent devenir toxiques à la manière des viandes fumées et corrompues.

III. — MODIFICATIONS NATURELLES.

Un grand nombre de circonstances naturelles réagissent sur la constitution et les propriétés des aliments d'origine animale. Par les phases de l'âge, on voit la chair des animaux, de tendre et gélatineuse qu'elle était, devenir fibreuse, sèche et coriace. Le bouc et la chèvre ne donnent une viande agréable qu'à l'état de chevreau ; même avant l'âge adulte, ils ont déjà une odeur hircine qui se communique à leur chair. Celle des femelles est toujours plus délicate, plus savoureuse que celle des mâles ; ces derniers ont les tissus imprégnés par une odeur *sui generis*, pénétrante, désagréable, qui augmente pendant la période du rut ; aussi la castration leur est-elle infligée de bonne heure pour les en débarrasser ; elle a en même temps l'avantage de favoriser chez eux l'infiltration graisseuse, qui rend leur viande plus tendre et plus forte en qualité ; nous devons à cette mutilation l'excellente nourriture que forment le bœuf, le mouton, le chapon, etc. A quel âge des animaux correspond la meilleure qualité de leur viande? A l'occasion des concours régionaux pour les animaux de boucherie, Chevreul a soulevé cette question, qui intéresse à la fois l'économie agricole, la physiologie vétérinaire et l'hygiène. Entre l'extrême jeunesse et l'âge adulte, les espèces bovines et ovines livrent à la cuisson une chair tendre, d'un arome agréable, qui augmentera cependant jusqu'au terme de leur développement. Mais convient-il de prolonger leur existence au delà de cette dernière limite? Engraissés un ou deux ans encore après l'âge adulte, donneront-ils une chair plus sapide, plus aromatique, douée de meilleures qualités alimentaires? Des expériences sont nécessaires encore pour prononcer ; les bœufs, les vaches, paraissent comporter l'emploi de cette méthode d'engraissement prolongé, mais les moutons qui y sont soumis sécrètent plus abondamment, avec les matières grasses, des acides gras volatils d'une odeur dominante et peu agréable. On est plus fixé sur l'inconvénient certain de retarder de plusieurs années au delà de l'âge adulte la mise en consommation des animaux à chairs comestibles ; c'est ainsi qu'il devient difficile d'engraisser pour la boucherie des bœufs qui, attelés depuis l'âge de quatre ans, ont continué de travailler encore huit ou dix ans. Les avantages de l'engraissement précoce du bétail sont aujourd'hui démontrés, et les races les mieux disposées à ce mode de nutrition, comme la race Durham, paraissent aussi les moins susceptibles de faire un travail utile. Animaux de travail, animaux de boucherie; cette distinction essentiellement pratique ressortira de plus en plus dans l'intérêt des éleveurs comme au profit des consommateurs. Un excès de labeur et de fatigue dessèche les animaux, les émacie, durcit leur fibre; surmenés, l'usage de leurs viandes peut n'être pas exempt de danger. L'état de captivité étroite, le vice des habitations où ils sont relégués (vaches laitières de Paris), les préparent à des maladies qui altèrent profondément leurs chairs. Mais après l'âge, la condition qui agit le plus sur leurs qualités comestibles est celle de l'alimentation; elle nous vaut dans les espèces sauvages ce fumet de chairs sapides et colorées, dû sans doute aux aromates de certains végétaux dont elles font usage. Les veaux qui ne prennent jusqu'à l'âge de quatre mois que du lait de vache nous procurent cette viande blanche qui, rotie, dégage un parfum si délicat et si excitant; nourris, au contraire, pendant les deux derniers mois, de luzerne, de trèfle, de son, de foin, ils donnent à l'abatage une chair plus foncée, qui devient brune ou rougeâtre par la coction, sans développer le même arome. Les choux, les navets, les tourteaux un peu rancis de graines oléagineuses, nuisent à la qualité de la viande chez les animaux de boucherie; on connaît le goût caractéristique des lapins nourris de choux; de trop fortes proportions de ces substances dans le régime des vaches modifient jusqu'à leur lait et les produits qu'on en retire, tandis qu'alimentées avec les plantes herbacées des bonnes prairies et les plantes aromatiques des contrées montagneuses, elles donnent un lait suave, de la crème et du beurre d'une saveur fraîche et délectable, des fromages exquis. Dans l'eau vaseuse des étangs et des mares, le poisson contracte une odeur semi-putride. Payen rapporte (1) un fait qui démontre l'aptitude des animaux à s'imprégner des principes odorants qui font partie, même en quantité minime, des matériaux offerts à leur assimilation; des carpes et des tanches avaient été placées dans un large bassin dont l'eau sans cesse renouvelée, provenait de la condensation d'une machine à vapeur; cette eau était tirée d'un puits pratiqué dans un terrain saturé de produits pyrogénés d'origine animale et contenait une trace impondérable de la portion soluble de l'huile fétide appelée huile de Dippel qui caractérise ces matières; elle avait si peu d'odeur, que les chevaux s'y désaltéraient sans répugnance. Après quelques mois, les poissons furent cuits directement au feu : leur chair était brune et tellement pénétrée par l'odeur d'huile de Dippel qu'elle ne put être mangée.

IV. — MODIFICATIONS ARTIFICIELLES, OU PRÉPARATIONS.

Un très-grand nombre de substances végétales n'exigent aucun arrangement pour être introduites dans notre économie; il n'en est pas de même des sub-

____

(1 Payen, *Précis théorique et pratique des substances alimentaires, etc.* Paris, 4e édit., 1865, p. 87.

stances animales : si l'on en excepte quelques-unes, telles que les huîtres, le miel, le lait et ses produits immédiats, elles ont besoin d'être modifiées au préalable dans leurs propriétés physiques ou dans leur composition, soit par des opérations directes, soit par l'addition d'assaisonnements. Toutes les préparations que l'art sait varier à l'infini tendent à leur communiquer des qualités plus nutritives, ou plus stimulantes, ou plus délectables. Les unes ont seulement pour but de disposer les aliments aux opérations définitives qui les rendent immédiatement ingestibles : telles sont l'imprégnation par le sel (salaison), par le sel et l'huile (marinage), par la fumée (fumaison); la dessiccation des viandes préalablement pénétrées par le sel et la fumée (boucanage), la marination dans l'huile ou le vinaigre; la fermentation putride appliquée aux poissons par les septentrionaux, au gibier (faisandage) par beaucoup d'amateurs, aux fromages, ainsi que nous l'avons vu, à un aliment favori des Kamtchadales et des Lapons, le caviar, sorte de pâte infecte qui, formée avec des œufs d'esturgeon ou d'autres poissons putréfiés, rappelle le garum des Romains, qui le préparaient avec les intestins et le sang du maquereau parvenu au même état, etc. Les autres, précédées ou non de ce premier ordre de préparations surtout nécessaires à la conservation des aliments, les mettent en état de provoquer et de subir l'élaboration régulière des organes digestifs. Les viandes ne sont soumises à la coction qu'après un délai de deux à quatre jours en hiver, de douze à vingt-quatre heures en été, quand les réactions spontanées ont produit dans leurs tissus un commencement de désagrégation et les ont rendues plus tendres, plus agréables au goût. Pour les viandes qui ont été gelées, le délai est moins long, la congélation ayant déjà écarté les fibrilles par la solidification des liquides; aussi le dégel précipite les réactions qui ont pour effet de diminuer la cohésion du tissu musculaire; et de là le ramollissement quelquefois excessif après le dégel, la déliquescence de certains poissons, etc. Les préparations définitives des substances animales s'effectuent à l'aide du feu; appliqué à nu, il donne lieu au rôtissage si son action est modérée et continue, au grillage si elle est vive et peu prolongée : les deux modes procurent des aliments savoureux, substantiels, excitants, la croûte brune et rissolée qui se forme s'opposant à l'évaporation des sucs, en même temps que le principe aromatique se développe sous l'influence d'une température élevée (1). D'après Liebig, le rôti contient les substances sapides et odorantes à l'état de dissolution ou de solubilité. Le rôtissage convient au bœuf, au mouton, aux viandes de tous les animaux à chair ferme et colorée, tels que les lièvres, les oiseaux aquatiques, etc. : tandis que leurs parties périphériques sont exposées brus-

(1) Composition de la viande rôtie (Liebig, *Chimie organique appliquée à la physiologie*, p. 347) :

	Carbone.	Hydrogène.	Azote.	Oxygène et cendres.
Chevreuil . . .	= 52,60	7,45	15,23	24,72 = 100,00
Bœuf	= 52,590	7,886	15,214	24,310 = 100,00
Veau	= 52,52	7,87	14,70	24,11 = 100,00

quement à une température de 100 degrés à 120 degrés, l'intérieur, c'est-à-dire la presque totalité de leur masse centrale, n'est échauffé qu'à 50 degrés ou 65 degrés ; la contraction ou le retrait des tissus dans les couches superficielles et la coagulation de leurs principes organiques (hématosine, albumine) s'opposent à l'évaporation ou à la dessiccation de la masse centrale ; celle-ci est comme macérée par les sucs liquides ; une partie seulement de son albumine se coagule ; colorée par son hématosine qui reste fluide, elle subit une température suffisante pour développer son arome. La chair de veau, non pourvue des mêmes principes aromatiques, exige une coction poussée plus loin dans sa masse intérieure (90 degrés à 95 degrés) et produisant dans ses couches superficielles une sorte de caramélisation, caractérisée par le développement d'une teinte rousse et d'un parfum agréable ; il en est de même des oiseaux de basse-cour et des oiseaux des champs (gibier). Quand le feu est appliqué médiatement à la cuisson des matières animales, tantôt elle a lieu en vase clos (à l'étuvée), où les chairs sont pénétrées et ramollies par la vapeur de leurs propres sucs ; tantôt elle a lieu dans l'huile ou dans la graisse (friture, roux), lesquelles communiquent presque toujours un peu d'âcreté aux aliments, en dégageant une certaine proportion d'empyreume ; tantôt elle s'effectue dans l'eau, mode employé principalement pour obtenir le bouillon. Par infusion dans le double de son poids d'eau bouillante, la chair de bœuf fournit ce que les Anglais appellent thé de bœuf ; par décoction, elle donne le bouillon dont nous parlerons plus bas, et qui se réduit, par l'ébullition, à l'état de consommé. Le thé de bœuf est mieux supporté que les bouillons par les estomacs irritables ; il a autant de qualités que le bouillon, produit d'une coction prolongée, laquelle a seulement pour objet d'épuiser plus complétement la viande. Les consommés renferment, sous un très-petit volume, une somme moins exiguë de principes nutritifs ; ils sont lourds et ne conviennent point aux convalescents. L'immersion des viandes dans l'eau bouillante (infusion) détermine la coagulation immédiate de l'albumine et de l'hématosine à la surface des chairs ; il en résulte une sorte de réseau compacte qui met obstacle à la sortie des sucs ; ceux-ci se concrètent eux-mêmes à mesure que l'eau de la marmite les atteint lentement dans l'intimité des tissus ; dans le bouillon par infusion, la quantité des matières organiques dissoutes est diminuée dans le rapport de 10 à 13 (Chevreul).

Le véritable bouillon est celui qu'on obtient en plaçant la viande dans l'eau froide et en conduisant par degrés ce liquide jusqu'à l'ébullition ; de cette manière il se charge successivement de tous les principes solubles de la viande. Celle-ci en majeure partie est formée de musculine ou chair musculaire, d'albumine, d'hématosine ou matière colorante du sang, de tissu cellulaire, de graisse (élaïne et stéarine), de la substance grasse propre au système nerveux, de la créatine de Chevreul, de matières extractives et de sels nombreux. On y trouve encore l'acide lactique et l'acide inosique qui a une saveur de bouillon fort agréable. Ces deux acides, mélangés à l'acide phosphorique, saturent la soude, la potasse, la chaux et la magnésie, également contenues dans le tissu musculaire. 100 parties de chair de bœuf donnent, par la dessiccation, environ 25 pour 100 de résidu solide qui se dédouble en substances solubles dans l'eau froide et dans l'eau bouillante. La viande bien hachée cède 6 pour 100 à l'eau froide : les principes que celle-ci lui enlève sont la créatine, les phosphates solubles alcalins, les lactates, les inosates, le phosphate magnésique, avec quelques traces de phosphate de chaux, sans oublier les principes odorants volatils qu'a signalés Chevreul. D'après Liebig, 1000 grammes de chair de bœuf placés dans les conditions les plus favorables fournissent :

Substances solubles dans l'eau froide............. 60 par l'ébullition.	Albumine en dissolution .	40,5
	Albumine coagulée	29,5
Substances insolubles dans l'eau froide........... 170 par l'ébullition.	Gélatine	6,00
	Matière fibreuse....... :..164,00
Graisse. 20		
Eau 750		

Par conséquent, l'eau bouillante n'enlève pas en cinq heures à la viande hachée le cinquième du poids des matières dissoutes d'abord par l'eau froide, puis par l'eau chaude. A égalité de poids, la chair de poulet contient plus de principes solubles dans l'eau froide et dans l'eau chaude que la chair de bœuf : 1000 grammes de chair de poulet abandonnent à l'eau froide 80 grammes de substance sèche, renfermant 47 grammes d'albumine. Comment se comportent les éléments de la viande sous l'action de l'eau bouillante? La musculine y est insoluble; elle durcit sans rien céder, et se modifie par son mélange de parties gélatineuses, albumineuses et graisseuses. Robin et Verdeil pensent que par suite de l'ébullition et de toute action de la température portée à 100°, la musculine n'est plus ce qu'elle est dans la chair crue ou rôtie; l'altération qu'elle a subie la rapproche de la gélatine; ce n'est plus de la musculine, c'est un de ses dérivés, et voilà ce qui expliquerait, suivant eux, la différence de valeur nutritive connue depuis si longtemps entre la viande bouillie et la viande rôtie, bien plus que la perte des principes aromatiques dissous par l'eau (1). La viande abandonne au bouillon une faible portion d'albumine, grâce à l'action prolongée du calorique et de l'eau; celle qui existe dans l'intérieur des chairs se coagule et reste inhérente au bouilli. L'hématosine se dissout instantanément dans l'eau, qu'elle colore en rouge; mais bientôt, par l'élévation de la température, elle se coagule avec une partie d'albumine et surnage en flocons (écume), dont on débarrasse le bouillon par des despumations successives. Le tissu cellulaire se gélatinise et contribue à attendrir la viande, à augmenter son moelleux; néanmoins ses portions superficielles se dissolvent, ainsi qu'une partie de la graisse et de la pulpe des nerfs dont l'odeur se développe par la chaleur et parfume le bouillon et le bouilli : le bouillon ne contient guère

____

(1) Robin et Verdeil, *Traité de chimie anatomique et physiologique*, t. III, p. 363, chap. LXXXV, MUSCULINE.

qu'un dixième d'albumine, c'est-à-dire un et demi à deux millièmes de son poids en liquide. La créatine est aussi soluble, mais inodore et insipide. Les matières extractives augmentent, au contraire, la saveur et l'odeur du bouillon avec lequel elles se mélangent; d'autres principes plus ou moins volatils achèvent de le rendre odorant, notamment un principe sulfuré qui paraît se dégager par la coagulation de l'albumine, et un principe ambré que Chevreul a déjà constaté dans la moelle de bœuf. Les os fournissent du sang, un peu de graisse et de la gélatine en petite proportion, à cause de leur compacité. Les légumes que l'on met dans le liquide élèvent à peine d'un dixième la proportion des matières azotées; mais le sucre et la matière gommeuse qu'ils cèdent augmentent sa densité; en outre, les choux, les raves, lui communiquent un principe volatil sulfuré et azoté, analogue à celui qui existe dans toutes les crucifères ; les poireaux, les oignons, une huile âcre volatile ; mêlés en trop forte proportion au bouillon, les légumes altèrent d'une manière désagréable son parfum et son goût et le rendent plus difficile à conserver. En somme, le bouillon contient de l'albumine cuite, de la gélatine, de la créatine, un peu d'acide, des matières extractives et odorantes ; plus, des phosphates alcalins solubles, des lactates, des inosates, du phosphate de magnésie et des traces de phosphate de chaux (1). Le bouilli est constitué par un mélange de fibrine, d'albumine coagulée, de tissu cellulaire gélatinisé, d'élaïne, de stéarine, de matière grasse des nerfs; il retient surtout du phosphate de chaux et du phosphate de magnésie ; il est rendu plus sapide par le bouillon qui l'humecte ou qu'il retient dans ses mailles ; il est d'autant moins nutritif qu'on a employé plus d'eau pour le faire bouillir et qu'on l'a soumis à une ébullition plus prolongée. La viande cuite, devenue insipide par une décoction trop prolongée, reprend sa saveur et acquiert les propriétés du rôti, si on la chauffe en l'arrosant d'un extrait alcoolique de chair fraîche que l'on a préalablement évaporé jusqu'au point où il commence à devenir rouge brun (Liebig). Le bouillon de viande le mieux préparé ne présente qu'une faible proportion d'éléments nutritifs et aromatiques : un bouillon préparé avec 1^{kil},433 de bœuf, 0,4300 d'os, 0,0405 de sel marin, 5 d'eau, 0,3310 de navet, carotte et oignon brûlé, a fourni à Chevreul 4 litres de bouillon, 0^{kil},8580 de bouilli, 0,3925 d'os, 0,3400 de légumes cuits; la densité du bouillon était de 1,0136, et la proportion des matières organiques de 16,917 sur 985,600 d'eau et 11,263 de sel. Les analyses de Dumas ne s'éloignent guère de ce résultat : sur 1000 parties de bouillon, il a trouvé 970 d'eau, 14 à 16 de sels, le reste en matériaux organiques, animaux et végétaux. Chevreul a fait bouillir aussi 500 grammes de viande de boucherie privée, autant que possible, d'os, de tendons et de graisse; la température a été portée très-lentement à l'ébullition, puis maintenue pendant cinq heures, l'eau étant remplacée au fur et à me-

____

(1) Liebig, *Sur les principes des liquides de la chair animale* (*Annales de chimie et de physique*, 1848, 3e série, t. XXIII, p. 129).

sure de son évaporation; la décoction décantée et débarrassée de graisse contenait :

Eau 988,570
Matière organique fixe desséchée dans le vide sec à la
    température ordinaire (gélatine, albumine cuite, matière extractive, lactates). 12,700
Soude .... ⎫
Potasse.. .... ⎬ 2,700
Acide sulfurique, acide phosphorique, chlore........ ⎭
Phosphate de magnésie........................ 0,230
    —   de chaux .... ⎫
Oxyde de fer.................................. ⎬ 0,100

                                            1004,300

La proportion de viande employée varie suivant l'énergie que l'on veut donner au bouillon; et plus on prolonge la cuisson, plus le déchet de la viande s'accroît. La compagnie hollandaise n'obtient dans ces préparations qu'un demi-kilogramme de viande cuite désossée, sur 1 kilogramme 125 grammes de viande crue. La viande hachée très-menue fournit, à quantité égale, plus de bouillon et de qualité meilleure (Piédagnel), l'eau chaude agissant sur un plus grand nombre de surfaces ; mais le résidu de la viande n'a plus rien d'alimentaire. Le bouillon des hôpitaux de la marine se prépare comme il suit :

Viande crue...... .... 1 kilogr.
Eau.......... ....:............ . .. 4 litres.
Légumes verts............................ 400 grammes.
Sel. .... 010 grammes.

Après cinq heures de cuisson, on obtient 3 litres de bouillon ; la viande non désossée n'est introduite qu'au moment de l'ébullition ; on ajoute peu après les légumes verts, et enfin le sel. Ce bouillon serait meilleur si la viande était immergée dans l'eau froide; mais elle deviendrait friable, dit Fonssagrives (1), et s'émietterait dans la répartition en rations. Dans les hôpitaux militaires, où l'on met la viande à froid dans la marmite, on évite cet inconvénient en retirant la viande deux heures avant le repas; elle conserve alors une fermeté suffisante pour son fractionnement en rations. Lefèvre et Vincent ont eu l'idée d'employer l'excédant de bouilli à une confection supplémentaire de bouillon ; 500 grammes de viande cuite et hachée avec addition de 100 grammes de carotte et 0^{gr},010 d'oignons dans 2 litres d'eau, ont donné, après deux heures de coction, 0^{kil},800 d'excellent bouillon et un résidu de viande impropre à la consommation. Un kilogramme de viande peut donc donner en deux coctions 4 litres de bouillon. D'après Liebig, le procédé le plus avantageux et le plus expéditif pour obtenir le bouillon le plus fortifiant et le

(1) Fonssagrives, *Hygiène alimentaire des malades, des convalescents et des valétudinaires,* 2e édition, Paris, 1867.

plus aromatique, consiste à délayer dans leur poids d'eau froide 500 grammes de bœuf maigre que l'on a préalablement réduits en hachis, et de porter le tout lentement à l'ébullition, avec addition de sel marin, d'oignons grillés, etc.; on a soin de séparer l'albumine coagulée; le bouillon ainsi obtenu est d'une force supérieure à celui que l'on retire de la cuisson prolongée d'une même quantité de viande; évaporé au bain-marie, il dépose un extrait brun foncé et mou, dont 15 grammes suffisent pour convertir en bouillon un demi-litre d'eau. Ce mode de préparation du bouillon est fondé sur la solubilité dans l'eau de l'albumine et des principes sapides et odorants de la chair musculaire; c'est à ces mêmes principes, légèrement modifiés par la chaleur, que sont dus l'arome et la saveur caractéristiques du bouillon, si bien que le résidu de la macération dans l'eau froide, très-riche en fibrine, ne donne plus par décoction qu'un bouillon entièrement insipide. En général, la viande de bœuf perd 15 pour 100 par la cuisson, le mouton 10, la chair de poulet 13 1/2. Si ce déchet contraste avec la modique proportion de matières organiques que contient le bouillon, il faut se rappeler que la viande soumise à la coction perd une grande quantité d'eau (Knapp) (1). Dans les campagnes, le porc remplace le bœuf pour la confection du bouillon; dans quelques pays on y emploie le mouton. D'après Stephenson, un bœuf vivant fournit 58 pour 100 de viande propre à la confection du bouillon et à l'alimentation. Les bouillons de viandes blanches sont beaucoup moins excitants et plus gélatineux; celui de veau rafraîchit et agit sur quelques personnes comme laxatif. En concentrant la décoction des viandes jusqu'à consistance d'extrait, on obtient une pâte brune, élastique, soluble dans l'eau; c'est ce qu'on a appelé des tablettes de bouillon. D'après Proust, une livre de bœuf désossé n'en fournit qu'une demi-once; on peut évaluer à 3 pour 100 l'extrait que peut fournir la viande, et dont Parmentier a signalé l'effet réconfortant chez les blessés épuisés par les pertes de sang; aussi la fraude y fait-elle entrer pour 9/10 de gélatine. En résumé, le rôtissage, le grillage et la cuisson à l'étuvée conservent aux viandes leurs principes nutritifs excitants; les autres préparations la dénaturent plus ou moins, donnent lieu à des produits nouveaux, et dissocient les principes dont la réunion constitue l'aliment naturel.

La cuisson des aliments, outre l'avantage qu'elle a de les préparer à l'action des dissolvants dans le tube digestif, possède encore celui de rendre salubres des substances alimentaires fermentées et des viandes imprégnées de matières virulentes ou recélant des germes d'organismes parasites.

Aucun être organisé ne peut supporter impunément une température de 100 degrés en présence de l'eau. Toute fermentation est détruite dans les mêmes conditions; tout virus perd à jamais ses propriétés spécifiques et se transforme en un corps inerte. Les migrations des entozoaires sont ainsi arrê-

(1) Knapp, *Die Nahrungsmittel in ihren chemischen und technischen Beziehungen.* Braunschweig, 1848.

tées d'une manière sûre et facile; la viande de porc trichiné devient inoffensive quand elle a été portée à 100 degrés. Il en est de même de la viande des animaux atteints de maladies transmissibles à l'homme, et qui frappent le boucher sans atteindre le consommateur.

Pour que ces résultats si importants soient atteints, il faut que *toutes les parties* de l'aliment soient portées à la température de 100 degrés. Or cette condition est parfaitement remplie par l'aliment bouilli ou cuit à l'étuvée, surtout si la viande est préalablement divisée en menus morceaux. Dans le rôtissage à l'anglaise, au contraire, le centre de la pièce de viande atteint à peine 50 à 60 degrés; cette température est insuffisante pour produire les effets que nous venons de signaler. Un exemple fera bien saisir l'influence de la cuisson à ce point de vue. En Abyssinie, l'usage d'un mets fort recherché et composé de viande palpitante rend le ver solitaire tellement commun que le peuple le considère comme un indice de bonne santé. Dans le même pays, la loi qui défend aux mahométans l'usage de la viande crue les préserve complétement de cette maladie parasitaire. Dans nos pays, l'usage de la viande crue est rare; toutefois, certaines préparations en contiennent, tel est par exemple le saucisson dit *de Lyon* (1).

§ 2. — De l'action des modificateurs bromatologiques.

I. — Digestibilité.

On ferait un livre avec le seul récit des expériences faites pour vérifier les différents degrés de digestibilité des substances qui entrent dans le régime de l'homme. Réaumur et Spallanzani ont montré que les aliments contenus dans des boules creuses et percées de trous, dans des tubes et des sacs de toile, sont attaqués par le suc gastrique et digérés comme s'ils étaient libres dans l'estomac; les expériences de Spallanzani ont fait ressortir l'influence de la mastication sur la digestibilité des aliments. Gosse (de Genève), doué de la faculté de vomir à volonté en avalant de l'air, a classé les aliments en trois catégories, suivant le temps qu'ils ont exigé pour leur digestion; il jugeait de leur digestibilité d'après leur aspect plus ou moins altéré. Les résultats qu'il a fait connaître, quoique généralement confirmés par l'observation vulgaire, s'en écartent en quelques points qui traduisent des nuances d'idiosyncrasie. C'est ainsi qu'il assimile à tort les parties tendineuses et aponévrotiques aux matières ligneuses, inattaquables aux forces digestives. Tiedemann et Gmelin, qui ont expérimenté sur des chiens et des chats, sont arrivés à quelques conclusions d'une application fort douteuse à l'homme (2). Est-il vrai, par exemple, que le bœuf se digère beaucoup mieux que le lait et le blanc d'œuf, la fécule plus que le gluten, etc.? Les aptitudes digestives varient d'une classe d'ani-

(1) Communication de M. le professeur Coulier.

(2) Tiedemann et Gmelin, *Recherches sur la digestion*, traduit de l'allemand par A. J. L. Jourdan. Paris, 1827.

maux à une autre, et les expériences que l'on tente sur eux ne peuvent révéler que la puissance trophique d'un aliment, non son degré de digestibilité pour l'homme; aussi bien l'aversion que témoignent les animaux pour certaines substances qu'on les force d'avaler fausse les résultats observés et en explique les singularités. Admettra-t-on avec Astley Cooper, et contrairement à l'expérience universelle, que le porc se digère plus vite que le bœuf et le mouton? Il n'a plus trouvé le morceau de porc dans l'estomac de l'un de ses chiens, tandis qu'après le même espace de temps, un morceau de bœuf séjournait encore dans l'estomac d'un autre chien. Mais l'expérimentateur ne nous apprend pas si, réfractaire à l'action digestive du chien, la viande de porc n'avait pas été conduite par le pylore dans l'intestin, et si la présence de la viande de bœuf dans le ventricule ne tenait pas précisément à ce qu'elle y restait soumise utilement à l'action de l'estomac. Revenons donc aux recherches faites sur l'homme lui-même. Stevens exploita un bateleur hongrois qui faisait parape de manger des cailloux : une sphère d'argent, creuse, criblée de trous à peine perméables à la pointe d'une aiguille, garnie d'un diaphragme, servait de réceptacle aux substances à expérimenter ; le bateleur l'avalait et la rendait au bout d'un certain laps de temps. Stevens constata ainsi que le poisson est plus digestible que la chair de bœuf, la viande bouillie plus que la viande crue, les substances végétales autant que les substances animales ; que les graines des céréales non décortiquées ne subissent aucune altération; qu'il en est de même des fragments d'os enfermés dans la sphère métallique ; enfin une sangsue et des lombrics terrestres en vie, placés dans la même sphère et introduits dans l'estomac du bateleur, furent réduits en une bouillie noirâtre et visqueuse. Ces expériences, sans doute très-intéressantes ne sont propres qu'à faire ressortir la digestibilité absolue des aliments, non le temps nécessaire à leur chymification ; car les boules métalliques n'étaient souvent rejetées que quarante-huit heures après leur déglutition et après avoir parcouru tout le tube intestinal. Comment préciser dès lors le moment où la digestion était consommée? William Beaumont a eu plusieurs années à son service un Canadien très-robuste chez qui l'existence d'une fistule, suite d'un coup de feu reçu dans la région de l'estomac, permettait d'inspecter directement ce viscère et d'en retirer des matières alimentaires à toutes les périodes de la digestion. Il ne s'est pas borné à multiplier les expériences sur ce sujet : il a opéré comparativement sur les mêmes substances alimentaires et sur les mêmes préparations à l'aide du suc gastrique, dans des fioles au bain-marie. (W. Beaumont, *Experiments and observations on the gastric Juice and the Physiology of Digestion*). Les nombreuses recherches du docteur W. Beaumont ont été résumées par Trousseau (2) dans les conclusions suivantes : 1° Les chairs des mammifères se digèrent un peu moins facilement que celle des oiseaux, beaucoup moins que celle des poissons ; rôties, elles sont plus digestibles que frites et encore plus

______

(1) Trousseau, *Thèse de concours d'hygiène*, 1837, p. 24.

que bouillies; le bœuf se digère un peu plus facilement que le mouton, celui-ci que le porc, mais les différences ne sont pas marquées. 2° La volaille blanche se digère mieux que la volaille noire ; 3° le poisson frais mieux que le poisson salé ; 4° le laitage mieux que tous les aliments précédents, hormis le poisson frais ; le lait cuit mieux que le cru, la crème mieux que le beurre et le fromage. 5° Les œufs de volaille sont à peu près aussi digestibles que le laitage; 6° les soupes de bœuf se digèrent aussi difficilement qu'aucun des aliments de la première catégorie (quatre heures). 7° Les végétaux féculents sont aussi digestibles que le laitage, les œufs et les poissons ; le pain moins que la pâtisserie et les pommes de terre ; les fécules cuites sont les plus digestibles de cette catégorie. 8° Les légumes frais ont le même degré de digestibilité que la chair des oiseaux. 9° Enfin, de tous les aliments passés en revue, les fruits sont les plus digestibles. Au reste, voici, d'après Beaumont, le tableau des vitesses relatives de la chymification pour nos principaux aliments :

Digestion de 0 à 1 heure.

Substances alimentaires et préparations.	Temps moyen de la chymification dans l'estomac.
Pieds de cochon (bouillis)	1 heure.
Tripes (bouillies)	1 —
Riz (bouilli)	1 —

Digestion de 1 à 2 heures.

	h. m.		h. m.
Œufs frais (fouettés)	1 30	Foie de bœuf (grillé)	2 0
Truite saumonée fraîche (bouillie		Lait (bouilli)	2 0
et frite)	1 30	Œufs frais (crus)	2 0
Soupe à l'orge (bouillie)	1 30	Morue salée (bouillie)	2 0
Pommes douces blettes (crues)	1 30	Orge (bouillie)	2 0
Venaison (grillée	1 35	Tapioca (bouilli)	2 0
Cervelles (bouillies)	1 45	Choucroute (crue)	2 0
Sagou (bouilli)	1 45	Pommes sures blettes (crues)	2 0

Digestion de 2 à 3 heures.

Lait (cru)	2 15	Gâteau de Savoie	2 30
Œufs frais (rôtis)	2 15	Poulet (fricassé	2 45
Dinde sauvage (rôtie)	2 18	Crème (cuite au four)	2 45
Dinde sauvage (bouillie)	2 25	Pommes sures, dures (crues)	2 50
Dinde de basse-cour (rôtie)	2 30	Huîtres (crues)	2 55
Oie sauvage (rôtie)	2 30	Bœuf maigre (rôti)	3 0
Cochon de lait (rôti)	2 30	Beefsteak (grillé)	3 0
Agneau (grillé)	2 30	Mouton (grillé ou bouilli)	3 0
Gélatine (bouillie)	2 30	Porc salé (cru ou étuvé)	3 0
Hachis de viande et de légumes		Œufs à la coque)	3 0
(bouillis)	2 30	Aponévrose (bouillie)	3 0
Fèves (bouillies)	2 30	Bouillon de poulet (bouilli)	3 0
Panais (bouillis)	2 30	Soupe aux fèves (bouillie)	3 0
Pommes de terre (rôties ou cuites		Gâteau de blé (cuit au four)	3 0
au four)	2 30	Poudding aux pommes (cuit au	
Têtes de choux (crus)	2 30	four)	3 0

Digestion de 3 à 4 heures.

Bœuf (bouilli avec la moutarde).	3 10	Limande (frite)................	3 30
Porc (grillé)	3 15	Beurre (fondu)...............	3 30
Mouton (rôti)................	3 15	Fromage vieux et fort (cru).....	3 30
Huîtres rôties	3 15	Pain de blé frais (cuit au four)..	3 30
Carottes (bouillies).	3 5	Bœuf (bouilli avec du sel)	3 36
Saucisses fraîches (grillées). . ..	3 20	Bœuf maigre (frit)............	4 00
Bœuf séché, maigre (rôti) ...	3 30	Veau frais grillé	4 00
Œufs frais (cuits durs ou frits)..	3 30	Volaille de basse-cour (bouillie ou	
Bouillon de mouton...........	3 30	rôtie)	4 00
Huîtres (étuvées	3 30	Canard (rôti)	4 00
Soupe aux huîtres	3 30	Soupe au bœuf, pain et légumes..	4 00

Digestion de 4 à 5 heures.

Bœuf vieux et salé (bouilli)....	4 15	Canard sauvage (rôti)...	4 30
Porc salé (frit)	4 15	Graisse de mouton (bouillie)....	4 30
Cartilage (bouilli)............	4 15	Choux (bouillis)	4 30
Bouillon d'os	4 15	Porc entrelardé (rôti)	5 15
Porc salé (bouilli)	4 30	Graisse de bœuf (bouillie).......	5 30
Veau (frit)	4 30	Tendon (bouilli)...............	5 30

Un grand nombre de résultats obtenus par W. Beaumont coïncident avec l'observation de tous les jours, d'autres s'en éloignent. Aussi, une différence de dix minutes n'exprime pas la digestibilité relative des œufs à la coque ou crus et des œufs cuits. Ainsi le lait, la pâtisserie, les végétaux, les fruits ne se digèrent certainement pas mieux que le pain, la chair des mammifères, des oiseaux, etc. C'est que l'expérimentateur a confondu parfois la vitesse de la digestion d'un aliment et celle de son élimination : erreur commise aussi par Lallemand, que ses études sur la digestion chez des individus affectés d'anus contre nature ont conduit à quelques conclusions contestables. Dans les premiers temps où l'anus anormal est établi, ces malades perdent rapidement leur force et leur embonpoint. En proie à une faim presque insatiable, ils appellent par instinct les substances les plus alibiles et les plus digestibles. Peu sustentés par l'usage des fruits, des légumes et des féculents, ils finissent par se nourrir exclusivement de viande. Tels sont les premiers phénomènes notés par Lallemand. Que s'il leur a fait ingérer des matières végétales ou non assez réparatrices (haricots, lentilles, pommes de terre, épinards, poireaux, navets, etc.), elles se présentent au bout d'une heure inaltérées à la plaie, et elles s'en échappent avec une sorte de diarrhée. Au contraire, la viande et les matières végétales très-nutritives, telles que le pain, n'envoient leur résidu à l'orifice anormal que beaucoup plus tard, et l'œil n'en reconnaît plus la structure. L'alimentation se compose-t-elle de ces deux ordres de substances mélangées? Les premières, peu réparatrices, ne tardent point à être évacuées par l'ouverture accidentelle, tandis que les autres séjournent dans l'estomac jusqu'à leur entière élaboration. De ces faits, Lallemand conclut : 1° que les substances végétales sus-mentionnées se digè-

rent, non dans l'estomac, mais dans les intestins : c'est pourquoi elles sortent
à peu près inaltérées par l'anus anormal, et méconnaissables par les voies
naturelles chez les personnes en santé. 2° Qu'en général, plus une matière
recèle d'éléments alibiles, plus elle impose de travail à l'estomac et paraît
lourde ; qu'au contraire, moins elle est nutritive, moins elle séjourne dans ce
viscère, et plus elle est légère ; qu'en conséquence, les poids, les haricots, les
choux, les pommes de terre, la salade, et généralement tous les légumes et
fruits doivent figurer au premier rang dans les aliments digestibles ; le pain,
la viande, les œufs, n'étant, au contraire, que des aliments très-difficiles à
digérer, mal séants aux estomacs délicats. Ces conclusions sont repoussées par
l'expérience vulgaire ; l'aliment léger n'est pas celui que l'estomac élimine le
plus promptement : de deux substances, la plus légère est celle qui cède dans
le moindre laps de temps la même quantité d'aliments assimilables. Si les
végétaux ingérés par les malades de Lallemand sont parvenus plus vite à l'anus
anormal, c'est qu'ils n'avaient à livrer à l'action de l'estomac qu'une faible
dose de substance assimilable, et que leurs matières grasses et amylacées n'ont
pu subir complétement, dans une courte portion de l'intestin, l'influence
spéciale du fluide mixte (suc pancréatique, bile) qui s'y déverse pour émulsionner les unes et pour dissoudre les autres. Il semble aussi que chez les
malheureux porteurs d'anus anormal, l'estomac se hâte, par instinct, de se
débarrasser des substances insuffisantes pour l'entretien de la vie. L'erreur
de Lallemand provient d'une assimilation inexacte des anus contre nature
aux fistules de l'estomac. Dans le premier état, les aliments élaborés par l'estomac sortent par la plaie de l'intestin, entraînent la portion de matière nutritive qui eût été absorbée par la section inférieure du tube digestif. Dans le
deuxième état, quand la fistule ne donne point spontanément passage aux aliments, ceux-ci abandonnent à l'absorption tous leurs principes nutritifs, et l'on
voit alors, comme chez le Canadien du docteur Beaumont, les matières végétales
peu confortables séjourner aussi longtemps dans l'estomac que les matières
animales, pour y recevoir une élaboration complète. Les observations mal inter-
prétées de Lallemand n'infirment donc pas cette loi qui domine, à peu
d'exceptions près, la question de la digestibilité des aliments, savoir : qu'une
substance est d'autant plus digestible qu'elle se rapproche plus par sa composition de l'être qu'elle est destinée à réparer. Londe, qui a eu comme Lallemand l'occasion d'observer des malades atteints d'anus contre nature, a été
conduit à formuler les propositions suivantes : 1° Les aliments animaux apaisent plus et pour plus longtemps la faim que les végétaux ; 2° ils sont plus
propres à être attaqués par l'estomac ; 3° ils séjournent plus longtemps dans
le tube digestif ; 4° les aliments, soit animaux, soit végétaux, séjournent
d'autant plus dans le tube digestif qu'ils contiennent plus de sucs nutritifs,
et que l'état de cet appareil lui permet d'extraire une plus grande quantité
de ceux-ci ; 5° à quantité égale de sucs nutritifs, l'aliment qui a le moins
de cohésion traverse le plus vite le tube digestif ; 6° l'altération que subis-

sent les aliments dans le tube digestif est aussi en rapport avec les besoins des autres organes. Nous omettons quelques autres propositions plus contestables.

Trois causes diminuent la valeur de la plupart des observations relatives à la digestibilité des aliments et en expliquent les contradictions ou les divergences : la notion mal définie de la digestibilité, la confusion ou l'oubli des circonstances qui retardent ou accélèrent l'acte de la digestion, le vice des expériences en elles-mêmes. On a tour à tour entendu par digestibilité la durée du séjour que les aliments font dans l'estomac, et, à ce prix, la plupart des légumes mal cuits ou crus, si réfractaires au travail de la chymification, seraient digestibles par excellence; le degré de facilité avec lequel les aliments se dissolvent ou se ramollissent dans le suc gastrique, et l'on placerait ainsi parmi les matières les plus digestibles celles qui, comme les graisses, n'ont besoin que de la chaleur normale du corps pour se dissoudre dans l'estomac et de l'action émulsive du suc pancréatique pour pénétrer dans les vaisseaux chylifères. Or, qui n'a senti le long séjour des matières grasses dans l'estomac et le labeur de leur absorption! Tel énonce que la digestibilité est la relation qui existe entre la nature de l'aliment et celle du suc gastrique (Motard); tel qu'elle est la propriété qu'a un aliment de céder le plus facilement et le plus promptement la somme de ses éléments chylifiables (Trousseau). Dans les recherches faites sur les animaux, on n'a pas tenu compte des différences qui se rapportent aux espèces zoologiques, des habitudes et des répugnances propres à chacune d'elles, de la violence des essais et de l'illégitimité des résultats. Chez l'homme, il faut avoir égard à l'état moral, ce foyer permanent de réactions. Chez les animaux et chez l'homme, a-t-on fait la part de l'âge, des idiosyncrasies, du type plus ou moins physiologique des fonctions digestives, du degré de santé générale, de l'exercice et du repos, des pertes éprouvées par le corps, de la durée de l'abstinence antérieure, du genre d'alimentation plus ou moins réparatrice habituellement en usage, de la température atmosphérique, etc.? Enfin, pas une des expériences citées n'a eu lieu dans des conditions naturelles et propres à révéler dans leur vérité les vicissitudes de l'action gastrique mise en jeu par la série des aliments des deux règnes. Un estomac familiarisé avec le frottement des cailloux ne fonctionne point dans le mode ordinaire, pas plus qu'un estomac périodiquement harcelé par le vomissement volontaire; les anus contre nature et les fistules gastriques ne prêtent assurément pas à des inductions infaillibles sur la marche de la fonction digestive chez les personnes exemptes de ces deux infirmités.

La digestibilité est un fait purement relatif, d'une part à l'état de l'estomac, d'autre part aux conditions générales de l'économie; elle exprime le rapport qui existe entre les propriétés d'un aliment et la situation actuelle de l'organisme; rapport mobile, puisque l'organisme peut, d'un moment à l'autre, varier dans sa manière d'être et s'accommoder du même aliment qui, dans des conditions différentes, eût été inhabile à solliciter sa puissance assimilatrice.

Surchargez un estomac des substances les mieux appropriées aux besoins généraux de l'économie, il en attaque d'abord la portion nécessaire à la réparation du corps, et le reste pèsera sur lui de tout le poids d'une élaboration languissante, à moins qu'il ne l'élimine brusquement par le vomissement ou par des déjections alvines. Suivant la phase présente de l'organisme, l'aliment le plus digestible est maintenant le végétal ou la chair des animaux. L'habitude et la nécessité d'une calorification énergique suscitent aux peuples polaires l'appétence de matières hydrogénées et carbonées, dont la seule idée révolte nos estomacs. Il appartient au médecin de combiner les résultats de son observation personnelle avec ceux de l'expérience vulgaire, qui n'est pas ici sans valeur; et tout en notant les faits nouveaux et particuliers qui surgissent autour de lui dans la sphère de son exercice, il tiendra compte avec avantage de quelques données que les auteurs ont émises, et dont les plus importantes émanent des travaux de Beaumont(1) et Blondlot(2). Nous avons mentionné les résultats obtenus par le premier; le second a étudié l'action du suc gastrique sur les matières alimentaires simples et sur les principaux tissus ou produits composés d'après deux méthodes employées simultanément, et dont l'une consiste à suivre l'action digestive dans l'estomac même, à l'aide d'une fistule gastrique établie sur un chien, et l'autre à faire agir le suc gastrique préalablement extrait de l'estomac de cet animal sur les mêmes substances, avec le concours d'une température artificielle de 35 à 40 degrés, au bain-marie.

1° ALIMENTS SIMPLES. — A. *Principes immédiats azotés.*

Fibrine. Durée de la digestion naturelle, 1 heure 1/2; digestion artificielle, 2 à 3 heures. Le liquide provenant de sa dissolution contient de l'albuminose. — *Albumine.* Digestion naturelle de l'œuf cru, 1 heure 1/2, suivant Blondlot et Beaumont; de l'albumine coagulée, 5 à 6 heures. Les digestions artificielles ont duré, suivant le degré de division et de compacité de l'albumine coagulée, 3 à 4 heures, 6 à 7 heures, 24 heures. Blondlot a accéléré la chymification de l'albumine coagulée en multipliant ses surfaces de contact avec le suc gastrique, en la rendant floconneuse par un mode spécial de coagulation, de telle sorte que l'albumine concrète, amenée à l'état spongieux de la fibrine, se montre aussi digestible que cette dernière substance. Mais il se trompe en affirmant que l'albumine liquide ne subit aucune altération dans l'estomac et passe dans l'absorption telle qu'elle a été ingérée; s'il en était ainsi, elle serait précieuse à l'alimentation des malades, des valétudinaires, qu'elle dispenserait de tout labeur digestif, l'estomac conservant son pouvoir d'absorption même à l'état de phlogose et d'ulcération. Mais, injectée directement dans les vaisseaux sans avoir subi l'influence du suc gastrique, l'albumine de l'œuf est rejetée par les urines comme un corps étranger; ingérée dans l'estomac à l'état liquide,

(1) Beaumont, *Experiments and observations on the gastric Juice.* 2ᵉ édition 1847.
(2) Blondlot, *Traité analytique de la digestion*, Paris, 1843. Voyez aussi *Nouveau Dictionnaire de médecine et de chirurgie pratiques*, art. Digestion.

elle se convertit elle-même en une autre substance soluble aussi, et qui ne se coagule plus ni par les acides, ni par la chaleur ; précipitée en molécules fines par l'action de la pepsine, elle est ensuite dissoute et métamorphosée en un produit isomère et hétéromorphe. Introduite à dose excessive dans l'estomac, l'albumine liquide passe indigérée dans l'intestin (Tiedemann et Gmelin). Ce fait expliquerait-il la rapide disparition du blanc d'œuf liquide dans l'estomac soumis à l'observation du docteur Beaumont et de Blondlot ? D'après les expériences de Schiff, l'espèce d'albumine qui fait partie du sérum du sang, et celle des exhalations des membranes séreuses (pleurésie, ascite), peuvent être assimilées sans l'intervention du suc gastrique ; après avoir injecté le sérum du sang des carnivores aux herbivores, et réciproquement, Schiff n'a jamais vu l'albumine s'échapper par les urines. — *Gluten*. Tel qu'on le retire de la farine de froment, par des lavages à l'eau froide, il exige pour la digestion naturelle 5 heures 1/2. Hors de l'estomac, il se dissout en partie dans le suc gastrique comme dans l'eau acidulée par du phosphate acide de chaux ; la portion non dissoute se ramollit, se réduit en parcelles par l'agitation du flacon et se dépose sous forme de sédiment par le repos. Le gluten coagulé par la chaleur se digère comme la fibrine, comme l'albumine concrétée à l'état floconneux, dans l'espace d'environ 2 heures. — *Caséine*. Quand cette matière en dissolution est introduite dans l'estomac, elle se coagule au bout de quelques minutes ; la partie séreuse, qui est très-acide, disparaît, et les grumeaux de caséine, brassés par le mouvement de l'estomac, se pelotonnent en morceaux plus ou moins volumineux qui sont ensuite chymifiés ; même phénomène dans les digestions artificielles. La caséine coagulée est digérée dans l'estomac du chien en 3 heures 1/2 ; durcie par l'ébullition, elle a exigé 7 heures. Dans les flacons, la caséine durcie par la chaleur se comporte comme l'albumine coagulée. — *Gélatine*. Beaumont ayant fait prendre à son malade à jeun 150 grammes de gelée de pied de veau, constata au bout de 20 minutes, que la matière retirée de l'estomac consistait en un mélange de suc gastrique et de gelée, le tout presque entièrement fluide ; au bout d'une heure, l'estomac était vide : de cette expérience et d'autres il infère que la gélatine est une des matières les plus faciles à digérer. Les expériences de Tiedemann, Gmelin et Blondlot ne montrent point que le suc gastrique coagule la gélatine, et forme avec elle cette matière molle, pultacée, qui résulte de son action sur les matières albuminoïdes ; très-peu de temps après son contact avec le suc gastrique, la gelée de viande se fluidifie et fournit un liquide d'un brun clair, à réaction acide. Hors de l'estomac, la gélatine présente une particularité très-remarquable ; sa solution dans l'eau simplement acidulée forme une masse très-cohérente qui s'attache au vase renversé, tandis que sa dissolution dans le suc gastrique conserve indéfiniment sa fluidité. — *Mucus*. Quels que soient son état et sa forme, cette matière est réfractaire à l'action digestive et est constamment évacuée comme produit excrémentitiel. — *Chondrine*. Elle se comporte au contact du suc gastrique comme les corps albuminoïdes ; mais les cartilages sont lents à s'y dissoudre, même imparfaitement. Le produit ultime de la métamorphose des matières protéiques dans l'estomac, par l'action spéciale de la pepsine acidifiée, paraît être le même (*albuminose* de Mialhe, *peptone* de Lehmann); Burdach le considère comme le rudiment de toutes les substances albuminoïdes dont il dérive, et suivant leur origine, les diverses peptones offrent d'après Lehmann, quelques différences dans leur composition élémentaire, et d'après L. Corvisart, dans leurs réactions. Ainsi le bichlorure de platine, qui précipite la fibrine-peptone, n'exerce pas cette action sur l'albumine-peptone, etc.; en outre, les substances azotées neutres ne fournissent pas par leur digestion dans l'estomac la même quantité de peptone : avec 100 grammes de suc gastrique de chien, on obtient 5 grammes d'albumine-peptone, 10 grammes de fibrine-peptone, etc. Finalement, les matières albuminoïdes se convertissent, par la digestion, en de nouveaux produits solubles dans les liquides de l'économie, partant absorbables, de même composition chimique que ces matières et destinés à les remplacer dans l'organisme.

B. *Principes immédiats non azotés.*

Matières grasses. Constituées par un nombre variable de principes distincts, insolubles dans l'eau, solubles dans l'alcool et dans l'éther, formant avec les alcalis des combinaisons solubles, liquéfiables à une température peu élevée, divisées par leur agitation ou par leur trituration avec des fluides mucilagineux en une infinité de molécules sphériques qui restent en suspension dans le liquide et lui donnent un aspect laiteux (émulsion), les expériences de Tiedemann et Gmelin (1), Sandras et Bouchardat, Blondlot, ont démontré que les graisses traversent l'estomac sans altération : elles ne sont pas attaquées davantage, hors de ce viscère, par le suc gastrique. Blondlot les a vues séjourner douze heures dans l'estomac de son chien, et jusqu'au terme de cette stagnation, l'estomac, examiné d'heure en heure, n'a laissé voir que la graisse liquéfiée, par la chaleur, et mélangée à un peu de mucus et de suc gastrique. C'est le principe actif du fluide pancréatique qui les émulsionne dans l'intestin et les divise en particules d'une extrême finesse, de manière à les rendre absorbables. — *Pectine.* Principe gélatineux des fruits et des racines comestibles. Elle n'est point modifiée par le suc gastrique, avec lequel elle forme une simple dissolution. — *Gomme.* Mêmes phénomènes. — *Sucre de canne.* Substance surtout caractérisée par les deux sortes de métamorphoses qu'elle est susceptible d'éprouver sous l'influence de certaines matières organiques, la fermentation alcoolique et la fermentation lactique. Le chien de Blondlot, à jeun depuis la veille au soir, reçut à neuf heures du matin 100 grammes de sucre pur qu'il mangea avec avidité; au bout d'une demi-heure, l'estomac contenait un liquide blanchâtre, sirupeux, de saveur douce, à réaction alcaline, dont 12 grammes furent mis de côté; une demi-heure plus tard, même liquide

(1) Tiedemann et Gmelin, *Recherches sur la digestion*, traduit de l'allemand par A. J. L. Jourdan. Paris, 1827, 2 volumes in-8.

dans l'estomac, mais mélangé avec de la bile; une heure après il n'y avait plus dans l'estomac qu'un peu de mucus mêlé à du suc gastrique très-acide. Les 12 grammes de liquide extrait de l'estomac, après avoir subi pendant plus de douze heures une chaleur de 40 degrés, furent déversés par moitié en deux vases exposés à une douce température : la première partie, mélangée avec de la levûre de bière, donna bientôt des signes véhéments de fermentation alcoolique; la seconde, saturée avec de la potasse et mise en contact avec une membrane animale, fournit au bout de quelques heures des traces d'acide lactique. D'où il suit, d'après Blondlot, que le sucre n'est point altéré par le suc gastrique, ni dans l'estomac, ni hors de ce viscère. Bouchardat et Sandras (1) ont constaté que le sucre de canne se transforme dans l'estomac en sucre interverti, fait confirmé par Schiff et Longet, qui l'attribue à l'acide du suc gastrique; les premiers admettent, en outre, que la glycose se change ensuite, dans l'estomac, en acide lactique, mais en réalité cette seconde transformation ne s'accomplit que dans la longueur de l'intestin grêle. Notons enfin que chez les animaux qui ont pris une forte dose de sucre, on peut rencontrer dans leur sang une certaine quantité de glycose : nous connaissons un cas de glycosurie déterminée chez un homme par l'abus du sucre, et qui a cessé par suite d'un changement de régime. — *Fécule.* La fécule délayée dans l'eau froide a séjourné une heure et demie dans l'estomac du chien; une heure après l'ingestion, l'estomac contenait encore une portion de fécule suspendue dans un liquide acide et écumeux, dont 10 grammes, exposés pendant douze heures dans un flacon à une température de 38 à 40 degrés, n'ont subi aucun changement. Le microscope a fait reconnaître que les grains étaient restés intacts; par conséquent, la fécule ne se transforme pas en sucre dans l'estomac, comme l'ont prétendu Tiedemann et Gmelin, ni directement en acide lactique, comme le veulent Sandras et Bouchardat. C'est dans l'intestin qu'il se convertit en glycose (Claude Bernard), et si les expériences de Lehmann, Frerichs, Jacubowitsch, Mialhe, etc., tendent à établir que la salive peut continuer son action, dans l'estomac, sur l'empois d'amidon avec lequel elle s'est mélangée, il reste démontré par la généralité des faits relatifs à la digestion des substances amylacées, que là n'est point le lieu normal de leur transformation en glycose. — *Ligneux.* Inaltérable au suc gastrique, même après un séjour de plusieurs semaines dans l'estomac; de là la nécessité de la mastication des substances végétales, qui, non dépouillées au préalable de leur enveloppe épidermique, traversent sans altération le tube digestif et se retrouvent intactes dans les produits excrémentitiels, — *Résines.* Après plus de quarante-huit heures de présence dans l'estomac, elles n'ont éprouvé d'autre mutation qu'un léger ramollissement dû à la chaleur du viscère.

2° ALIMENTS COMPOSÉS. — A. *Provenant du règne animal et très-azotés.*

____

(1) Bouchardat, *Annuaire de thérapeutique* pour 1846, supplément : *De la digestion des matières féculentes et sucrées, etc*

Tissu cellulaire. Formé d'albumine concrète et de la matière gélatinifiable; 1 heure 1/2 de digestion dans l'estomac d'un chien, où il fut introduit dans un sachet de tulle. — *Tissu musculaire.* Fibrine réunie par du tissu cellulaire. A l'état cru, 4 à 5 heures de digestion. Les viandes rôties, comme les viandes crues, ne sont attaquées qu'à la superficie, couche par couche, tandis que les viandes bouillies, et en général les viandes plus molles, plus tendres (poulet, veau, certains poissons, grenouilles, etc.), plus perméables au suc gastrique qui s'y insinue comme dans une éponge, sont plus rapidement chymifiées. — *Tissu fibreux.* Très-réfractaire à l'influence des réactifs, il l'est aussi à celle du suc gastrique : il a fallu 10 heures pour faire digérer complétement à un chien des morceaux de tendons, de ligaments, etc. La peau des animaux ne résiste à la digestion que lorsqu'elle a été tannée (Spallanzani). — *Tissu cartilagineux.* Il cède plus aisément que le précédent à l'action du suc gastrique : 8 heures. — *Tissu osseux.* On sait depuis longtemps que les os sont attaqués par le suc gastrique dans l'estomac des espèces carnassières : les serpents, qui avalent des animaux entiers, n'évacuent avec les excréments que la partie terreuse de leur squelette. Blondlot a mieux précisé les phénomènes de la digestion des os que Spallanzani et W. Beaumont, qui prétendent les avoir dissous artificiellement, l'un dans le suc gastrique du faucon, l'autre dans celui de l'homme. Il a toujours vu le tissu osseux être attaqué à la superficie, et l'élément terreux se détacher au fur et à mesure du départ de l'élément organique, tandis qu'un os plongé dans un acide étendu cède d'abord sa matière calcaire. Les os spongieux ou percés de trous médullaires, offrant plus de surface à l'atteinte du suc gastrique, se digèrent plus vite : un morceau de tibia d'un poulet, enveloppé de tulle, fut dissous en moins de 15 heures. Pour étudier séparément l'action du suc gastrique sur les deux substances dont se compose le tissu osseux, Blondlot introduisit d'abord dans l'estomac de son chien un cylindre d'os de bœuf qu'il avait privé totalement de sa partie calcaire par une immersion de plusieurs jours dans de l'acide chlorhydrique étendu, plus tard un fragment d'os compacte dépouillé par la calcination de toute sa matière organique. Dans la première expérience, la matière organique de l'os se comporta comme le tissu fibreux; elle fut ramollie par le suc gastrique et se divisa en molécules solides plus ou moins fixes; dans la seconde, la matière calcaire, au lieu de se dissoudre dans le suc gastrique comme dans un simple menstrue chimique, ne fut modifiée que dans le mode d'agrégation de ses molécules intégrantes; elle se réduisit en poudre et se dilata simplement. Utile providence de la nature; car « si cette matière calcaire eût été dissoute, elle eût produit une énorme quantité de phosphate acide et de chaux, dont l'introduction dans l'économie n'eût pu se faire sans danger, tandis qu'à l'état pulvérulent, elle échappe à l'absorption et se retrouve dans les matières excrémentitielles » (1). — *Tissus parenchyma-*

____

(1) Blondlot, *Traité analytique de la digestion.* Paris, 1843, p. 324.

teux. Des morceaux de foie et de poumon ont séjourné 4 heures dans l'estomac d'un chien : il ne fallut que 2 heures pour la digestion de la matière cérébrale. — *Lait*. Introduit dans l'estomac, il se coagule à l'instant : la caséine se précipite; le beurre est entraîné en partie dans les caillots du caséum, une autre portion surnage à l'état de couche huileuse; le sucre reste en dissolution dans le sérum. Après la coagulation, la partie séreuse est à peu près résorbée et les trois principales substances du lait se comportent comme il a été dit à propos de la caséine, du sucre et des matières grasses. Chez un chien à jeun depuis la veille au soir, et qui prit environ 100 grammes de matière caséeuse en morceaux compactes, l'estomac ne se vida complétement qu'au bout de 7 heures environ. La digestion artificielle n'est guère moins lente; d'où il résulte que, malgré la parfaite dissolution de ses éléments, ou plutôt à cause de cette dissolution, le lait n'est pas un aliment très-facile à digérer : c'est qu'il n'est digéré que comme matière solide. Plus sa partie caséeuse a été pelotonnée en morceaux considérables, moins elle offre de prise au suc gastrique. Aussi digère-t-on mieux le lait associé à quelque autre aliment, qui augmente par son interposition le nombre des pelotons de caséine et en multiplie les surfaces de contact.

B. *Provenant du règne végétal et peu ou point azotés.*

Parmi les substances végétales, les unes sont à l'état de dissolution ou solubles dans l'eau, soit pure, soit légèrement acidulée (sucre, gomme, amidon, pectine, la plupart des acides); les autres, insolubles, résistent à l'action du suc gastrique (lichen, fécules, résines). Il en est qui se ramollissent sous cette influence, avec le concours d'une température convenable (albumine végétale); enfin, les matières grasses s'émulsionnent dans l'intestin.

En résumé, sous le rapport des changements que leur imprime le suc gastrique, les matières qui font partie des aliments se partagent en trois groupes: les unes passent inaltérées par le tube digestif sans rien céder à l'absorption (mucus, résines, ligneux, fécule); les autres forment avec le suc gastrique simple une dissolution comme il en adviendrait avec l'eau pure (pectine, sucre, gomme, amidon); un troisième ordre de substances sont seulement modifiées dans leur agrégation moléculaire, soit par l'eau acidulée qui fait partie du suc gastrique (tissu parenchymateux de différents fruits et racines succulentes), soit par une influence spéciale du suc gastrique (fibrine, albumine animale et végétale à l'état concret, caséine durcie par le calorique, matières qui fournissent la gélatine et la gélatine elle-même). Les matières de cette catégorie sont, à vrai dire, les seules qui déterminent un véritable travail de chymification.

Les préparations culinaires augmentent la digestibilité des aliments à l'aide des assaisonnements et des mélanges, ainsi que par les modifications qu'elles opèrent dans leur consistance, leur saveur, et par les produits nouveaux auxquels elles donnent naissance. Les principes sapides et odorants, les aromes, dont la nature a doué la plupart des substances alimentaires des deux règnes, exercent certainement une influence sur la digestibilité de celle-ci. C'est un assaisonnement naturel qui entre dans la constitution primordiale de l'aliment, et dont le mode d'action n'est pas toujours suppléé par les imitations de l'art culinaire. La complexité de l'aliment et les liaisons naturelles qui existent entre ses différentes parties constituantes ne sont pas indifférentes à son degré de digestibilité ; jusqu'à un certain point, l'agrégation originelle de ses principes veut être respectée : la fécule, le gluten, l'albumine, etc., pris isolément, se digèrent moins bien que la farine avec le son et le principe aromatique qu'il contient ; le tissu musculaire plaît mieux à l'estomac et plus longtemps que la fibrine, l'albumine etc., données isolément. Il y a plus, le mélange artificiel des principes immédiats dont se compose la viande ne provoque point les forces digestives à l'égal de celle-ci. La digestibilité exprime donc un rapport naturel entre l'aliment et l'être auquel il est destiné ; elle est liée essentiellement aux conditions suivantes : 1º un certain degré de conservation de la forme naturelle de l'alimentation ou de l'agrégation primordiale de ses éléments ; 2º une certaine quantité de matière inassimilable servant de gangue et de véhicule aux principes nutritifs, et les divisant par son interposition ; 3º un principe stimulant, aromatique, qui sollicite la muqueuse gastrique, soit par impression directe, soit par l'irradiation sympathique de l'odorat ou du goût, ces deux sens de la digestion. Nous allons voir que ces mêmes conditions sont nécessaires à la manifestation du pouvoir nutritif des aliments ; car il existe une liaison étroite entre leur faculté réparatrice et leur digestibilité.

II. — POUVOIR NUTRITIF.

La matière azotée constitue la trame de l'organisation ; elle constitue aussi la partie essentiellement assimilable des aliments. Pour que l'homme se développe et subsiste, il faut donc qu'il emprunte journellement au monde extérieur une proportion de matière azotée égale à celle que chaque jour d'existence lui enlève. Si rien ne peut empêcher l'homme adulte de dissiper en vingt-quatre heures de 4 à 500 grammes de matières azotées fraîches ou environ 100 à 125 grammes de matières azotées sèches, ce qui équivaut à 16 gr,20 d'azote, force est de les lui restituer par l'alimentation, puisqu'il est établi qu'il ne fixe point dans son corps l'azote atmosphérique. Aussi les matières azotées neutres (fibrine, albumine, caséine, légumine, glutine, vitelline) sont-elles la base de la nourriture de l'homme, et parmi ces matières celles qu'on a appelées albuminoïdes essentielles (albumine, caséine, fibrine et légumine) en sont l'élément azoté prédominant : il n'est pas un aliment employé par l'homme ou par les animaux supérieurs, où ne se rencontre l'une de ces quatre substances. D'où il résulte que, définir dans un aliment quelconque la dose exacte de matière azotée neutre qu'il contient, c'est déterminer jusqu'à quel point il peut subvenir à l'élaboration des principes immédiats du sang, à la formation et à la réparation des tissus ; c'est déterminer son pouvoir nutritif.

Rapprochement remarquable entre les aliments destinés à l'homme et les engrais applicables aux terres cultivées, et dont la valeur est en raison de la substance azotée qui s'y trouve en combinaison (1).

Magendie a démontré le premier que l'existence de la matière azotée dans les aliments est la condition essentielle de leur pouvoir nutritif. Des chiens nourris exclusivement avec du sucre, du beurre purifié, de l'huile d'olive, de la gomme, n'éprouvèrent rien de particulier pendant une à deux semaines ; mais ensuite on les vit maigrir, s'affaiblir et succomber du 35ᵉ au 40ᵉ jour avec des ulcérations de la cornée. Leuret et Lassaigne, tout en constatant l'insuffisance alimentaire des matières non azotées, ont pensé que celles-ci n'étaient pas digérées, car ils les ont retrouvées plusieurs fois dans les excrétions. Cette opinion infirmait en partie celle de Magendie, qui les regardait à la fois comme faciles à digérer et comme impropres à l'entretien de la nutrition ; enfin on objectait que les expériences des physiologistes français avaient eu lieu sur des animaux carnivores. Elles furent donc répétées par Tiedemann et Gmelin sur des oies, qui, soumises au régime non azoté avec de l'eau distillée, succombèrent toutes du 15ᵉ au 25ᵉ jour ; le poids de leur corps était diminué, leur sang diffluent et décoloré, leurs muscles pâles, les ganglions lymphatiques gonflés, le péricarde et la cavité abdominale occupés par des épanchements séreux : la digestion des matières non azotées avait été constatée, on ne pouvait donc accuser que leur insuffisance nutritive. Le chyle et le sang contiennent de la fibrine et de l'albumine, même alors que l'animal est au régime de la gomme pure ou du sucre blanc ; mais ces principes, le sang les reprend au tissu même des organes où il porte le désordre, et l'animal consume sa propre substance. Chossat a remarqué chez les pigeons et les tourterelles nourris avec du sucre tous les signes de l'inanition, avec cette particularité qu'au lieu de s'abaisser, leur température s'était sensiblement élevée ; circonstance qui met en lumière la destination ultime des aliments non azotés ou respiratoires. Est-il vrai que ces matières, impropres à l'entretien de la vie quand on les donne isolément, données deux à deux, trois à trois, acquièrent un haut degré de puissance trophique ? On n'a pu citer à l'appui de cette proposition des faits vraiment concluants, et l'on ne prouvera jamais que le beurre, l'huile d'olive, la gomme et le sucre, administrés ensemble ou deux à deux, suffisent à la réparation entière de l'homme, sans détriment rapide pour sa force de constitution ni pour la durée moyenne de sa vie. Dire avec Leuret et Lassaigne que les principes immédiats sans azote unis à des corps azotés nourrissent très-bien, c'est simplement indiquer l'emploi plus complet des matières azotées à la recomposition du corps, les matériaux de combustion étant amplement fournis par les substances dépourvues d'azote. Quoi de surprenant, si les caravanes qui se rendent annuellement de l'Abyssinie au Caire trouvent une ressource dans

____

(1) Boussingault et Payen, *Mémoire sur les engrais* (*Annales de chimie et de physique*, 1842, t. VI, p. 449).

la gomme arabique non purifiée des principes azotés, ou mêlée au lait qui suffirait seul à leur entretien? Ce n'est point la fécule qui sert à la réparation des muscles ; chez les animaux qui en sont nourris exclusivement, les muscles s'émacient, s'appauvrissent. Il n'est pas vrai que le riz, qui offre à peine des vestiges d'azote, nourrisse aussi bien que les céréales riches de gluten ; il ne peut que produire du calorique dans l'économie, et tout au plus s'y fixer sous forme de matière grasse. Les matières non azotées subissent-elles, par les procédés de l'organisme, une élaboration telle qu'elles deviennent assimilables à nos tissus ? Leur combinaison ou leur association avec une proportion même exiguë d'éléments azotés est-elle la condition d'une métamorphose dont elles ne seraient pas susceptibles à l'état pur? Cette minime quantité d'azote en combinaison exercerait-elle à leur égard, dans l'intimité de nos organes, un rôle analogue à celui que le suc gastrique remplit manifestement dans la digestion? (Trousseau, thèse de concours.) Ce ne sont là que des vues de l'esprit, que ne justifiera jamais la vérification expérimentale. Le rôle des matières non azotées dans le jeu de la vie se borne à fournir des matériaux à cette action chimique, différente de l'assimilation, et qui, avec le concours de l'oxygène atmosphérique, constitue l'hématose, action chimique d'une importance aussi considérable, puisque la température animale, la force nerveuse et l'irritabilité musculaire en dépendent étroitement. Le pouvoir nutritif s'exprimant par la proportion d'éléments assimilables, c'est dans la nature plus ou moins azotée des aliments qu'il faut chercher le signe et la mesure de leur pouvoir nutritif sans oublier qu'il se rencontre dans certains aliments des principes azotés qui ne sont pas assimilables. De là l'inégalité de la puissance réparatrice des deux grandes classes d'aliments, végétaux et animaux. Les auteurs mentionnent quelques faits exceptionnels où la force et la longévité ont coïncidé avec l'usage de la diète végétale ; mais l'expérience universelle confirme cet aveu de Haller, qui avait fait plusieurs essais d'alimentation végétale pour combattre son affection goutteuse et ses insomnies : « *Semper sensi debilitatum universum corpus, ad labores, ad Venerem inertius* », et l'on ne s'avisera plus de répéter avec Trousseau, que la puissance nutritive des végétaux n'est point en proportion de l'azote qu'ils contiennent.

On a commencé à classer les aliments dans une série qui représente leur pouvoir trophique ; on a établi des tables d'équivalents azotés, c'est-à-dire des nombres exprimant les quantités d'aliments divers pouvant fournir une somme égale de matériaux réparateurs ; ces résultats, qui s'accordent assez bien avec les équivalents pratiques que l'on a pu réunir, intéressent plus l'hygiène vétérinaire que celle de l'homme. Voici un tableau indiquant en kilogrammes les rapports de force nutritive entre un certain nombre de denrées adoptées pour le régime de l'homme :

Pain .... 12 } donnés	Lentilles...................... 13
Viande.......... 3 à 4 } ensemble.	Lentilles fraîches........... 24
Pain seul............... 15 à 16	Haricots...................... 13
Pommes de terre. 45	Haricots frais 24
Riz 13	Navets 135
Fèves......................... 13	Carottes 90
Fèves fraîches 24	Épinards..................... 90
Pois 13	Chou blanc pommé............ 180
Pois frais 24	

Boussingault (1) a déterminé la quantité d'azote assimilable, et par conséquent de pouvoir nutritif que recèlent les principaux aliments du règne végétal ; les équivalents théoriques qu'il a établis sont généralement confirmés par la pratique :

Pommes de terre nouvelles.. ... 28	Haricots...................... 2 1/2
Pommes de terre anciennes 41	Lentilles..................... 3
Topinambours.... 25	Maïs......................... 6
Carottes..................... 35	Sarrasin..................... 5
Betteraves champêtres 40	Froment 5
Betteraves blanches de Silésie. . 55	Seigle....................... 5
Navets.................... 61	Orge......................... 6
Choux blancs................. 37	Avoine 5
Vesces 2	Farine de froment............. 5
Féverolles................... 2	Farine d'orge................ 6
Pois 3	Son de froment............... 9

Thomson assigne au pain blanc à l'état sec, 2,27 d'azote sur 100 ; au pain noir, 2,63 ; d'où les équivalents azotés, 100 et 86. Schlossberger (2) a trouvé pour les aliments suivants à l'état sec :

	Azote sur 100 parties.	Équivalents azotés
Agaricus deliciosus..........	4,6	49
Lait de vache....	3,78	60
Fromage........	5,27 à 7,11	43 bis 31
Jaune d'œuf.................	13,44	17
Blanc d'œuf...	13,44	17
Chair de mouton crue	12,30	18
— — cuite............	13,55	17
— de veau crue................	13,89	16
— — cuite	14,50	15
— de bœuf crue	14,00	16
— — cuite.............	14,99	15
— d'agneau crue.............	13,26	17

Le tableau suivant, établi par Payen, fait ressortir, pour un grand nombre d'aliments les plus usuels, les proportions d'azote, de carbone, de graisse et d'eau dans 100 parties.

(1) Boussingault, *Annales de chimie*, 1838. t. LXVII, p. 418.
(2) Knapp, *Die Nahrungsmittel in ihren chemischen und technischen Beziehungen.* Braunschweig, 1848, p. 9.

	Azote (1).	Carbone.	Graisse.	Eau.
Viande de boucherie (sans os)	3,00	11,00	2,00	78,00
Raie	3,85	12 25	0,47	75,49
Anguille de mer (congre)	3,95	12,00	5,02	79,91
Morue salée	5,02	16,00	0,38	47,02
Harengs salés	3,11	23.00	12 72	49,00
Harengs frais	1,83	21,00	10,03	70,01
Merlan	2.41	9,00	0,38	82,95
Maquereau	3,74	19,26	6,76	68,28
Sole	1,91	12,25	0,25	86,14
Limande	2,89	11,50	2,05	79,41
Saumon	2,09	16,00	4,85	75,70
Brochet	3,25	11,50	0,60	77,53
Carpe	3,49	12,10	1,09	76,97
Barbillon	1.57	5.50	0,21	89,35
Goujon	2,77	13,50	2 67	76.89
Anguille	2,10	30,05	23,86	62,07
Sardines (à l'huile, en boîte)	6,00	29,00	9,36	46,04
Ablettes	2,79	17,00	8,03	72.89
Œufs (blanc et jaune ensemble)	1,90	13,50	7,00	80,00
Lait de vache	0,66	8,00	3,70	86,50
Lait de chèvre	0,69	8,60	4,10	83,60
Fromage de Brie	2,25	23,60	5 56	58,00
Fromage de Gruyère	5,00	38 00	24.00	40,00
Chocolat	1,52	58,00	26,00	8,00
Fèves	4,50	40,00	2,10	15,00
Haricots	3,88	41,00	2.80	12 00
Lentilles	3,75	40.00	2,65	12,00
Pois	3,50	41,00	2,10	10,00
Blé dur du Midi	3.00	40,00	2.10	12,00
Blé tendre	1,81	39,00	1,75	14,00
Farine blanche de Paris	1,64	39.00	1,80	14,00
Farine de seigle	1,75	41,00	2,25	15,00
Orge d'hiver (escourgeon)	1.90	40,00	2.20	13,00
Maïs	1,70	44,00	8,80	12,00
Sarrasin	1,95	40,00	2,00	12,00
Riz	1,08	43,00	0,80	13,00
Gruau d'avoine	1,95	41,00	6,10	13,00
Couscouss des Arabes	3,00	40,00	2,00	12,00
Pain blanc de Paris	1,08	29,50	1,20	36,00
Pain de munition ancien	1,07	28.00	1,50	41,00
Pain de munition nouveau	1,20	30,00	1,50	35,00
Pain de farine de blé dur	2,20	31,00	1,70	37,00
Châtaignes ordinaires	0,64	35,00	4,10	26,00
Châtaignes sèches	1,04	48,00	6,00	10,00
Pommes de terre	0,24	10,00	0,10	74,00
Batates	0.18	8.00	0,09	80,00
Carottes	0,31	5,50	0,15	88,00
Groseilles à maquereau	0,14	7,79	(2)	81,30
Figues fraîches	0,41	15,50	(2)	66,00
Figues sèches	0,92	34,00	(2)	25,00
Pruneaux	0,73	28,00	(2)	26,00
Café (quantité dans une infusion de 100 grammes)	1,10	22,00	1,50	»

(1) Les nombres de cette colonne, multipliés par 6,5, donnent le poids de la substance azotée.

(2) Proportions de matière grasse non dosées.

	Azote.	Carbone.	Graisse.	Eau.
Lard	1,18	71,14	71,00	20,00
Beurre ordinaire (frais)	0,64	83,00	82,00	14,00
Huile d'olive	traces	98,00	96,00	2 00
Bière forte	0,08	4,50	»	90,00
Alcool pur (à 100° de l'alcoomètre)	»	52,00	»	»
Eau-de-vie commune	»	27,00	»	49,00
Vin	0,015	4 00	»	90,00

Le docteur Knapp (*loc. cit.*) remarque avec raison que la valeur nutritive des aliments azotés ne s'exprime en définitive que par la quantité d'azote qu'ils cèdent à l'assimilation, non par celle qu'ils contiennent avant leur élaboration digestive ; de telle sorte qu'un aliment moins azoté, mais qui livre tout son azote à l'action des organes digestifs, nourrit mieux qu'un autre aliment plus riche d'azote, mais en partie réfractaire à la digestion.

Au reste, le pouvoir nutritif des aliments, exprimé par la proportion de matière azotée qu'ils retiennent en combinaison, ne s'exerce qu'à de certaines conditions, et varie sous l'empire de quelques circonstances que nous allons essayer de préciser. En distinguant la condition élémentaire du pouvoir nutritif et les conditions qui en règlent l'exercice, on échappe aux contradictions et aux doutes que les auteurs ont accumulés sur la question de la puissance trophique des aliments.

1° L'aliment azoté ne nourrit d'une manière complète et durable que dans certaines limites d'agrégation naturelle de ses différents éléments : la matière azotée pure ne sustente pas mieux la vie que les substances dépourvues d'azote. Magendie donne de la fibrine lavée et décolorée à des chiens qui la mangent avec plaisir; au bout de quelques jours ils deviennent tristes, ils maigrissent, leur poil se hérisse ; la diarrhée survient, et bientôt la mort, précédée par tous les phénomènes de colliquation. Même résultat réalisé plus promptement encore par l'usage exclusif de l'albumine coagulée par la chaleur. Une oie alimentée par Tiedemann et Gmelin, avec du blanc d'œuf, succombe le quarante-sixième jour. Donner à un animal un mélange de fibrine, d'albumine et de gélatine, fait d'après les proportions où ces substances se trouvent dans la viande cuite, et cet amalgame ne le fera pas vivre mieux qu'un seul des mêmes principes immédiats (expériences de Magendie et Valentin) : c'est que la glaire de l'œuf, c'est que la fibrine séparée du sang par le battage peuvent bien être identiques, pour le chimiste, avec la fibrine, avec l'albumine qui concourent à la texture d'un muscle et qui s'y trouvent incorporées par un travail de nutrition; mais il n'en est pas de même pour l'économie vivante qui doit s'assimiler ces substances à titre de nourriture; elle les réclame dans l'état d'association et d'élaboration spéciales qu'elles ont reçues au sein d'un autre organisme vivant; c'est de la chair musculaire qu'elle veut, non les éléments représentatifs de ce tissu décomposé; elle a besoin d'aliments, non de produits chimiques (1).

(1) La fibrine qui a servi aux expériences de Magendie a été séparée du sang ; or,

2° L'interposition d'une certaine quantité de matière non azotée, et même de matière réfractaire aux forces digestives (ligneux), semble augmenter le pouvoir nutritif des aliments. Les expériences déjà citées de Leuret et Lassaigne viennent à l'appui de cette proposition, ainsi que celles que Trousseau a faites avec l'amidon, et le pain seul ou mêlé avec de la viande : ce dernier observateur, en donnant de la gomme avec des tendons et des cartilages, a vu ces substances, qui isolément produisent un chyle clair et peu abondant, en fournir une très-grande quantité de nature identique avec celui des meilleures digestions. Les champignons, qui sont pour un grand nombre de populations une ressource immense, présentent en abondance ce tissu fibreux ou ligneux qui semble destiné seulement à diviser la matière nutritive qu'ils recèlent ; d'autres aliments, comme les jeunes pousses, certaines racines (radis), ne contiennent que très-peu de substance assimilable, enveloppée d'une gangue fibreuse. Le lecteur rapprochera naturellement ces données des particularités qui se rapportent à la digestion du lait. La matière non azotée, sans devenir assimilable par son association avec les corps azotés, favorise la digestion de ceux-ci en les divisant par son interposition, et facilite ainsi l'émission totale de leur pouvoir nutritif. Quant à la substance ligneuse, nul doute que tel ne soit son rôle, en même temps peut-être que d'exercer dans une mesure convenable les forces contractiles du tube digestif. « La propriété de nourrir d'une manière convenable ne dépend pas seulement de la quantité des principes alibiles, elle tient aussi au volume des aliments; d'où il résulte qu'à une nourriture concentrée on doit ajouter des substances moins nourrissantes, offrant aux organes digestifs une masse suffisante pour l'exercice de leur action vitale (1). » A ces vues, que nous avons exposées dans notre première édition (1844), sans avoir la prétention de les présenter avec l'autorité des faits, un chimiste ingénieux, Millon, est venu donner (1840, *loc. cit.*) l'appui de son induction : « Est-il conforme d'éloigner de l'estomac de l'homme tout ce qui peut y laisser un résidu ? Le bol alimentaire ne doit-il pas cheminer dans toute la longueur du tube intestinal et porter jusqu'à son extrémité une partie réfractaire ? Si notre régime s'améliore indéfiniment à mesure que nous absorbons d'une manière plus complète les matières ingérées, supprimons le règne végétal, ou bien mettons-nous à vivre de l'extrait des plantes. »

3° La diversité et le mélange des aliments sont une des lois de l'alimentation humaine et de celle de beaucoup d'animaux : un cochon d'Inde, un lapin, nourris avec une seule substance telle que froment, avoine, carottes, etc., périssent dès la première quinzaine; ces mêmes aliments, alternés ou donnés

celle de la viande en diffère, même chimiquement : elle se gonfle moins que la première dans l'acide acétique; traitée par l'alcool ou l'éther, elle donne de l'élaïne et de la stéarine, tandis que la fibrine du sang fournit de la graisse cérébrale (Chevreul, *Considérations générales sur l'analyse organique et ses applications*, p. 84). Aussi la première est-elle désignée aujourd'hui sous le nom de *musculine*.

(2) Burdach, *Traité de physiologie*, Paris, 1841, t. IX, p. 245.

ensemble suffisent à leur entretien : un âne nourri avec du riz cuit à l'eau n'a résisté que quinze jours à ce régime. La fibrine, l'albumine, etc., données seules, sont impuissantes à faire vivre. Quand Leuret et Lassaigne nourrissaient exclusivement de pain un animal, ils retrouvaient de la fécule dans toute la longueur du canal intestinal ; s'ils associaient la viande au pain ils ne trouvaient plus d'amidon qu'à la fin de l'intestin grêle ; le mélange de viande avait augmenté et la digestibilité et la faculté nutritive du pain. D'après la structure de son appareil digestif, dit Coulier, l'homme est plus frugivore que carnassier : la proportion des matières végétales doit l'emporter dans la composition de sa ration. Il peut vivre, on le sait, avec une nourriture exclusivement végétale ; l'expérience inverse n'a, je crois, jamais été tentée et ne réussirait probablement pas. Pour donner une idée de la proportion qui existe entre la quantité des végétaux et d'aliments tirés du règne animal qui entrent dans notre alimentation, Coulier a calculé ce rapport pour les divers régimes que nous citons plus loin, sans y comprendre les boissons fermentées. Voici les résultats de ce calcul :

DÉNOMINATION.	POIDS DE LA RATION.	ALIMENTS VÉGÉTAUX.	ALIMENTS TIRÉS DU RÈGNE ANIMAL.	RAPPORT DES ALIMENTS VÉGÉTAUX AUX ALIMENTS TIRÉS DU RÈGNE ANIMAL.
	k	k.	k.	
Ration annuelle du marin français	454,8	345,3	109,5	100 : 31,7
Ration annuelle de l'agriculteur de Vaucluse.	597	578	19	100 : 3,3
Ration annuelle de l'agriculteur du canton de Vaud.	850	735	115	100 : 15,6
Ration annuelle de l'agriculteur du Nord	850,8	790	60,8	100 : 7,7
Ration annuelle de l'agriculteur de la Corrèze.	873,6	836	37,6	100 : 4,5
Ration annuelle de l'ouvrier lombard.	565,8	554,8	11	100 : 2
Ration annuelle de l'ouvrier irlandais	2239,7	2316	23,7	100 : 1
Ration annuelle de l'ouvrier anglais au chemin de fer de Rouen.	879,7	638,8	240,9	100 : 37,7

Dans ce tableau, 100 kilogrammes de lait ne figurent dans l'alimentation animale que pour 13 kilogrammes, c'est-à-dire pour le poids des matériaux solides qu'ils contiennent. En ne tenant pas compte de l'alimentation évidemment insuffisante des ouvriers irlandais et lombards, on arrive à trouver en moyenne que les aliments végétaux sont aux aliments tirés du règne animal comme 100 est à 14,86.

4° Les principes aromatiques « tellement fugitifs qu'ils sont presque insai-

sissables, tellement minimes en quantité qu'ils sont presque impondérables »
(Chevreul), ces principes que Boerhaave appelait esprit recteur, développent
la puissance réparatrice des aliments. La nature les a départis avec une grande
variété aux substances alimentaires des deux règnes ; sapides et odorants, ils
sollicitent les sens de la digestion, et déterminent dans la portion supérieure
du canal digestif ce degré d'orgasme vital qui lui permet de réagir sur les corps
ingérés et d'en extraire les éléments assimilables. Leur influence si merveilleuse rappelle celle du plâtre cuit et pulvérisé sur les terrains en culture : semé
en menue proportion, il communique une vitalité singulière à la végétation,
tandis qu'elle reste languissante dans les points que n'a point touchés le sulfate
de chaux. » Et cependant l'engrais, l'arrosement, le labourage, sont les mêmes,
et l'on se demande comment une substance, répandue en quantité si minime,
qu'elle ne forme certainement pas la cent millième partie du terrain, peut
exercer sur la puissance nutritive des aliments de la plante une aussi prodigieuse
influence (1). » Les mammifères, les oiseaux, les poissons, chaque espèce de
gibier a son arome et son goût ; il en est de même des végétaux ; c'est la conservation des principes aromatiques qui rend plus digestibles et plus nourrissantes les viandes rôties ou grillées. Si Magendie a été forcé d'ajouter un peu
d'osmazôme (matière extractive du bouillon) au pain blanc pour faire vivre des
chiens, c'est que le pain blanc est dépourvu d'un des éléments des céréales,
élément considéré comme aussi inerte que la sciure de bois, mais qui recèle le
principe le plus aromatique de ces plantes : aussi le pain moins blanc, qui contient beaucoup de son, est parfaitement réparateur. Les éleveurs d'oiseaux de
basse-cour, de bœufs, de chevaux, de porcs, apprécient l'importance du son
pour l'engraissement des animaux, et lui reconnaissent des propriétés que
l'analyse de Millon expliquerait encore autrement. Relevons en passant une
erreur d'interprétation commise par W. Edwards et Balzac (2), et qui a contribué à prolonger la déception alimentaire de la gélatine chimique : ils ont vu
que des chiens qui succombaient au régime du pain blanc et de la gélatine,
reprennent au contraire leur vigueur et leur embonpoint quand on ajoute à
leur régime *deux cuillerées* de bouillon de cheval sur quatorze de solution
gélatineuse ; et ils en ont conclu qu'avec cette addition, la gélatine nourrit,
tandis que les deux cuillerées de bouillon ne communiquent cette propriété
qu'au pain blanc pour lequel elles remplacent le son.

5° Quelques faits portent à faire croire que la nutrition ne peut s'effectuer,
si une partie au moins de la nourriture ne pénètre dans nos organes à l'état
concret. Les semences qui doivent leur pouvoir nutritif à la légumine deviennent des aliments de meilleur emploi quand elles sont cuites que lorsqu'elles
sont crues, et Dumas en conclut que c'est surtout la légumine coagulée qui
intervient dans la digestion, et non la légumine soluble (3). On a vu que les

(1 Trousseau, thèse de concours d'hygiène, 1837, p. 73.
(2) W. Edwards et Balzac, *Archives de médecine*, 2ᵉ série, 1833, t. 1, p. 313.
(3) Dumas, *Annales de chimie et de phys.*, loc. cit.

éléments azotés du lait ne passent point à l'état de dissolution dans les vaisseaux de transport ; sa caséine est précipitée dans l'estomac et n'est absorbée qu'à l'état concret, sous une forme très-divisée.

6° La nature a approprié l'aliment à chaque espèce zoologique, et l'on ne saurait dire que l'emploi des substances animales, quoique plus riches en matière azotée, ajouterait à la santé des espèces herbivores. De même, les circonstances qui modifient l'organisation humaine, telles que l'âge, le tempérament, l'habitude, l'exercice ou le repos, etc., en faisant osciller les limites nécessaires de la réparation, créent la variété des régimes, changent les effets de l'alimentation. Tel puisera plus de force dans une nourriture végétale que dans l'usage des viandes qui suractiveraient ses organes digestifs ; tel autre ne peut dépasser la proportion accoutumée d'aliments sans s'exposer à des accidents pathologiques. Mais ces faits ne prouvent point que la puissance nutritive n'est pas en raison de l'aliment, ainsi que le prétend Trousseau (page 91) ; et il n'est pas exact de dire avec lui que pour les herbivores l'aliment végétal a une puissance réparatrice plus grande que la substance animale : d'abord les matières végétales dont ils se nourrissent contiennent une proportion d'azote plus considérable qu'on ne l'a cru longtemps, et ils se retrouvent sur la quantité de la ration ; d'un autre côté, le régime animal engraisse avec une extrême rapidité les poules, les canards, les pigeons, les dindons (1). Des pigeons que l'on avait amenés à manger de la viande ne voulurent plus ensuite du grain (2). Ainsi, la condition essentielle que nous avons assignée au pouvoir nutritif des aliments se manifeste encore, en dépit des idiosyncrasies, et l'emporte sur les relations que la nature a fondées entre l'aliment et les organes.

Avant de terminer ce qui concerne le pouvoir trophique des aliments, examinons quelle place est due à la gélatine dans la série des substances adoptées pour le régime de l'homme.

Denis Papin eut (3) le premier l'idée d'extraire la gélatine des os à l'aide du digesteur qui porte son nom (1681). Il proposa au roi d'Angleterre, Charles II, de fabriquer en vingt-quatre heures, avec 11 livres de charbon, 150 livres de gelée à l'usage des maisons d'indigents et des hôpitaux : des plaisants attachèrent au cou de la meute du roi une requête à l'effet de conserver aux chiens le privilége de manger les os, et l'idée de Papin fut repoussée ; son procédé, indépendamment des soins et des dangers qu'il entraîne, détruit une partie de la gélatine par l'excessive élévation de la température, et communique au reste une odeur empyreumatique. L'abbé Changeux (1775), Grenet, J. d'Arcet, Cadet de Vaux, indiquèrent d'autres modes d'extraction, consistant à pulvériser, râper, réduire en copeaux ou broyer les os, et à les traiter ensuite par l'eau

(1) Parent-Duchâtelet, *Hygiène publique*. Paris, 1836, t. II, p. 174.
(2) Haller, *Elementa physiologiæ*, t. VI, p. 190.
(3) Papin, *La manière d'amollir les os*. Paris, 1862, in-12.

bouillante ; ces préparations sont dispendieuses et négligent une partie du principe gélatinifiable. En 1810, d'Arcet reprit avec succès l'idée souvent émise, notamment par Hérissant (1), d'isoler par l'action des acides le parenchyme organique des os de leur partie calcaire ; c'est l'acide chlorhydrique qui lui servit à dissoudre les principes terreux, et, pour cette méthode, il reçut (1813) du gouvernement un brevet d'invention gratuit à titre de récompense. Enfin, en 1817, d'Arcet, revenant à un procédé que Baumé indique dans ses *Éléments de pharmacie* (1790) pour l'extraction de la gélatine de la corne de cerf, s'avisa de traiter les os par la vapeur à une faible tension, dans des cylindres de fonte : procédé facile, économique, exempt de danger, qui, depuis cette époque, a seul fonctionné dans nos grands établissements publics pour la fabrication de la gélatine alimentaire. Profondément convaincu des qualités alimentaires de la gélatine, d'Arcet s'appliqua avec persévérance à faire entrer cette substance dans le régime des hospices et des hôpitaux, dans les distributions d'aliments que la charité publique fait aux pauvres, dans les prisons, les pensionnats, les restaurants, et jusque dans les usages de la vie privée (2). On en fit des bouillons, des gelées, des tablettes de bouillon, des biscuits animalisés ; on croyait avoir trouvé le moyen d'animaliser le régime du peuple, remplissant ainsi un vœu de Lagrange qui a démontré (3) que la proportion des aliments végétaux aux aliments animaux est la véritable mesure de la richesse ou de la pauvreté des États. D'après le calcul de d'Arcet, 20 grammes de gélatine sèche fournissent autant de bouillon que 500 grammes de viande. Il résulte que le pot-au-feu peut se préparer, soit avec 2 kilogrammes de viande, soit avec 500 grammes de viande et 60 grammes de gélatine sèche, la quantité d'eau (4500 grammes), de légumes et de sel restant la même. L'opération achevée, on aura par le premier procédé 8 bouillons et 1 kilogramme de bouilli ; par le second, 8 bouillons, 125 grammes de bouilli et 1 kilogramme de rôti provenant de 1500 grammes de viande que l'addition de la gélatine a permis d'utiliser. Pour juger la valeur des applications proposées par d'Arcet, il faut résoudre les questions suivantes : 1° La gélatine, à l'état pur, nourrit-elle ? 2° Si elle ne nourrit pas seule, acquiert-elle des propriétés réparatrices par son association avec d'autres aliments ? 3° La gélatine, non isolée des principes auxquels elle est naturellement unie, est-elle nutritive ?

1° La gélatine à l'état pur ne suffit point pour entretenir la vie ; il en est de même, comme nous l'avons dit, des autres principes immédiats donnés isolément : dissoute dans l'eau, aromatisée, salée, sucrée, elle répugne un peu

(1) Hérissant, *Éclaircissements sur l'ossification* (*Histoire de l'Académie des sciences,* 1758. Paris, 1778).

(2) D'Arcet, *Comptes rendus de l'Académie des sciences,* Paris, 1841, t. XIII, p. 285. — Voyez aussi Guérard, *Observations sur la gélatine,* 1871.

(3) Lagrange, *Essai d'arithmétique politique sur les premiers besoins de l'intérieur de la France.*

moins au goût, mais ne nourrit point ; les animaux s'en lassent promptement et se laissent mourir plutôt que d'en continuer l'usage, de quelque façon qu'on l'accommode. L'expérience du chien de d'Arcet nourri pendant 54 jours avec de la gélatine et de l'eau distillée n'a pu jamais être renouvelée avec succès. Donné, qui a le premier attaqué par des expériences bien faites (1831) les assertions de d'Arcet, n'a pu vaincre le refus obstiné de ses deux chiens, qui gisaient presque mourants à côté du plat chargé de gélatine.

2° D'Arcet s'est défendu depuis d'avoir conseillé la gélatine seule ; toujours il a voulu, dit-il, qu'elle fut mêlée au bouillon ordinaire, au pain, aux fécules, etc. De cette manière elle est digestible, nutritive, et renforce les propriétés des substances auxquelles on l'ajoute. Interrogeons les faits. Donné a expérimenté sur lui-même. Pendant les six premiers jours, il prenait à trois heures différentes de la journée depuis 20 jusqu'à 50 grammes de gélatine sèche, accompagnée de 85 à 100 grammes de pain ; malgré cette quantité de gélatine, qui équivaut, d'après d'Arcet, à 5 demi-litres de bouillon, il a été tourmenté par le sentiment de la faim, et il éprouvait une véritable défaillance qui ne cessait qu'après avoir dîné à son ordinaire. Par la suite de l'expérience, on voit que 1 litre au plus de bouillon ordinaire, avec 150 à 200 grammes de pain, ou bien une tasse de chocolat avec deux petits pains à café, l'ont mieux nourri que 2 litres 1/2 de bouillon de gélatine avec 80 à 100 grammes de pain. W. Edwards et Balzac (1) ont expérimenté sur des chiens le régime de l'eau pure, de la gélatine et du pain blanc (1832) ; constamment ce régime a été insuffisant pour la réparation organique. Un de ces chiens avait déjà perdu 1/6° de son poids initial (la mort arrivait après la perte de 1/5°), quand on ajouta seulement deux cuillerées de bouillon de viande de cheval sur quatorze de solution de gélatine que l'on mêlait à la pâtée deux fois par jour ; et dès la première pesée suivante, le poids de l'animal avait augmenté et vingt-cinq jours de ce régime lui avaient restitué, avec un excédant de poids initial, la plénitude de la vigueur et de la santé. Ce fait si remarquable, nous l'avons expliqué plus haut ; il ne prouve rien en faveur de la gélatine. Enfin, quoique les conclusions de W. Edwards et Balzac soient favorables à la gélatine comme auxiliaire d'alimentation, un seul de leurs résultats incline vers cette opinion. Suivant Gannal, qui a l'avantage, comme Donné, d'avoir fait ses recherches sur des hommes, la gélatine associée aux substances les plus réparatrices des deux règnes n'a jamais nourri de manière à permettre à ceux qui en usaient de supprimer quelque chose de leur régime. Il va jusqu'à regarder l'usage de la gélatine, même associée à d'autres aliments, comme dangereux pour la santé ; du moins, quand la dose de gélatine

(1) W. Edwards et Balzac, *Recherches expérimentales sur l'emploi de la gélatine comme substance alimentaire*. Paris, 1833 (*Archives générales de médecine*, 2e série, t. 1, p. 313). Edwards, *Recherches statistiques sur l'emploi de la gélatine* (*Journal des connaissances usuelles*, 1835).

dépassait 125 grammes, il survenait des troubles fonctionnels assez graves. Les expériences plus récentes de Magendie et Valentin corroborent celles de Donné et Gannal. Le premier a vu la gélatine mêlée au bouillon, quoique mangée avec plaisir par des chiens, déterminer promptement la diarrhée et le marasme. Pendant longtemps il nourrit comparativement des chiens avec la soupe de pain blanc préparée avec le bouillon gélatineux de l'hôpital Saint-Louis, et d'autres chiens avec une soupe semblable préparée avec le bouillon de la compagnie hollandaise : ceux-ci conservèrent leur santé, ceux-là furent pris de diarrhée et tombèrent dans le marasme. Quand l'expérience fut assez avancée, on la rendit inverse : la soupe hollandaise révivifia promptement les chiens moribonds, la soupe gélatineuse épuisa les autres. La diarrhée était aussi un des accidents observés par les médecins de l'Hôtel-Dieu chez les malades qui faisaient usage du bouillon de d'Arcet. Une autre série de recherches importantes est venue s'ajouter à cette masse de faits contraires; elle émane de l'Institut des Pays-Bas, dont la première classe avait chargé une commission de déterminer si la gélatine n'augmente pas la force nutritive des substances alimentaires auxquelles on l'ajoute. Dans un enclos bien éclairé, bien aéré et fermé à clef, des chiens furent nourris comparativement, l'un de 0,125 de pain de seigle seul, l'autre de 0,125 de pain et de 0,125 de gélatine : au bout d'une semaine la perte de poids fut à peu près la même pour tous deux. La diminution de poids pouvant être attribuée à une trop petite quantité de gélatine, la même expérience fut reprise avec 0,187 de pain seul pour l'un, et 0,187 de pain avec 0,187 de gélatine pour l'autre; après deux jours, on crut devoir donner à ce dernier 0,250 de gélatine, en sus de la ration de pain : néanmoins, au bout d'une semaine, il avait perdu, comme le premier, 0,50 de son poids. Mais comme il était possible que ce résultat pût se modifier par un emploi plus prolongé de la gélatine, on continua la même expérience pendant huit jours, et l'on vit alors que les chiens qui avaient reçu 0,250 de gélatine avec 0,125 de pain avaient subi une diminution de poids, tandis que le poids du chien nourri seulement de 0,125 de pain n'avait éprouvé aucun changement. Leur aspect général indiquant l'insuffisance de leur alimentation, on leur distribua pendant huit jours la pitance ordinaire, consistant en un mélange de pain, de son et de pelure de pommes de terre cuites. Après une semaine de ce régime, chaque chien avait gagné 1 kilogramme en poids; alors on les remit à la gélatine, dont la dose fut portée, le premier jour à 0,375, et les jours suivants à 0,500. Une semaine de ce régime leur enleva 1 kilogramme de leur poids; la diminution eut lieu tant pour ceux qui avaient eu du pain et de la gélatine que pour celui qui n'avait été nourri que de 0,125 de pain. On ajouta alors pour ce dernier 0,500 de gélatine à sa ration de pain, et l'expérience ayant été prolongée de huit jours pour les trois chiens, on vit qu'au bout de ce temps leur poids était resté le même. On doubla ensuite la quantité de la gélatine pour deux de ces animaux, tandis que le troisième, pris pour terme de comparaison, reçut, au lieu de 1,000 de gélatine, 0,500 de viande : ce dernier, dans le cours d'une semaine, avait gagné 0,75 en poids, les deux premiers restant dans le même état. Il est donc évident, et telle est la conclusion de la commission de l'Institut des Pays-Bas (1), que la gélatine, qui n'est douée d'aucune propriété nutritive lorsqu'on la prend isolément, n'en reçoit pas par sa combinaison avec d'autres substances.

3° Ce qui précède s'applique à la gélatine préparée à la vapeur ou à l'aide des acides. Est-elle identique avec celle qui s'obtient dans nos cuisines de la chair et des jarrets de veau, avec celle qui infiltre la viande de bœuf soumise à la cuisson dans l'eau? Le tissu cellulaire des os, converti en gélatine par les procédés de l'art, contracte-t-il des propriétés délétères ou négatives dont l'analyse chimique ne rend pas compte, mais qu'un réactif plus fidèle en pareil cas, l'organisme tout entier, dénonce à l'observation? Il est certain que les chiens auxquels on donne des os, même grattés, engraissent, tandis que la gélatine artificiellement extraite de ces os est impropre à l'entretien de leur vie. Dira-t-on que la graisse contenue dans les os les rend nutritifs? Mais donnez à des chiens graisse et gélatine, ils mourront tout aussi vite qu'avec le régime exclusif de cette dernière substance. Restent les sels inorganiques (phosphate et carbonate de chaux, carbonate et chlorhydrate de soude, phosphate de magnésie, etc.) qui ne sont peut-être pas sans influence sur la nutrition ; ils manquent à la gélatine pure (2). Restent surtout une notable quantité de sang et le principe aromatique naturel que recèlent les os, et nous avons vu que la solution gélatineuse parfumée avec deux cuillerées de bouillon de cheval excite l'appétit des chiens et suffit avec le pain blanc au maintien de leurs forces et de leur santé. Enfin, les os représentent des parties organisées dont l'estomac s'accommode mieux que d'un produit chimique, il les élabore à sa manière et les rend profitables à la nutrition. Tout récemment (3) Claude Bernard et Barreswil ont rejeté la gélatine du rang des aliments, parce que, dissoute préalablement dans le suc gastrique et injectée par la veine jugulaire, elle n'a pas disparu dans le sang et a été retrouvée dans les urines : caractère certain, suivant ces expérimentateurs, des substances alimentaires : mais remarquons qu'ils se sont servis d'une solution aqueuse d'ichthyocolle ; leur conclusion ne serait exacte que s'ils avaient retrouvé dans les urines d'un chien la gélatine des os qu'on lui aurait donnée pour unique nourriture ; elle ne s'applique donc qu'à la gélatine isolée ou chimique dont le procès est terminé. Mais ce dernier produit est-il le même que l'eau bouillante emprunte à la chair musculaire, au tissu des os, que Liebig a trouvé plus récemment dans la chair du bœuf, du veau, du mouton, du cochon, du cheval, du lièvre, de la poule, du brochet? Si la gélatine à

______

(1) *Comptes rendus de l'Académie des sciences*, 11 mars 1844.
(2) Toutefois Donné a essayé vainement de nourrir ses chiens avec de la gélatine salée.
(3) *Comptes rendus de l'Académie des sciences*, 22 avril 1844.

l'état pur, à l'état de produit chimique, ne nourrit pas seule et n'augmente pas la puissance réparatrice des substances auxquelles on l'associe, la gélatine développée par la cuisson au sein des parties organiques(1), et combinée avec elles, contribue-t-elle à l'alimentation de l'homme et des animaux? D'après Liebig (2), cette dernière n'est évacuée ni par les urines ni par les fèces; elle se transforme dans l'organisme; ingérée à l'état de dissolution, elle redevient membrane, cellule, principe organique des os. Les travaux de Mulder et de J. Scherer tendent à prouver que la gélatine n'est qu'un produit d'oxydation de la protéine, et Millon(3) la décrit parmi les produits de l'altération physiologique des substances albuminoïdes; d'autre part, les expériences de Tiedemann, Gmelin, Beaumont et Blondlot montrent que le suc gastrique ne coagule point la gélatine avant de la dissoudre, et qu'il ne forme pas avec elle cette matière molle pultacée, qui caractérise l'une des périodes de la digestion des matières albuminoïdes; elle ne lui est point réfractaire : peu de temps après son contact avec le fluide gastrique, on la voit se liquéfier, et la liqueur qui en résulte, brune, peu trouble, à réaction acide, ne se prend plus en gelée par refroidissement ou par évaporation, et ne se précipite plus en filaments par le chlore, comme la gélatine simplement dissoute dans un acide dilué. Ainsi l'expérimentation physiologique, d'accord avec l'analyse chimique, tend à rapprocher la gélatine des principes albuminoïdes, mais elle fait ressortir en même temps, entre elle et ces substances, des différences qui ne permettent point de les confondre ensemble et de lui assigner une valeur certaine pour l'alimentation. Telles sont aussi les conclusions du rapport qui a été fait sur cette question par P. Bérard (4), conclusions ratifiées par le jugement de l'Académie de médecine : 1° les propriétés réparatrices du bouillon ne sont point proportionnées à la quantité de gélatine qu'il contient. 2° Ces propriétés sont dues en grande partie à d'autres principes que la viande abandonne à l'eau dans laquelle on la fait bouillir. 3° La dissolution de gélatine dite alimentaire ne contient pas ces principes. 4° L'introduction de la gélatine dans le régime ne permet pas de diminuer sensiblement la quantité d'aliments dont on fait usage, et, à ce titre, elle n'offre aucun avantage économique. 5° L'addition de cette substance aux aliments dérange les fonctions digestives d'un grand nombre d'individus.

(1) Burdach (*Traité de physiologie*, t. VIII, p. 460) admet, d'après Weber, que la gélatine existe toute formée dans les organes, et n'est point un produit de l'ébullition.

(2) Liebig, *Chimie organique*, p. 106.

(3) Millon, *Traité de chimie organique*. Paris, 1845, t. I, p. 347 et suiv.

(4) Berard, *Sur la gélatine considérée comme aliment*. (*Bulletin de l'Académie de médecine*, séance du 22 janvier 1850, t. XV, p. 367.)

III. — QUANTITÉ.

1° *Abstinence complète.* — Sur cette question, la science n'a rien à demander aux naufragés qui ont enduré les horreurs de la faim, aux aliénés qui ont jeûné volontairement pendant un temps plus ou moins long, etc.; écartons donc les histoires merveilleuses et les observations isolées. Malheureusement les recherches expérimentales sont rares : celles de Redi (1684) n'ont pour objet que de constater la durée de la vie chez des animaux soumis à l'abstinence absolue ; de nos jours, Magendie, Collard de Martigny et Chossat ont repris ce sujet, et quoiqu'ils aient expérimenté sur des animaux, nous attachons plus de valeur à leurs résultats qu'aux faits purement individuels, incomplets ou fabuleux, que tant d'auteurs ont débités de confiance. Avec Chossat (1), nous appellerons inanitiation le passage graduel du corps à un état dont le terme est l'inanition.

Digestion. — Huit mineurs enfermés, pendant cent trente-six heures, dans une houillère, n'ont pas souffert de la faim pendant cet intervalle. Cette sensation est nécessairement en rapport avec la vitesse et la quantité des déperditions organiques ; il en est de même de la soif : les mineurs, ayant une eau pure à leur disposition, n'ont songé à boire que le quatrième jour (2). L'estomac se resserre de plus en plus ; ses fibres musculaires se raccourcissent ; les membranes muqueuse et cellulo-fibreuse forment des plis nombreux ; il cesse de se mouvoir d'une manière apparente ; ses sécrétions diminuent ; celle du suc gastrique, qu'on sait aujourd'hui ne point s'effectuer en dehors des repas, cesse tout à fait. Malgré les opinions contraires qui s'appuient sur Haller (épanchements de sang dans l'estomac) et sur Hunter (muqueuse corrodée chez un inanitié), il est certain que l'inanition n'a pour effet de corroder ni d'ulcérer, ni d'enflammer l'estomac. L'estomac s'anémie en l'absence de l'excitation digestive et à cause de l'obstacle que les flexuosités augmentées de ses vaisseaux opposent à la marche rapide du sang. Le diamètre des intestins va diminuant. La vésicule biliaire s'emplit d'un liquide plus foncé, plus épais, plus amer ; le volume de la rate est réduit chez ceux qui poussent l'abstinence jusqu'à la mort. Le premier jour de l'abstinence les fèces sont copieuses à cause du résidu de l'alimentation des jours précédents ; jusqu'à l'antépénultième jour, elles sont en très-petite quantité, mélangées de peu de liquide et d'un aspect vert d'herbe. Dans les trois derniers jours, malgré la privation absolue de boissons, les fèces se mélangent d'une plus forte proportion d'eau et ont l'apparence d'une diarrhée colliquative. Dans les expériences d'inanitiation, la quantité des fèces est, après l'âge, ce qui influe le plus sur la durée de la vie ; celle-ci est en raison inverse de la quotité des excrétions. — *Ab-*

(1) Chossat, *Recherches expérimentales sur l'inanition.* Paris, 1843, in-4.
(2) *Rapport sur huit mineurs enfermés dans une houillère.* (*Annales d'hygiène.* Paris, 1836, t. XVI, p. 208).

sorption. Cette fonction s'active puissamment : chez des chiens inanitiés par Dumas (1), l'eau ingérée peu d'instants avant la mort était déjà entièrement absorbée. Chez les sujets sains, la résorption s'exerce d'abord sur les graisses, puis sur les muscles, qui se décolorent et s'amincissent, sans excepter le cœur ni les muscles de la vie organique. Chez les individus soumis au traitement par la faim, ce sont les produits morbides qui, d'après Struve (2), disparaissent d'abord : ainsi, dans les vieux ulcères, les bords calleux s'affaissent ; les éruptions pâlissent, se dessèchent, se couvrent de croûtes qui tombent ; les tumeurs diminuent et finissent par s'effacer : il n'y a plus de pus sur les ulcères, dit Haller, plus de lait dans les mamelles, plus de venin dans la bouche de la vipère exténuée (3). Il est inutile d'insister sur les secours que l'inanitiation, contenue dans de sages limites, peut fournir à la thérapeutique. — *Circulation*. Chossat a cherché à constater l'état de la circulation chez les animaux qu'il a inanitiés ; mais il n'a pu le faire avec précision ; il a vu seulement, dans le dernier jour de la vie, le cœur se ralentir et s'affaiblir par degrés. Chez un accusé qui s'est laissé mourir de faim à Toulouse (Granié), le pouls est tombé à 38 pulsations par minute. L'auscultation fait entendre les bruits anormaux de la chloro-anémie. Hébray a constaté la tendance aux hémorrhagies de surface ou interstitielles. Il sera parlé plus loin de l'état du sang à propos du poids du corps dont la diminution provient d'abord de l'anémie croissante. — *Respiration*. A mesure que l'inanitiation se prolonge, la respiration tend graduellement à se ralentir ; le dernier jour elle est plus lente ; mais quoiqu'elle baisse à mesure que le refroidissement fait des progrès, on la voit s'accélérer aux approches de la mort jusqu'à devenir haletante ; mais alors la fonction elle-même est presque éteinte, et son accélération n'est pour ainsi dire qu'un mouvement convulsif des muscles inspirateurs. Regnault et Reiset ont démontré que, chez les animaux soumis à l'inanition, le rapport entre l'oxygène contenu dans l'acide carbonique exhalé et l'oxygène total consommé reste à peu près le même que s'ils étaient soumis au régime de la viande ; ils fournissent à la respiration leur propre substance, qui est de la même nature que la chair qu'ils mangent lorsqu'ils sont soumis au régime de la viande ; tous les animaux à sang chaud présentent donc, quand ils sont à l'inanition, la respiration des animaux carnivores. — *Calorification*. L'oscillation diurne et moyenne de la chaleur animale, qui, dans l'alimentation normale, est de $= 0°,74$, devient, dans l'inanitiation, $= 3°,28$; l'oscillation augmente avec le progrès de l'inanition, et vers la fin de l'expérience elle est à peu près double de celle du début. L'abaissement nocturne de la température se prolonge d'autant plus avant dans la matinée et commence d'autant plus tôt dans l'après-

(1) Dumas, *Journal général de médecine*, t. XV, p. 199.

(2) Struve, *Dissertatio de media noxa atque utilitate*, præside Fr. Hoffmann. Halle, 1730.

(3) Haller, *Elementa physiologiæ*, t. VI, p. 166.

midi, que l'animal se trouve déjà plus affaibli par la durée préalable de l'inanitiation. Les changements que présente la chaleur animale dans le dernier
jour de la vie méritent d'être signalés. Chossat a trouvé pour moyenne du
refroidissement successif d'un jour à l'autre, depuis le premier jusqu'au pé-
nultième jour, = $0°,3$ par jour; mais ce phénomène s'accroît subitement le
dernier jour. Comparé au refroidissement des jours précédents, celui du dernier a été = $14°,0 : 0°,3 = 47 : 1$; c'est-à-dire qu'il s'est effectué avec une
rapidité quarante-sept fois plus grande que les jours précédents. Dans les
expériences faites par Chossat sur quarante et un animaux (pigeons, tourterelles, poules, corneilles, lapins, cochons d'Inde), l'abaissement total de température qui a amené la mort a été, en moyenne, = $16°,3$; la chaleur moyenne
du corps, au moment de la mort, a été = $24°,9$; minimum = $18°,5$ (pigeon);
la chaleur maximum = $34°,2$ (corneille); le maximum au-dessus de 30 degrés
n'a été observé que deux fois. Ainsi la mort arrive, entre 18 et 30 degrés,
très-rarement au-dessus de 30 degrés. — *Sécrétions.* En général, elles sont
réduites, non supprimées, puis chaque jour diminue le poids du corps. La
salive et les urines sont rares : la sécrétion biliaire ne fait pas exception,
comme l'a cru Collard de Martigny; c'est l'excrétion qui est suspendue; d'où
son accumulation cystique. La sécrétion du sucre par le foie diminue à mesure
que le sang s'use et s'appauvrit, et finit, avant les dernières périodes de l'abstinence, par s'éteindre comme les autres fonctions (1). Les règles s'arrêtent.
Les liquides de l'économie tendent à la putréfaction; l'haleine devient si fétide,
que les mineurs enfermés dans la houillière étaient contraints de se tourner
le dos. — *Fonctions de relation.* Agitation, puis faiblesse, dépression, quelquefois hallucinations; insomnie; excitation furieuse, suivie de stupeur et du
collapsus terminal.

Progression des phénomènes. — Chien (Collard de Martigny) : l'agitation
commence dès les premiers jours; cris exprimant le besoin de manger à l'approche de toute personne; mouvements dans la cage, efforts d'évasion. Après
le premier septénaire, agitation plus vive par instants, cris aigus et réitérés,
surtout à la pointe et à la chute du jour; l'animal mordille les barreaux de sa
cage; cependant il demeure couché et semble craindre le mouvement. Le
troisième septénaire commence une période de véritable fureur; l'animal a
l'œil ardent, la gueule entr'ouverte, la langue rouge et sèche; il ronge les barreaux de sa cage. Vers le vingtième jour, l'accablement commence, entrecoupé encore par de courts instants d'agitation; couché sur le flanc, l'œil
abattu et terne, il respire avec peine, se meut difficilement, soulève la tête
quand on l'appelle; plus tard, il n'a plus la force de se tenir debout; il tend le
cou pour respirer; sa température baisse surtout aux extrémités; l'émaciation
est extrême. Dans la dernière période, l'animal, toujours couché, le cou roide

(1) Claude Bernard, *Leçons de physiologie expérimentale faites au collége de France,
semestre d'hiver,* 1854-1855. Paris, 1855, p. 130.

et tendu, retombe si on le met sur ses pattes; sa respiration est saccadée, il lave sa langue dans l'eau qu'on lui présente, mais ne peut en avaler; il refuse le pain qu'on lui offre; la mort termine cette scène. Ainsi, trois périodes : dans la première, alternatives d'abattement et d'agitation; dans la seconde, fureur et inquiétudes continuelles; dans la troisième, faiblesse, stupeur et prostration. — Pigeons, tourterelles, corneilles, poules (Chossat) : calmes pendant une partie plus ou moins grande de l'expérience, ces animaux s'agitent ensuite avec plus ou moins de violence; cette agitation dure si longtemps que la chaleur du corps reste encore élevée; quelquefois ce phénomène commence dès le début. Le dernier jour, l'agitation est remplacée par un état de stupeur avec une débilité croissante; la station devient vacillante, la tête branlante; les orteils, froids et livides, se mettent en boule et rendent la situation incertaine sur le sol, quoiqu'elle ait encore lieu sur le ventre et les ailes; bientôt l'animal tombe sur le côté et y reste couché sans pouvoir se relever. La faiblesse augmente, la respiration se ralentit, la sensibilité diminue, la pupille se dilate, et la vie s'éteint, tantôt d'une manière calme, tantôt après quelques spasmes, de légères convulsions des ailes et de la rigidité opisthotonique du corps. Cette succession de phénomènes ne peut être observée chez l'homme d'une manière aussi constante et régulière; l'influence du moral la rompt, l'accélère et en modifie la forme dans l'abstinence involontaire, le désespoir et la rage; dans l'inanitiation suicide, l'affligeant héroïsme d'une résolution de fer fait de cette lutte de la vie un spectacle différent et revêt l'agonie d'un autre masque.

Mécanisme de la mort. — Des animaux inanitiés, qui ne perdaient d'abord en moyenne que de 0°,3 par jour, ont perdu 14°,0 le dernier jour, et ont succombé à 24°,9 avec tous les symptômes de la mort par le froid, et au degré où périssent en général les animaux sains que l'on plonge dans des mélanges réfrigérants; il est donc évident que la mort est due dans ces cas au refroidissement successif du corps, ou, si l'on veut, à l'abaissement graduel de la faculté de produire de la chaleur. « L'inanitiation, dit Chossat, a pour effet d'accroître progressivement l'oscillation diurne de la chaleur jusqu'à ce que le refroidissement devienne assez grand pour que la réaction diurne ascensionnelle ne s'opère plus ou presque plus, et que l'animal périsse prochainement par le froid. » Les huit mineurs dont nous avons parlé ont tous signalé l'intensité rapidement progressive du refroidissement comme la sensation la plus pénible qu'ils eussent éprouvée; le froid les empêchait de dormir, et, pour en atténuer le tourment, ils se couchaient les uns sur les autres. L'anémie joue certainement un grand rôle dans cette progression d'un phénomène qui a pour conclusion la mort. Le sang, étant successivement détruit par l'inanitiation, se répare aux dépens de la chair musculaire et des autres tissus dont la résorption lui maintient pendant un certain temps sa crase et sa vitalité : mais bientôt l'aliment manque au sang, dont la masse alors va diminuant. Avec elle diminuent la force nerveuse, l'oxygénation du sang et le dégagement du gaz acide carbonique; l'oscillation diurne devenant de plus en plus étendue, la chaleur animale s'abaisse chaque soir davantage, et la mort survient à un certain degré de refroidissement, en général pendant la période de l'abaissement nocturne de la chaleur.

Poids du corps. — A. Perte diurne ou relative à un seul jour : 1° à égale durée de l'inanitiation, la perte diurne est d'autant plus forte que l'animal est plus volumineux; 2° la perte maximum correspond au début de l'expérience, l'animal épuisant le résidu de l'aliment ingéré la veille; la perte minimum s'opère en général vers le milieu; 3° l'augmentation relative de la perte vers la fin de la vie est à remarquer, car plus le corps a perdu, moins il devrait avoir à perdre. En général, elle a coïncidé avec l'augmentation des fèces, allant jusqu'à la diarrhée, comme dans les maladies colliquatives. — B. Perte intégrale, c'est-à-dire relative à la durée entière de l'inanitiation. Chossat a été conduit, par ses expériences, à poser comme loi générale de l'inanitiation, qu'un animal périt lorsqu'il a perdu environ 0,4 de son poids normal ou initial. Il existe pour l'homme comme pour l'animal, une limite fatale de poids au-delà de laquelle la vie n'est plus possible; fait d'une immense gravité pour la médecine pratique, et qui détermine impérieusement la mesure des spoliations que l'organisme peut subir dans un but thérapeutique. — C. Influences perturbatrices : 1° obésité. Chez les sujets inanitiés, la graisse a presque entièrement disparu; cette substance éprouve donc une perte relativement plus forte que les autres parties du corps. Aussi l'obésité modifie-t-elle la valeur de la perte intégrale proportionnelle; et tandis que le terme de la vie possible correspond en général à une perte de 0,4 du poids initial, les animaux obèses succombent à 0,5. 2° Le jeune âge, au contraire, diminue la valeur de la perte intégrale proportionnelle de 0,2, et l'abaisse de 0,4 à 0,2; ce qui donne pour les oscillations de la perte intégrale proportionnelle l'amplitude de 0,3, c'est-à-dire une étendue équivalente aux 3,10ᵉˢ du poids normal du corps. — La perte totale du poids du corps ne se distribue point dans une égale proportion entre les différentes parties du corps. La perte intégrale proportionnelle se récapitule comme il suit, d'après les évaluations et les calculs de Chossat :

Parties qui perdent plus que la moyenne de 0,400.		Parties qui perdent moins que la moyenne de 0,400.	
Graisse	0,933	Estomac	0,397
Sang	0,750	Pharynx, œsophage	0,342
Rate	0,714	Peau	0,338
Pancréas	0,641	Reins	0,319
Foie	0,520	Appareil respiratoire	0,223
Cœur	0,448	Système osseux	0,167
Intestins	0,424	Yeux	0,100
Muscles locomotifs	0,423	Système nerveux	0,019

Après la graisse, c'est le sang qui éprouve la plus forte déperdition. Chossat s'est appliqué à le recueillir en totalité chez des pigeons inanitiés et chez d'autres qu'il a fait périr subitement par strangulation pour évaluer la masse de leur sang ; l'asphyxie s'accomplit chez ces animaux avec une extrême célérité. Il a trouvé le rapport suivant : état normal, 12^{gr},74 ; inanitiation, 4,88 ; perte intégrale proportionnelle, 0,617. « Ainsi le sang, ajoute cet observateur, se consume par inanitiation, et lorsque la mort arrive, la perte qu'il a éprouvée s'élève à plus de 0,6 de la quantité normale, c'est-à-dire à plus de moitié en sus de ce que comportait la perte moyenne du corps chez les mêmes animaux : la perte porte donc en excès sur lui. » Collard de Martigny a vu, chez les lapins, la quantité de sang réduite, le 3e jour à 0,619 ; le 7e jour, à 0,443 ; et le 11e, à 0,227 (1). Haller avait trouvé le sang plus épais qu'à l'ordinaire, surtout quand il y avait eu privation simultanée d'aliments et de boissons. Ce fait n'a pas été confirmé. Chossat a toujours constaté l'augmentation de la portion séreuse du sang, indépendamment de l'usage ou de l'abstinence des boissons. Collard de Martigny a vu la fibrine considérablement diminuée et l'albumine augmentée. Chez un jeune homme qui avait subi une diète rigoureuse de quarante jours, Lecanu a constaté les résultats suivants : l'eau s'était élevé de 0,770 à 0,804 ; l'albumine, l'extractif, la graisse et les sels, de 0,076 à 0,084 ; le caillot était tombé de 0,154 à 0,112 (2). Le sang d'un jeune homme de vingt-quatre ans donnait : eau, 770 ; globules, 154 ; albumine, matières salines, grasses, extractives, 76. Après quarante jours de privation d'aliments solides, Denis a trouvé dans le sang de ce jeune homme : eau, 804 ; globules, 111,9 ; albumine, matières salines, etc., 84,1 : le déchet en globules avait donc été de 42,1. Une jeune fille bien portante avait cette composition de sang : eau, 787 ; globules, 132 ; albumine, matières extractives, 80,7. Après quinze jours de diète : eau, 829 ; globules, 87,9 ; albumine, matières extractives, 83,1 : diminution des globules, 44,1. L'augmentation de l'eau s'explique, les deux malades n'ayant pas été privés d'eau ; celle des matières extractives traduit la destruction de la substance propre des deux sujets ; elle est un effet de l'autophagie. Chossat signale comme un des faits les plus intéressants de l'histoire de l'inanitiation la diminution rapide du poids du cœur. Ce résultat n'a jamais manqué. Combiné avec la perte en excès éprouvée par le sang, il justifie le traitement de Valsalva, traitement dont le succès est au prix de la persévérance, mais qui, pour ne pas excéder les bornes d'une salutaire prudence, doit se régler d'après des pesées du corps régulières et rapprochées. Collard de Martigny a aussi constaté la réduction du volume du cœur et l'amincissement des parois de ses ventricules, circonstance qui explique peut-être la facilité avec laquelle les causes les plus légères produisent des syncopes mortelles dans les derniers temps de l'inanitiation.

Durée de la vie. — Les résultats des expériences faites sur les animaux ont

(1) Magendie, *Journal de physiologie.* Paris, 1828, t. VIII, p. 152.
(2) Lecanu, *Études chimiques sur le sang.* Paris, 1837, p. 72.

ici peu de valeur pour les applications à l'homme; ils diffèrent d'ailleurs beaucoup : la vie se soutient sans aucune nourriture solide six années entières chez les tortues (Blumenbach), cinq à dix ans chez les protées (Rudolphi). D'après les recherches de Magendie, les animaux d'un genre voisin de l'homme ne supportent pas impunément l'abstinence au delà de quatre à cinq jours ; toutefois, les chiens de grande stature qui ont servi à Collard de Martigny ont vécu trois, quatre, cinq semaines et au delà. Piorry a vu que les chiens du poids de 27 livres supportent sans aucun inconvénient la perte d'une livre de sang, tandis que d'autres chiens du même poids succombent, si, après une abstinence de trois jours, ils sont soumis à une saignée de 6 à 7 onces. Chossat fixe en moyenne de quinze à dix-huit jours la résistance des animaux adultes à l'inanitiation. Haller a rassemblé un certain nombre d'exemples d'hommes qui ont enduré très-longtemps la privation de la nourriture : beaucoup de ces observations manquent d'authenticité; dans d'autres, l'abstinence n'a pas été absolue. Que Richter raconte lui-même à Haller qu'un nommé Bernhardi avait jeûné quarante jours par superstition; que Borelli rapporte l'histoire d'une abstinence poussée jusqu'au troisième mois; que Rolando cite le cas d'une abstinence absolue, continuée pendant deux ans et demi, on voit seulement par là que les meilleurs esprits ne savent pas toujours se défendre de l'amour du merveilleux, et que la candeur des savants les livre parfois à l'imposture. *Fraudulentæ aliquæ historiæ intercedunt*, observe Haller lui-même (1); il aurait pu étendre le doute à un grand nombre d'histoires de ce genre. Notre conclusion est celle de Burdach (2) : dans l'état ordinaire des choses, un homme ne peut pas vivre plus d'une semaine sans manger ni boire, ou plus de quelques semaines sans manger; il faut des circonstances spéciales pour dépasser ce terme. Celles qui influent le plus sur la durée possible de l'abstinence complète sont l'âge, l'embonpoint, l'habitude, l'état de maladie, etc. Tous les observateurs, depuis Hippocrate jusqu'à Collard de Martigny et Chossat, ont reconnu l'influence de l'âge : « Les vieillards supportent très-bien l'abstinence; l'homme dans l'âge mûr, moins; les adolescents, très-mal ; les enfants encore moins que les autres, surtout ceux d'entre eux qui sont très-vifs (3). » Comme le besoin est en rapport avec la quotité des pertes, toutes les circonstances qui diminuent celles-ci aideront à supporter l'abstinence : tels sont le sexe féminin, la vie sédentaire, le séjour au lit, la saison et les climats chauds, l'habitude de la sobriété, la maigreur, la débilité constitutionnelle, etc. L'estomac, fidèle interprète des besoins généraux de l'organisme, répugne aux aliments dans un grand nombre de maladies : l'abstinence est instinctive au début de la plupart des affections aiguës, et porte surtout sur les substances solides. La diète est alors bien tolérée jusqu'au 20ᵉ,

(1) Haller, *Elementa physiologiæ*, t. VI, p. 171.
(2) Burdach, *Traité de physiologie*. Paris, 1841, t. IX, p. 235.
(3) Hippocrate, *Œuvres*, trad. par Littré, t. IV, p. 467, *aphor.* 13, section ı.

parfois jusqu'au 30e jour, et même au delà. L'adipsie est un phénomène plus rare. L'abaissement du besoin de réparation se fait remarquer chez les femmes hystériques ou mélancoliques, qui ont fourni le plus d'exemples d'inanitiation prolongée ; il en est de même des aliénés. Leuret et Lassaigne en citent un qui, pendant trois semaines, ne prit aucun aliment, aucune boisson, et ne fit que se laver une fois la bouche avec de l'eau. Les affections morales, les opiniâtres contentions de l'esprit font taire aussi le besoin de nutrition. Tous ces éléments entrent en proportion variable dans le problème de la durée de la vie des inanitiés, et en rendent la solution impossible d'une manière générale et absolue.

2° *Alimentation insuffisante.*

A. *Quant à la quantité de l'aliment.* — *Alimentation uniforme chaque jour.* Le résultat le plus saillant des recherches de Chossat sur ce sujet, c'est l'identité presque absolue de la perte (de poids) intégrale proportionnelle dans le cas de l'alimentation insuffisante et dans le cas d'abstinence complète. Néanmoins, dans le premier cas, la durée de la vie a été le double de ce qu'elle était dans le second (les animaux avaient reçu un peu plus du tiers de leur ration normale avec de l'eau à volonté). Ainsi l'alimentation insuffisante retarde plus ou moins l'époque de la mort suivant qu'elle est plus ou moins inférieure à la ration normale, mais elle n'altère en rien la loi d'après laquelle la mort arrive ; dans ce mode de nourriture comme dans l'abstinence absolue, l'animal succombe dès que son poids a atteint la limite de diminution compatible avec la vie. — *Alimentation décroissante,* c'est-à-dire où l'aliment est donné en quantité successivement de moins en moins considérable. Au bout des cinq premiers jours, forte diminution du poids du corps en rapport avec la réduction opérée dans la quantité de l'aliment. Dans les cinq jours suivants du même régime, le poids continue à baisser, mais moins rapidement, le corps s'étant déjà mis en rapport avec le poids de l'aliment ; du 11e au 15e jour inclus, on n'a donné que de l'eau : nouvel abaissement très-rapide qui s'accélère jusqu'au 19e jour, époque de la mort. Ainsi, le poids de l'aliment a gouverné constamment celui du corps ; la consommation d'eau a diminué progressivement. Le poids des fèces a représenté non-seulement le résidu de l'aliment ingéré, mais encore la quantité de matière organique détruite chaque jour pour subvenir aux sécrétions, en complément de celui qui n'était pas fourni par l'aliment : ce résultat démontre que dans l'alimentation insuffisante, l'organisme se détruit d'une quantité de sa matière propre, proportionnée au déficit de l'aliment, subvenant de son propre fonds à la dépense quotidienne pour autant que l'aliment ne donne pas lui-même : c'est là, dit Chossat, la loi des régimes. La famine de 1846 à 1847, en Belgique, a fourni à Meersman l'occasion d'étudier sur une grande échelle les principaux effets de l'alimentation insuffisante. La *fièvre de famine,* comme il l'appelle, offrait tous les phénomènes qui caractérisent l'appauvrissement du sang, la consommation de l'organisme par lui-même : pâleur, amaigrissement, tristesse, découragement, dyspepsie, flatuosités, distension du ventre, œdème des membres inférieurs; chez les femmes, suppression ou exagération hémorrhagique du flux cataménial, affaiblissement du système musculaire, difficulté des mouvements. Il faut lire le tableau que Meersman a tracé de cette lugubre et progressive destruction des hommes.

« Ce qui frappait d'abord, lors de la famine mentionnée plus haut, c'était l'extrême maigreur du corps, la livide pâleur du visage, les joues creuses, et surtout l'expression du regard, dont on ne pouvait perdre le souvenir quand on l'avait subi une fois. Il y a, en effet, une étrange fascination dans cet œil où toute la vitalité de l'individu semble s'être retirée, qui brille d'un éclat fébrile, dont la pupille, énormément dilatée, se fixe sur vous sans clignotement et avec un étonnement interrogatif où la bienveillance se mêle à la crainte. Les mouvements du corps sont lents, la marche chancelante; la main tremble; la voix, presque éteinte, chevrote; l'intelligence est profondément altérée; les réponses sont pénibles; la mémoire, chez la plupart, est à peu près abolie. Interrogés sur les souffrances qu'ils endurent, ces infortunés répondent qu'ils ne souffrent pas, mais qu'ils ont faim !

» L'haleine est d'une grande fétidité, la langue amincie, pointue, oblongue, tremblotante, presque toujours rouge; la pointe, souvent aphtheuse, est partout couverte d'un enduit jaunâtre et épais; l'épigastre est creux, et la peau, dans cette région, est pour ainsi dire collée à la colonne vertébrale. Il arrive cependant que l'épigastre est distendu par le météorisme; alors le toucher découvre des engorgements organiques dans l'une ou l'autre partie de l'abdomen. La respiration est lente, peu profonde, et souvent entrecoupée de sanglots; le pouls, tantôt d'une grande fréquence, tantôt d'une lenteur remarquable, est facilement déprimé, d'une petitesse étonnante et fuit sous les doigts. Les sécrétions se ressentent toutes de l'altération du sang, qui est leur source commune; mais c'est surtout la perspiration cutanée qui est profondément modifiée : la peau était sèche, jaune, semblable à du parchemin; l'exhalation qui, dans l'état ordinaire, se fait sur toute la surface d'une manière insensible, s'opérait dans ce cas par la voie sèche; les pores du derme rejetaient une poussière visqueuse qui, s'accumulant et se concrétant, recouvrait le corps d'une croûte noirâtre, pulvérulente et d'une fétidité horrible. Il n'est pas un seul praticien qui n'ait eu occasion d'observer ce fait. Souvent on attribuait cet état de la peau à la malpropreté, au défaut de soins; mais en y faisant plus d'attention, on était bientôt convaincu que c'était le résultat d'une altération profonde des fonctions de l'enveloppe cutanée, car dans les localités dont les ressources permettaient d'envoyer les indigents épuisés à l'hôpital, on mettait ceux-ci vainement au bain : à peine les lotions avaient-elles purifié la surface du corps que quelques heures suffisaient pour qu'elle fût de nouveau recouverte par le produit de cette sécrétion anormale. Dans ces conditions, la peau laissait à la main qui la touchait une impression âcre, mordicante et prolongée, et l'imprégnait pour longtemps d'une odeur repoussante. »

B. *Quant à la nature de l'aliment.* — Des recherches que Boussingault a faites sur l'entretien des vaches laitières, il résulte que l'alimentation devient insuffisante : 1° si elle ne contient pas une quantité de principes azotés capables de réparer les pertes des principes semblables qui sont éliminés de l'organisme ; 2° si elle ne renferme pas le carbone nécessaire pour remplacer celui qui est brûlé dans la respiration ou rendu avec les sécrétions ; 3° si elle n'est pas assez riche de sels, particulièrement de phosphates, pour restituer à l'économie ceux de ses principes salins qui sont continuellement expulsés ; 4° si la ration n'est pas assez riche en matières grasses pour suppléer à celles qui sont sécrétées. On admet généralement que la vie d'un animal privé de nourriture se prolonge s'il reçoit de l'eau ; de même on croit sustenter à l'aide des tisanes les malades qui sont, comme on dit, à la diète : cette opinion semble fondée, car dans les pertes éprouvées par les animaux soumis à l'inanitiation, la partie solide et gazeuze (fèces et acide carbonique) entre pour un quart, et l'eau pour les trois quarts restants (Chossat). Voici maintenant le résultat des expériences si précises de ce médecin : La vie est prolongée chez les mammifères par l'usage de l'eau, mais non chez les oiseaux. Toutefois comme les animaux privés d'aliments boivent trop peu pour compenser leur perte journalière, Chossat y a suppléé par l'ingestion forcée d'une quantité d'eau équivalente à cette perte, et il a vu que l'animal, loin d'être soutenu par la quantité de boisson qui excède le soif, périt plus vite : ce qu'il attribue à l'excessive dilution du sang et aux dépôts aqueux qui se forment sur quelques organes, tels que le cœur et le poumon : dans ces cas, l'action de l'eau est en quelque sorte délétère pour l'économie. Le lecteur déduira de ces résultats des applications d'un haut intérêt à la médecine pratique : ne jettent-ils pas quelque jour sur la cause de l'hydroémie et sur l'état de détérioration générale où tombent à la longue des malades soumis à la diète ou incomplétement nourris, mais qui disposent tous les jours de plusieurs litres de tisane et en boivent presque machinalement ?...

Utilité et danger de l'abstinence. — Les praticiens de tous les temps ont proclamé les avantages de l'abstinence comme moyen thérapeutique, et l'expérience de chaque jour confirme ce témoignage. Fernel déclare avoir guéri par la diète nombre de maladies graves que d'autres remèdes n'avaient pu vaincre. On connaît le mot de Desmoulins mourant : « Je laisse après moi deux grands médecins, la diète et l'eau. » Les partisans de la médecine expectante, de l'homœopathie et de tous les prétendus systèmes dont le fond est l'inaction de l'art, semblent s'être inspirés de cette parole ; elle explique au moins leurs succès. L'abstinence convient merveilleusement dans les maladies très-aiguës où les produits d'une réparation inopportune ne servent qu'à renforcer les conditions matérielles de la congestion ou de l'irritation fixée sur un ou plusieurs organes ; elle n'est pas moins efficace pour la résorption des liquides épanchés, pour celle des produits anormaux, pour la fonte des engorgements chroniques, etc. Nous avons signalé plus haut les faits qui sont le fondement très-rationnel du traitement de Valsalva. Au contraire, l'expérience a ramené à l'usage d'une nourriture suffisamment réparatrice dans les affections tuberculeuse, scrofuleuse, cancéreuse, dans la cachexie syphilitique; elle a démontré que la diète retarde la cicatrisation des plaies, la formation et la consolidation du cal; qu'elle favorise la résorption purulente; qu'elle augmente l'anémie si fréquente chez les sujets affectés de névroses; que l'alimentation insuffisante est l'une des causes de la chlorose et des hémorrhagies asthéniques, du scorbut, du *purpura hæmorrhagicu*, de la tuberculisation, de la scrofule, de la gangrène des extrémités, de la bouche (Nélaton), de certaines hydropisies, du muguet, de l'œdème et de l'érysipèle des nouveau-nés, du ramollissement gélatiniforme de l'estomac, du rachitisme, de la perforation de la cornée. Mais tout ceci s'éloigne de l'hygiène, et nous laissons à d'autres le soin de préciser les proportions et la nature du régime dans la série des affections, soit aiguës, soit chroniques. Dans l'état physiologique, nous voyons que l'abstinence courageusement employée peut remédier à l'obésité, puisque la graisse est de tous les éléments organiques le plus prompt à disparaître, et semble comme une provision de matière que l'organisme emmagasine pour sa dépense ultérieure. Le danger de l'abstinence est dans sa durée, dans sa disproportion avec les conditions d'âge, d'organisation individuelle, etc.; c'est par des pesées successives et comparées au poids initial des sujets qu'il importe d'en calculer les ravages; le degré de destruction des chairs musculaires permet d'en juger jusqu'à un certain point. L'alimentation insuffisante détermine, sauf pour la durée, identiquement les mêmes effets que l'abstinence absolue, dès qu'un individu reçoit moins que sa ration normale, la question d'inanitiation se soulève, et comme le dit avec une raison profonde l'auteur du beau travail que nous avons le premier mis à profit en hygiène, l'inanition complète n'est plus qu'une affaire de temps : aussi, soit dans le cours des maladies, soit aux approches de la convalescence, le médecin doit-il interroger souvent, par voie de tâtonnement, le degré de tolérance de l'organisme pour la nourriture. Comme il est un appétit trompeur qui ne mérite que refus et surveillance de la part du praticien, il y a aussi des états où le besoin de la réparation est réel, quoiqu'il manque pour ainsi dire de voix pour crier à l'oreille du médecin, la sensation de l'appétit étant en retard. L'alimentation très-fractionnée pour la quantité, très-atténuée pour la qualité, est un réactif délicat qu'il faut appliquer fréquemment à l'organisme malade, afin de saisir l'heure et le jour où l'abstinence doit cesser. Tel malade supporte mal une minime dose d'un aliment et s'accommode d'un autre en quantité plus grande. Des malades qui vomissaient les tisanes, le bouillon, et semblaient atteints de lésions chroniques graves de l'estomac, ont guéri sous l'influence d'une alimentation tonique et généreuse. Que dire des sévérités systématiques du régime, de ces famines nosocomiales qui marchent à la suite de certains médecins? L'inanitiation est la cause de la mort qui marche de front et en silence avec toute maladie dans laquelle l'alimentation n'est pas à l'état normal. Elle arrive à son terme naturel, quelquefois plus tôt, quelquefois plus tard que la maladie qu'elle accompagne sourdement, et peut devenir ainsi maladie principale, là où elle n'avait d'abord été qu'épiphénomène (1). » Hippocrate avait dit : « Si les choses étaient aussi simples qu'il vient d'être dit, si toute nourriture forte incommodait, si toute nourriture faible accommodait et sustentait l'homme malade et l'homme sain, il n'y aurait pas de difficulté; car on ne courrait aucun danger à incliner toujours du côté d'une alimentation faible. Mais on commettrait une égale faute, une faute non moins malfaisante à l'homme, si on lui donnait une nourriture insuffisante et au-dessous de ses besoins; car l'abstinence peut beaucoup dans l'économie humaine pour rendre faible, pour rendre malade, pour tuer (2). » Et ailleurs : « Il est honteux aussi de ne pas reconnaître qu'un malade est faible par inanition, et d'aggraver son état par la diète (3).

3° *Ration normale.* — Où commence l'excès d'alimentation? Cette détermination présuppose celle de la ration normale de l'homme. Cheyne veut qu'un homme d'une stature moyenne à l'état de santé et prenant un exercice modéré, ne consomme par jour que 250 grammes de viande, 375 grammes de pain ou de quelque autre nourriture végétale, et 16 d'une liqueur fermentée. Stark, qui est mort victime des essais diététiques, avait constaté que la plus grande quantité de pain qu'il pût ingérer à la fois, sans malaise, s'élevait à 20 onces, et dans les vingt-quatre heures à 46 onces; mais alors il n'usait d'aucun autre aliment : 20 onces de pain et 4 livres d'eau par jour étaient insuffisantes pour le sustenter. Le Vénitien Cornaro, mort à cent ans, se contentait de 12 onces de nourriture solide avec 14 onces de vin (4); mais combien supporteraient ce régime? et beaucoup d'exemples prouvent que la longévité est possible avec une diète moins rigoureuse. Sir John Sinclair propose l'évaluation suivante pour règle générale : 16 onces d'aliments solides et 36 de liquide par jour pour un individu qui mène une vie sédentaire; avec de l'exercice, la quantité d'aliments peut s'élever jusqu'à un maximum équivalent à 104 onces par jour, dont le tiers en matériaux solides. Lavoisier ne veut point que la réparation outre-passe la moyenne des pertes éprouvées par l'économie, moyenne qu'il évalue à 2 livres 13 onces dans les vingt-quatre heures; cette estimation est très-inférieure à celle de Sanctorius, qui la porte à 8 livres par jour (solides et liquides ensemble), et de Georges Rye, qui fit,

<hr>

(1) Chossat, p. 494.

(2) Hippocrate, *Œuvres : De l'ancienne médecine*, édit. Littré, t. I, p, 589.

(3) Hippocrate, *Œuvres complètes*, traduction nouvelle, par Littré, t. II, p. 315.

(4) Cornaro, *De la sobriété, conseils pour vivre longtemps*, traduction Ch. Meaux, Saint-Marc. Paris, 1861, p. 283.

à l'exemple du premier, des recherches sur lui-même. Haller (1) porte à 5 ou 6 livres, c'est-à-dire 1/25e environ du poids moyen du corps, la déperdition journalière qu'un homme adulte et sain éprouve par l'effet des excrétions cutanées, pulmonaire, rénale et intestinale, non compris le déchet des ongles et des poils et l'usure de l'épiderme, qu'il évalue à 4 livres par an.

Un régime exclusivement animal ou végétal entraîne des fixations bien différentes de la ration ; tandis que la nourriture mixte qui suffit à l'entretien de l'homme ne représente que la quarantième partie du poids de son corps, une vache consomme environ 45 livres de fourrages par jour, c'est-à-dire la huitième ou la sixième partie de son poids. — 2 kilogrammes d'amidon contiennent autant de carbone que 7 kilogrammes 1/2 de chair. Liebig a calculé que pour se procurer le carbone nécessaire à sa respiration dans une même période de temps, un homme aura besoin, ou d'un animal et d'une quantité de fécule égale au poids de cet animal, ou de cinq animaux sans fécule. Ainsi le régime animal et le régime végétal, employés isolément, conduiraient à des rations excessives, accablantes, pour assurer dans le premier cas la dose nécessaire de carbone, et dans le second celle de substances azotées. Le mélange des deux sortes d'aliments est donc la condition première du rationnement, mais dans quelles proportions?

Selon Dumas (2), l'homme absorbe chaque jour une quantité de matières azotées neutres équivalant à peine à 15^{gr},16 d'azote, quantité qui se retrouve en entier dans les 30 à 32 grammes d'urée renfermés dans l'urine qu'il rend dans les vingt-quatre heures. D'après cette base, il fait entrer dans la ration d'entretien de l'homme, en moyenne, 400 à 500 grammes de matière azotée fraîche, représentant 100 à 125 grammes de la même matière sèche, qui contient, par conséquent, de 16 à 21 grammes d'azote. Ailleurs (3) il évalue à 300 grammes le carbone qu'un homme brûle en vingt-quatre heures; d'autre part, Lecanu a reconnu que l'urine évacuée en vingt-quatre heures contient 32 grammes d'urée = 15 grammes d'azote environ (4). Avec ces données, le calcul de la ration normale peut s'établir; les nombres auxquels est arrivé Dumas s'éloignent peu de la consommation journalière du soldat français.

	Grammes.	Matières azotées sèches.	Matières non azotées sèches.
Viande fraîche.......	125	70	"
Pain blanc de soupe..	316 ⎰		
Pain de munition.....	750 ⎱	64	596
Légumineux	200	20	150
		154	746

(1) Haller, *Elementa physiologiæ*, t. VI, § 1, p. 165.

(2) Dumas, *Annales de chimie*, 1846, p. 392 et 446.

(3) Dumas, *Traité de chimie*. Paris, 1846, t. VIII, p. 423.

(4) Lecanu, *Nouvelles recherches sur l'urine. Mémoires de l'Académie de médecine.* Paris, 1840, t. VIII, p. 685.

Les 154 grammes de matières azotées sèches représentent 22^{gr},05 d'azote, et les 746 grammes de matières non azotées sèches représentent 328 grammes de carbone. La ration réglementaire du soldat français est ainsi fixée : pain de munition, 750 grammes; pain blanc pour la soupe, 316 grammes; viande fraîche, 285 grammes; carottes et autres légumes, 200 grammes. La ration proposée par Payen comme propre à concilier l'intérêt d'une sage économie avec les besoins d'une bonne alimentation est à peu près la même :

		Substance azotée.	Carbone
Pain.	1000 grammes.	= 70 grammes.	300 grammes.
Viande	286 —	= 60,26 —	31,46 —
	1286	130,26	331,46

Liebig, d'après une communication qu'il a faite au docteur Knapp (*loc. cit.*, page 76), a pris pour sujet de ses observations une compagnie de soldats qui recevaient pour nourriture de la viande, du pain, des légumes, des fruits, de la bière, de l'eau-de-vie et de la graisse; elles l'ont conduit à une évaluation très-rapprochée des éléments sanguifiables (1) avec les éléments calorifiques (combustibles) contenus dans les aliments assimilés, si l'on en déduit ce qui en a été éliminé dans le même espace de temps par les excréments :

	Eau	Substance sèche.	Rapport de ses éléments sanguifiables avec ses éléments combustibles.
Aliments consommés, total : 4001 livr. dont	1655 livr.	2346 livr.	298 : 1357
Déchet excrémentitiel, total : 294 liv. dont	220 livr. 1/2	73 livr. 1,2	3 : 51
Rapport de la partie sanguifiable et de la partie combustible des aliments assimilés.			285 : 1306 = 1 : 4,7

Le chiffre 4,7 s'applique à des individus qui se livrent à des exercices musculaires assez considérables ; il s'abaisse nécessairement pour les individus que leur genre de vie rapproche plus des professions sédentaires.

La ration alimentaire telle qu'elle est ingérée, c'est-à-dire à l'état frais, contient, d'après les recherches de Barral, 25,2 de matière sèche, 74,8 d'eau, environ trois quarts d'eau.

Il ne faudrait pas accorder à ces évaluations une importance absolue, et

(1) Le mot allemand *blutbildend* ne se traduirait exactement que par *hématoplastique* ou *sanguifiant*.

l'Hygiène les enregistre plutôt à titre de renseignements que pour en faire la base définitive de ses prescriptions. En raison de la multiplicité de ses éléments, le problème ne comporte point de solution rigoureuse ; les déterminations proposées ont un caractère de généralité purement théorique ou rentrent dans les convenances de l'individualité. En principe, la ration doit être proportionnelle à la dépense, mais celle-ci présente des fluctuations aussi nombreuses que les causes qui agissent sur l'organisme et modifient la direction de la vie. La quantité de nourriture nécessaire dépend entièrement de la situation actuelle où se trouve le corps, et n'a rien de constant ni d'absolu. Un sentiment instinctif partant de l'estomac suggère à tout homme, à tout animal, la conduite qu'il leur convient de tenir relativement à leur alimentation. L'homme sain de corps et d'esprit, dit avec raison Moreau (de la Sarthe), peut trouver dans ses sensations un guide plus sûr, une mesure plus exacte que la balance de Sanctorius. Il n'y a de règle générale à formuler ici que la sobriété. La nature se contente de peu ; à l'état de civilisation, les hommes consomment plus que n'exige l'entretien de la vie : l'impunité d'une première surcharge de l'estomac conduit à la répétition des mêmes excès, et de même que l'habitude renforce la sobriété, plus on mange, plus on devient mangeur.

L'art des gourmets surexcite les organes blasés du goût et de l'odorat, fait naître les appétits factices, dilate la capacité des estomacs ; mais l'intempérance la plus raffinée ne peut éviter la satiété ; l'instinct qui marque en nous la juste mesure de l'aliment, cet instinct qui est à notre conservation organique ce que la conscience est à l'âme, ne peut être étouffé complétement ; et quand sa voix est méconnue, des dérangements plus ou moins profonds de la santé ne tardent pas à prouver la fausseté de cet axiome : *Quod sapit nutrit.*

La détermination même théorique de la ration alimentaire offre un si grand intérêt à l'hygiène et à l'économie sociale, que nous croyons devoir consigner à la suite des données déjà relatées dans cet article celles qui ont été proposées par d'autres observateurs ou qui se déduisent du régime empirique de divers groupes professionnels. Payen (1) insiste sur la concordance des indications théoriques avec les faits recueillis dans les couvents, dans les prisons, et avec les essais directs pour fixer la ration d'entretien d'un homme sédentaire à environ 2 grammes d'azote, et 42^{gr},02 de carbone pour 10 000 grammes ou pour 10 kilogrammes du poids de l'individu. Ainsi, dans cette condition de vie, un homme pesant 62^{kil},541 (moyenne du poids des Français entre vingt et soixante ans) exigerait, dans sa nourriture journalière, 12^{gr},51 d'azote et 264 grammes de carbone. La croissance chez les enfants, le travail chez les adultes, entraînent la nécessité d'une quantité supplémentaire d'aliments que Gasparin estime au double pour l'azote et à 1/6e ou à 1/7e pour le carbone ; ce qui donnerait :

(1) Payen, *Précis théorique et pratique des substancees alimentaires*, 4e édition 1865, p. 502.

	Ration d'entretien.	Supplément de travail.	Ration totale.
	gr.	gr.	gr.
Azote	12,51	12,50	25,01
Carbone	264,06	45,03	309,09

Il est démontré qu'une dépense considérable de force musculaire se répare et se soutient à l'aide d'une plus forte proportion d'azote ou de viande dans l'alimentation. Si l'on y voulait suppléer par le pain ou par les matières féculentes, l'énorme quantité de ces aliments qui servirait d'équivalent à la viande surchargerait les organes digestifs et alourdirait le travail. Les entrepreneurs anglais de nos chemins de fer, ayant remarqué la différence du travail exécuté par nos ouvriers et par ceux qu'ils avaient fait venir d'Angleterre, et l'imputant avec raison à la différence du régime, ont réussi à l'effacer, à obtenir des ouvriers français la même quantité d'efforts utiles par l'introduction d'une plus forte proportion de viande dans leur régime.

La ration de campagne, dit Fonssagrives (1), telle qu'elle est constituée par le décret du 16 décembre 1874, est par semaine d'un poids de $11^{kil},135$ pour les six jours gras, et de $1^{kil},445$ pour le vendredi, ce qui donne en moyenne un poids de 1,787 grammes par jour.

Le matelot français reçoit, en moyenne, par jour 216 grammes de viande en lard salé, viande fraîche ou conserves de bœuf, ou, à raison de six jours gras par semaine, $66^{kil},772$ par an, ou 182 grammes par jour pour l'année entière, chiffre qui se rapproche de la consommation de la viande à Londres par habitant, et qui est bien supérieur à celui qui représente chez nous la consommation individuelle de cet aliment.

Les marins casernés à terre reçoivent au déjeuner 250 grammes de pain provenant d'une farine épurée à 20 pour 100, 6 centilitres d'eau-de-vie, rhum ou tafia; 20 grammes de café et 25 grammes de sucre-cassonnade. Leur diner est constitué, pour cinq jours de la semaine, par 250 grammes de pain frais, 23 centilitres de vin (15 centilitres pour les mousses et 300 grammes de viande fraîche avec allocation de 0,02 centimes par homme pour acheter des légumes verts; le lundi, la viande est remplacée à ce repas par 80 grammes de fromage et 60 grammes de fayols ou pois; le vendredi par 120 grammes de morue. Le souper se compose de 250 grammes de pain, de 23 centilitres de vin de journalier (0,15 pour les mousses), de 400 grammes de pommes de terre fraîches, avec les assaisonnements nécessaires et de 0,01 d'allocation pour achat de légumes frais, ou, suivant le jour, de 120 grammes de fayols, 120 grammes de pois ou de 100 grammes de lentilles.

La quantité de viande dans cette ration a été élevée de 250 grammes, chiffre du décret de 1860, à 300 grammes, et l'on ne peut qu'applaudir à cette libéralité.

(1) Fonssagrives, *Traité d'hygiène navale*, Paris, 1877, p. 783.

Payen et Gasparin nous fournissent les tableaux suivants :

Ouvriers agriculteurs des fermes du Vaucluse.

Nourriture annuelle.	Quantité d'aliments. kil.	Azote. kil.	Carbone. kil.	Graisse. kil.
Pain	390	4,212	115,050	4,680
Pommes de terre	90	0,210	9,000	0,090
Haricots ou équivalent en fèves.	88	3,410	35,200	2,464
Lard	19	0,230	11,610	13,490
Huile	10	»	7,700	8,600
Vin	123	0,018	4,920	»
Total de la nourriture distribuée.	720	8,080	183,480	29,324
Consommation par jour	1,972	22,15	502,27	80,34

Ouvriers agriculteurs du canton de Vaud.

Nourriture annuelle.	Quantité d'aliments. kil.	Azote. kil.	Carbone. kil.	Graisse. kil.
Pain	286	3,090	85,800	5,720
Pommes de terre	365	0,876	36,500	0.365
Légumes verts	41,600	0,166	6,660	0,600
Légumineuses (lentilles)	13	0,487	5,200	0.344
Fruits desséchés	13	0,120	4,420	0,130
Viande	57,200	1,710	6,292	1,144
Fromage	28 600	1,456	5,160	2.860
Beurre	10,400	0,066	6,750	8,500
Café (infusion)	6,200	0,650	1,300	0,000
Lait	229,500	1,514	16,065	8,490
Vin	121,500	0,018	4,830	»
Cidre	108	0,012	2,160	»
Total de la nourriture annuelle	1280	10,165	181,137	28,153
Consommation journalière	3,41	27,84	496,27	77.37

Ouvriers laboureurs du Nord.

Nourriture annuelle.	Quantité d'aliments kil.	Azote. kil.	Carbone. kil.	Graisse. kil.
Farine de seigle	320	5,600	131	7,200
Farine de froment	30	0,492	11,700	0,540
Farine d'orge	50	0,950	20	1,100
Pois	30	1,050	12,300	0,630
Pommes de terre	350	0,840	35	0,350
Viande de bœuf	20	0,600	2,200	0,400
Lard	10	0,118	6,114	7,100
Lait (litres)	160	1,356	11,200	5,920
Beurre	20	0,128	13,400	16,400
Bière	365	0,292	16,425	»
Sel marin	12	»	»	»
Total de la nourriture	1367	11,426	259,339	39,640
Consommation journalière	3,74	31,30	710,52	108,60

Ouvriers agriculteurs de la Corrèze.

Nourriture annuelle.	Quantité d'aliments.	Azote.	Carbone.	Graisse.
	kil.	kil.	kil.	kil.
Froment, méteil, seigle....... .	219	3,960	87,600	4,380
Pommes de terre...............	369	0,850	36,900	0,369
Châtaignes sèches	248	2,570	119,040	24,880
Viande......................	12	0,360	1,320	0,240
Lard.................	10	0.118	6,100	7,100
Lait (litres	120	0,792	0,400	4.440
Total de la nourriture.......	978	8,650	251,360	41,409
Consommation journalière......	2,68	24,26	710,60	86,52

Ouvriers en Lombardie.

Ration journalière d'un individu.	Quantité d'aliments.	Azote.	Carbone.	Graisse.
	kil.	kil.	kil.	kil.
Farine de maïs	1,520	25.83	668,80	133,76
Fromage....................	30	1,50	10,80	7,30
Deux litres de piquette pour boisson	2,000	0,27	15,00	»
Consommation en un jour......	3,550	27,60	694,60	141,06

Ouvriers en Irlande.

Ration journalière d'un individu.	Quantité d'aliments.	Azote.	Carbone.	Graisse.
	kil.	kil.	kil.	kil.
Pommes de terre.............	6,348	15,20	.634,8	6.34
Lait........................	500	3.30	35	18,50
Eau ou petite bière....	»	»	»	»
Ration totale........	6,848	18,50	669,8	24,84

La ration du marin est régulière ; celle du paysan du Vaucluse contient un excédant de 1/4 environ sur la quantité utile de carbone ; un excès moindre de carbone ressort dans celle de l'ouvrier suisse. Le même excès (farine et pommes de terre) est bien plus considérable dans le régime de nos ouvriers du Nord, de la Corrèze, etc.; la quantité d'azote étant suffisante pour ceux du Nord, il doit y avoir chez eux surcharge gastrique et perte de force vive. En Lombardie, insuffisance et absence de variété ; pas de viande, excès de matières amylacées : c'est un régime débilitant. La ration du pauvre travailleur irlandais ne renferme pas assez d'azote ; elle manque aussi de variété et distend l'estomac par le volume (1).

En résumant ces tableaux dans le suivant, Coulier fait ressortir avec raison que la pondération méthodique ne doit pas être la règle de l'alimentation :

(1) On trouvera dans l'excellent ouvrage du professeur Fonssagrives (*Hygiène alimentaire des malades, des convalescents et des valétudinaires*, 2ᵉ édition. Paris, 1867, p. 332, sect. III) un exposé complet de tous les éléments de la ration hospitalière, telle qu'elle est dispensée aux malades en France, en Angleterre, en Russie, etc., exposé aussi intéressant pour l'hygiéniste que pour le médecin.

Dénomination.	Quantité d'aliments. kil.	Azote. gr.	Carbone. gr.
Ration normale d'après Payen..........		20	310
Id. d'après Gasparin	»	25,01	309
Ouvriers agriculteurs des fermes du Vaucluse (par jour)..........	1,972	22,15	502,27
Id. id. du canton de Vaud..	3,410	27,88	496,27
Ouvriers laboureurs du Nord........	3,740	31,30	710,52
Ouvriers agriculteurs de la Corrèze	2,680	24,26	710,60
Ouvriers de Lombardie	3,550	27,60	674,60
Ouvriers irlandais........................	6,848	18,50	669,80

4° *Alimentation excessive.* — L'alimentation est excessive toutes les fois qu'elle est poussée au delà du sentiment naissant de la satiété. « L'estomac, a dit Reveillé-Parise (1), est le protecteur de la santé. » Un ancien a appelé ce viscère le *père de famille.* Quand l'organisme sollicite des matériaux de reconstruction, l'estomac le déclare par la sensation impérieuse de la faim ; quand l'organisme est saturé, il le manifeste encore par une autre sensation qui exprime et l'état général du corps et l'état des forces digestives : c'est à cette limite qu'il faut s'arrêter. Si on la dépasse, il survient des phénomènes dont la marche et la gravité sont en rapport avec l'énormité du repas et la susceptibilité des individus. Le premier de ces phénomènes est le malaise de l'estomac, caractérisé par un sentiment de surcharge et de pesanteur ; ses mouvements déterminent des nausées ; la satiété est portée jusqu'au dégoût ; le diaphragme est refoulé en haut ; il en résulte une gêne dans la respiration, dans la phonation, gêne toujours accompagnée d'une tension douloureuse du ventre. Dans le labeur d'une digestion qui, à cause de la masse des aliments, est incomplète et fébrile, il se dégage des gaz qui remontent dans l'œsophage. « Parfois, dit Magendie (2), ils distendent assez ce conduit pour comprimer le cœur par sa face postérieure ; ils produisent alors, en nuisant à la circulation, une anxiété très-fatiguante. » La concentration énergique qui s'opère vers l'estomac brise les forces musculaires et cérébrales ; l'inertie et l'accablement remplacent le bien-être et l'alacrité que l'on éprouve après un repas modéré ; les sens s'engourdissent, l'intelligence s'obscurcit, le sommeil arrive enfin comme chez les animaux repus. L'habitude d'une nourriture surabondante finit par dégénérer en un besoin réel, et décide la prépondérance des viscères digestifs sur les autres organes de l'économie ; elle réalise alors une variété de polyphagie, et détermine à la longue, dans le tube digestif, des modifications anatomiques analogues à celles qui sont congénitales chez une certaine classe de polyphages. Celles qu'on observe le plus souvent sont l'ampliation de

(1) Reveillé-Parise, *Physiologie et hygiène des hommes livrés aux travaux de l'esprit.* Paris, 1843, t. II, p. 240.

(2) *Physiologie et hygiène,* 3e édition, t. II, p. 102.

l'estomac et le développement considérable des valvules conniventes. Un garde municipal accoutumé aux excès de nourriture et de boissons nous a présenté, à l'autopsie, une hypertrophie très-prononcée de la tunique musculeuse de l'estomac et des intestins. Les effets d'une alimentation habituellement excessive ne sont pas les mêmes chez tous les sujets; elle ne crée pas le tempérament sanguin, comme on l'a dit (1); mais chez ceux qui en sont doués, elle produit la pléthore veineuse, les hémorrhoïdes, la disposition aux hémorrhagies actives, aux congestions cérébrales. La sécrétion urinaire, principal émonctoire de l'azote des aliments, laisse échapper plus de matériaux solides, mais comme elle devient insuffisante pour l'élimination de tout l'azote importé dans le corps par une nourriture démesurée, elle le laisse se déposer sous forme d'acide urique, et suscite l'imminence des affections goutteuses et calculeuses. L'infiltration graisseuse, plus lente à se manifester chez les individus sanguins et nerveux qui mangent trop, envahit rapidement les personnes lymphatiques; il semble qu'en elles tout l'excédant des substances ingérées devienne graisse : l'embonpoint commence d'abord à se prononcer dans la région du ventre; bientôt il s'étend aux autres parties du corps, notamment au visage, qui perd avec les saillies musculaires toute expression de physionomie. Souvent les membres restent assez grêles et contrastent par leurs dimensions avec l'obésité du visage et du tronc. Le poids du corps est augmenté, tandis que la puissance motrice diminue par l'atrophie des fibres musculaires. Tous les organes de la vie de relation s'énervent de l'excès de stimulation qu'une nourriture surabondante appelle incessamment sur les appareils de la vie plastique; les facultés de l'esprit s'émoussent par degrés, et si quelques intelligences ont le privilége de rayonner avec éclat à travers les murs d'une épaisse prison, en général « le gros ventre fait le gros entendement » (Réveillé-Parise). Comment croire, dit Vaughan, que les vapeurs qui s'élèvent d'une grosse et vaste panse ne forment point un brouillard de stupidité entre le corps et la lumière de l'esprit? La maigreur coexiste parfois avec l'habitude de beaucoup manger, et ce qui n'est point assimilé s'échappe du corps par différentes voies; cet état est le plus souvent pathologique (boulimie). Enfin, quand la masse alimentaire est tout à fait disproportionnée avec les forces digestives; l'estomac n'en digère qu'une partie en rapport avec les besoins actuels de l'économie; le reste, après un séjour plus ou moins long et pénible dans le ventricule, est à la fin évacué par vomissement ou par diarrhée. Les enfants, grâce à la facilité qu'ils ont de vomir, se débarrassent sans aucune souffrance du superflu de leur nourriture; les adultes ont à subir la crise douloureuse de l'indigestion annoncée par des nausées, des hoquets, des éructations de gaz aigres ou fétides, par une céphalalgie sus-orbitaire; signalée par des efforts de vomissement et des vomissements avec anxiété de la respiration et pâleur générale suivie de fatigue et de brisement dans les membres. Quelquefois le

(1) Motard, *Hygiène générale*, Paris, 1841, t. I, p. 354.

pylore, portier moins sagace qu'on n'a dit, donne issue au bol alimentaire indigéré; des coliques annoncent son passage dans les intestins et sont suivies de selles répétées. On a exagéré l'influence de l'indigestion sur la production de beaucoup de maladies, parce que le même individu n'a garde de la provoquer fréquemment; les mangeurs eux-mêmes en redoutent les angoisses et en évitent les récidives; elle est l'effet des lésions déjà développées, soit dans l'estomac, soit dans d'autres organes, aussi souvent peut-être qu'elle les fait naître : quand elle a donné lieu, par ses répétitions, à de sourdes phlogoses et même à des désorganisations du canal digestif, elle a été accompagnée d'abus des alcooliques.

IV. — QUALITÉ.

La qualité de l'aliment dérive de son origine et de la préparation qu'il reçoit. Une gradation presque insensible conduit de la nourriture végétale à la nourriture animale; celle-ci se prononce au plus haut degré dans la chair des animaux à sang chaud, et elle se rapproche de la première dans la substance des reptiles et des poissons, plus encore dans celle des animaux invertébrés. Les sucs acidules et la partie verte des plantes représentent la nourriture végétale à son état de pureté; elle se concentre et se rapproche de la nourriture animale dans les fruits, les racines, et surtout dans les graines des céréales. Quant au rapport qui existe entre la qualité originaire de l'aliment et les aptitudes digestives de l'homme, il ne prête à aucune équivoque, malgré les paradoxes de Rousseau et du médecin Helvetius, renouvelés de nos jours en Angleterre par les partisans du régime végétarien. L'organisation de l'homme est évidemment appropriée à une nourriture mixte; quoique son appareil dentaire rappelle celui des carnivores, ses incisives sont proportionnellement plus larges, ses canines plus petites, les couronnes de ses molaires à pointes moins saillantes; son canal intestinal n'est pas aussi long que chez les herbivores, ni aussi court que chez les carnivores. Que l'on joigne à ces indices de structure les manifestations si positives de son instinct qui le porte à associer dans son régime les substances des deux règnes organiques, mélange adopté également par d'autres animaux (palmipèdes, échassiers, gallinacés, etc.), et l'on trouvera que Gall s'est donné une peine puérile pour assigner à l'homme une place intermédiaire entre les carnivores et les herbivores, au moyen de lignes topographiques qui partagent son crâne en deux moitiés égales, dont l'une, antérieure, domine chez les herbivores, et dont l'autre, postérieure, est plus développée chez les carnivores.

1° *Alimentation végétale. — Fruits.* Ceux qui sont composés de mucilages, de gelées végétales, de sucre, d'eau, d'acides végétaux, séjournent peu sur le tube digestif, surtout à l'état frais, et d'autant moins que le sucre et le mucilage y sont plus étendus d'eau. Les fruits plaisent en général, à tous les estomacs; mais aux sujets sanguins conviennent mieux les fruits acidules, aux

personnes irritables les mucilagineux sucrés, aux lymphatiques les fruits acerbes ou très-sucrés. Les fruits jouent un rôle notable dans le régime des méridionaux; dans les contrées septentrionales, et en particulier pour les hommes
livrés à des travaux pénibles, ils ont moins d'importance alimentaire; ils ne
nuisent que par défaut de maturité ou par un usage immodéré. Mais pour
apprécier la valeur réelle des fruits dans le système de l'alimentation humaine,
il faut les considérer, non comme un régime spécial qui ne pourrait être supporté longtemps à cause des ferments et des produits acides qu'ils contiennent,
mais à titre d'accessoires, d'ingrédients, de variété et d'agrément, ajoutant à
la nourriture habituelle des populations une somme variable de principes aromatiques, sucrés, azotés et salins. Sous ce dernier rapport, ils seraient d'une
utilité incontestable dans le régime si uniforme des ouvriers de la campagne,
dans celui des marins et des soldats. Leur conservation à l'aide du sucre répondrait à ce but, en même temps qu'elle diminuerait leurs principes acides et
fournirait dans le sucre lui-même un des meilleurs aliments respiratoires.
L'abaissement du prix du sucre dans l'avenir réalisera cette double amélioration
dans la nourriture des masses, et dès lors les préparations conservatrices des
fruits n'entraînant qu'une faible dépense, on sera moins porté à les prodiguer,
à les dissiper dans la saison de leur maturation et même avant cette époque.
C'est parce qu'il est dispendieux de les conserver qu'on en abuse au moment
de leur récolte; c'est alors aussi que par économie on les fait entrer en proportion excessive dans le régime journalier, l'équivalent de la nourriture
ordinaire ne pouvant s'obtenir que par un volume considérale de fruits;
l'excès d'eau, de sucs acides, de tissus végétaux, etc., fatigue les voies digestives; les sécrétions gastrique, biliaire, pancréatique, destinées à désagréger,
à transformer, à émulsionner les matières azotées, amylacées et grasses,
n'ont plus leur emploi régulier, etc. De là les troubles digestifs, les diarrhées
surtout si fréquentes dans les campagnes à l'époque des récoltes des fruits.
Dans la Côte-d'Or, on avait essayé de réduire les rations des vendangeurs à
une soupe et à du pain, en leur laissant le droit de consommer du raisin à
discrétion; on n'a pas tardé à reconnaître la nécessité d'y ajouter la viande
pour soutenir leurs forces et augmenter leur travail.

Légumes. Tous les produits de cette classe, exceptés les champignons, sollicitent peu la muqueuse gastrique, cèdent peu de matériaux alibiles, traversent
assez promptement le canal digestif, et fournisssent un résidu plus abondant et
moins altéré. Leur usage abaisse l'énergie des fonctions plutôt qu'il ne les excite;
il est indiqué, dans les cas de pléthore, de tendance congestionnelle vers l'encéphale ou les poumons, de prédominance bilieuse et d'héréthisme nerveux. Les
légumes mucilagineux doivent entrer dans l'alimentation des sujets sanguins et
nerveux, des habitants des climats chauds. Très-avantageux pour l'enfance, ils le
sont moins pour les vieillards et pour les habitants des contrées froides et
humides. Les navets et les choux causent un peu de flatulence; l'aubergine, les
différentes espèces de concombres, melons et pastèques, nourrissent peu, mais

leur indigestibilité a été exagérée. Il faut voir en Orient, surtout à Constantinople, quelle consommation de concombres de qualité d'ailleurs exquise parmi
les classes ouvrières, sans inconvénient pour elles. Plusieurs espèces de ces
fruits légumineux ont un arome des plus suaves et constituent un manger
excellent. Les champignons, très-nutritifs, recherchés à cause de leur parfum
et de leur goût, sont en général lourds et difficiles à digérer. Les personnes
délicates, les enfants, les convalescents, doivent s'en abstenir. Certaines feuilles
vertes, telles que les épinards, sont un peu laxatives ; celles de la betterave
produisent le même effet sur les animaux. Les légumes herbacés, comme les
fruits, ont l'avantage de varier la nourriture, de modifier la forme, la consistance et la saveur de beaucoup d'aliments auxquels on les ajoute, de mêler
aux viandes et aux féculents des substances riches en eau, en sels alcalins,
calcaires, magnésiens, minéraux et végétaux. Les légumes féculents exigent
une préparation préalable pour devenir digestibles et pour développer toute
leur force nutritive. La farine crue, de quelque semence qu'elle provienne, ne
peut alimenter l'homme ; la châtaigne, que la cuisson rend si nutritive, ne l'est
point à l'état cru ; la pomme de terre crue, non mangeable pour l'homme,
nourrit médiocrement les herbivores eux-mêmes : la cuisson en fait l'une de
nos conquêtes alimentaires les plus utiles en brisant les enveloppes ligneuses
de la matière amylacée. Néanmoins, même cuites et décortiquées, les graines
des légumineuses fatiguent beaucoup d'estomacs et déterminent la production
de gaz intestinaux, surtout s'ils n'ont pas été bien mâchés et insalivés. Les
féculents traversent l'estomac plus promptement que les viandes pour aller
subir dans l'intestin, au contact des fluides biliaire et pancréatique, leur transformation en dextrine et en sucre, déjà commencée par la diastase salivaire ;
leur digestion augmente moins la chaleur animale et le nombre du pouls que
celle des substances animales ; ils ont la propriété de nourrir sans exciter, sans
précipiter les actes de l'organisme. Un régime principalement composé de
substances amylacées a pour effet consécutif d'abaisser l'activité de toutes les
fonctions, excepté celles du pancréas et du foie, de fatiguer les organes digestifs par la surcharge d'une ration journalière très-volumineuse, de rendre le
sang chyleux (Cl. Bernard) en lui donnant une apparence blanchâtre et rosée,
de favoriser l'accumulation de la graisse en versant dans l'organisme un superflu d'éléments combustibles. L'ingestion des matières féculentes, pas plus que
des matières sucrées, n'augmente pas la quantité de sucre dans le foie, et par
suite dans l'économie, excepté chez les diabétiques ; mais les substances
sucrées provenant de l'alimentation féculente, et arrivant par la veine porte
au foie, au lieu de traverser cet organe, y donnent lieu à la production d'une
matière nouvelle qui communique au sang l'apparence blanchâtre dont nous
avons parlé, et que Cl. Bernard considère comme une matière grasse unie avec
une substance protéique. Ainsi s'expliquent les faits incontestables d'engraissement des animaux par les féculents ; on sait aussi que les oies et les canards
chez qui on détermine artificiellement l'imprégnation graisseuse du tissu hépa-

tique sont gorgés d'une pâtée de maïs ou d'autres fécules. Il est impossible que le médecin hygiéniste ne tire pas, dans un certain nombre de cas, un parti utile de cette importante découverte de la physiologie expérimentale, à savoir, que dans le foie s'opère la production de la graisse aux dépens des matières féculentes et sucrées de l'alimentation ; c'est cette faculté de changer le sucre en matière lactescente qui paraît manquer aux diabétiques, de là leur amaigrissement. Avec cette ingénieuse sagacité qui s'empare, pour les féconder, de tous les détails d'une observation, Cl. Bernard (1) signale la disproportion des quantités de sucre que les diabétiques éliminent par les urines avec la quantité de matières féculentes ou saccharoïdes ingérées, et il se demande si la matière sucrée, et par conséquent la fécule, ne serait pas chez ces malades un excitant du foie.

2° *Alimentation animale.* — A. *Régime lacté.* — Nous avons indiqué plus haut les phénomènes qui accompagnent la digestion du lait : on en peut déduire, avec Blondlot, qu'il est peut-être moins digestible qu'on ne pense généralement, opinion déjà émise par Tiedemann et Gmelin, dont les expériences sur ce point contredisent celles de W. Beaumont. Le lait est adoucissant ; il nourrit d'autant plus qu'il contient moins d'eau ; il ne détermine dans les organes digestifs qu'une stimulation médiocre : ce qui explique son influence sur les selles qu'il rend toujours, suivant les dispositions individuelles, un peu plus rares ou plus fréquentes : les matières fécales sont décolorées et presque blanches. La digestion du lait et la sanguification du chyle qu'il fournit s'accomplissent sans augmentation de la température du corps, sans accélérer aucune fonction, excepté celle du rein. Chez un chien nourri pendant deux jours avec du lait, Millon (2) a constaté que le sang contenait le carbone de l'azote dans le même rapport que l'albumine ; mais le sang différait de l'albumine par un grand excès d'oxygène, de manière à représenter de l'albumine fortement oxydée ; le chyle, trois fois moins riche que le sang en matériaux organiques, offrait une composition exactement correspondante, et loin de déceler une accumulation de matière grasse, il devrait être considéré aussi comme de l'albumine déjà très-oxydée. D'Arcet a remarqué sur lui-même que l'ingestion du lait chaud sucré acidifiait promptement son urine alcalinisée par l'usage habituel des eaux de Vichy. Le lait est un aliment complet ; il fournit aux besoins de toutes les fonctions ; il favorise l'assimilation et l'accumulation de la graisse dans les mailles du tissu cellulaire : les jeunes animaux dont il est l'unique nourriture prennent un accroissement rapide. La nature avait donc indiqué à l'homme la puissance alibile de cette substance, et il l'a transportée dans son régime sous toutes les formes qu'elle est susceptible de recevoir : lait pur, fromages, crèmes, beurre, etc. — Mais les effets du régime lacté ne sont pas identiques à tous les âges ni

(1) Cl. Bernard, *Leçons de physiologie expérimentale.* Paris, 1855, p. 422.
(2) Millon, *Comptes rendus de l'Académie des sciences,* 31 décembre 1849, p. 818.

dans toutes les conditions de vie individuelle ; il est spécialement approprié aux besoins du premier âge, pour lequel il n'existe pas de matière plus assimilable ; amené par la succion des vaisseaux lactifères dans la bouche de l'enfant, il conserve avec sa température toutes ses propriétés primitives : il est au lait de traite dont l'adulte fait usage ce que le sang en circulation dans les vaisseaux est au sang extrait de la veine. C'est du lait puisé par l'enfant au sein de sa mère que l'on peut dire, avec Donné, qu'il est presque du sang ; souvent celui d'une femelle d'espèce différente est refusé par son estomac : tel enfant qui profite merveilleusement du lait de sa mère vomira ou sera purgé après l'ingestion du lait de vache, de chèvre ou de brebis. Malgré ces résultats d'idiosyncrasie puérile, le lait, quel qu'il soit, demeure le meilleur aliment du premier âge. Mais à mesure que l'organisme poursuit son évolution et se complète, il perd son aptitude primordiale à le digérer ; l'apparition des dents avertit que le moment est venu d'y associer des substances qui, telles que les fécules, sans rien ôter au lait de ses propriétés adoucissantes, le rendent plus nutritif et exercent davantage les organes de la digestion ; bientôt l'alimentation doit devenir de plus en plus solide et substantielle ; et soit que le système digestif exige une stimulation plus forte, soit que l'économie repousse par instinct un aliment désormais moins approprié à ses besoins, le lait n'entre plus dans son régime que comme accessoire ou combiné avec d'autres aliments. Le concours des circonstances extérieures modifie aussi la valeur et l'efficacité du régime lacté : dans les lieux élevés où la raréfaction de l'air, la diminution de pression, l'abondance de la lumière, la sécheresse et l'agitation de l'air contribuent à exciter les organes, à précipiter les mouvements de la vie, la nourriture tempérante du lait sert de contre-poids à l'excessive stimulation de l'atmosphère : là, l'air et l'aliment se compensent mutuellement, et produisent, comme chez les montagnards de la Suisse, la vigueur du corps et l'harmonie du physique et du moral. Par les mêmes raisons, le régime lacté réussira aux individus nerveux, sanguins ; il pourra restituer aux constitutions usées par l'abus des stimulants fraîcheur et coloris ; aux victimes émaciées des passions et des plaisirs, embonpoint et force ; il corrige les intempéries de leur sensibilité nerveuse comme il neutralise chez le pâtre de la Suisse les excitations du milieu très-élevé dans lequel il vit. Mais proposera-t-on le lait pour aliment principal aux habitants étiolés de nos grandes villes ? Cet aliment y est souvent falsifié ; l'air miasmatique des grands centres de population contre-indique ce genre de nourriture ; les agitations de la vie sociale, les alternatives de surexcitation et de dépression organique qui en résultent, n'y sont pas moins contraires. Nous ne dirons pas, avec Londe (tome II, page 127), que le lait est éminemment contraire aux lymphatiques, ni qu'il produit chez les habitants des pays bas et humides un empâtement morbide des tissus : ce dernier état est dû, quand il se développe, à l'influence permanente des localités. Quant aux lymphatiques, un lait riche en globules ne saurait leur nuire ; loin de là : s'ils sont délicats, s'ils mènent une vie sédentaire, s'ils dépensent peu de forces, il suffira même à leur réparation, pris en quantité convenable. Le lait cru pèse moins à certains estomacs que le lait cuit ; d'autres le préfèrent mêlé à une infusion aromatique telle que thé, café, mélisse, menthe ; les uns l'aiment très-chaud, les autres glacé ; beaucoup de personnes, et nous en avons donné la raison, ne le digèrent qu'associé aux œufs, aux fécules, aux épices, etc. Quant aux différentes espèces de laits, à en juger par l'expérience médicale, le lait d'ânesse est plus bienfaisant pour l'estomac ; le lait de chèvre pur passe pour restaurer les malades épuisés par des maladies graves, et sert, dans beaucoup de pays, à l'allaitement des enfants. Chez nous, c'est le lait de vache qui fournit aux besoins hygiéniques ; quand il remplace le sein maternel ou lui sert d'auxiliaire, on le coupe avec le petit-lait, l'eau de gruau, ou mieux avec l'eau pure, pour lui donner la légèreté du lait que sécrète la femme peu de temps après la parturition.

B. — *Régime gras.* — Boussingault et Dumas, ayant constaté dans les aliments des herbivores l'existence d'une quantité très-considérable de matières grasses, avaient admis que ces matières passaient toutes formées dans le corps des animaux, qui les brûlent immédiatement pour l'entretien de leur température propre, ou qui les accumulent dans leurs tissus pour servir de réserve à la respiration.

Les corps gras végétaux ont exactement les mêmes propriétés chimiques que ceux d'origine animale, c'est-à-dire qu'ils sont susceptibles de fournir par la saponification de la glycérine et des acides gras. C'est dans les graines surtout qu'ils abondent ; par la simple pression on obtient des graines désignées ci-dessous, sur 100 parties en poids :

Colza..	50 à 41
Pavot	34 à 63
Noisette	60
Ricin	62

non compris la quantité de matière grasse que la pression ne suffit pas à extraire du tourteau. Le plus souvent la proportion de graisse contenue dans les graines alimentaires varie de 0,2 à 4 ou 5 pour 100, comme l'indique ce tableau :

Champignons.	0,25
Riz	0,80
Fèves	1,50
Blé	1,87 à 2,61
Pois secs	2,00
Seigle	2,25
Lentilles	2,60
Orge	2,76
Haricots	2,80
Avoine	5,50

Pelouze et Gélis ont reconnu que le sucre, en fermentant d'une manière spéciale sous l'influence du fromage, produit de l'acide butyrique ; d'un autre côté, Dumas et Edwards se sont assurés que les abeilles font de la cire, même alors qu'on les nourrit exclusivement de sucre et de miel : fait déjà signalé il y a un demi-siècle par Hubert, et dont la vérification a ramené Dumas à l'idée que l'animal peut créer de la graisse aux dépens du sucre. L'hypothèse de Liebig sur le phénomène de cette formation est plus large : suivant lui, les herbivores engendrent des matières grasses avec tous leurs aliments; matières azotées neutres, gomme et sucre, peuvent, par l'élimination d'une certaine portion d'oxygène, se convertir en graisse dans le sang lui-même par le jeu des forces intimes de l'organisme. Telle est aussi l'opinion de Burdach qui n'admet pas que la nourriture détermine nécessairement la proportion de graisse contenue dans le chyle (1); une nourriture maigre, pourvu qu'elle soit suffisante et bien digérée, peut développer l'embonpoint. Leuret et Lassaigne ont remarqué des traces de graisse dans le chyle des chiens qui n'avaient reçu que de la gomme depuis un jour et demi, mais elles pouvaient provenir de l'absorption interstitielle. Boussingault a constaté que chez les pigeons et les canards dont le sang ne contient qu'une quantité minime de principe gras (4 à 5 pour 1000), la graisse du sang ne varie pas, soit qu'il consiste en substances qui en sont entièrement dépourvues, par exemple, en amidon ou en blanc d'œuf (2). On ne conteste plus aujourd'hui que la production de la graisse dans l'organisme, sans être absolument subordonnée à la nature du régime, est favorisée par l'usage des aliments gras; les matières azotées neutres doivent être infiniment moins propres à se transformer en graisse, car les animaux carnassiers n'en produisent point. Magendie a signalé depuis longtemps le rapport constant entre l'ingestion des matières grasses et la composition du chyle, qui se montre alors opaque et lactescent; d'après Tiedemann et Gmelin, la graisse passe dans le chyle sans aucune décomposition ni combinaison. Bouchardat et Sandras, et plus récemment encore Delafond et Gruby, ont constaté que les matières grasses de nos aliments, pompées par les villosités intestinales, pénètrent de là dans les chylifères, et constituent le principe qui donne au chyle sa blancheur. Cet appareil spécial pour l'absorption des matières grasses émulsionnées en laisse échapper fort peu dans une digestion normale : ce qui explique la déposition progressive de la graisse dans le corps des herbivores. Il était réservé à Claude Bernard (3) de démontrer que le suc pancréatique est l'agent indispensable à la digestion des matières grasses. Il suffit de mêler dans un tube de verre, de l'huile et du suc pancréatique récent, pour que l'huile soit immédiatement émulsionnée; même résultat avec le suif, le beurre ou le saindoux, quand on agit à la température de 35 à 40 degrés : aucun autre fluide de l'économie ne possède cette propriété. L'action du fluide pancréatique sur les corps gras n'est pas une saponification ou une combinaison chi-

---

(1) Burdach, *Traité de physiologie*, t. IX, p. 359.

(2) Boussingault, *Annales de physique et de chimie*, 3e série, t. XXIV, p. 460.

(3) Claude Bernard, *Leçons de physiologie expérimentale*. Paris, 1855.

mique : c'est d'abord une division très-grande de la matière grasse, due à l'influence d'une substance particulière que contient le suc pancréatique ; celle-ci exerce encore sur les corps gras d'autres changements plus profonds, elle y développe rapidement une réaction très-énergique qui a pour effet leur dédoublement en acide gras et en glycérine. Si l'on fait usage de beurre et de suif, il se manifeste une forte odeur d'acides butyrique, sébacique. Cl. Bernard ne pense point que les corps gras neutres soient absorbés à l'état de glycérine et d'acides gras ; dans les cas ordinaires, ils le sont sous forme de simple émulsion, et c'est à la graisse absorbée à l'état ferme que le chyle doit son apparence laiteuse ; or, sans le suc pancréatique, pas d'émulsion, et par conséquent pas d'absorption des corps gras.

Les substances grasses ne sont point digérées dans l'estomac, elles s'y liquéfient seulement et gagnent la surface de la masse chymeuse ; elles y séjournent longtemps, et occasionnent parfois l'afflux de la bile dans ce viscère ; parfois elles deviennent âcres, irritantes, et font naître un malaise particulier, un sentiment d'ardeur, de brûlure à la région épigastrique (*fer chaud*). C'est dans l'intestin qu'elles subissent la modification qui les rend aptes à être absorbées ; prises en excès, la portion des matières grasses qui échappe à l'action du suc pancréatique se retrouve dans les fèces. Des trois ordres de substances alimentaires, substances azotées ou albuminoïdes, féculentes ou sucrées et graisses, celles-ci sont les seules qui ne traversent point le foie, et sont presque exclusivement absorbées par les chylifères pour arriver directement au poumon, en suivant le canal thoracique qui les épanche dans la circulation veineuse générale (Cl. Bernard).

Frerichs (1) fait ressortir l'influence de l'alimentation sur le volume du foie, qui augmente dans la deuxième période de la digestion et diminue à la suite d'un jeûne ; cette influence se prononce quand le régime est trop riche en matières grasses, ou trop abondant, ou qu'une partie des aliments n'est pas employée.

D'après les recherches de Gluge et Thiernesse, les matières grasses liquides ingérées dans l'estomac, absorbées par les villosités de l'intestin, circulent avec le sang pour arriver aux organes où elles se déposent, et qui sont : le foie, les poumons et les reins ; administrées en petite quantité et pendant un court laps de temps, elles disparaissent insensiblement du sang et des organes où elles s'étaient fixées. Les animaux qui en usent à dose minime et égale tous les jours continuent de jouir d'une très-bonne santé ; mais dans des circonstances inverses, elles donnent lieu aux lésions qui se résument par les mots de *poumon gras, foie gras, rein gras*. Il est d'observation que chez l'homme l'usage copieux et prolongé des graisses dérange les fonctions digestives ; l'opinion populaire qui leur reproche de faire naître des affections du foie est au moins fondée, comme on le voit par les expériences sus-mentionnées, sur les effets

____

(1) Frerichs, *Traité pratique des maladies du foie.* 3e édit. Paris, 1877, p. 20.

du régime gras chez les animaux. Magendie, en nourrissant des chiens avec du beurre, a vu constamment leur foie devenir gras, dans le sens littéral du mot ; Cl. Bernard (1) a démontré que sous l'influence du régime gras, le sucre diminue dans le foie absolument comme si l'animal était soumis à une abstinence complète, bien que la graisse fût absorbée et digérée : or, la glycogénie étant l'une des fonctions physiologiques du foie, on comprend le trouble qui doit résulter de sa suppression graduelle. Enfin le régime des substances grasses affaiblit le ressort des tissus qui s'en infiltrent, et diminue la puissance musculaire ; il ne convient pas aux estomacs languissants, aux complexions molles ; il exige l'addition des condiments âcres, stimulants, que repoussent les sujets irritables. Une certaine proportion de matières grasses dans l'alimentation des hommes et des animaux est une condition favorable à leur santé ; leur instinct la recherche. Si l'on excepte les tissus dentaires et les fibres des tissus cellulaires et élastiques, ces matières se rencontrent dans les interstices de tous les organes, dans le sérum de toutes les humeurs et même dans l'urine ; l'ovule même en contient : il en est une qui n'existe que chez les femelles, la butyrine. Suppléées par d'autres principes non azotés, elles ont cependant une valeur différente dans l'alimentation, car elles sont plus riches en carbone que le sucre, l'amidon, et tandis que la composition de ces deux dernières substances se représente par 42,1 et 41,4 de carbone et de l'eau, les huiles et les graisses renferment, par rapport à leur oxygène, un excédant d'hydrogène libre (9,75) pouvant brûler en se combinant avec l'oxygène atmosphérique. On reste au-dessous de la réalité, d'après Boussingault (2), en admettant que les substances grasses, envisagées comme aliment combustible, équivalent à leur propre poids de carbone, tandis que les autres principes digestibles non azotés ne représentent en carbone que les 0,42 de leur poids.

C. *Régime blanc.* — Il comprend les substances gélatineuses, albumineuses et la chair d'un grand nombre d'animaux à sang froid. Nous ne reviendrons pas sur ce qui concerne la digestibilité et les propriétés alibiles des deux premières. L'aliment gélatineux, si on ne lui associe quelque principe stimulant, est souvent expulsé comme un corps étranger, par défaut de réaction gastrique ; c'est ce qui l'a fait considérer comme laxatif ; au reste, quand il est supporté, il n'accélère aucune fonction et peut être considéré presque comme un adoucissant. L'aliment albumineux, s'il est ingéré, cru ou liquide, ne détermine aucune excitation ; coagulé, il agit autrement (voy. plus haut). Les œufs cuits ou crus sont un aliment complet, non par leur blanc, mais par leur jaune, qui, riche en principes nutritifs, les cède sans trop de fatigue à l'assimilation. Le beurre et surtout la friture rendent l'albumine concrète encore plus difficile à digérer. Le jaune entre dans la préparation de beaucoup de

(1) Bernard, *Leçons de physiologie expérimentale.* Paris, 1855, p. 136.
(2) Boussingault, *Économie rurale, etc.*, 2e édition, 1851, t. II, p. 274.

mets, surtout dans celle des assaisonnements et des pâtisseries; émulsionné dans de l'eau chaude sucrée et aromatisée, il constitue le lait de poule, aliment léger qui convient aux convalescents. La domestication rend plus tendre la chair des oiseaux de basse-cour, mais elle pâlit leur fibre et en diminue l'arome; elle n'a pas l'osmazôme, la saveur et le fumet de la chair brune et ferme du gibier à plumes. Néanmoins la volaille est une ressource précieuse pour la variété du régime. Le médecin ne doit pas oublier que les viandes sont moins digestibles que les œufs peu cuits et le laitage. La chair des poissons, moins substantielle que celle des mammifères et des oiseaux, pèse aussi moins à volume égal et donne à l'ébullition beaucoup de gélatine (ichthyocolle); elle se digère sans élever notablement la température du corps, elle nourrit sans exciter aucune fonction, pas plus celle de la reproduction qu'aucune autre. C'est à bon droit que le code disciplinaire de l'Église substitue le poisson à la viande des animaux, dans les occasions où elle demande à l'homme le sacrifice de ses passions; dans les ordres religieux voués au régime maigre, on n'observe point l'obésité si commune chez les personnes sédentaires; et le carême, quand il consiste surtout à remplacer la viande par le poisson, amaigrit en général, malgré sa coïncidence avec l'époque de l'année où l'homme tend le plus à l'embonpoint. Les poissons à chair molle, blanche, peu grasse, riche en eau et presque sans arome, nourrissent peu; leur usage prolongé et prédominant déterminerait la diminution des forces musculaires et la décoloration générale, signes d'une alimentation insuffisante par qualité. Les poissons fibreux, denses, colorés, savoureux (carpes, saumons, esturgeons, etc.), certains crustacés (homards, langoustes), excitent plus l'estomac et les autres organes que ceux où prédominent l'albumine et la gélatine : quelques-uns, imprégnés de graisse, en sont moins digestibles. Les préparations modifient beaucoup les effets de l'ichthyophagie; le boucanage dépouille le poisson de l'eau qu'il contient abondamment, en condense les éléments nutritifs, développe par la combinaison de la chair et de la fumée des principes odorants et sapides qui l'assaisonnent fortement : c'est ainsi que l'on s'explique l'heureuse excitation du moral et du physique que l'usage du poisson fumé procurait aux matelots du capitaine Ross au milieu des glaces de la mer Polaire, à ce point qu'après en avoir mangé avec délices de longues tranches, ils avaient peine à supporter les vêtements chauds dont l'amirauté les avait prudemment pourvus. Sans doute la fermentation putride, mode de préparation usité par certaines peuplades du Nord (Ostiaques, Groënlandais etc.), en dissociant les éléments du poisson, le rend plus digestible et lui communique des propriétés stimulantes qui favorisent l'assimilation.

D. *Régime rouge et noir.* — Les chairs colorées sont celles du bœuf, du mouton, de l'oie, du canard, du pigeon, de la perdrix, du faisan, etc. Les chairs plus foncées en couleur proviennent des animaux à l'état sauvage, tels que daim, chevreuil, sanglier, lièvre, caille, bécasse, etc. Plusieurs oiseaux, tels que grives, les bec-figues et les ortolans, engraissent beaucoup, surtout dans les temps de vendange : leur chair sapide en devient plus agréable, plus délicate. D'après Hallé, la graisse des animaux très-colorés s'altère promptement dans l'estomac et cause des rapports caustiques. L'aliment que fournissent ces chairs, fibrineux par excellence et riche en principes aromatiques, intéresse toute l'économie à sa digestion; il détermine un mouvement énergique de concentration sanguine sur l'estomac, qui verse avec abondance ses fluides; il y séjourne longtemps; il est altéré fortement par l'action du tube digestif et n'y laisse que peu de résidu : pendant son élaboration, la circulation s'anime, la chaleur générale augmente, les organes qui prédominent par leur action primordiale ou acquise ressentent plus particulièrement l'effet de la stimulation générale, de cette sorte de fièvre physiologique qui accompagne la digestion des substances animales par excellence. Le sang puise dans cette nourriture une somme considérable de matériaux essentiellement réparateurs, et distribue plus libéralement à toutes les parties du corps la stimulation et la vie.

3° L'organisme éprouve donc des modifications très-différentes sous le régime absolu des substances végétales ou animales. On a vu plus haut que l'exhalation et l'absorption d'azote par les voies respiratoires sont influencées par les divers régimes et l'inanition : d'après les recherches de Regnault et Reiset (*loc. cit.*), le rapport entre la quantité d'oxygène contenu dans l'acide carbonique et la quantité totale d'oxygène consommé paraît dépendre beaucoup plus de la nature des aliments que de la classe à laquelle appartient l'animal en expérience. Le maximum de ce rapport correspond à l'alimentation par les grains; il baisse quand on le nourrit de viandes; avec le régime des légumes, il devient intermédiaire entre celui que donne l'usage de la viande, et celui qui résulte du régime du pain. Pour le même animal, les variations que le genre de nourriture détermine dans le rapport entre l'oxygène contenu dans l'acide carbonique et l'oxygène total consommé oscillent entre 0,62 et 0,04. De leur côté, Hervier et Saint-Lager ont constaté que chez l'homme la nourriture animale diminue aussi la quantité d'acide carbonique exhalé, tandis que l'usage exclusif des aliments féculents l'augmente; elle accélère le pouls et les mouvements respiratoires; elle élève la température du corps et le chiffre des globules dans le sang en abaissant proportionnellement celui de l'eau. Aussi le sang des carnivores contient-il plus de globules que celui des herbivores; on trouve en moyenne, chez les chiens 148,3, chez les bœufs 97,4, et chez les porcs omnivores 105,7. L'examen du sang des animaux n'a pas démontré de rapport entre la quantité de fibrine et le mode d'alimentation : Andral, Gavarret et Delafond l'ont notée à 3,7 chez les espèces bovines, à 4 chez les chevaux, à 4,6 chez les porcs, tandis que les chiens l'ont montrée à 1,16, 2,1 et 3,5. En général, les substances animales déterminent une turgescence plus forte de l'estomac, une sécrétion plus abondante des fluides gastriques; nutritives sous un petit volume, elles distendent moins ce viscère, y séjournent plus longtemps, s'altèrent davantage par son action, se chylifient plus rapidement, fournissent un chyme acide, dans l'intestin grêle un chyle opaque bien homogène; elles occasionnent moins de flatuosités, donnent lieu à des selles plus rares et plus odorantes; elles favorisent la sécrétion de la bile ou du sperme, accroissent la proportion du caséum dans celle du lait, réduisent l'activité des reins tout en augmentant les matériaux solides de l'urine.

Chossat a prouvé que la proportion des matières fixes de l'urine varie avec les aliments de nature différente pris en même quantité. Le tableau suivant, dû aux recherches de Lehmann, précise ces variations :

Alimentations.	Matières solides.	Urée.	Acide urique.	Matières extractives.
Règne animal............	87,440	53,198	1,478	5,145
— végétal..........	39,235	22,481	1,021	16,499
— mixte............	67,820	32,498	1,183	10,508
— non azoté........	41,680	15,408	0,735	11,854

Voici les conclusions que Lehmann a déduites d'expériences nombreuses faites sur lui-même :

1° Le régime animal augmente la quantité des matières solides de l'urine; le régime végétal, et surtout non azoté, la diminue.

2° La quantité de l'azote contenu dans l'urine dépend de l'espèce des aliments ingérés; la proportion de l'urée aux autres éléments solides a été :

Dans le régime mixte	:: 100 :	116
— animal.......	:: 100 :	63
— végétal	:: 100 :	156
— non azoté ...	:: 100 :	170

3° La quantité de l'acide urique n'est pas en rapport avec la nature de l'alimentation.

4° La quantité des phosphates et des sulfates urinaires est proportionnée à celle des composés de protéine introduits dans l'économie.

5° Les matières extractives sont diminuées par le régime animal et augmentées par le régime végétal.

6° L'acide lactique est diminué par le régime animal et ramené en majeure partie à l'état libre; par le régime végétal il augmente et se rencontre uni à des bases; le régime non azoté l'augmente plus encore, et on le trouve alors combiné avec l'ammoniaque.

Le règne animal favorise-t-il la formation des concrétions urinaires d'acide urique, de phosphate de chaux, de phosphate ammoniaco-magnésien et d'oxyde cystique? Telle est l'opinion de Magendie et de Ségalas, combattue par Civiale, qui objecte que : 1° l'acide urique n'est pas en rapport avec la nourriture; 2° il n'existe aucune proportion constante entre cet acide et l'urée, le plus azoté des éléments de l'urine; 3° la gravelle est rare dans quelques parties de l'Angleterre et dans le nord de l'Europe, malgré la prédominance du régime animal parmi les habitants; 4° les concrétions urinaires se rencontrent souvent chez les animaux herbivores, et quant à la nature de leurs matériaux, dans l'ordre de fréquence suivant : phosphate ammoniaco-magnésien mêlé avec du phosphate calcaire, urate d'ammoniaque avec mélange de phosphate de chaux, oxalate calcaire, acide cystique mêlé avec du phosphate de chaux. Aussi Civiale conclut-il que la nature des substances ingérées est sans influence sur la production des concrétions urinaires, mais que les écarts de régime peuvent amener la gravelle par l'irritation que l'ingestion d'une excessive quantité d'aliments développe dans les viscères de l'abdomen et dans les reins (1). Cette excitation habituelle, entretenue par une nourriture exclusivement animale, ne se borne pas aux organes de la vie plastique, elle s'étend à ceux de la vie de relation; l'action cérébrale est augmentée, ainsi que celle du système musculaire, qui reçoit en abondance les principes d'une réparation aussi prompte que directe. Aussi les héros de la force musculaire sont-ils carnivores; les portefaix, les forts de la halle, les lutteurs, etc. Nous avons déjà rapporté qu'en 1841, sur la ligne de Paris à Rouen, il a suffi de substituer le roastbeef, le bœuf rôti au bouilli, aux soupes et aux légumes dont se nourrissaient les ouvriers français, pour les mettre en état de faire des journées aussi productives en main-d'œuvre que celles des ouvriers anglais. Nous livrerons cependant à la méditation de nos lecteurs un fait aussi remarquable que facile à vérifier; nous en avons été longtemps le témoin journalier. Les hamals (portefaix) et les caïdji ou rameurs des caïques du Bosphore et de la Corne-d'Or forment à Constantinople deux corporations privilégiées sous le rapport de la puissance musculaire et de la vigueur de constitution; adonnés aux travaux les plus pénibles sous le soleil ardent de l'été comme par les intempéries de l'hiver, rien n'égale leur force, leur agilité, leur aptitude au labeur, si ce n'est leur sobriété : le concombre, le melon, le raisin, le pain en galette, telle est la base de leur ali-

(1) Dans une intéressante notice sur le régime des trappistes (*Union médicale*, 3 et 5 juin 1858), Fonssagrives constate l'absence de la goutte et de la gravelle, mais non du rhumatisme, à la Trappe de Notre-Dame de Grâce de Briquebec (Manche). Ces religieux font un seul repas par vingt-quatre heures, du 14 septembre au premier samedi du carême; dans la saison d'été, deux repas, et ils paraissent s'en trouver moins bien que du seul repas d'hiver. Leur ration ordinaire comprend 370 grammes de pain, de pommes de terre, une soupe sans beurre, huile ni graisse, et où n'entre le lait qu'à des époques déterminées, un plat de légumes ou de racines cuites à l'eau, plus un demi-litre de cidre, et pour dessert, des fruits cuits ou crus, ou des raves. Voilà une ration qui ne répond guère aux fixations chimiques (20 grammes d'azote, 310 grammes de carbone), et qui n'exclut pas la longévité : Fonssagrives en a trouvé des exemples à la Trappe, comme aussi de l'arrêt de la tuberculisation, de l'immunité des affections typhoïdes, du choléra. Il y aurait là, dans ces pieuses solitudes, une étude profitable à faire pour l'hygiène sur les effets du règne végétal exclusif, s'ils ne traduisaient en même temps l'influence du choix des lieux, d'un air pur et vif, d'une combinaison spéciale de travaux manuels et d'exercices ascétiques, d'un état permanent de l'âme qui procède de la fixité des convictions et de la sérénité imperturbable des espérances.

mentation presque toujours végétale. La race et l'habitude sont-elles ici les compensateurs du régime?

Les substances végétales appellent moins de sang vers l'estomac, le distendent davantage, y séjournent longtemps, s'y altèrent moins, produisent assez souvent dans le tube digestif un dégagement de gaz, donnent un chyle clair comme la lymphe et offrant à peine quelquefois une légère teinte opaline dans le canal thoracique ; elles fournissent, dans l'abondance de leur résidu, à des évacuations plus fréquentes ; elles excitent moins de réaction circulatoire; l'ingestion des fruits n'en déterminent aucune (Nick). Sous l'influence de cette alimentation, le sang perd de ses globules et de son albumine, la peau exhale plus d'acide carbonique, les muqueuses séc.ètent avec plus d'abondance, l'urine journalière augmente dans la proportion de 50 à 43 (Gærtner); l'urée diminue (Chossat), et suit, pour le régime fibrineux, albumineux et panaire, la proportion décroissante 9, 7, 5 ; les urines sont blanchâtres, troubles, et à réaction très-alcaline (Cl. Bernard). Certains végétaux les modifient d'une manière spéciale : elles deviennent fétides par l'usage des asperges, alcalines par celui des fraises, des guignes et d'autres fruits ; les baies d'airelle, les prunes de Damas, les betteraves rouges, les guignes, leur communiquent une partie de leurs principes colorants. Quant à la forme générale de la constitution, la fibre rouge prédomine chez les carnassiers, qui sauf la graisse des animaux herbivores, ne consomment aucune autre substance non azotée ; les chiens et les chats, maigres à l'état sauvage, engraissent par la nourriture mixte de l'état domestique; l'engraissement artificiel des animaux de basse-cour s'effectue par l'emploi d'aliments peu azotés. Ces faits démontrent une corrélation entre la puissance musculaire et le régime animal rouge, entre la formation de la graisse et le régime végétal pur. Haller pensait que, comme les sucs de la terre donnent à la cauelle son arome, à la jusquiame son poison, etc., les animaux tirent les sucs muqueux des herbes, les gélatineux des viandes, les gras de la farine ou de la graisse (1). Si les tubercules et les céréales suffisent à l'entretien des herbivores, qui, tels que le cheval, développent une grande force musculaire, cela tient à ce que leur organisation leur permet d'en consommer une énorme quantité : mais ces mêmes aliments ne suffiraient pas pour sustenter la vie d'animaux d'une autre organisation (2). Le régime végétal, quoiqu'il offre une gradation ascendante de pouvoir nutritif dans la série de ses aliments, n'atteint jamais à l'efficacité réparatrice des substances animales; aussi ne domine-t-il nulle part exclusivement, si ce n'est dans les asiles monastiques, comme ceux de la Trappe. On cite, il est vrai, des contrées où le riz et la pomme de terre forment l'unique nourriture des habitants ; mais Boussingault remarque que cela est inexact. Nous l'avons déjà dit, en Alsace, les paysans associent toujours aux pommes de terre une forte proportion de lait

(1) Haller, *Elementa physiologiæ*, t. VII, § 2, p. 61.
(2) Boussingault, *Mémoire sur les équivalents azotés* (*Annales de chimie et de physique*, 1838, t. LXVII, p. 412).

caillé ; il n'est pas mieux établi que les Indiens des hautes régions des Andes vivent de pommes de terre. A Quito, l'aliment quotidien du peuple est le *locro*, mets composé de pommes de terre cuites avec beaucoup de fromage. On répète sans cesse que le riz nourrit seul l'Indien des Indes orientales : Lequerri les a tous vus manger du kari, mets qui, composé de viande, de poisson ou de légumes, se mêle avec le riz cuit dans très-peu d'eau ; ils engloutissent d'ailleurs des quantités de riz que l'Européen ne pourrait supporter. Le règne animal présente donc la matière nutritive à son plus haut degré de concentration ; employé exclusivement, il engendre la pléthore, dispose aux phlegmasies, aux sécrétions anormales des reins et de la peau. L'usage exclusif du régime végétal produit les flatuosités, la dyspepsie, la surcharge graisseuse, la faiblesse musculaire ; le premier sert à rehausser l'action vitale, le second, à l'abaisser ; le régime mixte tend à la maintenir en ses justes limites : toute la diététique découle de ce principe.

4° Que dire maintenant des différents régimes admis par les auteurs en nombre variable, si ce n'est qu'ils reposent sur une combinaison plus ou moins sûre des effets physiologiques que déterminent les divers aliments ou qui leur sont attribués ? Ainsi, on a distingué le régime rafraîchissant, adoucissant, relâchant, excitant, tonique, analeptique, etc., par analogie avec les médications auxquelles on accorde une semblable influence sur l'organisme ; parmi les rafraîchissants, on a placé les végétaux et les fruits aqueux et acidules ; parmi les adoucissants, le lait, la gélatine, le mucilage, la fécule, etc. Toutes ces classifications ne sont propres qu'à éloigner le médecin de l'étude directe des phénomènes de l'alimentation ; ce qui est adoucissant pour l'un, est fade et indigeste pour l'autre ; la nature ne se conforme point aux exigences de l'antique technologie. Les préparations ne changent pas moins le mode d'action des substances alimentaires ; non-seulement elles influent sur leur pouvoir nutritif et sur leur digestibilité, mais encore elles leur communiquent des propriétés qu'elles n'avaient pas. Il suffit de modifier la consistance ou la température de l'aliment, pour faire naître des différences dans les phénomènes qui suivent son ingestion. Nick a remarqué que plus un aliment est consistant, plus qu'il accélère le pouls ; tandis qu'une nourriture froide n'augmente la circulation de 10 ou 11 pulsations par minute qu'un quart d'heure ou une demi-heure après son ingestion, ce phénomène se manifeste dès la huitième ou douzième cuillerée de bouillon pris chaud. Ces expériences auraient besoin d'être renouvelées. Deslandes cite une dame qui, convalescente du choléra, n'a pu se restaurer qu'avec des aliments pris à une température si élevée, qu'ils auraient été insupportables à toute autre personne ; d'autres convalescents de la même affection ne s'accommodaient que du bouillon frappé de glace. Tout régime que l'on institue dépend de trois conditions : l'état actuel de l'organisme, la nature propre des aliments, la préparation qu'ils reçoivent. Quelle que soit l'importance du genre de l'aliment, l'opportunité en gouverne l'action.

5° On a décerné à certains aliments une spécificité que rien ne confirme : l'artichaut somnifuge, l'aubergine aphrodisiaque, etc., sont des fables de cuisine ; mais l'usage habituel de l'oseille dispose à la gravelle jaune (oxalate de chaux) ; la pomme de terre, suivant Roussel de Vauzème, est un puissant préservatif du scorbut : chirurgien d'un navire baleinier, il a guéri des scorbutiques avec la pulpe râpée de ce tubercule, qui, dit-il, est la providence des navires dans les voyages de long cours. Montesquieu attribue très-gratuitement aux parties huileuses des poissons la vigueur procréatrice des peuples ichthyophages. Les qualités aphrodisiaques du poisson ne sont pas mieux prouvées que l'action antiscorbutique du poisson gelé (Pallas). La densité de la population dans les pays maritimes s'explique assez par les relations du commerce et l'aisance générale de la vie, qui en est la conséquence.

§ 2. — De l'emploi des modificateurs bromatologiques.

Une alimentation bien réglée peut suppléer au défaut ou à l'imperfection de beaucoup d'autres conditions hygiéniques, corriger même la mauvaise proportion ou le vice des éléments de l'organisation. Après l'air et le climat, elle est l'instrument le plus puissant pour modifier l'homme physique ou moral. Suivant qu'elle est bien ou mal dirigée, elle conserve ou tue ; elle prévient ou prépare les maladies et les infirmités. Mais la nourriture de l'homme n'est pas la même dans toutes les situations de la vie ; elle ne saurait être déterminée par des prescriptions absolues, et pour la dispenser avec avantage ou sans péril, il faut interroger les circonstances propres à l'homme et celles qui lui sont extérieures.

I. — AGE.

La nourriture du nouveau-né est dans le sein de sa mère. Nous placerons ici les règles relatives à l'allaitement.

1° *Allaitement maternel.* — L'allaitement est une fonction qui, non-seulement répond au besoin du nouveau-né, mais qui entre dans les conditions d'équilibre physiologique de la mère ; il régularise les phénomènes de l'état puerpéral, tempérant ou supprimant la fièvre de lait, neutralisant la disposition aux hémorrhagies utérines quand elle existe, consommant les matériaux de la pléthore qui succède à la parturition, et éloignant ainsi les chances de métrite, de péritonite, etc.; il diminue l'abondance des sueurs puerpérales, prévient les éruptions qu'elles amènent, les rhumatismes, les lochies excessives ou de longue durée, les maux de tête suivis de la chute des cheveux, les engorgements et les nodosités des seins. La sécrétion du lait ôte à l'utérus le poids de la turgescence sanguine, et lui ménage le retour graduel à son état ordinaire ; elle a donc, à son début, le caractère d'une évacuation critique, et chez beaucoup de femmes elle prolonge pendant toute sa durée le bienfait d'une salutaire dérivation. L'enfant trouve dans le lait de sa mère la nourriture la mieux appropriée à ses organes, et, dans sa sollicitude de tous les instants, une sorte d'incubation qui mitige ses premiers contacts avec les influences de la vie extra-utérine. Les avantages de l'allaitement maternel dépendent de certaines conditions ; il importe d'abord qu'il ait lieu par une détermination volontaire et spontanée de la mère, non par contrainte ou par condescendance à la mode ou au désir de l'entourage ; il faut ensuite que la mère trouve en elle le calme, le sang-froid, la patience, sans lesquels elle ne peut entreprendre cette tâche. L'état moral modifie le lait, et celui-ci réagit sur le système nerveux du nouveau-né. Combien de convulsions, de diarrhées, d'épilepsies infantiles n'ont d'autres causes que les émotions de la nourrice? Entre tant de faits que citent les auteurs, le suivant nous a surtout frappé. Une accouchée, allaitant son enfant, voit entrer un officier de police, et, épouvantée par la nouvelle qu'il lui communique, elle retire mort de son sein le petit être qui, peu d'instants auparavant, jouissait de la meilleure santé (1). N'en déplaise à Jean-Jacques, bien des femmes sont forcées de renoncer au doux office de l'allaitement, les unes par l'excitabilité de leur système nerveux, les autres par les défauts de leur constitution physique : tels sont l'altération des facultés intellectuelles (manie puerpérale) (2), un tempérament trop lymphatique, les traces d'affections dartreuses, la prédisposition à la phthisie pulmonaire, des irrégularités habituelles dans les fonctions digestives, l'excessive maigreur, la débilité congénitale ou acquise de la constitution, etc. Que l'on ne s'exagère pas néanmoins les conditions de force et d'embonpoint nécessaires au rôle de nourrice : il réussirait à peu de mères, s'il exigeait une organisation très-robuste. Heureusement beaucoup de femmes, d'une force moyenne, le soutiennent à merveille, malgré les oscillations que la vie sociale et les exigences de certaines positions ne manquent pas d'imprimer fréquemment à la santé. On voit même que l'allaitement réussit à des femmes chétives et maigres; non-seulement elles supportent cette dépense de force et de substance, mais encore l'exaltation de la plasticité, favorisée par la suppression des menstrues, tourne au profit de leur propre nutrition. Des femmes chlorotiques, dyspeptiques, névropathiques, sont en quelque sorte transformées par la grossesse et l'allaitement, dit Jacquemier, elles ont un appétit et une facilité de digérer qu'elles ne connaissaient pas auparavant, elles prennent de l'embonpoint et de la fraîcheur et conservent plus ou moins ces avantages après (3). Quand il survient des phénomènes de consomption, cet

(1) Hayn, dans Burdach, *Traité de physiologie*, traduit de l'allemand par A. J. L. Jourdan, t. IV, p. 384.

(2) Voyez Marcé, *Traité de la folie des femmes enceintes, des nouvelles accouchées et des nourrices.* Paris, 1856.

(3) Jacquemier, *Dictionnaire encyclopédique des sciences médicales*, t. III, p. 258. Paris, 1865.

effet est dû moins à l'abondance de la sécrétion laiteuse qu'à l'existence antérieure d'un état morbide. Or, c'est là, c'est dans les prédispositions morbides, héréditaires ou non, que réside la contre-indication essentielle à l'allaitement, sans qu'il faille scruter trop rigoureusement les antécédents de famille et les collatéraux, ce qui conduirait, dit judicieusement Jacquemier (1), à exclure presque toujours les mères, qui les livrent volontiers, pour des nourrices mercenaires qui les cachent avec soin et qui, le plus souvent, ne sont pas dans des conditions meilleures sous ce rapport. Quelques circonstances accidentelles s'opposent parfois à l'allaitement : la mauvaise conformation et les gerçures du mamelon, à moins que l'on n'y puisse remédier par des bouts de sein ; le développement excessif du mamelon, etc. Les bouts de sein doivent proéminer assez pour être facilement saisis par la bouche de l'enfant ; trop gros, ils ont moins d'inconvénient que trop petits ; dans ce dernier cas, ils gênent la succion, la bouche de l'enfant s'y applique moins exactement. La forme des mamelles, n'est pas sans quelque importance ; étalées sur la poitrine, elles ont en général une sécrétion moins active que les seins hémisphériques et surtout piriformes ou coniques comme les mamelles des chèvres.

Dans le cas où le mamelon devient douloureux à la succion de l'enfant ou se laisse saisir difficilement à sa bouche par défaut de saillie, on a recommandé diverses pratiques pour émousser cette sensibilité, pour faciliter la prise du nourrisson ; elles sont peu efficaces et ne préviennent pas les excoriations, l'engorgement des conduits galactophores, les crevasses, les abcès mammaires, surtout chez les femmes dont le mamelon, recouvert d'un épithélium très-mince, présente dans ses sillons de petites concrétions de mucus sous lesquelles le derme se montre presque à nu. Ces conditions se reproduisent pour elles à chaque tentative de nourriture et force leur est d'y renoncer sous peine de provoquer l'évolution de tous les accidents mammaires de l'allaitement. Jacquemier insiste sur la rareté de ces accidents et notamment des abcès du sein chez les femmes qui n'ont pas essayé de nourrir, sur leur fréquence chez celles qui se sont efforcées d'allaiter leurs enfants sans succès.

Est-il des signes qui présagent, pendant la grossesse de la femme, son aptitude à nourrir ? Ni les changements extérieurs des glandes mammaires, liées si étroitement aux organes de la génération, ni les préparatifs internes de la lactation, ne fournissent à cet égard que des présomptions, souvent démenties par l'événement. Donné, interrogeant les caractères du colostrum, a partagé les femmes en trois catégories : 1° sécrétion si peu abondante que la pression la mieux exercée n'en amène qu'une goutte, globules de lait clair-semés, petits, mal formés, petit nombre de corps granuleux : point de chances d'allaitement ; 2° colostrum abondant, mais fluide, aqueux, analogue à une solution de gomme, dépourvu de strics d'une matière jaune, dense et visqueuse, peu de globules de lait et de corps granuleux : lait suffisant peut-être en quantité,

_____

(1) Jacquemier, *Dictionnaire encyclopédique des sciences médicales*, t. III, p. 255. Paris, 1865.

mais pauvre en qualité, non substantiel ; 3° colostrum obtenu facilement à huit mois à gouttes répétées, strié de matière jaune, chargé de globules de lait bien formés et de corps granuleux sans mélange de globules muqueux, succès certain.... en théorie, non toujours dans la pratique ; j'en ai acquis la preuve expérimentale dans le cercle de la famille et ailleurs. Que de nourrices de la troisième catégorie de Donné ont perdu leur lait dans l'espace de quelques mois ! Que d'enfants ont prospéré au sein de mères dont le lait paraissait séreux, pauvre ? Le lait qui les engraisse est celui qui leur convient. D'autre part, suivant les judicieuses remarques de Jacquemier, il arrive qu'après avoir présenté quelquefois dès le deuxième mois, le plus souvent du troisième au septième mois, tous les phénomènes d'ampliation, de tension et de sécrétion mammaires, beaucoup de femmes voient leurs seins s'affaisser vers le terme de leur grossesse, comme si le fœtus, près de compléter son développement intra-utérin, neutralisait à son profit l'activité plastique de l'organisme maternel. C'est ce que cet accoucheur distingué appelle une rétrocession apparente des phénomènes mammaires, observée par lui sur des femmes d'une belle constitution, un peu lymphatiques et qui n'en deviennent pas moins de bonnes nourrices. Il faut tenir compte aussi des variations des caractères du colostrum retenus dans les conduits galactophores, sous l'influence d'un travail incessant de décomposition et d'absorption. En somme, le microscope est ici comme ailleurs un précieux agent d'informations ; mais la sûreté de la prognose est dans l'appréciation de l'ensemble des faits ; à l'occasion d'une première grossesse, le rôle éventuel de la mère sera toujours un problème délicat à résoudre. En ce qui concerne l'état des seins et le produit encore rudimentaire de leur sécrétion, la réserve sied au médecin, en dehors de ces deux cas qui motivent la proscription anticipée de l'allaitement maternel : mauvaise conformation des mamelons, non susceptible d'être corrigée ; atrophie des glandes mammaires qui se sont à peine ressenties des impulsions de la grossesse. Encore moins le microscope pourrait-il l'éclairer sur la santé générale, sur la force, l'énergie morale, les habitudes de la mère, etc. L'allaitement exige une certaine mesure de résolution et de persévérance ; il a ses fatigues, ses incommodités ; le médecin, arbitre de deux existences, doit concilier leurs intérêts ; il ne suffit pas que la mère soit de bonne volonté pour sa mission : peut-elle la remplir sans dommage pour l'enfant ? la situation sociale est aussi d'un grand poids : si elle permet d'avoir une nourrice sur place et sous la surveillance assidue des parents, la question est tout autre que si l'enfant doit être éloigné.

Le retour prématuré des menstrues n'est point un motif absolu de cesser l'allaitement. Il y a des femmes qui supportent cette perte de quelques jours sans détriment pour la lactation ; et quand à l'influence qu'elle exerce sur la nature du lait, on n'en peut juger que d'après l'état de l'enfant. J'ai remarqué chez l'un des miens une coïncidence exacte de coliques, de diarrhée, d'irritabilité nerveuse, avec le retour menstruel de sa nourrice. Ces phénomènes se dissipaient au bout de trois à quatre jours sans laisser aucune trace. D'après Raciborski, les époques menstruelles ne font éprouver au lait d'autre altération qu'une légère diminution dans les proportions de la crème, et les nourrices menstruées peuvent élever des nourrissons très-bien portants, à moins qu'elles ne soient très-impressionnables et qu'on n'ait à redouter chez elles les effets de la surexcitation nerveuse qui accompagne souvent les époques cataméniales (1). Les nourrices primipares et menstruées sont exposées à perdre leur lait vers le troisième ou quatrième mois, et la prudence prescrit de ne pas s'adresser à cette catégorie de nourrices. Une grossesse nouvelle détermine des phénomènes de concentration trop énergiques sur un organe important pour ne pas modifier la lactation dans sa nature ou dans sa quantité. Aussi doit-elle être le signal de la cessation de l'allaitement, à moins que l'évidente santé de la mère et du nourrisson ne démontre l'innocuité de ce cumul fonctionnel.

2° *Allaitement par les nourrices.* — Les conditions du choix d'une nourrice se rapportent à sa personne et au lait qu'elle sécrète : reste ensuite à régler son régime. Ce que nous avons dit de la constitution de la mère s'applique à celle de la nourrice, avec cette remarque que mieux vaut à l'enfant le sein d'une mère de force moyenne que celle d'une mercenaire robuste. Sous le rapport des qualités physiques, il faut donc être plus exigeant envers celle-ci qu'envers celle-là. Dévergie a constaté qu'il n'existe aucun rapport appréciable entre les qualités du lait et la couleur des cheveux et la largeur de la poitrine. La nourrice sera d'ailleurs visitée avant son admission ; cet examen portera sur toute sa personne et sera constaté par l'emploi du spéculum ; la sécurité des parents, le salut de l'enfant, sont à ce prix ; aucun scrupule, aucune résistance ne doit arrêter le médecin. Sans une exploration à fond, les maladies contagieuses pénétreront dans les familles les plus pures par la porte de l'allaitement. Bien des exemples funestes appuyent ce conseil, dont l'exécution n'a rien de contraire à la pudeur ni aux convenances, si la nourrice en est prévenue. On prend en général des nourrices de quatre à six mois ; elles ont alors sevré sans danger leur propre enfant et réparé la fatigue des couches. Au delà de dix mois à un an d'âge, le lait n'est plus approprié aux besoins du nouveau-né et l'on risque d'en voir tarir la sécrétion. Des exceptions heureuses se montrent assez souvent ; mais il n'y a pas lieu d'y compter. On préfère les nourrices non primipares ; elles ont l'expérience des soins que réclame le premier âge ; leur mesure de lactation est connue, et l'état d'un premier nourrisson permet d'apprécier les vertus de leur lait. Les filles deux fois mères sont à rejeter ; leur pente au libertinage est trop manifeste. En général, les nourrices mariées offrent plus de garanties d'ordre, de conduite et de tranquillité d'esprit. Au delà de trente-cinq ans, les bonnes nourrices sont rares, surtout dans les villes. La bonne humeur, l'enjouement, la sérénité du visage, doivent être recherchés en elles. Joignons-y un certain

(1) Raciborski, *Traité de la menstruation*, Paris, 1868.

degré d'intelligence, quoique le lait ne soit point le véhicule de l'esprit; mais l'intelligence de la nourrice profite à l'éducation physique de l'enfant, et qui sait? Le lait, destiné à l'accroissement de tous les organes, restera-t-il sans influence sur la constitution et le jeu de l'encéphale; nous admettons l'influence générale de la nourriture sur le moral et l'intellect. Le lait doit être de bonne qualité, riche en éléments nutritifs, pur dans sa composition et suffisamment abondant. L'analyse chimique peut seule faire connaître les proportions de beurre, de matière caséeuse, de sucre, etc., etc., que ce liquide contient; mais les applications domestiques n'exigent pas une base aussi rigoureuse, ni ne comportent une recherche aussi longue et difficile. Le microscope suffit pour éclairer le médecin sur le choix d'un lait; lui seul permet d'ailleurs de constater les altérations morbides du lait, sa contamination par des substances muqueuses, purulentes, sanguinolentes, etc. Le nombre des globules exprime assez bien la richesse, c'est-à-dire la puissance nutritive du lait, le caséum et le sucre étant en proportion de la quantité des globules laiteux qui représentent la partie grasse ou butyreuse. La quantité de crème qui se sépare par le repos, et qui est constituée par la réunion des globules, est encore un moyen suffisant pour évaluer la richesse du lait. On peut mesurer l'épaisseur de la couche crémeuse en recueillant le lait dans les tubes éprouvettes de Donné, divisés en 100 parties. Le lait de femme de bonne nature marque 3 de crème, celui d'ânesse 1 à 2, celui de vache, très-riche, 10 à 15. A la mesure de la couche crémeuse, Quévenne (1) a joint l'appréciation de la pesanteur spécifique du lait; et ce double contrôle s'exerce à l'aide d'un instrument qu'il a imaginé sous le nom de lacto-densimètre. Mais cette méthode ne permet pas de reconnaître les sophistications par l'eau (2), et elle a l'inconvénient de durer douze heures environ, alors que l'économie domestique exige le plus souvent des vérifications instantanées. C'est ce que l'on obtient au moyen du lactoscope de Donné. Cet instrument indique le degré de richesse et de pauvreté naturelle ou factice du lait, par le degré d'opacité auquel répond la proportion de crème. Nous renvoyons à l'ouvrage de cet auteur pour la description de l'instrument, le mode du maniement et les résultats étalons qu'il donne pour les différents laits. Le bon état du propre enfant de la nourrice dispense de toutes les investigations précitées, si l'on a acquis la double certitude qu'elle ne présente pas un enfant d'emprunt, comme cela arrive parfois, et que l'allaitement n'a pas été secondé par une nourriture accessoire. Le lait pauvre agit sur l'enfant nouveau-né, comme l'alimentation insuffisante sur les adultes; la diarrhée, les vomissements, parfois le muguet, toujours le dépérissement, voilà ses effets. Quand la richesse du lait est dis-

____

(1) Quévenne, *Annales d'hygiène*, 1841, t. XXVI, p. 5 et 257.

(2) A. Donné, *Cours de microscopie*, Paris 1844, p. 379. — V. aussi *Nouveau dictionnaire de médecine et de chirurgie pratiques*, article LAIT, par Duquesnel, t. XX, p. 82.

proportionnée avec les besoins et les forces digestives de l'enfant, on observe des digestions pénibles, de l'engourdissement, de l'agitation, des vomissements et des coliques ; en un mot, chaque repas de l'enfant au sein d'une nourrice dont le lait est trop substantiel donne lieu aux accidents d'une mauvaise digestion. Il est plus facile de corriger l'excès de globules que leur rareté ; il suffit d'éloigner les repas de l'enfant, afin que le lait séjourne plus longtemps dans le sein. Cette circonstance a pour effet de le rendre plus clair et plus séreux, contrairement à ce qui se passe pour toutes les autres sécrétions du corps (Péligot). Peut-on déterminer l'abondance du lait? Le volume et la dureté des seins ne prouvent qu'une chose, l'affluence actuelle du lait, mais ne font rien préjuger sur la marche habituelle de la lactation. Il y a d'excellentes nourrices dont le sein ne fournit, par pression, qu'une médiocre quantité de lait, mais chez qui la sécrétion s'active par la succion de l'enfant et s'opère en quelque sorte au fur et à mesure de ses besoins. Pour juger une nourrice sous ce rapport, il faut la voir à l'œuvre, constater l'état des seins avant et après l'allaitement, le degré de satiété de l'enfant après chaque repas, etc. Devergie (1) distingue trois espèces de laits, suivant qu'il contient de gros globules, des globules très-petits ou en poussière, et des globules moyens. Le volume et le nombre des globules expriment le pouvoir nutritif du lait ; l'un est souvent, mais non toujours, en rapport avec l'autre : le lait à gros globules peut coïncider avec tous les tempéraments, mais s'allie plus souvent au tempérament sanguin lymphatique. On le trouve quelquefois (4 fois sur 17) chez des nourrices grêles, maigres, à clavicules saillantes. Le lait à globules en poussière appartient presque constamment à des constitutions faibles, et ne permet guère de compter sur un accroissement ultérieur de richesse. Les nourrices dont le lait tient le milieu entre les deux espèces précédentes sont les plus communes. Sur 59 nourrices, Devergie n'en a trouvé que 13 dont le lait n'eût pas augmenté de richesse par le seul fait de la reprise de l'allaitement. Les seins de moyenne grosseur fournissent le lait le plus riche ; viennent ensuite les seins très-gros, puis les seins très-petits. L'âge du lait n'augmente ni le volume ni le nombre des globules. En somme, il trace le portrait suivant de la nourrice à choisir : Vingt-cinq à trente ans ; constitution forte, poitrine large, tempérament sanguin lymphatique ; cheveux bruns, dents blanches, non martelées et saines ; lèvres et teint colorés ; seins piriformes à mamelons nettement dessinés, sans veines trop dilatées ; les seins arrondis, bombés, à grosses veines, à aréoles très-larges, sont très-inférieurs aux précédents. Le lait tiré dans une cuiller doit être blanc, à léger reflet bleuâtre, d'une saveur sucrée ; il ne doit pas être trop épais. Le microscope fera connaître s'il est plus ou moins riche en globules, si les globules sont plus ou moins gros , enfin s'il a subi quelque altération. — Le

(1) Devergie, *Sur la valeur de l'examen microscopique du lait dans le choix d'une nourrice.* (*Mémoires de l'Académie de médecine,* t. X, p. 206).

lait des nourrices peut être altéré par le mélange du colostrum ou par celui du pus. Le colostrum contient des globules laiteux plus ou moins bien formés, liés entre eux par petites masses au moyen d'une substance muqueuse et de particules d'une nature spéciale que Donné a décrites sous le nom de *corpuscules granuleux*. Ce premier lait préexiste à l'accouchement ; il ne change pas à cette époque, mais il augmente jusqu'à distendre les seins. Après la fièvre de lait et après plusieurs succions, il perd sa couleur jaune et sa consistance visqueuse pour devenir un véritable lait. Au bout de six à huit jours, il n'offre plus de corps granuleux ; leur persistance en très-petite quantité, même au delà de trois semaines, ne lui communique rien de morbide ; mais quand ils s'y montrent indéfiniment et en abondance, le lait n'a point sa pureté normale ; il est altéré. Cet état du lait, que le microscope seul décèle, est permanent chez les nourrices mal constituées, et se produit chez les bonnes nourrices sous l'influence d'une maladie générale ou locale ; l'enfant subit alors les effets d'une mauvaise alimentation : diarrhée, maigreur, etc. Les abcès du sein qui s'ouvrent dans les lactifères altèrent ce fluide par le mélange du pus ; quelquefois la suppuration est située sur un point assez profond de la glande mammaire pour que le pus passe inaperçu dans le lait. Dans ces cas, les succions de l'enfant ne peuvent qu'aggraver la maladie du sein, bien loin de contribuer à son dégorgement, comme le vulgaire se l'imagine. En outre, un pareil fait ne peut qu'être nuisible. Les globules du pus, frangés, granuleux, légèrement opaques, insolubles dans l'éther et l'alcool, se dissolvent dans l'ammoniaque, et se distinguent avec la plus grande facilité des globules lisses, sans nucleus, transparents et parfaitement sphériques du lait. — Nous indiquons plus loin (sexe) le régime alimentaire qui convient aux nourrices ; il faut y joindre un exercice modéré, surtout l'exposition à l'air libre ; le bain d'air presque continu leur est aussi nécessaire qu'à l'enfant nouveau-né ; que leurs chambres soient vastes et aérées ; qu'elles ne soient point reléguées pendant la nuit entre le lit de la mère et le berceau de l'enfant, dans le méphitisme d'un local étroit et fermé. Elles doivent redouter les vicissitudes trop aiguës de la température, surtout l'impression du froid ; dans les arrangements de leur toilette, elles éviteront les compressions sur le sein. Point d'émotions, point de lectures ni de spectacles qui agitent l'âme. Si les relations sexuelles ne peuvent être absolument refusées aux nourrices mariées, qu'elles se gardent d'allaiter avant l'apaisement des troubles que le coït détermine.

3° *Allaitement par les animaux.* — C'est la chèvre que l'on préfère pour cet usage, à cause de la grosseur et de la forme de ses trayons que la bouche de l'enfant saisit sans peine. On la dresse facilement à présenter sa mamelle à l'enfant, et elle paraît susceptible de s'attacher à lui. Le lait d'ânesse a plus d'analogie avec celui de la femme ; mais vu la difficulté d'appliquer l'enfant à la mamelle de cet animal, on réserve son lait pour la nourriture au biberon. Outre les précautions à prendre contre la pétulance et l'impatience de l'animal, il faut choisir une chèvre jeune, d'un naturel doux et maniable, qui ait récemment mis bas, et qui ne soit pas à sa première portée. Dans ce dernier cas, le lait est peu abondant et tarit plus tôt ; trop âgée, elle fournirait un lait sans qualité et en quantité médiocre. La couleur de l'animal paraît influer sur la nature du lait ; celui des chèvres blanches n'a guère d'odeur hircine. On a répété sur les effets moraux du lait des animaux les mêmes opinions que sur celui des femmes. Les enfants nourris du lait des vaches ne montrent, dit-on, ni la vivacité des mouvements, ni la gaieté d'esprit qu'on observerait chez les enfants allaités par des chèvres. L'hygiène de l'animal modifie la nature de son lait, et que l'enfant reçoive ce liquide par voie de biberon ou directement au sein de l'animal, il faut placer ce dernier dans les conditions les plus favorables à sa santé ; qu'il paisse en plein air et en liberté ; qu'il couche sur la paille renouvelée chaque jour, dans une étable bien aérée ; l'usage des végétaux verts, en rendant son lait plus séreux, l'appropriera mieux aux organes du nouveau-né. Les carottes produisent le lait le plus léger et le plus digestible ; les betteraves donnent naissance au lait le plus riche et le plus nutritif ; les autres substances et les fourrages produisent un lait d'une richesse intermédiaire. L'étrillage favorisera l'action perspiratoire de la peau. S'il ne nourrit qu'un enfant, on devra le soulager du superflu de son lait ; qu'on lui épargne les mauvais traitements, que l'on s'abstienne de l'effrayer, de l'irriter ; sinon, l'excrétion du lait deviendra difficile, ou ce liquide changera de qualité ; pour le même motif, il ne devra pas supporter trop de fatigues. Une chèvre qui a déjà nourri un enfant convient le mieux pour un nouvel allaitement ; et comme les animaux ont aussi leurs idiosyncrasies, il faut s'en tenir à celui dont le lait réussit. Ce mode d'allaitement, fort rare dans nos contrées, un peu moins dans la Suisse, en Allemagne, en Auvergne, constitue une exception, et les observations manquent pour en apprécier les véritables effets tant physiologiques que d'ordre intellectuel et moral.

4° *Allaitement artificiel.* — Désastreux dans les hospices consacrés aux nouveau-nés, funeste dans les grandes villes, proscrit par la plupart des médecins et condamné par les résultats de la statistique, l'allaitement artificiel, s'il est dirigé avec une sollicitude de tous les instants et le concours de bonnes conditions hygiéniques, peut réussir dans l'intérieur des familles, et particulièrement à la campagne ; son succès est plus assuré s'il succède à un allaitement naturel de quelques semaines ; mieux vaut aussi le faire alterner avec un allaitement même précaire, que de l'employer d'une manière exclusive (allaitement mixte). Le lait doit être fourni par le même animal, nouvellement trait, non bouilli, mais chauffé au bain-marie à la température du lait de femme. Quand le lait dont on se sert est beaucoup plus riche que ce dernier, comme le lait de vache, on l'atténue par le mélange d'un liquide aqueux, tel qu'une décoction légère d'orge, de gruau, d'avoine. D'autres préfèrent une décoction légère de mie de pain, parce que la fermentation a plus intimement combiné les principes de la farine. Desormeaux (1), préconisant pour les nou-

____
(1) *Dictionnaire de médecine*, t. XXVIII.

veau-nés l'usage d'une nourriture animalisée à un certain degré, d'après des analogies peu fondées avec d'autres espèces zoologiques, propose de couper le lait déjà trop *peu animalisé* des herbivores avec du liquide chargé de substances animales, par exemple, le bouillon de poulet. Cette manière de concevoir le régime du premier âge est parfaitement réfutée par les expériences que Donné a faites sur des chiens d'une même portée, de même force, et dont les uns, nourris avec du lait, se sont développés plus rapidement que les autres, nourris avec du bouillon. Notre expérience nous porte à préférer tout simplement l'eau pour délayer le lait trop crémeux des bonnes vacheries, de l'ajouter dans la proportion d'environ moitié au début, et pendant les deux ou trois premières semaines, d'un tiers, et d'un quart après plusieurs mois : le lait de femme contenant plus de sucre que celui de vache, on a soin de sucrer, mais sans excès, le mélange, dans lequel on fait varier les proportions relatives des deux liquides suivant l'aptitude digestive de l'enfant, dans la mesure progressive de ses besoins d'assimilation ; la seule règle est le tâtonnement ; et c'est d'après les effets fidèlement observés que l'on pousse jour par jour ce régime. Plus tard, l'eau sera remplacée par les solutions amylacées, gommeuses, puis par le lait pur. On peut aussi, d'après le conseil de Donné, débuter par le lait de première traite, provenant de vaches alimentées avec des carottes : ce lait est le moins substantiel que l'on puisse obtenir.

Comparons le lait de la femme et celui de la vache.

En prenant les moyennes des analyses faites par les chimistes les plus dignes de foi, on arrive aux résultats suivants :

Tableau comparatif des principaux éléments qui entrent dans la composition du lait de femme et du lait de vache pour 1000 grammes.

NOMS DES ÉLÉMENTS.	FEMME.	VACHE.	OBSERVATIONS.
Beurre....	25,0 gr.	35,0 gr	
Sucre de lait............	46,0	52,5	
Caséine.................	28,8	48,6	
Chlorure de potassium.....	0,70	1,30	
Phosphate de chaux.......	2,50	1,80	

Pour fabriquer avec le lait de vache un liquide analogue autant que possible au lait de femme, il faut prendre les proportions suivantes :

Lait de vache non écrémé..................   600,0
Crème   13,0
Sucre de lait (1)   15,0
Phosphate de chaux porphyrisé................   1,5
Eau   339,5
                                                          ____
                                                          1000,0

Si, dans cette préparation, on substitue au lait pur le lait de Paris, qui, en moyenne, est à moitié écrémé, et auquel on a ajouté un cinquième d'eau, il faut modifier la formule de la manière suivante :

Lait vendu à Paris ....•.......   720,0
Crème ....•.. ..   43,0
Sucre de lait..   15,0
Phosphate de chaux porphyrisé   1,5
Eau...........   220,5
                                                          ____
                                                          1000,0

Ces mélanges ont sensiblement la composition du lait de femme pour le chimiste. Pour le médecin, ils constituent une imitation imparfaite dont l'emploi n'est justifié que par l'impossibilité absolue de l'allaitement naturel. (*Dictionnaire encyclopéd.*, Coulier, article LAIT.)

Dès le sixième mois, chez les enfants nourris artificiellement, à partir du septième ou huitième chez ceux qui ont le sein d'une nourrice, on emploie des aliments mous, dont le meilleur est la panée ou panade faite avec de la mie de pain de froment séchée, réduite en farine grossière, et cuite ensuite dans l'eau jusqu'à ne plus former qu'une gelée homogène que l'on passe au travers d'un tamis de soie et que l'on sucre légèrement; plus tard, on la prépare au lait, puis au bouillon de poulet, etc. La bouillie faite avec la farine de froment et le lait est encore un aliment très-convenable au premier âge. Si elle a encouru le blâme de Rousseau, elle a pour elle l'autorité de Hallé, de Desormeaux, et le suffrage de nos mères. C'est par l'artifice de ces gradations délicates du régime que l'on peut corriger les inconvénients de l'allaitement au biberon ; il est nécessaire d'y joindre le bienfait d'un air pur et de tous les autres soins hygiéniques. Même avec cette combinaison de moyens, il ne deviendra jamais une méthode sûre d'éducation physique, ni surtout applicable à un grand nombre d'enfants réunis dans une même habitation. La possibilité du succès n'existe que pour des sujets isolés, au prix de soins minutieux et d'une observation constante de ses effets. Une des difficultés de ce régime est la dispensation quantitative du lait; on a indiqué 40 à 60 grammes pour les premiers jours, puis successivement 80, 100, 150 grammes par

____

(1) Il est évidemment très-avantageux de substituer dans l'alimentation des enfants sevrés trop tôt le sucre de lait, c'est-à-dire le sucre normal, pour le premier âge, au sucre ordinaire qui en diffère beaucoup. On trouve facilement le sucre de lait dans le commerce.

repas, lorsqu'il y aura lieu d'éloigner et de régler les repas, sans que ces fixations aient rien d'absolu ; la tendance est ici à l'excès d'alimentation, comme au sein insuffisant de beaucoup de pauvres mères, et surtout au sein avare des nourrices mercenaires, il y a danger d'inanitiation.

5° *Régime de l'enfant.* — Tant que dure l'allaitement, on rapproche les repas, et d'autant plus que l'enfant est plus faible. En moyenne, le minimum des intervalles peut être fixé à une heure et demie, le maximum à trois heures, l'enfant buvant chaque fois jusqu'à satiété, à moins d'une contre-indication particulière. On préludera, dès ces premiers temps, à une distribution régulière de la nourriture. L'allaitement devra se ralentir avec les progrès de l'âge, qui se mesure par semaines et par mois ; on en viendra à ne lui donner le sein que de trois en trois heures, s'il y trouve à chaque prise une ration suffisante de lait.

Il est assez difficile d'évaluer la ration de lait nécessaire à l'enfant. Si l'on se règle d'après la consommation de lait coupé par ceux qui sont nourris au biberon, on trouve qu'elle est au minimum d'une livre à une livre et demie. Natalis Guillot a eu le premier l'idée de peser les nouveau-nés, et, suivant ses calculs, ils arrivent en quelques semaines à prendre au moins 1000 grammes, après deux mois 1500 à 2000 grammes en vingt-quatre heures ; mais il s'est borné à les peser une seule fois après une première tetée prise comme le poids moyen des tetées ultérieures. Bouchaud, dans ses expériences à la Maison d'accouchements, a répété les pesées après chaque tetée, et ne s'est dispensé de cette précaution que dans un petit nombre de cas, où, pour compléter les vingt-quatre heures, il a ajouté un nombre représentant la moyenne des tetées précédentes (1) ; avec ces données, il a établi comme il suit la moyenne de la quantité de lait prise journellement par l'enfant depuis la naissance jusqu'à l'âge de neuf mois :

	gr.		gr
Premier jour	30	Après le premier mois	650
Deuxième jour	150	Après le troisième mois	750
Troisième jour	450	Après le quatrième mois	850
Quatrième jour	550	De six à neuf mois	950

Chez des enfants dont le développement était régulier, et qui tetaient huit à dix fois par jour, Bouchaud a trouvé que le poids moyen de la tetée a été successivement de 3, 15, 40, 55 grammes pendant les quatre premiers jours, de 60 à 80 pendant les premiers mois, et de 100 à 130 grammes après cinq mois.

Le nouveau-né diminue de poids pendant les premiers jours, dans le rapport de ses parties excrémentitielles (méconium) au peu de colostrum qu'il prend ; mais il augmente ensuite avec rapidité, s'il trouve sa ration de lait au sein de sa mère ou de sa nourrice ; en moyenne, de 130 à 160 grammes dans le premier

(1) Bouchaud, *De la mort par inanition et études expérimentales sur la nutrition chez le nouveau-né*, 1864.

mois, de 90 à 120 dans le second. Rien de plus fréquent, et trop souvent de moins aperçu que l'insuffisance de cette ration ; alors le dépérissement est prompt; les cris périodiques de l'enfant, qui harcèle un sein ingrat de ses succions réitérées, dénoncent sa faim non satisfaite; il ne tarde pas à s'y épuiser, et il tombe dans l'affaissement, dans la torpeur qui précède la mort par inanition Grand est le nombre des victimes de l'allaitement naturel insuffisant, sans compter les enfants qui, venus prématurément, ou par faiblesse congénitale, sont paresseux à teter, manquent d'activité organique, d'aptitude à saisir les mamelons, à exercer la succion.

Jusqu'à six mois au moins, le lait de la femme sera l'unique aliment; tout au plus y joindra-t-on le lait des animaux, pur et coupé, comme il a été dit plus haut. La timbale d'argent est le moyen le plus simple pour faire boire les enfants. On a inventé beaucoup de biberons (1). Une alimentation prématurée est la source d'incommodités et de maladies. Disproportionnée avec les facultés digestives de l'enfant, elle occasionne des diarrhées, des indigestions des empâtements abdominaux, des gourmes, des éruptions diverses; c'est aussi là l'une des causes ordinaires du rachitisme, l'organisme ne pouvant élaborer convenablement les matériaux qu'il reçoit, ni pourvoir par leur moyen à sa nutrition dans le mode physiologique de cet âge. La nécessité de ménager la mère peut seule autoriser, avant le sixième mois, l'emploi auxiliaire du lait des animaux et des bouillies, et l'on n'y doit recourir que pour éviter l'allaitement artificiel ou celui d'une nourrice éloignée. On débutera par une soucoupe (six cuillerées) de bouillie claire faite avec la crème de riz, s'il y a tendance à la diarrhée; avec la fécule de pomme de terre dans le cas contraire; l'arrow-root est léger, la farine de froment très-nutritive. On alterne ces fécules pour satisfaire au principe de la variété dans le régime; on épaissit progressivement les bouillies, on en augmente les doses tout en consultant tous les jours l'état général des enfants et celui de leur tube digestif; de ces fécules, on passe à la semoule claire et bien cuite, au vermicelle, au bouillon gras, enfin aux potages légers, faits avec les mêmes farines. Cependant on a exercé leur appareil de mastication par des croûtes de pain sec qu'ils ramollissent et sucent; cet exercice favorise l'évolution des dents par la compression des gencives, et les dispose à manger des substances solides. L'époque du sevrage est alors venue.

6° *Du sevrage.* — Son opportunité correspond entre douze à dix-huit mois, plus vers ce dernier terme pour les enfants faibles ou suspects d'hérédité morbide. Mieux vaut l'avancer quand c'est la mère qui allaite et que l'on a à craindre l'insuffissance de son lait; il faut épargner à l'enfant la coïncidence des douleurs de la première dentition et de la privation du sein. Trop long-temps continué, l'allaitement prolonge l'état de première enfance, ralentit le développement, s'oppose au progrès des forces. Un sevrage prématuré livre

(1) Voyez, *Nouveau Dictionnaire de médecine et de chirurgie pratiques*, art. BIBERON.

l'enfant au péril d'une alimentation disproportionnée avec ses facultés digestives, et le frustre, en cas de maladie ou d'incommodité, des ressources diététiques et médicinales qu'il trouve dans le sein de sa nourrice. Il n'est d'autre préparation au sevrage que de le familiariser préalablement avec un autre genre de nourriture ; or il est d'autant plus difficile d'habituer les enfants à manger que l'on en retarde davantage les premiers essais. Une certaine gradation doit être observée dans cette transition de régime ; on sèvre d'abord de nuit, puis on diminue l'allaitement diurne pour terminer en quelques jours ; il n'y a aucun avantage à accorder à l'enfant une ou deux fois en vingt-quatre heures un lait qui se détériore par défaut de succions répétées. On préfère, pour le sevrage, le printemps et l'été ; mais les enfants sains et bien constitués peuvent être sevrés en toute saison ; pour les dégoûter du sein, on peut enduire le mamelon de quelque substance d'une saveur désagréable. Après le sevrage, il convient d'acheminer graduellement l'enfant, pour l'ordre et la composition des repas, au régime ordinaire des ménages, dont on exclura constamment la charcuterie, les viandes fumées, les épices, le gibier faisandé, les pâtisseries, les vins forts, etc. Au lever, une soupe, soit au lait, soit au bouillon, avec du pain ou quelque fécule ; vers onze heures, un second déjeuner un peu plus substantiel et composé le plus souvent d'une soupe encore et d'un œuf à la coque ou d'un peu de viande ; vers trois heures, un petit repas fait à la promenade, à l'air libre, avec du pain, des confitures, un peu de chocolat, etc. ; le soir, il dînera ou soupera avec de la soupe, de la viande, un légume de saison et quelque friandise pour dessert. Des aliments simples, doux, d'une préparation naturelle, mais assaisonnés d'un peu de sel ; des viandes bien cuites, sans être desséchées, en proportion médiocre et uniforme ; des heures bien réglées. La grande excitabilité des organes digestifs chez les enfants est cause que beaucoup de médecins préfèrent pour eux le régime végétal et les privent entièrement de vin. Dans nos grandes villes et dans nos climats, on sent le besoin de leur donner une nourriture substantielle, et partout on doit repousser l'erreur de cette austérité populaire qui recommande d'endurcir de bonne heure les enfants pour les disposer aux privations de la vie. Dans nos climats, la plupart des affections morbides (scrofule, tubercule, etc.) atteignent les individus frêles et chétifs, et la plus sûre prophylaxie consiste dans l'augmentation de la puissance de réaction organique par la grâce d'un bon régime. L'eau rougie légèrement sucrée convient aux enfants ; en y trempant un peu de pain, on en fait une espèce de soupe proposée par Donné et qui leur réussit bien ; comme lui, nous admettons quelque peu le vin dans le régime de cet âge : « Je soutiens qu'il faut donner de préférence aux enfants du vin aussi coupé d'eau qu'il est possible (1). »

Quant aux précautions nécessaires à la nourriture ou à la mère pendant et

____

(1) Hippocrate, *Œuvres*, trad. par Littré : *Des airs, des eaux et des lieux*, t. II, p. 12 et suiv.

après le sevrage, elles se réduisent à diminuer et même à supprimer les aliments durant un ou deux jours, à favoriser la transpiration cutanée par le séjour au lit et par des boissons chaudes, à dériver s'il y a lieu l'afflux sanguin qui s'opère vers les glandes mammaires, par l'administration répétée de quelques laxatifs (sels neutres). Loin de réveiller artificiellement leur appétit qui diminue ordinairement après la cessation de la sécrétion laiteuse, il importe de restreindre quelque temps encore la mesure de leur alimentation et de les assujettir à un exercice musculaire suffisant, afin de prévenir la pléthore générale qui peut succéder à la suppression d'une fonction aussi importante que la lactation.

Vieillesse. — Les vieillards recherchent les aliments d'une consistance médiocre, à cause de l'imperfection de leur mastication et du défaut d'insalivation convenable qui en résulte ; ces deux causes s'ajoutent à l'affaiblissement graduel de leur estomac et de leurs intestins pour leur rendre les digestions le plus souvent pénibles et lentes; aussi ont-ils besoin de substances éminemment digestives. Leur appétit diminue avec le besoin de réparation; beaucoup d'entre eux se contentent d'un seul repas par jour; encore ne consomment-ils qu'une portion des aliments qui constituaient autrefois leur ration. Cette tempérance est la condition de leur bien-être; convenable à tout âge, elle est pour eux une nécessité qu'ils ne peuvent enfreindre sans péril : on peut dire qu'ils ne sauraient trop réduire la quantité de leur nourriture, s'ils désirent conserver les attributs d'une vieillesse paisible et valide. Tous les exemples de grande longévité sont fournis par des vieillards qui ont apporté dans leur régime une stricte et invariable mesure. Tous ne savent pas rompre en temps opportun avec les habitudes de bonne chère et les plaisirs de table : la vivace intégrité du sens du goût, qui est l'un des rares priviléges de cet âge, les entraîne au delà des limites que leur impose la médiocrité de leurs besoins : leur palais parle plus haut que leur estomac. Enclins à la gourmandise, ils s'exposent à tous les inconvénients de la surcharge gastrique; les éructations, les flatuosités, les diarrhées, les fatiguent, et chaque indigestion les penche un peu plus vers leur ruine. Le régime de cette période de la vie n'admet rien qui soit de nature à précipiter les actes organiques, à exalter passagèrement les forces : il doit tendre à conserver, non à développer; il se composera de viandes peu riches en fibrine, légères, bien tendres, de pain bien fermenté et bien cuit, de végétaux nourrissants, de soupe, de panade (Lorry); point d'aliments farineux, visqueux, acides, salés, gras et pesants. Le principal repas sera pris vers le milieu du jour; celui du soir sera avancé et très-léger : les assaisonnements énergiques seront exclus de l'un et de l'autre. Néanmoins, et surtout dans la vieillesse extrême, il est nécessaire de réveiller l'énergie des organes digestifs par quelques stimulants savoureux : il convient alors d'augmenter le nombre des repas en diminuant la quantité des aliments qui seront à la fois mous et fortifiants.

II. — SEXE.

Nous avons indiqué (p. 104) les différences que présente la femme sous le rapport de la digestion et du besoin d'alimentation; elle a moins de puissance digestive, exige moins de nourriture et une nourriture moins excitante. Faible, sédentaire, moins portée à l'intempérance, soustraite généralement aux travaux qui épuisent l'homme, elle recherche par instinct les aliments doux, sucrés, légers, nutritifs sous un petit volume; mais tout en lui interdisant l'usage des aliments échauffants, faut-il avec Tourtelle lui assigner le régime des enfants, la réduire à l'usage des viandes blanches et des végétaux (1)? Une semblable diète aura-t-elle la propriété d'amortir sa susceptibilité nerveuse, ou plutôt, dans un grand nombre de cas, n'aura-t-elle point pour effet de l'accroître? L'hygiène des femmes est semée d'erreurs qui contribuent journellement à détériorer leur santé. En général, les aliments très-digestibles des deux règnes organiques leur conviennent : fécules, viandes rôties, etc., et la considération de leurs tempéraments, de leurs dispositions héréditaires, de leurs maladies antérieures, doit l'emporter, dans l'ordonnance de leur régime, sur les indications qui découlent théoriquement du sexe; leur nourriture doit varier surtout suivant les grandes époques de leur vie féminine : menstruation, grossesse, parturition, allaitement, âge de retour (voy. sect. I, chap. IV). Vers l'établissement de la nubilité, le régime ne doit être ni excitant ni débilitant, afin de ne pas supprimer l'effort hémorrhagique normal ni de l'accroître outre mesure; il n'y a pas lieu de mentionner ici le genre de nourriture qui convient dans le cas de dysménorrhée, de règles hémorrhagiques, etc. L'état chlorotique, qui entrave chez tant de jeunes filles l'établissement de la menstruation, exige un régime corroborant. Une nourriture douce, humectante, peu substantielle, convient aux femmes qui touchent à l'âge critique; elle prévient les congestions sanguines qui menacent encore l'encéphale, les poumons, etc. Les femmes en apparence les plus exposées à ces accidents réussissent, à force de sobriété, à traverser sans maladie cette période trop redoutée. La grossesse n'oblige guère à modifier le régime alimentaire des femmes; la plupart ne changent ni de goût ni d'habitudes; la pléthore qui survient après le quatrième mois doit les porter à choisir leurs aliments, suivant qu'elle a un caractère sthénique, ou que, ce qui est beaucoup plus fréquent, elle consiste réellement dans un état hydroémique avec diminution de globules; plus tard, la compression de l'estomac ne leur permet d'ingérer à la fois, sans malaise, qu'un petit volume d'aliments; sauf à augmenter le nombre des repas. Les femmes nerveuses et chétives éprouvent, sous l'influence de la grossesse, une notable amélioration de l'appétit et consomment beaucoup plus au grand profit de leur nutrition. En général, la mesure du régime est fixée, pour les

(1) Tourtelle, *Traité d'hygiène*, édition Bricheteau, p 305,

femmes enceintes comme pour tout le monde, par celle de l'appétit, sans égard à l'axiome banal qui leur prescrit de manger pour deux; la suppression des menstrues compense en partie les frais de la nourriture du fœtus. Quand la faim est vorace, on la trompe par des repas plus fréquents, par des aliments à saveur douce et fade; un dégoût sans cause morbide cédera à des boissons un peu stimulantes, à une nourriture plus sapide. Toutefois beaucoup de femmes se décolorent et maigrissent pendant les premiers mois de la gestation ; le nombre de leurs globules diminue dans le sang, à mesure qu'elles fournissent de leur propre substance à l'évolution organique de l'embryon ; des troubles dynamiques en rapport avec l'anémie se manifestent. Trop souvent, ignorance ou routine, on les soumet alors à des saignées qui augmentent l'épuisement et favorisent le développement des accidents nerveux, tandis qu'il est nécessaire de renforcer l'alimentation, et d'y ajouter le vin, la bière, le houblon, les ferrugineux, les amers, etc., afin de les aider à subvenir à l'accroissement du produit nouveau qui vit en elles et à leurs dépens. Quant aux appétences insolites, on s'en exagère l'importance, et c'est peut-être ce qui les rend plus fréquentes; mieux vaut leur résister que de les satisfaire aux dépens de la santé : le charbon, le plâtre, le vinaigre, etc., ont été l'objet de ces désirs étranges; il faut refuser de pareilles substances ou ne les donner qu'à dose minime et avec des correctifs convenables. Pendant la grossesse, la femme doit s'abstenir de liqueurs spiritueuses, qui, nuisibles à sa propre santé, sont un véritable poison pour l'enfant qu'elle porte dans son sein. En couches et avant que la révolution laiteuse soit opérée, la femme ne doit recevoir que d'un à trois bouillons par jour si elle ne nourrit point, quelques potages dans le cas contraire. C'est ici que se montre la puissance de l'habitude. On voit des paysannes qui, deux jours après l'enfantement, reprennent, avec leurs travaux, le régime grossier et nourrissant auquel elles sont accoutumées; sans doute cette conduite fait des victimes, mais beaucoup ne s'en ressentent point. Une fois la sécrétion laiteuse établie, on revient par degrés au genre de vie ordinaire en passant de la soupe, des panades, des bouillons avec fécules, aux œufs à la coque, aux viandes blanches, aux poissons frits, aux côtelettes, etc., de telle sorte qu'au bout de dix à douze jours l'accouchée n'ait plus besoin de direction spéciale dans son régime : même gradation pour les boissons. Nourrit-elle, tout aliment auquel son estomac est habitué lui convient : « Tout se réduit, pour les nourrices comme pour tout le monde à bien digérer ce qu'on mange et à ne pas manger avec excès (1). » Les mets qui font la base de la vie ordinaire, qui sont consacrés par un long et général usage, sont ceux qui conviennent le mieux aux nourrices, avec la précaution de varier leur régime et de leur refuser les viandes fumées, salées, la charcuterie, des quantités trop fortes de substances végétales crues et le vin en excès. Aucun

(1) A. Donné, *Conseils aux mères sur la manière d'élever les enfants nouveau-nés.* 5e édition. Paris, 1875, p. 170.

aliment n'a la propriété d'augmenter la sécrétion du lait ; c'est une faute que d'éloigner trop les nourrices campagnardes de leurs habitudes alimentaires et de leur servir des mets choisis dans l'intention de donner à leur lait toute l'abondance et la richesse possibles ; les mets apprêtés et les friandises leur conviennent moins que leur soupe accoutumée, faite avec la viande et les légumes, abondante en pain, en pommes de terre, en carottes. Que l'on évite de leur donner des choux, des épinards, des bettes ou poirée blanche, à cause de leur qualité laxative ; de l'ail, de l'oignon, du poireau, de l'échalote, etc., à cause du principe volatil âcre que recèlent ces plantes alliacées et qui se communique au lait ; sauf ces exceptions et quelques autres, la nourriture commune est la meilleure pour les nourrices ; on y ajoutera pour boisson le vin coupé d'eau. Les alcooliques passent dans le lait et peuvent occasionner aux nourrissons des accidents d'empoisonnement, tels que coliques, convulsions, ivresse et même la mort.

III. — Tempéraments, idiosyncrasies.

« *Nullum alimentum universali titulo salubre dici potest, et qui rogat quodnam est salubre alimentum, idem facit ac si quæreret quisnam sit ventus secundus, non cognito itinere* (1). » C'est aux individualités organiques que s'applique cet aphorisme si vrai : l'aliment qui convient à l'une nuirait à l'autre ; la diète doit concorder avec les différents tempéraments : elle ne doit pas offenser les goûts instinctifs ni même les goûts acquis, car ils expriment toujours un rapport entre l'aliment et l'état actuel de l'organisme. On chercherait vainement à surmonter ces répugnances : les substances ingérées contre le vœu de l'économie sont réfractaires aux forces digestives ou ne cèdent à leur action que d'une manière incomplète et laborieuse. Ce que nous avons dit des effets de l'alimentation végétale et animale nous dispense d'entrer dans de longs détails au sujet du régime qui convient aux différents tempéraments et idiosyncrasies. Plus le tempérament sanguin est prononcé, plus la diète doit être végétale, adoucissante (fruits, herbes potagères, viandes blanches, etc.). Les pléthoriques doivent éviter les aliments succulents. Les sanguins d'une nuance modéré peuvent user plus librement des différents genres de nourriture, et c'est pour eux que Celse a émis le précepte de ne s'astreindre à aucune règle particulière du régime, mais d'en suivre un très-varié. Néanmoins tous les individus sanguins, à quelque degré que ce soit, ne doivent user que très-sobrement des stimulants, des assaisonnements âcres et aromatiques, etc.; cette recommandation s'adresse également aux gens doués de l'idiosyncrasie hépatique ; ils trouveront, dans un régime ténu et végétal, le meilleur préservatif contre les affections bilieuses ; les acides, les mucilagineux, leur conviennent, mais point de substances grasses, point de viandes noires ni d'aliments

(1) Van Swieten, *Commentaires*, t. I, p. 55.

doux, sucrés, mielleux. L'influence que ces dernières substances exercent sur
la sécrétion du foie n'avait pas échappé à Hippocrate ; elle a été vérifiée expérimentalement par Chossat, qui a vu le sucre favoriser tantôt la formation de
la graisse, tantôt celle de la bile ; il en est de même du lait, que les bilieux
doivent exclure de leur régime. Au reste, les personnes de ce type physiologique mangent beaucoup, digèrent vite et ont le ventre serré. Le tempérament nerveux se fait remarquer par les caprices de l'appétit, l'irrégularité
de ses retours, ses anomalies, les alternatives de paresse et d'activité des
organes digestifs ; la facilité et la soudaineté de leurs perturbations, le contraste du resserrement habituel du ventre avec une disposition à la diarrhée
accidentelle ; il contre-indique l'emploi des aliments grossiers, des farineux
non fermentés, des substances flatulentes ; il repousse de même les forts
assaisonnements, et en général tout ce qui peut surexciter la sensibilité déjà
trop exaltée. Chez les sujets nerveux, il faut relever les forces digestives,
favoriser l'hématose et la nutrition, solliciter le développement du système
musculaire pour neutraliser, par un antagonisme d'actions vitales et plastiques,
la prédominance des centres nerveux. La fibre rouge des bonnes viandes, le
gibier non faisandé, le pain bien fermenté et bien cuit, le poisson à chair sapide
et colorée, le lait riche en globules, quelques végétaux amers, etc., concourent
à ce but. Les lymphatiques réclament une nourriture qui augmente les matériaux solides de leur sang et rehausse la vitalité de leurs tissus : la diète pytha-
gorique ne serait point leur affaire. Les viandes rôties, les aliments savoureux
et nutritifs sous un petit volume leur conviennent le mieux ; aux végétaux, leur
régime n'empruntera que les plantes âcres qui provoquent les urines et la transpiration (crucifères), le persil, l'asperge, les aromatiques ; les viandes blanches,
les farineux non fermentés, les substances grasses, visqueuses, humectantes,
en seront bannis ; ils ne se priveront pas des assaisonnements stimulants.

IV. — Constitution, hérédité.

Les constitutions robustes ne s'accommodent point de la nourriture qui
réussit à l'homme faible et valétudinaire ; les aliments légers, peu nutritifs, les
feraient dépérir ; elles ont besoin de substances consistantes, tenaces, capables
d'exercer fortement les organes digestifs, et de fournir aux besoins d'une large
assimilation. Le genre de vie intervient ici dans le règlement de la diète : ainsi,
les organisations vigoureuses ne sollicitent ce mode d'alimentation qu'autant
qu'elles dépensent, par l'exercice ou par le travail, l'excédant des matériaux
qu'il leur procure, sinon elles tomberaient dans la condition des athlètes dont
parle Hippocrate (*Aphor.* 3; sect. I), et pour qui le péril était dans l'exubérance de leur santé : « Il faut dissiper cet état sans retardement, afin que le
corps recommence sur nouveaux frais la réparation. » Les mets qui couvrent la
table du citadin efféminé seraient un poison de sensualité pour les robustes
enfants de l'atelier ou de la campagne ; il leur faut des aliments compactes et

durs. Les personnes délicates, frappées de débilité originaire, ont besoin d'une nourriture substantielle, mais prise en petite quantité, mais répétée plusieurs fois dans la journée ; la seconde règle de leur régime, c'est une certaine uniformité : elles n'imiteraient pas impunément les constitutions fortes dans la variété de leur régime et l'inconstance de leurs habitudes. C'est par un régime très-nutritif, mais égal et persévérant, qu'il est donné de remédier à la faiblesse primitive de l'organisation et d'améliorer la race de nos populations déchues, le développement de l'homme étant le produit de sa nutrition autant que des agents de l'hérédité organique. L'économie se modifie profondément sous l'influence d'un genre de diète longtemps continué : l'usage ou la privation de certains aliments peut donc devenir entre les mains du médecin un correctif des dispositions transmises avec le sang. Sans qu'elles atteignent aucune constitution dans ses racines, les diverses diètes employées rationnellement peuvent concourir avec efficacité à l'extirpation des maladies de famille, et quoique cette partie si importante de l'hygiène soit peu avancée, ceux qui ont reçu le germe d'une affection héréditaire agiront avec prudence en suivant un régime alimentaire opposé à celui de leurs parents. De ce que nous avons dit (*Constitution*) de la maigreur et de l'obésité, le lecteur déduira aisément les règles diététiques qui conviennent à ces deux états.

V. — HABITUDE.

D'un repos prolongé ou d'occupations sédentaires, il ne faut point passer immédiatement à table ; un exercice modéré doit précéder le repas ; mais poussé jusqu'à la fatigue, il peut empêcher l'appétit et rendre la digestion pénible. Le calme moral n'est pas moins nécessaire : on ne doit point faire usage d'aliments aussitôt après avoir éprouvé une forte agitation de l'esprit. Les stomachiques pris en guise d'excitants de l'appétit (absinthe, graine de moutarde blanche, etc.) ont souvent pour effet de l'émousser. Le vin apaise la faim, a dit Hippocrate ; on peut appliquer cet axiome à tous les stimulants : ou quand ils provoquent l'appétit, c'est dans une mesure excessive et factice ; la surexcitation de l'estomac porte alors à manger plus que ses forces réelles ne lui permettent de digérer. L'appétit légitime se manifeste spontanément ; il est peu de cas où il faille vaincre l'aversion pour les aliments ou seulement l'inappétence ; cet état, aussi bien que les irrégularités de l'appétit, dénote la souffrance, l'altération des organes digestifs. L'appétit qui s'annonce franchement veut être satisfait ; il ne faut pas attendre qu'il s'exagère jusqu'à la sensation d'une faim incommode ou douloureuse ; celle-ci doit être modérée d'abord par un verre d'eau sucrée, par un bouillon, avant que l'on ingère des aliments solides ; de même, après une abstinence ou des privations de quelque durée, un repas très-excitant et réparateur ne serait pas sans danger. En vertu de ses rites, l'Israélite ne peut manger qu'après avoir procédé à une ablution de ses mains ; usage bon à imiter : la propreté doit régner non-seulement sur nos tables, mais sur nous-mêmes et sur tout ce qui nous environne.

Les heures de repas ne doivent être ni trop rapprochées ni trop éloignées : dans le premier cas, un travail trop répété fatigue l'estomac et les digestions ne s'achèvent point; dans le second cas, la faim ne peut être apaisée que par l'ingestion d'une masse d'aliments trop considérable en un seul repas. Cet abus a pour effets immédiats des digestions laborieuses, accompagnées d'assoupissement et d'imminence congestionnelle vers l'encéphale ou les poumons; pour effets consécutifs, l'ampliation morbide de l'estomac, l'hypertrophie ou l'amincissement de ses parois, des troubles dyspeptiques, etc. Le temps nécessaire à la digestion des aliments varie de deux à cinq heures; c'est en général après ce dernier terme que l'appétit renaît; cette périodicité de nos sensations concorde à merveille avec celle des affaires communes de la vie, et dans notre état social l'intervalle le plus convenable à observer entre les repas est de six heures: ce qui porterait à trois le nombre des repas journaliers. Cette distribution convient aux sujets qui sont dans la vigueur de l'âge, qui se livrent à des travaux pénibles; les personnes sédentaires qui digèrent plus lentement se contentent de deux repas et s'en trouvent mieux; les individus faibles et délicats, les vieillards, les enfants, mangent moins et plus souvent; il n'y a donc pas de précepte absolu sur ce point, en dépit du vieux dicton : *Semel comedere, angelorum est; bis eodem die, hominum; frequentius brutorum.* L'essentiel est que les repas, petits et fréquents, rares et plus copieux, se répètent journellement avec régularité, que l'habitude ramène la faim aux mêmes heures, afin que, tout étant disposé d'après cette périodicité convenue, nos besoins puissent être satisfaits au moment où ils se font sentir. Les heures de repas une fois distribuées, il faut s'abstenir de manger dans les intervalles, l'appétit qui se manifeste alors étant le plus souvent illusoire et prompt à se dissiper.

Pendant le repas on doit respirer un air pur et qui se renouvelle : rien de plus insalubre que l'entassement des convives dans les salles à manger étroites, où la température s'élève rapidement, et dont l'air se charge des émanations, de la table et des hommes. Point de vêtements qui compriment, qui gênent la respiration et s'opposent à l'ampliation abdominale. Les contentions trop fortes de l'esprit, les discussions animées, les sensations tristes, nuisent beaucoup pendant les repas. Fréd. Hoffmann voulait que tout convive eût l'esprit gai et libre de passion; car, dit-il, la digestion souffre beaucoup sous l'empire de quelque passion que ce soit. « Ce que l'on mange au sein de la joie, dit spirituellement Réveillé-Parise, produit à coup sûr un sang pur, léger et nourrissant; que le poison de la vanité ne gâte pas les mets les plus sains; mais surtout laissez voguer en paix le vaisseau de la chose publique. » Ce serait aller trop loin que de défendre à l'homme qui mange seul une lecture dont son esprit ne se préoccupe pas trop. Les repas pris en compagnie délectent plus; l'excitation agréable qui règne parmi les convives sollicite l'appétit, facilite les digestions. Mais il est une gourmandise par imitation : des personnes sobres, quand elles mangent seules ou en famille, engloutissent d'énormes quantités de nourriture dans les réunions d'un autre genre où l'on contracte l'habitude de trop manger.

La répartition de la ration journalière ne se fait pas d'une manière égale sur les repas ; la quantité et la nature des aliments que l'on prend en une fois varient nécessairement suivant l'emploi du temps, les coutumes de chaque pays, les exigences des intérêts privés ou publics. Les Romains prenaient leur repas le plus copieux après la clôture des affaires du jour, et telle est encore la coutume à Paris, tandis qu'en Allemagne il se prend vers le milieu du jour. On a dit que le déjeuner est le repas de l'amitié, le dîner celui de l'étiquette, le goûter celui de l'enfance, le souper celui de l'esprit et de l'amour. La table se dresserait ainsi tour à tour simple, volupteuse, frugale et délicate. « Il est des gens qui se trouvent bien de ne faire qu'un repas ; et parce qu'ils s'en trouvent bien, ils s'en sont imposé la règle ; d'autres font, de plus, un repas le matin par la même raison, à savoir, parce que leur santé l'exige : exigences qui n'existent pas pour ceux qui, par plaisir ou par toute autre circonstance, adoptent l'une ou l'autre habitude. Il est, en effet, indifférent à la plupart de s'accoutumer à faire ou un seul repas, ou un repas de plus le matin. Mais il en est qui ne pourraient, se dérangeant du régime qui leur est salutaire, supporter facilement cet écart ; et chez eux, d'un changement en plus ou en moins, pour une seule journée, pas même entière, naîtraient de graves incommodités (1). » Les enfants font quatre ou cinq repas par jour, les adultes trois, les vieillards deux ou même un seul. Dans beaucoup de localités, comme à Paris, les adultes ne mangent que deux fois par jour, et leur santé s'en trouve bien. Les citadins oisifs ont moins besoin de nourriture que les travailleurs ; et tandis que ces derniers éprouvent, comme les enfants, le besoin de manger dès leur réveil, les premiers ne doivent déjeuner que plusieurs heures après. Dans les contrées basses où l'air est peu vif, l'appétit se manifeste moins souvent que dans les pays de montagnes ; dans les climats chauds ou la diète doit être légère, les heures de repas peuvent être plus éloignées que dans les climats froids, où l'assimilation est plus active et la dépense plus forte. Les mêmes règles s'appliquent aux saisons. « Pendant l'été et l'automne, la nourriture est supportée le plus difficilement, le plus facilement pendant l'hiver ; en second lieu pendant le printemps (2). »

Manger de peu et peu est la règle universelle ; elle est dictée par l'instinct, et tous les animaux la suivent, excepté l'homme. L'intempérance dégrade le corps et l'esprit. « L'âme d'un gourmand, dit J. J. Rousseau, est tout entière dans son palais ; dans sa stupide incapacité, il n'est à sa place qu'à table ; il ne sait juger que des plats. » Toutefois c'est une exagération que de vouloir réduire l'alimentation humaine à la plus stricte limite du nécessaire ; la nature

(1) Hippocrate, édition Littré, *De l'ancienne médecine*, t. I, p. 591.
(2) Hippocrate, *Aphor.* 18, sect. II.

autorise, non-seulement l'usage, mais encore le plaisir ; elle ne condamne et
ne punit que l'excès et l'abus. Il ne convient pas plus de soumettre la muqueuse
digestive à l'uniformité d'un régime très-sobre, que d'abriter avec une extrême
sollicitude la surface cutanée contre les vicissitudes de l'air. « Il faut se faire
une mesure; mais cette mesure, vous ne la trouverez ni dans un poids, ni dans
un nombre où vous puissiez rapporter et vérifier vos appréciations; elle réside
uniquement dans la sensation du corps (1). » Au delà du besoin commence
l'excès; si par circonstance on mange plus qu'on ne doit, Réveillé-Parise
conseille avec raison de se restreindre le lendemain. Vespasien faisait diète un
jour par mois. Les jeûnes religieux, bien distribués, sont utiles aux gens qui
ont habituellement une nourriture succulente. Le choix des aliments est
subordonnée à la tolérance gastrique de chacun ; le meilleur est celui que l'on
digère le mieux. « On supporte bien les aliments et les boissons auxquels on
est accoutumé, même quand la qualité n'en est pas bonne naturellement, et
l'on supporte mal les aliments et les boissons auxquels on n'est pas habitué,
même quand la qualité n'en est pas mauvaise (2). » Les mets réchauffés se
digèrent moins bien que lorsqu'ils sont apprêtés nouvellement, sauf les idiosyncrasies ; les aliments froids sont moins digestibles que ceux qui se mangent chauds ; l'usage des aliments d'une température très-élevée est nuisible;
ceux qui sont à la glace ne doivent pas être précipitamment introduits dans
l'estomac. Une mastication complète prépare une bonne digestion. Comme
les liquides jouent un rôle important dans le phénomène de la digestion, c'est
une mauvaise pratique que de ne point boire ou de boire trop peu en mangeant. La proportion normale des aliments aux boissons a été estimé par
Cornaro, de 1 : 1,16; par Rye, de 1 : 1,33 ; par Robinson, de 1 : 2,50; par
Sanctorius, de 1 : 3,33. Mais encore ici les évaluations numériques n'ont
guère de valeur. La boisson doit être plus ou moins abondante, suivant que
la déperdition en liquide a été plus considérable tant par les urines que par
les deux transpirations pulmonaire et cutanée; que l'absorption par ces deux
surfaces est plus ou moins active ; que l'atmosphère est plus ou moins hygrométrique; que la constitution de l'individu tend plus ou moins à la sécheresse ou à l'humidité ; que les aliments renferment plus ou moins d'eau.
Barral a démontré qu'en moyenne les aliments ingérés chaque jour par
l'homme contiennent trois quarts environ d'eau (voy. BOISSONS).

Après le repas, il est avantageux de rester assis quelques moments, ou de se
promener à pas lents, et ensuite de faire un exercice modéré. Que l'on se
garde, en sortant de table, de se livrer à des travaux pénibles, à des courses
précipitées, à des contentions d'esprit, à de vives sensations ; il faut éviter
encore l'exercice de la voiture, qui provoque souvent le vomissement, celui de
l'escarpolette, les éclats de rire, le coït, les bains, l'impression subite des chan-

---

(1) Hippocrate, *loc. cit.*, t. I, p. 589.
(2) Hippocrate, édition Littré, *Du régime dans les maladies aiguës*, t. II, p. 299.

gements de température. Le sommeil après le repas, ou la sieste, est sans danger pour les personnes affaiblies par les maladies, épuisées par les fatigues ou par l'influence d'une température très-élevée, pour les petits enfants, pour les vieillards parvenus à l'âge de caducité ; mais l'habitude de la sieste est nuisible aux sanguins, à ceux qui font bonne chère ou qui mangent beaucoup. Le besoin de dormir après le repas indique souvent une digestion laborieuse, et l'on se trouve bien alors de le satisfaire ; mais à la longue il en résulterait une disposition aux congestions cérébrales, à l'apoplexie, etc. On peut le prévenir en diminuant la quantité des aliments, en les choisissant très-digestibles et moins nutritifs, et en favorisant la digestion par un peu d'exercice au sortir de table. C'est à cause des inconvénients du sommeil, pris aussitôt après le repas, que l'on doit souper légèrement et attendre ensuite une heure avant de se mettre au lit.

Ce que nous avons dit de la convalescence, de l'imminence morbide, de l'acclimatement, nous dispense de revenir ici sur le régime qui convient à ces situations.

ARTICLE II.

DES CONDIMENTS.

Le rôle des condiments est indiqué par l'influence que les principes aromatiques exercent sur la digestibilité et la puissance nutritive des aliments dont ils font naturellement partie ; ils sont essentiellement caractérisés par la propriété de stimuler les organes de l'odorat, du goût, de l'insalivation, de la digestion ; ils concourent au but final de la nutrition en provoquant, dans la mesure nécessaire, les forces et les sécrétions qui doivent agir sur la matière assimilable ; ils satisfont en même temps au besoin physiologique de stimulation qui varie suivant les climats, et il est impossible de ne pas reconnaître un rapport admirable entre la distribution des substances condimentaires sur le globe et les convenances générales du régime des nations (1). Les limites qui séparent l'aliment de la boisson, et ces deux substances du condiment, ne peuvent être rigoureusement définies. Le vin nourrit, le lait désaltère, la fibre rouge porte en elle son condiment. Il y a des assaisonnements qui sont en même temps alimentaires, tels que le raifort, le beurre, le sel marin, etc. L'aliment, la boisson, le condiment, sont donc les ingrédients d'une substance unique qui correspond aux besoins multiples de la réparation organique : l'aliment proprement dit aux matériaux solides du sang, la boisson à ses parties liquides, le condiment à ce qu'il y a de dynamique dans l'acte de la chymification.

(1) Voyez Gallard, *Nouveau dictionnaire de médecine et de chirurgie pratiques*, t. IX, art. CONDIMENT.

Lorsque la muqueuse de l'estomac est passée à l'état turgide par l'effet du contact des aliments, la sécrétion du suc est notablement activée par les divers condiments (poivre, sucre, sel, etc.); le carbonate de potasse, la magnésie décarbonatée, les alcalis, la provoquent et l'avivent. Blondlot recommande leur administration immédiatement avant le repas, afin qu'ils puissent agir sur la muqueuse dès que les aliments l'amènent à turgescence, et avant qu'il soit versé assez de suc pour les neutraliser (1). Une dose de sucre, poussée directement dans l'estomac d'un chien par une fistule artificielle, est loin d'exciter la sécrétion du suc gastrique dans la même mesure que si elle est avalée par l'animal, après avoir été explorée par le goût et diluée par la salive; ce n'est point le contact de ce dernier fluide avec l'estomac qui provoque la sécrétion gastrique; le sucre, imprégné préalablement de la salive de l'expérimentateur, n'agit point comme le sucre avalé par l'animal : il y a là un effet dynamique, une relation sympathique entre les impressions gustatives et la sécrétion de la salive et du suc gastrique.

L'instinct dirige l'homme vers l'emploi des moyens propres à rehausser le goût des aliments; il appète naturellement les substances d'une saveur agréable, dont l'*eau vient à la bouche*, c'est-à-dire qui activent la sécrétion de la salive et du suc gastrique, accélèrent et perfectionnent la digestion et augmentent ainsi le temps et la force disponible pour le travail; l'instinct nous détourne des substances insipides qui nous laissent la bouche sèche, à moins qu'elles ne soient modifiées par la cuisson dont les artifices variés s'adressent essentiellement au goût et sollicitent l'effusion de la salive et du suc gastrique. La prédilection des animaux carnivores pour le sang s'explique par la saveur de ce liquide, le plus salé de toutes les parties du corps. Comme les aliments végétaux sont les moins savoureux, les moins aptes à stimuler les sécrétions salivaires et gastriques, comme leur dissolution s'opère plus lentement et leur digestion avec plus de labeur, on comprend l'avidité des herbivores pour le sel marin, pour les murs salpêtrés, pour l'urine humaine, etc.

1° *Condiments salins*. — Le plus usité est le chlorure de sodium. Condiment de tous les pays et de tous les temps, il mérite de nous occuper en premier lieu : « *Videtur omninò aliquid in sale esse quod naturæ animalis conveniat. Nam penè omnes gentes sale utuntur; et etiam bruta animalia pleraque, certe quæ ruminant, sale delectantur, et ab ejus usu bene habent* (2). » Le sel de cuisine est, à peu d'exceptions près, un besoin pour l'homme; le goût universel dont il est l'objet est l'expression d'un instinct. C'est que nos liquides organiques contiennent, les uns de la soude, les autres de l'acide chlorhydrique libre ou combiné avec différentes bases, et nul doute que le sel ne leur fournisse ces matériaux; la soude du chlorure de sodium

____

(1) Blondlot, *Traité analytique de la digestion.*
(2) Haller, *Elementa physiologiæ.* 1777, 2e édition, t. VI, p. 219.

est nécessaire à la composition du sang, à celle de la bile qui lui doit son alcalinité, de la salive, de l'urine, etc. Tous les liquides, tous les tissus de l'économie, excepté l'émail dentaire, contiennent du sel marin, mais jamais à l'état solide; bien qu'il entre dans la constitution de la substance organisée, il ne s'y unit point et s'en sépare aisément par lixiviation : aussi ce n'est point par ses éléments mêmes qu'il concourt à la formation des organes; mais, suivant la remarque de Liebig, il est l'intermédiaire de certains actes généraux. Ainsi les recherches de Dumas, Boucher et Coulier ont démontré son influence sur l'artérialisation du sang et sur la conservation des globules qui, après trois jours, sont peu déformés et seulement un peu réduits en diamètre; il est une condition d'existence des globules et de dissolution de l'albumine, si bien qu'en le supprimant dans l'alimentation humaine, on fait naître des phénomènes de chlorose, langueur, faiblesse, pâleur, œdème. Le sel dissous dans nos humeurs règle leurs phénomènes d'exosmose et d'endosmose; les dissolutions salines traversent bien moins rapidement les membranes animales que l'eau pure; à l'aide d'un appareil endosmotique, on constate que l'eau de puits passe vers l'eau salée, l'eau pauvre en sel vers l'eau riche en sel (1); si les liquides contiennent des deux côtés même quantité de sel, il ne se fait point d'extravasation. Liebig a tiré de ces faits, des applications à la théorie de l'absorption. D'après ce chimiste (2), le sel marin convertit en phosphate de soude une partie du phosphate de potasse que les aliments ou la résorption qui s'exerce dans les muscles font pénétrer dans le sang : or, de tous les sels le phosphate de soude est celui qui se prête le mieux à l'absorption et à l'élimination de l'acide carbonique; de là son rôle dans les phénomènes de la respiration. Le chlorure de sodium, pouvant former avec certaines substances des composés solubles, facilite l'absorption de ces dernières après leur introduction dans le tube digestif. Le sang d'homme, et aussi le sang de veau, de mouton, de bœuf, de porc, contiennent du sel marin dans la proportion de 50 à 60 centièmes du poids total des cendres, et cette proportion se maintient presque invariable, les excédants de sel ingéré prenant issue par les urines, les fèces, la sueur, etc.; il abonde dans le chyle, la lymphe, l'albumine des œufs, dans tous les liquides alcalins; dans la salive, le suc gastrique, le mucus, etc., on en trouve 10 à 12 pour 100 du poids des principes solides.

D'une saveur acide et cuisante, le sel excite modérément la muqueuse buccale, augmente la sécrétion de la salive et du mucus, et il provoque l'appétit. La stimulation se propage dans le même mode à l'estomac; la circulation capillaire est activée dans la muqueuse de ce viscère : les fluides gastriques sont versés avec plus d'abondance et lui doivent sans doute une partie de leur

(1) Liebig, *Recherches sur quelques-unes des causes du mouvement des liquides dans l'organisme animal*, trad. par Schnepf. Paris, 1848, in-8.
(2) *Annales de chimie et de physique*, 3e série, t. XXIII, juin 1848, p. 181 et suiv.

acidité; une digestion plus complète procure au corps une plus grande somme d'aliments nutritifs. Un repas non assaisonné de sel pèse sur l'estomac; en d'autres termes, les aliments ingérés se ramollissent lentement et imparfaitement, versent dans l'appareil circulatoire une moindre quantité de principes alibiles, fournissent plus de résidu. Ainsi s'expliquerait l'influence du sel à dose modérée sur l'engraissement des bestiaux, si ce résulat était démontré par des faits exacts. On a cherché à préciser la valeur du sel pour le développement et l'état de santé des animaux domestiques. Boussingault a donné du fourrage à discrétion à six jeunes taureaux partagés en deux lots, dont un recevait en outre du sel, et dont l'autre était privé de ce condiment. L'expérience a duré un an : jusqu'au cinquième mois, nulle différence appréciable dans l'état des deux lots; après le sixième mois révolu, le poil était terne et rebroussé dans le deuxième lot, luisant et lisse dans le premier lot; plus tard les taureaux privés de sel présentaient un poil ébouriffé et par endroits des portions de peau dénudée; ils contrastaient par leur allure lente et leur froideur de tempérament avec la vivacité des autres et leurs fréquents indices du besoin de saillir. Pour une consommation de 100 kilogrammes de fourrage, ceux-ci ont produit 7,2 de poids vivant, ceux-là 6,8, résultat à peu près négatif quant au poids. Mais tout en concluant que le sel ajouté à la ration n'a pas eu d'effet perceptible sur la croissance du bétail, Boussingault reconnaît qu'il paraît avoir agi favorablement sur la qualité des animaux : résultat très-important par application à l'hygiène humaine (1). Le même expérimentateur a constaté que l'usage du sel marin ne produit pas comme on l'a dit une augmentation dans la sécrétion du lait. Dailly, expérimentant sur vingt moutons partagés en deux lots et nourris à discrétion, a constaté que le lot qui recevait en outre une ration de sel consommait un peu plus de fourrage, et présentait au bout de trois mois un excès de poids de 8,50. Cette différence paraît si faible aux yeux de Boussingault, qu'il incline à l'expliquer par des erreurs de pesées (2). Plouviez va jusqu'à prétendre que le sel à dose suffisante peut remplacer avantageusement une partie de la ration pour la race chevaline, et, que, plus utile au développement de la force qu'à celui de l'embonpoint, il convient essentiellement aux hommes chétifs, faibles, d'un mauvais tempérament. Les expériences si bien conduites de Boussingault, celles de Behague et Baudement ne permettent pas de croire avec Plouviez que 3 kilogrammes de foin assaisonnés de sel marin sont aussi nutritifs que 4 kilogrammes du même fourrage sans addition du même sel. Au reste, les dissidences qui entourent la question du sel pour le bétail, Boussingault les a judicieusement expliquées par les différences de composition des fourrages suivant la nature des terrains, des engrais et des eaux d'irrigation. Il est des localités où la proportion de sel appartenant aux fourrages suffit aux besoins

(1) Boussingault, *Économie rurale, etc.*, 1852, 2e édit., t. II, p. 500.
(2) *Comptes rendus de l'Académie des sciences*, 8 mars et 12 avril 1847.

de l'alimentation ; il en est d'autres où son insuffisance nécessite l'adjonction de cet élément : de là deux séries d'effets favorables qu'on oppose l'une à l'autre et qui procèdent néanmoins de la même cause (1). Barbier fait remarquer que la privation du sel n'a jamais pu passer dans les austérités du cloître : observation empirique, mais très-significative. Haller cite des peuplades qui n'en font aucun usage ; mais on n'oubliera point que leurs aliments en contiennent. Le premier évalue à la dose de 9 à 30 grammes la proportion de sel marin qu'un homme ajoute en vingt-quatre heures à sa nourriture. Barral (2) établit que, pour un adulte, elle varie entre $5^{gr},06$ et $12^{gr},29$, et qu'elle n'est que de $3^{gr},1$ pour un enfant. La très-majeure partie de la dose quotidienne est prise dans le potage ; les aliments sont beaucoup moins salés. Ce chimiste a calculé le mouvement journalier du sel dans l'économie humaine :

	Sel qui entre par les aliments.	Sel sorti par l'urine.	Sel sorti par les excréments.	Sel sorti par le mucus.	Total du sel sorti.	Non sorti.
	gr	gr	gr.	gr.	gr,	gr.
Homme de 29 ans (hiver).	12,91	8,22	0,10	0,08	8,40	4,51
— — (été)...	5,33	6,19	0,03	0,08	8,30	0,81
Enfant de 6 ans...	3,13	3,21	0,03	»	3,24	0,11
Homme de 29 ans........	6,58	5,55	0,43	»	5,68	0,90
Femme de 32 ans.	8,65	5,17	0,05	»	5,22	3,43

D'après ces recherches (3), un cinquième du sel ingéré avec les aliments n'a pas été éliminé par les voies qu'on a pu explorer par l'expérimentation directe. « Le sel qui existe dans l'économie augmente au fur et à mesure des progrès de l'accroissement. Celui qui se trouve dans les tissus et dans les humeurs n'est que dissous avec l'eau et non combiné. Il est comme l'eau une condition d'existence, et comme elle il tend à s'échapper et s'échappe dès qu'il dépasse un certain degré de saturation, si l'on peut ainsi dire. Celui qui entre chasse une quantité équivalente, mais il ne se fixe pas et comme l'eau, il est en voie d'échange continuel (4).

(1) Plouviez (de Lille), *Sur le rôle que joue le sel dans l'alimentation de l'homme* (*Bulletin de l'Académie de médecine*, t. XIV, p. 1021 et 1077).

(2) Barral, *Statique chimique* (*Annales de chimie et de physique*, 1849, t. XXV, p. 165).

(3) Une vache laitière qui consomme par jour 18 kilogrammes de foin peut trouver 46 grammes de sel marin naturellement contenu dans cette ration de fourrages Boussingault). Un rapport de Milne Edwards nous apprend qu'en Angleterre on donne 80 à 90 grammes de sel par jour et par tête de gros bétail, 28 grammes aux veaux. Dans le Wurtemberg, c'est entre 15 et 30 grammes qu'oscille la dose de sel. A Bechelbronn, Boussingault en administre jusqu'à 50 grammes à des vaches de 600 à 700 kilogrammes : il a remarqué que des vaches soumises au régime exclusif des pommes de terre n'ont pu s'en accommoder que moyennant l'addition de 70 grammes de sel à leur ration journalière. L'homme ajoute aussi par instinct plus de sel aux aliments amylacés qu'aux autres.

(4) Robin et Verdeil, *Traité de chimie anatomique et physiologique*, t. II, p. 193.

L'abus du sel a été considéré comme la source de beaucoup de maux, notamment du scorbut ; mais cette affection a une étiologie aujourd'hui déterminée ; elle procède du manque de vivres frais. On a tracé un tableau lamentable des maladies des ouvriers qui travaillent dans les salines : Ramazzini ne se montre point rassuré sur les dangers de la fabrication du sel ; mais il est bien prouvé aujourd'hui, notamment par les recherches de Mélier (voy. t. I, *Marais salants*), que là où les conditions de localités ne favorisent pas la production de miasmes délétères, les ouvriers employés à ce travail se portent bien au sein d'une atmosphère chargée de particules salines ; leur appétit en est augmenté, leur digestion est plus prompte et plus facile. Les propriétés antiseptiques du sel se manifestent dans la conservation des viandes qui en sont imprégnées ; exerce-t-il une action analogue sur le vivant ! Gaspart (1) rapporte que plusieurs troupeaux de bœufs, nourris avec beaucoup de sel en Hongrie, et amenés ensuite en Hollande, y échappèrent, par une immunité collective, aux ravages d'une épizootie qui moissonnait les bœufs indigènes. La privation de ce condiment est surtout fâcheuse pour les individus qui se nourrissent principalement de matières féculentes ; leurs digestions en sont plus laborieuses et s'accompagnent d'un plus grand dégagement de gaz.

2° *Condiments acides.* — Vinaigre, acides végétaux et minéraux, citron, verjus, oseille, etc. Concentrés, tous les acides agissent sur la peau comme rubéfiants ; à dose trop forte, ils irritent la muqueuse gastrique et réagissent sympathiquement sur les voies respiratoires en provoquant la toux. Pris en quantité très-modérée et très-étendus, ils se bornent à exciter les glandes salivaires, les cryptes muqueux de la bouche ; ils réveillent l'appétit, tempèrent la soif, ajoutent leur puissance dissolvante à celle du suc gastrique ; contribuent à rendre plus digestibles certaines substances, surtout les mucilagineuses ; sollicitent le mouvement péristaltique, et déterminent, par cette raison, des évacuations alvines plus fréquentes. Trop peu dilués, ils retardent ou diminuent la sécrétion du suc gastrique. Trop longtemps continués, ils finissent par affaiblir les organes digestifs et par altérer leur mode de sensibilité ; d'où la dyspepsie, le trouble de la nutrition et l'amaigrissement, qui n'est pas toujours alors, comme on l'a prétendu, l'effet d'une lésion locale. Néanmoins l'espèce d'astriction qu'ils produisent par la répulsion du sang contenu dans les capillaires est quelquefois suivie d'une réaction marquée par la douleur et l'irritation. Les condiments acides jouissent, comme le précédent, d'une propriété antiseptique dont on profite pour la conservation des fleurs, graines, fruits, avec leurs principes stimulants ou aromatiques.

3° *Condiments sucrés.* — L'habitude d'édulcorer certains mets est antérieure à la découverte du sucre, les anciens y employaient le miel. Plus tard

(1. Gaspard, *Journal de physiologie* de Magendie, t. IV.

il est question du *mel arundinaceum*, qui est probablement notre sucre de canne. Dioscoride (un siècle après Jésus-Christ) mentionne *une sorte de miel fourni par des roseaux qui croissent dans les Indes et dans l'Arabie Heureuse*, sous le nom de σαχχαρον. De l'Asie, la culture de la canne à sucre a été transportée dans l'île de Chypre, et ensuite à Madère (1148); elle existait dans l'Andalousie avant la domination arabe. En 1597, Dresde possédait déjà une fabrique de sucre (1); l'emploi de l'eau de chaux et du blanc d'œuf pour le raffinage des sucres a été décrit au commencement du XVIᵉ siècle dans la *Saccharologia* d'Angelus Sala. Toutefois, jusqu'à la fin du XVIIᵉ siècle, la cherté du sucre ne permettait aux gens peu aisés que l'usage du sirop et du miel. Aujourd'hui l'Europe seule consomme plus de six millions de quintaux de sucre par an; sa consommation est activée par l'extension que prennent le café et le thé dans le régime des familles et l'on peut dire que le sucre est devenu un condiment presque indispensable dans l'état actuel de la civilisation : « *Sacchari in condiendo vires insignes sunt, quas tamen ad vegetabilia sola adhibemus* (2). » Cet usage, la nature nous l'enseigne en nous montrant le sucre combiné presque toujours avec les gommes, les mucilages, etc.; elle en fait le condiment des substances fades, aqueuses, féculentes, acides, etc. La saveur qu'il développe le rend agréable à tous les animaux; tous le recherchent. Il excite dans son trajet, depuis la bouche jusqu'à l'estomac, une sensation de chaleur douce et une sécrétion assez abondante de fluides muqueux; il stimule légèrement l'estomac, rend la digestion plus prompte, donne peu de résidu, fournit un chyle abondant, plus aqueux que celui de l'huile; il favorise, d'après Chossat, la formation de la graisse ou la sécrétion biliaire. Même en nous abstenant de sucre en nature, si nous ne nous privons pas simultanément de matières amylacées, nous introduisons du sucre dans l'organisme, puisque la digestion de ces matières n'est qu'une transformation successive en dextrine et en glycose. Leur intervention dans le régime n'est pas sans rapport avec l'existence de principes amyloïdes dans les tissus, et peut-être même avec la matière glycogène, du foie. Le sucre, mangé en quantité assez considérable, émousse l'appétit. Londe l'a souvent trouvé nuisible aux personnes qui offrent des symptômes de gastralgie. Donné n'a jamais constaté qu'il eût, comme on dit, l'inconvénient d'échauffer, de resserrer les enfants (3). Insuffisant à titre d'aliment, on peut dire qu'il convient comme assaisonnement à tous les âges, à tous les tempéraments, à tous les climats. L'économie domestique met à profit la propriété remarquable qu'il a de conserver les matières animales et végétales, et il prévient la décomposition rapide des fruits après leur maturité; il retarde aussi la destruction des sub-

(1) Knapp, *loc. cit.*
(2) Haller, *loc. cit.*
(3) Donné, *Conseils aux mères sur la manière d'élever les enfants nouveau-nés*, 5ᵉ édition. Paris, 1875, p. 210.

stances animales, notamment des viandes. On a constaté qu'il préserve long-temps les globules sanguins de toute altération.

4° *Condiments gras.* — Huile, graisse, beurre, huiles végétales, etc. Ces différentes substances, dont nous avons déjà parlé, ne deviennent condimentaires que par l'artifice des préparations et presque toujours sont associées à d'autres assaisonnements, tels que sel, aromates, sucre, etc. Leurs qualités, primitivement douces, sont modifiées par une certaine élévation de température qui les rend stimulantes, irritantes, souvent même âcres.

5° *Condiments âcres et aromatiques.* — Cette classe de condiments est la plus nombreuse et se compose presque en entier de produits végétaux. Les uns, doués d'un principe âcre, irritant, volatil, appartiennent à la famille des Asphodélées : ce sont les espèces du genre *Allium*, l'ail, le poireau, l'oignon, l'échalote, la civette, la rocambole, les ciboules. L'ail contient un principe caustique qui, par diverses causes, se volatilise et parcourt toutes les voies de l'économie; il en est éliminé par la transpiration pulmonaire et cutanée, par la sécrétion urinaire, laiteuse, etc. Ce principe produit dans la bouche une cuisson vive, suivie d'une salivation abondante; il imprime une stimulation énergique à l'estomac, facilite la digestion des substances les plus grossières, et par son passage dans le sang il détermine un mouvement de réaction du centre à la périphérie, mouvement qui pourrait avoir pour effet d'expulser les miasmes; peut-être aussi l'ail a-t-il la faculté spécifique de les neutraliser; du moins son utilité à titre de prophylactique paraît prouvée dans les pays de marais, dans les constitutions épidémiques. La rocambole et l'échalote sont les bulbes qui, par leur action, ressemblent le plus à l'ail; le poireau cuit n'est plus qu'un aliment mucilagineux. Les crucifères fournissent la moutarde (farine de graine de *Sinapis nigra* délayée dans le vinaigre), le cochléaria, le raifort, le cresson, avec lequel il faut se garder de confondre le *Sium nodiflorum* ou panais aquatique, plante nuisible de la famille des Ombellifères qui végète avec le cresson d'eau sur les sources et sur les ruisseaux : le cresson d'eau, d'un vert plus foncé et quelquefois tacheté de brun, a des feuilles plus arondies vers l'extrémité; le panais aquatique, d'un vert uniforme, offre des feuilles plus allongées, plus étroites, coniques et dentelées sur les bords. A l'époque de leur floraison, qui répond à juillet, il est impossible de les confondre. Ces condiments, moins stimulants, appartiennent aux climats tempérés et au nord. Il faut en rapprocher les câpres, boutons des fleurs du câprier commun (*Capparis spinosa*) de la famille des Capparidées, si voisine de celles des Crucifères, et les fleurs et les fruits de la capucine (*Tropæolum majus*) de la famille des Géraniées : les uns et les autres confits habituellement dans le vinaigre.

Le groupe suivant se distingue par une saveur brûlante et aromatique : le poivre (baies du *Piper nigrum*); le clou de girofle (boutons des fleurs du giroflier); la noix muscade, drupe du muscadier aromatique ; le macis, arille de cette même drupe, dont la saveur est moins piquante et plus aromatique que celle de la noix muscade : le gingembre, racine desséchée du gingembre officinal ; le piment ou poivre long, fruit du *Capsicum annuum*, qui doit ses propriétés à une résine âcre nommée capsicine, et dont un demi-grain répandu en fumée dans une chambre suffit pour provoquer la toux et l'éternument. Le poivre, type des condiments âcres et que les peuples équatoriaux prodiguent jusque dans leurs boissons, contient un principe neutre, la *pipérine*, et une huile âcre concrète qui lui communique ses propriétés stimulantes ; il trace un sillon de chaleur caustique de la bouche à l'estomac ; il sollicite avec énergie les forces digestives ; aussi son usage est-il opportun en toute alimentation fade, lourde, indigeste (cardons, choux-fleurs, concombres, parties tendineuses, poissons huileux); soit sympathiquement, soit par absorption, il propage la stimulation à toute l'économie ; mais il n'est pas démontré qu'il augmente l'activité du cœur et détermine à la peau de vives démangeaisons, souvent suivies d'éruptions (Londe). Le piment (*Capsicum*), de la famille des Solanées fournit plusieurs espèces comestibles : 1° le poivre commun ou poivre long (*C. annuum*), à fruits rouges; 2° le piment rond ; 3° le piment d'Espagne et le piment tomate, à fruits jaunes; 4° le petit piment, ou piment enragé des Antilles (*C. minimum*). Ce condiment convient aux estomacs blasés des pays chauds. D'après Fonssagrives(1), le petit piment détermine une grande excitation du système vasculaire, une ivresse passagère, facilite les évacuations alvines qu'il rend âcres au point de laisser après elles une vive douleur à l'anus. Il lui semble que ce condiment servirait utilement à rompre les constipations rebelles, dues à l'atonie des intestins. A ces condiments on peut rattacher certaines préparations rendues excitantes par un principe âcre ammoniacal qui s'y est développé : tels sont les divers poissons marinés, le thon, les anchois, les sardines, le caviar (œufs de poisson confits dans l'huile), les huîtres marinées, les viandes fumées, etc. Enfin on peut ranger dans une dernière subdivision de cette classe de condiments des substances à saveur diverse, mais qui toutes se font remarquer par leurs qualités aromatiques : ce sont la canelle, la vanille, le safran, l'eau de fleur d'oranger, etc., et parmi les Labiées, la sauge, le thym, le laurier, le romarin, le serpolet, la sarriette ; parmi les Ombellifères, le persil et le cerfeuil; parmi les Rosacées, la pimprenelle, etc. On peut dire d'elles avec Haller : « *Cibi amorem aliquandum augent, saporem gratum addunt, et ventriculi vires musculares, etiam exhalationem internam augent.* » On peut joindre à ces condiments les truffes, que leurs propriétés stimulantes et aromatiques font employer comme assaisonnement de certains mets délicats.

L'usage des condiments est relatif : 1° à la nature des aliments. Tous ne sont

____

(1) Fonssagrives, *Hygiène alimentaire des malades, des convalescents, etc.*, 2e édit. Paris, 1867, p. 255.

pas pourvus de principes qui dispensent de l'addition d'un stimulant : les chairs blanches, fades, glaireuses ou muqueuses ; les légumes insipides, farineux, mucilagineux, etc., réclament un correctif qu'il est inutile ou nuisible d'ajouter à des produits savoureux tels que les viandes rôties, les végétaux sucrés, etc.; un peu de sel, d'ail, d'oignon ou de cumin, double souvent la force réparatrice et la digestibilité d'un aliment; 2° aux climats et aux localités. L'indigène des tropiques réveille à l'aide des condiments âcres et caustiques la langueur de ses fonctions digestives, et lutte ainsi, par l'excitation factice du tégument interne, contre la prédominance tyrannique de l'enveloppe cutanée. La nature, en lui prodiguant les poivres, les piments, la cannelle, la muscade, le girofle, etc., semble lui conseiller l'emploi de ces moyens propres à ranimer en lui la vitalité défaillante des organes centraux; mais l'intempérance de l'homme dépasse la limite des indications légitimes et l'abus qu'il fait des substances les plus incendiaires abrége encore sa vie, dont la durée moyenne est déjà si courte dans ces climats. Dans les contrées moins ardentes où le corps subit en été une surcharge de calorique plutôt qu'une prostration réelle, les condiments acides apaisent la soif et tempèrent l'activité des fonctions périphériques. Aux peuples des zones polaires les condiments qui provoquent et entretiennent une stimulation générale dans toute l'économie et lui permettent de secouer incessamment les influences torpides du froid : aux habitants des régions humides et froides les condiments dits antiscorbutiques (raifort, radis, moutarde, etc.), qui corrigent le caractère strumeux de leur constitution ; à eux encore, comme aux pâles riverains des marais, les aromatiques et les stimulants âcres ou diffusibles qui sustentent la puissance de réaction organique, et déterminent l'effort éliminateur du tégument externe. 3° Aux conditions individuelles d'âge, de sexe, de tempérament, de santé, de convalescence, etc. Les bilieux et les nerveux repoussent les condiments âcres, irritants, qui conviennent aux lymphatiques. Si le vieillard a besoin de réveiller ses forces digestives et recherche les délices aiguës du palais, il n'est pour l'enfant qu'un seul condiment, le sucre : loin de lui les provocations prématurées qui, portées sur le tube digestif, retentiront sympathiquement dans l'encéphale, dans les organes génitaux : résistez aux appétences dangereuses de cet âge. Rappelez aux femmes, rappelez aux personnes délicates, mobiles, valétudinaires, que les condiments qui charment d'abord leur sensualité énervent le palais, le blasent, échauffent, constipent, ressuscitent les phlegmasies des organes digestifs, les exaspèrent et les enracinent, projettent vers la peau des irritations exanthématiques, etc. (1). Mais combattez l'habitude de cette sobriété maladive qui pèse les grains de sel ou de poivre et divise en demi-degrés l'échelle de la sensibilité gastrique.

(1) Gallard, *Nouveau Dictionn. de méd. et de chirurgie pratiques*, art. CONDIMENT.

ARTICLE III.

DES BOISSONS.

§ 1. — Des boissons aqueuses.

1° DES DIFFÉRENTES ESPÈCES D'EAUX POTABLES. — Nous avons considéré ailleurs les différentes espèces d'eaux dans leurs rapports avec la climatologie ; il nous reste à apprécier leur degré d'aptitude à réparer la partie liquide de l'économie, ce qui nous conduit à déterminer d'abord les caractères de l'eau potable.

L'eau est potable quand elle est limpide, légère, aérée, douce, froide en été, tiède en hiver, sans odeur, d'une saveur fraîche, vive, agréable; elle ne doit être ni fade, ni piquante, ni salée, ni douceâtre, ni acerbe, ni sulfureuse ; elle doit bouillir sans se troubler ni former de dépôt, cuire les légumes secs et les viandes sans les durcir, dissoudre le savon sans former de grumeaux ; elle ne doit occasionner aucune pesanteur ni trouble dans les digestions. Telles sont les conditions que les médecins de tous les temps ont assignées à l'eau potable; quelques-unes veulent être expliquées mieux que par une définition,

Odeur. — Il faut rejeter de l'usage domestique toute eau qui impressionne l'odorat, car elle est alors ou minérale ou viciée par des matières organiques.

Saveur. — Les bonnes eaux ont une saveur franche et sans caractère spécial; toute autre saveur les rend suspectes, excepté la saveur piquante que leur communique une forte proportion d'acide carbonique : les eaux plus ou moins saturées de ce gaz ne paraissent point nuire à ceux qui les boivent habituellement; au contraire, les habitants des contrées à sources d'eau acidule gazeuse les consomment avec avantage, quoiqu'elles ne soient point propres à tous les emplois du ménage. L'absence d'odeur ne décide point de la qualité d'une eau, car les eaux surchargées de sulfate de chaux sont indigestes, quoique inodores, et les matières organiques, quand elles ne sont pas encore putréfiées ou qu'elles existent en très-petite quantité dans l'eau, n'en modifient guère la sapidité.

Couleur. — Toute eau qui présente une nuance de coloration ne peut être mise en usage qu'après filtration, car elle tient en suspension des substances étrangères, surtout terreuses; l'eau pure est parfaitement incolore et transparente; mais une eau transparente n'est pas nécessairement une eau pure.

Température. — C'est la circonstance qui influe le plus sur les effets immédiats de l'eau; des eaux irréprochables sous le rapport de leur composition chimique peuvent nuire en raison de leur degré de température mal approprié à l'état de l'économie. Hippocrate (1) estime les eaux qui coulent des

____

(1) Hippocrate, *OEuvres*, trad. par Littré, t. II, *Des eaux, des airs et des lieux*

lieux élevés et des collines de terre, parce qu'elles sont chaudes en hiver et froides en été. En hiver, l'organisme repousse instinctivement les boissons glacées; elles augmentent la tendance aux congestions pulmonaires, aux affections catarrhales des voies respiratoires, si ordinaires en cette saison; elles épuisent le calorique des viscères et diminuent la force de résistance aux rigueurs de la saison. Larrey a remarqué que dans la campagne de Russie, la neige, employée pour étancher la soif, hâtait la mort par congélation des hommes et des chevaux. Aussi faut-il préférer en hiver, aux eaux de rivière qui tendent à l'équilibre de température avec l'atmosphère, les eaux de source dont la température, invariable en toute saison, dépasse en hiver de 15 à 20 degrés centigrades celle de l'air ambiant (1). La fraîcheur de l'eau potable est plus nécessaire pendant les chaleurs de l'été; on doit éviter, dit Haller, d'user d'une eau trop rapprochée de l'état de nos organes. Lorsque l'eau est d'une température inférieure à celle de notre corps, elle étanche la soif, non-seulement en humectant, mais encore en changeant l'état de nos organes. Il en résulte qu'il faut moins d'eau froide que d'eau tiède pour opérer cet effet. Qui n'a senti, par les ardeurs d'une journée caniculaire, les délices d'une eau froide ou du moins qui paraît telle? En petite quantité elle apaise la soif, relève les forces de l'estomac, modère momentanément, sans la supprimer, la transpiration trop active de la peau, restaure l'organisme entier par un sentiment instantané de bien-être. Quoi de plus débilitant au contraire, durant les chaleurs, que l'usage d'une eau tiède au palais ou à la main que l'on y plonge? Quel que soit le mérite de sa nature chimique, cette eau n'est prise qu'avec dégoût, elle ne désaltère ni ne rafraîchit; il en faut des doses énormes pour calmer la soif : de là des inconvénients que nous mentionnerons en parlant des effets de l'eau tiède. Aussi, dans tous les pays chauds, le peuple lui-même recherche-t-il les boissons glacées; là où elles manquent, il use de condiments âcres et irritants pour ranimer les forces digestives. Pour toute population et dans tous les climats, une eau très-fraîche durant l'été serait un véritable bienfait, car elle est une nécessité hygiénique dont l'absence engendre bien des maladies : « *Ea (aqua frigida) enim et gratior est linguæ, et sitim magis levat, et denique fibras ventriculi minus debilitat; merito ergo in regionibus calidis præfertur, et Hispani, Siculi, Melitenses, Neapolitani, suæ aquæ etiam artificiale nivis frigus salubriter addunt; et aquæ frigidæ usu nupero febrium malignarum vehementiam remississe, testimonia exstant* (2).

Pureté. — Les gens du monde confondent la pureté avec la transparence, et accordent cette qualité à l'eau qui ne tient point de matières étrangères en suspension. Dans le sens chimique, pureté signifie absence de matières étrangères en dissolution : à ce prix, l'eau la plus pure serait l'eau distillée

____

(1) *Dictionnaire des sciences médicales*, art. BOISSONS.
(2) Haller, *Elementa physiologiæ*, t. VI, p. 240,

qui, privée de toute espèce de sels, contient à peine quelques traces d'air atmosphérique : or, elle est fade, pesante à l'estomac ; elle dispose aux indigestions et ne pourrait servir longtemps seule à la consommation d'une même personne. La qualité potable de l'eau n'est donc pas en raison de sa pureté chimique ; il faut au contraire qu'elle renferme une proportion plus ou moins grande de principes étrangers à sa composition atomique, et par une prévoyance vraiment providentielle, dit Dupasquier (*op. cit.*, p. 88), toutes les eaux en sont pourvues. Reste à discerner les matières utiles et même nécessaires à l'eau potable de celles qui en altèrent plus ou moins ses propriétés ou même la rendent délétère : les premières sont l'air atmosphérique, l'acide carbonique, le chlorure de sodium, le carbonate de chaux ; dans la seconde catégorie se rangent les autres sels calcaires et les matières organiques. Pour être légère, l'eau doit contenir une quantité convenable d'air et d'acide carbonique : elle reçoit de l'oxygène qu'elle tient en solution une partie de ses vertus ; l'azote n'y joue qu'un rôle négatif. Nous avons dit (tome I) la nature plus oxygénée de l'air que l'eau contient ; l'air que renferme l'eau des rivières représente de 0,26 à 0,34 d'oxygène ; le gaz acide carbonique représente de 10 à 50 pour 100 des gaz dissous ; la totalité des gaz atmosphériques forme, d'après Payen, 3 à 4 1/2 pour 100 du volume du liquide ; d'après Saussure, elle est de 5 à 5,25 pour 100 au niveau de la mer. L'altitude, c'est-à-dire la diminution de pression, abaisse cette quantité ; à 3600 mètres de hauteur dans les Cordillères, il ne reste plus assez d'air dans les eaux pour permettre aux poissons d'y vivre. Les eaux de neige et de glace peuvent servir en cas de nécessité, quoique elles ne recèlent presque pas d'air ; il en est de même de l'eau bouillante ou chauffée au degré des infusions théiformes : mais l'action stimulante de l'oxygène est remplacée dans l'une par celle du froid, dans l'autre par celle du calorique. On constate que l'eau est aérée quand, en y mêlant une solution de sulfate de fer au minimum et ajoutant quelques gouttes d'ammoniaque, on fait naître un précipité blanc qui passe au vert, puis au jaune orangé : cette épreuve doit se faire à l'abri du contact de l'air. Un moyen plus simple est de faire bouillir une partie d'eau : si elle renferme de l'air, il s'en échappe sous forme de bulles. L'acide carbonique, qui n'existe jamais en très-grande proportion dans les eaux potables, agit comme l'oxygène ; une faible proportion de ce gaz rend l'eau sapide et plus agréable, en même temps qu'elle excite légèrement et facilite les fonctions digestives. La proportion de sel marin qui, d'après Haller, se rencontre dans la plupart des eaux, contribue à les rendre digestibles ; mais si l'on considère qu'elle se réduit généralement à 1 millionième à peine, on admettra tout au plus qu'elle s'ajoute à d'autres substances pour lui donner de la sapidité : plus abondant, le chlorure de sodium rendrait l'eau impropre à calmer la soif ; les eaux saumâtres, l'eau de mer, l'excitent. Un fait intéressant qui se dégage des recherches récentes, c'est l'association presque constante des iodures et des bromures aux chlorures dans les eaux potables ; les premiers étant susceptibles, même à dose minime, d'exercer une action énergique sur l'organisme, on s'est appliqué avec raison à vérifier minutieusement leur présence. Les mauvaises eaux manquent d'iode et de brome (Commission de Turin). D'après Chatin, le goître et le crétinisme ne se montrent que là où l'air et l'eau qui servent de boisson ne contiennent pas assez d'iode ; il impute le goître primitif aux localités où les eaux ne présentent pas pour 10 litres 1/30e de milligramme d'iode ; et c'est parce que les eaux calcaires n'en contiennent guère ou point, qu'on a rattaché par erreur à leur influence l'étiologie du goître qui dérive du défaut ou de l'influence de l'iode dans l'air, dans les eaux, dans les aliments. Quant au carbonate de chaux, son action a été confondue à tort dans tous les cas avec celle des autres sels calcaires. Dupasquier, qui a redressé cette erreur, le considère comme utile quand il existe en petite proportion ; insoluble ou à peu près dans l'eau pure, il peut cependant y être tenu en dissolution par un excès d'acide carbonique, et c'est là, dit ce médecin, le cas des eaux potables qui en contiennent : « En absorbant une plus grande quantité d'acide pour se dissoudre, il passe à l'état de bicarbonate, et agit alors sur l'estomac à la manière du bicarbonate de soude et du bicarbonate de potasse, base des tablettes de Vichy. » (1) Le bicarbonate de chaux des eaux potables est décomposé, comme les bicarbonates alcalins, par l'acide des fluides gastriques ; et comme eux il sature les acides de l'estomac et stimule sa muqueuse par l'acide carbonique qu'il dégage en se décomposant. Cette opinion a été confirmée par les expériences de Blondlot (2). Boussingault a démontré que le jeune animal en voie d'accroissement puise dans l'eau qu'il boit la majeure partie du carbonate de chaux nécessaire à la formation de son système osseux : dans l'espace de trois mois, il a vu un cochon emprunter à l'eau qu'il buvait trois quarts de livre de carbonate de chaux, et dans le cours d'une année, l'eau de la fontaine où s'abreuvait son bétail lui a fourni pour son accroissement un poids de 2000 livres en carbonate de chaux et de magnésie et en chlorure de sodium. Une constipation nuisible, la diminution des sécrétions physiologiques et par suite l'obstruction des viscères, sont plutôt dus au sulfate de chaux, qui est l'élément caractéristique des eaux *dures*. Au reste, les chimistes (3) réduisent à un dix-millième la quantité utile ou au moins inoffensive d'un sel calcaire dans une eau potable.

Parmi les substances nuisibles qui se rencontrent dans les eaux, le sulfate de chaux occupe le premier rang. Ce sel, dissous dans l'eau, était appelé sélénite dans l'ancienne nomenclature ; d'où l'expression de *séléniteuses* appliquée aux eaux qui le contiennent ; on les appelle encore eaux *dures*, eaux *crues*. Elles décomposent le savon en formant des grumeaux de savon calcaire inso-

---

(1) A. Dupasquier, *Des eaux de source et des eaux de rivière*. Paris, 1840, p. 94.
(2) Blondlot, *loc. cit.*, p. 155.
(3) *Annuaire des eaux pour* 1851-1854, p. 15.

luble, précipitent abondamment par le chlorure de baryum et par tous les sels barytiques solubles et ne peuvent servir ni au blanchiment, ni à la cuisson des légumes. Suivant Boudet et Boutron, l'impropriété de certaines eaux à cuire les aliments est due exclusivement à la présence du sulfate de chaux ; ils fixent à 30 centigrammes de chaux, ou 0,73 de sulfate de chaux par litre d'eau, la quantité de cette matière qui rend l'eau impropre au blanchissage et à la cuisson des aliments. Au delà d'un millième de sel calcaire, les eaux sont séléniteuses ou crues, c'est-à-dire incrustantes et décomposant le savon. Le chlorure de calcium et l'azotate de chaux sont assez abondants dans quelques eaux communes pour leur imprimer le caractère séléniteux, car ils décomposent le savon comme le sulfate de chaux. Toutefois, les azotates se rencontrent à si faible dose dans la généralité des eaux potables, qu'on n'a pu jusqu'à présent en préciser l'action sur l'organisme : on admet par induction que l'azotate de chaux, si favorable à l'accroissement des végétaux, exerce sur l'homme l'influence nuisible des sels séléniteux. Le chlorure de magnésium et le sulfate de soude, autres sels nuisibles, s'y trouvent rarement en quantité suffisante pour agir sur l'organisme. L'influence des sels magnésiens solubles qui se rencontrent dans les eaux potables est encore controversée. Tandis que Grange signale avec insistance que dans tous les pays où le goître est endémique, le sol est constitué par des roches magnésiennes, ou contient des sels de magnésie, dolomie, sulfate de chaux et de magnésie (1), Bouchardat vérifie expérimentalement l'innocuité du sulfate de magnésie pour les animaux qui vivent dans l'eau, du même sel employé en médecine ; il fait valoir encore que les eaux du canal de l'Ourcq et de ses affluents sont chargées de sels magnésiens, ainsi que certains vins qui en contiennent plus d'un décigramme par litre. L'emploi médicinal des sels de magnésie ne peut se comparer à leur intervention journalière dans la nutrition ; l'exemple des poissons n'est pas probant pour l'homme ; la salubrité des eaux de l'Ourcq est suspecte à maints titres, et nous doutons plus encore de celle des vins magnésiens.

L'eau potable devrait être exempte de matières animales et végétales ; leur moindre inconvénient est de la désoxygéner : leur décomposition, que le contact de l'air et la chaleur favorisent, la rend putride. Smith (*loc. cit.*) a reconnu que toute l'eau des grandes villes contient des matières organiques, et qu'elle s'en débarrasse par divers moyens, particulièrement par leur transformation en nitrate ; il ajoute que l'eau, quelle que soit son origine, ne peut se conserver longtemps avec avantage, si ce n'est sur une grande échelle, et qu'il convient de l'employer aussitôt qu'elle a été recueillie ou filtrée. Les substances organiques nuisent non-seulement par leur action propre, mais encore par la propriété qu'elles ont de décomposer les sulfates en dégageant de l'acide sulfhydrique ; il suffit, pour la production de ce double phénomène, que des eaux chargées de matières organiques reposent sur des terrains con-

(1) Grange, *Causes du goître et du crétinisme* (*Comptes rendus de l'Académie des sciences*, oct. 1848, et *Ann. d'hygiène*, 1849, t. XLI, p. 218).

tenant des sulfates, la température aidant. Au demeurant, on admet qu'une eau est potable quand elle ne contient pas plus de 5 dix-millièmes de matières fixes, plus de 1 dix-millième de sulfate de chaux, plus de 5 dix-millièmes de bicarbonate de chaux. D'après Blondeau, l'eau convient à tous les usages domestiques, si, privée de matières animales, elle ne contient que 4 à 5 décigrammes de substances inorganiques ; à 1 gramme de substances inorganiques, elle peut servir encore de boisson, mais avec un décigramme de chaux et de magnésie, elle n'est déjà plus propre à la cuisson de légumes et au blanchissage ; avec la même proportion de chaux et de magnésie et 1 décigramme de matières organiques, elle devient impropre à tous les usages. Boutron et Boudet fixent la proportion de chaux, à l'état de sulfate ou de bicarbonate, qui peut rendre une eau impropre au blanchissage et à la cuisson des aliments, pour 1 litre d'eau, à 30 centigrammes de chaux ou à ses équivalents, 0,73 et 0,77 centigrammes en sulfate et en bicarbonate de chaux ; c'est exclusivement au sulfate de chaux qu'ils rapportent la propriété de rendre certaines eaux impropres à la cuisson des aliments. Ces auteurs ont imaginé un procédé pour déterminer rapidement la quantité de matières minérales contenue dans une eau potable. Ce procédé, auquel ils ont donné le nom d'*hydrotimétrie* (1), consiste à précipiter les sels calcaires ou magnésiens au moyen d'une dissolution titrée de savon ; ils appellent degré hydrotimétrique la quantité de cette liqueur qui correspond environ à 1 centigramme de matières terreuses fixes par litre d'eau. Les chiffres suivants permettront de comparer entre eux les degrés hydrotimétriques trouvés pour des eaux de provenances diverses :

Désignation des Eaux.	Degré hydrotimétrique.
Danube (Vienne)	22,5
La Dhuis (source)	24
La Dordogne (Libourne)	4,5
La Garonne (Bordeaux)	11
La Loire (Nantes)	5,50
La Marne (Charenton)	23
Le Nil (Caire)	7,5
Le Rhône (Lyon)	11,25
La Seine (Ivry)	15
— (Chaillot)	23
Le Tibre (Rome)	29
Le puits artésien de Grenelle	9
— de Passy	11

La principale cause de l'insalubrité des eaux est dans la présence d'une certaine proportion de matières organiques, et surtout de matières azotées en voie de décomposition plus ou moins avancée. Elles peuvent contenir une grande variété de substances minérales, sans cesser d'être potables. La science est à peine fixée sur la proportion et les effets des sels qui sont réputés nuisibles, mais dès qu'une eau offense le goût ou l'odorat,

(1) Boutron et Boudet, *Hydrotimétrie*, 6e édition, 1878.

elle est dangereuse; avant même d'arriver par la fermentation à ce degré de flagrante insalubrité, elle peut, en raison des matières organiques qu'elle tient en dissolution, avoir acquis des propriétés délétères. La détermination de ces matières organiques et azotées importe donc à l'appréciation des eaux, mais elle offre de grandes difficultés; les méthodes directes d'investigation ne conduisent qu'à des notions peu rigoureuses sur leur nature essentiellement variable et complexe. Dupasquier lui-même raconte qu'une partie de la garnison de Lyon, casernée dans le quartier Perrache, fut affectée de dysenterie épidémique en buvant l'eau d'une pompe où l'analyse ne démêla rien de particulier (1). Mais il est une méthode indirecte plus démonstrative : elle consiste à doser l'ammoniaque qui provient de la décomposition des substances organiques, et qui, toujours en rapport de proportion avec elles, reste en dissolution dans l'eau. C'est à Boussingault, c'est à ses procédés que l'hygiène, aidée par la chimie, doit de pouvoir doser cette ammoniaque avec une merveilleuse précision, à un centième de milligramme près. « Le dosage et la comparaison des quantités d'ammoniaque contenues dans les eaux diverses recueillies dans des conditions semblables doivent être considérés comme le moyen le plus délicat et le plus précis de mesurer les matières organiques azotées que les eaux renferment, et leur degré d'insalubrité qui est intimement lié à la décomposition de ces matières et à la formation de l'ammoniaque, le produit le mieux caractérisé de cette décomposition (2). » Ce n'est point l'ammoniaque qui rend ces eaux insalubres, mais la matière organique à l'état de décomposition continue dont l'ammoniaque dénote l'existence. L'application des procédés de Boussingault a permis à Boudet de suivre, en mai et en juin 1861, les vicissitudes de la Seine depuis le pont d'Ivry, où elle apporte à Paris le tribut de ses eaux pures, jusqu'aux égouts d'Asnières et de Clichy, où elle reçoit des déjections qui l'infectent jusqu'au milieu de son courant, à une distance de plusieurs kilomètres :

Stations.	Ammoniaque par litre d'eau. gr.	Insalubrité relative.
Pont d'Ivry, en plein courant..........	0,000,08	1,00
Estacade de Chaillot...................	0,000,26	3,25
Prise d'eau de Neuilly..	0,000,28	3,50
Nouvelle prise de Saint-Ouen..........	0,000,20	2,50
Ancienne prise de Saint-Ouen.	0,002,30	28,70

Il pourra arriver qu'une eau qui ne révèle aucun signe d'altération appréciable exerce une influence défavorable sur la santé publique; d'autre part, l'existence d'une minime quantité d'ammoniaque dans une eau potable ne sera

____

(1) Dupasquier, *Des eaux de source et des eaux de rivière.* Paris, 1840.
(2) Boudet, *Rapport au conseil de salubrité de Paris sur l'eau de la Seine, etc.* Paris, 1861.

pour le médecin qu'un indice sans valeur positive, si elle ne donne pas lieu à des troubles appréciables et corrélatifs dans l'état hygiénique des populations. Nous avons entendu, au sein du conseil de salubrité de Paris, notre éminent collègue, Boussingault, formuler lui-même ces réserves, et invoquer l'observation des médecins comme le contrôle le plus décisif des données chimiques de l'hydrologie. Le complément de l'exploration hygiénique des eaux considérées comme boisson se trouve donc dans l'observation des personnes et même des animaux qui en font usage. Il faut examiner si l'action des eaux ne porte aucune atteinte à l'ensemble de leur constitution, si elle ne détermine en particulier le trouble d'aucune fonction, et premièrement de la fonction digestive, si elle entre dans l'étiologie des maladies endémiques. Pour l'eau comme pour l'air, l'organisation est un réactif plus délicat et plus sûr que la couleur d'un précipité : l'observation des modifications qu'elle éprouve, combinée avec les données immédiates que fournit l'épreuve des sens, suffira le plus souvent au médecin pour apprécier la nature des eaux usitées dans la vie commune des hommes, bien qu'il convienne toujours d'en préciser la composition par voie d'analyse. Ce mode d'investigation est indispensable pour y découvrir les composés plombiques que les conduits, certains réservoirs, les toitures, introduisent dans les eaux en conservation ou en circulation : on sait que les eaux pluviales ont par rapport au plomb un pouvoir oxydant plus énergique que la plupart des eaux de source et de rivière.

Eau de pluie (voy. p. 372). — C'est la plus pure, lorsqu'on la recueille en rase campagne, en pleine mer, dans un vase large, et quelque temps après le commencement de sa chute, la première pluie entraînant les corpuscules en suspension dans les couches inférieures de l'atmosphère ; ce qui ne veut pas dire qu'elle ne contient pas une certaine proportion de matières étrangères : en 1825, Brandes y a trouvé des chlorures de sodium et de magnésium, des carbonates de chaux, de potasse et de magnésie, des sulfates de magnésie et de chaux, des oxydes de fer et de manganèse, des traces de sels ammoniacaux et de matières végéto-animales, et cette eau pluviale avait été recueillie avec les précautions convenables. L'eau pure, dans le sens absolu du mot, le protoxyde d'hydrogène, n'existe pas dans la nature. Par les temps d'orage, l'eau de pluie contient de l'acide azotique et de l'azotate d'ammoniaque. D'après Chatin, elle offre 0,00002 à 0,00005 d'iode, quantités tout à fait homœopathiques ; il a trouvé de 2 à 10/500 de miligramme d'iode par litre dans des pluies recueillies à la Guyane, à Nice, à Cette, à Montpellier ; sur les côtes de France, elles ont moins d'iode qu'à l'intérieur des terres ; à Paris, elles sont plus chargées d'iode et de matières organiques que les eaux de la Seine. A 10 degrés centigrades et sous la pression barométrique 766 millimètres, l'eau de pluie renferme à peu près 25 pour 100 de son volume de gaz, c'est-à-dire 40 pour 100 d'oxygène, 60 d'azote et une quantité variable d'acide carbonique. D'après Barral, un mètre cube d'eau pluviale tombée dans les deux udomètres de l'Observatoire de Paris a donné :

	Moyenne. gr.	Maximum. gr.	Minimum. gr.
Azote	8,36	15,01	4,46
Acide azotique	19,69	33,33	5,82
Ammoniaque	3,61	6,85	1,08
Chlore	2,27	3,88	0,00
Chaux	6,48	9,02	2,43
Magnesie	2,12	»	»

D'où il résulte que la pluie épanche tous les ans, sur un hectare de terre, 31 kilogr. d'azote, dont 9 sont dus à l'ammoniaque et 22 à l'acide azotique.

L'eau pluviale qui tombe dans les villes contient plus d'ammoniaque que celle que l'on recueille dans la campagne; à ce point de vue, dit Boussingault, Paris peut-être comparé à un amas de fumier d'une vaste étendue. Les chiffres suivants justifient ce rapprochement :

		A Paris.	Au monastère de Liebfrauenberg.
Proportion d'ammoniaque pour un litre d'eau pluviale.	1 milligr.	170	0,35
	1 —	82	0,45
	1 —	56	0,06
	2 —	00	0,69

Les recherches de Boussingault ont encore prouvé que, pendant un orage, la proportion d'ammoniaque est plus forte au début de la pluie (0,5) qu'à la fin (0,06); que, dans une même journée, la fin d'une pluie a constamment donné moins d'ammoniaque que le commencement de la nouvelle pluie, si court qu'ait été l'intervalle; qu'après une grande sécheresse, la pluie est plus chargée d'ammoniaque que celle qui tombe d'une manière intermittente, pendant une période de jours pluvieux. L'eau de pluie que les navires recueillent en mer fait très-bien lever la pâte panaire; mais comme boisson, elle est lourde, fade, cause fréquemment des coliques et des flux de ventre; elle manque non d'air, mais de substances salines; sa température est celle des régions atmosphériques d'où elle tombe; généralement elle est très-froide. Fonssagrives émet l'avis d'en interdire l'usage aux marins, hors le cas de nécessité (1). Dans les régions palustres, elle entraîne les effluves infectieux en suspension dans l'air. A Amsterdam et à Harlem, des eaux pluviales qui avaient coulé sur des terrasses de plomb ont produit de nombreux accidents d'intoxication saturnine; en 1837, Boutigny a émis sur les effets des toitures de zinc (hydrate et carbonate de zinc) des craintes que l'expérience n'a pas justifiées.

Eau de neige et de glace. — L'eau de neige contient autant d'air et un air plus oxygéné que l'eau de pluie; mais elle a moins d'acide carbonique, moins de chlorures, et elle est privée de sels, car en se congelant elle a abandonné ceux qu'elle tenait en dissolution; elle offre des traces d'iode et d'ammoniaque, et souvent elle est contaminée par des matières organiques. C'est donc une boisson lourde, malsaine, et l'on n'ignore pas l'influence fâcheuse que l'usage de l'eau provenant des fontes de neiges exerce sur les populations

______

(1) Fonssagrives, *Traité d'hygiène navale*, 2e édition, Paris, 1877, p. 654.

de certaines vallées. L'*eau de glace* fondue est belle et pure, mais difficile à digérer ; elle est une ressource forcée pour les navigateurs des mers polaires : l'équipage du capitaine Parry n'a pas eu d'autre boisson pendant son séjour dans ces parages. Il faut choisir les glaçons les plus denses et qui dépassent le niveau de l'eau ; les glaçons poreux contiennent de la saumure. Après les avoir laissés égoutter en tas, on en fait fondre une partie dans la chaudière ; on brise le reste pour l'introduire dans les pièces à eau, puis on y verse l'eau chaude, qui dissout promptement la glace ainsi divisée ; on a soin de la battre en plein air avant de la boire (Forget). L'eau de glace n'est donc pas moins insalubre que celle de neige ; à Terre-Neuve, où l'on n'en a pas d'autre à boire, les engorgements glanduleux du cou se multiplient pendant la saison froide ; Cook avait déjà observé cette maladie dans de semblables circonstances chez les gens de son équipage.

Eau distillée. — Elle joue aujourd'hui un rôle considérable dans la marine. La distillation de l'eau de mer est l'une des plus heureuses conquêtes de l'hygiène navale ; elle est le résultat des efforts séculaires de l'homme. Nous renvoyons au livre de Fonssagrives pour l'historique des essais poursuivis pendant les deux derniers siècles. L'appareil imaginé par M. Perroy, ingénieur de la marine, et employé actuellement sur la plupart des navires de guerre et sur un certain nombre de navires marchands, se compose : 1° d'un aérateur constitué par deux cônes emboîtés l'un dans l'autre ; l'intérieur apporte la vapeur, l'extérieur aboutit au réfrigérant et communique avec l'air par deux robinets. Quand la vapeur entre et que les robinets sont ouverts, il y a appel d'air qui brûle certaines matières empyreumatiques et qui, se mélangeant à l'eau lui donne une légèreté favorable à sa rapidité et à sa digestibilité ; 2° d'un réfrigérant ou condenseur formé de tubes de laiton étamé contenus dans une caisse par la partie inférieure de laquelle pénètre l'eau de mer qui circule en sens inverse du mouvement de la vapeur, et s'échappe après avoir produit son effet de condensation. Les choses sont réglées de telle façon que l'eau produite n'ait pas une température supérieure de 35°c, ce qui a l'avantage de ne pas désaérer l'eau et de ne pas remplir la cale de vapeurs humides.

L'eau circule dans le récipient par le fait de son échauffement qui l'entraîne de bas en haut ; 3° d'un filtre dans lequel l'eau pénètre au sortir du réfrigérant et se purifie au contact du noir de fumée.

L'appareil Perroy fournit, suivant ses dimensions, de 3,500 à 10,000 litres par vingt-quatre heures de marche. (Fonssagrives.)

L'emploi de l'eau distillée a rencontré des oppositions : on lui a reproché une indigeste pesanteur, un goût âcre et empyreumatique provenant de la décomposition des matières organiques contenues dans l'eau de la mer ; on l'a accusée d'exercer une action corrosive sur l'estomac, etc. Il n'en fallait pas plus pour inquiéter les consommateurs de la marine. Des expériences furent ordonnées par le gouvernement sur quarante et un forçats des trois ports, soumis pendant vingt-cinq à trente jours à l'usage exclusif de l'eau distillée pour boisson. Lefèvre, témoin de celles qui se firent à Rochefort (1817), a raconté qu'on y poussa la rigueur de l'expérience jusqu'à isoler les forçats au milieu de la rade, sur l'île d'Énet, entièrement dépourvue de citernes. Elle fut, du reste, décisive en faveur de l'eau distillée : les forçats en sortirent avec une santé florissante; un seul d'entre eux eut des coliques et de la diarrhée, mais qui disparurent, malgré la continuation de l'expérience. Aujourd'hui l'eau distillée n'a plus d'adversaires à bord des navires. Elle supprime le danger d'une disette d'eau, elle dispense les équipages de faire de l'eau dans les parages insalubres; elle permet de leur accorder plus libéralement la quantité d'eau nécessaire à leur propreté et au lavage de leurs linges et vêtements naguère imprégnés de l'humidité inépuisable qu'y laissait l'eau de mer; enfin l'eau distillée se conserve mieux à bord que celle des fontaines, des aiguades et des rivières. Il est facile de l'aérer par le battage, le transvasement, etc. Reste un seul inconvénient : elle manque de sels, elle est trop pure. Fonssagrives, s'appuyant sur les analyses de Deville pour l'eau de la Loire qui, prise à une certaine hauteur, est une eau potable d'excellente qualité, propose de salifier chaque caisse d'eau de 100 litres avec le mélange suivant :

		gr.
Chlorure de sodium		4,8
Sulfate de soude		3,4
Bicarbonate de chaux		48,0
Carbonate de soude		14,0

(Fonssagrives, p. 693.)

Mais l'addition de ce mélange salin ne serait justifiée que s'il était prouvé que la nourriture du bord n'en fournit point à l'équipage la proportion utile à la nutrition; un semblable déficit ne manquerait pas d'avoir pour conséquence des troubles morbides qui avertiraient le médecin : le résultat des expériences permet de croire que les aliments suppléent par leur composition à celle de l'eau distillée.

Ce même et savant hygiéniste glisse cependant sur un fait grave : on a remarqué que depuis l'introduction des cuisines distillatoires la colique sèche, autrefois très-rare à bord des navires, s'y montre très-fréquemment sous forme épidémique; elle est donc saturnine.

Eau de source. — Le préjugé du vulgaire est en faveur de ces eaux, tandis que pour beaucoup de savants les meilleures eaux sont celles des fleuves et des rivières; l'erreur est égale des deux côtés. Il est impossible d'établir une opinion à priori sur ce sujet; les sources diffèrent à l'infini, et s'il en est de bonnes, il y en a de mauvaises : elles se chargent de matières diverses, qui proviennent des couches qu'elles ont traversées (voy. t. I, p. 454). L'analyse chimique et l'expérience médicale peuvent seules prononcer sur leurs qualités.

Eau de rivière (voy. p. 386). — Formées par les sources, accrues par les pluies, les rivières se purifient en roulant avec vitesse sur un fond rocailleux ou sur un lit de sable qui fait office de filtre naturel. Néanmoins les orages et les crues annuelles les chargent d'une grande quantité de matières organiques; les déjections des centres de population qu'elles traversent s'y ajoutent; d'où la nécessité de leur filtration artificielle avant leur mise en usage. Les eaux de rivières contiennent peu de carbonate de chaux, grâce à leur agitation et au contact de l'air; mais elles peuvent contenir de fortes quantités de sulfate de chaux, de chlorure de calcium et de magnésium, sels qui nuisent aux eaux potables. Il en est d'elles comme des sources, leurs qualités ne peuvent être appréciées que par voie d'analyse et d'observation. Haller (1) vante la légèreté des eaux du Rhin, du Tibre, de la Vistule et de la Tamise : toutefois celle-ci, examinée dès son entrée dans la métropole, présente un accroissement constant dans son impureté (Smith).

Deville a déterminé la composition et les proportions des matières minérales contenues dans l'eau de sept cours d'eau importants de notre pays.

100 litres d'eau.	Garonne.	Seine.	Rhin.	Loire.	Rhône.	Doubs.	Marne.
Silice	4,01	2,44	4,88	4 50(2)	2,38	1,59	3,00
Alumine	0,00	0,05	0,25	0,71	0,39	0,21	
Oxyde de fer	0.31	0,25	0,58	0,55	»	0.30	
Carbonate de chaux	6.45	16,55	13,56	4,81	7,89	19,10	30,10
Carbon. de magnésie	0,64(3)	0,27	0,50	0,61	0,49	0,28(4)	12.00
Sulfate de chaux	»	2.69	1,47	»	4,66	»	2,20
Sulfate de magnésie	»	»	»	»	0,63	»	1,80
Chlorure de sodium	0.32	1,23	0,20	0,48	0,17	0,23	2,00
Carbonate de soude	0,65	»	»	1,46	»	»	»
Sulfate de soude	0.53	»	1,35	0,34	0,74	0,51	»
Sulfate de potasse	0.76	0,50	»	»	»	»	»
Azotate de potasse	»	»	0,38	»	0,40	0,41	»
Azotate de soude	»	0,94	»	»	0,45	0,39	»
Azotate de magnésie	»	0,52	»	»	»	»	»
Poids total (en gram.)	13,67	25,44	23,17	13,46	18,20	23,02	51,10

On a analysé en Angleterre des échantillons d'eaux des diverses rivières de la côte ouest d'Afrique; ils contenaient tous de grandes quantités d'acide sulfhydrique, produit de la décomposition des sulfates alcalins par les matières végétales; on a fait les mêmes observations sur les eaux de la rivière des Amazones, de la Plata, du Parana, du Congo. Dans les contrées intertropicales, les eaux des rivières où s'approvisionnent les navires coulent sur un limon fangeux, baignent les racines des palétuviers, reçoivent le tribut des amas lacustres qu'elles ont formés par leurs inondations, deviennent sau-

(1) Haller, *Elementa physiologiæ*, t. VI, p. 229.
(2) Y compris 0,44 de silicate de potasse.
(3) Dans ces 0,64 se trouvent 0,30 de carbonate de manganèse.
(4) Ces 0,28 comprennent 0,05 de chlorure de magnésium.
(5) Et de soude.

màtres par leur mélange avec l'eau des marées montantes, etc. Aussi, pendant l'hivernage, l'eau de Sierra-Leone donne la dysenterie aux indigènes euxmêmes.

Un autre inconvénient des eaux de rivières est de participer approximativement à la température de l'air ambiant; ce qui les rend trop froides en hiver et tièdes en été. Les réservoirs où l'on accumule les eaux de rivières (châteaux d'eau) pour en régulariser la distribution dans les villes, ne suffisent point en été à leur réfrigération. On a fait valoir en faveur des eaux de rivières qu'elles contiennent une plus grande quantité d'air; mais, d'une part, les matières organiques plus ou moins abondantes dans les eaux, et dont les eaux de sources sont généralement exemptes, absorbent l'oxygène de l'air et tendent à diminuer l'air contenu dans les eaux en le décomposant; d'autre part, les eaux de sources, si elles sont moins riches d'air à leur point d'émergence, ne tardent pas à s'en charger pendant leur trajet, et elles contiennent plus d'acide carbonique, qui est le gaz le plus agréable et comme un assaisonnement de l'eau potable.

Il est des sources plus aérées que les rivières ; ainsi,

	Oxygène. c.c.	Azote. c.c.
L'eau de Seine contient en été, et par litre	7,50	16,70
La source du Rosoir (Dijon).................	7,50	16,70
La source d'Acier (Besançon).......	5,90	15,30
La source Saint-Clément (Montpellier)........	3,70	7,60

Sans établir ici un parallèle péremptoire entre les deux sortes d'eaux, il est difficile de nier l'avantage des eaux de sources sous le triple rapport de la température, de la pureté de composition et de la limpidité : elles émergent du sol à une température qui, dans nos climats, est de 10 à 12 degrés centigrades, c'est-à-dire agréable en hiver, fraîche en été, tandis que les rivières, dont le niveau va s'abaissant en été, ne nous fournissent alors qu'une boisson tiède et nauséabonde: elles échappent à l'immonde contémération des égouts, des déjections urbaines et rurales ; elles ne nécessitent point le labeur des épurations et des filtrages, labeur aussi dispendieux qu'insuffisant; ajoutées dans les grands centres de population à la ressource des cours d'eaux fluviatiles, elles assurent l'approvisionnement du boire pour toutes les classes de la société, laissant les autres eaux disponibles pour l'irrigation des rues et des égouts, pour les usages industriels, etc. La sécurité de leur emploi demeure subordonnée d'ailleurs, comme celui de toutes les espèces d'eaux, aux indications de l'analyse chimique, et surtout aux résultats de l'observation hygiénique.

Eau de puits. — Elle ne s'obtient qu'en creusant le sol à de certaines profondeurs; stagnante, peu aérée, chargée de matières étrangères, et surtout de sulfate de chaux, qu'elle enlève au sol et à la maçonnerie, elle est insalubre, d'une saveur dure, et occasionne des coliques ; on peut la corriger en y mélant des cendres, ou un peu de carbonate de potasse, et en séparant, par décantation, le précipité de carbonate de chaux. Smith a rencontré des nitrates dans l'eau de trente puits de la ville de Manchester, souvent en quantités surprenantes ; il en est de même de beaucoup de puits à Londres. Ces eaux sont séléniteuses, mais la présence des nitrates s'oppose à toute formation de matière végétale. La nature des eaux de puits varie d'ailleurs suivant celle des terrains qu'elles ont parcourus et auxquels elles empruntent des sels minéraux et quelquefois des matières organiques. Voici les plus communs de ces sels dans les eaux de puits : silice, alumine, carbonate, phosphate et sulfate de chaux et de magnésie ; chlorure et azotate de calcium, de magnésium et de sodium ; oxyde de fer, traces d'iode. Poggiale a constaté que les eaux de puits du château de Neuilly, des forts du mont Valérien, de Noisy-le-Sec, de l'Est, des postes-casernes (nos 4 et 6), de la caserne Marbœuf, etc., sont impropres à la plupart des usages domestiques (1). Boussingault a trouvé dans les eaux de la plupart des puits de Paris une forte proportion d'ammoniaque, due sans doute à l'imprégnation des terrains par les matières fécales, par des substances organiques putréfiées. Dans la construction des puits, il ne faut employer que des pierres siliceuses, que l'on joint sans mortier : les pierres calcaires contribuent à l'altération de l'eau ; ils doivent être éloignés des creux où l'on entasse le fumier des écuries, des lieux d'aisances, etc. Les infiltrations des eaux putrides s'opérant parfois sur de grandes étendues, on ne saurait trop garantir les eaux des puits contre cette cause de viciation.

Eaux des lacs, étangs, canaux, marais, etc. — Les grands lacs, brassés par les vents, ont une eau de qualité intermédiaire entre l'eau des sources et celle des rivières, mais la plupart acquièrent, à des degrés variables, les propriétés des eaux stagnantes ; il en est de même des étangs et des canaux (voy. p. 386 et suiv.). Les marais présentent au maximum tous les éléments pernicieux qui résultent de la stagnation des eaux et de la formation putride des matières organiques. L'usage interne de ces eaux produit les mêmes effets d'intoxication aiguë ou lente que l'absorption de leurs miasmes par les surfaces pulmonaire et cutanée : c'est ce qu'Hippocrate avait déjà noté (voy. p. 393). Les eaux croupies sont saturées de gaz ; le contact des matières hydrogénées y convertit les sulfates en sulfures fétides. Les plus nuisibles de ces eaux gisent dans les petits étangs, les fossés, les mares abandonnées ; il faut placer dans la même catégorie les eaux qui communiquent avec les mares de villages, les féculeries, les usines à gaz, les routoirs, les égouts des villes, etc. Si l'on est forcé d'employer des eaux croupies, l'ébullition servira à les purger de leurs gaz délétères, à précipiter les matières organiques par la cuisson : on les filtre ensuite à travers le sable, ou mieux à travers le charbon pulvérisé, qui les rend insipides et inodores ; la chute en cascade dans un réservoir, si l'on opère en grand, et le battage, l'agitation ou la simple exposition à l'air durant quelques heures, si l'on opère en petit, suffiront pour

(1) Poggiale, *Recueil de mémoires de médecine, de chirurgie et de pharmacie militaires,* 2e série, t. XI.

aérer cette eau. Pelletier a vu assainir l'eau d'un étang par la projection du noir animal. D'après Habich, on peut purifier l'eau croupie avec 1 partie de chaux et 2 d'alun, ou mieux 4 de charbon animal et 1 d'alun ; le mélange doit être de 1 millième, et, après une nuit de contact, l'opération est terminée : l'alun a disparu dans le liquide ; on réussit mieux encore en mélant d'abord le charbon en poudre avec l'eau et en n'ajoutant le sel que le lendemain (1).

La préparation des eaux, leur conservation et leur transport concernent l'hygiène publique (voy. 2e partie).

2° DE L'ACTION DES BOISSONS AQUEUSES. — Les effets que l'eau produit dans l'organisme sont en rapport avec sa quantité, sa température et sa composition chimique.

A. *Quantité.* — Dans l'usage normal, c'est-à-dire prise à la température ordinaire, et dans la mesure des besoins de l'économie exprimés par la sensation de la soif, l'eau humecte les surfaces muqueuses de la bouche, du pharynx et de l'œsophage, excite en passant la sécrétion de la salive et du mucus, apaise le tourment de la soif dès son arrivée dans l'estomac. C'est ainsi que la seule ingestion des aliments solides fait cesser immédiatement la faim, avant qu'ils aient été assimilés. De tous les liquidss, l'eau est celui qui amortit le mieux la soif ; les boissons acidulées agacent le larynx, troublent la digestion ; beaucoup de personnes ne les supportent point. Les boissons fermentées ne désaltèrent que momentanément et déterminent une réaction consécutive de chaleur et de sécheresse : c'est que la soif, cet appétit du boire (*bibendi appetitus*, Haller), est le cri d'un besoin général qui résulte d'une diminution dans la masse liquide du corps ; l'eau seule répare directement cette perte, en même temps qu'elle divise la substance plastique et lui sert de véhicule jusque dans l'intimité des tissus : « *Sola viscorem resolvit, et sanguinem fluidum servat. Sola etiam elementum sanguini, corporique toti adfert, ex quo præcipue aut unice struimur* » (Haller). Dans l'état de vacuité gastrique, l'eau se mêle avec les fluides muqueux et acides de l'estomac, enlève du calorique à ses parois pour se mettre en équilibre de température ; séjourne plus ou moins dans sa cavité, mais toujours moins que les substances solides ; est absorbée en partie sur place sans aucune modification, en partie dans l'intestin grêle par l'intermède des veines mésaraïques (Magendie) ; augmente et dilue la masse générale du sang, atténue sa puissance de stimulation ; amortit l'excitabilité du système nerveux par le contact d'un sang plus délayé, facilite toutes les sécrétions, et s'échappe enfin avec leurs produits comme par une sorte de filtration : c'est surtout par le rein et par la peau qu'elle sort de l'économie. Quand l'eau a disparu de l'estomac, il reste, d'après Magendie, une certaine proportion de mucosités qui ne tarde point à se chylifier, à la manière des aliments. Ingérée pendant les repas, elle favorise la digestion en divisant les aliments, elle ramollit la pâte chymeuse, aide à sa dissolution,

(1) *Journal de pharmacie*, Paris, 1829, t. XV, p. 435.

favorise son passage par le pylore, et sert de base au chyle, avec lequel elle est absorbée, et pénètre dans les vaisseaux chylifères. L'eau est si nécessaire à ces élaborations, que tout aliment solide en contient. Leuret et Lassaigne ont vu qu'en donnant aux animaux du fourrage sans eau, il se produit moins de chyle que qnand on les a fait boire en même temps.

Prise en quantité excessive pendant les repas ou dans leur intervalle, l'eau s'accumule comme les aliments dans le grand cul-de-sac et dans la partie moyenne de l'estomac, détermine le redressement de ce viscère, le resserrement du pylore, la distension de l'abdomen. Si elle est ingérée rapidement, les parois de l'estomac, trop brusquement dilatées, réagissent sur le liquide dont une partie peut être rejetée par le vomissement ; quand cet effet n'a pas lieu, elle délaye outre mesure le suc gastrique, abaisse le degré d'excitation qui est nécessaire à l'estomac, l'empêche, par la distension de ses parois, de réagir sur les aliments, ralentit ou trouble les digestions. Ces phénomènes se développent surtout chez les sujets dont l'appareil digestif a peu d'énergie, et dans la saison des chaleurs, qui énervent les fonctions d'assimilation ; il survient alors des nausées, des rapports, des pesanteurs à l'épigastre ; bientôt les aliments, non élaborés, sont rejetés par le vomissement, qui continue après leur expulsion ; quelquefois des flux dysentériques se déclarent avec ou sans crampes. L'excès habituel des boissons aqueuses détruit l'appétit, produit l'atonie du tube digestif, des coliques, des diarrhées, la pléthore aqueuse du système vasculaire, l'affaiblissement des centres nerveux, la mollesse et l'inertie des organes de locomotion, la décoloration du tégument externe et interne, l'augmentation de la sécrétion urinaire : un individu qui rendait en moyenne 1000 grammes d'eau par les urines, en a éliminé 2712 grammes en buvant 2 litres de plus (Becquerel fils), suivant Haller, il peut occasionner l'hydropisie, et l'observation prouve que ces dépôts aqueux surviennent particulièrement quand, après une ingestion immodérée d'eau, le corps reste dans un repos absolu qui diminue l'exhalation de la peau. Le besoin de prendre de grandes quantités de liquides aqueux est souvent le premier signe d'un diabète commençant ou d'une phthisie pulmonaire au début (Chomel) ; quelquefois il constitue lui seul un état pathologique qui n'entraîne pas d'altération notable dans la santé, et que Lacombe a décrit sous le nom de polydipsie (1). Une grande quantité d'eau ingérée sans soif dans l'estomac doit causer une vive anxiété par la distension proportionnelle de l'estomac, car on entonnait autrefois quatre pintes de liquide dans la question ordinaire, et huit pintes dans la question extraordinaire, aux malheureux dont ont voulait forcer les aveux. D'après Fleury (t. II, p. 175), les indigestions d'eau sont fréquentes dans les établissements hydrothérapiques où l'on suit les errements de Priessnitz ; Schedel signale aussi, à la suite des copieuses ingestions d'eau, des malaises, des nausées, des vomissements, l'inappétence et la diarrhée, accidents qui

____

(1) Lacombe, *De la polydipsie*, thèse. Paris, 1841, in-4.

disparaissent spontanément chez les sujets robustes, mais qui, chez des individus affaiblis et négligeant de prendre de l'exercice prescrit après chaque verre d'eau, ont revêtu une forme très-grave. Que deviennent les quantités d'eau excessives qui sont ingérées? Elle s'échappent par les urines, les excréments, la peau et la membrane muqueuse. La moitié environ de l'eau ingérée passe dans les urines; Barral a fixé de 50 à 100 et quelques grammes environ celle qu'éliminent les matières fécales. L'eau de la transpiration pulmonaire et cutanée s'en dégage d'après les lois de l'évaporation, modifiée par la présence des substances organiques; au produit de perspiration cutanée se mêle le liquide spécial des glandes sudoripares, qui n'est pas la sueur et qui, excepté à la paume des mains et à la plante des pieds, est moins abondant qu'elle.

L'abstinence et l'insuffisance des boissons aqueuses donnent lieu aux mêmes accidents et ne diffèrent que par la vitesse de leur production. Haller cite (1), sur la foi des auteurs, des exemples de cette privation portée à plusieurs mois, et même à plusieurs années; ces faits n'ont pas un caractère d'authenticité suffisante; l'adipsie des ichthyophages dont parle Diodore n'est pas mieux prouvée. Le tourment de la soif est un de ceux que l'homme et les animaux supportent le plus difficilement. Il est d'abord caractérisé par une sensation de sécheresse et d'ardeur dans toute la cavité de la bouche, par la diminution et l'altération des sécrétions muqueuses et salivaires qui deviennent épaisses, visqueuses, et finissent par se tarir; bientôt le pharynx devient le siège d'une véritable irritation, il se manifeste une inquiétude vague, un certain trouble des facultés intellectuelles; la conjonctive rougit, la peau se sèche, les mouvements du cœur se précipitent, la respiration devient haletante en même temps que la bouche reste béante, comme pour absorber la fraîcheur d'un plus grand volume d'air; les sécrétions se suppriment; la chaleur générale s'accroît, le délire éclate : à cette époque, il existe une hypérémie des voies digestives supérieures. Tous ces phénomènes dérivent d'un autre qui est général, la tendance à la coagulation du sang par la réduction progressive de sa partie séreuse. Le même effet se réalise chez les cholériques, à la suite de l'énorme déperdition d'eau qu'ils éprouvent en peu de jours. La privation d'eau pendant le repas nécessite de la part de l'estomac, une plus forte dépense de liquides pour la chymification des aliments et la dilution de leur pâte; d'où l'augmentation de la circulation sanguine et de la température de ce viscère, sa muqueuse s'hypérémiant par un travail de supersécrétion insolite, auquel succèdent bientôt la sécheresse et l'irritation.

B. *Température.* — L'eau chaude doit ses propriétés au calorique qu'elle transmet à l'économie; elle rougit les membranes avec lesquelles elle est mise en contact : cet effet, produit d'abord dans la bouche et le pharynx, se répète dans l'estomac; elle stimule ce viscère d'une manière immédiate par l'afflux

(1) Haller, *Elementa physiologiæ*, t. VI, p. 278.

sanguin qu'elle détermine en ses parois; par une addition locale de calorique, elle active ses fonctions et concourt à la dissolution de la pâte chymeuse; dans l'intestin, elle apaise les coliques presque instantanément, facilite la défécation et parfois amène la diarrhée. Absorbée, elle excite le système vasculaire, accélère les battements du cœur et s'épanche par la transpiration cutanée qui débarrasse le corps de l'excès du calorique qu'elle lui a communiqué. Beaucoup de personnes ne corrigent la paresse de leur estomac que par l'ingestion de boissons chaudes; il en est qui ne prennent les aliments liquides qu'entre 50 et 80 degrés (lait, bouillon). Les boissons aromatiques que l'on obtient par infusion, par décoction, etc., n'agissent guère autrement. Tempérées ou froides, auraient-elles la même efficacité? Les anciens employaient jusqu'à l'excès ces sortes de boissons et principalement l'eau chaude, soit dans le cours de leur repas, soit pendant leur intervalle; du temps des empereurs, elle était pour les Romains un objet de sensualité. Dangereuses délices! s'écrie Haller, car l'abus des infusions chaudes affaiblit le ressort des tissus, brise l'appétit et les forces digestives.

L'eau tiède produit d'emblée les effets qui succèdent à l'usage prolongé de l'eau chaude; elle est fade, ne désaltère pas, frappe d'atonie la muqueuse gastrique, rend les digestions languissantes, incomplètes, donne lieu à des nausées, à des vomituritions, parfois à la diarrhée; absorbée, elle gonfle les vaisseaux, ramollit les tissus, exerce une influence sédative, asthénique, sur le système nerveux. L'usage habituel de l'eau tiède détériore le tube digestif; la présence des aliments incomplétement altérés par les sucs gastriques et biliaires finit par irriter la muqueuse de l'estomac et des intestins, en même temps que le sang perd de sa plasticité par un excès de dilution. N'est-ce point là, du moins en partie, l'origine de ces diarrhées, de ces dysenteries, de ces ictères, de ces gastro-entérites à forme putride, si fréquentes en été chez nos militaires, qui n'ont le plus souvent, pour se désaltérer, qu'une eau tiède, conservée dans les chambrées? Le manque d'une eau fraîche pendant la saison des chaleurs nous paraît, comme à Dupasquier, une cause trop peu remarquée d'accidents et de maladies.

L'eau froide procure une sensation agréable, calme bien la soif, elle crispe les vaisseaux sanguins des surfaces qu'elle touche, et détermine la répulsion instantanée du sang, laquelle est suivie d'une réaction non moins prompte. Aussi, prise en quantité modérée, stimule-t-elle l'estomac. Les sujets habitués à la tempérance se contentent de ce degré de stimulation gastrique qui n'amène à sa suite aucun relâchement, aucune atonie. Si la température du liquide est très-basse, il agace les dents, il détermine dans l'arrière-bouche une sensation de froid caustique; après sa déglutition, la région épigastrique est le siége d'une sensation de froid excessif qui se propage rapidement à toutes les parties du corps. La circulation est ralentie, la chaleur générale est abaissée, la transpiration diminuée ou même supprimée. Chez les sujets vigoureux, la réaction ne se fait pas attendre : elle dépasse en intensité la cause qui l'a pro-

voquée, et par sa répétition trop fréquente, elle peut donner lieu à des phlegmasies des voies digestives. Les individus faibles réagissent plus lentement, et
l'on voit survenir chez eux des congestions vers différents organes, des pleurésies, des pneumonies, des péritonites, etc. La gravité des accidents qui résultent de l'ingestion de boissons froides est liée aux conditions suivantes (1):
1° échauffement préalable du corps ; 2° vacuité actuelle de l'estomac; 3° grande
quantité de la boisson ingérée dans un temps donné ; 4° basse température de
cette boisson. Les accidents dont Guérard a retracé l'histoire se rapportent
au système nerveux et aux appareils digestif et respiratoire. Des exemples de
mort subite, causée par l'introduction des boissons froides, sont fournis par
Amatus Lusitanus, Fabrice de Hilden, Christison, etc. A la Havane, il n'est pas
rare de voir le trismus succéder à l'ingestion des glaces (docteur Roulin). Un des
effets qu'elle provoque le plus souvent en été, c'est une espèce de choléra spasmodique, caractérisé par des vomissements, des évacuations alvines et des crampes;
nous en avons nous-même observé des exemples, et nous avons remarqué
leur coïncidence avec une forte tension électrique de l'atmosphère. En 1825,
sous l'influence de chaleurs très-intenses, on vit à Paris un si grand nombre
d'accidents cholériques occasionnés par l'usage des glaces, que l'autorité, prévenue par des soupçons d'empoisonnement, ordonna une instruction judiciaire.
Une commission, dont faisaient partie Vauquelin, Marc, Marjolin, Orfila, dé-
cida que les phénomènes observés résultaient de l'irritation du canal intestinal
déterminée par l'action subite du froid sur l'estomac d'individus exposés depuis longtemps à la chaleur et à la sécheresse. Au mois d'août 1833, un colonel de cavalerie mourut au camp de Compiègne après un jour ou deux d'atroces
douleurs : accablé par la chaleur et baigné de sueur, il avait bu une carafe
d'eau de groseille à la glace. Les observateurs de tous les temps ont noté que
l'usage intempestif de l'eau froide peut être suivi d'ascite, soit par une sorte
de métastase de la transpiration cutanée qui se supprime, soit par une péritonite qui, d'après Huzard, se développe dans les mêmes circonstances chez
les chevaux. *Potus nimius aquæ frigidæ subitus, neque vomitu, neque alvo,
neque sudore, vel urina, calore, motuve excitatis, excretus*, est, d'après
Boerhaave, l'une des causes de l'hydropisie ascite (2). Rien n'est moins rare
que le développement subit des phlegmasies des organes respiratoires après
l'ingestion des boissons froides, le corps étant en sueur ou seulement échauffé,
et n'étant pas mis en mouvement pour soutenir et développer la réaction. Des
pleurésies très-aiguës se déclarent surtout sous l'influence de ces conditions.
Nous en avons observé tous les étés de nombreux exemples dans notre service,
les soldats étant particulièrement enclins à ce genre d'imprudence. Alexandre,
au rapport de Quinte-Curce, perdit plus d'hommes sur les rives de l'Oxus

(1) Guérard, *Mémoires sur les effets des boissons froides* (*Annales d'hygiène et de médecine légale*. Paris, 1842, t. XXVII, p. 71).
(2) Van Swieten, *Commentaria*, t. IV, p. 68, in-4.

que ne lui en avait coûté aucune bataille. Le dauphin, fils de François Ier, jouant au jeu de paume à Tournon, et excédé de soif et de chaleur, but un verre d'eau fraîche, et mourut en quatre jours de pleurésie aiguë. Son échanson, le comte Montecuculli, fut mis à la torture : vaincu par la douleur, il déclara avoir mis de l'arsenic dans l'eau destinée au prince ; il fut écartelé !

L'ingestion des boissons froides est moins nuisible quand l'estomac contient des aliments ; elles agissent alors moins directement sur la muqueuse et s'échauffent par leur mélange avec la masse chymeuse. L'étendue de la surface impressionnée simultanément par les boissons froides est en rapport avec leur quantité ; la rapidité de leur introduction modifie également leurs effets. On s'explique ainsi l'innocuité des glaces qui se mangent par petites portions et à des intervalles assez marqués. L'influence funeste des boissons froides dépend exclusivement de leur température, non de leurs qualités chimiques ; la bière froide, le vin frappé, la manifestent comme l'eau. Mais peut-on fixer les limites de la température nuisible des boissons ? Guérard a réuni des faits qui prouvent que l'eau, le vin, la bière, à + 11 ou + 12 degrés, peuvent produire la mort instantanée ; ce qui, selon lui, n'a jamais lieu avec les glaces, et ce qui paraîtrait devoir être plus rare avec les mêmes boissons à zéro. En effet, plus leur température est basse, plus lentement elles sont introduites dans l'estomac ; on ne peut les avaler qu'à petits coups. Conservées un moment dans la bouche, elle perdent une partie de leur froideur en parcourant la portion sus-diaphragmatique du conduit digestif. Ainsi les chiens, qui boivent en lappant, se désaltèrent impunément, après une course fatigante, au premier ruisseau qu'ils rencontrent ; tandis que les chevaux, qui boivent en humant, ne pourraient les imiter sans danger. Les théories physiques éclaircissent en partie toutes les formes d'accidents qui succèdent à l'ingestion de l'eau froide. L'irritation cholériforme qu'elle provoque semble la conséquence des stases capillaires que l'application locale du froid détermine dans l'estomac ; les stases capillaires entraînent, quoique à un faible degré, le ralentissement de la circulation générale, et par suite l'abaissement dynamique, qui s'augmente encore de l'action directement sédative du froid sur le système nerveux (1). Quoiqu'il n'entre point dans notre pensée de comparer l'organisme à un vase inerte plus ou moins échauffé, il nous paraît probable que le brusque refroidissement qui résulte de l'ingestion de boissons glaciales est de nature à déterminer des désordres vers la circulation capillaire, et nous ne dédaignons point cette remarque du docteur James (2) : « Le physicien évite de verser de l'eau froide dans une cornue brûlante : le verre éclaterait. Combien ne devons-nous pas prendre plus de précautions encore, de peur de troubler ces admirables phénomènes d'hydraulique qui se passent au sein des tissus vivants ? »

Il est juste toutefois de remarquer, en terminant, que les faits observés par

(1) Voyez le *Mémoire cité* de Poiseuille.
(2) James, *Gazette médicale*, t. XII, p. 268.

milliers dans les établissements hydrothérapiques par des praticiens dignes de foi, autorisent à taxer d'exagération ce que les auteurs imputent de périls à l'usage des boissons froides. L'hydrothérapie a prouvé sans réplique que même le corps en sueur et l'estomac vide, on peut ingérer impunément de l'eau froide, et qu'elle excite la sueur au lieu de la supprimer; le danger est dans la quantité excessive de l'eau froide ingérée, dans la station immobile de celui qui la boit, dans les courants d'air auxquels il s'expose, etc. Si l'exercice musculaire ou la température élevée du milieu où l'on se trouve favorise la continuation de la sueur, nul risque dans l'usage des glaces, des boissons glacées. Les soldats en marche qui se jettent sur l'eau froide, et reprennent immédiatement le pas de route, n'en souffrent point : il n'en est pas de même aux grandes haltes ni aux gîtes de leurs étapes. Il n'est pas un médecin militaire qui n'ait constaté les dangers rappelés par Guérard, qui ne les vérifie tous les ans, pendant la saison des chaleurs, sous des formes pathologiques variées surgissant, avec le concours des prédispositions individuelles, par l'effet de l'ingestion intempestive de l'eau froide. C'est que la situation n'est pas la même pour le soldat qui revient en nage des exercices, ou des marches prolongées au soleil sous le poids de son équipement, et pour le malade soumis dans le régime hydrothérapique à l'alternative des sudations et des réfrigérations réglées.

C. *Composition chimique.* — L'influence de la composition chimique de l'eau dépend essentiellement de la nature des aliments solides dont les populations font usage; on comprend que les éléments de la boisson et ceux de la nourriture se complètent, se compensent, ou, mal appropriés, mal assortis aux besoins de l'organisme, en compromettent la nutrition. L'eau sert, en effet, de véhicule à des principes minéraux qui jouent un rôle important dans l'alimentation; les sels de fer, de chaux, de soude et de potasse, nécessaires à l'entretien de la vie, ne proviennent pas seulement des aliments solides. Boussingault (1) a constaté qu'une vache laitière puisait à l'abreuvoir jusqu'à 50 grammes de substances minérales par jour, et qu'avec 100 têtes de bétail soumises à l'usage de certaines eaux potables, on peut enrichir chaque année le fumier de 700 à 800 kilogrammes de substances salines très-profitables à la végétation, puisqu'elles contiennent du phosphore, du soufre, du chlore, de la silice et des alcalis. Grâce aux principes fixes qu'elle a la propriété de dissoudre et qui pénètrent avec elle dans l'économie, l'eau agit comme aliment et met en présence, au sein de nos organes, les matières destinées à réagir les unes sur les autres. L'eau désaérée, d'après l'observation de Magendie, séjourne plus longtemps dans l'estomac et y pèse; elle est donc peu digestible, et souvent l'estomac et l'intestin l'expulsent comme un corps étranger : telles sont les eaux de sources à leur sortie du sol, les eaux filtrées au charbon, celles qui proviennent de la distillation, de la fonte des neiges et des glaces, celles qui

(1) Boussingault, *Économie rurale*, t. II, 2ᵉ édition. Paris, 1851.

sont restées en contact avec des substances avides d'oxygène (fer, soufre, tourbe, feuilles mortes, bois pourri, matières organiques en général) ; enfin, celles des lieux élevés, où la pression de l'air ne suffit plus pour retenir les gaz dissous dans l'eau. Boussingault a rattaché à l'usage de l'eau désoxygénée l'étiologie du goître, entraîné sans doute par l'opinion populaire qui en rapporte l'origine aux qualités de l'eau. Les eaux séléniteuses, soit de sources, soit de rivières, ont des propriétés indigestes. Magendie dit qu'elles restent plus longtemps dans l'estomac; parfois elles agissent comme purgatives. Paris et Clay-Horn prétendent qu'elles développent des affections spléniques chez l'homme et chez les animaux ; cette opinion a besoin d'être confirmée.

Les eaux chargées de gaz acide carbonique stimulent directement les fonctions de l'estomac; celles qui sont ferrugineuses ont la faculté de régénérer l'élément globuleux du sang, et sont précieuses pour les lymphatiques et pour les chlorotiques. Les eaux salines produisent dans l'économie des effets qui varient suivant la nature des sels prédominants : les unes sont purgatives, les autres diurétiques; il en est qui raniment la vitalité des organes que l'âge ou la maladie a frappés d'atonie, mais leur emploi appartient plus à la thérapeutique qu'à l'hygiène. A part les eaux minérales, qui se caractérisent comme vraiment médicinales par leur composition ou par leurs effets, il en est bon nombre qui ont trouvé place dans le régime ordinaire des classes aisées, sous la dénomination d'eaux de table : très-diverses par leurs éléments chimiques, elles ont un attrait commun, le gaz acide carbonique, dont elles sont plus ou moins chargées (eau de Selters dite de Seltz, de Saint-Galmier, de Condillac, etc.) ; chaque département a son eau gazeuse naturelle; la consommation en est surtout très-active en été. Quelle est leur influence sur la santé? peut-on en user tous les jours et indéfiniment avec avantage, ou du moins avec impunité? C'est une question que nous posons et qu'une observation très-suivie, très-exacte, devra résoudre? Quelques faits nous autorisent à douter de l'innocuité d'un usage prolongé des eaux gazeuses; si elles facilitent la digestion, elles habituent l'estomac à cette sorte de coup de fouet journalier, elles excitent le système nerveux. Quand elles sont en même temps ferrugineuses, elles peuvent concourir à la régénération du sang en fournissant à l'hématosine une partie du fer qu'elle contient normalement dans la proportion de 7 pour 100 de son poids; mais là gît aussi un péril, celui d'un accroissement de globules non indiqué par l'état du sujet (1). Fonssagrives a fait ressortir une affinité d'action entre l'acide carbonique et les médicaments qu'il a réunis dans son groupe des stupéfiants diffusibles. Ce rapprochement, fondé sur des expériences qui remontent à 1854, a été justifié par les recherches d'Ozanam, Tourdes, Follin, Salva (2), etc.. sur les propriétés anesthésiques du même gaz, et l'on serait conduit à réduire l'effet des boissons de table qui le contiennent à une excitation passagère de

( ) Fonssagrives, *Archives générales de médecine*, avril et mai 1857.
(2) Salva, *Du gaz acide carbonique comme analgésique*, thèse. Paris, 1860.

l'estomac et du système nerveux à petite dose, à une sédation de la sensibilité et peut-être de la contractilité musculaire de l'estomac, s'il est pris à dose considérable : de là les propriétés antiémétiques des boissons gazeuses ; elles augmentent, en outre, l'activité rénale.

Les eaux viciées par la présence des matières organiques en putréfaction (eaux croupies, de marais, etc.) ont l'inconvénient de la désoxygénation ; de plus, elles représentent une solution de la même matière qui, répandue dans l'atmosphère sous forme de vapeur, constitue le miasme des marais et la cause la plus universelle des fièvres intermittentes. Hippocrate a déjà rapporté (Voy. p. 482) à l'usage de ces eaux comme boisson les mêmes effets que détermine l'absorption des effluves paludiques. Boudin raconte que, sur 120 soldats partis en bonne santé de Bône, à bord du navire sarde *l'Argo*, pour rentrer en France, 13 succombèrent pendant la traversée à des fièvres pernicieuses, 98 autres arrivèrent à Marseille avec toutes les nuances symptomatiques de l'intoxication palustre, depuis la plus simple fièvre d'accès jusqu'à la forme ictérode et cholérique. Ces malheureux n'avaient bu pendant la traversée que de l'eau puisée à Bône dans un endroit marécageux. L'équipage sarde, qui avait eu à sa disposition une eau de bonne qualité, et neuf militaires qui s'en étaient procuré à prix d'argent, échappèrent à l'empoisonnement. Pour assigner à ce fait curieux une valeur scientifique, il eût été nécessaire de constater avant le départ l'état sanitaire réel des militaires embarqués : avaient-ils eu précédemment des accès fébriles, avaient-ils subi l'impaludation sans manifestation d'accès, etc.? On comprend sans commentaire celui que mentionne Van Swieten, et qui concerna une famille entière frappée d'intoxication saturnine par l'usage d'une eau provenant d'un réservoir de plomb. Les eaux palustres produisent plus généralement la diarrhée et la dysenterie que les fièvres. Les eaux reçoivent, dans un grand nombre de localités, les résidus d'industries diverses (féculeries, usines à gaz, etc.), les immondices des égouts, les matières des fosses d'aisances. Quoique la science ne possède pas encore les éléments nécessaires pour préciser l'influence de ces mélanges sur les qualités de l'eau, il est certain qu'ils la rendent insalubre. L'usage de ces eaux n'est pas sans liaison avec les maladies qui se développent annuellement dans les grandes cités. On reproche à l'eau de Paris d'occasionner la diarrhée et la fièvre typhoïde aux nouveaux venus ; si elle n'est pas l'unique cause de ces accidents, elle n'est peut-être pas étrangère à leur production, à cause des matières organiques qu'elle tient en dissolution, surtout pendant l'été. Le rouissage du chanvre altère-t-il la nature des eaux où il s'opère? Les bestiaux s'abreuvent impunément dans les routoirs à eau stagnante ; il est donc probable que ceux à eau courante sont exempts de danger. Néanmoins, comme le rouissage mêle à l'eau des matières délétères, Robiquet, organe d'une commission de l'Académie de médecine nommée en 1827, conseille de laisser à l'eau un cours libre de 200 à 300 mètres, depuis les derniers routoirs jusqu'à l'entrée des tuyaux de conduite, pour lui donner le temps de s'aérer ; de faire croître sur ses bords des plantes herbacées dont les racines absorberaient les principes organiques qu'elle pourrait charrier ; enfin, de la faire passer à travers plusieurs couches de sable et de charbon avant de la répandre par des fontaines publiques (1).

3° EMPLOI DES BOISSONS AQUEUSES. — L'eau est la boisson par excellence, celle que la nature dispense aux plantes comme aux animaux ; les neuf dixièmes de l'espèce humaine s'en contentent (Haller). Dans des conditions régulières d'organisation, de régime, d'habitation, d'activité physique et morale, il n'est point de breuvage qui convienne mieux à l'homme ; elle ne stimule ni ne ralentit aucune fonction ; elle facilite l'accomplissement de toutes ; elle ne contrarie jamais le maintien de leur harmonie ou leur retour à l'équilibre ; sous son influence, les révolutions d'âge s'opèrent en leur temps opportun, sans secousse ni maladie ; elle ne hâte ni ne retarde la puberté ; elle permet aux organes de la reproduction leur juste mesure d'action et de durée (2) ; elle tempère l'effervescence des passions, conserve la force et la fraîcheur de l'esprit. Les abstèmes, dit Haller, ont meilleur appétit, conservent mieux le goût, l'odorat, la vue et même la mémoire : c'est à l'usage de l'eau pure, depuis l'âge de dix-huit ans, que ce grand physiologiste s'est cru redevable de l'intégrité de ses sens, et surtout de sa vue, malgré le grand nombre de recherches microscopiques qu'il a exécutées en plein soleil. Hoffmann a célébré dans plusieurs écrits les vertus hygiéniques et médicinales de l'eau : il la préfère, comme boisson, à toute liqueur alcoolique ou fermentée, sans excepter la bière, dont l'usage est si répandu en Allemagne : « *Experientia constat aquæ potatores saniores, longæviores et edaciores esse iis quibus cerevisia in usu est.* » Démosthène, Locke, Milton, étaient des buveurs d'eau. L'eau est la boisson la mieux appropriée aux constitutions saines et la plus favorable à la longévité ; elle ne doit donc être remplacée par les liquides fermentés que là où sévissent des causes d'insalubrité ou de maladie ayant leur racine dans le sol, dans l'atmosphère ou dans le fond héréditaire de l'organisation humaine. Partout elle convient aux tempéraments sanguins et nerveux, aux sujets chez qui prédomine l'appareil hépatique, aux enfants et aux femmes qui témoignent une excessive excitabilité du système nerveux, aux sujets convalescents d'affections phlegmasiques des organes de la digestion, à ceux dont la poitrine est très-irritable, aux hémorrhoïdaires, aux goutteux (malgré l'avis contraire de Sydenham), à toutes les personnes qui font usage d'une nourri-

____

(1) Voyez *Annales d'hygiène publique*, 1re série, t. I, p. 336 ; t. VII, p. 237.

(2) A-t-elle quelque influence sur la qualité des produits de la génération ? Une loi de Carthage défendait toute autre boisson que l'eau le jour de cohabitation maritale. Bacon, cité par Zimmermann (*Traité de l'expérience*, t. III, p, 82), dit avoir constaté que la virilité s'affaiblit chez les buveurs de vin ; beaucoup d'idiots et d'imbéciles sont nés de parents adonnés à l'ivrognerie : ce qui ne prouve rien contre l'emploi modéré du vin.

ture très-azotée, savoureuse et fortement assaisonnée. Galien défend aux jeunes gens d'user du vin avant l'âge de dix-huit ans; Platon l'interdit jusqu'à vingt-deux. Si l'usage exclusif de l'eau nuit à la santé dans tous les pays de marais, dans les climats froids et humides, dans les contrées ardentes, où la surface muqueuse s'affaiblit de tout excès d'activité que la peau acquiert, il faut se rappeler toutefois que, dans le midi, l'excitabilité du système nerveux marque aux plus minimes doses d'alcool la limite de l'usage et de l'abus, et fait de l'eau la boisson salutaire des indigènes; dans le Nord même, l'eau est encore la boisson des masses, et il n'est pas vrai, comme on l'a si souvent répété, que les septentrionaux consomment impunément des quantités d'alcool qui tueraient un méridional. Ces monstrueux excès d'alcooliques ne sont absous par aucun climat et sont moins ordinaires qu'on ne pense. Hébert (1) a vu, dans le nord de la Russie, les Tartares se conformer assez scrupuleusement au précepte de leur religion, qui leur impose l'abstinence des boissons spiritueuses : ce qui ne leur empêche pas de briller par leur vigueur et leur activité. Il semble, en effet, que sous l'empire d'un climat qui dispose aux affections inflammatoires, il soit au moins utile d'introduire dans l'organisme une nouvelle cause de stimulation. La même remarque s'applique à l'hiver des pays où cette saison est caractérisée par la permanence du froid sec. Nous n'admettons d'exception constante à cette règle qu'en faveur des armées, placées dans les conditions d'un campement d'hiver et soumises à des privations, au régime presque uniforme des viandes salées, à des influences dépressives de plus d'un genre, etc. Dans les situations de guerre, qui entraînent une perte continue de force et commandent tous les jours un labeur disproportionné, il est une indication souveraine, invariable, universelle, c'est de tonifier et de stimuler les vieux militaires en voie d'usure, et les jeunes soldats toujours près de s'affaisser. Le vin est le nerf de l'hygiène en campagne.

Il est difficile de déterminer la ration du boire, la ration d'eau. Burdach (2) a calculé d'après les quantités d'eau contenues dans les divers tissus, que la totalité du corps en contient 66 pour 100, c'est-à-dire 2/3 d'eau contre un 1/3 de matériaux solides. Ainsi un individu pesant 75 kilogrammes porte en lui 50 kilogrammes d'eau; le poids moyen de l'homme, étant d'environ 64 kilogrammes, comporte 42 à 43 kilogrammes d'eau. Ces évaluations, qui paraissent trop faibles à Robin et Verdeil (3) donnent une idée du mouvement d'eau qui s'opère entre l'organisme et le monde extérieur. C'est par les aliments et les boissons qu'elle y pénètre. La sensation de la soif règle cet échange, soit qu'elle exprime un besoin de l'estomac en labeur de digestion, ou qu'elle traduise l'état du sang où prédominent sur l'eau les matières

(1) Hébert, *Des substances alimentaires*, 1842, p. 221.
(2) Burdach, *Traité de physiologie*. Paris, 1837, t. VIII, p. 76.
(3) Robin et Verdeil, *Traité de chimie anatomique et physiologique*. Paris, 1853, t. II, p. 114.

extractives et solides, ou dont la masse totale a diminué. On sait l'immense pouvoir de l'habitude sur la soif; nos militaires, nos colons les mieux acclimatés en Afrique, ont excercé longtemps sur eux-mêmes cette persévérante discipline de l'abstinence des liquides. Le vieillard boit moins, parce que le déchet sénile porte sur l'eau comme sur les autres éléments constitutifs de ses tissus. La température hygiénique de l'eau à boire est également subordonnée aux conditions individuelles d'âge, de sexe, de débilité générale, de susceptibilité gastrique, d'habitude, etc. C'est entre 10 degrés et 12 degrés centigrades que varie celle qui paraît d'une fraîcheur agréable à la plupart des consommateurs, et à 8 degrés les boissons froides ne provoquent pas les accidents qu'on les voit produire à 11 degrés centigrades et au-dessus. L'hydrothérapie, cette expérience instituée par un audacieux paysan et rationalisée par les médecins qu'il a entraînés dans la voie d'une observation nouvelle, a singulièrement forcé les doses d'ingestion de l'eau. Dans le traitement hydriatique, dit Scoutetten (1), la quantité d'eau donnée en boisson peut varier de 10 à 40 verres par jour, repas compris. On préfère l'eau de source qui coule à l'est ou au midi, et qui marque 6 à 8 degrés centigrades en toute saison. Les adultes la supportent le mieux; les vieillards, les enfants, les personnes maigres et très-faibles ne doivent pas dépasser la ration de 4 litres par vingt-quatre heures, ration qui nous paraît excessive. Les sanguins et les bilieux digèrent parfaitement une grande quantité d'eau; il n'en est pas de même des lymphatiques et de ceux qui sont adonnés depuis longtemps aux liqueurs fortes. L'habitude augmente la tolérance pour l'eau. Au début du traitement, beaucoup de personnes éprouvent de la répugnance et même des envies de vomir quand elles s'efforcent d'avaler plusieurs verres d'eau en peu de temps. Chez d'autres, la diarrhée se déclare, mais on en tient compte pour suspendre le traitement. L'eau est mieux supportée l'été que l'hiver. Les doses excessives d'eau, longtemps continuées, affaiblissent les fonctions digestives, modifient la composition des fluides organiques, fatiguent les reins par un surcroît d'activité. L'ingestion de plusieurs verres d'eau coup sur coup soustrait trop promptement une forte quantité de calorique aux organes intérieurs, et leurs fonctions peuvent en être troublées. Ordinairement on boit un verre de quart d'heure en quart d'heure, et l'on se promène pendant l'intervalle ; la plus forte portion est prise dans la matinée, où les sécrétions sont plus énergiques. Le repos est par lui-même une cause de refroidissement pour le corps. Dans cet état, l'ingestion d'un liquide à basse température accélère la déperdition du calorique et détermine le ralentissement de toutes les fonctions, excepté celle des reins. Des congestions peuvent alors s'opérer vers des organes importants, notamment vers les poumons et le foie. On recommande aux personnes qui suivent le traitement hydriatique de se promener quand elles doivent boire beaucoup d'eau, le mouvement augmentant la circulation, la chaleur et la

(1) Scoutetten, *De l'eau sous le rapport hygiénique et médical*. Paris, 1843, p. 213.

transpiration cutanée; la sécrétion rénale en est diminuée d'autant. « On peut boire froid et impunément beaucoup, dit Scoutetten, lorsque le corps est en sueur par suite de l'élévation factice de la température extérieure; mais il y a danger quand la sueur est provoquée par une course rapide ou par un travail fatigant. » Cette proposition n'est pas entièrement confirmée par l'expérience. Dans les bals, dans les spectacles, dans les réunions nombreuses, qui échauffent rapidement l'atmosphère d'un local souvent trop étroit, qui n'a vu des coliques, des douleurs pleurétiques succéder à l'ingestion d'une boisson froide? Les danseurs courent moins de risques à boire froid parce qu'ils rétablissent ou entretiennent la transpiration par les mouvements auxquels ils se livrent; néanmoins nous donnons le conseil de se borner, en ces occasions, à prendre une boisson chaude comme du thé. Roulin a souvent remarqué, pendant son séjour dans les régions tropicales, qu'une tasse de thé léger et chaud faisait cesser promptement la sécheresse brûlante de la peau et produisait, par la diaphorèse, une sensation de douce fraîcheur. Il faut s'abstenir de glaces et de boissons froides quand on est à jeun ou quand la digestion des aliments pris en dernier lieu est complétement achevée. Si l'on boit froid dans l'état d'excitation générale dont nous avons parlé, il faut le faire par de petites gorgées, en conservant le liquide dans la bouche assez longtemps pour l'attiédir. Il serait utile de manger en même temps un peu de pain ou de tout autre aliment solide, afin de provoquer la sécrétion salivaire et muqueuse que le froid tend à supprimer. En cas d'accident par suite de l'ingestion d'une eau froide, on devra aussitôt se livrer à quelque exercice violent jusqu'à ce que l'on ait fait naître une abondante transpiration. Si l'on ne peut employer ce moyen, une boisson chaude, excitante, aromatique, y suppléera avec avantage. Quand l'ingestion de l'eau froide produit des accidents cholériques, des douleurs d'estomac accompagnées d'anxiété, de troubles nerveux, tels qu'abattement et stupeur avec une respiration pénible, la teinte livide de la face, un pouls presque imperceptible, etc., on peut recourir au traitement préconisé par le docteur Rush, de Philadelphie, où les cas de ce genre se présentent en grand nombre pendant la saison chaude : il consiste à administrer le laudanum à des doses proportionnées à l'intensité du mal. Parfois le soulagement n'a été obtenu que par une cuillerée à café et même par une cuillerée à bouche de ce médicament, auquel nous recommandons de joindre toujours les infusions excitantes

§ 2. — Des boissons alcooliques.

1° *Des différentes espèces de boissons alcooliques.*

I. — Boissons fermentées.

A. *Vin.* — Boisson d'une composition chimique complexe et qui s'obtient par la fermentation du moût ou jus du raisin (*Vitis vinifera*, de la famille des Ampélidées). Le grain de raisin, tapissé d'une efflorescence blanchâtre qui le défend contre l'action directe de l'humidité, présente une enveloppe de cellulose incrustée de matières grasses, cireuses, minérales et azotées; sous cet épiderme résistant une couche de tissu adhérent qui contient la matière colorante, des essences odorantes, du tannin, des substances azotées, des sels à base alcaline et magnésienne, enfin la masse interne du fruit, sorte de pulpe constituée par un tissu cellulaire et contenant le suc presque incolore. Dans cette pulpe se ramifient des vaisseaux très-fins qui se rendent aux pepins et qui servent à la circulation des liquides séveux. Les pepins, analogues aux noyaux et renfermant l'amande et le germe de la graine, ont une structure serrée, presque ligneuse (1), et se composent de cellulose, de ligneux, de tannin ou acide tannique, qui s'ajoute dans le cuvage au tannin des enveloppes, et d'une huile grasse qui, comme celle de toutes les graines, est propre à l'éclairage et à la fabrication du savon; on l'obtient dans la proportion de 10 à 12 pour 100 de pepins. A tous ces principes fournis par l'analyse de la masse globuleuse du fruit, il faut joindre, avec l'eau qui les tient en dissolution, la glycose, les acides pectique, malique, le bitartrate et le racémate de potasse, l'albumine, le ferment que celle-ci sert à nourrir et qui existe à l'état latent dans le raisin, enfin des substances grasses et divers sels où ne manquent point les iodures. La proportion de glycose fait celle de l'alcool, mais la valeur d'ensemble des produits de l'industrie viticole dépend non-seulement des principes sucrés, sapides et aromatiques que récèle la pulpe juteuse, mais encore de ceux que contiennent des tissus sous-épidermiques plus résistants, les pepins et parfois même la rafle. « Or, dit Payen (2), l'influence exercée par ces principes, en quelque sorte latents, ne peut se faire pleinement sentir qu'après un laps de temps considérable qu'exige l'accomplissement graduel des fermentations actives d'abord, puis lentement prolongées jusqu'au terme où le développement complet de l'alcool et des produits doués de saveur et d'aromes complexes forme le bouquet particulier à chaque sorte de vin. » Le moût provient de l'expression des raisins mûrs, et contient les éléments suivants : eau, glycose, cellulose, acide pectique, tannin, albumine, ferment; plusieurs matières azotées solubles dans l'eau et dans l'alcool; des huiles essentielles; des matières colorantes jaune, bleue ou rouge, donnant lieu à des nuances qui font virer successivement la couleur du vin du violet au rouge orangé ou au jaune-paille, quand les teintes bleues et rouges sont affaiblies; des matières grasses dont une sans doute concourt à la production de l'éther œnanthique; des pectates et pectinates de chaux, de soude et de potasse; des tartrates et paratartrates de potasse, de chaux et d'albumine; du sulfate de potasse, du chlorure de potassium et de

(1) Voyez la description de leur structure par de Mirbel et Payen (*Mémoires de l'Académie des sciences*, t. XXX et XXXII).

(2) Payen, *Revue des deux mondes*, 1860, t. XXVII, p. 969.

sodium, du phosphate de chaux, de l'oxyde de fer et de la silice (Fremy et Pelouze).

La fermentation, développée dans le moût et convenablement conduite, y donne naissance à des produits nouveaux qui sont : 1° l'alcool, dû au dédoublement de la glycose au contact de l'air libre; 2° du gaz acide carbonique, de même provenance; 3° de l'acide acétique, résultant d'une oxydation de l'alcool; 4° de l'acide œnanthique, dû à l'oxydation des matières grasses; 5° de l'éther œnanthique, qui se forme par la réaction de l'acide œnanthique sur l'alcool, et détermine la saveur propre des vins; 6° de l'œnanthine, matière gélatineuse et visqueuse qui paraît un dérivé de la pectine et du mucilage, et communique à certains vins leur onctuosité; en outre, les matières colorantes sont modifiées par la présence de l'acide acétique. Cagniard-Latour a le premier reconnu dans le ferment ou levûre des granules minimes se reproduisant par de plus petits bourgeons arrondis, adhérents en chapelets, ramifiés; chaque granule est un végétal complet. Payen a constaté que la levûre de bière contient de la cellulose formant ses enveloppes globuliformes, et que toute la cavité est remplie de substances azotées, grasses, amylacées et minérales. Cette composition, qui est généralement celle de toutes les plantes, explique la multiplication des globules et l'accroissement d'activité de la levûre dans le moût d'orge, tandis que leur nombre diminue et que la levûre perd toute vitalité dans les solutions aqueuses de sucre pur. En effet, dans le moût d'orge ou de raisin, la levûre, tout en dédoublant la glycose, trouve les éléments minéraux et azotés nécessaires à sa propre alimentation; dans l'eau sucrée, après avoir excité la conversion du sucre en alcool et en acide carbonique, elle périt d'inanition. Cela est si vrai, que Pasteur, en mêlant à l'eau sucrée des composés ammoniacaux et du phosphate de chaux assimilables aux corpuscules de la levûre, les a vus s'y multiplier comme dans le moût. Plus récemment, Berthelot, a démontré que la faculté de transformer le sucre en alcool et en acide carbonique appartient, non à la totalité de la levûre, mais à un principe soluble qu'elle sécrète, et telle serait aussi la clef des réactions spéciales de plusieurs autres ferments, séminules de diverses végétations cryptogamiques. Le raisin a sa levûre particulière, qui se produit dès que le jus s'échappe des cellules. Les germes latents de cette levûre respirent alors, et donnent lieu, par leur évolution, aux deux phénomènes caractéristiques de l'élévation de la température et de la métamorphose du sucre. Si le premier s'exagère, le second dépasse le but, et il se produit en abondance de l'acide acétique; un abaissement subit de la température précipite le ferment et l'engourdit au fond de la cuve. La régularité de la fermentation fait les bons vins; elle exige une série complexe de soins : l'égrappage, la substitution de l'écrasage non interrompu de la vendange dans les cuves au foulage opéré par des hommes; le cuvage du moût en contact avec les pellicules, les pepins et les rafles, afin d'assurer au liquide toute sa richesse naturelle en principes colorants, sapides, aromatiques et astringents; l'immersion constante du *cha-*

peau (1) dans l'intérieur de la cuve pour soustraire cette masse spongieuse au contact de l'air, qui y développerait des ferments acides et putrides, des végétations cryptogamiques ou moisissures à odeur nauséabonde; le soutirage opportun du vin, qui doit s'effectuer quand la fermentation vive est tombée, quand le *chapeau* s'est de lui-même affaissé et que le vin s'est éclairci, etc. Le vin de soutirage ne représente dans les tonneaux que les deux tiers ou un peu plus du volume total; on achève de les remplir avec des vins de premier, deuxième, troisième et même de quatrième pressurage. De là, dans ces récipients, le renouvellement de la fermentation par l'addition d'une nouvelle quantité de ferment et de glycose, le danger des ruptures ou explosions par accumulation du gaz acide carbonique. On y obvie par l'ouverture de la bonde, plus tard en la recouvrant d'une toile; et c'est au prix de ces précautions qu'on peut enfin livrer le vin en tonneau aux fermentations très-lentes et spontanées qui, par degrés, amènent la transformation totale de la glycose en sucre et en acide carbonique, la déposition d'une partie des principes colorants, azotés et salins, notamment du bitartrate de potasse; la production de l'éther œnanthique à odeur vineuse, la diminution de l'astringence par la conversion partielle du tannin en acide gallique. En même temps les parois du tonneau ont laissé perspirer certains composés très-volatils, coerçant au contraire dans l'atmosphère du vin des essences plus stables et le bouquet qui sont la marque des bons crus. Au bout de six mois, il a précipité sa lie, et dans les premiers jours de mars il faut le soutirer à clair et le transvaser dans un autre tonneau. Cette première clarification spontanée sera suivie de clarifications artificielles tous les ans, en hiver ou avant les premières tiédeurs du printemps. Dans certaines localités du midi de la France, on est dans l'usage de saturer d'acide sulfureux le moût de raisin au moment où il est exprimé de la grappe. C'est là ce qu'on appelle improprement *vins mutés*. Les liquides ainsi modifiés n'éprouvent pas la fermentation alcoolique et ne sauraient constituer une boisson alimentaire; aussi doit-on les considérer seulement comme de puissants modificateurs destinés à donner à certains vins des qualités déterminées, et sont-ils exclusivement destinés à la confection des vins doux ou *vins cuits*.

L'école de Salerne a dit : « *Vina probantur odore, sapore, nitore, colore.* » Ces qualités dépendent des proportions des éléments qui entrent dans leur composition chimique, des artifices de leur préparation concentrée par la chaleur, et des conditions du sol, du climat, des expositions, du degré de maturité des raisins, etc. La France réunit sur une grande étendue de son territoire les conditions les plus favorables à la production des vins légers, délicats et variés; c'est en effet dans les climats doux et tempérés que les huiles essentielles et les autres principes constitutifs des aromes acquièrent dans les végé-

----

(1) Sorte d'écume que l'effervescence du gaz acide carbonique amène à la surface avec une partie des pellicules du raisin.

taux une suavité qui leur manque dans les climats plus chauds. On trouve dans l'ouvrage de Chevallier (1) la distribution géographique des vins récoltés en France et des nombreux cantons qui concourent à la variété de ces produits.

La composition chimique des vins fait en grande partie leur valeur, et c'est la proportion d'alcool qu'ils contiennent qui influe le plus sur leurs propriétés, car l'alcool en est le principe le plus actif. Tous les ouvrages de chimie citent les tableaux dressés par Neumann, Brande, Julia Fontenelle, Tabarié ; à leurs recherches s'ajoutent celles de Nees d'Esenbeck, Vogel, Bouchardat, Chevallier, etc. Le résultat le plus général qu'ils ont formulé est le suivant. Les vins des climats chauds sont plus alcooliques que ceux des climats froids ; dans un même pays et dans un même vin, la quantité d'alcool diffère en raison de l'exposition des terrains, de la chaleur plus ou moins grande des saisons, de l'époque des vendanges, du mode de préparation du vin, des vases dans lesquels il est conservé et de la température des lieux où les vases sont déposés. D'après les tableaux chimiques, qui présentent de notables divergences et des résultats parfois contradictoires, les vins les plus alcooliques de France sont ceux du Languedoc, 15, de Provence et du Roussillon, 21 pour 100 (Julia) ; le bourgogne contient en moyenne 14 ; le bordeaux 15,10 ; les vins rouges de Champagne, 11 et 12 ; les vins blancs de Champagne les plus forts, 13 ; le vin de l'Ermitage et de la Côte-Rôtie (côtes du Rhône), 12 ; le vin doux de Frontignan, 12, et celui de Lunel, 15. Parmi les vins étrangers, ceux du Rhin contiennent 13 à 14, et quand ils sont vieux, seulement 8 (Brande) ; le madère, de 22 à 24 ; le malaga, 18. Les analyses des chimistes ne concordent pas entre elles ni ne coïncident exactement avec les résultats de l'expérience : ainsi on voit que les vins de la côte du Rhône sont indiqués comme moins alcooliques que le bourgogne, sur lequel ils l'emportent en force stimulante ; d'après Neumann, le bourgogne est moins riche en alcool que le bordeaux, quoique celui-ci soit moins excitant et moins enivrant. Ces différences tiennent-elles à la neutralisation d'une partie des effets de l'alcool par une grande quantité de matière extractive, de matière résineuse ; à ce qu'une portion de l'alcool n'est pas dans un état assez libre pour agir sur l'économie (Londe) ? ou plutôt ne sont-elles pas dues à la différence d'origine des échantillons, à des additions d'alcool que reçoivent tous les vins d'exportation ? Nous penchons d'autant plus pour cette dernière opinion, que Chevallier et Maillard (2) ont prouvé par de nouvelles recherches l'exagération des quantités d'alcool attribuées dans les ouvrages à différentes sortes de vins. Il est certain que la plupart des vins de France, sans excepter ceux de Champagne, sont plus alcooliques en Angleterre que chez nous, parce que les négociants, intéressés à satisfaire le goût des

---

(1) Chevallier et Baudrimont, *Dictionnaire des altérations et falsifications des substances alimentaires*, Paris, 1875, 4e édition.

(2) Chevallier et Maillard, *Journal de pharmacie*, 1842, p. 330.

consommateurs, exigent que les doses voulues d'alcool soient complétées par les exportateurs à l'aide d'une addition d'esprit fin de Montpellier (Páyen). D'après ce chimiste, la plupart des vins de liqueur contiennent de 17 à 23 pour 100 en volume d'alcool pur ; les vins des contrées méridionales et du midi de la France, 14 à 17. Beaucoup de vins de Bordeaux, de la Gironde, du Lyonnais, 13 à 14 ; d'autres vins de la Gironde, du Lyonnais, 13 à 14 ; d'autres vins de la Gironde, de la Haute-Garonne, des Pyrénées-Orientales, n'en donnent, en raison de leurs expositions, que 8 à 13. Les vins de la Côte-d'Or, 11 à 12 ; quelques-uns seulement, 9 à 10. Le champagne mousseux, 9 à 10 et 11. Les vins de Châtillon, d'Orléans, de Blois, 7, 8 et 9. Nous extrayons d'un tableau dressé par Chevallier les données suivantes :

Whisky d'Écosse	59,97	Vin de Grave (Gironde)	12,30
— d'Irlande	49,59	— de Beaune (Côte-d'Or)	12,20
Rhum	49,38	— de Frontignan (Hérault)	11,80
Eau-de-vie	49,12	— de Champagne mousseux	11,77
Genièvre	47,47	— de Cahors (Lot)	11,36
Vin de Marsala	23,83	— rouge de l'Ermitage (Drôme)	11,33
— de raisin sec	23,11	— de Côte-Rôtie (Lyonnais)	11,30
— rouge de Madère	20,52	— rouge d'Avallon (Yonne), 1834	11,14
— blanc de Madère	20,00	— blanc de Mâcon	11,00
— de Porto	20,00	— de Volnay	11,00
— de Ténériffe	18,20	— de Hohenheim (Rhin)	10,71
— de Madère du Cap	18,87	— d'Orléans (Loiret)	10,66
— de Lacryma-Christi	18,12	— de Steinburg 1re qual. (Rhin)	10,17
— de Xérès	17,63	— rouge de Bordeaux, 1841	10,10
— de Malaga de 1666	17,42	— de Saumur	9,90
— de Lisbonne	17,42	— de Margaux (Gironde), 1842	9,75
— rouge de Constance	17,41	— de Castres (Gironde)	9,70
— de Bagnols	17,00	— de Lesparre (id.), 1841	9,66
— muscat du Cap	16,79	— de St-Émilion (id.), 1842	9,21
— de Roussillon	16,68	— de Léoville (id.), 1840	9,15
— de Collioure (Pyrénées-Orientales), 1838	16,10	— Tokay (Hongrie)	9,10
— de Johannisberg 15 à	16	Cidre le plus spiritueux	9,10
— de Grenache	16	Vin de Château-Margaux (Gironde), 1840	8,75
— blanc de l'Ermitage	15,50	— du Lot-et-Garonne, en moyenne	8,74
— de Malaga	15,00	— rouge de Mâcon	7,66
— blanc de Sauternes (Gironde)	15,00	— de Villefranche (Haute-Garonne), 1844	7,60
— de St-Georges (Côte-d'Or)	15,00	— de lie	7,60
— de Chypre	15,00	— rouge de Blois	7,33
— d'Arles	15,00	— blanc de Chablis	7,33
— de Perpignan	15,00	— rouge d'Orléans	7,00
— de Rivesaltes (Pyrénées-Orientales), 1837	14,60	Hydromel	7,73
— de Rhodès (Pyrénées-Orientales), 1837	14,53	Poiré	6,70
— de Syracuse	14,06	Ale d'Édimbourg	5,70
— de Prades (Pyrénées-Orientales), 1837	13,87	Cidre le moins spiritueux	4,00
— de Lunel	13,70	Porter de Londres 3,90 à	4,50
— de Narbonne (Pyrénées-Orientales), 1837	13,00	Bière de Strasbourg 3,50 à	4,50
— de Champagne, non mousseux	12,77	Bière de Lille (rouge et blanche) 2,90 à	3,00
— d'Alicante	12,69	Bière de Paris (petite et double) 1,00 à	2,50
		Petite bière de Londres	1,20

Après l'alcool, il importe également de connaître la quantité de matériaux solides que le vin renferme en dissolution. Le poids du résidu de l'évaporation varie de 19 à 25 grammes par litre pour les vins ordinaires, et de 50 à 55 grammes pour les vins de liqueur. Les principaux matériaux qui constituent cet extrait sont le tannin, le bitartrate de potasse, la matière colorante et les sels minéraux qui existent dans le moût du raisin.

Les vins de Bordeaux doivent à la grande quantité de tannin que renferment les raisins leur précieuse propriété de résister au delà des délais ordinaires aux diverses causes d'altérations spontanées ; c'est aussi ce principe qui communique aux vins des différents crus de la Gironde leur astringence caractéristique et si lente à s'effacer. Les matières salines qu'ils possèdent aussi en proportion plus considérable, surtout les bitartrates de potasse et de fer, contribuent également à leur longue conservation et à leur saveur styptique.

Les vins de la Gironde ont été analysés par Fauré, et ceux de la Côte-d'Or par Delarue : voici les résultats qu'ils ont obtenus :

	Composition des vins fins.	
	de la Gironde.	de la Côte-d'Or.
Alcool	9,188	13,480
Tannin	0,112	0,079
Bitartrate de potasse	0,690	0,057
— de fer	0,089	0,006
Sels minéraux	0,025	0,065
Matières colorantes	0,041	0,078
Eau	90,385	86,235
	100,000	100,000

La couleur rouge appartient aux vins fabriqués avec les raisins noirs non dépouillés de leur enveloppe. Les principes colorants, contenus dans un tissu spécial sous l'épiderme, se dissolvent alors dans le jus. A. Glénard (1) n'admet dans le vin qu'une seule matière colorante qu'il est parvenu à isoler, à définir dans sa composition, et à classer par une série de réactions caractéristiques : il l'a appelée *œnoline*, et non *œnocyanine* avec Mulder, parce qu'à ses yeux elle n'a revêtu la nuance bleue que lorsqu'elle était combinée avec des bases alcalines capables de la saturer sans l'altérer. Naturellement elle est d'un beau rouge ; recueillie sur un filtre d'après les procédés de Glénard, humide encore des lavages à l'eau distillée, elle est d'un rouge brun lie foncée, sans éclat ; séchée en masse, elle paraît noire ; réduite en poudre d'un beau rouge violacé ; peu soluble dans l'eau, insoluble dans l'alcool, qu'elle colore, à faible dose, d'un beau rouge cramoisi. Sa composition ($C^{25}H^9O^2$) la rattache à ce groupe de substances formées de carbone et d'eau sur lesquelles s'exerce l'activité végétale avec une si merveilleuse puissance de métamorphoses. Les vins blancs sont faits avec des raisins blancs, ou, comme les vins blancs de

(1) Glénard, *Annales de physique et de chimie*, 3e série, 1858, t. LIV, p. 366.

Champagne, avec le moût seul des raisins noirs. Les premiers ont une proportion plus forte d'acide tannique et moins de matière azotée; ils sont meilleurs quand le raisin, parfaitement mûr, contient le maximum du sucre et des produits qui contribuent à la production de l'arome dit *bouquet;* quand pendant la fermentation les matières surnageantes (ferments, pellicules) et imprégnées de vin n'ont pas exposé trop longtemps ce liquide aux réactions atmosphériques qui le rendent acide. Les vins blancs, dépourvus de matières colorantes rouge et bleue, contiennent très-peu de tannin, moins de principes aromatiques, plus de matière azotée lorsqu'on ne les a pas additionnés de tannin pour les précipiter; ils ne contiennent pas non plus les huiles essentielles à odeur désagréable que le cuvage fait en partie passer dans les vins rouges, en agissant sur les tissus des pellicules des raisins (Payen) : cette circonstance explique le goût plus agréable des eaux-de-vie extraites des vins blancs.

L'arome et la saveur des vins les rendent plus ou moins délicats, fins, digestibles, propres à assaisonner les repas; l'arome ou bouquet des vins réside dans une huile essentielle particulière dont les éléments se trouvent dans les pellicules du raisin, comme l'arome des fleurs dans leurs pétales (Chevallier). D'après Stickel, c'est la fermentation qui met cette huile en liberté. Zenneck l'a séparée du vin à l'aide de la congélation (1). Que l'arome des vins préexiste dans le raisin ou se développe dans la fermentation, on en admet aujourd'hui deux espèces, l'une provenant de l'éther œnanthique, propre à tous les vins, et l'autre caractérisant chaque sorte de vin et liée sans doute à des conditions de terroir. Sous le rapport de la saveur, les vins sont doux, acides, austères ou piquants. Les premiers, appelés aussi vins de liqueur, contiennent un excédant de sucre qui ne s'est point décomposé : on les fabrique dans les pays chauds avec des raisins très-sucrés et que l'on expose au soleil jusqu'à parfaite maturité; dans les contrées moins chaudes, on concentre le moût par l'action du feu avant de le soumettre à la fermentation; il fournit alors des vins cuits auxquels les anciens mêlaient des aromates (*vina myrrhina*). Les vins doux de France les plus renommés sont ceux de Bergerac, d'Arbois, Condrieux, de Lunel, de Frontignan, de Rivesaltes dans le Roussillon, les vins de paille de l'Alsace et du Dauphiné; ils se conservent indéfiniment. On en fabrique de semblables en Grèce, en Espagne, au cap Corse, aux Canaries, à Madère; on ajoute souvent à ce dernier de l'alcool, surtout lorsqu'il doit voyager; on traite ainsi le Porto, et les Anglais ne boivent guère que des vins alcoolisés, les vins naturels leur paraissent trop doux ou trop faibles. Le rota et le malaga vieux sont recherchés par les estomacs faibles; ce dernier se conserve plus d'un siècle. Certains vins doux perdent avec le temps une partie de leur matière saccharine, et contractent, par suite d'une manutention particulière, une

(1) Voyez l'ouvrage de Chevallier et Baudrimont, *Dictionnaire des altérations et falsifications des substances alimentaires.* Paris, 4e édit., 1875.

légère amertune qui les fait appeler vins secs : tels sont ceux de Madère, de Malaga, etc.; celui d'Alicante contient un peu de tannin. Le lacryma-christi, du pied du Vésuve, joint à une belle couleur rouge un goût exquis et un parfum des plus sauves. Le tokay (haute Hongrie), le premier des vins de liqueur, a une couleur argentée, un aspect huileux; doux, délicat, parfumé, il est très-généreux, quoiqu'il ne renferme que 9 à 10 pour 100 d'alcool. Les raisins que le climat ou les intempéries de la saison ont empêché de mûrir donnent les vins verts, c'est-à-dire âpres et acerbes. Une fermentation mal conduite, trop prolongée ou trop précipitée, produit des vins acides qui contiennent en excès les acides tartrique, acétique, et qui appartiennent surtout aux pays froids et humides ; les vins austères sont riches en tannin (vins de Bordeaux). Les vins piquants doivent cette propriété à l'acide carbonique qui s'y développe après leur mise en bouteilles, leur fermentation n'étant pas achevée à cette époque; on peut aussi rendre le vin mousseux au bout de quelques mois en introduisant un grain de raisin sec dans les bouteilles convenablement bouchées. On distingue les vins en grands mousseux et en petits mousseux : les premiers se décomposent promptement; les autres, moins piquants, se conservent plusieurs années avec leurs qualités vineuses. Les vins mousseux les plus célèbres sont ceux de Champagne (Aï, Épernay, etc.), d'Arbois en Franche-Comté, et de Saint-Péray en Languedoc. L'âge et le terroir modifient beaucoup les qualités des vins : les vins faibles et mauvais se détériorent, tombent à plat et s'amaigrissent; les vins de bons crus se conservent mieux ; ceux de la haute Bourgogne, du Bordelais, du Languedoc, du Roussillon, etc., se gardent de longues années dans des caves fraîches ; le vin de Cahors n'a pas d'âge, dit-on.

Le vin potable doit avoir au moins un an ; les vins nouveaux, c'est-à-dire ceux qui ont trois à quatre mois, retiennent la plupart des qualités du moût et n'ont déposé qu'une petite portion de leur lie ; ils sont lourds, laissent dégager dans les premières voies une grande quantité d'acide carbonique, donnent lieu à des rapports aigres, à des coliques, etc. Les vins de Bordeaux, à cause de leur composition chimique et de leur saveur acidule et styptique qui en est la conséquence, ne peuvent être livrés à la consommation dans le même délai que les autres crus; leur astringence s'amoindrit avec le temps, à mesure que spontanément ou par l'effet d'une fermentation spéciale le tannin se transforme en acide gallique. Les vins vieux sont plus digestibles, plus moelleux, moins spiritueux, meilleurs en goût, en parfum ; ils restaurent l'estomac et relèvent promptement les forces; l'ivresse qu'ils occasionnent s'accompagne moins souvent de phénomènes d'indigestion. L'extrême vétusté ôte aux vins leur force et leur goût, sans les rendre insalubres. Le sol et le climat déterminent en grande partie les propriétés des différentes espèces de vins ; il n'y a lieu d'en dresser ici le catalogue. Rappelons seulement pour notre France, qui est une terre privilégiée pour la variété et la délicatesse de ses crus, que la Gironde nous fournit nos vins rouges les moins excitants et toniques par excellence; la

Provence, le Languedoc et le Roussillon, nos vins rouges les plus capiteux ; la Bourgogne, des vins qui, par leurs qualités stimulantes, tiennent le milieu entre ceux du Midi et ceux de Bordeaux, mais qui ne le cèdent à aucun vin du monde sous le rapport de la saveur et de la digestibilité ; les vins que l'on récolte entre Dijon et Châlons, ceux de Meursault, de Volnay, de Pomard, de Nuits, de Chambertin, de la Romanée, etc., seront toujours le type des vins de table (1).

Les vins subissent des altérations spontanées sous l'influence de l'oxygène de l'air. D'après Pasteur, toutes ces altérations proviennent de fermentations secondaires produites par des végétaux microscopiques. Nous citerons comme exemple : les vins aigres ou piqués, les vins tournés, les vins gras ou filants, les vins amers, etc. Il suffirait, pour prévenir ces altérations, de maintenir le vin pendant une demi-heure environ à une température de 50 à 60 degrés. Ce procédé aurait, en outre, l'avantage de vieillir les vins en les dépouillant d'une partie de leur matière colorante. Nous renvoyons, pour plus de détails, à l'excellent ouvrage que Pasteur a publié sur les maladies du vin.

Dans certaines localités, on rehausse les vins faibles, acides ou susceptibles d'altération par l'addition d'une certaine quantité d'alcool. Cette opération, qui constitue le vinage des vins, peut être bonne dans certains cas et à la condition de n'avoir recours qu'à l'alcool de vin. Mais l'emploi presque général des alcools de grain, de marc ou de betterave, et l'abus incroyable qu'on a fait de cette opération pour tromper le fisc et procéder ensuite à des mélanges tous plus ou moins frauduleux, doivent faire proscrire cette pratique à laquelle

(1) Le vin de Bordeaux de qualité première et parvenu à son degré de maturité doit avoir une belle couleur, beaucoup de finesse, un bouquet très-suave, de la force sans être fumeux, et du corps sans être âpre; il doit laisser l'haleine pure, la bouche fraîche et la tête libre (Julien, *Topographie des vignobles*). La première classe des vins de Bordeaux comprend les crus Château-Margaux, Château-Laffite et Château-Latour dans le haut Médoc; Château-Haut-Brion, dans la contrée dite des Graves; Branne-Mouton, Pontet-Canet, Léoville, Château-de-Gruau-Larose, Saint-Émilion, Pichon-Longueville, Cos-d'Estournelle, etc. On range dans une troisième catégorie les Saint-Julien, Château-de-Bécherelle, Château-Carnot, Cantenac, etc. Enfin Saint-Estèphe, Pauillac et quelques autres de Labarde et Margaux, plusieurs crus inférieurs des mêmes localités, composent une quatrième catégorie des vins de la Gironde. Les vins de Bourgogne que Haller place parmi les vins les plus salubres, ont un goût plus suave, quoique légèrement acide, et se mêlent mieux à l'eau. Les plus estimés sont ceux de la haute Bourgogne (Côte-d'Or) : d'une belle couleur, d'une saveur délicieuse, corsés, fins, délicats et spiritueux sans être trop fumeux; ils proviennent des crus dits la Romanée, Chambertin, Richebourg, clos Vougeot, clos Saint-Georges, etc. La deuxième classe des vins fins de Bourgogne comprend les premiers vins des Vosges, Nuits, Premeau, Chambolle, Volnay, Pomard, Beaune, Meursault, Auxerre, etc. Les meilleurs vins rouges de la Champagne sont ceux de Verzy, Verzenai, Mailli, Saint-Basle, etc.; plus acides, plus légers que le bourgogne, ils sont placés à la tête des vins de la deuxième classe.

on doit certainement rapporter ces ivresses furieuses qui surviennent à la suite d'ingestions trop considérables de vins ainsi tourmentés.

Un autre usage non moins déplorable, et qui existe d'une manière générale dans tout le midi de la France, consiste à mélanger à la vendange une certaine quantité de plâtre. Grâce à ce nouvel ingrédient, les vins trop riches en couleur se dépouillent aisément, et supportent mieux le transport; il se dissout en même temps une moindre quantité de substances albuminoïdes qui viendraient plus tard s'opposer à la conservation; on a prétendu encore, ce fait est loin d'être démontré, que le plâtrage augmente la richesse alcoolique du vin. Tous ces avantages réunis sont loin de compenser les inconvénients qui résultent de cette pratique. Dans les vins plâtrés, en effet, les acides végétaux naturels ou produits par la fermentation se trouvent saturés par le carbonate de chaux que le plâtre renferme toujours en assez grande quantité, et le liquide vineux perd ainsi un de ses caractères essentiels. Au bitartrate de potasse transformé en bitartrate de chaux qui se précipite presque en totalité, se substitue du bisulfate de potasse dont l'action irritante sur l'économie ne peut qu'amener à la longue de fâcheux résultats. C'est là sans aucun doute un des plus graves inconvénients de cet usage. Il se dissout en outre une quantité notable de sulfate de chaux, le plâtre étant toujours ajouté en grand excès, et il n'est pas rare de rencontrer des vins plâtrés exhaler une odeur sulfureuse qui provient certainement des petites quantités de sulfure de calcium que le plâtre souvent renferme, ou qui résulte de la décomposition partielle du sulfate de chaux au contact de matières organiques et sous l'influence de la fermentation. Pour tous ces motifs, le plâtrage des vins doit être considéré comme une altération profonde et une véritable falsification, malgré la tolérance des règlements de police à ce sujet.

B. *Cidre, poiré, cormé.* — Ces boissons s'obtiennent par la fermentation du jus des pommes, des poires et des cormes ou fruits du cormier. La Normandie et la Picardie produisent par an environ 4 millions d'hectolitres de cidre de pommes, et 867 000 hectolitres de poiré. La structure organographique des pommes est celle des poires, moins les concrétions ligneuses; épiderme ou cuticule dure et résistante, tissu herbacé où résident, avec d'autres principes, la matière colorante et les huiles essentielles; partie charnue dont les cellules contiennent du sucre de fruits et la plupart des substances indiquées dans le tableau ci-dessous : dans la poire, des incrustations de matière ligneuse dans les cellules, sous le tissu herbacé, dans la masse du fruit; agglomérées autour des loges centrales, elles forment le noyau qui entoure les pepins ou graines; celles-ci contiennent des matières grasses en grande quantité, des matières azotées et une huile essentielle qui communiquerait au cidre une odeur particulière, si l'on avait soin de ne point les écraser. La maturation des fruits à cidre ne correspond pas à l'époque de leur cueillette; elle se complète par un séjour d'un mois à six semaines en magasin; c'est alors qu'ils ont acquis leur maximum de richesse saccharine; celle-ci est moindre avant comme après ce terme, et le cidre obtenu a moins de qualité. Mais s'il convient d'attendre cette sorte de deuxième maturation après l'abatage des fruits, on doit éviter qu'elles ne se *blettissent;* on verra par le tableau que nous empruntons à Payen (1) que les poires blettes ont perdu 11 pour 100 d'eau et environ les 24 centièmes de leur matière sucrée :

	Poires.		
	Vertes.	Mûres	Blettes.
Eau	86,28	83,88	62,73
Glycose	6,45	11,52	8,77
Celluloses et concrétions ligneuses.	3,80	2,20	1,90
Gomme ou matière analogue	3,17	2,05	2,60
Acide malique	0,11	0,08	0,60
Chlorophylle	0,08	0,02	0,04
Albumine	0,08	0,21	0,23
Chaux	0,03	0,04	0,05
Amidon avant la maturité, sels de potasse ; acides pectique, malique, etc. ; pectine, matières grasses, matières azotées, huiles essentielles, silice.	en proportion non encore constatées.		
	100,00	100,00	76,92

Cette composition subit dans le cidre de poires les changements suivants :

Le sucre se transforme en alcool et en acide carbonique ; la cellulose et les concrétions ligneuses restent dans le marc avec la chlorophylle ; une partie des matières azotées et des autres principes immédiats donnent naissance à des ferments qui se déposent après la clarification du liquide. Le cidre de pommes ne diffère guère du précédent que par son arome, par une moindre proportion d'alcool et la présence d'une ou de plusieurs huiles essentielles spéciales.

La fabrication du cidre a pour principales opérations : 1° le broyage des fruits ; 2° leur pressurage ; 3° la clarification ou guillage du jus ; 4° le soutirage du jus ; 5° sa conservation. La première s'effectue, non entre des cylindres de fonte qui écraseraient les pepins et fonceraient trop la couleur du cidre par l'oxyde et les sels de fer, mais sous des meules verticales de pierre roulant dans une auge circulaire; additionnés d'eau, le marc et le jus sont mis à cuver quelques heures, ou même quelques jours (macération); puis on dispose le marc sur le parquet du pressoir en couches minces, séparées par de la paille ou un tissu de crin ; on le laisse égoutter pendant deux jours. Ce suc fournit le meilleur cidre. Après une première pression de la pulpe, on coupe les bords du marc pour les tasser au centre, et on le soumet à une seconde pression : 1000 kilogrammes de pommes donnent ainsi 500 kilogrammes de jus, sans que le marc soit épuisé ; étendu de 150 à 200 kilogrammes d'eau qui

(1) Payen, *Précis de chimie industrielle*, 5ᵉ édition. Paris, 1867, t. II, p. 452.

gonflent son tissu et favorisent l'écoulement de son jus par endosmose et déplacement il fournit encore par une dernière pression un cidre de qualité inférieure. Reçu dans des cuves debout, il ne tarde pas à fermenter; on le soutire ensuite dans des tonneaux qui ne sont bouchés qu'après l'expulsion de toute l'écume. La liqueur ne tarde pas à s'éclaircir; mais, quoique le cidre soit alors fait, il fermente encore pendant six à huit mois. Après ce laps de temps il est *paré*, c'est-à-dire propre à la consommation de chaque jour. Il se conserve mieux dans les bouteilles que dans les tonneaux. Quand il reste longtemps en vidange, il s'altère, devient brun, verdâtre, perd son acide carbonique et son alcool. Selon le moment où il est mis en bouteilles, il est plus ou moins mousseux, plus ou moins riche en sucre. On le colore avec diverses substances, telles que les baies d'hièble ou de sureau, de la cochenille, du caramel, des teintures de fleurs de coquelicot; on y mêle des navets concassés pour le faire mousser, divers sucs végétaux fermentés pour changer sa saveur. La proportion d'alcool fait le gros cidre, le petit cidre et le cidre mitoyen. Le premier découle des pommes broyées par la meule, avant l'action de la passe; il contient peu ou point d'eau. Brande lui attribue 9,87 d'alcool sur 100. La qualité du cidre diffère suivant qu'il est fabriqué avec des pommes douces, acides, accrbes, âpres, amères : les premières donnent un cidre doux, peu généreux, susceptible de conservation; les secondes font un cidre léger, prompt à s'aigrir et noircissant à l'air; les fruits âpres et amers fournissent un cidre fort, plus alcoolique, généreux, coloré, facile à conserver. La nature des terrains où les pommes sont récoltées influe sur les propriétés de la liqueur qu'on obtient. Les crus les plus estimés en Normandie sont ceux que renferment des terres élevées, fortes et situées loin de la mer; vers les côtes, le cidre perd de sa qualité; les cidres d'Angleterre et d'Amérique sont recherchés. Dans la basse Normandie, on prépare deux espèces de cidres : le gros cidre pour la distillation des eaux-de-vie, le cidre de vin pour l'usage de la table. Ce dernier est préparé avec diverses espèces de pommes, mais sa qualité dépend presque toujours de la juste proportion dans les mélanges des fruits, de l'habileté et de l'expérience de chaque cultivateur; soutiré, c'est-à-dire changé de tonneau au bout de quelques semaines pour que la lie ne le trouble point et ne lui enlève pas son arome, il est d'un beau jaune, dégage des bulles d'air et d'acide carbonique, et ne le cède, au dire des amateurs, à aucun vin en saveur et en délicatesse. Chénédollé l'a chanté sous le nom de *nectar neustrien*. L'âge modifie le cidre : dans les premiers temps de sa fabrication il est riche en principes mucoso-sucrés; plus tard, quand la fermentation alcoolique est achevée, il change de saveur, et stimule plus qu'il ne nourrit; au bout de quelques années, il devient plat et presque impotable.

Le poiré, dont la composition et la préparation ne diffèrent guère de celle du cidre, est plus capiteux et donne à la distillation plus d'eau-de-vie. Brande lui attribue 7,25 d'alcool sur 100. Plus piquant, moins nutritif, il se conserve difficilement. Le mélange de 10 à 20 centièmes de cidre de poires dans le cidre de pommes donne à ce dernier plus de force et facilite sa clarification et sa conservation.

C. *Bière.* — Ce nom s'applique à des boissons de nature assez différente que l'on obtient en traitant par l'eau des grains qui ont subi par la germination un certain degré de transformation, et en faisant fermenter le liquide ainsi obtenu (1). La bière peut être préparée avec d'autres substances que les grains de graminées; mais sa préparation avec d'autres substances conjointement avec le grain, ou en remplacement du grain, lui fait perdre le caractère de bière (Mulder). Payen la définit un liquide légèrement alcoolique offrant une odeur aromatique, d'une saveur qui participe de ces deux propriétés à la fois et qui est en même temps mucilagineuse, douce, amère, aigrelette et piquante par l'acide carbonique. Toutes les substances amylacées peuvent servir à la fabrication de la bière. Le froment n'en est exclu qu'en raison de son prix élevé; mélangé par moitié avec l'orge, il donne une excellente bière. Le seigle fournit une bière difficile à clarifier, prompte à s'acidifier, ayant l'odeur et la saveur du pain de seigle. En Pologne et dans une partie de l'Angleterre, on se sert de l'avoine, dont la bière est également trouble et exposée à devenir acide. En Belgique, les bières blanches se font avec l'avoine, les bières de qualité inférieure avec le sarrasin, et même dans certaines localités, avec l'épeautre. Le maïs et le riz donnent des bières d'un goût agréable, mais moins riches en phosphates. S'il ne s'agit que de la boisson alcoolique, la mélasse, la pomme de terre même peuvent servir à la faire; mais la véritable bière, la boisson à la fois aromatique, nutritive, alcoolique, riche en phosphates, douce et rafraîchissante, ne se prépare qu'avec l'orge ou le froment, le houblon, l'eau, la levûre, l'ichthyocolle. Cette préparation se compose de trois opérations principales : germination des grains, extraction des matières solubles qui s'y sont formées, fermentation des liqueurs. La première appelée aussi maltage, a pour objet de transformer en sucre l'amidon que l'orge renferme. Pour opérer le maltage, on laisse tremper l'orge dans l'eau : quand elle est ramollie, imprégnée d'eau et débarrassée de la matière âcre extractive que recèle l'enveloppe extérieure de la semence, on la transporte sur une aire plate où, disposée par couches, elle perd son humidité, s'échauffe et germe. Pendant la germination la composition chimique de la graine est modifiée par la production de la diastase, capable de changer l'amidon en dextrine et en glycose. Cette opération est prolongée jusqu'à ce que le germe ou la radicule ait atteint un développement égal aux deux tiers de la longueur du grain, l'expérience ayant prouvé qu'à cette époque la diastase produite est à son maximum; plus tard la gemmule croîtrait aux dépens de la diastase. On arrête la végétation en portant la masse dans une chambre, sur un plancher troué au-dessous duquel on établit un feu de charbon. La

(1) *De la bière, sa composition chimique, sa fabrication, son emploi comme boisson, etc.,* par G. J. Mulder, traduit du hollandais par Aug. Delondre. Paris, 1861.

température est réglée suivant le genre de la fabrication. Pour la bière ordinaire on se borne à dessécher le grain ; pour d'autres espèces on lui fait subir
une torréfaction plus ou moins complète. Le malt, ou grain germé, est ensuite
porté au moulin pour être concassé, moulu (drèche), puis soumis au brassage.
Introduit dans une cuve à double fond percée de trous, il est mis en contact
avec de l'eau à 50 degrés qui monte peu à peu dans la cuve et soulève le
malt ; on brasse alors pour effectuer le mélange. Après une demi-heure de
repos on brasse encore avec force, puis on ferme la cuve et on l'entoure
d'étoffe pour maintenir la chaleur. Dans cette opération la diastase commence
à transformer l'amidon en dextrine et en sucre. Au bout de dix heures on tire
le liquide, et on remplace par une nouvelle quantité d'eau à 60 degrés ; on
fait enfin un troisième brassage avec de l'eau bouillante. Les produits obtenus,
appelés *trempes*, sont transportés promptement dans les chaudières couvertes ;
on y ajoute du houblon et on les concentre plus ou moins. L'infusion qui
constitue le moût de bière houblonné est transportée dans des bacs ou cuves
peu profondes et très-larges, et on la refroidit avec le plus de rapidité possible, afin de prévenir l'acidification. Le point de refroidissement varie suivant
la saison et l'espèce de bière : pour les bières fortes, la température doit être
plus basse ; en général, il est compris entre 20 et 25 degrés centigrades. La
bière est mise à fermenter dans de grandes cuves de bois placées dans un lieu
à température constante ; on y ajoute de la levûre, et l'on abandonne la matière
à elle-même. Les phénomènes de la fermentation alcoolique ne tardent pas à
se développer, et il se forme une grande quantité de levûre ; bientôt le mouvement cesse, l'écume s'affaise, la matière sucrée a disparu ; alors l'opération
est achevée, et l'on soutire la bière pour la mettre dans de petits barils de la
contenance de 75 litres, appelés quarts, si elle est destinée à une consommation immédiate, ou dans de grandes foudres, si on veut la conserver. Il ne
tarde pas à se manifester une seconde fermentation, qui chasse une écume
épaisse par toutes les bondes : c'est de la levûre mélangée avec de la bière qui
s'en sépare par le repos. A mesure que la fermentation marche dans les
quarts, on les remplit de nouveau jusqu'à ce que le mouvement ait cessé.
Après vingt-quatre heures de repos, la bière est faite et les quarts peuvent
être bouchés. Les qualités de la bière dépendent du degré de concentration
du moût, qui donne à la fermentation des liqueurs plus ou moins alcooliques,
du degré de torréfaction du malt qui modifie la coloration et la saveur du
liquide, de la qualité et des proportions du houblon, des substances amères
ou aromatiques qu'on lui substitue fréquemment (buis, absinthe, lichen
pulmonaire, minyanthe, gentiane, coloquinte trifoliée, etc.), enfin des procédés particuliers des fabricants. On peut distinguer les bières fortes, les
bières faibles, les bières résineuses. — 1º *Bières faibles.* La bière de Paris,
une partie des bières de la Belgique, plusieurs ales des Anglais. L'ale se fait
avec l'orge de première qualité, bien germée et séchée à basse température ;
elle est analogue à la bière blanche de Louvain, qui pourtant est moins hou-

blonnée et plus délicate. On prépare à Paris trois espècss de blères : la petite bière, faite avec des moûts peu chargés ou les dernières trempes obtenues dans le traitement du malt par l'eau, prompte à la fermentation acide ; la bière double, plus concentrée, colorée par une torréfaction plus avancée du moût et plus souvent encore par l'emploi du caramel ; la bière blanche, qui ne diffère de la précédente que par les soins que l'on prend pour empêcher la coloration du malt. — 2° *Bières fortes.* Plus concentrées, plus alcooliques, plus faciles à conserver : telles sont certaines bières blanches ou colorées de la Belgique, le faro de Bruxelles, le mumme des Allemands, le peetermann, l'alambic et les porters anglais. Ceux-ci doivent leur couleur à une portion de malt presque roussi, sont plus chargés de houblon et contiennent divers aromates, tels que coriandre, gingembre, genièvre, et d'autres qui, comme le *Cocculus indicus* et la fève Saint-Ignace, sont de vrais poisons. 3° On fait usage, dans quelques pays, de bières résineuses faites le plus souvent avec des décoctions de feuilles ou de bourgeons de pin et de sapin (épinette, sapinette). Au Canada, on se sert des feuilles des *Albies alba, nigra* et *rubra* de Michaux ; dans ces bières la matière résineuse ou aromatique remplace le houblon et s'oppose comme lui à la fermentation acide. La matière qui donne naissance à l'alcool varie elle-même : souvent c'est un mélange de malt et de sucre, ou de sucre et de mélasse sans addition de malt. En Pologne, on fabrique encore, sous le nom de metheglin, une sorte d'hydromel vineux, peut-être le même qui plaisait tant aux anciens Scandinaves, en faisant fermenter une partie de miel dissoute dans deux à trois parties d'eau bouillante et mêlée à divers aromates (muscades, clous de girofle, etc.). En Russie, il se fait une bière appelée *kivas,* avec une partie de malt de seigle récemment préparé et neuf parties de farine de seigle, le tout mêlé d'eau jusqu'à former une masse pâteuse qu'on laisse reposer pendant quelques jours dans un endroit chaud ; on la traite alors par l'eau froide et l'on ajoute du ferment à la liqueur claire, sans faire bouillir ; après la fermentation, elle est mise en usage (1), mais ne peut se conserver longtemps. Quand la bière a été transportée en tonneaux ou en petits barils au lieu où le soutirage doit s'opérer, on y ajoute l'ichthyocolle : 5 grammes de cette matière divisée dans l'eau, puis étendue de 2 décilitres de vin blanc ou de bière aigre, suffisent pour clarifier 100 litres de bière ordinaire ; au bout de quarante-huit heures le dépôt est assez bien effectué pour que l'on puisse soutirer. Le houblon, qui communique au liquide sucré extrait de l'orge (moût) son odeur aromatique et son amertume, contient dans les petites glandes jaunâtres situées à la base des folioles ou bractées qui entourent ses graines, de l'eau, de la cellulose, une huile essentielle aromatique, de la résine, des matières grasses, des matières azotées, un principe amer, une substance gommeuse, de l'acétate d'ammoniaque, du soufre, du chlorure de potassium, du sulfate et du phosphate de potasse, du carbonate de chaux, de la silice, de

____

(1) Berzelius, cité par Mulder, *De la Bière*, p. 3.

l'oxyde de fer. Toutes ces matières, excepté la cellulose, passent en partie dans l'infusion faite à chaud (Payen). La bière elle-même contient les produits solubles du malt et du houblon, plus l'alcool et une faible portion de l'acide carbonique provenant de la transformation de la glycose; on y trouve donc de l'eau, de l'alcool, de la dextrine, de la glycose, des matières azotées, des traces de substances grasses, des huiles essentielles aromatiques, un principe amer, des matières gommeuses colorantes et d'autres principes immédiats du houblon, une quantité variable de gaz acide carbonique et d'acide acétique, du phosphate de potasse, de magnésie et de chaux, des chlorures de sodium et de potassium. Voici la composition suivante pour un litre de bonne bière analogue à celle dite de Strasbourg :

Eau	906,50	
Alcool	45	
Dextrine, glycose et substances congénères...	41,40	1000,00
Substances azotées	5,26	
Sels minéraux	1,84	
Principe amer, essence aromatique	quant. indét.	

Voici, d'après Lacambre, les proportions d'alcool et d'extrait (résidu solide par évaporation) que lui ont fournies différentes bières; il a fait lui-même la plupart des analyses qui ont donné ces résultats. Les premiers nombres expriment ceux qui ont été obtenus avec la bière jeune, les seconds avec la bière de garde (1) :

	Alcool.		Extrait.	
Ale de Londres...	7	8	6,5	5
Ale de Hambourg	5,5	6	6	5
Ale ordinaire de Londres	4	5	5	4
Porter.	5	6	7	6
Porter ordinaire de Londres...	3	4	5	4
Salvator de Munich	5	6	12	10
Bock de Munich	3,5	4	9	7
Bière ordinaire de Bavière...	3	4	6,5	4,5
Lambick de Bruxelles.	4,5	6	5,5	3,5
Faro de Bruxelles.	2,5	4	5	3
Guld beer de Diest	3,5	6	8	5,5
Peetermann de Louvain	3,5	5	8	5,5
Bière blanche de Louvain 1re..	2,25	3,25	5	3,5
Double uytzet de Gand	3,25	4,5	5	4
Uytzet simple de Gand	2,75	3,5	4	3
Bière d'orge d'Anvers	3	3,5	4,5	3
Bière forte de Strasbourg	4	4,5	4	3,5
Bière forte de Lille	4	5	4	3
Bière blanche de Paris.	3,5	4	8	5

(1) Lacambre, *Traité complet de la fabrication des bières et de la distillation des grains*, nouvelle édition. Bruxelles, 1856, p. 258.

II. — Boissons fermentées et distillées.

On prépare ces boissons avec l'alcool extrait par la distillation : quand on soumet à cette opération les liqueurs fermentées, l'alcool, plus léger que les liquides auxquels il est associé, passe le premier à la distillation : on l'obtient ainsi mélangé d'une certaine proportion d'eau qui doit à ses combinaisons antérieures une saveur particulière. L'eau-de-vie de vin, produit de la distillation de ce liquide, contient généralement de 50 à 60 pour 100 d'alcool pur; à 15 degrés centigrades, elle marque à l'aréomètre 18 à 22 degrés ; elle retient une petite quantité d'acide acétique qui se détruit avec le temps, ou que l'on neutralise par l'addition d'un peu de substance alcaline ; elle renferme aussi de l'huile volatile dont on la débarrasse en la distillant avec du charbon calciné, ou bien en l'agitant avec une huile grasse ; elle est colorée en jaune par l'extrait qu'elle enlève en vieillissant au bois des tonneaux dans lesquels on la conserve. On retire encore l'eau-de-vie d'un grand nombre d'autres substances. Les unes ont subi, comme le vin, la fermentation alcoolique : tels sont le cidre, le poiré, le suc des fruits du prunier cultivé, qui donne le *qwetschenwasser;* celui du framboisier, du fraisier commun, des mûriers noir et blanc, de l'arbousier commun, du sorbier, de l'airelle myrtille, du genévrier dont on fait le gin, du cerisier-merisier et de la cerise marasca, dont on retire les liqueurs dites kirschwasser et marasquin. D'autres matières provenant des tiges ou des racines des végétaux, et pourvues de principe sucré, sont susceptibles de fermentation alcoolique, et fournissent ensuite l'eau-de-vie par distillation : tels sont le suc de canne à sucre, qui contient de 12 à 16 pour 100 de sucre, et donne immédiatement, par ces deux opérations, la liqueur appelée rhum; la séve du bouleau, de l'érable et de quelques espèces de palmiers; le suc de betterave, qui contient 7 à 8 pour 100 de sucre; ceux du panais, de la carotte, du navet et du navet de Suède, qu'une addition d'orge germée fait passer rapidement à la fermentation alcoolique. Il faut encore mentionner ici l'eau chargée de sucre que l'on soumet à la fermentation, les mélasses qui fournissent le tafia, les écumes, les eaux mères des fabriques de sucre; enfin les substances amylacées qui, par une série d'opérations, se convertissent en matières sucrées et fermentescibles : tels sont les graines (froment, orge, seigle, avoine, sarrasin, maïs, riz, qui fournit le rack), la pomme de terre ou la fécule que l'on en retire, les fruits féculents du marronnier d'Inde, du chêne, du châtaignier, etc. Ces diverses eaux-de-vie sont caractérisées par des principes particuliers qui les font désigner sous le nom générique d'alcools mauvais goût. Celles qui proviennent du marc de raisin, des grains, des pommes de terre ou des betteraves, contiennent une huile spéciale (alcool amylique), qui leur communique une saveur âcre des plus désagréables. L'eau-de-vie de cidre, le rack, le gin, sont caractérisés par d'autres huiles particulières; le kirschwasser par une saveur d'amandes amères due sans doute à quelques traces d'acide prussique, etc. L'eau-de-vie de vin contient moins d'huile que les autres; elle a une saveur franche, un bouquet spécifique; d'après son âge, on la dit vieille, rassie, nouvelle. Quand on a négligé de nettoyer parfaitement le réfrigérant où se condensent les vapeurs pendant la distillation, elle peut offrir des traces de cuivre. La fraude l'aiguise par une addition de feuilles de tabac, de poivre, de piment, de stramonium, de laurier-cerise; plus souvent elle la remplace par un mélange d'alcool et d'eau, coloré avec un peu de caramel.

Les liqueurs sont des eaux-de-vie mélangées d'aromates (vanille, cannelle, écorce d'orange, anis, etc.) et chargées d'autant de sucre qu'elles en peuvent dissoudre. On distingue les alcools suivant leur goût, qui représente une différence commerciale de 25 à 30 centimes par litre : les alcools de bon goût sont ceux des jus fermentés et distillés de raisins, de cerises, de cannes à sucre ou de leur mélasse; ceux de mauvais goût s'obtiennent par la distillation des marcs de raisins, des cidres, des grains, des pommes de terre, de la fécule saccharifiée, des betteraves ou de leur mélasse. On appelait, il n'y a pas long-temps, 3/7 l'alcool le plus fort : 3 parties de ce liquide et 4 parties d'eau donnent 7 volumes d'eau-de-vie à 19 degrés de l'aréomètre Cartier; le 3/6 désignait l'alcool (à 33 degrés Cartier) dont 3 volumes mêlés avec 3 volumes d'eau produisent 6 volumes à 19 degrés, etc. On préfère aujourd'hui indiquer le degré alcoolique en centièmes d'alcool. Les alcools *bon goût* ou esprits de Montpellier sont employés à la fabrication des liqueurs de table, au vinage ou alcoolisation des vins, à la confection des esprits aromatiques, des teintures et des extraits pharmaceutiques. On est arrivé à les mélanger par moitié avec les alcools très-soigneusement rectifiés de mélasse; cette addition communique aux esprits de Montpellier des caractères, une odeur et une saveur qui les rendent comparables aux esprits-de-vin affinés, c'est-à-dire améliorés par un séjour en barils d'une ou de plusieurs années, pendant lesquelles ils ont perdu par volatilisation une espèce d'éther à odeur forte.

Il est une liqueur, funeste entre toutes les liqueurs, qui exige une mention spéciale, parce que sa consommation a pris, depuis dix ans, une extension effrayante dans les classes mêmes élevées de la société, et qu'elle est, depuis un temps bien plus long, un des fléaux destructeurs de l'Algérie, où l'on enregistre pêle-mêle ses effets avec ceux de la non-acclimatation : on a deviné l'absinthe. Ce nom désigne deux liqueurs qui n'ont pas la même énergie d'action. L'absinthe commune est fabriquée avec des alcools à 40 degrés centésimaux, l'absinthe suisse avec des alcools de 60, 70 et 72 degrés centésimaux. Autrefois, dit Auguste Motet (1), la consommation de la première était à celle de la seconde comme 15 : 5. Aujourd'hui la proportion est entièrement renversée, et l'on boit environ 20 litres d'absinthe suisse pour 5 litres d'absinthe

____

(1) A. Motet, *Sur l'alcoolisme, et plus particulièrement des effets toxiques de la liqueur d'absinthe*, thèse n° 250. Paris, 1859, p. 15.

commmune. Les plantes qui servent à la préparation de cette liqueur sont les suivantes :

> Sommités d'absinthe majeure.
> —   —   mineure.
> Racine d'angélique.
> Calamus aromaticus.
> Semences de badiane.
> Feuilles de dictame de Crète.
> Origan vulgaire.

Ces substances, mêlées en des proportions déterminées, sont mises à macérer pendant huit jours dans de l'alcool à 60 ou 70 degrés, puis on distille au bain-marie, et l'on ajoute 16 grammes d'huile essentielle d'anis pour 16 litres de liqueur ; on agite pour opérer un mélange complet. Tous les distillateurs ne suivent pas la même recette; beaucoup emploient le fenouil, la mélisse, la menthe. Si l'opération a réussi, l'absinthe a la coloration qui plaît aux consommateurs, s'étend et blanchit bien l'eau; dans le cas contraire, intervient l'industrie des fabricants, l'indigo, la teinture de curcuma, du jus d'hysope, d'orties, le sulfate de cuivre même, déguisé sous la dénomination de *bleu éteint*. Au mois de janvier 1860, le 1er régiment de dragons eut une sorte de petite épidémie caractérisée par l'altération des traits, des coliques, de la diarrhée, des vomissements; une enquête faite par les médecins du corps en dévoila la cause, qui n'était autre que le débit d'une absinthe colorée par le *vitriol* bleu dans la cantine de la caserne (1). Mais pas n'est besoin de cette adultération pour expliquer les effets dangereux de l'absinthe ; elle cumule avec ceux de l'alcool très-concentré les propriétés excitantes des huiles essentielles que les plantes précitées lui ont cédées par la distillation : c'est à ces essences d'anis, d'absinthe, d'angélique, qu'est dû le précipité blanchâtre qui résulte de sa dilution dans l'eau; dissoutes dans l'alcool, elles s'en séparent, se déposent et troublent la transparence de la liqueur étendue d'eau, à cause de leur insolubilité dans ce mélange. Nous verrons plus loin qu'elle est la part de ces huiles essentielles dans la forme et la gravité des accidents déterminés par l'absinthisme.

2o *De l'action des boissons alcooliques.*

Les différentes espèces de boissons que nous venons d'énumérer exercent sur l'organisme une action commune qui résulte de leur proportion d'alcool, et une action spéciale, beaucoup moins prononcée, due aux autres substances qui entrent dans leur composition.

I. — ACTION COMMUNE DES BOISSONS ALCOOLIQUES.

Digestion. — Le contact de l'alcool sur la langue détermine une saveur chaude et piquante qui se prolonge dans le pharynx, l'œsophage et l'estomac;

---

(1) Legrand du Saulle, *Gazette des hôpitaux.*

et qui est suivie de sécheresse et d'empâtement de la bouche. Victor Dessaignes (thèse 1835) l'attribue à la chaleur que développe la combinaison de l'alcool avec l'eau de la salive ; un autre effet de cette combinaison est de favoriser les incrustations de phosphate calcique qui, sous le nom de tartre, se forment ordinairement à la face interne des dents ou dans leurs intervalles (Royer-Collard). Un usage modéré des boissons alcooliques perfectionne les organes du goût et leur procure, comme chez les dégustateurs de profession, une finesse et une sûreté de tact qui les met en état de saisir les plus délicates nuances de sapidité dans les vins ; l'abus émousse le goût, qui ne s'éveille plus qu'aux fortes doses d'alcool. L'alcool, parvenu dans l'estomac, ne se dissout point dans le suc gastrique ; il n'y subit qu'une sorte de dilution par les sucs et les mucus gastriques, la salive et les autres liquides qui peuvent être versés dans l'appareil digestif ; il est promptement absorbé, particulièrement dans l'estomac, ce qui explique peut-être la rareté des gastrites aiguës chez les buveurs. Si les boissons alcooliques sont prises en excès ou mélangées avec du sucre (1), leur absorption peut se continuer dans tout le reste des intestins. Les liqueurs avalées s'acidifient dans l'estomac et surtout dans le duodénum, et, comme les acides, elles produisent par le contact avec la muqueuse digestive et l'orifice des conduits biliaires et pancréatiques une super-sécrétion des fluides de ces parties. Ludger Lallemand et Maurice Perrin admettent aussi que l'alcool est susceptible d'éprouver une modification dans l'estomac, et seulement dans ce viscère : « Une petite fraction de l'alcool ingéré, se convertit en acide acétique sous l'action du suc gastrique et du mucus, qui agissent alors comme un ferment ; mais cette action toute locale, et spéciale à l'estomac, cesse dès que l'alcool a pénétré dans le torrent circulatoire (2). « Chez les chiens auxquels on a fait avaler un liquide alcoolique, les parois de l'estomac et des intestins sont tapissées d'une couche épaisse de mucosités ; celle-ci contribue sans doute à atténuer l'action de l'alcool sur les organes digestifs, et fournit en partie à la formation du chyle à laquelle les liqueurs spiritueuses donnent lieu ; de là l'opinion qu'elles nourrissent, quoiqu'elles soient peu nutritives par elles-mêmes. Le vin serait plus alimentaire, ainsi qu'on l'a vu plus haut par sa composition. Un litre de vin contient en moyenne 0ᵍʳ,15 d'azote, 40 grammes de carbone et 900 grammes d'eau ; si cet azote n'est pas alimentaire, il aurait donc au moins la valeur d'un aliment dit respiratoire, et son rapide passage dans la circulation expliquerait l'axiome d'Hippocrate : « *Famem vini potio solvit.* » Nous n'irions pas jusqu'à alléguer en faveur des propriétés nutritives du vin le peu d'appétence des buveurs pour la nourriture solide : s'ils mangent peu, c'est que leur estomac, par une aberration de sensibilité, sollicite avant tout la stimulation spéciale des bois-

---

(1) Bouchardat et Sandras, *De la digestion des boissons alcooliques, etc.* (*Annales de physique et de chimie*, 1847, t. XXI, p. 448.

(2) *Du rôle de l'alcool et des anesthésiques dans l'organisme.* Paris, 1860, p. 131.

sons alcooliques. Les recherches de Ludger Lallemand, Maurice Perrin et Duroy tendent à démontrer que l'alcool, dans sa migration à travers l'économie, ne se transforme point, ne se détruit pas, et conserve sa composition chimique ; il se comporterait, non comme un aliment, mais comme une substance non assimilable et non combustible. Par son alcool, le vin ne saurait donc avoir des propriétés nutritives ; s'il en possède, il les doit aux matières azotées, grasses, salines et colorantes qui entrent dans sa composition. Le défaut d'habitude, une idiosyncrasie, une irritation préexistante, sont parfois cause que l'alcool provoque les contractions subites du diaphragme, et des vomissements, d'abord composés de mucosités mêlées avec les substances qui ont été ingérées, puis de matières acides et de bile verte : d'autres éprouvent, le lendemain d'un excès, une diarrhée bilieuse avec cuisson à l'anus. Cette succession de phénomènes dépend, d'après les expériences de Prié et Pinel-Grandchamp, non d'une irritation portée directement par l'alcool sur le foie et le duodénum, mais d'une augmentation de sécrétion biliaire due elle-même à l'acidification des liqueurs spiritueuses ; même chez les animaux (chiens), si l'estomac contient des aliments au moment où l'alcool y est introduit, les vomissements ne tardent pas à survenir ; si l'estomac est vide, ils n'ont lieu . qu'après l'ingestion d'une quantité assez considérable d'alcool (1). Dans l'état de vacuité, l'estomac est plus vivement impressionné par l'alcool comme par tout autre poison ; aussi les gens qui ont l'habitude de boire le matin à jeun sont voués presque inévitablement aux phlegmasies chroniques de l'estomac et du foie, ainsi qu'aux altérations organiques qui en sont la suite. Les organes digestifs finissent par exiger des quantités croissantes d'alcool pour l'accomplissement de leurs fonctions ; celles-ci ne tardent point à se troubler : l'appétit s'éteint ; la dyspepsie, la flatulence, des douleurs gastralgiques, le pyrosis, les vomissements nerveux, surviennent. La sensibilité de la membrane interne de l'estomac ne peut être longtemps troublée sans que la nutrition interstitielle de ce viscère en soit altérée : l'usage prolongé des alcooliques agit d'ailleurs chimiquement sur ses parois, il crispe ses tuniques (2) ; de là des épaississements, des indurations qui portent le plus souvent sur la portion pylorique, et qui, avec le concours d'une prédisposition spéciale, se convertissent en squirrhes, en cancers. Les travaux d'Annesley, de Swinning, d'Andral, de Haspel, de Rouis et autres médecins militaires français ont fait ressortir l'influence pathogénique de l'alcool sur le foie.

Absorption. — Introduit dans l'estomac, dans le tissu cellulaire, dans le péritoine, dans les veines, ou inspiré sous forme de vapeur, l'alcool est absorbé rapidement, pénètre par imbibition la trame des tissus, traverse par endosmose les parois des vaisseaux capillaires, se dissout dans les fluides qui circulent, et se répand avec activité dans toute l'économie (expériences de

---

(1) Ludger Lallemand, Maurice Perrin et Duroy, *op. cit.*, p. 36.
(2) Roesch, *Annales d'hygiène*, Paris, 1838, t. XX, p. 75.

Magendie, Dutrochet, Orfila, Ségalas, Rayer, etc.). L'absorption des boissons alcooliques s'effectue par l'intermédiaire des veines; les vaisseaux chylifères n'y contribuent pour rien. Si ces boissons ont été données avec des aliments gras, le chyle peut être très-abondamment recueilli, et il ne renferme aucune trace appréciable d'alcool (Bouchardat et Sandras). Suivant Duchek, qui s'est inspiré de la théorie de Liebig sur l'alcool considéré comme aliment respiratoire, ce liquide, ingéré dans l'estomac, traverse les parois des vaisseaux où il se convertit immédiatement en aldéhyde, et sous cet état arrive avec le sang dans tous les tissus; l'aldéhyde introduit dans l'estomac ou dans les veines produit la même ivresse que l'alcool, et l'on trouve dans le sang des acétates et des oxalates qui paraissent être le résultat de l'oxydation de l'aldéhyde. Les expériences de Lallemand, Perrin et Duroy sont contraires à cette induction de la chimie, ainsi qu'à la suivante.

Sang et circulation. — D'après Bouchardat, l'alcool introduit dans le torrent circulatoire détourne à son profit l'action comburante de l'oxygène apporté par la respiration; privés de l'influence de ce principe vivificateur, les globules sanguins ne prennent plus la couleur vermeille; ils sont asphyxiés, et si la quantité d'alcool est considérable, l'animal périt comme si on l'eût plongé dans une atmosphère sans oxygène : les chiens, les lapins, meurent rapidement, même après l'ingestion de doses modérées de ce liquide, tant l'absorption en est prompte; le sang artériel conserve alors la coloration propre au sang veineux (1). S'il est prouvé par les travaux de Lallemand et Perrin aujourd'hui que l'alcool ne s'oxyde point et ne se transforme point dans le sang, mais qu'on l'y retrouve en nature, ainsi que dans le foie, le rein, le cerveau, l'explication de Bouchardat devient une vue de l'esprit. Les trois expérimentateurs, dont l'Institut a couronné le travail, et dont Henri Sainte-Claire Deville m'a récemment confirmé le principal résultat (à savoir, que l'alcool ne se décompose point), ont constaté que les animaux alcoolisés conservaient leur sang artériel à l'état vermeil jusqu'à la fin de l'expérience. Dans le sang qui vient d'être extrait des vaisseaux, l'alcool à 21 degrés et au-dessus coagule l'albumine, la fibrine, l'hématosine et les matières grasses. Si l'on mêle à parties égales de l'alcool et du sang qui vient d'être tiré, celui-ci se coagule presque immédiatement et les globules se décolorent très-promptement (Schultz). D'après Fr. Petit, l'alcool injecté dans la veine jugulaire d'un animal vivant le tue immédiatement en coagulant le sang (2). H. Royer-Collard a confirmé ce fait par de nouvelles expériences. Orfila, ayant injecté 16 grammes d'alcool à 24 degrés dans la veine jugulaire d'un petit chien, l'a vu périr en quelques secondes : dans le ventricule gauche le sang était fluide et rougeâtre; dans la cavité droite du cœur, mou et mêlé de plusieurs caillots d'aspect gélatineux. Lallemand, Perrin et Duroy, après avoir vu que l'alcool à 21 degrés mêlé pour 20 grammes avec 60 grammes de

(1) *Action comparée des boissons alcooliques chez les animaux*, p. 193, dans la *Nouvelle encyclopédie des sciences médicales*, 1846.

(2) Fr. Petit, *Lettres d'un médecin des hôpitaux du roi*, 1710, p. 23.

sang frais y détermine encore une légère coagulation, et qu'à 16 degrés cet effet devient insensible, ont injecté avec lenteur 40 grammes d'alcool à 16 degrés, étendu de 10 grammes d'eau, dans la veine jugulaire d'un chien de forte taille : l'animal a succombé dans moins d'un quart d'heure après, sans aucune coagulation du sang, qui a été trouvé liquide et noir. Quand donc la coagulation du sang dans les cavités droites du cœur a été notée deux fois par Devergie dans deux autopsies d'individus morts à la suite d'ivresse, on peut en conclure qu'ils avaient ingéré l'alcool au-dessus de 21 degrés. Il se produit dans le sang une autre modification remarquable : c'est l'apparition de globules graisseux qu'on y voit nager à la surface. Lallemand, Perrin et Duroy les ont rencontrés dans le sang du cœur et des grosses veines; quand l'animal survit à l'intoxication alcoolique, ils disparaissent. Le sang contient-il de l'alcool chez ceux qui succombent à l'intoxication alcoolique? Le sang d'un chien auquel Magendie avait fait prendre 95 grammes d'alcool étendu d'eau exhalait, au bout d'un quart d'heure, une forte odeur d'alcool. En 1836, nous avons assisté, à Strasbourg, à l'autopsie médico-légale d'un ivrogne mort dans l'ivresse, faite par G. Tourdes et Willemin père : le sang et les solides de cet individu, flairés de près, ne dégageaient aucune odeur alcoolique. Ségalas et Wasserfuhr ont indiqué la présence de l'alcool dans le sang pendant l'ivresse, mais sans dire s'ils en avaient recueilli. Ce sont Lallemand, Perrin et Duroy qui paraissent avoir les premiers fourni la démonstration expérimentale de ce fait important; bien que d'autres parties de l'organisme en retiennent de plus fortes quantités, celle qu'on trouve dans le sang est assez considérable, comme le montre l'expérience suivante. Une heure et demie après avoir introduit, au moyen d'une sonde et d'une seringue, 120 grammes d'alcool à 21 degrés dans l'estomac de deux chiens (240 grammes pour les deux), on a retiré par la section des carotides 700 grammes de sang artériel qui, étendu de son poids d'eau, a été soumis à la distillation, une première fois au bain-marie; le produit obtenu a été ensuite distillé deux fois sur la chaux vive, ce qui a donné comme résultat 5 grammes d'alcool très-concentré et presque pur. Neuf heures après avoir pris 30 grammes d'alcool à 21 degrés, un chien en offrait encore dans son sang aux trois observateurs dont nous avons à mentionner si largement les recherches. C'est donc à l'impression topique de l'alcool circulant en nature avec le sang que l'on doit attribuer, chez ceux qui en font usage, l'accroissement d'énergie fonctionnelle du cœur. Les personnes qui n'ont pas l'habitude des boissons fermentées et distillées ressentent des palpitations, une gêne dans la région précordiale, des battements incommodes dans les artères. H. Royer-Collard observe que chez les individus qui usent habituellement de boissons alcooliques, la circulation s'accélère à chaque ingestion nouvelle, mais que dans les intervalles le pouls est petit et comprimé, en raison de l'hyperémie légère du cerveau et de la moindre activité de l'innervation. Il n'est pas douteux que l'excitation que produit l'alcool dans le système vasculaire, et surtout dans le cœur, ne contribue au développement de l'hyper-

trophie de cet organe, à l'aggravation des lésions dont il peut déjà être le
siége : la fréquence des anévrysmes du cœur dans les hôpitaux militaires tient en
grande partie à cette cause. C'est un fait bizarre chez les buveurs que l'hypertrophie des vaisseaux capillaires qui se distribuent à la peau du nez, des joues,
du pourtour des lèvres et des oreilles : la congestion sanguine de la face va
souvent jusqu'à produire la couperose ou d'artre des ivrognes.

Respiration et sécrétions. — Par l'effet des boissons spiritueuses, les inspirations deviennent plus fréquentes et plus courtes. On a admis jusqu'à présent
que sous l'influence de l'oxygène inspiré, l'alcool peut se convertir immédiatement en acide carbonique et en eau. Dans plusieurs de leurs expériences,
Bouchardat et Sandras croient avoir recueilli un produit intermédiaire de sa
combustion, l'acide acétique ; quant à l'alcool en nature, ils n'en ont trouvé
que des quantités insignifiantes dans les produits vaporeux de l'expiration.
Grâce à une méthode plus exacte d'investigation, Lallemand, Perrin et Duroy
ont démontré qu'il s'échappe de l'alcool par les voies respiratoires. Un homme
qui a bu une quantité médiocre de boisson spiritueuse (10 à 15 centilitres de
vin ou 20 à 30 grammes d'eau-de-vie) commence cinq minutes après, à expi-
rer de l'alcool. Chez un autre qui avait bu à dix heures du matin, à son déjeuner, un litre de vin rouge contenant environ 10 pour 100 d'alcool, l'élimination de cette substance par la surface pulmonaire a été vérifiée à partir de
midi d'heure en heure, et n'a cessé complétement qu'à sept heures du soir.
Non-seulement l'alcool n'est point expulsé par cette voie sous forme d'acide
carbonique et d'eau, mais les individus alcoolisés expirent moins d'acide carbonique. Cette remarque avait déjà été faite par Prout. Berzelius y avait objecté que, les inspirations se succédant chez eux avec plus de rapidité, l'air
expiré peut contenir moins d'acide carbonique, sans qu'au total l'exhalation
de ce gaz soit diminuée. Mais Lehmann et Vierordt ont confirmé l'observation
de Prout. Le premier a montré qu'un usage même modéré des spiritueux a
pour effet d'abaisser la proportion d'acide carbonique exhalé (1) ; le second
que cette diminution a lieu presque immédiatement après l'ingestion de quelque liqueur spiritueuse, et qu'elle dure environ deux heures (2). Perrin (3) a
répété ces expériences sur lui-même avec beaucoup de précision, analysant
lui-même au laboratoire du Val-de-Grâce l'air expiré et l'urine émise par lui, et
elles ont établi que les boissons alcooliques, prises à doses modérées et dans les
conditions habituelles, diminuent constamment l'acide carbonique exhalé par
les poumons, dans une proportion qui a varié de 5 à 22 pour 100, suivant leur
force en alcool ; elles ralentissent par conséquent, dans la même mesure, l'activité de l'oxydation intra-vasculaire et la production de la chaleur animale. On
s'explique ainsi leur action très-réelle, quoique indirecte, sur la nutrition ; elles
n'augmentent pas la recette, mais elles diminuent la dépense.

(1) Lehmann, *Précis de chimie physiologique animale*, p. 358.
(2) Vierordt, *Physiol. des Athmens.* Karlsruhe, 1845.
(3) *Gazette des hôpitaux*, 9 août 1864.

L'action directe de l'alcool sur le tissu pulmonaire intervient-elle dans l'étiologie des phlegmasies et des tuberculisations dont il est le siége? Rien de précis à cet égard. Les ivrognes, comme les aliénés, sont exposés à des inflammations du poumon et de la plèvre, parce qu'ils bravent les vicissitudes de l'air et sentent moins les effets du froid ; beaucoup d'entre eux succombent avec des signes de congestion et d'apoplexie pulmonaire, mais on observe chez eux les mêmes altérations dans les méninges. Wœhler, après avoir cité, dans son mémoire couronné par la faculté de Heidelberg, les expériences de Tiedemann, Gmelin, Seiler et Ficinus, conclut que l'alcool n'est point excrété par les voies urinaires. Royer-Collard, Bouchardat et Sandras arrivent au même résultat négatif. Un seul expérimentateur, Klencke, cité par Lallemand, Perrin et Duroy, annonce le passage de l'alcool dans l'urine, et ces trois savants l'ont amplement démontré : trois heures après l'ingestion de 30 grammes d'eau-de-vie diluée dans un verre d'eau, l'urine d'un homme contient déjà de l'alcool ; tandis que l'élimination de l'alcool par les poumons dure huit heures, elle se prolonge pendant quatorze heures par les reins ; par l'une et l'autre voie cette élimination se continue dans une progression régulièrement décroissante. Avant de connaître ces faits, on expliquait l'action diurétique de l'alcool par ses propriétés d'excitant général, en augmentant l'influx nerveux et en accélérant la circulation, il fait passer dans les reins une plus grande quantité d'alcool dans un temps donné. Toutefois, sous l'influence des alcooliques à haute dose, la quantité d'urine excrétée en vingt-quatre heures diminue ; il en est de même de l'urée ; l'acide urique, au contraire, se produit en proportion plus forte. A la longue, les reins eux-mêmes s'altèrent consécutivement à la modification morbide du sang. Ainsi, le même agent, suivant qu'il est pris accidentellement à petites doses ou longtemps à dose élevée, a pour effet d'augmenter ou de diminuer la sécrétion rénale. D'après Magendie, la gravelle résulte ordinairement de la réduction de la partie aqueuse des urines ; la production de cette maladie se rapporterait donc souvent à l'emploi des alcooliques ; mais la gravelle et la goutte, que Sydenham attribue surtout aux excès de boissons trouvent leur cause réelle dans l'ensemble du régime ; ni l'une ni l'autre ne sont fréquentes dans les classes inférieures, si adonnées aux boissons spiritueuses, et qui subissent d'ailleurs tous les autres effets de l'intoxication alcoolique. H. Royer-Collard a disserté très-ingénieusement (thèse de concours, p. 22) sur le rôle que joue peut-être l'alcool dans la production de l'albuminurie et des hydropisies si ordinaires chez les ivrognes : Rayer a trouvé cette cause très-rare comparativement à l'influence du froid et de l'humidité ; néanmoins l'albuminurie s'observe fréquemment dans les pays où l'on abuse des spiritueux, et l'on admet volontiers, avec H. Royer-Collard, que l'alcool, par son action connue sur l'albumine, contribue à séparer du sang, à précipiter cette matière qui est ensuite éléminée par le rein, et que les hydropisies des ivrognes sont liées souvent à une lésion du fluide circulatoire. La peau participe comme les reins à l'excitation générale que détermine l'absorption de l'alcool; mais si l'usage en est habituel, l'action cutanée diminue, quoique à chaque ingestion nouvelle la diaphorèse se reproduise; l'alcool, à dose excessive, concentre la stimulation à l'intérieur, et par suite la peau devient plus sensible au froid. La surface cutanée n'élimine qu'une petite portion d'alcool. Sans préciser le genre d'altération que la sécrétion biliaire et le foie subissent sous l'influence des abus alcooliques, on comprend que le passage de l'alcool par l'estomac et le foie détermine en ces organes un degré d'irritation proportionnelle à la force alcoolique des boissons et à la fréquence des ingestions. Dans leurs expériences sur les chiens, Lallemand, Perrin et Duroy ont vu le parenchyme hépatique se congestionner à la suite de l'ingestion de l'alcool; ils ont constaté, en outre, qu'il se localise dans ce viscère comme dans le cerveau, soit qu'on l'introduise dans l'estomac ou qu'on l'injecte dans les veines; par l'une ou l'autre voie, l'accumulation d'alcool a lieu comme il suit :

Alcool ingéré dans l'estomac.		Alcool injecté dans les veines.	
Le sang contenant	1	Le sang contenant	1
Le foie renferme	1,48	Le foie renferme	1,75
Le cerveau	1,75	Le cerveau	3

Les hypérémies répétées sur le foie, le contact irritant d'un sang alcoolisé, expliquent les troubles fonctionnels de cet organe : la jaunisse des ivrognes, l'hépatite subaiguë et chronique avec exsudats fibro-plastiques et épaississement du tissu conjonctif interlobulaire, et, par suite, l'oblitération des vaisseaux, l'atrophie de certains éléments du foie (cellules, lobules, canalicules biliaires, etc.), la diminution de la sécrétion biliaire, la cirrhose, la dégénérescence graisseuse du foie, etc. Ces lésions sont fréquentes chez les vieux militaires qui sont livrés aux excès alcooliques.

Nutrition. — L'alcool n'est pas un aliment respiratoire, il est impropre par lui-même à la nutrition; il peut l'aider indirectement dans les organes dont il est un excitant général, mais c'est à condition qu'il soit pris à menues doses, et qu'il n'apporte aucun trouble aux fonctions de la digestion : celles-ci ne tardent point à se déranger quand il y a abus ou excès, et les buveurs finissent par s'émacier, soit par l'effet de l'alimentation insuffisante à laquelle les réduit leur anorexie habituelle, soit par l'altération des organes et des fonctions de la digestion, soit par le développement d'une des autres lésions qu'entraîne l'ivrognerie. Une modification singulière que l'alcool produirait dans la nutrition des tissus, c'est celle qui les rendrait aptes à s'enflammer et à brûler comme le font des corps combustibles. Des faits nombreux, qu'on peut lire en détail dans les traités de médecine légale (1), attesteraient la réalité de cet étrange phénomène. Bartholin, Lecat, Vicq d'Azyr, Dupuytren, Marc, Lair, Kopp, Richond des Brus, etc., y ont attaché leurs noms. Dans tous, excepté

____

(1) Devergie, *Médecine légale*, t. II.

dans celui qu'a fait connaître un chirurgien militaire, Bubbe-Liévin, il y a eu approche d'un corps en ignition, mais dont le pouvoir comburant n'était pas en rapport avec la masse des parties brûlées. On a généralement expliqué l'incendie spontané de l'homme par la saturation alcoolique des tissus, mis en contact avec une substance comburante ; à défaut de celle-ci, on fait jouer un rôle à l'étincelle électrique dégagée par frottement. Sans rester en substance dans les organes (1), l'alcool, dit H. Royer-Collard, doit laisser, après son passage, des altérations diverses dans la constitution des solides et des fluides; très-avide d'eau, ne tend-il pas à en priver les tissus ? n'agirait-il pas sur eux comme la chaleur sur les corps organiques, comme le ferment sur le sucre, la diastase sur l'amidon ? Analysant ensuite les phénomènes de la combustion spontanée des corps inorganiques et les phénomènes de phosphorescence, il aboutit à cette conclusion de Becquerel, que la combustion spontanée résulte d'une réaction chimique qui s'opère avec le concours de l'électricité, soit entre les parties constituantes des corps, soit entre ces mêmes parties et les éléments du milieu ambiant; une réaction semblable peut éclater dans les tissus vivants, modifiés par l'action lente et prolongée de l'alcool, surtout si l'on pense qu'un gaz inflammable, l'hydrogène, abonde dans l'économie, soit en combinaison avec d'autres principes élémentaires, soit pur ou protocarboné et sulfuré dans le canal intestinal. Mais tout n'est qu'hypothèse dans cette théorie, et tous les efforts d'ingénieuse induction ne l'empo tent point sur les lois physiologiques et chimiques, qui sont en opposition avec les prétendues histoires de combustion spontanée. Bischoff et Liebig (2), à l'occasion d'un procès criminel célèbre, les ont soumises à une discussion péremptoire qui ne laisse debout que l'explication naturelle de la destruction incomplète d'hommes en état d'ivresse par un incendie qu'ils ont, sans le savoir, allumé de leurs propres mains, ou par l'atteinte de foyers d'ignition qu'ils n'ont pas su éviter. Si le foyer primitif de combustion n'a point toujours paru en rapport avec l'effet produit, c'est que le feu consume la matière qui l'alimente, et celle-ci ne reste pas invariable dans sa forme comme un couteau qui vient de tuer un homme.

Génération. — L'alcool excite les désirs vénériens chez ceux qui s'enivrent rarement, surtout avec le concours de causes stimulantes d'un autre genre ; mais ceux qui boivent beaucoup de vin, dit Amyot (traduct. de Plutarque), sont lâches à l'acte de génération, et ne sèment rien qui vaille et qui soit de bonne trempe pour bien engendrer. Lippich a calculé que le produit du mariage d'un buveur est de 1,3 enfant, et que l'ivrognerie étouffe en germe les

(1) L'alcool séjourne en substance dans le cerveau, le foie, les reins, le sang, etc. Les découvertes de Lallemand, Perrin et Duroy auraient fourni à Royer-Collard un argument de plus en faveur des combustions spontanées.

(2) Liebig, *Considérations sur la combustion humaine spontanée* in *Relation médico-légale de l'assasinat de la comtesse de Goerlitz* (*Annales d'hygiène publique et de médecine légale*, t. XLV. 1850 et 1851, p. 108).

deux tiers de la procréation (1). Frank voit dans l'ivrognerie féminine une
des principales causes de l'avortement et des accidents funestes qui accompagnent la parturition. Des tables dressées en différents pays semblent indiquer chez les enfants issus de parents ivrognes une fréquence plus grande
d'affections graves; ils sont plus disposés que d'autres aux maladies de l'encéphale; mais Darwin exagère quand il prétend que toutes les maladies produites par l'abus des liqueurs alcooliques se transmettent même jusqu'à la troisième génération, et s'aggravent peu à peu, sous l'influence persistante de la
cause, jusqu'à l'extinction de la famille. Esquirol rapporte, d'après Gall, un
exemple effrayant d'hérédité, s'il n'est pas un effet de l'imitation : dans une
famille russe, dont le père, et le grand-père avaient succombé de bonne heure
aux suites de l'ivrognerie, le petit-fils manifesta, dès l'âge de cinq ans, un
goût extraordinaire pour les liqueurs fortes (voy. t. II, *Ivrognerie*).

Système nerveux. — D'après Brodie, l'alcool n'agit que sur les extrémités
du système nerveux. Orfila croît qu'il agit à la fois et par contact et par absorption. L'imprégnation alcoolique du cerveau, démontrée par les expériences
de Lallemand, Perrin et Duroy, ne laisse plus aucun doute à cet égard. L'influence de l'alcool sur le système nerveux, et particulièrement sur l'encéphale,
se manifeste par une série progressive, mais constante, de symptômes qui, à
leur intensité près, se reproduisent chez tous les individus : elle constitue
une véritable intoxication, et l'état morbide qui la produit déroule trois phases:
surexcitation, perturbation, destruction des fonctions de l'axe cérébro-spinal;
tous les troubles qui surviennent dans les autres appareils dérivent de ces trois
modifications des centres nerveux. On distingue dans l'ivresse trois degrés.
Dans le premier, turgescence et chaleur de la peau, face injectée, visage plus
ouvert, œil brillant; idées plus libres, plus faciles; alternatives de volubilité
et d'embarras de la langue; disposition à la gaieté, à la bienveillance, aux
épanchements affectueux ; gestes multipliés, vifs et brusques, etc. Si les sujets
qui présentent ces symptômes continuent à boire, ils éprouvent des vertiges ;
la vue se trouble, l'œil se voile de brouillards ou voit double; le regard est
sans expression, puis fixe et stupide ; la pupille est contractée; la face devient
vultueuse, les oreilles tintent, les sens s'émoussent ; le goût ne discerne plus
la saveur des liquides et des mets ; la voix est rauque et plus grave, la parole
s'alourdit. « Aux inspirations d'un esprit stimulé succède un bavardage
inepte; les discours sont sans liaison, le courage dégénère en témérité, et la
joie est extravagante. Le caractère tourne à la susceptibilité, à la défiance, à
l'irascibilité. Les jugements perdent leur justesse, ils deviennent incomplets,
hasardés, durs, incohérents; l'esprit devient mordant, insipide ; ce n'est plus
qu'un flux désordonné d'idées, qui finit par faire place à un véritable délire. »
(Roesch.) La conception délirante n'est pas toujours en rapport avec l'état
moral habituel des individus : tel perd sa réserve ordinaire; tel autre, timide

____

(1) Roesch, *Annales d'hygiène*, t. XX, p. 83.

et doux, devient provocateur et méchant. L'axiome *in vino veritas* est contestable, puisque l'homme ivre a perdu la conscience de ses rapports avec le monde extérieur, et parle, agit en vertu d'imaginations délirantes qu'il substitue à la réalité ; aussi commet-il en cet état des actes que plus tard sa raison condamne, et dont la mémoire ne survit pas à l'ivresse. La contraction musculaire n'a plus sa régularité ni sa juste portée, l'intelligence cesse de rectifier les erreurs des sens, et de combiner avec précision les mouvements qui maintiennent le corps dans son équilibre. De là les mouvements saccadés des bras et des mains, et la titubation du corps imparfaitement soutenu par les membres inférieurs : phénomènes dont la cause réside dans le cervelet, si l'on admet, avec Flourens, qu'à cette portion des centres nerveux appartient le pouvoir de coordination des mouvements. Le troisième degré, expression complexe des effets de l'alcool accumulé dans le cerveau et d'une hypérémie considérable de cet organe et de ses enveloppes, correspond à cet état que le langage vulgaire appelle énergiquement *ivre-mort*, et se caractérise par l'abolition plus ou moins complète de l'intelligence, du sentiment et du mouvement : le malade, car l'ivresse est une maladie, gît dans la stupeur, dans le coma, et souvent dans un carus profond ; sa pupille est dilatée ; il est insensible à l'action des stimulants externes, il ne répond plus à la voix qui l'appelle ; ses membres sont dans la résolution ; les muscles des sphincters, soustraits à l'empire de la volonté, laissent échapper les matières excrémentitielles, urine et fèces, qui se répandent à l'insu du malade ; la bouche est parfois agitée de mouvements convulsifs ; elle est remplie d'écume ; les joues sont soulevées à l'expiration, la respiration est stertoreuse et râlante comme chez l'apoplectique ; le sang ne parcourt plus librement les vaisseaux pulmonaires ; l'engouement pulmonaire s'accroît encore par l'effet de la forte congestion du cerveau et de ses membranes. Quand la mort survient, elle paraît due à la cessation primitive des fonctions du système nerveux cérébro-spinal, sous l'action immédiate du poison qui l'imprègne : « La diminution des mouvements respiratoires et leur arrêt définitif ne sont que la conséquence de la suspension des fonctions nerveuses. Par suite de l'affaiblissement des mouvements respiratoires qui n'amènent plus qu'une quantité d'air insuffisante dans les poumons, l'acte de l'hématose devient incomplet, et plus tard, comme la circulation continue après l'arrêt définitif de la respiration, le sang privé du contact de l'oxygène, reste noir et fluide, et s'accumule dans les cavités droites du cœur, les grosses veines et les vaisseaux capillaires. La congestion des méninges nous paraît être plutôt passive qu'active, et tenir surtout à l'afflux sanguin qui engorge le système capillaire pendant les derniers instants (1).

L'ivresse suspend l'exercice de l'intelligence et de la volonté ; elle rend l'homme *non compos sui, alienus à se*; aussi a-t-elle été considérée comme une aliénation mentale passagère : dans l'une et l'autre, au début, exaltation

---

(1) Lallemand, Perrin et Duroy, *op. cit.*, p. 140.

des facultés intellectuelles et affectives, puis délire, et, par le progrès de la
congestion cérébrale, démence, paralysie. La manie et l'ivresse s'accompagnent également de fureur et de désespoir, précipitent parfois au suicide;
l'une et l'autre laissent à leur suite cet état de tristesse et d'affaissement des
facultés qui succède aux exaltations morales, comme la fatigue à l'exercice
excessif. L'invasion et la durée de l'ivresse accidentelle dépendent des conditions d'âge, de sexe, d'excitabilité cérébrale. Le premier degré d'ivresse
s'épuise en cinq à huit heures; le second se prolonge une journée et ne cesse
qu'après un sommeil profond de douze à quarante-huit heures, accompagné
de sueurs copieuses; mais c'est surtout la nature de la boisson alcoolique qui
influe sur la forme et sur le mode de succession des phénomènes de l'ivresse.
L'ivresse produite par les liqueurs distillées est plus prompte, plus forte, plus
lente à se dissiper; elle provoque souvent l'explosion subite des phénomènes
les plus terribles de cet état, et parfois une mort immédiate (1). Christison
mentionne un individu qui mourut quinze heures après l'ingestion de douze
onces d'eau-de-vie et d'une bouteille de porter. Motard, chargé d'administrer
à une jeune femme un gros d'éther, la vit tomber, comme par sidération,
ivre au point qu'il fallut la porter chez elle. Les buveurs de vin sont plus
gais, plus bruyants, moins dangereux; le gin rend furieux; la bière rend stupide et abrutit; l'ivresse des vins mousseux est celle qui disparaît le plus
promptement, puis celle des autres vins; celle des eaux-de-vie et des bières
fortes dure le plus. L'ivresse habituelle ne se dissipe pas complétement; chaque
orgie laisse peser sur le lendemain un certain nombre de symptômes qui vont
se renforçant, tels que malaise, pesanteur de la tête, fatigue des yeux, rougeur des conjonctives, empâtement de la bouche, anorexie, ardeur interne,
vomituritions, coliques, dévoiement, et sans qu'il y ait de fièvre proprement
dite, accélération du pouls avec battements violents des artères : « *Crapularis
dicta febricula sequenti die adest cum lassitudine totius corporis, capitis do-
lore, nausea sæpe et vertigine* (2). » L'odeur de l'air expiré permet de distinguer l'ivresse alcoolique d'autres états morbides qui présentent quelque
analogie avec ces divers degrés (délire d'invasion de la fièvre typhoïde d'après
Trotter, paralysie commençante des aliénés, méningite, etc.), et de l'ébriété
produite par l'opium, la jusquiame, la belladone, la stramoine, la ciguë, le
chanvre, le tabac, l'ivraie, etc. Les phénomènes ébrieux que détermine l'usage
de ces substances, ainsi que leurs effets consécutifs, ont quelque chose de particulier. L'opium, dont les Asiatiques font une si prodigieuse consommation,
paraît leur procurer, une sorte d'extase, accompagnée de rêvasseries douces
et de sensations aphrodisiaques; la graine de chanvre qui, mêlée ou non à celle
du pavot, sert dans l'Inde, la Perse et l'Egypte, à fabriquer le breuvage connu

(1) Paul Jolly, *Le tabac et l'absinthe, leur influence sur la santé publique, sur l'ordre
moral et social.* Paris, 1875.

(2) Van Swieten, *Comment. in Aphor.*

sous le nom de *bueng, hachisch, poust*, fait naître, d'après Kemfer, une ivresse très-gaie qui peuple l'esprit d'images fantastiques et entraîne l'anéantissement de la contraction musculaire.

L'action lente et souvent répétée de l'alcool sur le système nerveux produit trois séries de désordres qui se rapportent à l'intelligence, aux sensations et aux mouvements, mais qui se mêlent et se compliquent dans un grand nombre de cas ; ils sont le triste apanage de l'ivrognerie, soit qu'il y ait état d'ivresse habituelle (ébriosité, Friedreich, Clarus, Roesch), soit que l'usage des alcooliques, relativement immodéré, n'aille point jusqu'à produire les phénomènes de l'ivresse. On a remarqué que l'ébriété incomplète, mais quotidienne, laisse des traces plus profondes dans l'organisme que les ivresses accidentelles portées très-loin, mais séparées par ces intervalles assez longs de sobriété. J'ai connu un officier d'infanterie qui s'enivrait une fois par mois, le jour ou le lendemain de la solde ; avant comme après son orgie mensuelle, il avait sa liberté d'esprit et développait même des facultés assez distinguées. Il est impossible de fixer les doses dont l'ingestion habituelle équivaut à une sorte d'intoxication alcoolique chronique ; la limite de l'usage et de l'abus oscille au gré d'une foule de circonstances individuelles ; une quantité médiocre d'alcool qui entre dans le régime journalier d'un homme peut à la longue modifier pathologiquement les centres nerveux ; ailleurs c'est l'élévation progressive de la dose qui amène ce résultat. Plusieurs des lésions que nous allons énumérer peuvent aussi être occasionnées, d'une manière aiguë, par une seule ingestion d'alcool à dose inaccoutumée, ou par des excès commis à longs intervalles ; elles se développent dans le paroxysme de l'ivresse.

1° *Lésions des sens.* — Plus aigus, plus excités au début de l'ivresse, ils finissent par s'émousser ou se pervertir chez les ivrognes ; souvent ils deviennent le siége d'hallucinations extraordinaires : ils entendent des voix qui les provoquent, qui leur prescrivent des actes bizarres ; ils voient des flammes, des figures étranges, etc. Un militaire qui avait séjourné en Afrique, se voyait assiégé la nuit par des visions de guerre, entouré d'Arabes, et, s'échappant de son lit, il sabrait jusqu'au matin tables et chaises. Au reste, *se voir poursuivi* est l'une des hallucinations les plus fréquentes des ivrognes devenus fous (1), au point qu'elle constitue un caractère tranché de leur état. Les fous de cette catégorie ont cela de remarquable, qu'ils ne présentent peut-être jamais l'exemple d'une hallucination gaie.

2° *Lésions de l'intellect.* — Elles consistent dans des conceptions délirantes qui dérivent d'hallucinations actuelles ou antérieures, et plus rarement en sont indépendantes ; presque toujours elles ont pour effet de placer l'individu sous l'empire d'une action dépressive ; la crainte, la honte, le chagrin, éclatent dans ses idées ; quelquefois les troubles dénotent une atteinte pro-

(1) Marcet, *De la folie causée par l'abus des boissons alcooliques*, thèse de Paris, n° 18, 1847.

fonde aux sentiments de pudeur et de morale : sept fois sur 20 cas, l'obscénité était le caractère du délire. L'absence de la conscience du lieu est l'un des traits frappants des fous par ivrognerie ; l'attention et la mémoire sont moins lésées qu'on ne le croirait ; l'incohérence, c'est-à-dire le manque de force dans l'association des idées, n'a été notée que deux fois par Marcet. Les passions qu'ils éprouvent sont dépressives ; la jalousie et la défiance dominent. L'ivrognerie, a dit Schlegel, est la principale cause du suicide en Angleterre, en Allemagne et en Russie ; le libertinage et le jeu en France ; la bigoterie en Espagne. La manie furieuse s'observe surtout chez les ivrognes des classes infimes et d'une grande force musculaire ; elle débute par la brutalité ébrieuse ; souvent elle éclate sans transition, s'irrite par la résistance, prodigue l'insulte et s'exaspère jusqu'au meurtre. La monomanie homicide entraîne irrésistiblement certains ivrognes. Roesch en cite un exemple remarquable. D'autres, qui appartiennent généralement aux classes cultivées, tombent dans la mélancolie ébrieuse ; en même temps que leur funeste passion les entraîne, ils ont conscience de leurs excès, ils mesurent l'abîme où ils s'enfoncent, et dans ces luttes d'une raison défaillante, le désespoir survient, et avec lui le penchant au suicide. Nous avons traité en 1845, au Val-de-Grâce, un jeune lieutenant qui, dans le régiment où il fut envoyé au sortir de l'école de Saint-Cyr, se trouva entouré de buveurs, soumis à une sorte d'épreuve par l'alcool, provoqué journellement à des joutes d'ivrognerie ; au bout de huit à dix ans, il en était venu à boire par jour une à deux bouteilles de vin blanc le matin à jeun, dix verres d'absinthe entre les repas, etc. Ses facultés intellectuelles faiblirent par degrés ; les mouvements devinrent incertains ; il éprouva quelques accès de folie furieuse ; dans les intervalles, tristesse, taciturnité, dégoût de la vie, propension avouée au suicide. Conduit, à la suite d'un paroxysme furieux, à l'hôpital du Gros-Caillou, il y fut mis à un régime sévère : la privation absolue de l'alcool ramena les accès avec plus d'intensité ; par mesure de sûreté, on le dirigea sur le Val-de-Grâce, où je m'empressai de le remettre à l'usage modéré du vin, et, vers la fin du deuxième mois de traitement, sa guérison paraissait assurée. La dipsomanie est une folie partielle, caractérisée par un entraînement irrésistible pour les boissons fermentées ; on l'a comparée justement à la boulimie, à la nymphomanie. Le soif qui l'accompagne ne s'apaise que par l'ingestion de spiritueux : intermittente, les intervalles des accès constituent une sorte de convalescence, quelquefois marquée par une répugnance invincible pour les alcooliques ; continue, elle s'accompagne de tremblements qui cessent après quelques gorgées de vin ou d'eau-de-vie. Nous avons connu en Morée (1830) un capitaine de l'ancien régiment de Hohenlohe (21ᵉ léger), qui, atteint de dipsomanie, avait peine, au réveil, à se traîner en chancelant jusqu'à sa bouteille d'eau-de-vie, dans laquelle il puisait la force nécessaire au service militaire de chaque jour. Les excès répétés ont pour terme la démence, la stupidité et l'idiotie. Ainsi, par la répétition de l'aliénation aiguë et passagère qui constitue l'ivresse, finit par s'établir sous une forme ou sous une autre un délire chronique, c'est-à-dire une aliénation mentale véritable, définitive : dans les maisons d'aliénés de la classe moyenne, cette cause figure pour un dixième ; le docteur Bayle y rattache un tiers des maladies mentales qu'il a observées à Charenton. Dans les établissements où l'on admet les aliénés indigents, la part étiologique de l'ivrognerie est encore plus grande : sur 1079 aliénés reçus à Bicêtre, de 1808 à 1813, 126 furent atteints de folie par suite d'excès de boissons.

3° *Lésions des mouvements.* — On a appelé chorée des ivrognes le tremblement continuel qui affecte, chez beaucoup d'entre eux, les bras, les lèvres et les membres inférieurs ; d'autres n'y sont sujets que pendant le temps de leurs excès ou les jours qui suivent : l'abus du vin blanc occasionne particulièrement ces spasmes. Les femmes, surtout celles qui ont moins de trente ans, éprouvent des convulsions qui sont portées souvent jusqu'à simuler un accès épileptique. Il est d'ailleurs une épilepsie alcoolique dont les symptômes ne diffèrent guère de celles qui résultent d'autres causes ; la plupart des épilepsies non héréditaires et réelles que l'on observe dans les hôpitaux militaires appartiennent à cette espèce ; on les observe chez les remplaçants adonnés à la plus monstrueuse ivrognerie : la présomption classique de simulation qui les accueille à leur entrée à l'hôpital est souvent cause que l'on se méprend et sur la réalité et sur l'origine de leur affection. La réunion des hallucinations des sens, des tremblements, du trouble des facultés intellectuelles, de l'insomnie, constitue le *delirium tremens*. Cette maladie est le plus ordinairement le résultat d'excès répétés, mais on l'a vue se développer à la suite d'une seule orgie ; des sujets évidemment prédisposés en ont été atteints après l'ingestion d'une petite quantité d'alcool. D'après Tartra, cité par Rayer, un sommelier très-sobre, séjournant habituellement dans une atmosphère chargée de vapeurs alcooliques, en aurait offert les symptômes. Le délire, phénomène constant de cette maladie, est furieux ou calme, continu pendant la période aiguë ou divisée par paroxysmes ; mais le plus souvent il se rapporte à la profession de l'individu, ainsi que le genre des hallucinations : le militaire bataille, le charretier appelle ses chevaux, etc. ; la contraction musculaire, pervertie, sans être diminuée, a les caractères de la convulsion clonique : défaut de précision et de coordination des mouvements. Les malades avancent vers le médecin une main vacillante, et les soubresauts des tendons repoussent le doigt qui explore le pouls ; ils s'épuisent en efforts pour porter à la bouche un verre de tisane qu'ils finissent par répandre, etc. Cet état singulier guérit souvent avec facilité, spontanément ou par l'emploi de différents moyens, parmi lesquels on a trop vanté l'opium ; mais l'inflammation du cerveau peut succéder aux congestions répétées qui s'opèrent sur cet organe ; elle peut coïncider avec le délire et entraîner la paralysie générale. S'il ne périt qu'un très-petit nombre d'ivrognes dans la période aiguë du *delirium tremens* (1 sur 20, Calmeil), beaucoup tombent, à force de récidives, dans le délire chronique, dans la stupidité, dans la démence ; la congestion progressive du cerveau se dénote par des paralysies partielles, par l'affaiblissement des organes des sens, surtout ceux de la vue, qui ont avec les vaisseaux cérébraux des liens d'anastomose directe et multiple (amblyopie amaurotique des ivrognes, etc.); enfin la paralysie générale termine, comme chez les aliénés, la série des attaques.

II. — ACTION PARTICULIÈRE DES BOISSONS ALCOOLIQUES.

Elle est en rapport avec la nature et la proportion des matières autres que l'alcool qui se rencontrent dans chacune de ces boissons; plus faible et plus fugitive, elle s'ajoute aux effets de l'alcool sans jamais les dominer.

1° *Vins*. — L'éther œnanthique, ou l'huile essentielle qui provient du tégument du raisin, joue un rôle certain, mais peu connu, dans l'action des vins sur l'économie. Magendie l'ayant injecté dans les veines d'un chien à la dose d'un gros avec partie égale d'eau, l'animal tomba, s'assoupit avec une respiration stertoreuse, et mourut en trois quarts d'heure : le sang avait perdu la faculté de se coaguler, effet inverse de l'alcool. Le tannin des vins rouges les rend astringents; le tartre et le tannin font l'âpreté particulière des vins de Bordeaux et du Rhin. L'acide carbonique des vins mousseux, toujours en proportion inverse de l'alcool, se dissout facilement dans le sang; il agit directement sur le système nerveux, ainsi que le prouve l'excitation que déterminent les eaux gazeuses et qui ressemble à celle du degré initial de l'ivresse. Celle des vins mousseux est de courte durée et ne trouble pas la digestion; leur usage prolongé occasionne quelquefois des tremblements. Les vins doux sont d'une digestion plus lourde, en raison de la matière sucrée qu'ils contiennent en excès. Les vins acides causent des irritations gastriques et intestinales. En vieillissant, les vins se dépouillent de l'acide acétique qu'ils avaient gardé à la suite de la fermentation ; leur conservation en bouteilles augmente leur bouquet; ils gagnent en force et en digestibilité dans les tonneaux ou dans des vases de verre fermés par un morceau de vessie de bœuf humide.

2° *Cidre, bière*. — Le cidre récent est trouble, est indigeste et même laxatif; il contient peu d'acide carbonique, beaucoup de mucilage sucré, de l'acide malique et des ferments en suspension. Quand sa fermentation est plus avancée, il produit les mêmes effets que les vins mousseux et sucrés; plus tard, sa proportion d'alcool augmente; il conserve peu de sucre et d'acide carbonique; ses propriétés stimulantes en font une boisson généreuse. Les cidres limpides plus ou moins sucrés, alcooliques et gazeux, sont, pour de nombreuses populations une boisson aromatique et acidulée, agréable et salubre, offrant à la nutrition une certaine quantité d'éléments respiratoires (sucre.) Le cidre de pomme flatte par le goût, par son arome; celui de poires passe pour enivrant, parce qu'il renferme en général deux fois plus d'alcool que celui de pommes, particularités dont les consommateurs non avertis ne tiennent pas compte. Les piquettes, le râpé, sont toujours plus ou moins aigres.

La bière houblonnée agit, comme les amers, en raison de la lupuline qu'elle contient : celle-ci renferme elle-même une huile essentielle qui, fournie en majeure partie par la sécrétion jaune du houblon, donne à cette plante, comme à la bière, sa saveur et son odeur spéciales (Payen, Chevallier). Les matières albumineuses du grain se retrouvent assez abondamment dans la bière, bien que le brassage, la cuisson et la fermentation en aient séparé une grande partie; à ces éléments nutritifs s'ajoutent la dextrine et le sucre, qui ne font jamais défaut dans la bière ; les phosphates et d'autres sels dont l'importance pour la nutrition est connue des physiologistes. La bière est donc une boisson alimentaire; elle développe rapidement l'embonpoint chez beaucoup de ses consommateurs, comme l'usage de la drèche engraisse les chevaux des brasseurs : les 48 grammes de matériaux solides qui existent dans chaque litre de bière, et qui se représentent par des principes azotés analogues à ceux du pain et par des principes non azotés analogues à la dextrine, à la glycose, ont la même valeur nutritive qu'un poids égal d'orge; ces 48 grammes d'extrait représentent la valeur nutritive de 75 grammes de pain (Marty). Quant aux propriétés stimulantes de la bière, elles sont, en raison peut-être de l'odeur vireuse du houblon, moins agréables, moins exhilarantes que celles de nos vins doués d'aromes doux et variés; elles dépendent, quant à leur intensité, de la quantité d'alcool qu'elle contient, et qui est très-variable. Prise au repas, seule ou coupée avec un peu d'eau, elle apaise la soif, excite la chymification; prise en quantité plus grande, elle active la sécrétion urinaire, l'exhalation cutanée, les sécrétions muqueuses, et principalement celles du conduit intestinal, de l'urèthre et du vagin. Boerhaave, Stoll et Cullen l'ont préconisée; Sydenham la conseille dans un grand nombre de maladies aiguës, telles que les fièvres, la variole, la rougeole animale, etc.; il la recommande dans l'hydropisie, dans l'hématurie, mais surtout dans la gravelle et dans la goutte, dont il fut lui-même atteint. L'usage de la bière légère paraît convenir dans la gravelle. Magendie(1) la prescrivait pure ou étendue d'eau; Ségalas assure qu'elle favorise l'évacuation des calculs de phosphate calcique. Dans l'Artois, on guérit, dit-on, la plupart des bronchites commençantes en prenant le soir, au moment de se coucher, un verre de bière chaude et sucrée. Les nourrices, habituellement tourmentées par la soif, se trouvent très-bien de la bière peu mousseuse et légère.

3° *Alcools distillés.* — Les eaux-de-vie fabriquées avec les grains, les fécules, les tubercules saccharifiées, contiennent une huile âcre, volatile, qui lorsqu'on les approche encore chaudes du nez, irrite la membrane oculaire et nasale. Ces eaux-de-vie déterminent plus souvent des vomissements, des

______

(1) Magendie, *Dictionnaire de médecine et de chirurgie pratiques*, art. GRAVELLE, t. IX, p. 237.

céphalalgies intenses ; elles donnent lieu à une ivresse plus forte, souvent furieuse, plus lente à se dissiper, et laissant à sa suite un malaise plus prononcé. L'acide prussique se décèle par son goût et son odeur dans le kirschwasser, dans l'eau de noyaux ; les liqueurs de table, chargées de sucre et d'aromates, n'en sont guère modifiées que dans leurs qualités sapides et odorantes ; elles agissent surtout en raison de l'alcool qu'elles contiennent. Toutefois la proportion plus grande de l'alcool n'est pas le seul élément qui distingue les boissons fermentées simples des boissons fermentées et distillées. Ainsi l'absinthe doit ses funestes propriétés non-seulement à la concentration de l'alcool, mais aux huiles essentielles qu'elle emprunte à certaines labiées ; elle agit plus promptement et plus profondément qu'aucun autre alcoolique au même degré de concentration ; son usage habituel est beaucoup plus dangereux pour la santé que celui de l'eau-de-vie, du rhum et des autres liqueurs de table. Comme l'absinthe se prend presque toujours étendue d'une énorme quantité d'eau, les effets de l'alcool sont en partie annulés et ceux des huiles volatiles vénéneuses que la liqueur contient en sont d'autant plus prononcés. Auguste Motet (thèse citée), qui semble les confondre et les rapporter à l'alcoolisme ordinaire, signale toutefois, dans l'ivresse de l'absinthe, une forme bruyante et agressive, une période d'excitation plus longue, et après celle de collapsus, une sensation de fatigue, d'accablement, qu'un sommeil agité ne dissipe point. A mesure que les excès d'absinthe se répètent, l'appétit diminue, les digestions se troublent, une exaltation passagère fait place à un état de torpeur et d'anéantissement ; vertiges, bourdonnements d'oreilles, anxiété précordiale ; vers le soir, hallucinations effrayantes de la vue et de l'ouïe, et, ce qui caractérise l'intoxication par l'absinthe, absence complète de tremblements musculaires. Bientôt les manifestations délirantes persistent, augmentent d'intensité ; et tandis que les malades que l'abus d'autres alcooliques a frappés du *delirium tremens* s'agitent et s'échappent en mouvements mal coordonnés, le délirant par absinthe reste en place et présente l'état de torpeur que Delasiauve a décrit sous le nom de stupeur ébrieuse ; il n'a point l'aspect des mélancoliques, ni l'inertie des stupides, c'est un état mixte ; il se tient à l'écart, sans réponse aux questions, et combinant avec ses hallucinations inquiètes la voix qui l'interroge, les objets qui l'entourent, il se croit persécuté, accusé ; dès que le jour tombe, le désordre de son intelligence va croissant et arrive au maximum dans la nuit. Cette forme aigue de l'absinthisme dure de deux à huit jours, nécessite la séquestration et guérit par deux crises, des sueurs abondantes où un sommeil profond ; elle a cela de particulier, qu'elle éclate d'emblée : « Il semblerait, dit A. Motet, qu'on a sous les yeux une forme de délire alcoolique éclose avant le développement complet, et dans laquelle la rapidité d'action de la cause eût empêché les phénomènes de se produire. » La forme chronique diffère peu de celle de l'alcoolisme ordinaire : incertitude, indécision des mouvements ; tremblements de l'avant-bras, de la main et des membres inférieurs ; fourmillements pesanteur, engourdissements. Les malades ont besoin d'un point d'appui ; ils ont un cachet spécial d'hébétude, des trémulations fibrillaires des lèvres, de la langue et des muscles de la face, un regard terne et triste ; ils maigrissent, jaunissent, se rident, perdent les cheveux, s'agitent la nuit en cauchemars et rêves pénibles interrompus par de brusques réveils ; ils ont de l'embarras dans la parole, une céphalalgie opiniâtre, la tendance à l'hypochondrie. La paralysie générale et la démence terminent cette série fatale de phénomènes de détérioration.

Le débit de l'absinthe est aujourd'hui défendu dans les cantines des régiments, et cette liqueur est exclue des distributions qui se font aux équipages de la flotte.

C'est aux eaux-de-vie de grains et de genièvre que Percy (1) rapporte une forme spéciale d'ivresse qu'on observe assez fréquemment chez les militaires, l'*ivresse convulsive*. Les convulsions (cloniques) surviennent quelquefois plusieurs heures après l'ingestion des alcooliques, au milieu du sommeil ou après un état de malaise épigastrique et de céphalalgie ; les malades se roulent, se tordent, s'échappent en mouvements désordonnés, en vociférations incohérentes contre ceux qui les contiennent, se heurtent violemment la tête contre les murs, etc. : Percy en a vu périr deux de cette manière ; ils ont les yeux brillants, les pupilles immobiles, les mâchoires serrées, et ils développent une force musculaire prodigieuse. Ce paroxysme dure plusieurs heures ; je l'ai vu durer presque toute une nuit, à l'hôpital militaire de Strasbourg, chez un homme ivre qu'un gilet de force et l'assistance de plusieurs infirmiers pouvaient à peine maintenir au lit.

3° De l'emploi des boissons alcooliques.

« Les liqueurs fermentées et distillées, a dit avec raison H. Royer-Collard (2) ne sont jamais nécessaires pour qui que ce soit, excepté pour quelques individus chez lesquels l'habitude a créé des besoins véritablement morbides. On peut alors considérer ces boissons comme des agents thérapeutiques plutôt qu'hygiéniques. » Toutefois il ne convient pas à l'homme sain de s'en abstenir entièrement ; l'hygiène ne peut faire abstraction de l'état social où nous vivons et qui nous crée des conditions de régime auxquelles elle doit plier la rigueur de ses règles absolues : par cela même qu'il est difficile d'échapper à toute occasion de stimulation alcoolique, la sagesse veut que nous y disposions nos organes, et qu'un agent qui n'est pas nécessairement nuisible ne leur devienne pas, même à des doses exiguës, une cause de perturbation et de maladie. D'autre part, quoique la généralité et l'invétération des usages ne témoignent pas toujours en faveur de leur utilité, comment n'être

____

(1) Percy, *Annales médico-psychologiques*, 2ᵉ série, 1851, t. III, p. 647.
(2) H. Royer-Collard, *Thèse*, p. 48.

pas frappé de cette tendance universelle des hommes à rechercher une boisson fermentée, si ce n'est pour l'apaisement du besoin immédiat de liquides, au moins à titre de condiment, de stimulant général des fonctions? Que prouvent les déplorables effets de l'ivrognerie? Et parce que l'abus des alcooliques est une des causes les plus certaines de la dégradation physique des masses, faut il arracher la vigne des cantons où elle se plaît; faut-il sevrer de bière et de cidre les populations à qui leur sol refuse le vin? Vaine entreprise contre l'usage séculaire et l'instinct des hommes. C'est la tempérance qu'il faut prêcher, non l'abstinence absolue des alcooliques, sauf quelques exceptions parmi lesquelles nous signalons les suivantes : tempérament sanguin très-prononcé, pléthore habituelle, irritabilité extrême du système nerveux, prédisposition aux congestions cérébrales ; idiosyncrasie hépatique assez développée pour imprimer à l'ensemble de la constitution un cachet d'imminence morbide et l'incliner aux affections aiguës et chroniques du foie, avec ou sans gastrite. Pour tous ceux qui présentent ces caractères, l'alcool, même à doses modérées, est un agent vraiment toxique dont l'ingestion détermine chez l'un des accidents d'hypérémie cérébrale, chez l'autre une perversion de la sensibilité et la destruction de l'équilibre musculaire, etc. Il est encore des personnes qui, sans maladie locale, sans vice d'ensemble, répugnent aux alcooliques et ressentent, par suite de leur usage, des aigreurs, une chaleur incommode à l'épigastre, la dyspepsie, etc. Au contraire, les individus à complexion faible, à tissus pâles et flasques, à sang séreux, aux allures apathiques, ne devront pas se priver de toute boisson fermentée, tout en se souvenant que les excès aggravent infailliblement leurs prédispositions morbides : le vin de Bordeaux, les vins amers comme celui de Madère, la bière houblonnée, leur sont utiles, ainsi qu'aux sujets lymphatiques, aux femmes délicates ou chlorotiques, aux enfants menacés de scrofule ou chez qui l'ensemble des fonctions semble frappé de langueur. Hors le cas d'asthénie générale, de lymphatisme excessif et de chlorose, il est rare que les femmes se trouvent bien de l'emploi des boissons fermentées. L'orageuse excitabilité de leur système nerveux les repousse, et, quand elles s'y adonnent, leur en fait sentir plus fortement la funeste influence. On en voit dont la sobriété habituelle fait place, durant la grossesse, à une passion surprenante pour les alcooliques, qu'elles supportent alors avec une impunité plus surprenante encore, et sans éprouver les phénomènes de l'ivresse. Aux enfants bien constitués et sains, de l'eau pure ; aux enfants chétifs et débiles, l'eau rougie et surtout la bière : jamais de vin pur dans l'enfance. Trotter le défend jusqu'à quarante ans, époque où il en accorde deux verres par jour; à cinquante ans, deux de plus; à soixante ans six, et cette mesure ne doit plus être dépassée, même à cent ans. Ces dispensations sont trop absolues. En général, avec l'âge, on peut augmenter la ration du vin, sans oublier que, si le vieillard ranime par le vin l'innervation défaillante de ses oganes, l'affaiblissement de leurs liens sympathiques et de leur force de réaction les dispose à des congestions et à des phlegmasies locales, d'autant

plus dangereuses qu'elles se dénoncent plus tardivement par le trouble général des fonctions. ·

L'habitude crée des faits qu'il faut se contenter de citer, tant ils violent la
règle et déroutent l'observation ordinaire. Une foule de gens se portent à merveille en ne buvant que de l'eau, et ne peuvent ingérer la plus minime quantité d'alcool sans éprouver, l'un des pincements douloureux à l'épigastre,
l'autre une migraine, celui-ci une douleur convulsive dans les membres
(Royer-Collard), celui-là une surexcitation générale. De là l'indication, pour
l'homme sain, de s'accoutumer à l'usage du vin mêlé d'eau et même pur en
quantité médiocre. D'autres conservent une santé parfaite, qui ne boivent
que du vin pur, et ne pourraient y renoncer sans danger. Il y a des buveurs
que de faibles doses d'alcool jettent dans un commencement d'ivresse, et qui
supportent ensuite une étonnante quantité de vin avant de tomber dans l'ébriété
complète. L'abus des alcooliques, s'il date de loin, peut lui-même entrer dans
les conditions, nous ne dirons pas de la santé, mais de la conservation. La
femme d'un négociant contracta à cinquante ans l'habitude de l'ivrognerie
poussée jusqu'à boire cinq à sept flacons d'eau de Cologne par jour ; devenue
leuco-phlegmatique au bout d'un an, elle se ravisa par frayeur, et renonça
brusquement à toute boisson fermentée ; huit jours après ce sevrage violent,
elle mourut (Esquirol). La maladie ne suspend point le règne de l'habitude ;
aussi Dupuytren, en 1814, prescrivait-il une ration de vin par jour aux soldats
russes blessés qu'il traitait à l'Hôtel-Dieu. Chomel agit de même envers un
malade dont la ration habituelle d'alcool se composait, par jour, de plusieurs
bouteilles de vin, et de deux bouteilles d'eau-de-vie : malgré l'existence d'une
inflammation aiguë, il lui accorda journellement deux bouteilles de vin et une
demi-bouteille d'eau-de-vie. Tout praticien possède de semblables faits par-
devers lui. L'imminence morbide qui résulte des conditions climatologiques
ou de l'existence actuelle d'une épidémie, est notablement augmentée par les
excès habituels d'alcooliques. Dans les pays chauds, l'ivrognerie imprime à un
accès simple la forme pernicieuse, délirante, comateuse ; multiplie les flux
diarrhéiques et dysentériques ; favorise les congestions et les suppurations du
foie. Les médecins de la marine ont noté que dans les épidémies de fièvre
jaune, les matelots du Nord, plus intempérants que ceux du Midi, périssent
en plus grand nombre : dans l'épidémie qui désola Cayenne en 1850 et 1851,
la proportion des décès a été pour les premiers de 2,2 sur 3, et celle des derniers de 1 sur 3 (1). Les trois épidémies de choléra qui ont sillonné la France
ont mis en évidence, à Paris, l'aptitude des ivrognes à recevoir l'impression de
la cause épidémique et l'impuissance presque constante de leur réaction. Au
Val-de-Grâce, en 1849, les buveurs d'alcool, les amateurs intempérants de la
goutte du matin, si nombreux dans l'armée, ont payé au choléra un tribut
prépondérant. Chez les individus qui, sans être des ivrognes, sont accoutumés

(1) Foussagrives, *Traité d'hygiène navale*, 1856, p. 109.

à boire une assez forte quantité de vin à leur repas, la convalescence ne se prononce complétement que lorsque cette boisson leur est rendue. Il faut même
se hâter de le faire. C'est ainsi que nous avons décidé la convalescence d'un
militaire qui, attaché à la cantine du régiment, buvait journellement plusieurs
bouteilles de vin, et qui nous était arrivé à l'hôpital atteint d'une pneumonie
aiguë du sommet droit avec délire. En général, le vin et la bière sont utiles
aux convalescents, toutes les fois que le foyer morbide est parfaitement éteint
et que l'encéphale et les voies digestives sont intacts. Dans beaucoup de maladies, le vin est une ressource précieuse de traitement, soit qu'il aide à relever
les forces nerveuses dont l'épuisement domine la scène clinique, soit qu'il
fasse taire le délire qui se développe si facilement chez les individus affaiblis
par les excès, les pertes sanguines, etc. Il est peu d'affections chroniques, si
l'on excepte celle du tube digestif, où le vin dilué ne puisse se donner avec
avantage. Encore le vin de Bordeaux, frappé de glace, a-t-il corrigé la sensibilité morbide de maints estomacs, et guéri bien des prétendues gastrites chroniques, qui n'étaient que des névroses liées à un état général d'anémie et de
débilité. Les professions qui se rattachent intimement à l'habitude font varier
les effets de l'alcool : celles qui exigent une grande dépense de force musculaire, et qui accélèrent le travail éliminateur des organes de sécrétion et
d'excrétion comportent un plus large usage des boissons fermentées, pourvu
que ceux qui les exercent soient d'ailleurs sains et bien constitués, ne remplacent point la salutaire stimulation des aliments par celle de l'alcool, et ne se
jettent point dans les fatales alternatives des excès et des privations. Dans
les professions sédentaires, la stimulation de l'alcool est moins nécessaire, et
elle amène des altérations organiques, s'il s'y joint une contention habituelle
de l'esprit.

Nous avons indiqué l'emploi des alcooliques suivant les climats. Dans les
pays chauds, les alcooliques peuvent nuire aux individus non encore acclimatés.
Qu'ils laissent passer la période initiale de surexcitation, caractérisée par les
hémorrhagies, par l'imminence des congestions locales, par l'élévation de la
température du sang. Plus tard, quand les sueurs excessives auront débilité
l'économie et amené l'atonie des organes digestifs, l'alcool dilué sert à ranimer
la vie centrale, l'action digestive, les forces musculaires, à modérer les déperditions cutanées : encore faut-il le proscrire s'il existe une disposition à la
dysenterie ou une menace d'hépatite. L'acclimatement une fois consommé,
l'Européen peut, comme les indigènes, user modérément des alcooliques ; un
léger degré de stimulation habituelle leur semble nécessaire ; l'usage si commun du bétel, des aromates, des épices parmi les indigènes, répond à ce besoin ;
il en est de même du tafia, qui, pris en petite quantité, favorise la digestion,
mais dont l'abus, dit Jacquier (1), occasionne dans la Guyane française des
accidents formidables, tels que tremblements violents, coliques atroces, affec-

(1) Jacquier, *Thèse*, 1837.

tions cérébrales compliquées et fréquemment mortelles. Il vaut donc mieux, dans l'emploi des alcooliques, rester au-dessous de la mesure que la dépasser. Dans l'Inde, les indigènes n'ont pour boissons que l'eau et une décoction de riz appelée *cange*; les Arabes bédouins du désert sont d'une sobriété proverbiale, comme les Italiens et les Espagnols; en général, les populations des pays chauds tempérés consomment moins d'alcooliques, et leur usage n'y est point une condition de santé. Les boissons glacées les remplacent; aussi la glace est-elle en quelque sorte un objet de nécessité populaire en Espagne, dans le royaume de Naples, où le gouvernement lui-même en assure l'approvisionnement. Dans les climats froids, les alcooliques sont mieux supportés, sans qu'ils constituent un élément nécessaire du régime; la tolérance des septentrionaux pour l'alcool s'explique par la prédominance de leur système musculaire, par l'excitabilité moindre de leur système nerveux, surtout par l'abondance de leur nourriture et les exercices auxquels ils se livrent : leur respiration étant plus énergique, ils dissipent plus rapidement l'alcool par cette voie d'élimination, comme aussi par les reins, dont l'activité est augmentée, et qui sont la principale voie de sortie de l'alcool ingéré. Néanmoins, comme nous l'avons dit, leurs excès ne sont pas exempts de suites graves; ils entraînent une foule de maladies aiguës et chroniques, très-souvent des morts subites dues peut-être à l'action subite du froid sur l'organisme détérioré par l'alcool. C'est dans les pays humides et froids que les alcooliques nuisent le moins; ils relèvent la puissance de réaction de l'organisme que les influences atmosphériques tendent à réduire à son minimum. Quant aux localités marécageuses, on sait que l'usage d'une boisson fermentée y diminue les chances d'intoxication miasmatique, atténue l'influence des effluves, raffermit la convalescence des fébricitants, éloigne les rechutes; dans les maremmes de la Toscane, l'immunité des riches qui boivent des vins généreux a donné lieu au proverbe : « *La cattiv'aria è nella pentola.* » Lancisi a dit depuis longtemps aux habitants des pays à marais : « *Utendum est optimo et parco victu. — Vinum nive refrigeratum cum parva aquæ copia bibendum.* »

C'est ici le lieu d'indiquer les soins qu'exige l'état d'ivresse. L'homme ivre doit être considéré et traité comme un malade qui réclame toujours des soins hygiéniques et qu'il est souvent urgent de secourir. Le reléguer dans l'isolement, le jeter dans un cachot, dans une salle de police, c'est parfois l'exposer à périr. Nous ne parlons pas des moyens proposés pour empêcher l'ivresse et dont on userait avant de boire, tels que l'huile d'olive, l'eau salée, les amandes amères (Plutarque), l'absinthe, le safran, les frictions aromatiques sur les tempes, l'urine même, etc. : leur efficacité est nulle. L'ivresse déclarée, il faut placer le malade dans un air pur et frais, le débarrasser promptement des vêtements qui exercent une compression sur différentes parties du corps, notamment au cou; on l'abritera soigneusement contre le froid : les ivrognes qui cuvent leur vin ont une grande tendance à se refroidir; de là le ralentissement de la circulation, et par suite l'augmentation de la congestion des vais-

seaux profonds ; beaucoup d'entre eux périssent ainsi d'asphyxie : l'usage vulgaire de les entourer de pailles, de fumier, etc., est donc fondé sur l'expérience.
Le premier degré cède à quelques tasses de café ou de thé léger, à une potion
composée d'un demi-verre d'eau et de dix à douze gouttes d'ammoniaque. Les
nausées avec vertiges sont une indication naturelle pour le vomissement, que
l'on provoque alors par l'ingestion de l'eau tiède, par la titillation de la luette
à l'aide d'une plume dont on a trempé les barbes dans de l'huile, au besoin
par l'administration de l'émétique à la dose de 10 à 15 centigrammes. On
apaise ensuite la soif avec de la limonade, ou toute autre boisson acidulée :
d'après Roesch, le vinaigre serait l'antidote direct de l'alcool ; il est certain
qu'on a souvent obtenu d'excellents effets avec l'eau vinaigrée employée en
boisson, en lavement, en fomentation et en affusion. Dans le deuxième degré,
on débute par les mêmes moyens, mais on élève la dose de l'ammoniaque
liquide (acétate) à 2 grammes et au-delà : j'ai donné avec succès jusqu'à
30 grammes d'acétate d'ammoniaque liquide. Il faut alors se préoccuper du
degré de congestion cérébrale, et, suivant qu'il est plus ou moins prononcé, le
combattre par les lotions froides sur la tête, avec ou sans vinaigre, par des
sinapismes promenés sur les extrémités inférieures, par des applications très-
modérées de sangsues aux tempes, aux apophyses mastoïdes, à l'anus en cas
d'hémorrhoïdes habituelles. La réfrigération de la tête à l'aide de compresses
imbibées d'eau froide, et mieux encore par des affusions et des douches, a été
souvent utile : mais il faut empêcher le refroidissement général du corps, auquel l'homme ivre et surtout l'ivrogne sont très-disposés ; aussi Roesch, par
excès de prudence, rejette-t-il l'emploi du froid. Trotter a vu des matelots
ivres qui tombaient à la mer, en sortir dégrisés ; ces faits exceptionnels n'autorisent point à prescrire, ainsi qu'on l'a fait, l'immersion totale du corps, les
bains de surprise, comme moyen de traitement de l'ivresse. Quand celle-ci
est furieuse et convulsive, on se fait assister par des hommes calmes et vigoureux pour se rendre maître de l'individu et le faire tenir au lit, les pieds liés,
le tronc et les cuisses assujetties avec des draps passés en travers, tandis que
l'on se borne à contenir les mains ; on cherche ensuite à provoquer le vomissement par les moyens les plus simples, sans recourir à l'émétique ; toutefois on
s'abtiendra de faire vomir, s'il s'est passé un trop longtemps depuis l'ingestion des boissons spiritueuses pour qu'il en reste une quantité notable dans
l'estomac, et on a vu plus haut que l'absorption de l'alcool est très-rapide. Les
douches froides un peu prolongées sur la tête et administrées au moyen d'une
grosse éponge qu'on exprime, provoquent d'abord quelque exacerbation, bientôt suivie d'un calme relatif : c'est le moyen populaire en Angleterre contre
cette forme d'ivresse ; il a réussi à Percy et à Lallemand et Perrin. Dans le degré
extrême de l'ivresse, quand l'hypérémie cérébrale est portée jusqu'à produire
la stupeur et l'imminence de l'asphyxie, on emploie la saignée, les applications
froides vinaigrées sur la tête, les affusions même sur la tête et le cou, si l'on
n'a pas à craindre le refroidissement général, les frictions sèches, les sina-

pismes sur les membres inférieurs; en même temps que l'on s'efforce de faire vomir en doublant la dose d'émétique, sans préjudice pour les autres moyens propres à provoquer la convulsion du diaphragme. Si, malgré ces tentatives, le vomissement n'a pas lieu, la sonde œsophagienne et la pompe gastrique serviront à vider l'estomac. Ogston et la plupart des médecins allemands préfèrent constamment l'emploi de la pompe aux vomitifs : Ogston a révivifié six individus ivres-morts par l'évacuation artificielle de l'estomac. Les émissions sanguines à tous les degrés de l'ivresse ne doivent être pratiquées qu'avec une extrême réserve; généralement mieux vaudra s'en abstenir, à moins de prédominance de phénomènes congestifs vers la tête : l'expérience a fait voir qu'elles laissent les ivrognes dans un état de débilité qui se prolonge. Le malaise que l'ivresse une fois dissipée laisse encore à sa suite ne résiste point à un peu de diète et à l'usage des boissons acidulées avec du vinaigre ou du suc de citron; l'infusion froide de café remplace quelquefois avantageusement ces boissons.

C'est avec raison que les militaires qui rentrent aux casernes dans un état d'ivresse ne sont punissables que le lendemain : cette mesure leur épargne un véritable péril dans les salles de police et les cachots qui, situés aux rez-de-chaussée, sont le plus souvent des locaux froids et humides, surtout pendant la nuit; elle rend aussi la punition plus morale et plus efficace, puisqu'elle s'adresse à des hommes revenus à la raison.

§ 3. — Des Boissons aromatiques.

I. — Café.

Semence renfermée dans la baie rouge du *Coffea arabica*, L., de la famille des Rubiacées. L'arbrisseau qui la fournit, connu d'Avicenne et même, d'après Prosper Alpin, des Grecs et des Hébreux, est naturel aux cantons les plus chauds de l'Ethiopie, de l'Arabie, de l'Yémen, d'où il a été transporté dans l'Inde, puis en Europe, et de là dans l'Amérique méridionale. Des manuscrits de la bibliothèque royale font connaître qu'en Orient l'usage du café existait dès 875. L'Italie eut ses premiers cafés publics en 1645, Londres en 1652, Marseille en 1671, Paris en 1672; les Vénitiens et les Génois les approvisionnaient du café qu'ils tiraient de l'Égypte. Les Hollandais transportèrent dans leurs colonies de Batavia et de Surinam quelques pieds achetés à Moka, et c'est d'Amsterdam que Louis XIV reçut, au commencement du xviiie siècle, un pied qui, placé dans les serres du Jardin des plantes, se couvrit de fleurs et se multiplia prodigieusement : cet arbrisseau fournit les trois pieds que le gouvernement envoya en 1720 à la Martinique pour naturaliser le caféier dans ses possessions des Indes occidentales : deux pieds périrent pendant la traversée; le troisième, conservé à force de soins par le capitaine de Clieu, qui l'arrosait avec une partie de sa propre ration d'eau, devint l'origine de toutes les plantations de caféiers qui se développèrent à la Martinique, à la Guadeloupe, et à Saint-Domingue. Les meilleurs produits sont fournis par les plantations situées vers la pointe de l'Arabie.

Le fruit du caféier est une baie rouge du volume d'une petite cerise, logeant en deux cavités que revêt une membrane coriace et cartilagineuse, deux graines dures à forme semi-ovoïde, marquées d'un sillon longitudinal sur leur face plane, convexes de l'autre ; on les débarrasse par la dessiccation et les frottements de la pulpe mucilagineuse et agréable au goût que renferme la coque extérieure qui les enveloppe (café en coque) : les graines sont elles-mêmes entourées d'une peau, sorte d'arille (fleurs de café) dont on retrouve les replis dans l'intérieur de la semence; on l'en dépouille (café mondé). Dans les environs de Moka et dans d'autres localités, on attend que les fruits, parvenus à leur complète maturité, tombent et se dessèchent spontanément; ils ont alors leur maximum de principes immédiats et de force aromatique ; aussi leur parfum se développe-t-il davantage à la torréfaction usuelle. Ces cafés s'exportent décortiqués imparfaitement, mélangés avec des grains quartzeux ; leurs grains, dépouillés des enveloppes, sont jaunâtres et d'une grosseur irrégulière. Le café contient, d'après Cadet de Gassicourt, un principe aromatique particulier, une huile essentielle concrète, du mucilage qui est probablement le résultat de l'action de l'eau chaude sur la fécule, une matière extractive colorante, de la résine, une très-petite quantité d'albumine et de l'acide gallique. D'autres ont signalé dans sa composition un acide caféique dont l'altération par l'effet du grillage donnerait naissance à l'arome; et une substance azotée définie, appelée caféine, découverte en 1820 par Runge. Celle-ci, blanche, cristallisable, fusible, volatile, peu soluble dans l'eau froide, assez soluble dans l'eau chaude et l'alcool, paraît être le principe des propriétés les plus marquées du café. Pfaff et Liebig lui ont assigné la constitution chimique suivante : carbone, 49,77 ; hydrogène, 5,33 ; azote, 28,78 ; oxygène, 16,12. Plus récemment, Payen (1) a déterminé comme il suit la composition immédiate du café :

Cellulose.	34
Eau hygroscopique	12
Substances grasses . . . . 10 à	13
Glycose, dextrine, acide végétal indéterminé	15,5
Légumine, caséine (glutine?)	10
Chlorogénate de potasse et de caféine. . . . . 3,5 à	5
Organisme azoté.	3
Caféine libre.	0,8
Huile essentiellement concrète, insoluble dans l'eau	0,001
Essence aromatique, fluide, à odeur suave, soluble dans l'eau, et essence aromatique moins soluble	0,002
Substances minérales : potasse, chaux, magnésie, acides phosphorique, silicique, sulfurique et traces de chlore	6,697
	100,000

(1) Payen, *Précis théorique et pratique des substances alimentaires.* 4e édition, Paris, 1865, p. 414.

La proportion de caféine varie dans les différentes espèces du commerce ; Robiquet et Boutron ont signalé les différences suivantes :

Pour 500 grammes de café.

Café Saint-Domingue.................	0,85
— Cayenne	1,06
— Moka, Java et Alexandrie..........	1,26
— Martinique........, ...	1,79

Les recherches de Payen ont fait voir que l'on peut isoler le résidu et les produits d'une infusion de café, de manière à retenir, sous un volume réduit à 1/100e environ, la plus grande partie des principes aromatiques. Ceux-ci sont complexes et fournissent à l'analyse deux huiles essentielles odorantes : leur poids total s'élève au plus à 2/10000es du poids du café ; une goutte de cette essence suffit pour parfumer toute une chambre. La force et la suavité de l'arome déterminent la valeur des diverses sortes de cafés. Payen à calculé qu'en admettant, pour la quantité pondérable de l'essence, seulement les deux tiers du prix du café, la principale huile essentielle du café représentait la valeur énorme de 10 000 francs le kilogramme. Les qualités variables des cafés du commerce traduisent les variétés cultivées, l'exposition, le sol, le terrain, les soins de la culture et les conditions atmosphériques. Payen s'est attaché à définir les deux principales sortes du commerce, le martinique et le moka. Le premier est en grains volumineux, à face déprimée ; quelques grains roulés en ellipsoïdes se rapportent à des fruits dont un des ovules était avorté ; d'autres, plus rares encore, à forme anguleuse, indiquent la présence et la pression mutuelle de trois ovules dans le même fruit. Les grains du moka sont d'un gris jaunâtre, moins volumineux, d'une forme plus irrégulière, presque toujours aplatie sur la face qui correspondait à un deuxième grain dans chacun des fruits ; la forme arrondie n'appartient qu'à quelques grains développés isolément dans un fruit dont l'un des ovules est avorté. La matière grasse du moka, un peu plus abondante que dans les autres espèces, forme les 13/100e du poids total ; plus jaune, plus fluide, elle retient plus fortement une partie de l'essence aromatique, d'ailleurs plus suave et en proportion plus forte. La matière grasse du café martinique est plus brune, moins fluide. La présence d'une matière cireuse et la couleur verte des grains peuvent provenir de l'époque de la récolte et du moment où s'est effectué le décorticage ; lorsqu'on enlève la pulpe du fruit remplie de sucs, l'oxygène atmosphérique réagit sur le périsperme tout humide, le chlorogénate verdit, les substances grasses s'altèrent, et l'essence s'altère ou s'échappe en partie.

Le café non torréfié a une saveur et une odeur herbacées. Sous l'action du feu, le grain augmente du tiers de son volume et perd environ le cinquième (15 à 21 pour 100) de son poids ; la partie ligneuse de la semence subit une décomposition partielle et devient friable ; il se forme, en outre, un corps brun, soluble dans l'eau, analogue à celui qui se produit dans la torréfaction de l'amidon, et que l'on suppose dérivé de l'altération d'une substance gommeuse préexistant dans le café. Mais le produit le plus important de la torréfaction est celui qui donne l'arome ; nous avons vu qu'on peut l'isoler : par la distillation de 3 à 4 kilogrammes de café torréfié en présence de l'eau, on obtient un liquide aromatique qui, agité avec de l'éther, lui abandonne une huile brune, plus lourde que l'eau, appelée *caféone* par Boutron et Frémy. Une quantité presque impondérable de caféone suffit pour aromatiser plus d'un litre d'eau. On a vérifié que la caféone et la substance amère du café proviennent de la décomposition de la partie du café qui se dissout dans l'eau : du café vert, d'abord épuisé par l'eau, puis torréfié, ne livre à l'eau bouillante ni principe aromatique, ni produit amer. La torréfaction a donc pour but de faciliter la décomposition de la partie du café qui est soluble dans l'eau et de la transformer en principe amer et en caféone. Il faut l'arrêter au moment même où l'enveloppe ligneuse devient friable; si elle est poussée trop loin, le ligneux et les corps gras contenus dans la semence donnent lieu à un dégagement de carbures très-volatils, empyreumatiques, à saveur désagréable; la proportion de ces carbures augmente avec la perte en poids du café sous l'action d'une température trop élevée, depuis 0,18 jusqu'à 0,25 et au delà. Pour avoir toutes les qualités, le café doit être torréfié jusqu'au blond, moulu et infusé tout de suite, et pris très-chaud; broyé depuis plusieurs jours, cuit depuis la veille, il n'a plus son arome ni sa bonté. La torréfaction du bourbon doit être poussée moins loin que celle du martinique. L'infusion est le meilleur mode de préparation : on aura soin de ne verser l'eau sur le café qu'au degré de l'ébullition; la décoction lui enlève son parfum le plus suave et le rend plus amer. Payen s'est assuré qu'après deux heures d'ébullition, l'infusé ne conserve plus sensiblement d'odeur agréable. Les Turcs et les Arabes y laissent le marc qu'ils boivent avec le liquide; c'est de cette manière que nous l'avons vu prendre par les Moréotes, et qu'il paraît convenir dans les pays chauds. Le café ne doit pas être trop vieux : le moka qui a deux ans à son arrivage a perdu de sa qualité (père Labat); le café des îles ne doit pas avoir moins d'un an ni beaucoup plus : trop récent, il est huileux et d'une amertume excessive. Le premier possède l'arome le plus agréable et le plus développé; le bourbon, dont le grain est plus gros et jaunâtre, a un parfum très-prononcé ; le martinique, que l'on reconnaît à sa couleur verdâtre, est plus âcre et plus amer. L'infusion la plus délicieuse se prépare avec parties égales de café bourbon et de café martinique, torréfiés séparément et à des degrés différents.

L'usage du café est universel, et la consommation qui s'en fait est immense. En 1849, l'Europe en a reçu par importation 1 920 000 quintaux métriques, dont un tiers au moins est resté en Allemagne. Louis XIV fut le premier qui en prit en France; et malgré le haut prix de la graine, dont la livre coûta, dans l'origine, jusqu'à 140 francs, malgré le mot de madame de Sévigné (Racine passera comme le café), malgré l'avis des médecins qui le jugèrent nuisible à la santé, il est devenu, pour les femmes et pour un grand nombre d'hommes, la base du premier repas du jour ; pour les mangeurs et même pour beaucoup de gens sobres l'auxiliaire obligé de la digestion ; pour les populations méridionales presque un spécifique contre l'action débilitante des chaleurs ; pour les classes intellectuelles, une liqueur à laquelle le génie se plaît à rapporter une partie de ses inspirations (1). Poison, disent les uns ; ambroisie, si l'on en croit les autres : exagération des deux côtés. Le danger ou l'avantage est ici, comme pour toute autre substance bromatologique, dans le rapport de son action avec une organisation donnée. L'infusion de café bien préparée est une boisson extrêmement agréable, d'une saveur exquise. Avant de l'ingérer, on en hume avec délices la suave vapeur ; dès qu'elle arrive dans l'estomac, elle y fait naître une douce chaleur et une sensation de bien-être qui se répandent dans toute l'économie ; elle accélère la respiration, augmente la fréquence et la force du pouls : 8 grammes d'infusion de café injectés dans la veine jugulaire d'un chien ont fait monter rapidement et successivement l'hémodynamomètre de Poiseuille, de 30-45 millimètres, à 45-50, 50-65, 70-75, 60-90 et même à 70-105 (Magendie) ; en même temps la transpiration devient plus abondante, les sécrétions plus faciles. L'injection d'une égale quantité d'eau-de-vie n'a déterminé aucune oscillation appréciable dans la colonne mercurielle de l'hémodynamomètre. Les centres nerveux participent à leur tour à cette expansion vitale, les facultés intellectuelles s'érigent ; les penchants et les affections se prononcent ; les expressions, gestes et paroles, se succèdent avec plus d'alacrité ; les mouvements deviennent plus vifs, plus aisés ; chez quelques personnes, le sens génital s'éveille. Ces phénomènes témoignent de la puissance excitante du café, puissance qui semble agir primitivement, et sur les extrémités nerveuses de l'estomac, et sur le système vasculaire. Les effets du café sont, du reste, modifiés par la température du liquide, par l'état de vacuité ou de plénitude gastrique, par l'âge et le tempérament, par l'habitude, par la nature du climat et des localités ; et c'est pour n'avoir pas tenu un compte suffisant de ces circonstances que l'on a tant déclamé pour ou contre le café. Pris froid, il s'en faut qu'il développe le même degré de stimulation ; le calorique met donc en jeu ses vertus. L'immense majorité des amateurs le prennent après les repas ; il n'agit alors sur l'estomac que d'une manière presque indirecte à travers la masse des aliments qui l'emplissent, et son influence sur l'économie est diminuée de tout le secours qu'il fournit à la digestion. C'est surtout à la fin des grands repas qu'il est désiré et bien supporté ; il rehausse l'énergie de l'estomac aux prises avec une quantité considérable d'aliments divers ; il en rend la chymification plus prompte et plus facile ; il abat les fumées stupéfiantes du vin, prévient l'ivresse et ses suites. Au contraire, pris à jeun, il ne détermine qu'une excitation sans fond, suivie de tiraillement à l'épigastre ; d'une sensation de vide, d'un malaise qui rappelle

(1) Cabanis, *Rapport du physique et du moral de l'homme*, 8ᵉ édition, avec notes de L. Peisse. Paris, 1844, p. 387.

celui de la faim; c'est alors aussi qu'il émeut le plus fortement le système nerveux; et pour peu que l'on continue d'en user à cette guise, il détermine les accidents qui se rapportent à la domination morbide de ce système. Les constitutions caractérisées par la prépondérance des élaborations blanches et la langueur des actions vitales, puisent dans le café une stimulation favorable à leur digestion, et qui tourne au profit de leur ensemble. L'âge, en ralentissant l'activité des organes et en relâchant leurs liens sympathiques, semble aussi faire du café l'excitant fonctionnel par excellence des vieillards, en même temps que, par la menue proportion de ses éléments nutritifs, il répond à leur menu besoin d'alimentation. Aussi le savourent-ils avec délices; il réveille leur sensibilité émoussée, et restaure, pour ainsi dire, en eux la conscience de la vie.

En général, tous ceux dont la circulation s'ébranle difficilement peuvent faire usage du café sans inconvénient. Napoléon, dont le pouls marquait 40 par minute, l'aimait à l'excès. Dans les pays froids et humides, il aide l'organisme à réagir contre les influences déprimantes de l'atmosphère; dans les localités marécageuses, il provoque et entretient le mouvement éliminateur vers le tégument externe; dans les climats chauds, il semble agir à la fois comme amer sur les organes digestifs, et comme excitant général sur l'économie, qu'il fait sortir du collapsus où la jettent les chaleurs excessives. A bord des vaisseaux, dans les camps, au feu des bivouacs, il facilite la digestion d'un repas composé de salaisons et de légumes secs; il provoque les causeries et les épanchements qui font oublier les privations du moment, entretient dans les esprits une douce exaltation qui rend les nuits de garde moins longues, la pluie moins pénétrante, la brise moins glaciale, la marche du temps moins uniforme et moins triste. Ces conditions morales de notre espèce, ces besoins que la civilisation crée et développe, ces éléments de la spontanéité psychique qui entrent pour une si large part dans l'équilibre de la santé, les hygiénistes les oublient trop; ils sont l'origine et la raison de nos habitudes : celle du café fait partie en quelque sorte de notre civilisation. Médecins, résignez-vous à l'absoudre. Et qu'importe à l'artiste, au littérateur, au philosophe, que son pouls s'accélère de quelques pulsations une ou deux fois par jour, si, comme Barthez, il peut dire du café : « Il me débétise. » L'habitude, d'ailleurs, atténue singulièrement les mauvais effets du café, si elle n'en fait une boisson entièrement innocente. Fontenelle, Voltaire, Frédéric II, Delille, et tant d'autres qui en ont fait excès, ont pu croire qu'il ne nuisait pas à la longévité. Avant d'en défendre l'usage, examinez soigneusement les conditions de santé de ceux qui y sont accoutumés; pesez les inconvénients de l'usage et ceux de l'abstinence. J'ai vu des personnes qui avaient entrepris de s'en sevrer, s'affaisser chaque jour sous le poids de leurs digestions, tomber dans une sorte de mélancolie, perdre leur activité intellectuelle. Je me suis pressé de leur rendre la liqueur vivifiante, dont l'arome seul, aspiré à longs traits, leur était une ineffable jouissance. Qui ne possède dans ses relations telles gens qui se réveillent tous les matins dans un état semi-torpide, et ne s'en dégagent qu'après les premières gorgées de café au lait? Certes, il y a quelque analogie entre ces phénomènes et ceux que produit l'abus des alcooliques. Mais aussi diffèrent des boissons fortement alcoolisées que des vapeurs narcotiques qui produisent l'ivresse et l'engourdissement des sens, il semble emprunter à ces deux ordres de modificateurs leurs effets sensibles les plus agréables, sans reproduire leurs inconvénients, et, pour ainsi dire, leur brutalité; loin d'appesantir les facultés intellectuelles, il les ranime, il les dilate. L'abus même aboutit diversement : celui des boissons aromatiques peut exalter le système nerveux, mais il ne le dégrade point ; affaiblir le tissu musculaire, mais il ne rend pas ses contractions irrégulières et incertaines. Le café n'a jamais occasionné une gastrite véritable. Vous dites qu'il maigrit, qu'il ôte l'appétit, qu'il congestionne le cerveau (1); mais ces fâcheux effets, vous les avez observés sans doute chez des personnes qui se condamnent à la docte réclusion du cabinet. Or, la vie cellulaire suffit à les produire sans le concours du café. Non que l'abus de cette liqueur soit exempt de périls; non que l'on puisse en permettre l'usage à tous les types d'organisation et avec tous les genres de vie : telle n'est point notre pensée. Les personnes dont la sensibilité est très-mobile et l'esprit très-irritable; les individus à prédominance bilieuse, ceux qui sont enclins à l'hypochondrie, aux affections hémorrhoïdaires et goutteuses ; ceux qui sont atteints d'irritation gastrique ou de quelque inflammation chronique sujette à recrudescence, doivent s'en abstenir. Les doses excessives du café font naître, chez ceux-là même qui n'offrent aucune de ces dispositions, un état permanent d'exaltation et d'irritabilité qui, avec l'intervention de causes occasionnelles, peut amener l'explosion de certaines maladies et en aggraver la marche. Un médecin anglais, Colet (2), signale, parmi les inconvénients du café pris en excès et longtemps, la gastralgie, à laquelle se joint plus tard une espèce de frisson ou de frémissement dans le côté gauche de la poitrine, un poids incommode au devant du thorax, avec dyspnée et soupirs, et, de plus, une excitation générale qui ressemble à celle de l'ébriété commençante. Si l'on ne renonce pas alors au café, il survient un malaise plus profond, dont les principaux caractères sont le froid glacial des pieds et des mains, une sensation importune de froid à l'occiput. Quelquefois les accidents s'aggravent : fourmillement de tout le cuir chevelu, céphalalgie intense, trouble de la vue, vacillation dans la marche, vertiges, pouls faible et irrégulier, suffocation avec insensibilité et convulsions; la douleur de l'estomac s'accompagne de spasmes violents, le cœur est agité par des palpitations ou se ralentit jusqu'à la syncope; l'altération du moral se dénote par des saillies d'une humeur morose et chagrine. Ces symptômes, que l'abus du thé provoque également, ne cessent, d'après Colet, que par la privation du liquide aromatique, et se renouvellent dès que l'on revient à en faire usage. Nous n'avons rien observé de pareil.

(1) Reveillé-Parise, *op. cit*, t. II, p. 254.
(2) Colet, *Archives de médecine*, 2ᵉ série, 1833, t. III, p. 333.

Le café exerce-t-il une action spécifique sur le dynamisme cérébral? Il y a exagération certainement à le qualifier de boisson intellectuelle, mais il n'y en a pas moins peut-être à lui refuser toute influence sur le rhythme physiologique de l'encéphale. S'il ne le modifie qu'à titre d'excitant général, pourquoi l'ammoniaque, l'éther, les infusions préparées avec des plantes aromatiques, n'exercent-elles pas une action analogue sur les manifestations de l'intellect? Les esprits les plus lourds puisent dans le café une certaine facilité pour les œuvres de l'intelligence; il ne fait pas éclore la pensée dans la cervelle de l'idiot, mais il ranime les facultés engourdies de l'homme sain, il épanouit l'imagination du poëte, il ravive la mémoire du professeur, il fait couler les idées de la plume et les paroles des lèvres. Pour nous, qui ne prétendons pas expliquer l'influence de tous les agents hygiéniques par la dichotomie de l'irritation et de la non-irritation, nous reconnaissons que celle du café a un rapport particulier avec les fonctions de l'encéphale ; elle porte directement sur le système nerveux, et, dans ce système, particulièrement sur l'extrémité céphalique. C'est par là que nous comprenons la propriété qu'il possède d'empêcher le sommeil au moins pendant six à huit heures après son ingestion, propriété que ne partagent point les alcooliques ni les autres boissons aromatiques ; elle s'affaiblit par l'habitude sans jamais s'épuiser entièrement. Non-seulement le café pris pendant le cours de la nuit écarte le sommeil et l'accablement qui le précède, mais encore il procure à l'esprit une lucidité et un état de quiétude qui démontrent pour nous jusqu'à l'évidence la merveilleuse spécificité de son action. Nous rattachons à cette même cause les velléités aphrodisiaques qu'il suscite à quelques personnes sans la complicité des organes génitaux. Le café, utile contre l'asthme, les fièvres intermittentes, les diarrhées atoniques, etc., neutralise les effets stupéfiants de l'opium, sans doute en dissipant la congestion de l'encéphale par l'accélération qu'il imprime au cours du sang : c'est de cette manière qu'il remédie souvent aux céphalalgies symptomatiques d'une légère hypérémie du cerveau. Aussi ne comprend-on pas le reproche injuste qu'on lui a fait de favoriser les congestions sanguines vers la tête, de disposer à l'apoplexie, etc.; il les éloigne plutôt, soit en dissipant les stases sanguines qui s'opèrent dans le cerveau, soit en facilitant les digestions dont l'embarras est une cause si fréquente d'accidents vers la tête.

Le café au lait et à la crème est d'un usage presque universel : présomption d'innocuité. Agréable au goût et à l'odorat, il passe bien, accélère la digestion, entretient la liberté du ventre, et remplace, pour beaucoup de personnes, l'emploi d'un laxatif. Le peuple en use avec prédilection ; aussi se vend-il au coin des rues et dans les places publiques. Combien de femmes sacrifient toute autre nourriture à leur ration quotidienne de café au lait? On l'accuse de causer des tremblements, des mouvements fébriles, des dyspnées, des palpitations, des leucorrhées, de diminuer l'énergie des tissus, etc., banales énonciations dont pas une n'est fondée sur une observation exacte et régulière. Il convient seulement de fixer la proportion du lait et du café suivant le degré d'irritabilité nerveuse de ceux qui en font usage.

La valeur alimentaire du café ressort des données suivantes : Un litre d'eau et 100 grammes de café fournissent une infusion qui contient par litre 20 grammes de matières solides en moyenne ; cette infusion contient, à volume égal, trois fois plus d'éléments solides, et plus du double de matière organique azotée que celle du thé, préparé avec 20 grammes de thé par litre d'eau bouillante. Les populations méridionales, qui ont un goût presque instinctif pour le café, y trouvent donc à la fois un moyen de réaction contre les chaleurs, un aliment approprié au climat. C'est sans doute pour l'avoir vu en usage parmi les indigènes que Desgenettes l'a recommandé à nos soldats en Égypte, bien longtemps, comme on le voit, avant que les médecins militaires de notre époque l'aient préconisé en Algérie. Nous avons vu le Corse, le Moréote, le Turc, l'Arménien, le Bulgare des côtes de la mer Noire en user avec une égale prédilection ; la soupe au café est le repas préféré des matelots pour le matin, elle égaye le réveil de nos soldats en Afrique ; elle a été souvent pour eux le correctif des salaisons, le seul aiguillon de leur appétit sur le plateau de Sébastopol. Un litre formé de parties égales de café et de lait contient :

	subst. solides.	Subst. azotées	Matières grasses. salines et sucrées
	gr.	gr.	gr.
1/2 litre d'infusion de café........	9,5	2,80	4,97
1/2 litre de lait.....	70	45	25
Sucre en moyenne	75	»	75
	154,5	ou 47,80	plus 104,97

Payen fait remarquer que ce liquide alimentaire représente six fois plus d'éléments solides et trois fois plus de substances azotées que le bouillon ; ses propriétés nutritives sont donc réelles, et il faut ajouter qu'il communique son arome, sa saveur, sa puissance stimulante à une quantité de liquide égale à vingt fois son poids (eau et lait) et à un égal volume de pain dont il corrige le peu de sapidité. Les mineurs de Charleroi ne reçoivent, dans leur alimentation journalière, que 14^{gr},82 d'azote, tandis que les détenus des maisons centrales en reçoivent 16^{gr},56, et les trappistes 15 grammes ; mais les mineurs belges font usage du café (30^{gr},59 par jour). De Gasparin en a conclu que la café a la propriété de ralentir le travail de désassimilation, de retarder les mutations organiques, de manière à diminuer les besoins de la réparation, à nécessiter moins fréquemment l'ingestion des aliments, à réduire la proportion d'azote (urée et acide urique) qui s'échappe par les urines (1) : le café empêcherait le corps de se dénourrir. C'est par ce mécanisme qu'il permettrait aux ouvriers de Charleroi de se maintenir en santé et en vigueur, avec

____

1. Expériences de Brecker (Crefeld, 1849).

un régime très-éloigné des 20 à 26 grammes d'azote indispensables par jour à
l'entretien de l'homme adulte; chez eux, le café n'agit pas comme substance
nourrissante, puisqu'il n'entre que pour 1/35e dans le chiffre des proportions
nutritives de leurs aliments. Magendie a opposé à l'interprétation ingénieuse
de Gasparin le témoignage d'un médecin de Valenciennes, Charpentier, qui
n'a pas trouvé les ouvriers belges dans un état de santé florissante. La question reste à l'étude.

II. — THÉ.

L'importance de ce produit végétal est immense, et affecte non-seulement
l'hygiène et la médecine, mais le commerce et la civilisation. L'infusion de
thé est la boisson commune dans toute l'Asie orientale; l'Europe et le nouveau monde en font une énorme consommation; il est pour la navigation au
long cours un mobile puissant, pour les peuples un moyen d'échange, pour les
gouvernements la source d'un revenu considérable, pour l'homme sain un stimulant d'une suavité sans égale, pour le malade un agent prophylactique et
curatif en beaucoup de cas, pour les familles une délectation salubre et un
prétexte d'agréables réunions, pour la vie sociale un lien de plus. L'usage du
thé, établi depuis un temps immémorial en Chine et au Japon, d'où il s'était
étendu dans l'Inde, l'Arabie, la Tartarie et la Perse, ne fut connu en Europe
que vers le milieu du xvııe siècle. En 1602, la compagnie des Indes hollandaises en fit la première importation; elle l'avait obtenu en échange d'une
plante européenne, la sauge, dont les vertus célébrées par l'école de Salerne,
ne réussirent point auprès des Chinois et des Japonais. En 1640, un médecin
hollandais, Nicolas Tulpius, publia en faveur du thé des observations puisées
en grande partie auprès des marins instruits qui avaient fréquenté les mers
de Chine. Cet ouvrage fut suivi (1648) de l'*Apologie du thé*, par Morisset, du
petit traité de Jonquet (1657), qui l'appelait une herbe divine, et d'un traité
plus complet sur l'*excellente boisson du thé*, par Cornélius Bontekoe (1678),
qui fut traduit dans toutes les langues, peut-être par les soins intéressés de la
compagnie des Indes hollandaises. Sydenham en Angleterre, Etmüller en
Allemagne, Geoffroy, Lémery et Andry en France, contribuèrent à en répandre l'usage; mais c'est surtout au savant voyageur Kaempfer que revient
l'honneur de l'avoir popularisé en Europe (1). L'opposition de Boerhave et
de Van Swieten n'arrêta point l'élan du goût public, que Linné vint confirmer de son imposant suffrage (2).

Le thé, rangé par de Jussieu et Ventenat dans la famille des orangers et par
de Candolle dans celle des camelliées, a mérité, aux yeux de Mirbel, de servir
de type à une série naturelle, à une famille distincte de plantes sous le nom de
théacées. C'est un arbuste d'une hauteur variable de 1m,30 à 8 et même

(1) Kaempfer *Amœnitates exoticœ*.
(2) Linné, *Dissertatio potûs theœ*.

10 mètres, à feuilles toujours vertes, à fleurs blanches axillaires, que remplace un fruit formé de trois coques globuleuses adhérentes entre elles par leur axe commun, à une seule loge s'ouvrant par une seule fente longitudinale et contenant une seule graine globuleuse. Les feuilles sont le produit utile ; alternes, d'un vert intense, fixées sur de très-courts pétioles, elliptiques, aiguës, dentées, longues de 6 à 9 ou 10 centimètres, larges de 25 à 30 millimètres, d'une odeur peu prononcée, elles sont pourvues de glandes sécrétant une huile essentielle, et dans les manipulations qu'elles subissent leur arome se développe par l'effet de la température. Hors de la période de floraison, l'arbuste à thé ressemble tellement au *Camellia sasangua,* qu'on les a cru identiques ; toutefois il en diffère par ses fleurs axillaires au nombre de deux, qui ont les pétales moindres, non carinés à leur sommet, ainsi que par ses feuilles épaisses, non recourbées. Le thé croît à la Chine, au Japon, à la Cochinchine et dans tout l'orient de l'Asie. Semé en Chine dans le mois de février, il donne au mois de mars une première récolte de feuilles qui sont cueillies une à une ; une seconde cueillette a lieu un mois après, époque où les feuilles sont entièrement épanouies ; la troisième cueillette, qui se fait vers le mois de juin, ne fournit qu'un thé grossier réservé pour le peuple. Linné distinguait deux espèces de thé, le vert (*Thea viridis*), et le noir (*Thea bohea*) ; il est reconnu maintenant qu'il n'existe qu'une sorte d'arbre à thé qui fournit le thé, noir ou vert, suivant les circonstances de sol, de culture, de climat, et le degré plus ou moins avancé de la végétation au moment où les feuilles sont récoltées ; l'arbre à thé vert, planté dans les pays où vient le thé noir, produit lui-même du thé noir, et réciproquement. On peut même faire indistinctement du thé noir ou du thé vert avec les feuilles du même arbre, de manière que la différence se réduit au mode de récolte et aux procédés de fabrication ; c'est ce qui a été vérifié expérimentalement par Bruce, qui dirige les magnifiques plantations et manufactures de thé fondées par la compagnie des Indes dans le haut Assam. Les feuilles récoltées subissent une série de préparations et de manipulations (triage, pétrissage à la main, torréfaction, enroulement, etc.) qui diffèrent pour les thés verts et les thés noirs, et qui influent beaucoup sur la délicatesse des produits (1).

Le thé de bonne qualité doit être récent, bien sec, net, uniforme, sans poussière, pesant, sans âcreté ni odeur forte ; l'œil ne peut juger la qualité du thé ; l'apparence de la feuille peut être excellente, tandis que l'arome a été altéré par l'humidité, par un emballage mal fait, par la manutention. La quantité de matières solubles que possède chaque espèce de thé mesure sa force relative ; quant au parfum, ce n'est qu'à l'infusion que l'on peut l'apprécier. Houssaye admet les espèces suivantes : — *Thés noirs.* Préparés avec des feuilles qui ont été exposées à la vapeur de l'eau bouillante avant leur torréfaction, ils sont plus dépouillés de leurs principes âcres et vireux : 1° pekoe

(1) Voyez la *Monographie du thé,* par Houssaye. Paris, 1843.

ou pak-ho (duvet blanc), première récolte de l'arbuste, lorsque les feuilles sont encore en bourgeons : ce thé, qui se torréfie légèrement, est le plus fin, le plus aromatisé, le plus cher, le plus susceptible de se détériorer par l'humidité, le temps et le voyage ; 2° pekoe d'Assam, à feuille plus large et moins allongée que la précédente ; son infusion est inférieure en parfum et saveur; 3° orange pekoe, d'un noir foncé mélangé de jaune : on le mélange avec du souchong; 4° pekoe noir, fort rare ; il contient quelques parcelles blanches et des pétioles rougeâtres ; infusé, il a presque l'arome du bon congo; 5° congo (koong-foo), boisson journalière des Chinois, « thé de famille » des Russes; il se récolte sur le même arbre que le pekoe ; son infusion est d'un goût savoureux mêlé d'une amertume agréable : c'est un des thés les plus délectables et les plus sains; 6° souchong, c'est le plus fort des thés noirs ; 7° pouchong, supérieur au précédent; il est à la fois très-fin, très-délicat et léger; 8° ning-yong : il a l'apparence du thé noir de Java; droit en goût, il en faut une forte dose pour faire une bonne infusion ; 9° le houlong, le campoy et le caper sont rares sur notre marché; 10° bohea ou woose; sous ce nom, qui désignait autrefois tous les thés noirs, on range aujourd'hui deux espèces : le bohea de Fokien et celui de Canton; on n'importe guère que ce dernier; son infusion, un peu faible, a parfois un goût de fumée et dépose un sédiment noir. — *Thés verts.* 1° Hyson ou hé-chun (heureuse fleur du printemps), le plus estimé des thés verts; il doit être très-lourd, très-sec et facile à briser; comme tous les thés verts dont la torréfaction est poussée moins loin que celle des thés noirs, il est plus sujet à s'altérer au contact de l'air ; comme tous les thés verts, son goût est un peu âcre lorsqu'on le prend seul; il teint l'eau bouillante d'une nuance jaune citron limpide ; mais pour obtenir sa saveur, l'infusion doit durer quelque temps ; 2° hyson junior ou yu-tseen (avant les pluies); il se cueille de bonne heure, et son parfum, très-doux, a quelque analogie avec celui de la violette; 3° hyson-schoulang : il est mêlé de fleurs de l'*Olea fragrans* que l'on ajoute aussi au pekoe : c'est une variété factice et que l'on ne prépare que sur commande; 4° hysonskin (rebut); son goût est un peu ferrugineux; il est consommé dans les ports de mer par les matelots et les gens de peine ; 5° poudre à canon, chou-cha (thé perlé) : c'est le hyson le mieux trié et formé des feuilles les mieux roulées, en boules très-serrées ; 6° impérial : c'est encore un hyson trié, mais à graines plus grosses d'un vert argenté; il exige une infusion aussi longue que la poudre à canon ; 7° tunkay ou tun-ke (thé croissant sur le bord d'un ruisseau), dernière cueille de la saison d'été : c'est encore un second triage du hyson, moins commun que le hyson-skin ; son infusion est d'un brun clair tirant sur le jaune terne, elle a souvent un léger goût de poisson.

La composition chimique du thé a été étudiée par H. Davy, Frank, Brande, Mulder, Stenhouse; mais c'est à E. Péligot que l'on doit le travail le plus complet sur ce sujet. Le thé est composé de ligneux qui en forme environ la moitié, de gomme, de tannin, d'albumine végétale; en outre, il contient trois produits dignes d'une attention spéciale : 1° une huile essentielle à laquelle il doit son arome, et qui, isolée par la distillation du thé avec de l'eau, exhale une odeur forte et étourdissante; 2° une substance très-azotée, cristallisable, découverte, il y a dix ans, par Oudry, la théine, qui est identique avec la caféine et avec la matière azotée que Th. Martius a extraite du guarana, médicament fort recherché des Brésiliens; 3° une autre matière azotée, signalée par Péligot, et qui se trouve en abondance dans la feuille du thé, après qu'on en a extrait, au moyen de l'eau bouillante, tous les principes solubles qu'elle renferme : cette matière, identique avec la caséine du lait, existe dans la proportion de 28 pour 100 dans la feuille épuisée par l'eau bouillante, et le thé, dans son état ordinaire, en renferme 14 à 15 pour 100.

Mulder indique pour 100 parties de thé :

	Thé vert.	Thé noir.
Huile essentielle	0,79	0,60
Chlorophylle	2,22	1,84
Cire	0,28	»
Résine	2,22	3,64
Gomme	8,56	7,28
Tannin	17,80	12,88
Théine (ou caféine)	0,43	0,46
Matière extractive	22,8)	21,36
Matière colorante particulière	23,60	19,12
Albumine (caséine de M. Péligot)	3,00	2,80
Fibres (cellulose)	17,08	28,32
Cendres	5,56	5,24

J. Stenhouse a constaté une proportion plus forte de théine; 100 parties de thé lui ont donné :

Hyson	1,05
Toukai	0,98
Congo	1,02
Assam	1,27

Les quantité de théine obtenues par Péligot sont doubles des précédentes :

Poudre à canon	2,34
Id. id.	3,00
Hyson	2,79
Mélanges à parties égales de souchong, poudre à canon, hyson, impérial pekoe	2,93

Ces différences s'expliquent par celles des procédés d'extraction.

Au point de vue pratique, il faut distinguer dans le thé deux parties essentielles, l'une qui est soluble dans l'eau bouillante, l'autre qui ne l'est pas : la première comprend l'huile essentielle, le tannin, la gomme, la théine, la matière extractive, la plus grande partie des sels qui constituent les cendres; l'autre comprend la chlorophylle, la cire, la résine, la matière colorante, l'albumine et le ligneux. Les cendres contiennent un peu d'oxyde de fer, qui provient peut-être des vases où l'on torréfie la feuille. La proportion des produits solubles dans l'eau chaude varie très-notablement, et dépend surtout de l'âge de la feuille qui est plus jeune, et, par suite, moins ligneuse dans le thé vert que dans le thé noir. En moyenne, les thés noirs contiennent 38,4, et les thés verts 43,4 pour 100 de substances solubles. 100 parties des thés suivants, desséchés à la température de 110 degrés centigrades, contenaient en azote : pekoe, 6,58; poudre à canon, 6,62; souchong, 6,15; assam, 5,10. Cette proportion d'azote est plus forte que celle qui existe dans aucun des végétaux analysés jusqu'à ce jour, sans excepter les plantes fourragères et celles qui servent d'engrais (Boussingault et Payen). L'infusion de thé, poussée jusqu'à l'épuisement des principes solubles de la feuille, fournit par évaporation un résidu qui contient 4,3 à 4,7 d'azote pour 100. (Ces quantités représentent 6,5 à 7,4 de théine, la théine contenant 29 pour 100 d'azote.) La feuille épuisée contient le complément de l'azote total de la feuille non infusée, non plus à l'état de théine, car celle-ci paraît entièrement enlevée par l'eau bouillante, mais à l'état d'un produit identique avec la caséine, et dont la combinaison avec le tannin explique l'insolubilité dans l'eau pure, tandis qu'elle se dissout dans l'eau faiblement alcaline.

Ces résultats qui sont loin d'être complets, et que le perfectionnement des procédés d'analyse organique promet encore d'agrandir, aideront un jour à résoudre une question physiologique et économique d'un haut intérêt, savoir : si le thé est alimentaire et doit prendre dans le régime des masses un rang voisin du bouillon. Liebig s'est fondé sur la trop petite quantité de théine qu'on avait trouvée dans le thé et le café (environ 1/2 pour 100), pour refuser à cette substance toute part dans la nutrition; mais on a vu que la détermination sur laquelle il s'est appuyé est très-inférieure à la proportion réelle de théine qui existe dans le thé. Le bouillon de la Compagnie hollandaise, a donné, par litre, 15 grammes de matières organiques solubles, et 9 grammes de matières inorganiques solubles (sel marin); total 24 grammes, = 1gr,2 d'azote par litre. L'infusion de thé faite avec 20 grammes de thé pour 1 litre d'eau, et ensuite sucrée, fournit en produits solides : résidu sec du thé, 6gr,33; sucre, 25gr,32; total 31gr,65, = 3 décigrammes d'azote, = 1 gramme de théine. Ainsi, le résidu du bouillon contient plus d'azote, celui du thé plus d'éléments solides. A ces inductions s'ajoute le chiffre énorme de la consommation du thé chez quelques nations : les Anglais consomment 18 millions de kilogrammes par an, associé à 72 millions de kilogrammes de sucre. Prennent-ils cette boisson comme un moyen d'attendre des aliments plus substantiels, ou bien l'acceptent-ils comme l'équivalent de ces aliments eux-mêmes? La question ainsi posée par Péligot est résolue par l'observation des habitudes et du régime de nos voisins d'Outre-Manche. Les classes riches ou oisives ajoutent le thé à l'ample ration de leur nourriture quotidienne. Dans les hôpitaux militaires anglais de Varna, de Scutari, etc., j'ai vu le thé servir à deux repas, sur trois; les malades, les convalescents anglais le prennent matin et soir avec du pain; mais leur repas intermédiaire, le dîner (entre midi et une heure), est défrayé par une ration de viande et de légumes équivalente aux quantités des mêmes aliments que reçoivent en deux fois nos militaires dans les deux repas (dix et quatre heures) réglementaires de leur journée à l'hôpital. La valeur nutritive du thé se jugera, non par des habitudes mêmes nationales, mais par des expériences; il importe d'ailleurs de distinguer les divers modes d'emploi du thé. L'infusion légère et sucrée ne constitue pas un aliment; sans être entièrement dépourvue de matériaux nutritifs, elle est alors un stimulant général, et, sous cette forme, elle est en usage à la fin des repas chez les Anglais et les Hollandais qui consomment le plus de thé en Europe. Quand le thé sert de demi-repas, comme le premier déjeuner et le second souper, il est accompagné de pâtisserie, de pain au beurre, etc., de telle sorte qu'il remplit alors les trois conditions qu'un chimiste anglais, Prout, assigne à l'aliment parfait, et qui se résolvent dans la réunion d'une matière azotée, d'une matière non azotée, telle que le sucre, d'une matière grasse. Ces repas au thé sont réparateurs à coup sûr, mais plus peut-être par les accessoires farineux, gras et sucrés, que par le thé lui-même, le rôle principal de ce liquide consistant à favoriser la complète assimilation des autres substances ingérées avec lui. Trousseau compare la matière azotée du thé à la gélatine, qui, insuffisante pour l'entretien de la vie, devient alimentaire par l'addition des principes aromatiques et sapides de la viande. Or, le thé a cet avantage sur la gélatine qu'il contient en lui-même le principe aromatique qui rend ses matières azotées susceptibles d'être converties en chyme. Les rapprochements auxquels conduit l'analyse chimique ou la simple induction ne peuvent tenir lieu des observations directement tirées de l'état de nos organes impressionnés par cet agent; ils ne sauraient non plus imposer silence à l'instinct vital qui devance le résultat des recherches expérimentales à faire sur le thé, et qui ne nous porte point spontanément vers cette substance, quand la faim vient à nous avertir d'un déficit de matière organique à combler en nous. J'ai donné des soins à un ami dans la force de l'âge, qui se plaignait de débilité progressive sans lésion organique. Depuis longtemps il se contentait d'une infusion de thé pour tout déjeuner, et il éprouvait les premiers effets d'une alimentation insuffisante; un changement substantiel de régime mit fin à sa maladie. Le thé trompe la faim par la surexcitation passagère de l'estomac; si les Chinois en usent largement, c'est qu'ils y puisent une stimulation nécessaire dans un climat dont les chaleurs énervent et où pullulent les foyers d'intoxication paludique. Si les Anglais et les Hollandais s'en gorgent, c'est qu'ils vivent plongés perpétuellement dans une atmosphère brumeuse, froide et humide; c'est qu'ils ont les chairs flasques et molles, le caractère lourd et phlegmatique. Les grands mangeurs ont besoin d'un stimulant pour l'énorme labeur de leurs digestions; en général, ils prennent du thé, non quand ils ont faim, mais quand leurs estomacs repus languissent sous le poids des aliments. Proposez donc une infusion de thé à l'Anglais ou au Hollandais affamé. Peut-être quand la feuille est consommée dans son ensemble constitue-t-elle un aliment qui, en raison de la proportion de ses principes azotés, semble plus réparateur qu'aucun autre produit végétal. Quelques populations indiennes l'emploient, dit-on, de cette manière; les Japonais usent du thé en poudre, et l'avalent avec l'eau chaude. Des expériences sont nécessaires pour constater la valeur alimentaire du thé consommé de cette manière.

L'infusion du thé flatte singulièrement le goût par la finesse de sa saveur, par la netteté de son arome, et par un sentiment d'astringence fort agréable. Une fois ingérée, elle détermine des phénomènes immédiats et secondaires. Les premiers, dus au calorique, ne diffèrent pas de ceux que produit l'ingestion de l'eau chaude; accélération du pouls, réchauffement général, augmentation d'énergie vitale, aptitude plus grande aux mouvements de la vie animale et de la vie organique; et si la boisson a été prise en quantité notable, une sorte de fièvre qui se résout le plus souvent par une crise sudorale. Le calorique est essentiellement diffusible, et les effets qu'il produit se dissipent rapidement; une minute suffit pour les épuiser. L'influence du thé les soutient, les prolonge pendant plusieurs heures; et tandis que l'excitation qui résulte du calorique est suivie d'un sentiment de faiblesse et de malaise, celle que le thé procure est remplacé par un certain bien-être analogue à celui qui succède à l'ingestion d'une boisson alcoolique. Le système nerveux reçoit surtout la stimulation qui se caractérise en lui par une mobilité plus grande, par l'épanouissement des facultés de l'esprit, par une répartition plus régulière de la chaleur animale. Si le thé est pris après un repas, il favorise l'élaboration des aliments. Presque indispensable aux grands mangeurs, il serait inutile à la digestion des gens sobres, si les conditions de notre état social et la vie sédentaire d'une si grande partie de la population n'avaient généralement pour résultat la diminution des forces digestives : toutes les fois qu'il y aura lieu de les relever à l'aide d'une boisson légèrement excitante, c'est au thé que la préférence est due.

L'inaccoutumance et l'excitabilité naturelle de certaines personnes sont cause que le thé produit quelquefois d'autres phénomènes. C'est surtout le thé vert, dont l'énergie est plus grande, qui les occasionne. Lettson les a bien indiqués. Une heure au plus après l'ingestion du thé vert surviennent des bâillements, des agacements, une irritabilité insolite, des pincements à l'épigastre, des palpitations de cœur, des tremblements légers dans les membres, un sentiment de constriction aux tempes, une tendance à la tristesse. Ces symptômes se dissipent et laissent à leur place un état de brisement et de courbature. L'habitude, surtout chez les sujets robustes et peu irritables, finit par supprimer ces effets. Mais il est des personnes qui ne cessent pas de les éprouver; et tandis qu'elles usent impunément du thé noir, une dose d'infusion de thé vert ne manque jamais de troubler leur sommeil. On observe, quant à l'intensité des infusions du thé noir et vert, les mêmes variations de tolérance individuelle que pour les alcooliques : les uns ne supportent que l'eau rougie, les autres humectent leurs repas de vins riches, etc. Certains individus répugnent d'une manière invincible à l'usage du thé. A petite dose chez ces derniers, à haute dose chez d'autres qui le tolèrent, il agite à l'excès le système nerveux, cause de l'insomnie, des mouvements convulsifs des membres, une sorte d'ivresse, etc. Le sentiment de défaillance et de vide qui creuse l'épigastre est un reproche fait au thé ; peut-être provient-il de la marche plus rapide que cette boisson imprime à la digestion et à tous les actes de la vie plastique : d'où le retour plus fréquent du besoin de nourriture ; mais le plus souvent il s'y joint une titillation pénible, un pincement ; ce qui indique qu'il y a excès, abus, ou simple intolérance du thé ; le plus sage est alors d'y renoncer. L'usage trop répété de cette boisson finit d'ailleurs par débiliter l'estomac, tant par ses propres effets que par ceux du calorique : la nutrition est alors compromise. En Chine, les grands buveurs de thé sont maigres et faibles ; la sensibilité s'émousse, la stimulation ne rayonne plus du centre à la périphérie ; concentrée sur l'estomac, elle l'épuise en énergie : « *Frustra à Boerhaavio monitus, cum nocturna juventutis meæ studia theæ usu lenirem, ita stomachi robur debilitavi, ut, ejurata ea sirene anno abinde pene quadragesimo, nondum vires ventriculi recupaverim* (1). »

L'usage hygiénique du thé est assez clairement indiqué par les détails qui précèdent ; il est évident qu'il doit coïncider avec certaines conditions d'organisation individuelle, d'âge, de régime, de morbidité et de climat. Prescrivez-le aux personnes replètes, lymphatiques, plus disposées à l'inertie qu'à l'exercice, aux constitutions catarrhales et rhumatisantes ; à ceux qui se nourrissent d'aliments gras, huileux, farineux, mucilagineux, etc.; à ceux dont les organes sont en quelque sorte macérés par l'humidité permanente du climat, ou sans cesse baignés par des miasmes toxiques en suspension dans l'atmosphère ; aux vieillards qui trouvent dans les aromes suaves le dernier plaisir des sens, et dans une stimulation de quelques heures l'illusion de la force. Conseillez encore le thé, quoique avec mesure, aux femmes enceintes qui digèrent mal habituellement, en y joignant un peu de magnésie de temps en temps au moment où elles se couchent ; aux personnes qui souffrent de constipations opiniâtres, de flatulences, de vomissements glaireux. Il agit avec une merveilleuse efficacité dans les fatigues d'estomac, dans les paresses de digestion qui succèdent aux excès de table, aux excès de veilles. Il aide souvent à combattre de funestes habitudes d'ivrognerie ; les hommes qui abusent des boissons spiritueuses voient baisser leurs facultés digestives, et pourtant s'ils interrompent leurs libations, ils tombent dans un état de prostration physique et morale pire encore que l'excitation alcoolique ; alors le thé devient pour ainsi dire le succédané de l'alcool, moins l'action nuisible de celui-ci ; il ranime le système nerveux, il redonne à l'estomac sa puissance digestive, il

1) Haller, *Elementa physiologiæ*, t. VI, p. 252.

remplace l'hypochondrie par une exaltation qui n'a point les inconvénients de l'ébriété.

Le thé se prend en infusion ainsi que nous l'avons dit, et il faut que cette préparation soit prompte si l'on veut lui conserver son parfum; si elle se prolonge, le thé perd de son arome et contracte un goût de feuilles séchées soumises à l'ébullition; en même temps, il devient astringent, happe à la langue et y laisse de l'amertume. Si on le fait bouillir, l'amertume, l'astringence et le goût de feuilles séchées augmentent encore davantage, et la boisson n'a plus rien de flatteur pour les organes du goût. Pour faire l'infusion, il faut d'abord échauder la théière avec de l'eau bouillante que l'on reverse dans les tasses. Puis l'eau bouillante est versée jusqu'à mi hauteur de la théière, de manière à noyer complétement les feuilles; la théière refermée, on laisse infuser six à huit minutes avant de servir le thé. D'après Houssaye, il faut 8 grammes de thé ou environ une forte cuillerée à café pour deux tasses; pour quatre tasses, 12 grammes; 30 grammes pour douze tasses. On se rappellera qu'à volume égal, le thé noir pèse presque moitié moins que le thé vert. L'eau doit être bouillante, la finesse et l'arome du thé en dépendant ; pour la verser dans la théière, on la retirera du feu dès les premiers signes de l'ébullition au maximum, si l'on ne veut pas qu'elle prenne un goût terreux et fade qui se communique à l'infusion. Les théières métalliques, meilleures conductrices du calorique, s'imprègnent mieux de l'arome du thé. Le thé sera conservé loin de tout objet odoriférant, dans des boîtes de plomb ou doublées de fer-blanc que l'on aura parfumées au préalable en y faisant infuser du thé pour leur ôter l'odeur de la térébenthine qui sert à leur soudure.

III. — CHOCOLAT.

Ce produit alimentaire se fabrique avec le sucre et les semences décortiquées du cacaoyer (*Theobroma cacao*), qui croît dans les forêts humides de l'Amérique méridionale et du Mexique, dans les districts de Caracas et de Venezuela; il a 30 à 40 pieds de hauteur; ses feuilles, grandes, simples, minces, ovales allongées, sont en naissant d'une teinte rouge, et verdissent ensuite; ses fleurs, petites et rouges, sont remplacées au bout de quatre mois par des fruits ou *cosses* ayant la forme d'un concombre, verts, jaunes ou rouges, à dix côtes mamelonnées, à extrémité pointue, à pédoncules courts et ligneux; dans leur capsule à parois épaisses et plus tard ligneuses, sont groupées vingt-cinq à trente graines ovoïdes, un peu plus grosses que des noisettes, entourées d'une sorte de moelle rose aigrelette et sucrée que les nègres mangent avec plaisir; l'amande de chacune de ces graines est recouverte d'une enveloppe crustacée. En 1520, les Espagnols ont vu le cacao et le chocolat en usage chez les Mexicains depuis un temps immémorial; en 1664, d'Acosta en a introduit la culture à la Guadeloupe; c'est en 1660 qu'il fut connu à Paris. On livre au commerce, sous le nom de cacao et de chocolat, des graines variées et provenant même d'espèces différentes, bien que l'on ne connaisse qu'une seule tribu botanique de véritable cacaoyers, soumis eux-mêmes à certaines modifications sous l'influence du sol, de la culture, de l'exposition, des conditions de récolte et de conservation. En France, on reçoit et l'on utilise : 1° le cacao *caraque*, de couleur terreuse, servant à préparer les chocolats fins ; sa qualité est des plus estimées ; le cacao de la Trinité s'en rapproche ; 2° le *maragnan*, cacao du Para, du Brésil, plus commun, moitié moins estimé ; le cacao *guayaquil* est de même valeur ; 3° le cacao *des Iles*, c'est-à-dire de Saint-Domingue, de la Martinique, de la Guadeloupe, inférieur de moitié au précédent, base des chocolats les plus ordinaires ; 4° le cacao de *Cayenne* : son amande est petite ; son goût de fumée le caractérise ; il provient du *Theobroma guyanensis*.

Torréfiées, pilées dans un mortier chaud en pâte fine, avec addition de 130 grammes d'eau pour 500 grammes de matières, puis soumises dans un sac de fort coutil à une pression énergique entre deux plaques de fer bien chauffées, ces graines fournissent une huile fixe, épaisse, qui se concrète à la température de l'air : c'est le beurre de cacao. On le purifie au bain-marie, en l'exprimant à travers un linge ; on en forme ensuite des pains, des suppositoires, etc. (que l'on conserve dans des flacons bouchés à l'émeri). Il est d'un jaune blanchâtre, de la consistance du suif, d'une odeur et d'une saveur qui rappellent le cacao grillé ; en vieillissant, il blanchit et devient lentement rance. Quant aux fruits eux-mêmes, leur maturité se dénote par leur couleur verdâtre, pâle ou violette, rougeâtre ; on les détache alors facilement de l'arbre et on les brise pour en extraire les amandes qu'on expose au soleil ; le soir, on les réunit en tas sous des hangars. La fermentation ne tarde pas à se développer dans leur masse, et il convient de ne pas la laisser durer trop longtemps. On les étale de nouveau pendant la journée jusqu'à dessiccation : elles ont alors perdu 45 à 50 pour 100. On désigne sous le nom de *cacao terré*, les graines qu'on a recouvertes de terre pour tempérer leur fermentation ; elles se reconnaissent à leur teinte brune et à leur saveur plus douce.

Boussingault assigne au cacao la composition suivante :

Matière grasse (beurre de cacao).....................	44
Albumine........................	20
Théobromine (caféine)	2
Gomme, acides et traces de matière très-amère	6
Cellulose et ligneux.................	13
Substances minérales.............	4
Eau.............	11
	100

Cette analyse a porté sur les graines non décortiquées d'une espèce nouvelle, amère, très-parfumée, le cacao *montaraz*, trouvé dans les forêts de la Nouvelle-Grenade. La théobromine a été découverte en 1842 par Woskresensky ; c'est une substance cristalline analogue à la caféine, à peine soluble dans l'eau, l'éther et l'alcool ; on doit la considérer comme une base très-faible (1).

Les analyses de Payen seraient peut-être plus recommandables (cacao non mondé) :

Beurre de cacao d'après les essais de Payen :

Provenance.	Beurre pour 100.
Trinité	38
Haïti	41,4
Para	42,7
Guyaquil	46,3
Guyane française	46,8
Caraque	48,9
Maragnan	49,8

Parmi les chimistes qui ont analysé le cacao, les uns n'y ont pas trouvé d'amidon, d'autres y signalent 10 pour 100 de cette matière, d'autres encore n'en ont rencontré que des traces. Payen a reconnu dans les cacaos à l'état normal des granules amylacées ayant à peine $1/6^e$ ou $1/8^e$ du diamètre des gros grains de la fécule de pomme de terre, ou $1/3$ du diamètre des grains d'amidon du blé ; ils bleuissent par l'iode comme la fécule de pomme de terre ou l'amidon de la farine des céréales ; mais à la différence de ces deux sortes d'amidons, ils perdent rapidement la coloration de l'iode. Les cacaos de bonne qualité, mondés de leur enveloppe, ont offert à Payen, avant leur torréfaction, la composition suivante (1) :

Substance grasse (beurre de cacao)	48	à	50
Albumine, fibrine et autres matières azotées	21		20
Théobromine	4		2
Amidon et traces de matière sucrée	11		10
Cellulose	3		2
Matière colorante, essence aromatique		traces	
Substances minérales	3		4
Eau hygroscopique	10		12
	100		100

La préparation du chocolat exige beaucoup de soins et ne laisse pas d'être compliquée. Les amandes sont nettoyées dans un blutoir : Payen recommande d'associer une espèce de cacao aromatique avec une autre plus onctueuse pour faciliter la trituration. Après le nettoyage, la torréfaction dans un brûloir à café ; légère et graduée, elle dessèche la graine, la réduit de volume et rend sa coque plus friable. Le cacao refroidi passe entre deux cylindres armés de clous de fer qui brisent les coques et les éliminent par une sorte de ramage ;

(1) Pelouze et Fremy, *Traité de chimie, etc.,* 3e édit. Paris, 1861, t. IV, p. 672.
(2) Payen, *Précis théorique et pratique des substances alimentaires,* 4e édit., 1865, p. 400.

les germes sont triés et enlevés, et l'on achève de sécher le cacao dans une bassine. Le broyage s'opère dans des mortiers chauffés; on les entoure aujourd'hui d'une double enveloppe où circule la vapeur, ce qui hâte la liquéfaction de la matière grasse ; à mesure que la masse s'amollit, on y ajoute du sucre sans interrompre l'action du pilon ; le broyage se termine dans des moulins à cylindres disposés en laminoirs ou roulant sur une plate-forme chauffée; on se sert aussi, pour le complément de cette opération, de cônes roulant et se développant sur une plaque circulaire de granit. Des couteaux ramasseurs concourent à la perfection du broyage mécanique à la vapeur en ramenant sans cesse la pâte sous les meules, cônes ou cylindres. Quand la division est complète, on mêle à la pâte les aromates (vanille, cannelle, etc.) ; à cet effet, les gousses de vanille sont coupées en tranches minces, broyées et mélangées avec du sucre blanc dont les cristaux aident à déchirer le tissu végétal (Payen). Il ne reste plus qu'à verser la pâte dans les moules, où elle se contracte en se refroidissant, ce qui permet de la démouler sans effort.

La valeur nutritive du chocolat, présumée d'après l'analyse chimique, est démontrée par l'expérience. L'amande du cacao contient deux fois plus de matière azotée que la farine du froment, a vingt-cinq fois plus environ de matière grasse, une proportion assez marquée d'amidon, des sels minéraux et un arome d'une suavité qui sollicite les sécrétions salivaires et gastriques; avec l'addition du sucre pour la fabrication du chocolat, le cacao offre donc un aliment complet : par le sucre, la gomme, l'amidon, etc., il subvient aux combustions respiratoires : par son beurre ou matière grasse, à la régénération des tissus graisseux; par ses principes azotés, à l'entretien et à la réparation du tissu musculaire, du sang, etc. Au Mexique, il est une base d'alimentation pour les indigènes; en Italie, en Portugal, en Espagne, on en fait un usage continu d'après un mode spécial de préparation qui consiste dans une coction de plusieurs heures sur un feu doux, dans la cendre chaude, avec très-peu de sucre ou même sans sucre. Préparé à l'eau, il se digère mieux qu'au lait, à la crème. Il plaît généralement à tous les estomacs; il est le déjeuner par excellence des valétudinaires, des convalescents d'un petit appétit, des femmes délicates, des vieillards. Les nuances idiosyncrasiques ont ici leur part comme en tout ce qui touche au régime. Je connais des personnes qui digèrent parfaitement le chocolat sec par fragments, et qui le trouvent lourd sous forme de boisson alimentaire à l'eau, au lait, etc.; il en est qui l'accusent de produire la constipation : d'autres lui attribuent l'influence légèrement apéritive du café au lait. On ne saurait trop applaudir à l'introduction du chocolat dans le régime des hôpitaux, mais à la condition qu'il soit de bonne qualité et non le produit frauduleux d'une industrie qui substitue au beurre du cacao la graisse de veau ou l'huile d'olives, qui utilise les cacaos avariés, moisis, etc. (Voy. *Hygiène publique*, Police bromatologique.)

ADDITION AUX INGESTA.

I. — MATIÈRES COLORANTES.

Appliquées à certains aliments pour leur donner un aspect plus agréable et comme pour inviter les yeux, ces substances que l'on pourrait appeler les condiments de la vue ne sont pas toujours sans danger. Il en est dont l'usage n'offre aucun inconvénient : tels sont les étamines de lis, le safran, le souci et les carottes pour colorer en jaune; les épinards, la poirée et le blé vert pour la couleur verte; les fleurs de carotte sauvage et les baies du sureau pour obtenir le pourpre; le tournesol pour le violet, etc. Au reste, une ordonnance de police (1) a déterminé les substances qui peuvent servir à colorer les liqueurs, bonbons, dragées, pastillages, etc. : 1° *couleur bleue*, indigo, bleu de Prusse ou de Berlin, outremer pur; 2° *rouge*, cochenille, carmin, laque carminée, laque du Brésil, orseille; 3° *jaune*, safran, graine d'Avignon, graine de Perse, quercitron, curcuma, fustet, laques alumineuses de ces substances; 4° *vert*, la plus belle nuance de vert s'obtient par le mélange de graine de Perse et de bleu de Prusse, il a plus de brillant que le vert de Schweinfurt, qui est un poison très-énergique; 5° *violet*, bois d'Inde, bleu de Prusse; 6° *couleur pensée*, mélange de carmin, bleu de Prussse ou de Berlin. La même ordonnance accorde en outre aux liquoristes les ressources colorantes du bois de Campêche pour le curaçao, l'indigo dissous dans l'alcool pour les liqueurs bleues, le safran mêlé avec du bleu d'indigo soluble pour l'absinthe. Naguère une foule de substances toxiques ou médicinales étaient employées par les confiseurs, les pâtissiers, etc., et peut-être le sont encore dans les villes où la surveillance est moins active ou moins éclairée qu'à Paris : ainsi on colorait les amandes, pistaches, fruits, etc., enveloppés au préalable d'une couche de sucre durci : 1° en *jaune*, avec la gomme-gutte, le chlorate de plomb, le sulfure jaune d'arsenic, le jaune de Naples, contenant des oxydes de plomb et d'antimoine; 2° en *pourpre* ou *violet*, avec l'orseille que l'on prépare avec de l'urine putréfiée, et quelquefois avec de l'oxyde d'arsenic ou du bioxyde de mercure; 3° en *bleu*, avec le carbonate de cuivre; 4° en *vert*, avec de l'arsénite de cuivre, dit vert de Schweinfurt; 5° en *rouge*, avec du sulfure rouge de mercure (vermillon), avec l'oxyde rouge de plomb (minium); 6° en *blanc*, avec le carbonate de plomb (blanc de céruse). Dans un rapport fait au nom du conseil de salubrité de Paris (2), Andral signale l'existence de ces mêmes principes dans les petites capsules de papier colorié

(1) Voyez l'ordonnance du 28 février 1853, et l'instruction du Conseil de salubrité de Paris, en date du 4 février 1853.

(2) Andral, *Annales d'hygiène*, 1re série. Paris, 1830, t. IV, p. 48. — Roussin, *Nouveau Dictionnaire de médecine et de chirurgie pratiques*, art. BONBON.

où l'on coule quelques préparations de sucre (sucres soufflés); l'un de ces papiers, arraché à la bouche d'un enfant, a fourni une certaine quantité d'arsénite de cuivre. Nous renvoyons aux ouvrages de médecine légale pour les symptômes d'empoisonnement auxquels peuvent donner lieu ces fâcheuses routines de l'industrie, ainsi que pour les moyens qu'il convient de leur opposer. Des accidents graves ont été occasionnés par l'emploi des papiers peints dont usent quelquefois les charcutiers, les fruitiers, les épiciers, etc., pour envelopper les comestibles qu'ils débitent. Les papiers les plus dangereux sont ceux qui sont coloriés en vert et en bleu clair avec des préparations métalliques; viennent ensuite les papiers lissés blancs (carbonate de plomb, céruse), ceux colorés avec le minium (oxyde de plomb), etc. Il est prescrit aux liquoristes et aux confiseurs de ne mettre dans leurs liqueurs, de n'ajouter à leurs bonbons en guise d'ornements, que les feuilles d'or ou d'argent fins. On bat actuellement du chrysochalque presque au même degré de ténuité que l'or, et cette substance contient du cuivre et du zinc : elle doit donc être prohibée.

II. — VASES ET USTENSILES.

Les vases de cuisine doivent être choisis parmi ceux qui ne peuvent altérer les aliments : de ce nombre sont les vases de fer, de grés, de porcelaine, de verre, de faïence et autres terres vernissées. La porcelaine est fabriquée avec de l'argile blanche revêtue d'un enduit ou vernis terreux; elle est exempte de tout inconvénient. Les vernis blancs des autres poteries ont pour base l'oxyde d'étain, et le vernis des poteries communes l'oxyde de plomb : le premier oxyde n'a rien de dangereux; le second ne se communique jamais aux aliments, tant le vernis dont il est l'ingrédient principal acquiert de dureté et résiste par sa combinaison intime avec la masse du vase aux frottements mécaniques et même aux agents chimiques. Il faut choisir les poteries bien cuites, d'un vernis parfaitement vitrifié et non rayable avec la pointe d'un couteau, donnant un son clair à la percussion faite avec un corps dur. La poterie neuve doit tremper quelque temps dans l'eau chaude avant d'être mise en usage. Les poteries mal cuites s'exfolient au feu, le vernis adhérant mal à la masse argileuse, et contractent un goût détestable que le nettoyage ne peut enlever et qui imprègne les aliments.

La plupart des vases métalliques (argent, étain, fer-blanc, cuivre, plomb) peuvent donner lieu à la production des sels vénéneux, surtout par le contact du beurre, de l'huile, de la graisse, de l'eau salée et des acides.

1° L'argent au premier titre n'expose à aucun danger, si l'on remplit d'ailleurs deux précautions qui s'appliquent à tous les vases métalliques : les tenir très-propres et n'y pas laisser séjourner les mets; mais la vaisselle d'argent est souvent au deuxième titre, et contient alors assez de cuivre pour altérer les aliments.

2° L'étain de bonne qualité peut toujours être employé sans danger pour les usages alimentaires ; mais il contient souvent une proportion de plomb qui excède la limite légale, et oblige alors à des soins de surveillance. L'étain fin, lorsqu'il est neuf, rappelle la couleur de l'argent; il en a la blancheur et l'éclat ; en le ployant, on produit ce qu'on appelle le *cri de l'étain*; allié avec le plomb, il ne fait plus entendre ce cri, lorsqu'il contient plus de 20 pour 100 de plomb, et sa teinte est alors d'un gris bleuâtre. Les vases d'étain employés pour contenir, préparer ou mesurer les substances alimentaires ou les liquides, ainsi que les lames d'étain qui recouvrent les comptoirs des marchands de vin et de liqueurs, ne doivent renfermer au maximum que 10 pour 100 de plomb ou des autres métaux (cuivre, fer), qui se trouvent ordinairement alliés à l'étain du commerce (Ord. citée.) Cette proportion de plomb est encore trop forte pour que l'alliage ne présente aucun danger lorsqu'il est destiné à renfermer des boissons acidulées. En la réduisant à 5 pour 100, on mettrait ce métal à l'abri de toute action dissolvante par les substances ou les liquides alimentaires.

3° Le fer-blanc, ou fer étamé, est excellent : c'est dans les boîtes de fer-blanc que l'on a conservé pendant seize ans, suivant le procédé d'Appert, des préparations culinaires qui, envoyées à l'épreuve du soleil de l'équateur, rapportées à Londres, puis expédiées au pôle boréal, où elles ont séjourné plusieurs années parmi les glaces, ont été trouvées, à l'ouverture des boîtes, parfaitement fraîches et du meilleur goût; toutefois le fer-blanc a l'inconvénient de se détériorer rapidement, et la dépréciation presque absolue des vases de fer-blanc hors de service ne laisse point que de peser sur l'économie domestique.

4° On a dit que le zinc, que l'on a voulu, sous l'Empire, employer à la confection des mesures et à celle des ustensiles des hôpitaux militaires, est attaqué par l'eau la plus pure, par les acides végétaux les plus faibles, par le lait, par le bouillon, etc., et qu'alors même que l'innocuité de l'oxyde et de l'hydrate de zinc, serait démontrée, on aurait à craindre l'action des composés que ces corps formeraient avec des acides des substances alimentaires. Il est certain qu'exposé au contact de l'air, le zinc s'oxyde assez rapidement et se couvre d'une espèce de *patine* qui empêche son altération ultérieure ; aussi les substances alimentaires qui ne dissolvent point la mince couche d'oxyde produit s'y conservent sans inconvénient : telle est l'eau ; et les appréhensions opposées à l'usage de celle qui a coulé sur des toitures de zinc, ou qui séjourne dans des récipients de ce métal, sont exagérées. Que si l'eau contient des acides, des alcalis, des sels, le zinc s'altère, et il a donné des résultats défavorables pour la préparation ou la conservation du cidre ; le zinc forme, avec les acides, des sels émétiques dont l'usage est dangereux ; les mêmes raisons ont motivé la prohibition du fer galvanisé ou zingué. Toutefois, à la proscription dont le zinc est aujourd'hui frappé par la police sanitaire, H. Gaultier de Claubry (1) a opposé les résultats très-étendus d'une longue pratique : dans de nombreuses laiteries et fermes de la Normandie, de la Belgique, etc., les ustensiles et les barattes de zinc, usités depuis un temps immémorial pour le transport du lait, la fabrication du beurre et des fromages, etc., n'ont révélé aucune espèce d'inconvénient. Ces faits, observés pendant de longues années et sur une vaste échelle, semblent à G. de Claubry de nature à modifier l'opinion qui refuse le zinc à la conservation, au transport et au travail du lait. Nous y ajoutons la condition de la propreté extrème où ces ustensiles sont entretenus dans les fermes et laiteries citées ; la même propreté, poussée jusqu'à l'affectation par une vanité naïve, mais salutaire, s'observe dans les vacheries de la Suisse, de l'Allemagne, etc. Ces habitudes, pour ainsi dire nationales, impliquent maintes garanties hygiéniques; mais le plus sûr est de bannir des usages domestiques les métaux susceptibles de nuire par suite d'altérations et de réactions douteuses au contact des boissons ou des aliments.

5° Le plomb passe à l'état de carbonate par le seul contact de l'air ou de l'eau aérée : c'est avec raison que l'ordonnance de police du 28 février 1853 défend aux marchands de vin d'avoir des comptoirs recouverts de lames de plomb, et qu'une circulaire ministérielle, en date du 28 septembre de la même année, prohibe les tuyaux de plomb, de cuivre ou de zinc pour le transvasement des boissons; par le seul effet de son contact avec le plomb, la bière s'approprie une quantité appréciable de ce métal et devient toxique ; les tuyaux à pompe qui amènent la bière de la cave au comptoir de beaucoup de cabarets sont d'autant plus dangereux, s'ils sont de plomb, qu'ils fonctionnent d'une manière intermittente et laissent plus longtemps le liquide en contact avec le métal. Les mêmes prohibitions s'adressent aux vinaigriers, aux raffineurs de sel, aux épiciers, aux crémiers, aux laitiers, etc. On ne saurait proscrire avec trop de persévérance et de minutie le plomb sous toutes ses formes de tous les ustensiles de ménage, de toutes les applications économiques. Le conseil de salubrité de Paris, par une tradition constante et énergique, aura beaucoup contribué à supprimer cette source d'intoxication pernicieuse qui, sans cesse combattue, reparaît sans cesse dans les innovations de l'industrie. La marine doit beaucoup au savant Lefèvre, ancien directeur du service de santé à Brest, qui, en dévoilant l'étiologie saturnine de la colique sèche des pays chauds, a provoqué tant d'améliorations dans le détail des installations à bord des navires (cuisines, appareils distillatoires, réservoirs d'eau à siphons métalliques, vases culinaires et autres mal étamés, mastics, peintures et enduits plombifères prodigués surtout dans la flotte à vapeur, etc. (2).

(1) Gaultier de Claubry, *De l'emploi des vases de zinc dans l'usage domestique* (*Annales d'hygiène*. Paris, 1849, t. XLII, p. 347.

(2) A. Lefèvre, *Recherches sur les causes de la colique sèche observée sur les navires*

6° Le cuivre, le plus usité des métaux pour la fabrication des vases culinaires, est aussi celui qui donne lieu aux accidents les plus fréquents et les plus graves : l'air, l'eau, la chaleur, les corps gras, les acides forts, le vinaigre même (Proust), le vin (Eller), le sang des animaux, l'eau salée, etc., attaquent le cuivre avec une facilité telle, que le vert-de-gris se forme presque inévitablement. Tous les mets préparés dans des vases de cuivre contiennent ce poison en certaine proportion ; pour l'empêcher de s'y former en quantité notable, il faut que la chaleur des mets soit portée promptement à l'ébullition, que celle-ci dure peu et que les mets soient transvasés encore bouillants ; dès que l'ébullition cesse, le vert-de-gris se produit assez facilement pour qu'il devienne imprudent de laisser les aliments séjourner dans le vase même au delà d'un quart d'heure. Les ordonnances de police prescrivent de fréquentes visites des ustensiles et vases de cuivre dont se servent les marchands de vin, traiteurs, bouchers, charcutiers, etc. ; elles ordonnent la saisie des vases et ustensiles empreints de vert-de-gris, défendent l'emploi des balances de cuivre aux raffineurs de sel, et celui des chaudières de cuivre pour le raffinage, etc. Mais elles ont oublié de défendre la cuisson de la charcuterie dans les marmites et chaudières de cuivre, quoiqu'il soit établi que le cuivre est dissous par le sang chaud (Vauquelin). Les robinets de cuivre doivent être remplacés par des robinets de bois ou de verre; ils sont prescrits de bois pour les barils à vinaigre : les liquoristes peuvent y substituer des robinets étamés à l'étain fin ou remplis d'un cylindre d'étain fin dans lequel est foré le conduit d'écoulement. Les bassins de cuivre dans lesquels on prépare les cornichons ne pourraient être remplacés que par des vases d'argent ou de porcelaine, d'une acquisition fort dispendieuse (le vinaigre attaquant les autres métaux). Que l'on se rappelle donc que tous les cornichons d'un beau vert renferment de l'acétate ou du tartrate double de cuivre et de potasse, tandis que ceux faits à froid dans du vinaigre non bouilli ont à la fois pour eux l'innocuité et la qualité. Les estagnons ou vases de cuivre jaune, de forme sphéroïdale aplatie, qui servent au transport des eaux de fleur d'oranger, doivent être parfaitement étamés à l'étain fin et sans aucun alliage, et marqués d'une estampille indiquant le nom et la demeure du fabricant, l'année et le mois de l'étamage, et garantissant celui-ci à l'état fin exclusivement (Ordonnance citée). L'étamage remédie aux inconvénients du cuivre; mais quand les vases sont d'un usage habituel, il importe de le renouveler au moins une fois par mois, l'écurage, le frottement et les acides mettant çà et là le cuivre à nu. L'étamage est souvent mal fait, et présente un grand nombre d'interstices où le poison peut se produire. Exécuté à l'étain fin, l'étamage est blanc, brillant, d'un aspect gras; à 75 pour 100 d'étain pour 25 de plomb, il a moins de blancheur; à 50 pour 100 d'étain et

de guerre français, particulièrement dans les régions équatoriales, et sur les moyens d'en prévenir le développement. Paris, 1859. — *Gazette médicale*, 1861. — *Annales d'hygiène publique et de médecine légale*, 1862. — *Archives de médecine navale*, 1864.

de plomb, il est bleuâtre. Un bon étamage répartit l'étain d'une manière égale et sans trop d'épaisseur sur toute la surface à étamer ; il ne dépense que 5 décigrammes de ce métal par mètre carré ; d'où il résulte que l'obligation d'un étamage aussi pur et fin que possible n'est guère plus dispendieuse que celui qui se fait avec un alliage d'étain et de plomb. La prudence exige qu'on ne laisse jamais les aliments se refroidir ou séjourner dans les vases de cuivre étamés ou non.

7° La fonte émaillée est très-usitée en Allemagne pour la fabrication des vases, et elle s'est aussi répandue en France sur une grande échelle : l'inégale dilatabilité de la fonte et de son enduit vitreux entraîne des inconvénients dans la pratique domestique. et, en raison même de son épaisseur, la couche d'émail ne tarde point à se fendiller. On vient de substituer heureusement aux pesants vases de fonte des vases de tôle étamée, faciles à nettoyer, propres à tous les usages, inaltérables au contact de la plupart des agents chimiques. La tôle est revêtue d'un verre ayant pour base un silicate de plomb où l'on fait entrer une petite quantité d'acide borique. Susceptible d'adhérer complétement, en couches très minces, aux parois du métal, cet enduit se comporte au feu comme la tôle, et ne se fendille point, comme l'épais émail des vases de fonte. Toutefois l'enduit vitreux de la tôle est friable; il éclate, comme le verre ou la porcelaine, lorsque, étant chaud, il est mis en contact avec un liquide froid ; comme le cristal, il se ramollit au rouge. Si l'on observe les ménagements qu'exigent ces conditions, le fer vitrifié répond à tous les usages de l'hygiène publique et privée; la facilité de réparer les défauts ou accidents de la vitrification par l'action du four ou du chalumeau augmente encore l'économie de son emploi que l'on étendra avantageusement aux urinoirs et baquets, aux ustensiles de vidange, aux réservoirs et conduits d'eau, aux caisses à eau des navires, etc. (1).

8° Les poteries à vernis plombiques sont depuis longtemps frappées de suspicion. Lind avait déjà noté qu'un médecin, ayant fait évaporer du jus de citron dans un pot de terre vernissé, avait trouvé au fond de ce vase du *sucre de Saturne.* En 1788, Chaptal avait conseillé de substituer aux vernis plombiques un mélange de terre argileuse et de verre pulvérisé, en deux couches superposées et soumises ensuite à l'action d'une haute température. L'industrie a multiplié les procédés pour remplacer ou fixer le plomb ; mais à l'occasion de l'exposition des produits industriels en 1806, Gay-Lussac et Guyton de Morveau ont constaté que très-peu de vases ainsi fabriqués résistent aux épreuves de l'acide acétique bouillant ou du jaune d'œuf cuit à siccité. Nous renvoyons à divers travaux (2) pour les faits d'intoxication sa-

(1) H. Gaultier de Claubry, *De l'emploi du fer émaillé, etc.* (*Annales d'hygiène publique.* Paris, 1850, t. XLIII, p. 71).

(2) Archambault, *Archives de médecine,* août, 1851. — Beaugrand, *Annales d'hygiène publique et de médecine légale,* janvier 1862.

turnine due à l'usage d'aliments ou de boissons préparés ou conservés dans des vases à vernis vitrifiés. Si ces accidents ne paraissent pas plus communs, c'est que beaucoup d'entre eux passent inaperçus dans les campagnes, dans les classes pauvres des villes, ou ne révèlent pas clairement leur origine aux regards du médecin, à cause de l'ambiguïté ou du peu d'intensité des symptômes, le plus souvent confondus avec ceux des phlegmasies du tube digestif. Les recherches faites récemment en Allemagne convergent à cette conclusion, que la facilité avec laquelle les vases abandonnent leur plomb tient à l'excès de plomb employé, à l'insuffisance de la cuite, et par conséquent de la vitrification du vernis, les fabricants abrégeant la cuite ou ne l'élevant pas à la température voulue, pour économiser le combustible. Beaugrand rapporte l'épreuve suivante : Un vase qui avait cédé beaucoup de plomb aux acides, ayant été soumis dans un creuset de Hesse à une température trés-élevée, n'en donna plus que des traces, et seulement après une ébullition prolongée avec l'acide acétique ; à froid, il ne se détacha rien. Moins il y a de plomb, plus il faut de chaleur pour le vitrifier, et plus on accroît la température dans le four, plus la vitrification est parfaite. C'est d'après ces données sur lesquelles tous les chimistes sont d'accord, que l'autorité semble appelée à intervenir dans l'intérêt de la prophylaxie. Bien des combinaisons ont été proposées en remplacement des vernis plombiques : peuvent-elles être imposées à l'industrie? Et que de difficultés, si l'autorité s'avise de la régenter dans l'emploi de ses moyens? Atténuer le mal au moyen de certaines conditions de fabrication, et peut-être de quelques épreuves de vérification qui porteraient sur les produits, ce sera déjà bien mériter de l'hygiène, sans risque de jeter la perturbation dans les intérêts compliqués et solidaires de l'industrie, sans porter atteinte à la liberté de ses modes d'action et de ses transactions.

9° Le verre à bouteilles se compose de silice, de chaux, de potasse et de soude; moins il contient de potasse, moins il est fusible. Trop alcalin ou trop calcaire, le verre est attaqué par la crème de tartre, l'acide tartrique des vins; il se forme des tartrates de chaux, de potasse, d'alumine, qui précipitent la matière colorante des vins et donnent lieu à la production d'une laque (1). Une sorte de verre dit hépatique dégage, sous l'influence des acides, de l'hydrogène sulfuré qui infecte le vin dans les bouteilles. Les verres hépatiques sont fabriqués avec la soude brute, avec la soude de varech, fournissent des sulfures alcalins et terreux qui se dissolvent dans le verre et lui donnent de la couleur, en même temps que d'autres matières impures employées à leur confection : tels sont les cendres de foyer, les cendres de lessive ou charrée, le sable et l'argile jaunes, le calcin ou fragments de bouteilles. Les bouteilles fabriquées à la houille peuvent donner un mauvais goût à leur contenu; on

(1) Chevallier et Baudrimont, *Dictionnaire des altérations et falsifications des substances alimentaires*, 4e édition.

les reconnaît à des taches noires et grasses, traces de carbone très-divisé et imprégné de goudron de houille ; on les assainit en les plongeant pendant trois ou quatre jours dans une eau alcalinisée par la potasse ou par la soude (200 grammes d'alcali pour 100 litres d'eau); on les rince ensuite à l'eau claire. Chevallier insiste avec raison sur la nécessité d'avoir des bouteilles d'une capacité déterminée, et d'imprimer lisiblement leur contenance en centilitres dans un cachet sur la pâte de verre encore chaude et molle ; il rappelle une déclaration émanée de l'autorité royale en date du 8 mars 1735, qui fixe la contenance des bouteilles et met un frein aux tentatives des fraudeurs, déclaration malheureusement tombée en désuétude.

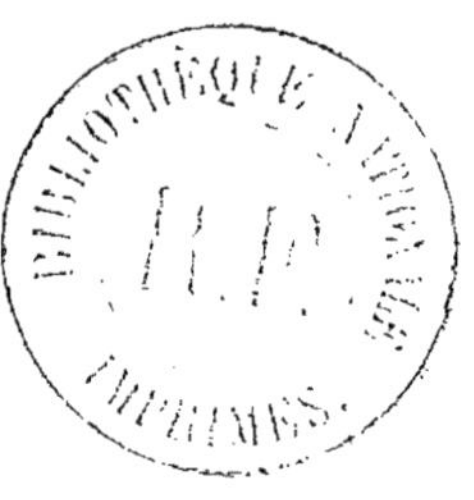

FIN DU TOME PREMIER.

TABLE DES MATIÈRES

DU TOME PREMIER.

PREMIÈRE PARTIE.

HYGIÈNE PRIVÉE.

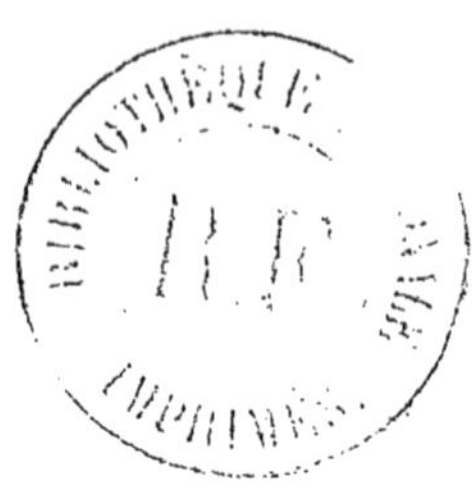

FIN DE LA TABLE DES MATIÈRES DU TOME PREMIER.

Gand, imprimerie I. S. Van Doosselaere, rue de Bruges. 35

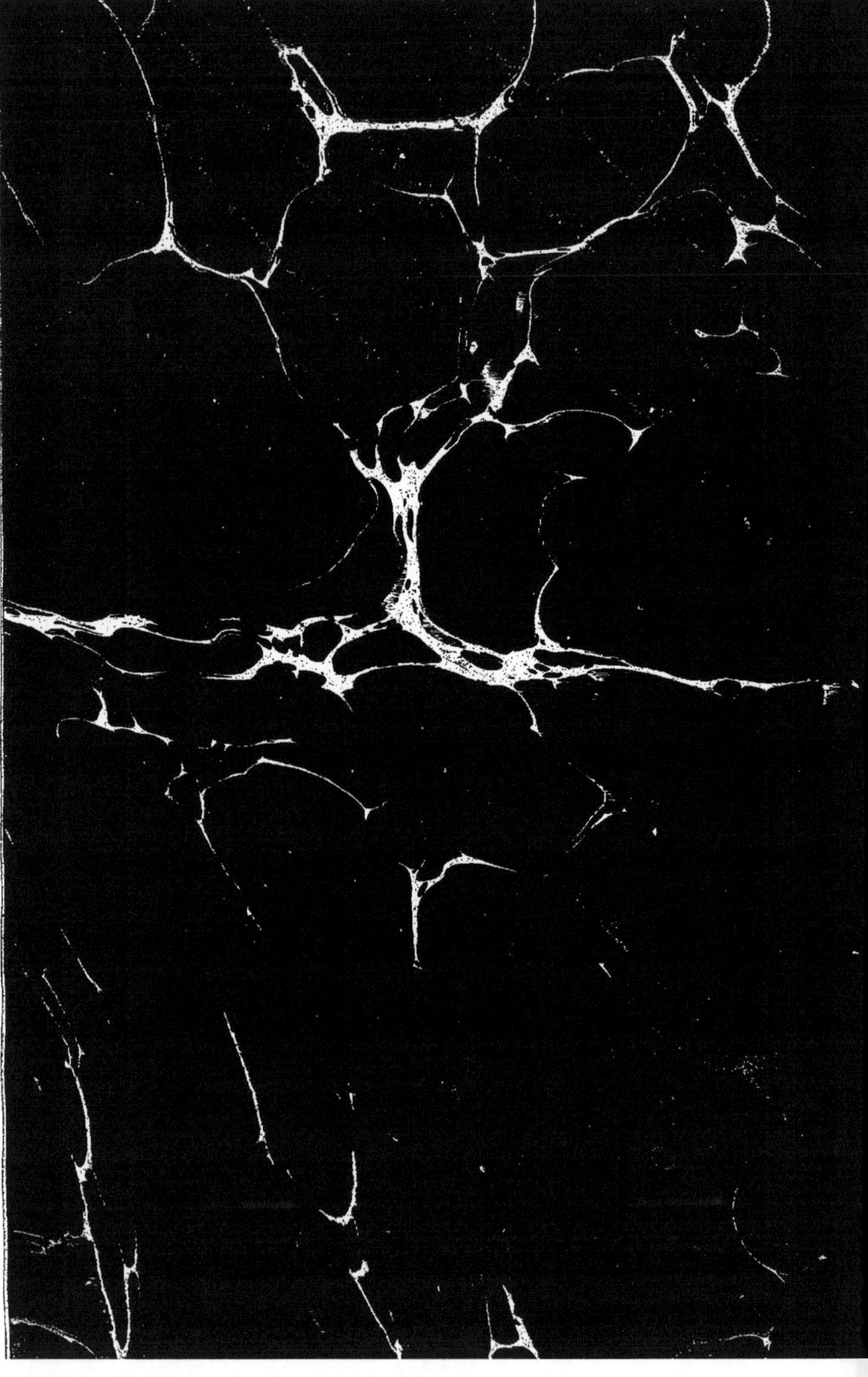

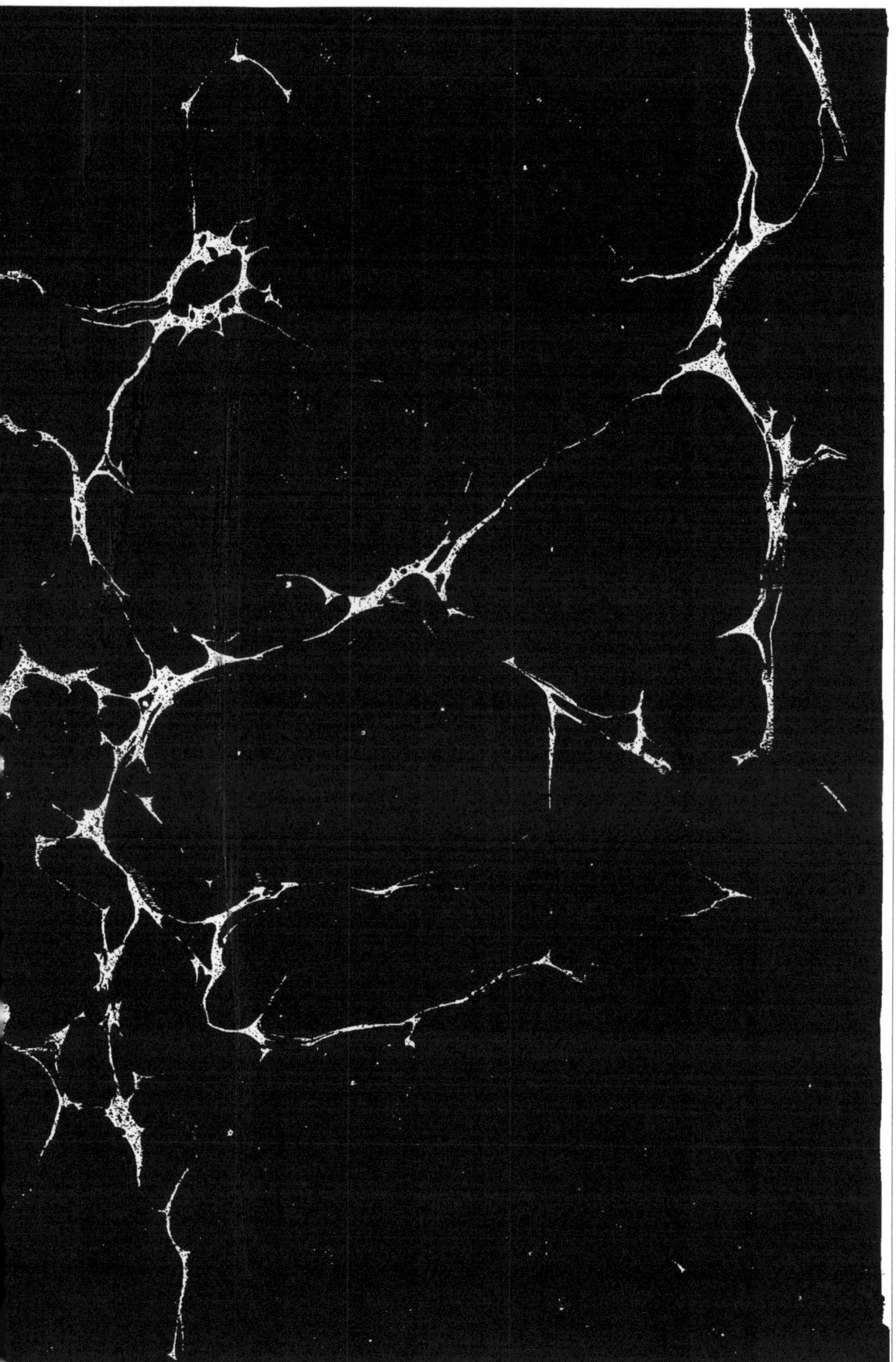

9 782013 385930